シリーズ　ナーシング・ロードマップ

疾患別小児看護
基礎知識・関連図と実践事例

監修　桑野タイ子
編集　本間昭子

中央法規

監修のことば

　本シリーズは看護実践を支える"看護地図"です。"看護地図"というのは，例えていえば初めての土地をドライブするときに開くロードマップに似ています。ロードマップに旅の全行程をマークペンでたどり，節目ごとのポイントメモを作ります。この作業はカーナビがあっても安全・安心にドライブをするのに必要な準備です。こうして新しい土地のイメージをつくり，いろいろ想像を膨らませて旅の楽しみが始まります。

　看護地図は看護学生や新人ナースの新しい体験へのチャレンジを応援します。新しい事例に出会ってチャレンジするときは，出発点から目的地までの全行程を自分の経験と知識に照らしてイメージをつくること，そして，重要なポイントでは，予測をもって確認するという学習を繰り返すことです。

　本書は疾患別に【基礎知識】【病態関連図】【実践事例】で構成しています。取り上げた疾患は，臨床でしばしば遭遇する一般的な疾患と，頻度は低くとも重篤な症状を呈する疾患や重大な後遺症を残すリスクの高い疾患を選択しています。

　【基礎知識】は，疾患ごとの看護プロセスの全容をイメージできるように病態と看護の概要を説明します。項目は定義，診断，検査，治療，看護……他について述べます。

　【病態関連図】は基礎知識で述べている病態と検査と症状を関連させて図式化しています。

　【実践事例】は，事例の概要，治療・看護の全経過の説明と図表，看護上の問題点への看護対応の経過表および「この事例で学んだこと」で構成しています。

　ところで，ドライブするときにいつも経験するのですが"地図"と"現地"は必ずしも一致しません。カーナビが○○メートル先のX交差点で左折すると案内しても，交差点が直線で交わっていないときはまごつきます。同様に行ってみて初めてわかることが少なくありません。また，初めて聞く地名は，その場所に行って初めて知るわけで，実際にその地点で左折するときは，ここでいいのかといつも不安がよぎります。ロードマップで調べたことを思い出し，慎重に車を動かしながら急いで案内板を確かめるのがしばしばです。臨床現場ではベテランナースの助言に助けられ，難しい局面を無事に通りすぎるとほっとするのではないかと思います。

　臨床現場では一人ひとりの患者さんのもつ個別性と特殊性を尊重する対応が必須ですが，基本的な部分には共通性が潜んでいます。ナーシング・ロードマップはこの共通性に即した看護アプローチの方向と方法を説明します。必ず，個々の看護ニーズに対応するときのヒントを見つけ出せると思います。

　実践事例は臨床現場のナースが，実際に体験した事例をベースにして執筆しています。臨場感のあふれる内容は本書のもっとも大きな特色です。読者の方々が現場で体験する事例と本書の事例は例え診断名，年齢，性別が同じでも，それぞれに個別的で特殊な側面をもっています。本書を手がかりに個別的で特殊な事例を対象に自分の看護体験を豊かにすることで，看護を創る力を蓄積されることを期待します。

【この事例で学んだこと】は，執筆者が事例を通して学んだ事柄をまとめています。

実践事例からの学びはナースによって多様です。読者の方々が，それぞれに新しい気づきを感じる実践事例を記述して本書の事例との共通点と異なる事柄を比較し確かめてみるのはいかがでしょうか。

それぞれのナースが実践事例を意識的に積み重ねることは自らの臨床看護能力を向上させるとともに看護学の発展に必須です。看護の仕事の結果は形に残りませんが，いま，看護実践はもっともっと語られ，書きあらわし，書き残して伝えることが求められています。語る人も，書く人も，自らの体験を客観化することで，体験を他の人と共有し，議論することが可能になります。語ること，書くことは一人ひとりのナースが多忙な仕事に埋もれることなく，仕事への喜びと楽しみと関心を持ちつづけるための学びの方法といえるでしょう。

終わりに，お忙しい中で本シリーズの執筆・校正にご協力いただいた執筆者の方々，出版に当たり，終始，粘り強く支えてくださった坂弘康氏はじめ中央法規出版のみなさまに心から感謝申し上げます。本シリーズが多くの看護学生の学習や臨床実習に，また新人ナースの看護実践に役立てられることを念願いたします。

桑野タイ子

編集にあたって

　この本の一番の特徴は，約70疾患ごとに疾患の概要と看護の実践を紹介しています。複数の施設から紹介していただいた結果，看護の視点の多様さも収録されました。どの事例も，病気と闘う子どもと家族の思いに応える看護が展開され，この本のベースとなったベッドサイドマニュアルを引き継ぐ存在として，まるで新人看護師も看護学生もベッドサイドに立っているかのように，経過を追いかけて看護を考えることができます。小児看護のエキスパートの皆様がそれぞれの専門性を生かして看護した経過は，次代に示唆を与えることになるでしょう。

　編成した事例は子どもに多くみられる疾患と，稀ではあるが子ども時代に特有に見られる疾患の双方から選びました。突然，体験したことのない疾患の子どもを前にした時に，基本として押さえておきたい疾患の理解と看護の基本をわかりやすくまとめました。読者の皆様にとって，疾患別の発症から治癒にいたる経過の記述が役立つものと確信します。しかし，わかりやすくと同時に専門性も追究しました。看護学生の皆さんには少し難しい内容も含まれていますが，受け持って看護する場合は頼りになる存在といえるでしょう。また臨床看護の現場では，普段対応している病気の子どもの看護と比較し，新たな展開を得ることができるものと期待しています。

　子どもの医療環境は地域差が大きく，医療依存度の高い子どもが小児専門病院で治療を受け，地域で継続医療を受ける事例が増えています。また，少子化が進むなかで自治体や民間病院の小児病棟は縮小傾向にあり，混合病棟に改編される施設が増加しています。緊急性から，小児科を標榜していない施設で子どもを治療する場面も増えていくでしょう。そのような流れのなかで，本書で取り上げた事例は病棟のみならず，外来，さらに訪問看護ステーションなどでご利用いただき，子どもと家族の理解と安全な医療の提供に少しでも役立てていただければ幸いです。

　医療の進歩はスピードが増し，編集作業はうれしい悲鳴をあげながら，新しい情報の更新に努めました。特に，診断と治療の情報は国内外で交換され，世界で共通する診断名と治療が標準化される動きは広まっています。そのなかで，病気に関する情報は医療者も患者も簡単に入手可能となり，最新の情報を患者側が持っていることも稀でなくなりました。情報が氾濫するなかで，正しい情報にアクセスできるように，なるべくガイドラインや治療指針のあるものは本文中に引用して紹介しています。

　最後に，本書を企画・編集されました桑野タイ子先生は原稿すべてに目を通し，読者の立場からわかりやすい表現にこだわり，鋭い指摘をしてくださいました。また，本書のねらいを実現すべく完成に向けてご努力いただきました中央法規出版の坂弘康氏と塚田太郎氏に，心より感謝申しあげます。

2011年2月

本間昭子

目次

監修のことば
編集にあたって

総論

1	小児看護実践の目的	2
2	対象の理解	2
3	成長・発達段階別の看護観察と援助	3
4	病状経過別の看護	3
5	小児看護技術	5

❶章　染色体異常・先天性疾患

- 1-1　ダウン症候群 … 8
- 1-2　ターナー症候群 … 16
- 1-3　ピエール・ロバン症候群 … 20

❷章　新生児疾患

- 2-1　低出生体重児 … 30
- 2-2　呼吸窮迫症候群 … 38
- 2-3　新生児高ビリルビン血症 … 44
- 2-4　新生児けいれん … 51
- 2-5　特発性嘔吐症 … 58

❸章　呼吸器疾患

- 3-1　肺炎 … 66
- 3-2　先天性中枢性低換気症候群 … 72
- 3-3　気管軟化症 … 78

❹章　消化器疾患

- 4-1　口唇・口蓋裂 … 86
- 4-2　食道閉鎖症 … 92
- 4-3　肥厚性幽門狭窄症 … 98
- 4-4　胃・十二指腸潰瘍 … 104
- 4-5　鎖肛（直腸肛門奇形） … 110
- 4-6　ヒルシュスプルング病 … 116

- 4-7 臍帯ヘルニア・腹壁破裂 ……………………………………………… 124
- 4-8 胆道閉鎖症 ……………………………………………………………… 130
- 4-9 腸重積症 ………………………………………………………………… 136

⑤章 循環器疾患
- 5-1 心室中隔欠損症 ………………………………………………………… 142
- 5-2 ファロー四徴症 ………………………………………………………… 148
- 5-3 心内膜床欠損症（房室中隔欠損） …………………………………… 156
- 5-4 拡張型心筋症 …………………………………………………………… 164

⑥章 血液・腫瘍疾患
- 6-1 再生不良性貧血 ………………………………………………………… 172
- 6-2 特発性血小板減少性紫斑病 …………………………………………… 178
- 6-3 血友病 …………………………………………………………………… 184
- 6-4 急性白血病 ……………………………………………………………… 190
- 6-5 神経芽（細胞）腫 ……………………………………………………… 198
- 6-6 ウィルムス腫瘍（腎芽腫） …………………………………………… 206
- 6-7 造血幹細胞移植（骨髄移植） ………………………………………… 212

⑦章 腎・泌尿器疾患
- 7-1 急性腎不全 ……………………………………………………………… 222
- 7-2 慢性腎不全 ……………………………………………………………… 228
- 7-3 IgA腎症 ………………………………………………………………… 234
- 7-4 溶血性尿毒症症候群 …………………………………………………… 240
- 7-5 急性糸球体腎炎（急性腎炎症候群） ………………………………… 246
- 7-6 尿路感染症 ……………………………………………………………… 252
- 7-7 ネフローゼ症候群 ……………………………………………………… 258

⑧章 脳・神経疾患
- 8-1 脳腫瘍 …………………………………………………………………… 266
- 8-2 てんかん（点頭てんかん，ウエスト症候群） ……………………… 274
- 8-3 熱性けいれん …………………………………………………………… 282
- 8-4 脳性麻痺 ………………………………………………………………… 290
- 8-5 髄膜炎 …………………………………………………………………… 296

    8-6 水頭症 …………………………………………………………… 302
    8-7 急性脳症 …………………………………………………………… 308

⑨章 内分泌・代謝性疾患
    9-1 先天性甲状腺機能低下症 ……………………………………… 316
    9-2 先天性副腎過形成症 …………………………………………… 322
    9-3 1型糖尿病 ………………………………………………………… 328

⑩章 筋肉・骨疾患
    10-1 筋ジストロフィー症 …………………………………………… 338
    10-2 先天性多発性関節拘縮症 ……………………………………… 346
    10-3 骨形成不全症 …………………………………………………… 352
    10-4 ペルテス病 ……………………………………………………… 358
    10-5 脚長不等症 ……………………………………………………… 366
    10-6 先天性股関節脱臼 ……………………………………………… 372

⑪章 膠原病，免疫アレルギー疾患
    11-1 若年性特発性関節炎 …………………………………………… 380
    11-2 血管性紫斑病 …………………………………………………… 388
    11-3 重症複合免疫不全症 …………………………………………… 394
    11-4 気管支喘息 ……………………………………………………… 402
    11-5 食物アレルギー ………………………………………………… 410
    11-6 川崎病 …………………………………………………………… 418
    11-7 アトピー性皮膚炎 ……………………………………………… 424

⑫章 感染症
    12-1 百日咳 …………………………………………………………… 434
    12-2 麻疹 ……………………………………………………………… 440
    12-3 水痘 ……………………………………………………………… 446
    12-4 感染性胃腸炎 …………………………………………………… 452

⑬章 事故
    13-1 気管内異物 ……………………………………………………… 460
    13-2 熱傷 ……………………………………………………………… 468

13-3 溺水 ……………………………………………………………………… 476
　　　13-4 児童虐待 …………………………………………………………………… 484

資料　492
索引　502

■コラム
- 遠慮がちで無口なお母さん　　　80
- 処置で大暴れする子の検査　　　119
- 友達と一緒のおしっこ　　　161
- お気に入りのナース　　　195
- お見舞いのケーキ事件　　　261
- セカンドオピニオンについて　　　271
- 学校の近くに引越したお母さん　　　285
- これからどうなるの？　　　325
- 障害をもつ子をそのまま受け入れるお母さん　　　361
- home traction（自宅牽引）　　　375

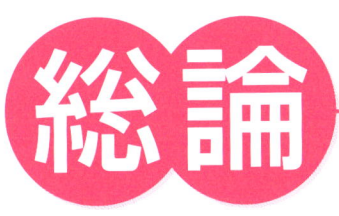

1 小児看護実践の目的と原則

小児は，身体的・精神的に弱く未熟で，何の力も持たないで生まれる。しかし，成長・発達の途上にあって，それぞれに可能性を持っている。看護実践の目的・原則は小児の特性に基づいている。

1 小児看護実践の目的

①無力で弱い生命を守る。
②疾病，障害，入院による苦痛を緩和する。
③あらゆる小児の成長・発達を助ける。

2 小児看護実践の原則

①疾病や障害にかかわらず，成長・発達の可能性を引き出し阻害しない。
②成長・発達段階に即した養育と基本的生活習慣の習得を促し安全を守る。
③病状の変化が急激で重症化しやすい。
④回復力が強いので生活をコントロールする。
⑤小児の自立性を尊重し，諸機能の習熟と習得のプロセスを根気よく見守る。

3 小児の特性

①小児の成長・発達は，疾病や障害によって一時的にあるいは一定期間，停止したり遅延したりする。常に成長・発達を見守り，身体的・精神的・社会的な成長・発達課題を解決する援助を行う。
②小児は，食べる・飲む，排泄するなどの生理的欲求を一人で満たすことができない。成長・発達段階に即して，養育と自立に必要な基本的生活習慣の習得は必須である。
③小児は生理的機能や免疫機能が未熟であり，病状の変化が急激で重症化しやすいので，異常徴候の早期発見と敏速かつ適切な処置を行う。疾病や障害の種類や状況は，「緊急度と重症度」「一般的か特殊的か」「一時的か持続的か」「急性か慢性か」について，症状や治療経過を把握して判断する。
④小児は新陳代謝が旺盛なので回復力が強い。急性期では食事，運動（遊び）などを規制するが，回復期には病状に相応して緩和する。病状の再燃や再発の危険を配慮して規制を緩和する時は，運動範囲と緩和のスピードを身体症状を観察して調整する。
⑤小児は，身体的・精神的・社会的に未熟であるが，自立に向かって学習し努力する。その自立性を尊重し，諸機能の成熟と学習プロセスを根気よく見守る。

2 対象の理解

小児看護の対象は，疾病や障害を持つ小児を中心に，その両親と兄弟姉妹を含む家族全体である。
家族の一員である小児の発病，入院，治療は両親に不安や恐れを抱かせ，家族全体の日常性を損なう出来事である。特に幼少の兄弟姉妹に大きく影響するので配慮する。また，慢性疾患児や障害を持つ児の場合は社会的サポートの有無を確かめる。

1 成長・発達の観察

成長は身長の伸びや体重の増加にみられる量的な変化を，発達は精神・生理・運動などの機能が成長・成熟・学習によって分化し拡大することを意味する。
成長・発達の観察は，以下に述べる正常な成長・発達の原則をふまえて行う。
①発達とは受胎から成熟までの持続的過程である。
②発達は神経系の成熟と髄鞘化に関係している。
③発達の原則はすべての小児に同一である。
④ある種の原始反射は，相当する随意運動ができるようになる前に消失する（例：新生児期の歩行反射と把握反射）。
⑤発達の方向は頭から足のほうに向かって進む。
⑥体全体を使う運動が，それぞれ特定の部分の運動に限定していく。

2 身体測定値の判断

①個々の小児の成長・発達の測定と観察は経時的に行うが，集団を対象に観察年を定めて横断的に行うことがある。
乳幼児の身体測定値は出生時のデータを基準に，個人差を考慮して判断する。標準値は成長・発達の一応の目安として活用するが，正常値ではない。
②入院児の体重測定は1週間に1回，身長，頭囲，胸囲の測定は1か月に1回行う。健康な乳幼児は定期的な健診時に測定する。
③体重測定は条件を一定にして測定する。測定値が前回の値と比べて著しく多い時，あるいは少ない時は，計測の誤りや体重計の故障の有無を

④体重測定値の評価・判断では，出生時の状況，遺伝的要因，長期の疾病や障害，養育環境などの影響を考慮する。
⑤入院児は，疾病や治療による体重の減少や身長の伸びが少ないなど，成長・発達が遅れる場合があるが，多くは追いつき発育で取り戻す。新生児期から治療を受けている小児の場合も，成長・発達の可能性を信じて辛抱強く見守る。
⑥発達テストは，神経学的障害や知的障害の疑いのある乳幼児の成長・発達状態の評価に用いる。専門家によって行われるのが望ましい。発達テストは，障害を持つ児の発達がどの範囲にあるかを示すものである。長期入院児の発達状態を知って発達を助ける援助の目安にする。

3 入院児の家族について

小児の病気や入院は小児自身にとって大きな苦痛であるが，両親や兄弟にとっても重大な出来事である。両親や兄弟の苦痛・不安・恐れに対する援助的な配慮を行う。

疾病の診断，治療方針，治療内容，治療経過などについて，主治医から十分な説明が得られるように配慮する。手術や特殊検査を実施する時は必ず説明し，同意書を作成する。

入院が母子分離方式の場合は母親の不安や心配を軽減できるように配慮し，小児にとって面会がきわめて重要なことを説明する。両親の面会時は，入院中の生活状態について情報を提供するとともに，両親と小児の状態を観察する。

3 成長・発達段階別の看護観察と援助

1 乳児期

乳児期は，成長・発達の最も旺盛な時期である。養育と感染防止に努める。長期入院の場合は，成長・発達に遅れやゆがみを生じないよう援助する。

2 幼児期

幼児期は運動機能の発達が目覚ましいが，認知力の発達に伴い想像力が広がって不安や恐れも強い。事故の防止，入院生活および治療や看護処置に対する適応を援助する。

幼児のほとんどは入院初期に不適応症状を示す。不適応症状は個人差があるが，1〜4歳に強く，女児より男児にやや強い傾向がある。多くの児の不適応症状は数日から1週間の間に軽減する。

幼児期は基本的生活習慣の訓練を行う時期であるが，その獲得の過程では失敗と成功を繰り返し，自立に至る期間は一定ではない。訓練は，普通，児が健康な時に母親が行う。長期入院児は身体的に安定してから行い，母親と連携をとり，母親と同一の方法で行う。訓練は情緒的緊張を伴うので，訓練によるストレスを余分に加えるのは望ましくない。入院児の訓練は十分配慮して行う。

3 学童期

学童は日常生活行動が自立しており，理解力も判断力もある。治療・看護処置は必ず説明して了解と協力を得て行う。特に低学年の児童は，自発的で協力的な態度を持てるように援助する。できれば入院生活のなかで友人を持てるよう援助する。回復期には，学習態度が元に戻りつつあるか確かめる。女子では初経に配慮する。

4 思春期

学童期以上は男子と女子の病室は分けるが，思春期では特にプライバシーを尊重する。自分の病気を本で調べ理解していることがまれでない。長期入院の場合は患児の夢や希望をできる限り満たすことができるように配慮し援助する。

4 病状経過別の看護

表1は病期別ナーシング・ロードマップの一覧表で，「病期別の患児の状態」「看護観察」「主な検査」「治療・看護処置」の主要項目を示した。

1 急性期

急性期は，全身症状とそれぞれの疾患特有の症状の観察と判断，身体的な苦痛の緩和，治療と看護処置を的確に実施する。

小児では，特に全身状態の悪化を示唆する異常徴候を発見して迅速に対応する。観察結果を統合して病状の緊急度，重症度を判断し，医師に報告する。急性期には急激に全身状態が悪化することがまれでなく，バイタルサインと脳神経系の症状および水分出納に注意する。特に脳神経系疾患では，重大な後遺症を残す危険が大きいので注意する。

一般的な看護ケアの内容とレベルは病状に即して決定する。身体的な苦痛に加え，入院・治療・検査に対する恐れや不安による不適応症状の出現に注意してケアを行う。

2 回復期

小児の回復力は目覚ましい。自覚症状が消失し，いったん病勢が回復の転機をとると，体力の回復に伴い動きが活発になる。乳幼児は疲労感を自覚できないので，運動が過度にならないようにする。運動量のコントロールは難しいが，再発や再燃があり，感染症を併発する危険もあるので注意する。しかし，必要以上な運動制限は回復を遅れさせる。回復期の運動制限は，一定の期間ごとに児が望みを持てるように解除する。バイタルサイン，食事，睡眠，機嫌の良さが目安になる。

3 慢性期

慢性期は，症状が固定し変化は少ない。患児は運動や食事など生活上の規制が長期化すると，生

表1 病期別ナーシング・ロードマップ

	病期別の患児の状態	看護観察	主な検査	治療・看護処置
急性期	●発熱，四肢の冷感 ●けいれん，不随意運動 ●意識障害 ●呼吸困難，チアノーゼ，喘鳴 ●出血，ショック ●嘔吐，下痢，脱水 ●浮腫，黄疸，発疹 ●栄養状態	●全身の視診，触診，測定 ●バイタルサインのチェック ●意識障害のレベル ●けいれんの出現 ●身体的苦痛が軽減したか ●既往歴，現病歴 ●家族歴 ●成長・発達状態 ●病気と入院に対する反応 ●家族の不安や心配	●血液一般検査 ●電解質，血糖 ●血液ガス ●CRP，ASLO ●胸部X線検査，腹部X線検査 ●CT，MRI ●心電図 ●髄液検査，骨髄穿刺 ●尿検査	●呼吸・循環の管理と維持 ・気道の確保 ・呼吸・循環の維持 ・水分出納の管理 ・ラインの管理 ●身体的苦痛の緩和 ●二次的障害の防止 ●基本的ニーズの充足 ●事故の防止と最小限の抑制 ●患児と家族の心理的サポート
回復期	●生活を規制することに負担感がある ●入院・治療への適応障害がある ●母親の患児に対する過保護な姿勢 ●機能的または形態的な後遺症が残る	●病状の回復状況 ・バイタルサイン ・症状の軽減 ・検査値の改善 ・食事，排泄，睡眠，機嫌，活動 ●病状の変化を示すサイン ・バイタルサイン ・異常徴候の出現 ・検査値の悪化 ・不機嫌，食欲低下，活動の低下	●当該疾患別に必要項目の定期検査 ・血液検査 ・CRP，ASLO ・尿検査 ・X線検査 ・CT，MRI	●患児と母親に対する説明と指導 ・処置の方法 ・内服薬の管理 ・注意する症状 ・定期受診 ・緊急時の対応 ・食事療法 ・生活動作制限 ・登校(通園)の時期 ・家族会(患者会)の紹介 ●関係諸機関との連絡・調整 ・家庭医 ・保健所，訪問看護サービス ・学校，幼稚園，保育所，外来部門
慢性期	●再発・再燃・悪化の徴候の出現 ●合併症の出現 ●食事や行動制限によるストレス ●成長・発達や学習への影響 ●家庭や学校での役割の変化 ●経済的負担の増大	●患児・家族は疾病コントロール方法を理解し実施しているか ●疾病コントロール上の課題はないか ●医療者側との信頼関係はよいか ●治療中断のおそれはないか ●経済問題は起こっていないか	●当該疾患別に必要項目の定期検査 ・血液検査 ・CRP，ASLO ・尿検査 ・X線検査 ・CT，MRI	●定期的な医療管理 ●再発・再燃・悪化の徴候の説明と指導 ●療養環境の調整と助言 ●保健医療制度，家族会(患者会)などの情報の提供

活に変化が少ないことに耐えなければならない。そして，生活上の規制を守り続けても病状の再燃，再発，悪化などが起こるとストレスが増強するので注意する。

学童期，思春期では，学習の遅れや学習習慣の低下が問題となる。養護学校を併設する施設では，地域の学校とも連携を図るのが望ましい。慢性疾患で入退院を繰り返す場合も学習に配慮する。

急性増悪の要因には疲労や上気道感染がある。生活上の規制は可能な範囲で少なくするのが望ましいが，同時に，患児自身が注意すべき信号や徴候を自分で自覚しコントロールできるように指導する。

慢性疾患で療養期間の長い患児の両親のストレスも大きい。両親には患児の療養状況を具体的に説明し，両親の求める患児像を共有するよう努める。

4 リハビリテーション期

外傷や骨折による不全麻痺や筋力の低下に対する運動訓練は急性期から開始する。

小児の運動訓練は，生活や遊びのなかに取り入れるとよい。リハビリテーションプログラムに沿って，病棟でも日常ケアのなかに訓練を取り入れる。退院後に集団遊びを通して運動機能が急速に回復することは少なくない。

5 終末期

予後不良疾患児のケアは，医師をはじめとする関連する職種がチームを組んで行う。看護師の役割は，患児と家族の治療・看護に対する要望に沿って身体的苦痛の緩和を図り，できる限りQOLを拡大することである。

成人では，予後不良疾患の病名告知は一般化しつつある。しかし，小児では両親には告げるが，本人に告げることはまだ少ない。だが，5～6歳以上の小児では，自分の病気の回復が難しいことを直感している場合がある。そういう小児からの質問を封じ込めたり避けたりしない。事実をそのまま伝えられない時も誠実に対応する。

不安や恐れを持つ予後不良疾患児は，家族，特に母親を常に求めることが多い。両親が児にしてあげたいことを実現できるよう配慮する。

患児には可能な限り知的・情緒的な発達の要求を満たすよう配慮する。生活範囲や運動の種類・量を調整してQOLを保つ。病状の回復が望めない時期の患児の希望は，病状の進行に伴い，旅行から外泊・外出（登校）・家族との食事というように変化する。

予後不良疾患児の看護は受け持ち看護方式が望ましい。疾患によっては入退院を繰り返し，数年から十数年の長い経過をとることがある。できるだけ受け持ち看護師は変えず，継続して長い療養期間を患児とともに共有し援助できるのがよい。

5 小児看護技術

1 病状の観察と判断

小児の症状は変化が急激で，部分的な異常が全身に波及する。小さな異常や変化を見逃さない鋭い観察力と的確な判断力が求められる。

観察と判断は，①新しい情報の収集，②経時的な情報収集，③予測通り順調に経過しているかの確認，③治療・看護処置を実施した結果（効果）の確認などを目的に行う。

観察は意図的に行うことが多い。しかし，予期しない変化や小さいことも必ず取り上げて吟味する。小さな変化や異常を軽視して判断を誤らないようにする。両親の心配している事柄は，どんなに小さいことでも取り上げる。

2 診療介助技術

患児が治療・検査・注射・服薬に対して大きな不安や恐れを抱いていることを理解し，納得して治療処置を受け入れられるよう援助する。

身体が"動く"のは小児の特性の一つで，治療処置時に不安や恐れから避けようとして動くのは自然である。しかし，治療・検査を行う場合には鎮静薬の服用や抑制によって動きを制限する場合がある。

抑制は患児の安全を守るために行う措置であるが，患児の安楽を阻害する矛盾する行為でもある。継続的に抑制する場合は，範囲も時間も最小限にとどめる。抑制中は定時的に観察し，勤務帯ごとに抑制を継続するかどうか確かめる。

4歳以上の小児には，必ず処置や検査を納得したうえで受けられるようにする。理解力に応じて，検査や処置を行う場所や方法を説明する。また，医師や看護師の説明を，両親が理解し納得しているかを確かめる。手術や特殊検査を行う時は，必ず保護者の同意書が必要である。

3 日常生活行動の援助

日常生活行動の援助は毎日のルーティンワークとして必ず行う。小児は，空腹や寒さ，不快などによる身体的脅威に一人で対応する力を持っていない。また，乳幼児は怒り・恐れ・悲しみなどの感情によって日常生活行動が影響を受けやすいので注意する。

乳幼児には，授乳（食事）や排泄および清潔ケアは毎日定時的に行う。新陳代謝が旺盛で皮膚は汚れやすいので，入浴あるいは清拭を行い，衣類も交換する。また，体温調節が不安定なので，新生児，低出生体重児は体温や足の冷感の有無を確かめ保温する。乳幼児をベッドから連れ出す時は，外気温，天候に合わせて衣類を調節する。慢性疾患で離床時間の長い時の衣服は活動着が望ましい。

母親が付き添っている時や面会時は，授乳や食事介助，おむつ交換は，病状や治療上の注意を説明して母親に委ねることがある。しかし，それは看護師の手不足を補うものではない。

4 入院・病気に対する小児の反応と適応

小児は入院によっていろいろなストレスを受け，ほとんどの小児が何らかの不適応症状を示す。不適応症状は，「泣く」「食べない」「入眠しない」「眠りが浅い」「頻尿や失禁」「言動が低調もしくは攻撃的になる」「遊びへの関心が低下する」「習癖が過度になる」「治療・検査に拒否的」「医師や看護師を恐れて拒否したりする」などである。不適応症状は，適切な対応によって日数がたつにつれて落ち着くが，ストレスは続いている場合もあるので注意する。

＜年齢別の不適応症状＞
- 乳児期：7～8か月までの乳児は，母子分離による心理的混乱症状はないか，あっても少ない。ほとんどの乳児は授乳，排泄，清潔などのケアを受け入れる。
- 幼児期：1～4歳の幼児は母子分離と新しい環境や生活への不適応症状を示す。適応には数時間から数日かかる。5～6歳以上の幼児は，説明によって変化した状況を理解し，自分をコントロールできる。

＜入院生活への適応援助＞

小児は愛され，愛情に包まれて安心して生活している。特に乳幼児期は，母親あるいはその役割をする人の愛情が不可欠である。

入院生活に適応するまでは，付き添いが必要な場合があり，毎日の面会を必要とする。また，入院初期は看護師が患児のそばにいる時間を作り，身体的ケアを丁寧に行って安心感を持てるようにする。

5 生活・育児の指導

乳幼児期の育児指導は母親に行う場合が多い。学童以上の生活指導は，母親（家族）と一緒に患児にも行う。

退院時の指導では，退院後の受診，食事や運動が過度にならないこと，慢性疾患ではリスクの高い徴候を発見し対処できるかを確かめる。また，頻度の高い指導項目は説明資料を用意して役立てる。

慢性疾患や障害を持つ患児のニーズは，成長・発達に伴って新しい課題が生じてくる。定期的あるいは必要時の指導を適宜継続する。

育児指導では，母親の生活（育児）体験や夫の協力状況，困った時の対処方法や相談相手がいるかを確かめ，社会資源について情報を提供し活用する。

6 患児の遊び

小児にとって遊びは生活であり，学習であり，権利である。患児の運動制限や身体的拘束は最小にとどめ，何らかの自由な遊びを保障する。

急性期の身体的苦痛の強い時を除き，入院初期の遊びはひとり遊びが多い。回復期の幼児には集団遊びの機会と場を設定するが，運動量が過度にならないよう児の状態を観察する。

小児病棟では，週・月間行事や季節ごとの遊びプランを企画する。長期入院の患児には，企画から運営のなかで何らかの役割を担当し参加できるような配慮が望ましい。

■ 引用・参考文献

1) 厚生統計協会：国民衛生の動向2009，厚生統計協会．
2) R. S. イリングワース（坂本吉正訳）：正常児，178-179，岩波書店．
3) 大関武彦，古川漸　横田俊一郎編：今日の小児治療指針（第14版），医学書院，2006．
4) 森川昭廣監：標準小児科学（第7版），医学書院，2009．
5) 石黒彩子，浅野みどり編：発達段階からみた小児看護過程，医学書院，2008．
6) 小野正子，草葉ヒフミ編：根拠のわかる小児看護技術，メヂカルフレンド社，2008．

1章

染色体異常・先天性疾患

1-1　ダウン症候群
1-2　ターナー症候群
1-3　ピエール・ロバン症候群

1 染色体異常・先天性疾患

ダウン症候群

看護の基礎知識

◉病態関連図

ダウン症候群の病態関連図

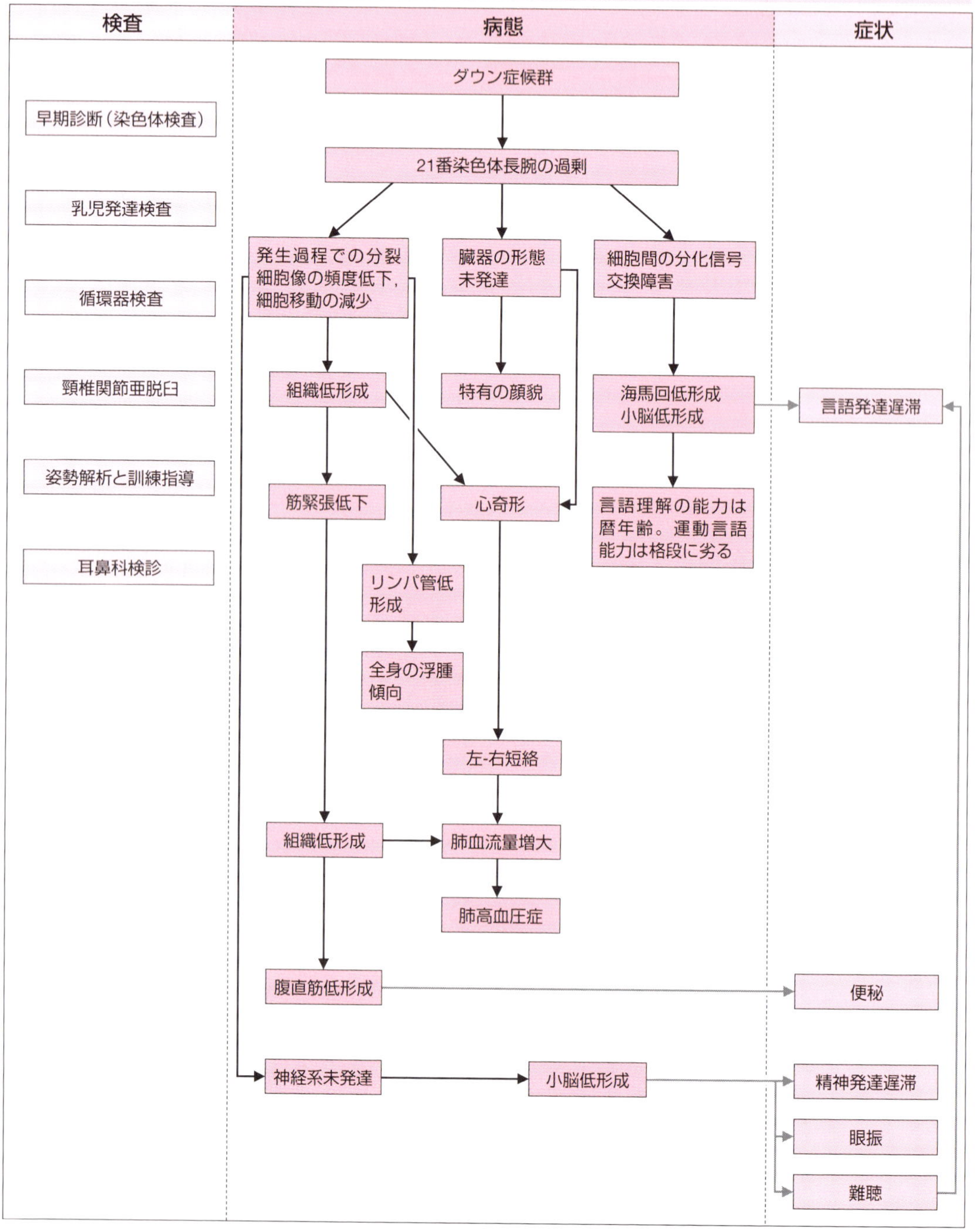

検査	病態	症状
早期診断（染色体検査）	ダウン症候群 → 21番染色体長腕の過剰	
乳児発達検査	発生過程での分裂細胞像の頻度低下,細胞移動の減少 / 臓器の形態未発達 / 細胞間の分化信号交換障害	
循環器検査	組織低形成 / 特有の顔貌 / 海馬回低形成 小脳低形成	言語発達遅滞
頸椎関節亜脱臼	筋緊張低下 / 心奇形 / 言語理解の能力は暦年齢。運動言語能力は格段に劣る	
姿勢解析と訓練指導	リンパ管低形成 → 全身の浮腫傾向	
耳鼻科検診	左-右短絡	
	組織低形成 → 肺血流量増大 → 肺高血圧症	
	腹直筋低形成	便秘
	神経系未発達 → 小脳低形成	精神発達遅滞 / 眼振 / 難聴

1 疾患の概念・定義

ダウン症候群（ダウン症）は，1866年にイギリスのダウン（Langdon Down）により，知能障害を伴い特徴的な顔貌と身体的症状を持つ先天異常として報告され，1959年にフランスのルジューヌ（Lejeune）により21トリソミーが証明された染色体異常である。

発生原因は，21番染色体の異常に基づく。21番染色体の数が3個に増えるトリソミー型が全体の95％を占め，転座型が4％ほど，残りのほとんどをモザイク型が占める。例外的に，環状染色体によるものや挿入など特殊な染色体異常に基づくものがある。

発生背景で一番大きな因子とされるのは母体の高齢化である。そのほか，遅延受精，糖尿病母体，喫煙，甲状腺異常などを指摘する報告もある。父親の影響は確認されていないが，実際に原因になった過剰染色体は，父親由来が約1/4～1/5を占める。

2 病態

染色体は通常46個23対あるが，ダウン症のほとんどは47個の染色体を持っている。21番目の染色体が1個余分に加わる21トリソミーで，種々の心身の障害がみられる。身体的特徴は出生時よりみられ，脳の障害により精神的・社会的発達が遅れる。

3 分類

1 トリソミー型
21番染色体が3個ある。減数分裂の不分離によることが多く，ダウン症の95％を占める。両親は正常である。

2 転座型
21番と14番の染色体が融合したものが最も多く，染色体は46個である。この型の一部は，両親の一方に転座型保因者を認めることがあり，両親の染色体の検索を行う。

3 モザイク型
21トリソミーの染色体と正常染色体の細胞が混在する。多くは非定形的な症状を示す。

4 診断

臨床症状でほとんどの場合は診断可能であるが，確定診断として染色体検査を行う。それにより，上記の3タイプに分類できる。

5 症状

ダウン症は精神発達遅滞を主要症状とし，次項の様々な合併症が出生時から出現する場合と，成長・発達に伴いはっきりするものがある。

6 合併症

1 循環器疾患
心室中隔欠損症，心内膜床欠損症（房室中隔欠損症），動脈管開存症など。

2 消化器疾患
十二指腸閉鎖または狭窄，鎖肛，ヒルシュスプルング病など。

3 血液疾患
新生児一過性白血病様変化，白血病。

4 骨疾患
外反足，偏平足，頸椎の環軸椎関節異常，X脚。

5 聴覚疾患
中耳炎，難聴，外耳道狭窄など。

6 眼科疾患
屈折異常，内斜視，眼振，白内障など。

7 口腔障害
咬合異常，咀嚼・嚥下障害，口唇・口蓋裂。

8 その他
感染症，免疫異常，点頭てんかん，甲状腺疾患など。

以上の合併症の合併頻度は異なる。心奇形の合併率は約40～50％，白血病は一般小児の18倍以上の頻度といわれる。感染症にかかりやすいことも本症の特徴である。また，頸椎不安定症はX線上で20％弱にみられ，運動機能に障害となるばかりか，環軸椎脱臼は生命の危険をもたらす。

7 検査

1 染色体検査，代謝スクリーニング，合併症の有無
X線，ECG，UCG，ABRなどを行う。

2 身体発育，発達テスト
1歳から定期的に行う。

3 整形外科受診
1歳から定期的に受診する。

4 眼科，耳鼻科受診
2歳から定期的に受診する。

5 心理判定，情緒のチェック
定期的に行う。

6 甲状腺機能検査
定期的に行う。

8 治療

ダウン症の根本的治療法はないが，知っておけば早期対応が可能な合併症が多い。合併症は日常生活機能の支障となるため，機能維持と改善を目標とする医療管理が求められる。

このほか，肥満も大きな問題になる。体重を目安に，食事・栄養・運動を検討する必要がある。

9 疫学・予後

発生率1/1000，男女比3：2，平均寿命は40～50歳といわれている。個人差が大きいが，だいたい40歳ぐらいから老人性変化がはじまり，数年で死への転帰をとる。最大のピークは50歳代であり，70歳を超えることは例外的であるという。このような本来の寿命のほか，生命にかかわる因子としては，心奇形，白血病，免疫低下による感染症，脳血管障害，事故などがあげられる。

ダウン症の乳児死亡率は一般より高く，心疾患，消化器疾患，肺炎などによるものが多い。

10 看護

1 新生児・乳児期

この時期は両親への病名の告知と，その悲しみを乗り越えて，両親が早い段階にダウン症であるわが子を認めることができるよう援助していく。1歳の誕生日までの期間は，家族がこれからダウン症の児とともに歩んでいく基礎を作る時期として大切である。

①基本的生活習慣の確立
- 授乳：授乳回数や哺乳びんの乳首を児に合うよう工夫する。
- 離乳食：時間がかかることが多いが，あきらめずに気長に続けていくことが大切である。肥満になりやすいため，カロリーに注意する。
- 清潔：歯並びの問題が起こりやすい。定期的な歯科検診，歯磨き指導を受ける。免疫能が弱く感染症にかかりやすいため注意する。
- 便秘：腹部マッサージを行い，腸に刺激を与える。果汁（柑橘系の果物）や食物繊維の多い食物を摂取させることも効果的である。

②運動発達
- 粗大運動：赤ちゃん体操が効果的である。
- 微細運動：ガラガラなどのおもちゃを用い，手を使った遊びをたくさん行うとよい。

③情緒・認知発達：繰り返しながら忍耐強く対応し続けることが大切である。家族を含め周囲の人が愛情をもって多く関わる。

④言語・社会性の発達：声かけを行うことで，喃語が増えていく。難聴を伴うことがあるため，瞬目反射やおもちゃの音に対する反応などを観察し，早期発見に努める。

⑤家族が直面する問題と家族への援助：ダウン症児を生んだ両親への診断告知は，その後の両親の児の受容の問題に影響を及ぼし，児の発育や発達に大きく関係する。両親のショックを和らげ，受容がスムーズに進むように，両親の心理状態や告知の内容をよく考えて行う必要がある。

- 先天異常を有する児を生んだ親の心理経過を知る。
- 現実を受け止めるよう働きかける。
- 親が自分を責めることをやめるよう働きかける。
- 家族全員の理解を促す。
- 父親へのサポートをする。
- 親戚を含めた地域の人々のサポート体制を強

化する。
- サポートグループを紹介する。

2 幼児期

将来の自立に向け重要な時期である。ダウン症特有の合併症に対するケアとともに、その子なりの発達を支援していく。

また、家族ケアは、家族がゆとりをもち、児の自立に向けて養育できるように、精神的な支援と必要な知識や情報の提供をしていく。

① 運動発達：手すりをうまくつかめないので、転倒や、椅子やベッドからの転落を起こしやすい。事故に十分注意する必要がある。
② 言語発達：大人が楽しく表情豊かに話しかけたり、一緒に遊ぶことで、児の表情を豊かにする。また、集団保育への参加などで、できるだけ子ども同士の交流を持てる機会を設ける。
③ 情緒・認知発達：性格特性を活かし、発達を促進していく場作りを心がける。
④ 日常生活習慣の自立と生活の援助：視覚認知や模倣能力に優れているため、その特性を活かし、運動能力の発達に合わせて根気よく、繰り返し時間をかけて教えることが重要である。
- 栄養・食事：偏食と過食に注意し、肥満につながらないようにする。
- 排泄：一般的に、2～3歳頃にはトイレットトレーニングを始めることが望ましい。時間を決めて排便の習慣をつけることも大事である。便秘に気をつける。
- 清潔：顔や手を洗うこと、入浴、うがいや歯磨きなどの生活習慣をつけることは、感染予防からも必要なことである。
- 衣服の着脱
⑤ 遊びと発達の援助
⑥ 起こりやすい合併症と健康管理
- 易感染性による感染症：特に呼吸器感染症は肺炎に移行し、重症化しやすいので注意する。
- 頸椎関節の不安定による環軸椎亜脱臼に注意する。
- う歯と歯周疾患の予防に努める。
⑦ 家族の問題への援助

3 学童期

障害を持ちながらも健康を維持・増進し、社会のなかで一人の人間として尊重され生きていくことができるよう、児の権利を保障し支援する。児・家族と児を取り巻く社会の人々との間に立ち、橋渡しをしながら、児と社会を結んでいく重要な役割がある。病気や障害を持った人々（家族）の権利を重視したノーマライゼーションを基盤として検討していくことが重要である。

① 一人ひとりの心身の成長・発達過程をアセスメントしケアしていく。
② 日常生活障害を調節する
- セルフケア行動の習得と健康促進
- 特異な行動についての周囲の理解、特異な行動の調整
- 社会生活を送るなかで児のストレス・緊張を緩和する
- 対人関係を結んでいくための調整と必要なスキルの習得
- 行動範囲を拡大するための調整とスキルの習得
③ 家族をケアの対象として位置づけ支援する

■引用・参考文献

1) 鈴木康之：ダウン症とは，その発生機序と病態，小児看護，24(1)，45-52，2001．
2) 宮川公子：ダウン症の診断告知と家族へのカウンセリング・フォローアップ，出生後，小児看護，24(1)，59-64，2001．
3) 中村由美子：ダウン症児およびその家族へのケア，新生児・乳児期，小児看護，24(1)，75-81，2001．
4) 山本美佐子：幼児期のダウン症の特徴と援助のポイント，小児看護，24(1)，82-86，2001．
5) 中野綾美：学童期のダウン症のこども・家族へのケア，小児看護，24(1)，87-93，2001．
6) 玉井邦夫：ダウン症をもつ子どもの家族へのケア，看護職への期待，小児看護，24(1)，94-98，2001．

ダウン症候群の看護

> 実践事例

1-1 染色体異常・先天性疾患

●事例の要約

出生後，呼吸障害で入院した女児。ダウン症候群と診断され，家族に説明する。多血症のため部分交換輸血を実施し，さらに動脈管結紮術を施行。手術後は順調に体重が増加し，家族もダウン症について受容でき，入院から約3か月後に軽快退院した。

●治療・看護の経過の記述

1 年齢，性別，診断名等

- 年齢：日齢0
- 性別：女児
- 診断名：ダウン症候群，動脈管開存症（PDA）
- 家族：両親と兄2人

2 出生から入院までの経過

妊娠経過は異常なし。前期破水，経腟分娩で35週3日，出生時体重2186g，アプガールスコア9点で出生。ダウン症の疑いで出生7時間後，当院に依頼。経鼻胃チューブ（以下，NGチューブ）挿入，末梢輸液（10％ブドウ糖液）をしながら，救急車搬送する。搬送前，両親と両親の兄弟に面会してもらった。

3 入院時の状態

特有の顔貌［扁平な顔（低い鼻），外方へつり上がった眼瞼裂，耳介低形成，舌突出］，右手掌の猿線，両手第5指内彎，筋肉の低緊張あり。心臓超音波により，動脈管が直径5.5mm，肺動脈圧（PH）は高く，動脈管を介して肺動脈から大動脈への血流が確認された。

4 入院から退院までの経過

1 患児について

入院時の保育器内酸素濃度30％。Ht82％で，部分交換輸血2回実施後はHt50％となった。日齢1より母乳栄養を2cc/回で開始した。

PDAは，入院後1週間ほどPHが高く，強心剤，利尿剤を使用したが，尿量が減少し手術が必要となった。日齢16に動脈管結紮術を施行した。術後1日に抜管。日齢20にX線上で心拡大を認め，超音波上で右心系の拡大を認めた。動脈管の再開通はなく，強心剤を中止し，日齢20～29までマレイン酸エナラプリル（レニベース）を内服した。入院時より使用していた利尿剤も日齢24に中止した。

日齢25（術後9日），ミルク量25cc/回で経口哺乳開始。吸啜良好，哺乳中SpO_2は低下しないが喘鳴が出現し，全量哺乳できず，残りをNGチューブから注入。経口哺乳開始5日目頃に喘鳴があったが全量経口哺乳でき，NGチューブは抜去した。その後は順調にミルク量は増えていった。腹部膨満の傾向があり，浣腸とガス抜きを実施。体重2000g以降，浣腸と肛門刺激により腹部膨満の増強はない。

2 家族について

入院当日，父親が面会し，新生児科医師が病状説明後，染色体検査を承諾した。日齢2，母親の初回面会があり，児への声かけはなくタッチングのみであった。日齢5，新生児科と遺伝科の医師が，発達障害とダウン症について両親に説明した。母親は涙ぐみながら医師の説明を聞いていた。父親からは「そのほかに奇形や障害はあるのか」「寿命はどれくらいか」「もうどうにもならないのか」などの質問があった。説明終了後，母親は「普通に育てていけばいいんですよね」と言い，兄と面会した。

日齢8，動脈管結紮術が必要なことを両親に説明したが，手術の同意は得られなかった。両親は泣き，父親は「ダウン症と聞いてから本で調べた。手術をして元気になるかもしれないが，

何度もつらい思いをさせるよりはしないほうがいいと思う」「もし，手術しなくても生き抜くような子だったら頑張って育てようと思うが，乗り越えられないなら」「ひどいことをしていると思うと子どもの顔を見られない」と言い，母親は「ダウン症というだけでも大変そうなのに，心臓の障害があるなんて。これからどうしていったらいいか」と語った。看護師は「（手術をするかどうか）気持ちが揺れているということですか」と問いかけたところ，うなずかれたので「同じ結論でもよいので，もう少し時間をかけて考えてから結論を出すほうがよいのではないか」と助言した。この時，両親は面会しなかった。

翌日，再度，新生児科医師が，ダウン症の合併症，平均寿命，教育の状況，コミュニティの支援，今後予測される患児の経過について説明を行った。しかし，父親は「手術はせずに自然に閉じるのを期待したい」「手術をしなければ生きていけない子は育てられない」と前日同様の意見で，「女の子の体に傷をつけるのはどうか」という発言もあった。母親はずっと黙っていた。医師の説明後，母親と看護師と2人で話をした。母親は「まだ迷う気持ちがある」と言い，看護師は「お母さんが納得いくまで，時間をかけて，これからのことを決めていけばよい」と伝えた。なお，循環器科医師から術後の予測される状態について，MSWから病院のダウン症の児に対するフォロー体制についての説明も行われた。

愛着形成を促すため，患児を保育器からコットに移し，面会時に抱っこやおむつ交換をしてもらった。その後も母親は毎日，父親は休日に面会した。日齢12，両親から「少しずつ良くなっていく子どもを見ていたら，もっと良くなってほしいと思う」と，手術の承諾が得られた。日齢16，手術当日，両親は術前面会で患児を抱っこし，「頑張ってくるんだよ」と声をかけた。術後は，「頑張ったね」と話しかけていた。

日齢20（術後5日），面会時に抱っこが可能となり，おむつ交換も勧めた。両親はビデオ撮影，抱っこ，おむつ交換を積極的に実施した。術後3週経過した頃，父親が「手術の跡を見せてほしい」と希望され，創部を見て「思ったより目立たないですね」と安心した様子であった。

哺乳は，ミルク全量を飲めた段階で，両親に実施してもらった。父親に勧めたが「まだいいです」と言い，しばらく見学した後に実施するようになった。児は舌が大きいため空気の飲み込みが多く，途中で休ませて排気をする必要があったが，問題なくできていた。

体重2000gを目安に退院することになり，それに向けて，直接母乳，沐浴，内服，腹部処置（肛門刺激，浣腸）を指導した。沐浴は筋緊張が低いため，頸部の固定に注意するよう指導した。腹部処置は，初め恐る恐る行っていたが回数を重ねるうちに，余裕がでてきた。内服も2回実施し習得した。退院が近づくにつれ，その後の生活について両親から積極的に質問があった。また母親は「友達に子どもの写真を見せて，みんなにダウン症のことについて話した」と言い，ダウン症を隠すのではなく表に出ていこうという意欲がみられた。

⑤ 退院時の状況

退院時体重2960g。ABR，脳波，頭部CT異常なく，心臓超音波で卵円孔開存症ありと診断された。退院後は新生児科，遺伝科，循環器科，リハビリテーション科でフォローを行うこととなった。日齢12より，貧血，くる病予防の内服をしていたが，退院後も継続となった。腹部膨満が出やすいため腹部処置の必要性とタイミングを再度確認した。また，直接授乳，1日のミルク量の目安についても説明した。

両親から「今は前向きな気持ち」という言葉が聞かれ，兄弟にはダウン症については追い追い話していくということであった。家での生活について不安がないか質問すると「やってみなければという感じです」と言われた。

退院後1週間の電話訪問では，児は夜間良眠しており，ミルク量も順調に増えていた。肛門刺激で排便を促しており，腹部膨満による嘔吐もなかった。病棟で知り合ったダウン症の児を持つ母親と連絡を取り合っており，育児の不安の声は聞かれなかった。兄弟にはダウン症について話しておらず「少しずつ話していくつもりだ」という。

この事例から学んだこと

両親が障害を持って生まれた児を受容する過程と，医療者側の対応の重要性を再確認した事例であった。

●実践事例の治療・看護の経過

		経過	治療	家族
急性期	入院時 (日齢 0)	多呼吸あり	クベース収容（クベース内酸素濃度 30%）	父親面会 父親に対して医師より病状説明
		Ht82%	部分交換輸血	
		心臓超音波にて，動脈管の直径が太く，PHも高く，右→左フロー多いと診断される X線にてCTR0.54	強心剤持続点滴 フロセミド（ラシックス）静脈注射	
		コアグラ様の胃内容あり	シメチジン（タガメット）静脈注射	
			アンピシリン（ビクシリン），アミカシン静脈注射（感染予防目的）	
	日齢 1		母乳栄養開始	
	日齢 2			母親初回面会，タッチングを勧める
	日齢 3	ダウン症と確定		
	日齢 5			両親にダウン症であることが説明される
	日齢 8	尿量減少		両親に手術が必要な状況について説明→両親は手術を拒否
	日齢 9			ダウン症についての正しい知識を知ってもらうことを目的として，合併症の有無，平均寿命，教育の状況，コミュニティの支援，今後考えられる経過について，医師より両親へ説明を行う
	日齢 10		コット移床	コット移床することで患児に接しやすい環境を作る
	日齢 12		溶性ピロリン酸第二鉄（インクレミン），アルファカルシドール（アルファロール）内服開始	医師，看護師と面談 両親より手術希望あり
回復期	日齢 16		動脈管結紮術 セフメタゾールナトリウム（セフメタゾン），アミカシン静脈注射（感染予防目的）	
	日齢 17		胸腔ドレーン抜去	抱っこの許可おりる
慢性期	日齢 20		マレイン酸エナラプリル（レニベース）内服開始	
	日齢 25		経口哺乳開始	
	日齢 29		マレイン酸エナラプリル（レニベース）内服中止	
	日齢 46			直接母乳の指導開始
	日齢 82	軽快退院		

● 実践事例の看護上の問題点への対応

患者の経過	看護上の問題点	観察・看護	結果
急性期	#1 両親が遺伝性疾患に対する不安と罪悪感から患児を受け入れられない可能性がある 〈目標〉 1. 両親が患児を受け入れることができる ①面会時間が増える ②患児への声かけが増える ③両親が自ら進んで抱っこやおむつ交換ができるようになる	〈観察〉 ●面会時の言動，1回の面会に要する時間 〈看護〉 ●新生児科，遺伝科の医師に依頼するなどし，ダウン症に関する正しい情報を提供する ●面会時，抱っこやおむつ交換を勧め，患児と関わる機会を作ることで愛着形成を図る	#1 ダウン症と告知されてから，母親は涙ぐむことが多く，看護師の声かけにも父親のみが答えることが多かった。タッチングしないこともあった。面会はほぼ毎日，1回の面会時間は15～30分ほどであった。 手術の承諾が得られず，両親から今後の不安の声が聞かれた。コットに移し，抱っこや関わりを促した。数日して両親から手術の希望あり。手術を承諾した翌日には母親に笑顔がみられる。後に母親より「どうなるかわからない将来を考えるより今が大切，今良くなってほしいと思った」という発言が聞かれた。
	#2 肺血流量の増加に伴い呼吸状態が悪化するおそれがある 〈目標〉 1. 呼吸障害がみられない	〈観察〉 ●呼吸状態（努力呼吸の有無），SpO₂値，チアノーゼの有無 ●心臓超音波の結果の確認 〈看護〉 ●肩枕や上体挙上し，呼吸しやすい体位とする	#2 入院時，心臓超音波にて動脈管が直径5.5 mm，PHが高く，動脈管を介して肺動脈から大動脈への血液の流れがあると診断される。日齢が経つにつれてPHは改善し，肺動脈から大動脈への血液の流れが多くなる。努力呼吸，チアノーゼなし。SpO₂ 90後半～100%保つ。
回復期	#1 手術を受け，創部のある患児に対して，親として罪の意識を持つ可能性がある 〈目標〉 1. 面会の回数が減少しない	〈観察〉 ●面会時の様子や患児に対する声かけ ●面会の頻度，1回の面会に要する時間 〈看護〉 ●両親からの希望時に創部を見せる	#1 術後3週間ほど経過してから，父親より「創部を見せてほしい」と希望がある。創部を見せると，「思ったより跡は目立たないですね」という発言が聞かれた。
	#2 手術後，創部から感染を起こす可能性がある 〈目標〉 1. 感染の可能性が考えられた場合，適切な治療を受けることができる	〈観察〉 ●浸出液の性状，出血，発赤，腫脹の有無 ●検査データの確認	#2 手術当日はドレーンより血性の廃液がみられるも，術後1日から廃液は黄色となる。ガーゼにも黄色の浸出液がみられた。術後2日以降，浸出液はみられなかった。創部の発赤，腫脹，出血なし。予防的に抗生剤を使用。CRP2.69まで上昇みられるも，その後低下した。
慢性期	#1 患児がダウン症ということから，両親が退院後の生活に不安を持つ可能性がある 〈目標〉 1. 退院後の生活への不安が軽減される ①退院後の生活についてイメージすることができる ②退院後の不安について表出することができる	〈観察〉 ●退院後について具体的な質問の有無 ●腹部処置，沐浴などの手技の確認 〈看護〉 ●退院指導の実施 ①哺乳，直接母乳：哺乳中の観察ポイント ②沐浴：筋緊張低いため頸部の固定 ③内服 ④腹部処置：肛門刺激，浣腸を実施（腹部処置のタイミング）	#1 第3子ということもあり，哺乳，直接母乳の手技は問題なかった。沐浴も一通りの流れはできており，頸部の固定もしっかり行えていた。肛門刺激は初め恐る恐る行っていたが，回数を重ねていくうちに問題なくできるようになった。退院前になると，腹部マッサージをしながら肛門刺激を行う余裕もでてきた。腹部処置のタイミングについても母親から質問があった。内服指導も行ったが，2回実施して修得できていた。

1-2 ターナー症候群

1 染色体異常・先天性疾患

看護の基礎知識

●病態関連図

ターナー症候群の病態関連図

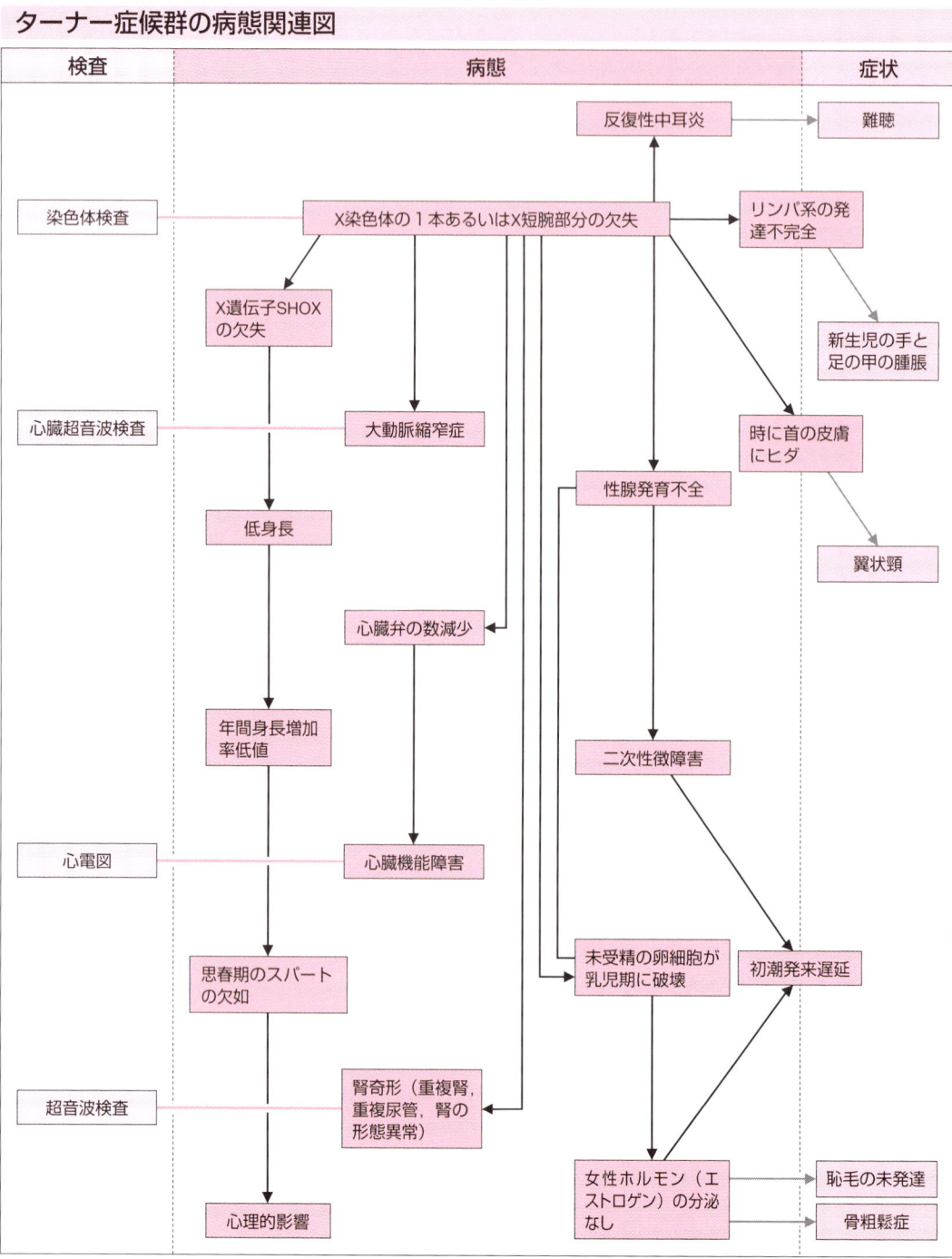

1 疾患の概念・定義

正常女性の染色体は46,XXであるが，ターナー症候群は45,XとX染色体が1本少ないモノソミー，あるいはX短腕部分モノソミーが原因の疾患である（図1-2-1）。その結果，①低身長，②二次性徴発現不全，③索状性腺（本来卵巣になる索状部分は丸く膨らんで卵巣型になるが，索状のままの状態をいう）を呈する。

近年の染色体分析技術の進歩により，Y染色体を有するターナー症候群も解明され，性腺芽細胞腫の発症リスクが高いこと，思春期年齢に男性化をきたす可能性が否定できないことから，原則として性腺摘出術の適応となっている[1]。

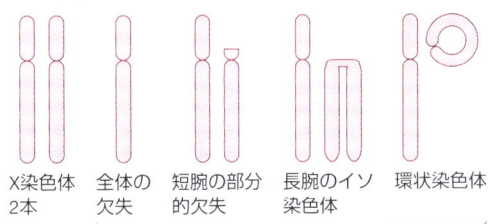

図1-2-1　ターナー女性の性染色体組成

| X染色体2本 | 全体の欠失 | 短腕の部分的欠失 | 長腕のイソ染色体 | 環状染色体 |

標準的な組成　／　ターナー女性にみられる組成

ターナー女性を支える医師の会：ターナー女性：本人と家族のために，37，メディカルレビュー社，1999．

2 病態

受精前または受精前後に，一方のX染色体がすべてまたは部分的に欠けるために起こる。

卵巣の萎縮はごく早い時期に起こり，新生児期にはすでに卵巣の萎縮は始まっている。1歳までに卵巣が萎縮してしまう人が大部分である。その結果，性腺ホルモンの一つである女性ホルモン（エストロゲン，プロゲステロン）の分泌がなく，二次性徴障害が生じる（表1-2-1）。

表1-2-1　性腺ホルモン（女性ホルモン）の主な作用

エストロゲン（卵胞ホルモン）	プロゲステロン（黄体ホルモン）
・子宮内膜の増殖 ・乳腺細胞の増殖促進 ・卵巣排卵制御 ・脂質代謝や骨塩量制御	・子宮内膜の調整 ・乳腺の発達 ・基礎代謝亢進

まれに妊娠・分娩した患者が報告されているが，妊娠後の流産率は高い。さらに，脂質代謝や骨塩量の調節などが障害され，肥満，骨塩量の低下，心疾患の進行などの問題が起こる。

また，ターナー症候群の最も特徴的な症状の一つである低身長の原因は，性染色体上の遺伝子SHOXの欠失などが考えられている。

3 分類

本疾患のタイプは45,X型だけでなく，染色体数46個でX染色体の構造異常や，正常な染色体と混在するタイプなどがある（図1-2-1）。
① 45, X型：X染色体が1本少ない型。
② 46, X, i(Xq)型：X短腕が欠失した核型。
③ その他：①と②の混在や①と正常の細胞が混在するモザイク型，Y染色体を有するタイプなど，解明がさらに進んでいる。

4 診断

1 染色体検査

確定診断に必須の検査である。染色体検査は本人と家族のインフォームド・コンセント（アセント）が必須で，専門医の介入が必要である。

2 身体的特徴

身体的特徴（表1-2-2）により診断される。

表1-2-2　診断のきっかけ

新生児期〜乳児期	心疾患の合併 手指・足指のリンパ浮腫
幼児期〜学童期（12歳）	身長増加率の低下
思春期	身長増加率の低下 二次性徴発現不全（無月経）
成人	二次性徴発現不全，不妊

5 症状

外見的な症状は，①低身長（無治療は135〜140cm），②外反肘，③翼状頸（首の周りの皮膚のたるみ）である。他の症状と発生頻度は，表1-2-3に示す。

また，一般に知能の発達は正常域であることが多い。一部に空間認知障害から図形問題を苦手とする例や，体育を苦手とする場合がある。

表 1-2-3　主な症状

主な症状	発生頻度
・成長障害	＞95％
・性腺異形成	＞90％
・特徴的奇形徴候	
骨格徴候	
四肢遠位部：外反肘，中手骨・中足骨短縮	35〜45％
Madelung 変形，中肢骨短縮	7％
頭　頸　部：高口蓋，短頸，小顎症	35〜60％
軟部組織徴候	
四肢遠位部：リンパ浮腫，過剰皮膚，爪変形	15〜25％
頭　頸　部：翼状頸，毛髪線低下，耳介変形	25〜40％
内臓徴候	
心・大血管系：大動脈縮窄症	55％
腎・尿路系　：馬蹄腎	35〜40％
・その他	
色素性母斑（黒子）	25％
中耳炎	70％

6　合併症

骨折，甲状腺機能低下症，高血圧，動脈硬化症，虚血性心疾患，大動脈瘤破裂による突然死，糖尿病，脂質異常症，中耳炎，難聴，肝疾患，炎症性腸疾患，腎奇形など。

7　治療・検査

1 成長ホルモン（GH）療法

低身長に対する治療法であり，幼児期早期から学童期までに治療が開始されることが望ましい。日本小児内分泌学会は，GH 療法で 12 歳以降 15 歳までに 140cm に達した時点で少量エストロゲン治療を開始すれば，150cm 前後の成人身長が期待できると指針を出している[2]。

在宅で，夜間就寝前に毎日皮下注射する。治療中は 3 か月ごとに診察や血液・尿検査などを行い，副作用をチェックする。

2 女性ホルモン補充療法

二次性徴を促し，骨塩量を保ち，動脈硬化を防ぐために行う。

少量エストロゲン治療は，わが国でも最近多く行われるようになってきており，日本小児内分泌学会のガイドラインでも，エストラジオール貼付剤の 8 分の 1 枚または結合型エストロゲン 10 分の 1 錠から開始するように推奨している[3]。

3 検査

①身長測定（身長増加率低下の発見）
②染色体検査
③超音波検査（心疾患や腎疾患の合併）

8　疫学・予後

発生頻度は，出生女児の約 1000 人に 1 人と推測される。従来は約 2500 人に 1 人程度とされていたが，これは典型的な患者を対象とする臨床的バイアスが関与していると考えられる[4]。

ターナー症候群の平均寿命は 70 歳と報告があり，一般女性の平均寿命 78 歳に比べ短い。これは，糖尿病，循環器疾患の合併による影響と考えられる[5]。

9　看護

新生児ターナー症候群の場合は，症状に対する観察と，低体重児が多いので養育環境に注意する。また，翼状頸，心疾患は外科手術の対象になる場合もある。その場合には外科疾患の看護に準じて行う。本症の特徴としてケロイドが生じやすいので注意する。

通常のターナー症候群は加齢とともに肥満が増強傾向を示すので，食事指導，生活指導を行い予防に努める。しかし大切なのは，本人および家族の精神支援である。診断後のショックから受容までの過程を支えることと，成長段階で生じる種々の問題にも対応できる窓口が必要である。

結婚生活も可能であるが，婚姻率は 30％であるから，自立可能な生活設計を診断後からアドバイスする必要がある。

ターナー症候群の看護

● 実践事例

●事例の要約

小学3年生（9歳）の身体測定結果から学校より指摘を受け，当院内分泌科を受診した女児。染色体検査の結果，ターナー症候群と診断される。小学4年生より成長ホルモン療法を開始。自分で注射ができるようになりたいと希望があり，12歳より導入した。

●治療・看護の経過の記述

1 年齢，性別，診断名等

- 年齢：12歳（中学1年生）
- 性別：女児
- 診断名：ターナー症候群
- 家族：両親と弟

2 治療・看護の経過

染色体検査の結果，ターナー症候群と診断され，小学4年生（10歳）より成長ホルモン療法を開始し，母親に指導する。自分で注射ができるようになりたいと希望があり，小学6年生（12歳）より導入。1か月に1回，外来で経過観察中。疾患の受け止めはできており，現時点での不安は聞かれていない。

3 事例の主要な看護上の問題

ターナー症候群は，一般に正常な知能を有する。言語性IQは正常であるが，非言語的IQは劣っており，視覚認知能力，運動能力，認知機能についての障害がある。

身長は10歳頃より正常児との差が顕著になってくる。ちょうど劣等感を持ち始める頃なので，自己評価が低くなり，自信を失うことがある。子ども扱いをせず，年齢相応の対応が必要である。必要があればカウンセリングが受けられるように，遺伝相談，臨床心理士との調整をする。

加齢とともに肥満が増加傾向を示すので，食事指導，生活指導を行い予防に努める。

結婚生活も可能であるが，婚姻率は30％であるから，自立可能な生活設計を診断後からアドバイスする必要がある。

この事例から学んだこと

小学生の頃は，「身長が低いということでジェットコースターに乗れない。プールの滑り台をすべることができない」などの悩みであったが，思春期に入ると，周囲が初潮を迎え女性らしい体型になり，自分は人とは違うとだんだん引け目を感じ，仲間に入っていけない傾向にある。

3か月ごとの短時間の診察時間に，患児・家族からは問題となるような訴えはないが，患児への告知の時期と，思春期の患児と家族への関わりがとても大切になってくることを学んだ。

■ 引用・参考文献

1) 長谷川奉延：ターナー症候群，小児慢性疾患診療マニュアル，297-299，診断と治療社，2006．
2) ターナー女性を支える医師の会，メディカルレビュー社，37，1999．
3) 田中敏章ほか：ターナー症候群におけるエストロゲン補充療法ガイドライン，日本小児科学会誌112，1048 - 1050，2008．
4) 前掲書2)
5) 望月貴博：Turner症候群，小児内科41増刊号，217，2009．
6) 緒方勉：小児科学第3版，Turner症候群，377，医学書院，2008．
7) 長谷川行洋：ターナー症候群 診療のポイント，メディカルレビュー社，2003．
8) ヨハネスニールセンとデンマークターナー友の会メンバー（坪井孝幸，日比逸郎訳）：ターナー症候群ターナー友の会／オリエンテーション，医菌薬出版，1993．
9) 緒方勤：ターナー症候群の遺伝学，メディカルレビュー社：2003．

1-3 ピエール・ロバン症候群

1 染色体異常・先天性疾患

看護の基礎知識

◉病態関連図

ピエール・ロバン症候群の病態関連図

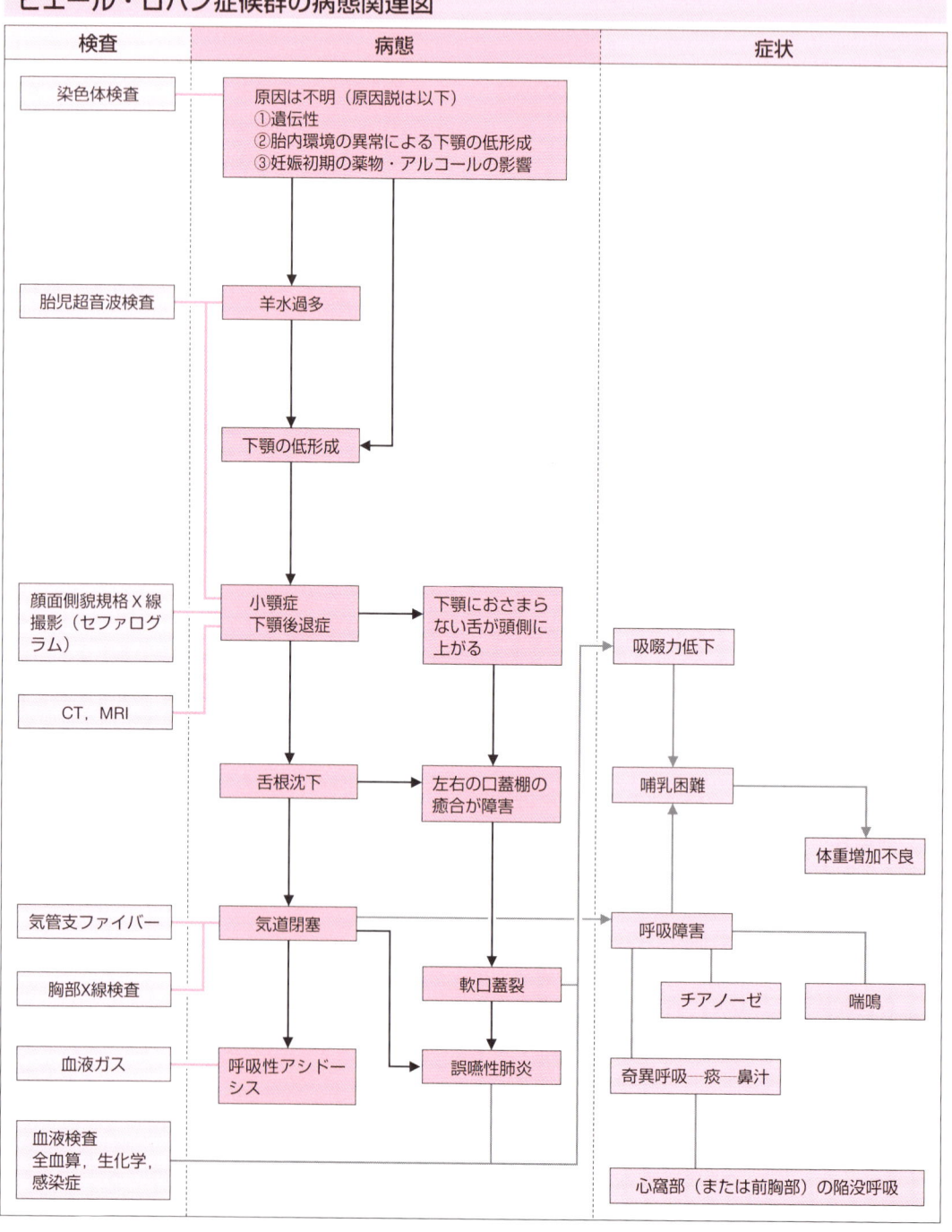

1 疾患の概念・定義

ピエール・ロバン症候群は，小顎症，舌根沈下，それに伴う呼吸障害を三徴とする。小顎症だけで呼吸障害がない場合は，この疾患とはいわない。また，口蓋裂を伴う場合が多い。

2 病態

病態の主体は下顎の低形成を主原因としている。小顎症により口腔内容積が減少しているため，特に仰臥位で舌は重力により後方に沈下していくなか，下咽頭部で気道が閉塞され，哺乳障害を起こす。口蓋裂も同様に，下顎の低形成により舌が頭側に上がるため，胎生8〜10週の左右口蓋棚の癒合が障害されて生じる。

発生率は，8500〜2万人に1人といわれ，女児に多い。

3 分類

小顎症の主原因が前屈位等の胎内環境要因により，下顎が圧迫されて生じている外因性であれば，出生後は圧迫がなくなり，下顎はcatch-up groth（取り戻し成長）をして小顎の改善が期待できる。

何らかの症候群や成長・発達障害を合併するなど，患児自身がもつ内因性要因を主原因とする小顎症であれば，出生後の下顎のcatch-up grothは期待しにくい。

外因性では，呼吸障害の程度は比較的軽く，保存的治療で改善する場合が多い。内因性では，治療は長期間に及び外科的治療を考慮する可能性も高くなる。予後や治療効果を予測する上で，外因性が主と考えられるものを「無症候群性のピエール・ロバン症候群（non-syndromic PRS）」，内因性が主と考えられるものを「症候群性のピエール・ロバン症候群（syndromic PRS）」とする分類は有用性が高いといわれている。

4 診断

1. 小顎症と下顎が後退した特徴的な顔貌である。
2. 呼吸障害や奇異呼吸（呼吸時に前胸部が陥没する）がみられる。
3. 体位を変えたり（腹臥位や側臥位），下顎を前に押し出してやると呼吸が改善する。
4. 舌根沈下がみられる（舌根が沈下すると，児が口を開けた時に，舌背ではなく舌の裏側が正面から見える）。

5 症状

1. 呼吸障害

奇異呼吸，舌根沈下による呼吸停止，チアノーゼ。

2. 哺乳障害

舌根沈下により，舌背と上顎の間に乳首をはさめないため，哺乳できない。うまく誘導して舌を前に出すことができると舌根沈下がなくなるため，呼吸は楽になる（哺乳できている時は呼吸が安定する）。

6 合併症

1. 口蓋裂を伴うことが多い。
2. 眼症状（内斜視，緑内障，小眼球）や先天性心疾患を伴うこともある。

7 検査

1. 顔面側貌規格X線撮影（セファログラム）

小顎症，下顎後退，舌根沈下の有無。

2. 気管の内視鏡検査，画像検査（CT，MRI）

腫瘍性疾患，気管支軟化症，先天性心疾患，後鼻孔閉鎖症などの鑑別診断。

3. 胸部X線検査

先天性心疾患合併の有無の確認と，肺炎所見の診断。

4. 血液ガス

舌根沈下による換気障害の判断。

5. 染色体検査

8 治療

1. 急性期：出生後，舌根沈下による呼吸障害

がみられるため，迅速な対応を必要とする。呼吸状態を把握し，合併症の確認と他疾患との鑑別診断を行う。

①保存的治療
- 酸素投与，輸液
- ポジショニング：側臥位か腹臥位をとり，舌根沈下を緩和させる。体位を長時間保持するためには，体型に合わせたスポンジマットなどを作成するとよい。
- 人工口蓋床の利用
- 鼻咽腔エアウェイ挿入：気管内挿管チューブを下咽頭まで挿入し，気道を確保する。チューブで舌根沈下を防ぐことができる。
- 気管内挿管：体位や鼻咽腔エアウェイで呼吸管理ができない時に行う。生後1週間くらいして状態が落ち着いたら，チューブを少し引き抜いて鼻咽腔エアウェイにできないかを試していく。
- 適宜超音波ネブライザーなどで加湿をし，鼻口腔吸引で上気道の分泌物除去に努める。

②外科的治療
- 舌固定術：舌を下口唇裏面に縫着して舌根沈下しないようにする。
- 舌顎骨骨延長術
- 口腔底筋剝離術
- キルシュナー鋼線刺入：舌体部を両下顎角部で固定する。
- 気管切開

③栄養
指や乳首を使って舌を前出させる練習をさせ，うまく出せたら経口哺乳を行う。口蓋裂では口蓋裂用乳首を使用する。哺乳にはかなりのエネルギーを消費するので，哺乳に時間がかかり，うまくできない場合は無理をせずに経管栄養を併用する。

2 回復期および慢性期：呼吸は体位のみで管理できるようにする。栄養は経管栄養からの離脱を図る。

3 慢性期：退院に向けて，家族が患児を受け入れできるよう，在宅指導する。

9 疫学・予後

1 発生原因

遺伝性のもの，胎内環境の異常による下顎の低形成によるもの，妊娠初期の薬物・アルコールの影響など種々の要因の影響が考えられているが，今のところはっきりしていない。

2 予後

出生後の呼吸障害が管理されれば，下顎の発育により呼吸障害は改善してくるため，予後は比較的良好である。しかし，何らかの症候群や成長・発達障害など，合併する症状により予後が大きく左右される。

10 看護

1 急性期：呼吸障害による全身状態の悪化の予防

①舌根沈下の防止
　腹臥位または側臥位を保持し，安楽な体位を確保する。

②呼吸状態の観察
　努力呼吸，奇異呼吸の程度，呼吸数，チアノーゼの程度，心拍数，咽頭喘鳴，バイタルサイン，酸素飽和度（SpO_2）のモニタリング，血液ガス値

③気道内分泌物の除去
　加湿をし，気道内の分泌物を喀出しやすくし，鼻口腔吸引で除去する。

④呼吸管理
　呼吸障害が強い時は，酸素投与や気管内挿管チューブの管理を行う。気管内挿管時は，自己抜管予防と状況にあわせ，上肢抑制を行う。
　抜管後は，再挿管に備え，ベッドサイドに再挿管の準備を行う。

⑤全身状態の観察

2 回復期：哺乳訓練開始と家族への指導

①歯科摂食外来の受診
　吸啜力，嚥下の確認を行い，経口開始時期を確認する。

②家族へのポジショニング指導（抱き方，寝かせる時や授乳時の体位）と疾患の理解への援助

③呼吸状態の観察の仕方の指導と，乳首による吸啜訓練，経口哺乳訓練の実施

＜哺乳の仕方＞

- 吸啜動作，吸啜力を確認する。手袋をした指を舌背に置いて，舌を前に出すことができるか，吸啜力があるかなどをみる。
- 授乳姿勢は，座位に近い起座位で抱っこし，舌根を沈下させない体位をとる。首は過度に前屈や過伸展させない。
- 口蓋裂を合併している場合は，口腔内の陰圧形成ができないため，口蓋裂用乳首を使用する。
- 1回の哺乳時間は20分程度とする。残りは経管栄養とし，体力消耗を防ぐ。哺乳瓶を持つ手の薬指で下顎角を前に出すようにすると呼吸が安定する。
- 空乳首で吸啜反射を刺激する。
- 経口哺乳により，呼吸負荷がかかるため，体重増加を確認する。
- 誤飲，誤嚥に注意し，呼吸状態を観察する。

④状態により経管栄養の併用

　空腹啼泣に合わせて，空乳首で吸啜させ，同時に経管栄養でミルクを注入し，経口哺乳感を持たせる。

3 慢性期：家族への退院指導

①育児指導（沐浴，授乳）

　家族の受け入れ状況を確認し，退院に向けて指導を開始する。

②緊急時の対処方法

③経管栄養の在宅指導

④外来での継続看護，地域保健所の保健師による訪問看護

ピエール・ロバン症候群の看護

●実践事例

●事例の要約

小顎症に口蓋裂を合併した女児。出生時から強い呼吸障害を示し、日齢2に人工呼吸器を装着して、7日に離脱した。その後も不安定な呼吸状態が続き、日齢61にようやく安定した。吸啜力が弱く、哺乳時に呼吸困難が増強するので、経管栄養を継続し、日齢126に体重4565gで退院した。

●治療・看護の経過の記述

1 年齢，性別，診断名等

- 年齢：日齢2
- 性別：女児
- 診断名：ピエール・ロバン症候群
- 家族：父，母，姉（4歳）

2 発症から入院までの経過

妊娠37週に正常分娩，出生時体重2808g，アプガールスコア9/9点，口蓋裂を合併していた。出生時から鼻翼呼吸，陥没呼吸がみられ，保育器（FiO_2 35%）に収容し，SpO_2 98〜100%であった。日齢2に陥没呼吸とチアノーゼが出現し，SpO_2 60%台まで低下して気管内挿管を行った。

3 入院時の状態

小顎症で舌根沈下による呼吸停止，チアノーゼを認め，人工呼吸器を装着してFiO_2 30%，IMV8回で管理した。ピエール・ロバン症候群と診断された。胸部X線では肺野の透過性はよく，気管内吸引で分泌物（−）。心拍140回/分，呼吸40回/分，SpO_2 100%。血液ガスは，PaO_2 77.1mmHg，$PaCO_2$ 29.5mmHg。自発呼吸はあり，努力呼吸はやや減少した。体重は2684g（−122g）であった。

4 入院から退院までの経過

1 急性期

SpO_2 とECGのモニターを装着し，2時間ごとに，気管内・鼻口腔吸引と左右側臥位の体位変換を実施。呼吸状態は，PaO_2 71.5mmHg，$PaCO_2$ 32mmHgとなり，酸素化の改善に伴い人工呼吸器条件を徐々に下げた。気管内挿管チューブの自己抜去を防止するため，上肢を抑制した。気管支ファイバー検査の結果，気管支軟化症，声門下狭窄は否定された。

日齢7に人工呼吸器から離脱し，人工鼻で酸素2L，次いで経鼻カニューレで酸素1Lに変更した。SpO_2 100%を保ち，心拍120〜140回/分，呼吸30〜40回/分，呼吸は不規則であったが努力呼吸は認めなかった。なお，呼吸状態の悪化に備え，挿管用器具をベッドサイドに準備した。

2 回復期

日齢48頃，啼泣時に，SpO_2 80%，心拍170回/分，呼吸50〜60回/分となり，酸素流量を増加して対応したが、その後もSpO_2の低下が頻回に出現した。体位変換用のポジショニングマットを理学療法士の提案で本人の体型に合わせて作成し，1.5〜2時間ごとに左右側臥位の体位変換を続けた。

ミルク＋母乳を60mL×8回/日で注入したが、体重は3210gと少なく、体重の増加不良は呼吸負荷が影響していると判断し、鼻咽腔エアウェイを留置し，超音波ネブライザーを4回/日施行した。日齢61に呼吸状態は安定し、体重3500gに増加して鼻咽腔エアウェイは抜去した。

歯科摂食外来で摂食機能検査を受けたが、吸啜反射が弱く、体力がつくまで経管栄養を続ける方針で、口蓋裂用乳首で吸啜練習を行った。体位は座位に近い起座位とし、空腹時の啼泣に合わせて空乳首を吸啜させ、同時に栄養チューブからミルクを注入した。

呼吸が安定すると体動が多くなり、ポジショニングマットによる側臥位の保持が難しくなり、エアウェイ抜去後は患児の好む腹臥位にした。啼泣時に咽頭窩狭窄音を出したが、SpO_2 97〜100%を保った。経管栄養の注入量を少しずつ増量して70mL×8回/日になった時、1日2〜3回の嘔吐が出現した。胃食道造影、pHモニターの検査で胃食道逆流症が疑われ、H_2遮断薬［ファモチジン（ガスター）、クエン酸モサプリド（ガスモチン）］の内服を行った。経管栄養の注入中は逆流予防のため、上体をやや挙上する右側臥位にした。

＜退院準備＞

退院に向けて母親に、呼吸状態の観察、呼吸困難時の体位、経管栄養、栄養チューブの挿入について説明した。母親の質問や不安に対してはその都度、医師、看護師が繰り返し説明した。

母親は経管栄養の注入について「できるかな？」といっていたが、練習を重ねると問題なく手技を習得した。チューブの挿入は「怖いね、痛そうだね」といい、不安が残る様子で、挿入できない時は外来に受診するよう伝えた。

退院前に試験外泊を繰り返して、患児の1日の生活ペースを理解し、ケアに自信を深めた。経管栄養は100mL×6回/日とし、1回の注入量を増量し、回数を減らしたが、嘔吐回数の増加はなかった。

5 退院時の状況

呼吸状態は腹臥位で安定し、体重も4545gまで増加し、日齢126に退院した。経口哺乳の可否は歯科摂食外来でフォローし、そのほかは外来でフォローすることにした。なお、保健所の保健師に訪問指導を依頼した。

退院後、日齢133に離乳食を試みるようになり、体重は順調に増加している。今後、成長・発達に伴って各専門家による治療や訓練が行われる。

この事例から学んだこと

本症例は、呼吸障害が強く、長期にわたり呼吸に対する管理が必要となった。早期の対応により予後も左右される。初期からの呼吸への援助の重要性を学んだ。

また、発達を促す援助が児に対して呼吸負荷となることもあった。呼吸状態の観察、安楽な体位の保持により、症状を緩和し、児の成長・発達が促されていくことを実感した。

出生後より長期入院を余儀なくされ、母子分離状態も長かった。いかに家族指導を行うか、家族の思いに寄り添ったフォローが重要である。外来フォローだけでなく、保健所との連携の大切さを再認識した。

■ 引用・参考文献

1) 朴修三、加藤光剛：Pierre-Robin症候群における気道確保と管理、小児、35（7）、2003.
2) 桑野タイ子編著：小児看護、中央法規出版、1996.
3) 杉尾嘉嗣：症候群辞典、診断と治療 1998年増刊号、86、1998.
4) 日野原重明ほか：看護のための最新医学講座 新生児・小児科疾患、中山書房、2004.
5) 土佐泰祥ほか：Robin Sequence（Pirre Robin症候群）、小児外科、38（11）、2006.
6) 掘切将ほか：Pirre Robin Sequence児の呼吸管理の方法の検討、日本口蓋裂学会雑誌、35（5）、2008.
7) 掘切将ほか：Pirre Robin Sequence児における下顎骨長の検討、日本形成外科学会雑誌、30（4）、2010.

● 実践事例の治療・看護の経過

		急性期		回復期		慢性期
		入院時〜日齢2（呼吸器管理中）	日齢3〜7（気管内挿管中）	日齢8〜60（鼻咽腔エアウェイ）	日齢61〜125（抜管後）	退院〜在宅
検査		胸部X線検査 →			→	
		血液ガス →			→	
		採血（血糖, 電解質）→			→	
		体重測定（全身計測）	体重測定（毎日）		→	体重測定（適宜）
		尿量測定 →			→	
		ECG・SpO₂モニター →			SpO₂モニター →	SpO₂モニター（適宜）
		検温（3時間ごと）	検温（4時間ごと）	検温（6時間ごと）	→	検温（適宜）
		呼吸状態（呼吸数, 季肋部陥没の有無, 喘鳴, 鼻翼呼吸の程度）				
			気管支ファイバー（他疾患の鑑別）リハビリテーション受診	歯科摂食外来受診 顔面側貌規格X線撮影	pHモニター 胃食道造影	
治療		ポジショニング →				→
		経口挿管, 人工呼吸器管理：FiO₂30%, IMV8回	両側臥位 酸素：人工鼻2L 経鼻カニューレ1L	鼻咽腔エアウェイ挿入 酸素：経鼻1L	鼻咽腔エアウェイ抜去 酸素：中止	
		点滴：10％ブドウ糖, 抗生剤		吸入：β₂刺激薬（4回/日） 点滴中止	内服：ファモチジン（ガスター），クエン酸モサプリド（ガスモチン）	→
日常生活	食事	絶食	経管栄養：ミルク＋母乳5〜20mL×8回/日	経管栄養：ミルク＋母乳30〜70mL×8回/日 経口哺乳：20分程度/回，空乳首で吸啜練習開始	経管栄養：ミルク＋母乳70mL×8回/日 経口哺乳：禁止, 空乳首で吸啜練習	経管栄養：ミルク＋母乳100mL×6回/日 経口哺乳：飲めれば可, 空乳首で吸啜練習
	安静度	ベッド上安静 左右側臥位体位変換（2時間ごと）	上肢抑制（気管内挿管中）左右側臥位体位変換（2時間ごと），上体挙上	安静フリー 上肢抑制（鼻咽腔エアウェイ抜去防止）左右側臥位体位変換（2時間ごと），ポジショニングマット使用 上体挙上	→ 上体挙上し腹臥位	腹臥位
	清潔	清拭	努力呼吸の強い時：清拭沐浴可	沐浴	→	→
	家族指導	疾患, 状態の説明		育児指導：抱っこ，沐浴，空乳首にて吸啜練習 ポジショニング，呼吸状態の観察	経管栄養・栄養チューブ挿入指導 外泊訓練	定期受診 外来で継続してフォロー，地域保健所の保健師による訪問看護

●実践事例の看護上の問題点への対応

患者の経過	看護上の問題点	観察・看護	結果
急性期	＃1　舌根沈下に起因する気道閉鎖による「呼吸障害」がもたらす生命危機	〈観察〉 ・陥没呼吸，多呼吸，喘鳴，咽頭窩陥没呼吸，鼻翼呼吸あり。チアノーゼなし ・血液ガスの酸塩基平衡モニタリング ・血液検査（血糖，電解質） ・補液管理，水分出納などの体液管理 ・体重測定 〈看護〉 ・酸素吸入，人工呼吸器管理 ・挿管チューブ自己抜管予防のための上肢抑制 ・気管内・鼻口腔吸引 ・頸部を伸展させる体位保持 （本人用ポジショニングマット使用）	＃1　人工呼吸器による管理，鼻咽腔エアウェイを挿入して気道を確保した。血液ガス値は改善し，呼吸状態も安定した 　挿管チューブ抜管後は，ポジショニングマットを使用し，左右側臥位で体位変換を行った。舌根沈下を予防する体位を保持し，呼吸負荷を軽減するよう努めた 　経管栄養開始後は，上体を挙上し，腹部膨満による呼吸負荷を軽減した
回復期	＃1　呼吸苦や口蓋裂による「哺乳困難」から体重増加不良となるおそれ	〈観察〉 ・季肋部陥没呼吸，喘鳴あり。啼泣時，口唇チアノーゼあり ・口蓋裂があり，吸啜力が弱い。経管栄養60mL×8回/日 ・体重増加不良（30g/週） 〈看護〉 ・酸素吸入，超音波ネブライザー ・鼻口腔吸引 ・左右側臥位，腹臥位ポジショニング ・体重測定 ・空乳首にて吸啜練習。体位は起座位で下顎を持ち上げる	＃1　経管栄養にて体重増加を図った。また，歯科摂食外来を受診し，空乳首による吸啜練習を開始した 　しかし，体重の増加が悪く，呼吸負荷を軽減させるよう鼻咽腔エアウェイを挿入した。ミルク量を徐々に増やし，体重3500gを目安に抜管した
慢性期	＃1　家族が患児の疾患を受容できないと，療育困難となる可能性がある	〈観察〉 ・母親は毎日面会に来て，患児に声をかけて可愛がっていた。啼泣時の対応もできていた ・母親は，経管栄養の注入については「できるかな？」，栄養チューブ挿入については「怖いね」と発言 〈看護〉 ・経管栄養・栄養チューブの挿入指導 ・家族の受け入れ状況の確認 ・外泊訓練 ・外来で継続看護 ・地域保健所の保健師による訪問指導	＃1　面会時，患児の受け入れ状況を確認しながら，経管栄養の指導を進めた。不安を表出してくれた 　栄養チューブ交換は，不安は残るが手技はできた 　退院後，挿入困難な場合は，外来受診することになった 　退院後の育児に自信が持てるよう外泊を繰り返した。退院後も経管栄養が必要となるため，地域保健所の保健師による訪問看護を依頼した

2章

新生児疾患

- 2-1 低出生体重児
- 2-2 呼吸窮迫症候群
- 2-3 新生児高ビリルビン血症
- 2-4 新生児けいれん
- 2-5 特発性嘔吐症

2-1 低出生体重児

2 新生児疾患

看護の基礎知識

● 病態関連図

低出生体重児の病態関連図

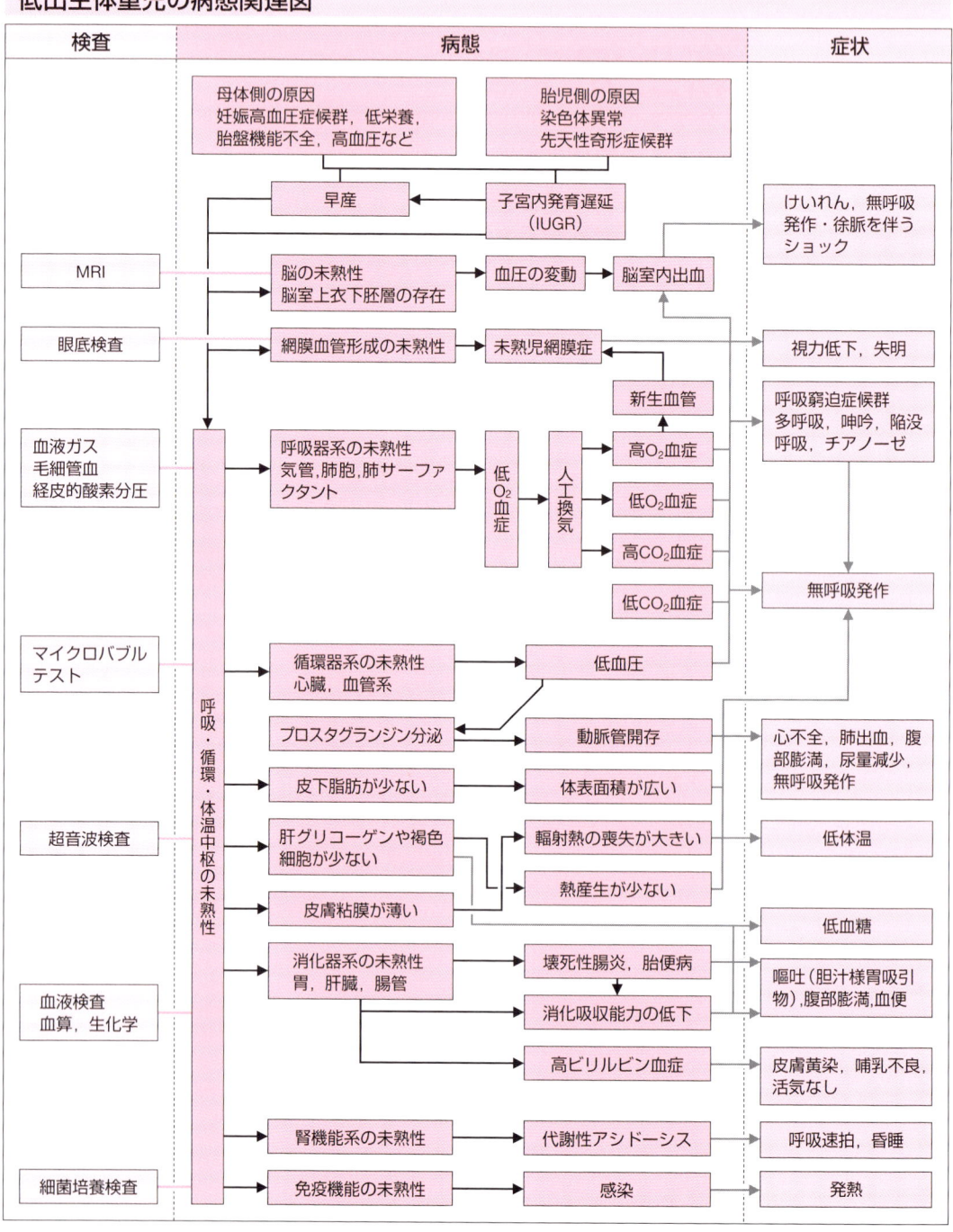

検査	病態	症状
	母体側の原因：妊娠高血圧症候群，低栄養，胎盤機能不全，高血圧など／胎児側の原因：染色体異常，先天性奇形症候群 → 早産 ← 子宮内発育遅延（IUGR）	けいれん，無呼吸発作・徐脈を伴うショック
MRI	脳の未熟性／脳室上衣下胚層の存在 → 血圧の変動 → 脳室内出血	
眼底検査	網膜血管形成の未熟性 → 未熟児網膜症 ← 新生血管	視力低下，失明
血液ガス／毛細管血／経皮的酸素分圧	呼吸器系の未熟性／気管，肺胞，肺サーファクタント → 低O_2血症 →（人工換気）→ 高O_2血症／低O_2血症／高CO_2血症／低CO_2血症	呼吸窮迫症候群／多呼吸，呻吟，陥没呼吸，チアノーゼ／無呼吸発作
マイクロバブルテスト	循環器系の未熟性／心臓，血管系 → 低血圧	
	プロスタグランジン分泌 ← 動脈管開存	心不全，肺出血，腹部膨満，尿量減少，無呼吸発作
	皮下脂肪が少ない → 体表面積が広い	
超音波検査	肝グリコーゲンや褐色細胞が少ない → 輻射熱の喪失が大きい／熱産生が少ない	低体温
	皮膚粘膜が薄い	低血糖
血液検査／血算，生化学	消化器系の未熟性／胃，肝臓，腸管 → 壊死性腸炎，胎便病／消化吸収能力の低下	嘔吐（胆汁様胃吸引物），腹部膨満，血便
	高ビリルビン血症	皮膚黄染，哺乳不良，活気なし
	腎機能系の未熟性 → 代謝性アシドーシス	呼吸速拍，昏睡
細菌培養検査	免疫機能の未熟性 → 感染	発熱

（左側：呼吸・循環・体温中枢の未熟性）

1 疾患の概念・定義

低出生体重児は病名ではない。機能の未熟を要因として，様々な症状・合併症を引き起こす。

早産で在胎週数が短い場合と，子宮内発育遅延（IUGR）で出生体重が少ない場合がある。子宮内発育遅延は，母体側の原因に妊娠高血圧症候群・母親の低栄養や高血圧・胎盤機能不全があり，胎児側の原因に染色体異常や先天性奇形症候群がある[1]。

2 病態

正期産児は子宮内環境から子宮外環境に適応するだけの準備が整っているが，早産児は在胎週数が少なければ少ないほど，諸機能の未熟性が強く現れ，全身的な症状が出現する。

3 分類

新生児には，出生体重，発育，在胎期間による分類がある。出生直後の病的症状を予測する上でも重要である。

表 2-1-1　出生時体重による分類

低出生体重児	low birth weight infant	2500 g 未満
極低出生体重児 (VLBWI)	very low birth weight infant	1500 g 未満
超低出生体重児 (ELBWI)	extremely low birth weight infant	1000 g 未満
超巨大児	exceptionally large baby	4000 g 以上

表 2-1-2　胎児発育曲線からの分類

light-for-date infant (LFD 児)	在胎週数に比し小さい児
small-for-date infant (SFD 児)	LFD 児のうち身長も小さい児
appropriate-for-date infant (AFD 児)	在胎日数に相当する児
heavy-for-date infant (HFD 児)	在胎週数に比し大きい児

4 症状・特徴

1 呼吸器系

① 肺のガス交換面積が小さい（余力がない）。
② 気道が細く，気道を支える組織が脆弱である（容易に肺気腫や無気肺になりやすい）。
③ 胸郭が柔らかく，呼吸筋の力が弱い（肺が広がりにくいので，吸気時に胸腔圧が陰圧となり，胸郭が引き込まれ，陥没呼吸となる）。
④ 呼吸調節機構が未熟である（低酸素血症となった際に，呼吸を刺激する化学受容器とその反射機能よりも，呼吸中枢の抑制が上回り無呼吸に陥り，そのまま呼吸が再開されにくくなる）。
⑤ 横隔膜優位の呼吸と強制的鼻呼吸（腹式呼吸が主となり，腹部膨満著明時に呼吸が悪化する）。
⑥ 肺サーファクタント産生能が未熟である。

2 循環器系

① 胎児循環から新生児循環へ変化する（肺動脈が開く→卵円孔が閉じる→動脈管が閉じる→静脈管が閉じる→臍帯動脈が閉じる→胎盤循環がなくなる）。
② 動脈管の閉鎖機序には，管壁にある平滑筋収縮による機能的閉鎖と，その後に続く動脈管壁の中膜の変性による器質的閉鎖がある。低出生体重児は，低酸素や感染時に産生されるプロスタグランジンにより，器質的閉鎖がしづらい。
③ 原始的なダイビング反射が出やすい（低酸素や出血が起きた時に，脳・心臓・肺など重要臓器へ血流を保ち，皮膚・腸管・肝臓・腎臓といった臓器への血流を減少させる現象）。

3 体温

① 新生児は，寒冷刺激に対し震えによる熱産生は行われず，褐色脂肪組織による熱産生が行われる。褐色脂肪組織は脂肪滴に富む。また，

表 2-1-3　在胎期間による分類

正期産児	term infant	37 週以上 42 週未満
超早産児	extremely immature infant	28 週未満
早産児	pre term infant	37 週未満
過期産児	post-term infant	42 週以上

交感神経と血管が多く，ノルアドレナリンが伝達物質となり，褐色脂肪組織の血管を拡張し，脂質からグリコーゲンへ変化させ熱産生を行う。褐色脂肪組織は肩甲骨，腎臓，脊柱に多い。

②熱の喪失は輻射が大きい。新生児の体表面積が体積に比べ成人の3倍も大きいためである。出生週数が早いほど，皮膚の未熟性により不感蒸泄量が膨大で，蒸散による熱の喪失も大きい。

4 栄養
① 胃の容量が少なく，腹部膨満による無呼吸発作を起こしやすい。
② 胃を固定している靱帯が緩いため，胃の軸捻転を生じやすく，嘔吐や腹部膨満を起こしやすい。また，腸管壁の筋層は薄く，蠕動運動も不規則で，全体的な協調運動が悪く，腹部膨満や腸管拡張が起こりやすい。さらに，ダイビング反射により腸管の血流が減少すると症状は著明で，麻痺性イレウスや壊死性腸炎に移行することもある。
③ 急速な発育と代謝に応ずる栄養を必要とする。肝臓や皮下への栄養の貯蓄が少ないため，飢餓に弱く，栄養障害を起こしやすい。
④ 母乳栄養の効果には，壊死性腸炎の予防，網膜症のリスクの軽減，感染防御，免疫制御，認知能力の向上がある。
⑤ 超低出生体重児は体内で十分な栄養素の備蓄がなく出生する。生後も臨床的にフルの栄養にできないことから母乳強化物質（HMS-1※）を使用する。

※ HMS-1：母乳の利点を十分活かしながら，母乳単独で不足する栄養成分（蛋白質，カルシウムおよびリン）が至適に混合された物質。

5 水―電解質バランス・腎機能
① 超低出生体重児は不感蒸泄が大きく，生後早期は十分に加湿された環境下に置かなければ，急速に脱水に陥る可能性がある。
② 腎機能は出生を境に急激に成長し，腎血流も増加し，尿細血管も急激に成熟する。
③ 早産児であるほど，生理的にアシドーシスに傾きやすい。
④ 低出生体重児は生後2～4週に低血圧，乏尿をきたす低ナトリウム血症になることがある。

5 合併症

1 呼吸
① 呼吸窮迫症候群（RDS）
　早産児にみられる呼吸障害である。肺胞の虚脱を防ぐ界面活性物質である肺サーファクタントが，出生時に十分に生産されていないために起こる。在胎34週を過ぎると胎児期の肺サーファクタント産生が十分といわれている。しかし，34週未満でも，胎児にストレスがあるとストレスに反応してステロイドが分泌され，胎児肺は肺サーファクタントを生産するともいわれている。早産が予測される時に，母体へステロイド剤を投与し，胎児肺の成熟を促すことでRDSを予防できる。
● 検査：マイクロバブルテスト，X線検査
● 治療：人工サーファクタント（サーファクテン）を気管内より肺に注入する。

② 慢性肺疾患（CLD）
　人工換気や感染による肺組織の炎症の結果，組織が異形成し線維化が起こり，肺胞数の減少，肺コンプライアンス低下の状態である。
● 予防：人工換気の設定条件を緩める。早産児はミルクの胃逆流現象が起こりやすく，注入時間の延長，十二指腸チューブによる注入栄養を行う。
● 治療：ステロイド剤（CLDの治療として効果が証明されている），利尿薬（間質の水分貯留を防ぐ），気管支拡張薬（呼吸機能の改善も期待できる）を投与する。

2 循環
① 脳室内出血（IVH）
　上衣下胚層の血管は非常にもろく，出血しやすい特徴を持ち，ストレス，呼吸状態や血圧の変動により脳血流の変動をきたし出血すると考えられる。低出生体重児，特に在胎27週・1500g未満，生後72時間以内に発症しやすい。予防が大切であるため，循環動態を安定させる管理が最も重要となる。

② 動脈管開存症（PDA）
　動脈管は出生後，動脈血酸素分圧が上昇することで閉鎖する。低出生体重児は動脈管の壁構造の未熟性のほか，酸素やプロスタグランジンに対する反応性が成熟児と異なり，動脈管の閉

鎖が遅延して問題となることが多い。症状は心不全，肺出血，尿量減少，腹部膨満，無呼吸発作，肝腫大がある。
- 治療：インドメサシン投与で動脈管の閉鎖はみられるが，低酸素や感染で再度開存しやすい。また，薬物療法の副作用が強い時や症状悪化が著しい時は，手術による動脈管結紮の方法もある。

③脳室周囲白質軟化症（PVL）

側脳質周囲白質に局所的な虚血性壊死による多発性軟化病巣ができる疾患。在胎32週以下27週以上の早産児に多くみられ，早産児の脳性麻痺の主な原因となっている。
- 予防：低血圧による脳血流の低下と低炭酸ガス血症は危険因子である。
- 検査：頭部超音波検査，MRI
- 治療：有効な治療法がないため，検査の情報をもとに，早期運動療法を取り入れる。

④壊死性腸炎（NEC）

低出生体重児に多く，腸管の未熟性が大きな原因とされる。ダイビング反射で腸管の虚血が生じ，未熟性の強い腸管粘膜に組織障害が起こり，この部位に感染が加わるとNECを発症すると考えられている。嘔吐（胆汁様胃吸引物），腹部膨満，血便がNECの3主徴である。
- 治療：内科的治療は，禁乳腸管の感染および腹膜炎に対する治療として抗生物質やガンマグロブリンによる抗菌療法を行う。外科的治療は，内科的治療で症状が改善しない場合や腸管穿孔例で行う。

⑤未熟児網膜症（ROP）

網膜血管の未熟性が原因である。輸血や水分の過剰投与，血液中の高酸素濃度や低血圧などが危険因子である。在胎週数の短い低出生体重児に後天的にみられる。

⑥高ビリルビン血症（黄疸）

生後早い時期は肝臓でビリルビン処理能力が不十分なため，血液中にたまったビリルビンが血管から漏れ出し，皮膚を黄色に染める。またいったん腸管に排泄されたビリルビンが再吸収される割合が高い。ビリルビンは毒性があり，脳の基底核が障害を受けやすく，後遺症として運動障害，難聴，知的障害が問題となる。
- 治療：光線療法，交換輸血を行う。

6 検査

採血（血液ガス，血算，生化学），X線検査，超音波検査，眼底検査（修正29週から），アルゴ頭部MRI（周産期脳障害のリスクのある児が対象）などを行う。

7 治療

1 急性期

経過とともに，症状の変化に合わせた対症療法（子宮外環境への適応）を行う。

保温，保湿，皮膚保護，感染予防を基本とし，脳神経保護のため血圧の変動を極力減らすことに心がけ，26週未満児および挿管児はフェノバルビタールで鎮静する。呼吸管理はPaO_2 50～80 mmHgを目指し，SpO_2モニターで90～95％となるよう調整し，二酸化炭素管理は適宜動脈血ガスの$PaCO_2$を40～50mmHgに調節する[2]。

2 慢性期

呼吸管理（無呼吸発作），栄養管理，感染対策が重要である。週数に合わせた神経行動学的発達援助（ディベロップメンタルケア）は，看護師や理学療法士，病棟保育士らが連携して介入する。

8 疫学・予後

1 低出生体重児の出生割合

2500g未満の低出生体重児の割合は2000年8.6％，2005年9.5％，2007年9.6％と増加し，1000g未満や1500g未満の占める割合も増加している。周産期医療の進歩により，超低出生体重児の新生児死亡率は年々改善しており，2005年の調査結果を表2-1-4に示す。

2 長期予後

1995年出生の超低出生体重児1088人のうち，NICUを退院し，6歳時に予後調査ができた394名の結果は以下である。脳性麻痺15.5％，知的発達障害20.3％（境界は18.8％），てんかん5.1％，両眼失明1.0％，片眼失明1.0％，弱視10.4％，在宅酸素療法1.8％[3]。

表2-1-4　超低出生体重児死亡の2005年全国調査結果

出生体重	例数	新生児死亡数（%）	死亡退院数（%）
＜400 g	62	23（53.3）	42（67.7）
400〜499 g	159	40（42.1）	85（53.5）
500〜599 g	387	56（22.2）	107（27.7）
600〜699 g	537	59（16.8）	119（22.2）
700〜799 g	574	34（9.4）	73（12.7）
800〜899 g	649	24（6.3）	59（9.1）
900〜999 g	697	19（3.9）	37（5.3）

板橋家頭夫：超低出生体重児の短期予後の推移，日本周産期・新生児医学学会雑誌，44(4)，804，2008．

9 看護

1 看護の視点

①新生児ケア：本来は子宮内環境で発育していく時期に，子宮外環境で過ごすことの身体的リスクは非常に高い。また，早産で出生した児の脳の発達は急速で感受性が高く，外界からの影響も受けやすい。新生児の反応を読み取り，その対応能力にマイナスにならないようにする神経行動学的発達援助（ディベロップメンタルケア）が重要である。

②家族ケア：NICU退院児には被虐待児症候群が高率であるといわれていることから，NICUは好ましい母子関係が確立されにくいところといえる。母児分離が主原因であるため，母児の状況が許す限り，できるだけ早期に，かつ頻回に母児の接触を勧めることが大切である。

2 経過に応じた看護

①急性期：児は生命の危機状態にさらされているため，異常の早期発見，全身管理が最も重要。下記の特徴を意識しケアを計画する。

＜新生児＞
- 呼吸中枢や呼吸筋の発達の未熟性により呼吸が不安定になる可能性があるため，呼吸器ケアに留意する
- 細胞内外のカリウムのバランスの保持能力や腎機能の未熟性により，高カリウム血症を起こしやすいため，水分管理に留意し保育器内環境を整える
- 体温調節機能の未熟性，制御温度範囲が狭く，異常環境温にさらされることにより，容易に体温変動を起こす可能性があるため，体温喪失予防に留意する
- 皮膚が薄く脆弱であるため，刺激による損傷を起こす可能性があるため，リネンの素材を考慮する
- 禁乳により腸管の萎縮，正常な腸内細菌の増殖防止，病原性細菌の腸管外への病的移行が起こり，多臓器不全を起こす可能性がある
- 感染免疫が低いこと，抗体産生能力が低いことなどから感染を受けやすい
- 胎内期から胎外期への急激な循環動態の変化と未熟性により脳内出血の可能性がある

＜母親＞
- 早産したことにより，自責の念やショックを受ける可能性があるため，傾聴につとめ，必要時病状説明の場を設定する。新生児と母が直接触れ合う機会をつくり，親の実感を得られるように関わる
- 予後や成長，発達に対して不安がある

②慢性期：子宮外環境への確立の援助と，家族に児のケアへの参加を勧めていく（カンガルーケア，直接授乳，沐浴，育児参加）
- 腸管の未熟性により母乳が消化，吸収されない可能性がある

③退院準備：家族が児の育児を自信を持って行えるように援助する。
- 退院後の生活に向けての必要な手技や育児を習得できる

■ 引用・参考文献
1) 水野克己：子宮内発育不全・制限児，小児内科41増刊号，72－76，2009．
2) 白石淳：超低出生体重児，小児内科41増刊号，82－92，2009．
3) 上谷良行：全国調査－年齢別にみた超出生体重児の中・長期予後，周産期医学，37(4)，421－425，2007．
4) 仁志田博司：超低出生体重児新しい管理指針改訂3版，メジカルビュー社．
5) ネオネイタル編集部編：家族の説明に使える！ イラストでわかる新生児の疾患・治療・ケア，Neonatal Care2005年春季増刊．
6) 後藤彰子：新生児診療マニュアル第4版，神奈川県立こども医療センター，東京医学社．

低出生体重児の看護

● 実践事例

●事例の要約

緊急帝王切開で出生した在胎24週3日，600gの超低出生体重児。急性期は子宮外環境への適応の援助，慢性期は呼吸・栄養の確立を図り，神経行動学的発達援助（ディベロップメンタルケア）を勧めた。家族が児を受け入れられるよう家族ケアを試み，順調に経過した。

●治療・看護の経過の記述

1 年齢，性別，診断名等

- 出生：24週3日
- 診断名：超低出生体重児

2 出生までの経過

在胎24週2日，母体性器出血にて受診。胎胞脱出，子宮口2cm開大で管理目的で入院。在胎24週3日に胎胞6cm脱出し，分娩避けられずに緊急帝王切開で出生した。出生体重600g。アプガールスコアは1分値3点，5分値5点。

3 出生から72時間までの経過

超低出生体重児で，出生時から呼吸・循環機能の未熟性が強く目立ち，時間が経過するうちに合併症が出現した。生後72時間は，呼吸・体温・循環を主とした全身管理・治療が求められた。1つのバランスの崩れが全身に影響するので，バイタルサイン，検査データ，児の発しているサインを受け止め，「今起きていること」を統合して考えた。治療に対する反応がよく，不安定で急変しやすい時期を無事に乗り越えることができた。

家族には，初回の面会時からタッチングを促した。小さな児を目の前にして，涙しながら「頑張って」と励ましていた。毎日の面会時には児の様子を伝え，家族とコミュニケーションをとった。

4 出生72時間から呼吸の安定までの経過

72時間が過ぎた頃から，不安定な呼吸が安定し始めた。眠ると呼吸器に同調し，体動による挿管チューブの位置のズレなどにより酸素消費量が増加し，酸素化の安定に影響した。呼吸⇔循環の相互作用でPDAの完全閉鎖にも時間がかかった。

家族にはディベロップメンタルケアを重視した看護を展開した。家族は，状態の不安定な児の姿を見て涙していたが，徐々に「泣いてばかりいられない。できることを頑張らないと」「強い子どもに育ってほしい」と，前向きな姿勢になった。

30週を過ぎた頃から呼吸が安定するようになり，32週に抜管した。以降は，呼吸の安定（無呼吸を起こさない），母乳が順調に消化できること（体重が増えること），体温維持ができることを重視した。

家族はカンガルーケア（抱っこ）を続け，親子がともに居心地の良い時間を過ごせるようになった。家族の面会時間が長くなり，「安心して面会できる」と児の状態の安定に安心をおぼえる時期となった。

5 退院時の状況

児は子宮外環境に適応できていた。退院に向けて，両親は授乳や沐浴などの一般的なケアに意欲的に参加した。退院後は在宅酸素療法を続けるので，呼吸状態の観察と酸素管理について説明し，手技の練習も行った。また，別室で家族だけで過ごす時間を設け，退院後の生活をイメージしてもらう試みも行った。家族は退院後

の育児に自信を持ち，41週で退院した。

> **この事例から学んだこと**
> 超低出生体重児の看護は，常に新生児の治療，ディベロップメンタルケア，家族ケアの調和が求められている。

● 実践事例の治療・看護の経過

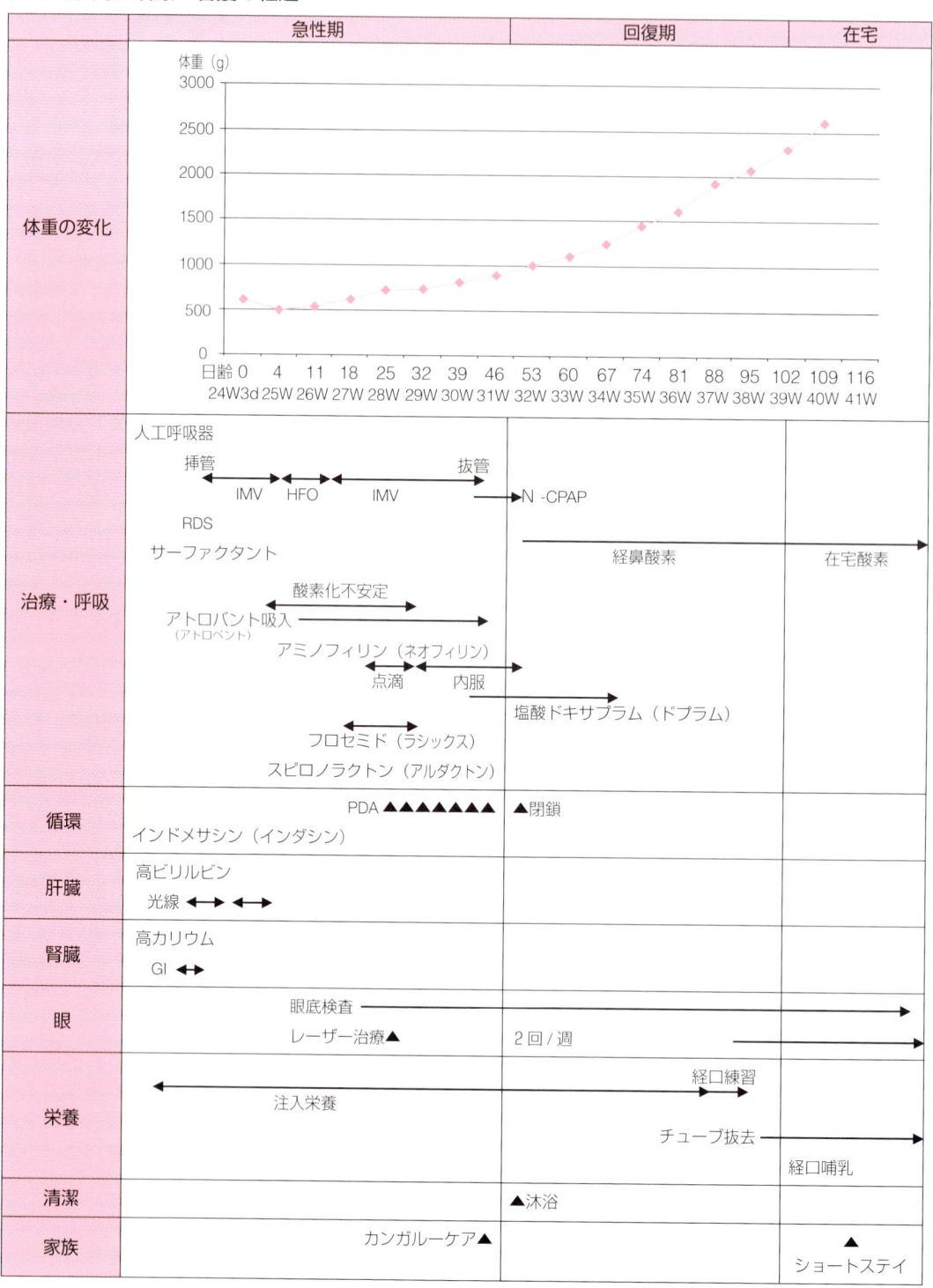

	急性期	回復期	在宅
体重の変化	体重(g) グラフ（日齢0/24W3d〜日齢116/41W、約600gから2500g超へ推移）		
治療・呼吸	人工呼吸器：挿管→IMV→HFO→IMV→抜管／RDS サーファクタント／酸素化不安定／アトロバント吸入（アトロベント）／アミノフィリン（ネオフィリン）点滴→内服／フロセミド（ラシックス）／スピロノラクトン（アルダクトン）	N-CPAP／経鼻酸素／塩酸ドキサプラム（ドプラム）	在宅酸素
循環	PDA▲▲▲▲▲▲▲／インドメサシン（インダシン）	▲閉鎖	
肝臓	高ビリルビン／光線 ←→ ←→		
腎臓	高カリウム／GI ←→		
眼	眼底検査／レーザー治療▲	2回/週	
栄養	注入栄養	経口練習／チューブ抜去／経口哺乳	
清潔		▲沐浴	
家族	カンガルーケア▲		▲ショートステイ

日齢軸：0(24W3d), 4(25W), 11(26W), 18(27W), 25(28W), 32(29W), 39(30W), 46(31W), 53(32W), 60(33W), 67(34W), 74(35W), 81(36W), 88(37W), 95(38W), 102(39W), 109(40W), 116(41W)

● **実践事例の看護上の問題点への対応**

児の経過	看護上の問題	観察・看護	結果
急性期	#1 機能の未熟性が強く様々な合併症が現れる時期	生後72時間まで <観察> ・呼吸・体温・循環の管理を主とした全身管理，観察（バイタルサイン，検査データ） ・児自身の動きなどを統合した観察 <看護> ・児に起こっていること，予測されることを考え，確実な治療が行われるよう援助する ・家族にタッチングを促し，面会時間外の様子を話す	#1 合併症に対する治療の反応はよく，不安定な時期を乗り越えた 　涙しながら「頑張って」という励ましの言葉が聞かれた
		生後72時間から30週 <観察> ・呼吸状態，循環動態（PDA） ・全身状態を統合した観察 <看護> ・ディベロップメンタルケアを展開した呼吸・循環管理を中心に週数の成長を待つ ・家族に寄り添う	#1 呼吸状態の不安定⇔PDAの再開通を繰り返した。週数の経過とともに呼吸状態の安定とPDAが閉鎖する 　「泣いてばかりいられない。強い子どもに育ってほしい」と前向きな言葉が聞かれた
慢性期	#1 子宮外環境への適応が確立する時期	<観察> ・呼吸ができること ・母乳の消化ができること ・体温が維持できること <看護> ・ディベロップメンタルケアを展開する ・カンガルーケア（抱っこ）などを通して，親子がともに過ごす時間を居心地の良い時間となるように援助する	#1 週数相当の発達を獲得することができた 　面会時間が長くなり，「安心してみていられる」という言葉が聞かれた
退院準備	#1 退院後の育児に自信を持つことができる	<観察> ・育児の様子 ・呼吸管理と在宅酸素療法の手技の獲得状況 <看護> ・育児と在宅酸素療法に自信を持って退院できるような指導を心掛ける	#1 別室で家族だけで過ごす時間をとることで，退院後の生活をイメージすることができた 　退院後の生活に自信が持てた

2-2 呼吸窮迫症候群

2 新生児疾患

看護の基礎知識

●病態関連図

呼吸窮迫症候群の病態関連図

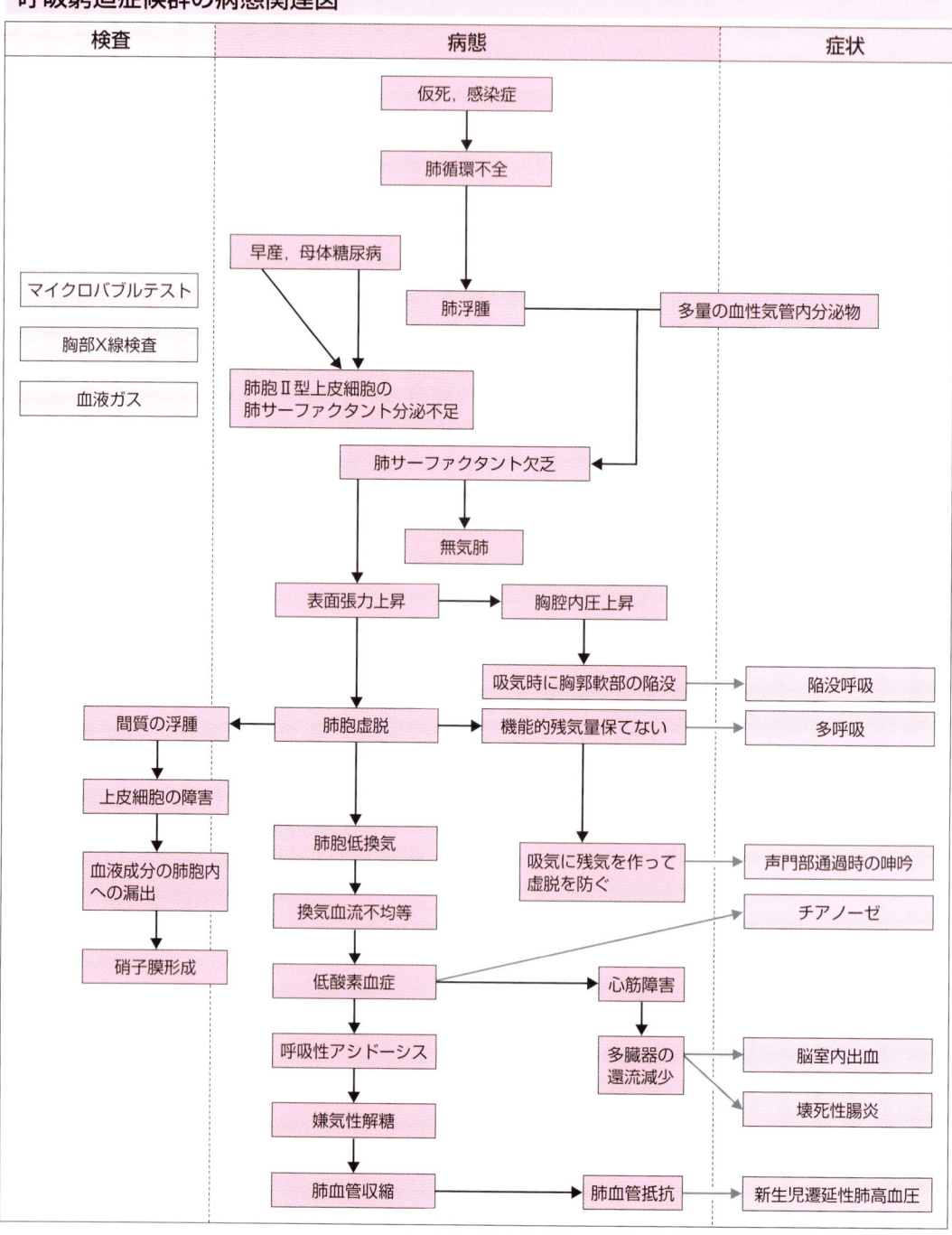

検査	病態	症状
マイクロバブルテスト 胸部X線検査 血液ガス	仮死，感染症 ↓ 肺循環不全 ↓ 早産，母体糖尿病 → 肺浮腫 → 多量の血性気管内分泌物 ↓ 肺胞Ⅱ型上皮細胞の肺サーファクタント分泌不足 ↓ 肺サーファクタント欠乏 ↓ 無気肺 ↓ 表面張力上昇 → 胸腔内圧上昇 ↓　　　　　　　↓ 間質の浮腫 ← 肺胞虚脱　吸気時に胸郭軟部の陥没 → 陥没呼吸 ↓　　　　　　　機能的残気量保てない → 多呼吸 上皮細胞の障害 ↓ 血液成分の肺胞内への漏出 ↓ 硝子膜形成　　肺胞低換気 　　　　　　　↓ 　　　　　　　換気血流不均等　吸気に残気を作って虚脱を防ぐ → 声門部通過時の呻吟 　　　　　　　↓　　　　　　　　　　　　　　　　　→ チアノーゼ 　　　　　　　低酸素血症 → 心筋障害 　　　　　　　↓　　　　　　↓ 　　　　　　　呼吸性アシドーシス　多臓器の還流減少 → 脳室内出血 　　　　　　　↓　　　　　　　　　　　　　　　　→ 壊死性腸炎 　　　　　　　嫌気性解糖 　　　　　　　↓ 　　　　　　　肺血管収縮 → 肺血管抵抗 → 新生児遷延性肺高血圧	

1 疾患の概念・定義

　呼吸窮迫症候群（RDS）は，肺の未熟性に伴う肺サーファクタント欠乏により，肺胞が虚脱して起こる呼吸障害である。低出生体重児の代表的な肺疾患といえる。

　肺呼吸が開始されると肺サーファクタント成熟が開始するため，生後48時間から72時間には十分な量の内因性肺サーファクタントが分泌されるようになる。呼吸窮迫症候群は児が生存している限り自然治癒する疾患である[1]。

2 病態

　肺の界面活性物質である肺サーファクタントの産生，分泌が不十分なため肺胞が虚脱し，拡張が困難となり換気不全になる。肺サーファクタントが存在すれば，肺胞の界面の表面張力を弱めるため，一度膨らんだ肺胞が再び縮もうとするのを防止し肺胞が虚脱しない。

　肺サーファクタントは，在胎32週以降に急速に分泌が促進されるため，それ以前に出生した早産児にRDSの発症が多い。

　また，胎児仮死，新生児仮死などによる肺循環不全から肺浮腫となり，二次性のRDSを起こすこともある。

3 分類と診断

　早産や臨床的背景を考慮し，マイクロバブルテストで肺サーファクタント欠乏を証明し，診断する。胸部X線写真でボムゼルの分類が重症度の評価として用いられる（表2-2-1）。

4 症状

　生後から進行する呼気時の呻吟，陥没呼吸，多呼吸，チアノーゼの4つが特徴である。

5 合併症

　サーファクタント補充後は，高酸素，低二酸化炭素などによる合併症（未熟児網膜症，肺損傷，気胸，気縦隔，脳室側室白質軟化症など）や，急激に肺血管床が開いて動脈管開存症（PDA）の症候化を招くことがある。慢性肺疾患（CLD）に至ることもある。

6 検査

①マイクロバブルテスト：羊水または胃液を泡立たせ，直径15μm以下の安定した泡の数を算定し，肺の成熟度を診断する（表2-2-2）。
②胸部X線検査
③血液ガス

表2-2-2　マイクロバブルテスト

マイクロバブルの数（/mm^2）	判定	RDS（呼吸窮迫症候群）
0	Zero	危険性極めて高い
1	Very weak	危険性極めて高い
2〜9	Weak	危険性極めて高い
10〜19	Medium	危険性あり
20以上	Strong	危険性なし

後藤彰子監：新生児診療マニュアル第4版，321，東京医学社，2004.を参考に作成

表2-2-1　RDSのボムゼル分類

重症度	網・顆粒状陰影	肺野の明るさ	中央陰影の輪郭	Air bronchogram
Ⅰ度	かろうじて認められる微細な顆粒状陰影，末梢部に比較的多い	正常	鮮明	欠如または不鮮明　中央陰影の範囲を出ない
Ⅱ度	全肺野に網・顆粒状陰影	軽度に明るさ減少	鮮明	鮮明，しばしば中央陰影の外まで伸びる
Ⅲ度	粗大な顆粒状陰影	著明に明るさ減少	不鮮明　中央陰影拡大	鮮明，気管支の第2，第3分岐まで認められる
Ⅳ度	全肺野が均等に濃厚影でおおわれる	消失		鮮明

後藤彰子監：新生児診療マニュアル第4版，160，東京医学社，2004.

7 治療

1 人工サーファクタント補充療法
2 人工呼吸器管理

- $O_2$100％，換気回数40～60回/分，PIP16～20/PEEP5，吸気時間0.5～0.7秒で開始。
- 高い換気条件（PIP＞25またはMAP＞15）を必要とする場合は高頻度振動換気（HFO）を試みる。

＊サーファクタント補充後，肺のコンプライアンスの改善に伴い，酸素化の改善がみられる。酸素飽和度や経皮炭酸ガス分圧をモニターし，呼吸器条件を調節する必要がある。

3 RDSの予防

母体にステロイド剤を注射し，胎児肺の成熟を促す。

8 予後

慢性肺疾患（CLD）に至ることもある。CLDは呼吸窮迫症候群が先行し，生後28日を超えて胸部X線上，びまん性の泡沫状陰影もしくは不規則索状気腫状陰影に至らないものである。

9 看護

1 低酸素血症の改善

①酸素療法，人工換気，サーファクタント注入に関する処置は，酸素飽和度や炭酸ガス分圧，バイタルサイン等のモニター監視下で正確に実施する。
②努力呼吸が強い場合，ファイティングを起こし，気胸となる場合がある。呼吸状態を常時モニターし，徐脈や酸素飽和度の低下が見られた際は，速やかに，医師と連携して対処する。
③サーファクタント注入前に口鼻腔・気管内吸引を行う。分泌物を除去する際，吸引による低酸素を予防するため，吸引前に呼吸器条件の酸素濃度を上げておく。
④サーファクタント注入後，最低でも6時間は原則として気管内吸引をしない。サーファクタント注入後，逆に$TcPCO_2$の上昇が見られた場合などは，6時間を待たずに吸引することもある。

2 サーファクタント注入後の肺エアーリーク症候群（気胸，気縦隔など）の早期発見と予防

①酸素飽和度や炭酸ガス分圧，バイタルサインの測定を行う。胸の上がり方やエア入りの左右差はないかなど，呼吸状態の観察を行う。
②サーファクタント注入後，酸素飽和度の値を見ながら，酸素から順に呼吸器条件を下げていくが，$TcPCO_2$が低下してきたら，圧を順に下げていく。呼吸状態に合わせた呼吸器条件の調節により気胸のリスクが減少する。
③ファイティングを起こさないように，ソフトケアに努め，安静の保持につとめる。ミニマムハンドリング（最小限の手数）の基本を守る。場合により鎮静剤を使用する場合もある。
④バギングを行う時は，マノメーターを使用する。

3 サーファクタント投与後のPDA症候化の早期発見と予防

（急激に肺血管床が開いて，PDA症候化を招く危険がある。）
①動脈管を流れる血液量（大動脈側から肺動脈側へ）が増加することにより症状が出現する可能性がある。PDA症候化の徴候（心雑音，頻脈，バウンディングパルス，心拡大，脈圧差の増大，尿量低下，腹部症状）に注意する。
②肺出血を起こすことがあるため，分泌物の性状に注意し，血圧の変動を見ながらソフトケアを行う。突然の酸素化悪化は，肺出血の場合もある。
③処置による低体温を防ぐため，保育器内環境を整える。

■ 引用・参考文献

1) 長和俊：呼吸窮迫症候群，小児内科41増刊号，82-92, 2009.
2) 長和俊：呼吸窮迫症候群，イラストでわかる新生児の疾患・治療・ケア，ネオネイタルケア春季増刊号, 2005.

呼吸窮迫症候群の看護

●実践事例

●事例の要約

切迫早産で28週0日に出生した新生児。出生後すぐに挿管するが酸素化を保てず，検査により呼吸窮迫症候群（RDS）と診断される。人工サーファクタントの使用で酸素化が改善して人工呼吸器の条件を下げた。抜管後，N-CPAP，呼吸促進剤を使用して，週数後に酸素化が安定した。

●治療・看護の経過の記述

1 年齢，性別，診断名等

- 出生：28週0日（切迫早産）
- 診断名：極低出生体重児，呼吸窮迫症候群

2 入院時の状況

切迫早産で28週0日，経腟分娩で出生。体重1010g，アプガールスコア6/8点であった。

出生時は自発呼吸弱く，筋緊張も弱かった。全身チアノーゼがあり，すぐにマスクバギングを施行し，生後10分で挿管した。純酸素でバギングを続けたがSpO_2 80％までしか改善せず，胸部X線上で肺野透過性低下，網状粒状影があり，マイクロバブルテストはVery weakで，RDSと診断された。

3 急性期の経過

直ちに人工サーファクタント（SFT）注入を実施した。SFTの効果を良くするため，注入前に気管内吸引を行った。SFTが各肺葉に均等注入されるように，上体挙上，下体挙上，両側臥位と体位変換しながら，1回ごとに純酸素で$TcPO_2$ 80mmHg以上になるようバックを加圧し，6回に分けて注入した。SFT注入時，急激に肺が開くことで気胸や気縦隔になりやすいため，バイタルサインに注意したが，変化なく終了した。SFT注入後，酸素化が改善し，全身色ピンクとなった。

SFT注入後6時間は，気管内吸引せずに人工呼吸器管理（IMV）を行い，徐々に呼吸器条件を下げることができた。

4 回復期の経過

人工呼吸器管理で呼吸状態が安定し，修正28週5日，呼吸機能検査で抜管可能と判断され，抜管してN-CPAP管理となった。無呼吸発作治療のため，呼吸促進剤が投与された。

抜管後の胸部X線上，無気肺はなく含気は良かった。腹部膨満による呼吸への負担軽減のため，浣腸やガス抜きを行い，排便誘導に努めた。また，母乳の1回の注入時間を2時間とし，負担を軽減した。睡眠中や体動後に無呼吸発作があったが，足底刺激や口元酸素を使用し，スムーズな回復に努めた。

修正32週，無呼吸発作は減少し，呼吸促進剤が中止となり，修正35週に酸素吸入が中止となった。

5 退院時の状況

その後，無呼吸発作はなく順調に経過した。修正40週，哺乳が確立し，体重2300gとなり，退院した。

この事例から学んだこと

RDSにSFT注入は有効であり，早期に確実に投与（肺全体に均等に注入する）できるように援助することが大切である。また，SFT注入後の気胸や気縦隔などの合併症，動脈管開存症（PDA）の症候化に注意が必要である。低出生体重児は容易に病状が悪化しやすく，継続した全身の観察，管理，ソフトケアが重要である。

●実践事例の治療・看護の経過

週数	27W0d	28W4d	28W5d	29w1d	30W3d	32W0d	34W0d	35W1d	40W0d
日齢	0	12	13	16	25	36	50	58	92
検査	マイクロバブルテスト 検査　胸部X線検査 血液ガス　　　　呼吸機能検査								
治療	SFT注入 人工呼吸器――――――――N-CPAP―――――中止 　　　　　　　　　抜管　　　　　保育器内酸素――――――――――中止 　　　　　　アミノフィリン――――――――――アミノフィリン――――中止 　　　　　　　（アプニション）　　　　　　　　（ネオフィリン） 　　　　　　　　　塩酸ドキサプラム――――中止 　　　　　　　　　　（ドプラム）　　　　　　　　　　　　　　　　　退院								
看護	気管内吸引　　　無呼吸発作時はスムーズに回復を促す　　　　　　　育児指導 口鼻腔吸引　　　　　　　　　　　　　　　　　　　　　　　　　　コット移床 腹臥位　　腹満軽減（浣腸，ガス抜き） 上体挙上 経管栄養　　　　　　　　　　　　　　　　　　　　　　　　経口哺乳開始								

●実践事例の看護上の問題点への対応

患児の経過	看護上の問題点	観察・看護	結果
出生直後から急性期	♯1 肺サーファクタント欠乏による低酸素血症を起こす可能性	〈観察〉 ・バイタルサイン ・全身状態，チアノーゼの有無 ・血液ガスのモニタリング 〈看護〉 ・体温管理 ・SpO_2 88～95％にコントロールする ・口鼻・気管内吸引時は酸素濃度を上げて吸引による低酸素を予防 ・SFT 注入後，最低6時間は気管内吸引は行わない	♯1 SFT 注入後，肺含気が改善し，酸素化が改善できた 　低体温によるアシドーシスを起こさず，また SFT 注入直後，気管内吸引せず安静に保ち，治療の効果を高めた
	♯2 SFT 投与により急激に肺血管床が開いて PDA の症候化を招く可能性	〈観察〉 ・心雑音，頻脈，バウンディングパルス，脈圧差の増大，血圧の変化 ・3 mL/kg/h の利尿が保てた 〈看護〉 ・処置は最小限にしてソフトケアに努める ・バギングを行う時はマノメーターを使用 ・処置による低体温を防止する	♯2 心臓超音波上，PDA を認めたが，悪化せず自然閉鎖できた
	♯3 SFT の注入後，急激な肺胞拡張によって気胸，気縦隔を起こす可能性	〈観察〉 ・一旦改善した呼吸状態の悪化やファイティング，エア入り，チアノーゼの有無，SpO_2 値・経皮モニター値の悪化を観察したが，大きな変化はなかった 〈看護〉 ・ファイティングを起こさないよう，ミニマムハンドリングに努め早期に腹臥位にした ・SFT 注入後，肺が過膨張になり気胸などを起こす可能性があるため，わずかな状態の変化でも速やかに医師に伝えた	♯3 SFT 注入後，呼吸状態は改善し，呼吸器条件（換気圧）が下げられた。気胸や気縦隔などの合併症を起こさず経過した
回復期から安定期	♯1 呼吸中枢や呼吸筋の発達が未熟なことから人工呼吸器から離脱できない可能性	〈観察〉 ・睡眠中や体動時の無呼吸発作の出現 〈看護〉 ・抜管後，N-CPAP 管理となる ・腹部膨満による負担軽減のため，浣腸，ガス抜きで排便誘導を行う ・無呼吸発作時には足底刺激，酸素の使用で回復に努める	♯1 人工呼吸器管理（IMV）で呼吸状態は安定した 　修正28週5日，呼吸機能検査後に抜管した 　抜管後の胸部Ｘ線上，無気肺はなく含気は良かったが，時折，無呼吸発作があり，呼吸促進剤を投与した。修正32週，呼吸促進剤を中止した 　修正35週，酸素吸入を中止した 　修正40週に退院となった

2-2 呼吸窮迫症候群

2-3 新生児高ビリルビン血症

看護の基礎知識

●病態関連図

新生児高ビリルビン血症の病態関連図

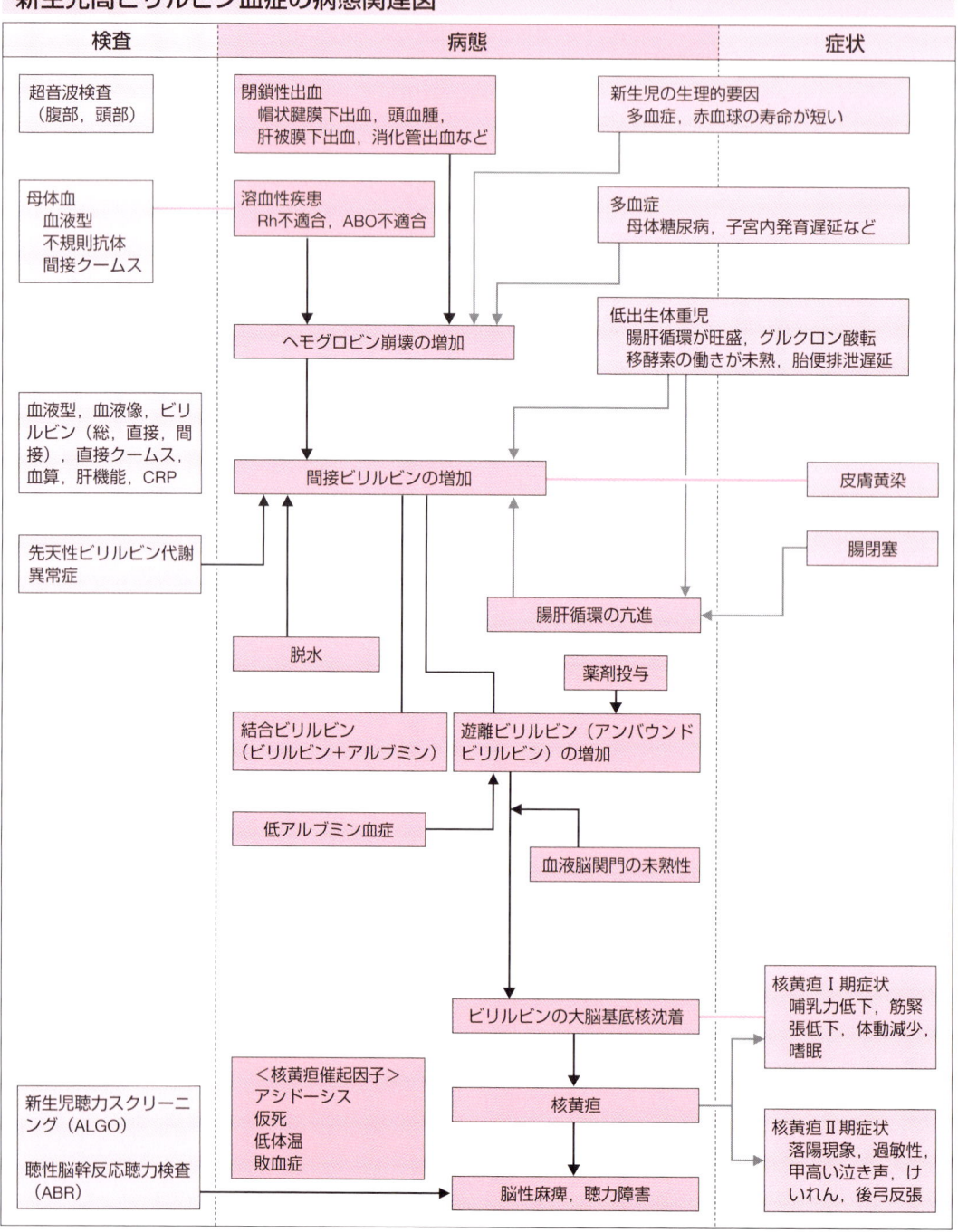

検査	病態	症状
超音波検査（腹部，頭部）	閉鎖性出血 　帽状腱膜下出血，頭血腫， 　肝被膜下出血，消化管出血など	新生児の生理的要因 　多血症，赤血球の寿命が短い
母体血 　血液型 　不規則抗体 　間接クームス	溶血性疾患 　Rh不適合，ABO不適合	多血症 　母体糖尿病，子宮内発育遅延など
	↓ ヘモグロビン崩壊の増加	低出生体重児 　腸肝循環が旺盛，グルクロン酸転 　移酵素の働きが未熟，胎便排泄遅延
血液型，血液像，ビリルビン（総，直接，間接），直接クームス，血算，肝機能，CRP	間接ビリルビンの増加	皮膚黄染
先天性ビリルビン代謝異常症		腸閉塞
	脱水　　　　腸肝循環の亢進	
	薬剤投与	
	結合ビリルビン （ビリルビン＋アルブミン）　　遊離ビリルビン（アンバウンドビリルビン）の増加	
	低アルブミン血症	
	血液脳関門の未熟性	
	ビリルビンの大脳基底核沈着	核黄疸Ⅰ期症状 　哺乳力低下，筋緊張低下，体動減少，嗜眠
新生児聴力スクリーニング（ALGO） 聴性脳幹反応聴力検査（ABR）	＜核黄疸惹起因子＞ 　アシドーシス 　仮死 　低体温 　敗血症　　　　核黄疸	核黄疸Ⅱ期症状 　落陽現象，過敏性，甲高い泣き声，けいれん，後弓反張
	脳性麻痺，聴力障害	

1 疾患の概念・定義

　新生児高ビリルビン血症は，新生児期にヘモグロビンの代謝産物であるビリルビンが血液中に増加し，皮膚，眼球結膜などに沈着することで組織が黄染してみえる状態である．新生児期の高ビリルビン血症のほとんどが生理的なものであるが，一部に病的なものが含まれる．遊離ビリルビン（アンバウンドビリルビン）の増加により，核黄疸となり脳障害を引き起こす可能性があるため，予防的な治療が必要である．生後24時間以内に気付かれる黄疸（早発黄疸），生後2週間以上つづく黄疸（遷延性黄疸）は原因の検索が必要となる．

2 病態

　通常，赤血球が分解される際に生じるビリルビンは肝臓に取り込まれ，グルクロン酸転移酵素の作用によりグルクロン酸と抱合して水溶性物質（直接ビリルビン）となり，胆汁として便中に排泄される．しかし，新生児は生理的に多血であり，赤血球寿命が短く，ビリルビンが元来，大量に産生されやすい．また，腸肝循環が旺盛なことにより，ビリルビンが体外へ排泄されにくい状況にある．

　溶血性疾患，多血症，閉鎖性出血，低出生体重児，腸閉塞，胎便排泄遅延などにより間接ビリルビンが血中に増加した場合に，治療を要する新生児高ビリルビン血症となる．

　血液中には，アルブミンと結合した結合ビリルビンと，アルブミンと結合していない遊離ビリルビンが存在する．結合ビリルビンは血液脳関門を通過することはないが，遊離ビリルビンは血液脳関門を通過して脳へ移行し，大脳基底核神経細胞に沈着することで，重度の脳障害を残す核黄疸となる．

　アシドーシス，仮死，低体温，低蛋白血症，敗血症は核黄疸惹起因子となる．

3 分類

1 間接型高ビリルビン血症
・多血症
・溶血亢進：Rh不適合，ABO不適合．
・閉鎖性出血：帽状腱膜下出血，頭血腫，頭蓋内出血など．
・ビリルビン排泄減少：低出生体重児，腸閉塞，胎便排泄遅延．

2 生理的黄疸
　日齢2～3から出現し，4～5日でピーク（12mg/dL）となり，7～10日以内に消失する．

3 病的黄疸：生理的黄疸を逸脱したもの
①早発性黄疸（生後24時間以内に出現）
②ビリルビン値が正常を超えて高い重症黄疸
・血清ビリルビン値の上昇速度が5mg/dL/日以上
・高ビリルビン血症：成熟児17mg/dL以上，低出生体重児15mg/dL以上．
③遷延性黄疸：成熟児2週間以上，低出生体重児3週間以上．

4 診断

　新生児高ビリルビン血症をきたしやすい母体情報や妊娠分娩経過がある場合，新生児の皮膚に黄疸が認められた場合，経皮的ビリルビン値の上昇を認めた場合に，血清ビリルビン値の測定を行い診断する．高値であった場合，原因検索を行い鑑別診断する（表2-3-1）．

表2-3-1　黄疸を予測するための母体情報・妊娠分娩経過情報

母体	妊娠分娩経過
・血液型：O型，Rh D, E, C（－）	・分娩様式：鉗子分娩，吸引分娩
・家族歴：貧血，黄疸，胆石	・新生児仮死　　　・臍帯結紮の遅延
・甲状腺疾患	・子宮収縮抑制剤
・糖尿病，妊娠糖尿病	・子宮内発育遅延（IUGR）　・双胎
・使用薬剤	・母体感染徴候　　・前期破水

5 症状

①皮膚や眼球の黄染
②核黄疸
- Ⅰ期症状（発病2～3日）：活気の消失，哺乳力低下，筋緊張低下など。
- Ⅱ期症状（発病3日～1週間）：落陽現象，過敏性，甲高い泣き声，けいれん，後弓反張。

6 合併症

1 核黄疸による後遺症
聴力障害，アテトーゼ型脳性麻痺，上方凝視障害。

2 治療に伴う合併症
①光線療法中：脱水症，発熱，ブロンズベビー症候群，皮膚の発赤・発疹，光線便の排泄による臀部の皮膚発赤，アイマスクによる眼球・結膜・眼周囲の発赤・腫脹，眼脂。
②交換輸血：低血糖，低カルシウム血症，血栓症，不整脈，血小板減少症，低体温，感染症など。

7 検査

1 経皮的ビリルビン測定
新生児高ビリルビン血症のスクリーニングとして使用される。光線療法を行っている症例では，血清ビリルビン値が下がらなくても皮膚の黄染は軽減される。経皮的ビリルビン値が血清ビリルビン値を反映しなくなるため注意が必要である。

2 血液検査
①総ビリルビン値
②血液型
　母親の血液型が O 型，新生児が A 型か B 型の場合は ABO 不適合を考慮する。
③アンバウンドビリルビン値
　核黄疸の因子として最も相関が高い。
④血算，血液像
　重症の溶血性黄疸では出生時から貧血がある。閉鎖性出血でも貧血がみられる。
⑤クームス試験
　新生児：直接クームス試験を行い，赤血球に抗体が結びついているかをみる。
　母親：間接クームス試験で抗体を有しているかをみる。母体血は検体量が多いため，効果的に血液型不適合の検査ができる。
⑥血液ガス，血清総蛋白，アルブミン，CRP
　アシドーシス（< pH 7.25），低蛋白血症（< 5 g/dL），感染症は核黄疸危険因子である。また，感染症による二次性の胆汁うっ滞によりビリルビンの上昇を認める場合もある。

3 超音波検査
①腹部超音波，頭部超音波
　高ビリルビン血症の原因として体内の出血も考えられる。

4 新生児聴力スクリーニング（ALGO），聴性脳幹反応聴力検査（ABR）
核黄疸の後遺症として聴覚障害を引き起こす可能性がある。

8 治療

高ビリルビン血症の治療の目的は核黄疸の予防である。病的黄疸は，適確なアセスメント，迅速かつ効果的な治療が新生児の予後に影響する。各治療の効果に加え，副作用への注意が必要である。

①光線療法
　光線療法機器を使用し，光線を新生児の皮膚に照射する。光エネルギーが皮膚や皮下に存在する間接ビリルビンを水溶性の異性体にし，胆汁や尿へ排泄させることにより，血液中のビリルビンを減少させる効果がある。

②ガンマグロブリン大量療法
　血液型不適合による溶血性疾患に対してガンマグロブリンを静脈内投与する。ビリルビンの分解作用はないので，必ず光線療法を併用する。

③アルブミン療法
　高アンバウンドビリルビン血症に対してアルブミンを静脈内投与する。アルブミンとビリルビンが結合し遊離ビリルビン（アンバウンドビリルビン）が減少する。光線療法と併用する。

④交換輸血

重症黄疸における血中ビリルビンの除去を目的として行う。血液型不適合による溶血性疾患の感作赤血球や抗体の除去が同時に行われる。

9 疫学・予後

光線療法の普及により核黄疸の頻度は減少している。核黄疸の後遺症として，不随意運動（出現頻度80〜90%），小脳失調（約90%），筋緊張低下（75%），難聴（50%），精神発達遅滞が出現する。

10 看護

黄疸増強因子のアセスメントや観察により病的黄疸を早期に発見し，早期治療により核黄疸を予防する。対象が胎外環境への適応段階にある新生児であることも考慮した看護が必要である。

1 急性期
①効果的な治療とケア
- 光線療法
  a．光エネルギーは距離の2乗に反比例するため，新生児と光源の距離は50cm以内とする。
  b．照射面積は広いほうが効果的であるため，脱衣した上でおむつを小さく当て，広範囲に光線を当てる。適宜体位変換をし，光線が万遍なく皮膚に当たるようにする。
  c．光線（専用特殊発光管）の使用時間を守り，期限の切れたものは速やかに交換する。
- 排便誘導（浣腸）：ビリルビン排泄を促す目的で行う。
- 交換輸血：適切な血液を清潔操作で準備し，適温で使用する。

②治療の副作用の早期発見と合併症の予防
- 光線により体温が上昇する可能性があるため，体温コントロールを行う。場合により，保育器内に保冷剤を入れることがあるが，直接皮膚に触れないよう安全に留意する。
- 光線は的確な観察の妨げとなるため，バイタルサインを測定する際は一時的に光線を消し，十分な観察を行う。
- 光線療法時は，アイマスクを装着し網膜を保護する。アイマスクが鼻部を圧迫することにより閉塞性の無呼吸を起こすことがあるため注意する。
- 交換輸血時は循環動態の変動に注意し，血圧や心拍数のモニタリングを行う。交換輸血後は，壊死性腸炎のリスクを考慮し，便性，胃吸引の性状，腹部膨満など腹部症状の観察を行う。

③家族への対応（情報提供，母子早期接触）
- 適切な情報提供を行い，新生児の状態を知ることで必要以上の不安を抱かなくてすむようにする。
- 面会時は，可能な範囲内で一時的に光線療法を中断し，直接授乳や抱っこの機会がもてるようにする。場合により，ビリブランケットを使用することもある。
- 落ち着いて面会できる環境を提供し，面会時は家族の思いを聴く姿勢を心掛ける。
- 父親や産院と連携を取り，母親のサポートを行う。可能であれば早期面会を考慮する。

2 回復期
①黄疸の増強，貧血の進行などの観察
- 退院後の外来では，貧血や交換輸血後の肝炎のチェックを行う。

②育児指導
- 家族の理解度や受け入れを考慮しながら育児指導を進める。

■ 引用・参考文献
1) 中村肇編：新生児黄疸のすべて，NICU春季増刊号，1994.
2) 藤田一郎：新生児黄疸，小児科診療，845-848，診断と治療社，2006.
3) 仁志田博：新生児学入門第3版，290-305，医学書院，2004.

新生児高ビリルビン血症の看護　　実践事例

●事例の要約

生後早期に黄疸の増強がみられ，血液型不適合による溶血性黄疸と診断された女児。交換輸血，光線療法，アルブミン療法，ガンマグロブリン大量療法を施行し，順調に回復した。助産院と連携して，母親のサポートも行った。

●治療・看護の経過の記述

① 年齢，性別，診断名等

- 年齢：日齢1
- 性別：女児
- 診断名：新生児高ビリルビン血症，ABO不適合
- 家族：父［35歳，B型（＋）］，母［30歳，O型（＋）］，兄（2歳，健康）

② 入院時の状況

在胎週数40週，アプガールスコア8点/9点，出生時体重3200g，妊娠中特記事項なく自然分娩で出生。生後18時間の経皮的ビリルビン値24，血清ビリルビン値16.2mg/dLと高値であった。血液型不適合による早発黄疸と診断され，新生児集中治療室へ搬送された。両親の血液型からABO不適合による溶血性黄疸が疑われた。

③ 急性期の経過

生後22時間で入院。入院時は啼泣強く活気あり，核黄疸のⅠ期症状はみられなかったが，皮膚の黄染は軽度みられた。産院からの周産期情報をもとに，黄疸治療の可能性を考慮し，開放型保育器を準備した。

末梢血管を確保し，速やかに光線療法を2方向から開始した。光線2方向による体温上昇に対し，保育器内の隅に保冷剤を置き，体温コントロールを行った。

アンバウンドビリルビン値の上昇があり，末梢点滴からアルブミン投与を行った。血液検査では直接クームス試験陽性，抗B抗体64倍であり，動脈ライン確保後，交換輸血が施行された。交換輸血中，グルコン酸カルシウム（カルチコール）を静脈内注射した。輸血後，脈拍数が一時的に80台となったが速やかに回復した。Hb11g/dL，Plt8万まで低下し，貧血症状，出血傾向の観察を行った。

輸血後と日齢3にガンマグロブリンを投与した。点滴抜去や点滴漏れに注意し，1時間ごとに輸液量やルートの点検を行った。

日齢2にTB10.2mg/dLに低下し，光線1方向となり，さらにビリルビンの排泄を促すため浣腸を施行した。光線便の排泄により臀部に発赤が生じたため，臀部を微温湯で洗浄して軟膏を塗布し，悪化を防止した。

母親は産院に入院中で，日齢1に父親が来院した。処置の前後に医師が父親に病状説明を行い，治療に対する承諾を得た。面会時は看護師がそばに付き添い，状態の説明を行いながらタッチングを促した。「母親には子どもの状態をすべて話したほうがいいのでしょうか？」と父親より質問があり，「状態をありのままに話したほうがよい」「産院と相談して早期に面会できるとよい」「搾乳して母乳を運搬してほしい」と話した。また，産院との医療者間連携により情報交換を行い，母児の状態把握につとめた。

④ 回復期の経過

日齢3に光線療法を中止したが血清ビリルビン値の上昇はなく，動脈ラインも抜去してコットに移床した。新生児聴力スクリーニングテストで両耳とも異常なく，神経症状の出現なく経

過した。

経口哺乳を日齢2より開始した。日齢3には母親が産院から外出して来院し、面会時に直接授乳を行った。

⑤ 退院時の状況

日齢7には、TB11 mg/dL、Plt28万、Hb15 g/dLとなり、ビリルビンの上昇や貧血の進行はなく、活気が十分にあり、上手に哺乳できていた。家族も患児の状態を理解して、笑顔で積極的に接していた。

1か月後に外来で発達や輸血後肝炎などのチェックを行うことを伝え退院となった。

この事例から学んだこと

必要な処置が円滑、安全に行われるよう事前に準備し、予測した対応をすることで順調に経過できた事例である。両親の受け入れもスムーズであったが、生まれて間もないわが子が集中治療を受ける両親の心情を考慮した関わりの必要性を再認識した。

● 実践事例の治療・看護の経過

		急性期			回復期			慢性期
		入院時〜日齢1			日齢2	日齢3	日齢4〜	日齢7
		入院時	輸血前	輸血後				
検査		血液 一般 血清 生化学 血液ガス 培養 X線検査 尿	超音波検査				ガスリー ALGO	血液 TB 11 mg/dL Plt 28万 Hb 15 g/dL
治療		光線療法2方向 ────────────→			1方向 →	中止 (TB 11 mg/dL)		退院
		輸液（末梢）挿入 ─────→	アルブミン療法			末梢抜去		
		動脈ライン挿入 ────────────→				動脈ライン抜去 ガンマグロブリン		
				ガンマグロブリン					
			交換輸血 O型MAP AB型FFP					
		胃チューブ						
日常生活	栄養	K₂静脈内注射			経口哺乳 5 mL/回	経口哺乳 10〜20 mL/回 （直接授乳）	経口哺乳 20〜40 mL/回 （直接授乳）	経口哺乳 60 mL/回 （直接授乳） K₂
	呼吸	ECGモニター ──────────────────────→ 止						──→ 止
		酸素飽和度 ──────────────────────→						
	循環	ECG, BP ──────────────────────→ 止						
	体温	開放型保育器 ────────→			コット移床			
	排泄				浣腸3 mL /回/日			──→
	清潔				清拭 ──────→	臀部軟膏	沐浴 ──→	
	家族	病状説明 父親の面会				母親の面会	沐浴指導	

●実践事例の看護上の問題点への対応

	看護上の問題点	観察・看護	結果
患児	#1 高ビリルビン血症による核黄疸となる可能性	〈観察〉 ・皮膚の黄染の状態 ・神経症状の有無 ・浣腸による反応良好。褐色尿がみられた ・新生児聴力スクリーニングはパス 〈治療・看護〉 ・光線療法 ・交換輸血 ・アルブミン療法 ・ガンマグロブリン療法 ・ビリルビンの排泄を促すため浣腸を実施した ・光線療法の効果を得るため体位変換を行った ・点滴漏れやルートトラブルに注意した	#1 光線療法，交換輸血，アルブミン療法，ガンマグロブリン療法，排便誘導などの治療を実施した。核黄疸症状の出現はなく，血清ビリルビン値は低下した
患児	#2 高ビリルビン血症の治療に伴う合併症の可能性	〈観察〉 ・光線便の排泄と臀部の発赤の状態 ・体温高め ・眼脂なし ・交換輸血時のバイタルサイン測定，水分出納のチェック 〈治療・看護〉 ・光線便による臀部の発赤に軟膏を塗布した ・アイマスクが鼻腔をふさがないように気をつけた ・交換輸血時は血液を温めて使用。不整脈や徐脈傾向に気をつけた ・低カルシウム血症の可能性があり，グルコン酸カルシウム（カルチコール）をあらかじめ準備した	#2 Hb，Pltの減少，カルシウム値の低下を認めたが，症状を呈さず回復した 　臀部が発赤したが軟膏処置により増強なく経過した 　光線療法時，体温が高めに経過したが，保育器内に保冷剤を置き，高体温は予防できた 　交換輸血後，一時的に脈拍90台になった
家族	#1 患児の状態，治療，経過についての情報不足に関連した親の不安，罪責感 #2 親子分離に伴う親役割障害	〈観察〉 ・両親の面会状況 ・病状説明時の態度と理解度 〈看護〉 ・主治医の病状説明に同席した ・面会時は一緒にタッチングを行った ・父親に「母親に患児の状態をありのままに話したほうがよい。産院と相談して早期に面会できるとよい」と説明した ・母親が入院中も搾乳して母乳を届けてほしいことなどを父親に話した	#1 初回面会は父親一人だった。点滴確保された患児を見て不安を表出したが，思いを聞きながらタッチングを一緒に行ったところ笑顔をみせた。「母親には子どもの状態をすべて話したほうがいいのでしょうか？」と父親から質問があった #2 母親は産後3日から退院まで毎日面会に訪れ，患児をかわいがる様子をみせた。面会中は光線療法を一時的に中断し，直接授乳を行った。「会って安心した」と話された

2-4 新生児けいれん

2 新生児疾患

看護の基礎知識

● 病態関連図

新生児けいれんの病態関連図

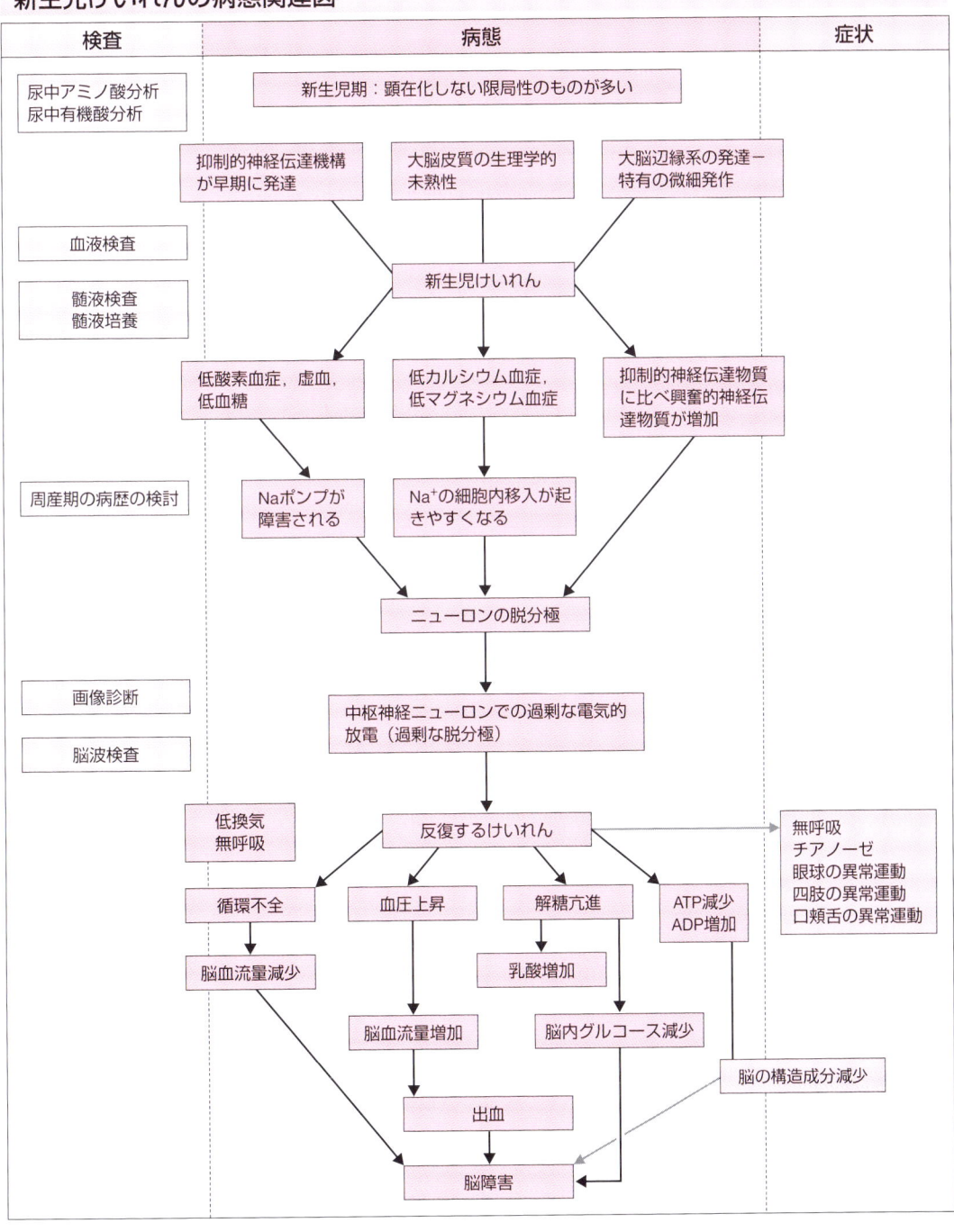

検査	病態	症状
尿中アミノ酸分析 尿中有機酸分析	新生児期：顕在化しない限局性のものが多い	
	抑制的神経伝達機構が早期に発達／大脳皮質の生理学的未熟性／大脳辺縁系の発達－特有の微細発作	
血液検査		
髄液検査 髄液培養	新生児けいれん	
	低酸素血症，虚血，低血糖／低カルシウム血症，低マグネシウム血症／抑制的神経伝達物質に比べ興奮的神経伝達物質が増加	
周産期の病歴の検討	Naポンプが障害される／Na⁺の細胞内移入が起きやすくなる	
	ニューロンの脱分極	
画像診断	中枢神経ニューロンでの過剰な電気的放電（過剰な脱分極）	
脳波検査		
	低換気 無呼吸 ← 反復するけいれん →	無呼吸 チアノーゼ 眼球の異常運動 四肢の異常運動 口頬舌の異常運動
	循環不全／血圧上昇／解糖亢進／ATP減少 ADP増加	
	脳血流量減少／乳酸増加／脳血流量増加／脳内グルコース減少	
	出血 → 脳障害 ← 脳の構造成分減少	

1 疾患の概念・定義

　新生児けいれんは，新生児期に起こるけいれんの総称である。けいれんとは，全身または四肢・顔面などの随意筋に発作的に現れる不随意的な収縮のことである。持続的な強い収縮を強直性，反復性で規則的なものを間代性といい，新生児期には微細発作といわれる特殊なけいれんを多く認める。

2 病態

　新生児期のけいれんは，脳の未熟性のため，全身の間代性けいれんを示すことは少なく，詳細に観察しないと見逃す小発作がみられる。
　新生児けいれんの発症時期は3期に分けられる。第1期は生後48時間以内で仮死，分娩外傷，低血糖によるもの，第2期は生後4～6日で低カルシウム血症によるもの，第3期は生後1週～10日で感染症（髄膜炎，脳症），高ナトリウム血症によるものが多い。

3 分類

1 微細発作
　新生児期に特徴的な発作であり，けいれんとは思えないような微細な自動症状が主体となる非特定発作である。正期産児より早産児に多くみられる。リズミカルに同じ動きをするのが特徴で，押さえれば動きは停止する。

2 強直性発作
　発作時に脳波所見を伴わないことが多い。焦点性と全身性に分けられる。全身性が圧倒的に多い。

3 間代性発作
①焦点性間代性発作：脳挫傷や脳梗塞に伴うことがよくあるが，代謝異常による脳症に伴うことがある。体の一部に限局して出現するけいれんで，意識障害はみられない。
②多焦点性間代性発作：成熟児に多い。四肢の一部から他の四肢に不規則に間代性けいれんが移行する。

4 ミオクローヌス発作
　間代性発作に比べて筋収縮がはるかに速い。焦点性，多焦点性，全身性に分類される。
①焦点性ミオクローヌス発作：ほとんど脳波異常を伴わない。
②多焦点性ミオクローヌス発作：脳波異常を伴わない。
③全身性ミオクローヌス発作：後にてんかんに移行することがある。数週間から数か月後，半数以上に脳波の発作波がみられる。

4 診断

　非てんかん発作を除外するために血液検査，頭部超音波検査，脳波検査を施行し診断する（図2-4-1）。

5 症状

1 微細発作
　次のような発作が単独，あるいは複合，または他の運動発作と合併してみられる。
①眼球の異常運動：片方凝視，開眼して一点凝視，律動的な瞬目運動。
②口頬舌の異常運動：ミルクを吸う時のような吸啜運動。
③四肢の異常運動：上肢のボートこぎあるいは犬かき様運動，下肢の自転車こぎ様運動。
④無呼吸発作：眼球異常運動を伴うことが多い。非けいれん性無呼吸に比べ，徐脈が少ない。
⑤チアノーゼ，発作的啼泣

2 強直性発作
　持続的な筋の強直で，全身を突っ張らせた状態になる。眼球は固定し，時に上下肢を挙上・屈曲させる。けいれん中，呼吸を止め，チアノーゼを呈することがある。
①焦点性強直性発作：片側の上肢または下肢の持続性の伸展，非対称性の体幹や頸部の強直が認められる。
②全身性強直性発作：通常全身性で四肢の強直性伸展位をとる。無呼吸や眼球偏移を伴う。成熟児より低出生体重児に多く，脳波上の発作波と血圧上昇などの自律神経性変化を合併することもある。

3 間代性発作：全身あるいは一部の筋肉が強

直と弛緩を繰り返すもので，全身あるいは四肢をピクンピクンとさせる。動きの間隔が徐々に長くなり消失する。

4 ミオクローヌス発作

①焦点性ミオクローヌス発作：上肢が屈曲する発作である。
②多焦点性ミオクローヌス発作：身体の複数部分で非同期性の筋収縮。脳波異常を伴わない。
③全身性ミオクローヌス発作：両側上肢，時には下肢の屈曲が特徴である。

6 合併症

けいれんに伴う呼吸・循環動態の変動，脳室の狭小化，脳浮腫。

7 検査

①周産期の病歴の検討
②血液検査：血糖，電解質（Ca，Mg，P，Na，K，Cl），ビリルビン，アンモニア，乳酸，ピルビン酸，血液ガス，血算，CRP
③髄液・細菌培養
④髄液検査
⑤頭部画像診断：超音波検査，CT，MRI，造影検査
⑥尿検査：一般，アミノ酸分析，有機酸分析
⑦脳波検査

8 治療

けいれんの原因検索を行い，原因に合わせた治療（電解質の補正など）を行う（図2-4-1）。

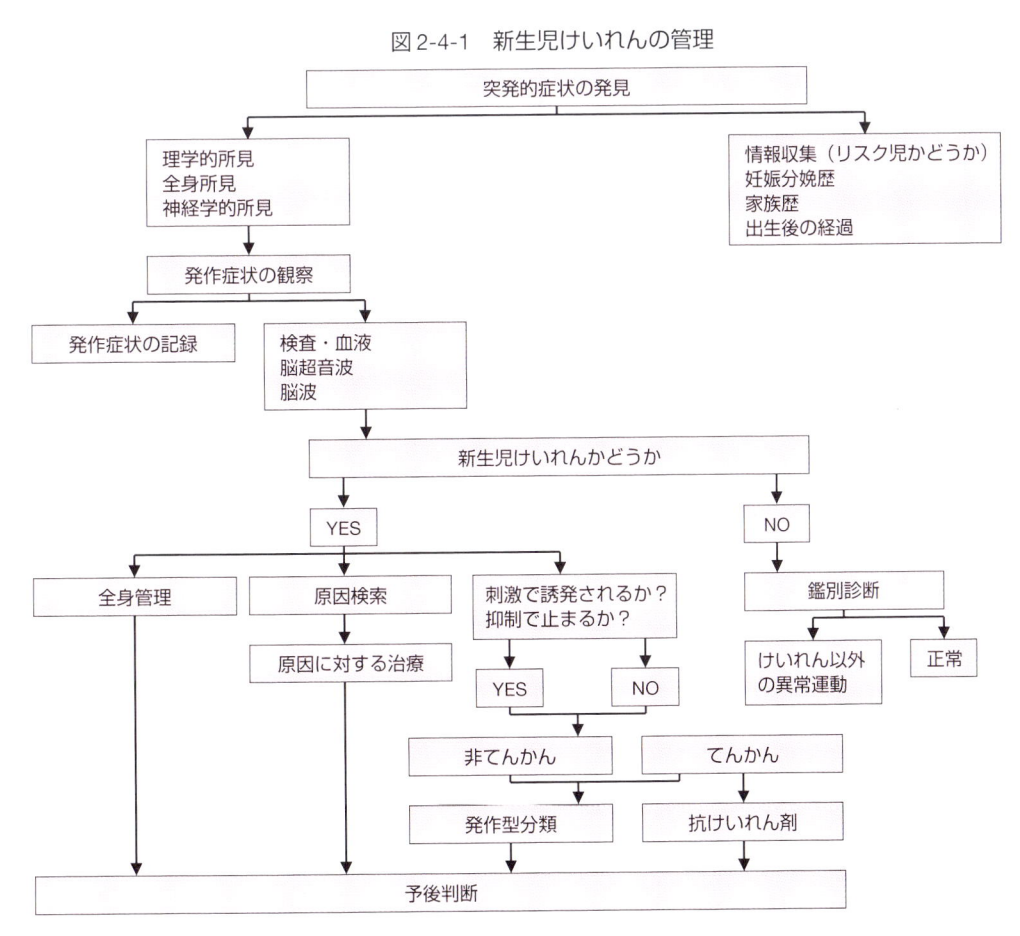

図2-4-1 新生児けいれんの管理

後藤彰子監：新生児診療マニュアル第4版，東京医学社，2004．

必要に応じて，抗けいれん剤を投与する．

9 疫学・予後

新生児けいれんの予後は，その基礎疾患，重症度に左右される．発作間欠期の背景脳波が高度異常を示す場合は，ほとんどが神経学的後遺症を残す（表2-4-1・2）．

10 看護

けいれんを発症する新生児は全身状態が不良である場合が多いので，迅速な対応が必要である．けいれんを発症した新生児はインファントウォーマーに収容して心肺モニターを装着し，血圧測定・尿量測定などのバイタルサインチェックを合わせて行い，十分な観察をして迅速な治療に対応できるようにする．けいれんを誘発する可能性があるため，不必要な刺激を与えないことや安楽な体位を工夫することが重要である．

1 正常な呼吸，循環動態が維持できる
①けいれんの種類・程度・持続時間，呼吸状態，随伴症状（呼吸困難，発熱，嘔吐，運動障害など）の有無・程度，発作前後の状態などを，あわてず冷静に観察し記録する．
②心拍・呼吸・酸素飽和度モニターを装着し，必要時，酸素投与や吸引，気管内挿管などがスムーズに行えるよう準備をする．
③けいれん発症時は，誤嚥の可能性があるため，体位の工夫をする（顔を横に向ける，側臥位など）．
④抗けいれん剤使用による副作用に注意する（呼吸抑制，低体温など）．

2 けいれんを誘発しない
①周産期情報を把握し，医師と相談しながら，けいれん発症予防に努める．
②けいれんの病因に応じた適切な対応をする（例：低血糖であれば，確実な輸液管理，栄養管理など）．
③安静にし，刺激を避ける（光・音など外的刺激を避ける．ソフトケアで看護する）．

表2-4-1　新生児脳波と予後

脳波	神経学的後遺症の頻度
正常	10％以下
高度異常	90％以上
中等度異常	～50％

Volpe JJ：Neurology of the Newborn, 3rd ed, WB saunders, Philadelphia, pp. 172-207, 1995
野崎靖之ほか：新生児けいれん，小児内科，29巻増刊，1246，東京医学社，1997．

表2-4-2　病因による新生児けいれんの予後

疾患名	正常発達率（％）
低酸素性虚血性脳症	50
脳室内出血	10
くも膜下出血	90
低カルシウム血症	
早発型	50
遅発型	100
低血糖症	50
細菌性髄膜炎	50
脳奇形	0

Volpe JJ：Neurology of the Newborn, 3rd ed, WB saunders, Philadelphia, pp. 172-207, 1995
野崎靖之ほか：新生児けいれん，小児内科，29巻増刊，1246，東京医学社，1997．

新生児けいれんの看護　実践事例

●事例の要約

胎盤早期剥離による分娩で新生児仮死，低酸素性虚血性脳症と診断された新生児。入院時，原始反射（−），けいれん（＋）で，抗けいれん剤を使用し，脳低温療法を行って全身状態，脳波所見が改善して退院した。

●治療・看護の経過の記述

1 年齢，性別，診断名等

- 年齢：日齢0
- 出生：40週（経腟分娩）
- 出生時体重：3400 g
- 診断名：新生児仮死，低酸素性虚血性脳症
- 家族：父（40歳），母（30歳）

2 入院までの経過

妊娠経過は順調であったが早期胎盤剥離があり，分娩中に児心音が低下した。出生後，啼泣がなく，アプガールスコア1分値2点，5分値3点であった。気道・血管確保（10％グルコース）の後，助産院から搬送された。

3 入院時の状況

患児は全身色蒼白，筋緊張亢進して上下肢とも回旋させ，活気なく，モロー反射（−），吸啜反射（−）で，対光反射が乏しかった。

体温37℃，脈拍170〜180回/分　呼吸80〜90回/分，血圧55/38 mmHg，FiO_2 0.6でSpO_2 96〜98％。呼吸器条件→PIP/PEEP 15/5, FiO_2 0.6, Ti 0.51, IMV 20, 血液ガス：PaO_2 70, $PaCO_2$ 38, HCO_3^- 14.8, pH 7.21, BE −11.6。

4 急性期の経過

入院10分後にフェノバルビタール20mg/kgの筋肉注射を実施したが，けいれんは止まらず，10分後に再度フェノバルビタール20mg/kgの筋肉注射を行った。その後，刺激がなければ四肢の緊張も軽減したが，刺激が加わると不規則な動きをするので，刺激によるけいれん誘発を避け，バイタルサインの変動に注意して経過を観察した。

低酸素性虚血性脳症に対し，出生4時間後から34℃の脳低温療法と，大量Mg療法（125mg/kg/h）および塩酸モルヒネの持続鎮静点滴を開始した。

脳低温療法中は低体温に伴う循環動態の変動や呼吸状態に注意し，換気状況やバイタルサイン，水分出納などの観察を続けた。脳低温療法開始後，脳波が改善した。次第に開眼，覚醒することが増え，呼吸器の条件も少しずつ下げられた。原始反射も弱いが出現し始めた。

日齢3から0.5℃ずつ復温を開始。復温に伴う出血傾向や循環動態の変動，頭蓋内圧亢進症状の出現に注意し，観察を続けた。日齢4で抜管。経鼻酸素0.25 L/分投与で呼吸状態は安定していた。

5 回復期の経過

日齢6に脳低温療法と持続鎮静点滴を中止してから，活気に乏しく，ぐったりと入眠している状態が改善して，翌日頃から活気が出始め，原始反射もはっきり出現した。日齢8から経口哺乳開始。次第に哺乳良好となった。日齢9で酸素吸入中止となり，日齢10の脳波で異常所見を認めなかった。

両親は，はじめは触れるのも「怖い」と話していたが，患児の状態が改善し落ち着いてくると少しずつ育児に参加した。日齢10以後はけいれんの出現はなく，全身状態も安定して日齢

22 に軽快退院した。

> **この事例から学んだこと**
> 音や光，不必要な刺激を避け，けいれんを誘発しないようにすることが大切である。けいれん発作時は，全身状態を観察するとともに安全を保ち，誤嚥などを予防することが大切である。

●実践事例の治療・看護の経過

		急性期 （日齢0〜6）	回復期 （日齢7〜22）	慢性期 （退院〜）
検査		採血：生化学，血液培養，CRP 血液ガス 胸部X線検査 脳波（日齢0〜5） CT（日齢1, 3） 超音波検査：頭部，心臓 バイタルサイン測定：30分〜3時間ごと 深部温測定：鼻腔温 ECGモニター 経皮的酸素飽和度モニター 観血的血圧測定 原始反射 尿検査（日齢0〜5） （記載以外すべて日齢0〜6）	採血 血液ガス MRI（日齢11） 脳波（日齢10） 超音波検査 バイタルサイン測定：3〜8時間ごと	MRI 脳波
治療		脳低温療法（日齢0〜6） 呼吸器管理（日齢0〜4） 酸素投与（日齢4〜9） 輸液（日齢0〜12） 大量Mg療法（日齢0） 抗けいれん剤（フェノバルビタール）投与（日齢0〜1） 鎮静剤（塩酸モルヒネ）投与（日齢0〜6）		
日常生活	食事	禁乳（日齢0〜1） 経管栄養（日齢2〜7）	経口哺乳（日齢8〜）	
	安静度	持続鎮静（日齢0〜6）	フリー	
	清潔	清拭（日齢4〜）	清拭 沐浴（日齢8〜　）	
家族		タッチケア（日齢0〜）	直接授乳（日齢8〜） 抱っこ（日齢8〜） おむつ交換（日齢8〜） 沐浴指導（日齢12〜）	

●実践事例の看護上の問題点への対応

患者の経過	看護上の問題点	観察・看護	結果
急性期	♯1 けいれんが頻発する ♯2 合併症の出現	〈観察〉 ● けいれんの状態 ● 抗けいれん剤投与後は特に呼吸状態，循環動態の変動の観察 ● 対光反射・瞳孔の左右差の有無 ● モロー反射，吸啜反射の確認 ● 大泉門の陥没と緊満感の有無 ● 自発呼吸の消失の有無 ● SpO_2 モニタリング 〈看護〉 ● 口腔内・気管内の吸引 ● 上下肢のけいれんに対し，挿管チューブや点滴のラインなどのルートを管理強化	♯1 全身の筋緊張が強く，四肢を突っ張らせる動きがみられた 　入院当初から四肢を回旋させるけいれんがあり，処置をきっかけにけいれんを起こした 　発作時の心拍は170～180回/分と上昇。酸素飽和度の低下はないが，嘔吐した 　口腔内から母乳様液少量吸引するが，気管内からは吸引できなかった 　口腔内・気管内吸引により誤嚥の防止ができた ♯2 抗けいれん剤の副作用は認められなかった 　呼吸器の条件を上げるような SpO_2 の低下や $TcpCO_2$ の上昇はなかった 　GOT，GPTの上昇やPltの減少はなかった
回復期	♯1 第1子であり，出生直後から母子分離状態のため，両親は患児の状態と予後に強い不安がある	〈観察〉 ● 父親の面会時の様子 ● 母親の面会時の様子 〈看護〉 ● 面会時間を少しずつ多くする ● 両親と一緒に行えるケアの説明をし，患児の状態に応じて徐々に育児参加を勧める ● タッチケアを勧める ● 面会時の患児の状態のみでなく，両親がいない間の患児の状態も両親に伝える ● 抜管後から直接授乳，抱っこなどを開始 ● 患児の状態が落ち着いてきた頃，病棟内の個室を利用し患児と両親のみで過ごしたり，ショートステイを行う	♯1 入院当日，父親「怖いからいいです」とタッチングをしなかった。翌日，母親の面会があったが，母親の体調が優れず短時間の面会のみであった 　患児の動きや開眼などを見て両親とも嬉しそうにされ，頭や体に触れて「頑張ってね」などの声をかけた 　ショートステイ実施後，「抱っこが好きなことがわかりました」「帰ってからが大変そうです」などの言葉が聞かれ，患児の好きなことや退院後の生活をイメージできた 　「どうして泣いているのかわからなかった」「抱っこしてもなかなか泣き止まないけど，どういう風に抱いてあげればよいのか」など具体的な質問も出てくるようになった。母親と一緒に，患児の反応をみながら最適なケアを検討する

2-5 特発性嘔吐症

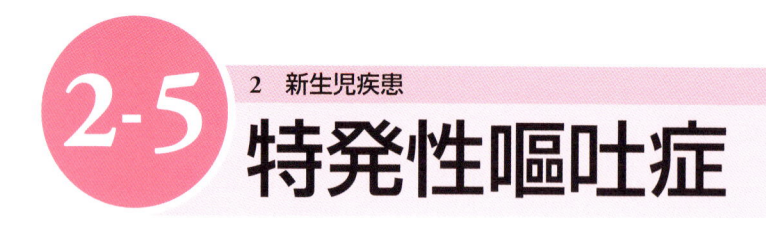

2 新生児疾患

看護の基礎知識

● 病態関連図

特発性嘔吐症の病態関連図

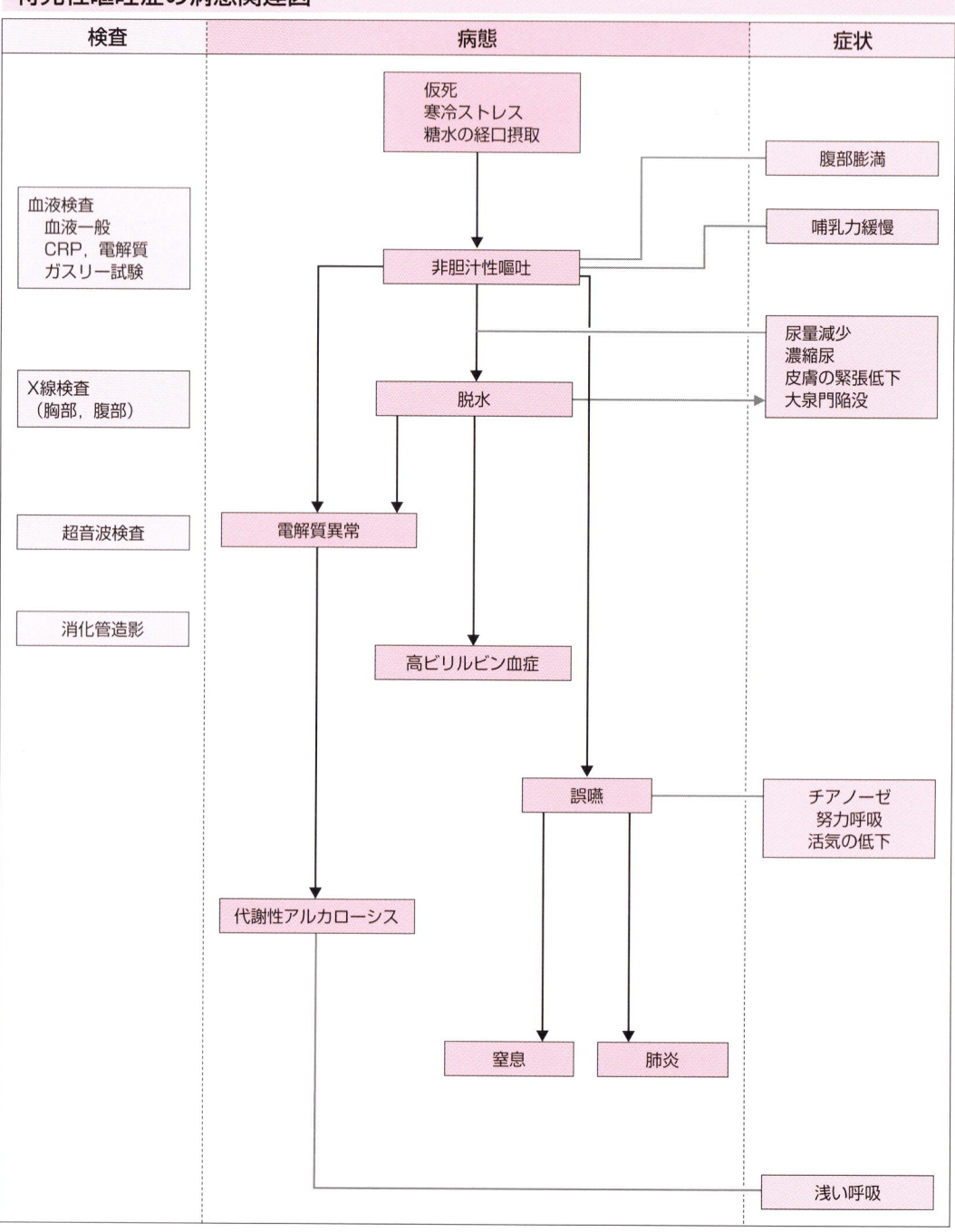

検査	病態	症状
血液検査 　血液一般 　CRP, 電解質 　ガスリー試験	仮死 寒冷ストレス 糖水の経口摂取 ↓ 非胆汁性嘔吐	腹部膨満 哺乳力緩慢
X線検査 （胸部，腹部）	↓ 脱水	尿量減少 濃縮尿 皮膚の緊張低下 大泉門陥没
超音波検査	↓ 電解質異常	
消化管造影	↓ 高ビリルビン血症	
	↓ 誤嚥	チアノーゼ 努力呼吸 活気の低下
	代謝性アルカローシス	
	窒息　　肺炎	浅い呼吸

1 疾患の概念・定義

特発性嘔吐症は明確な基礎疾患をみず予防できる疾患である。生後1〜2日以内に発症するが、仮死や出生直後の寒冷ストレス、糖水の経口摂取などにより引き起こされる頻度が高い。

新生児では半数以上が生後48時間以内に嘔吐することから、数回の嘔吐のみでは必ずしも病的とはいえない。しかし、嘔吐の背後に重篤な疾患を含んでいることもある。生理的嘔吐と病的嘔吐を鑑別し、病的嘔吐は外科的疾患か内科的疾患かを鑑別することが重要である。

2 病態

非胆汁性嘔吐を繰り返す。

3 分類

1 生理的嘔吐
① 初期嘔吐
② 溢乳、過剰授乳、空気嚥下

2 病的嘔吐
① 消化管の異常
- 消化管閉鎖・狭窄：食道閉鎖、十二指腸閉鎖・狭窄、小腸閉鎖・狭窄、肥厚性幽門狭窄症、鎖肛、腸回転異常、輪状膵、横隔膜ヘルニア、胎便栓症候群、腸重積、鼠径ヘルニア嵌頓
- 機能的異常：胃食道逆流現象、ヒルシュスプルング病、胃軸捻転
- 消化管穿孔：特発性胃穿孔、壊死性腸炎
- 消化管出血：新生児メレナ、急性胃粘膜病変

② 消化管以外の異常
- 中枢神経疾患：頭蓋内出血、脳浮腫、核黄疸
- 重症感染症：敗血症、髄膜炎、尿路感染症、肺炎
- 先天性代謝異常：副腎性器症候群、ガラクトース血症、乳糖不耐症、フェニルケトン尿症、有機酸代謝異常症、尿素サイクル異常症など
- 代謝異常：低カルシウム血症、低血糖
- 腹部巨大腫瘍：水腎症、神経芽腫など
- その他：ミルクアレルギー、薬物中毒（テオフィリン、ジギタリスなど）

4 診断

嘔吐の原因は多彩であるが、妊娠分娩歴、周産期情報、嘔吐発現時期、嘔吐物の内容や性状をチェックすることにより、ある程度鑑別診断できる（表2-5-1, 図2-5-1）。

5 症状

哺乳力緩慢、嘔吐、脱水、腹部膨満がみられる。

6 合併症

1. 嘔吐による脱水、苦痛、不快感
2. 吐物の誤嚥による窒息や誤嚥性肺炎
3. 脱水や腸肝循環の亢進による高ビリルビン血症

7 検査

X線検査（胸部、腹部）、血液検査（血算、生化学、CRP、BUN、アンモニア）、尿検査。

8 治療

新生児期に持続する嘔吐は、早期に脱水、電解質異常をきたすため、輸液を行う。初期は禁乳で、胃内カテーテルを留置し、3時間ごとに用手吸引を行い、嘔吐の反復を防ぐ。

表2-5-1 嘔吐物による鑑別診断

羊水様	初期嘔吐
泡沫様	食道閉鎖
淡黄色	特発性嘔吐症
乳汁様	胃食道逆流現象、空気嚥下、肥厚性幽門狭窄症、過剰授乳
緑色	十二指腸閉鎖・狭窄、空腸閉鎖、腸回転異常、ヒルシュスプルング病
便汁	下部腸管閉鎖・狭窄
血性	新生児メレナ（真性、仮性）、腸重積、腸回転異常

図 2-5-1 嘔吐の診断と専門医への相談の手順

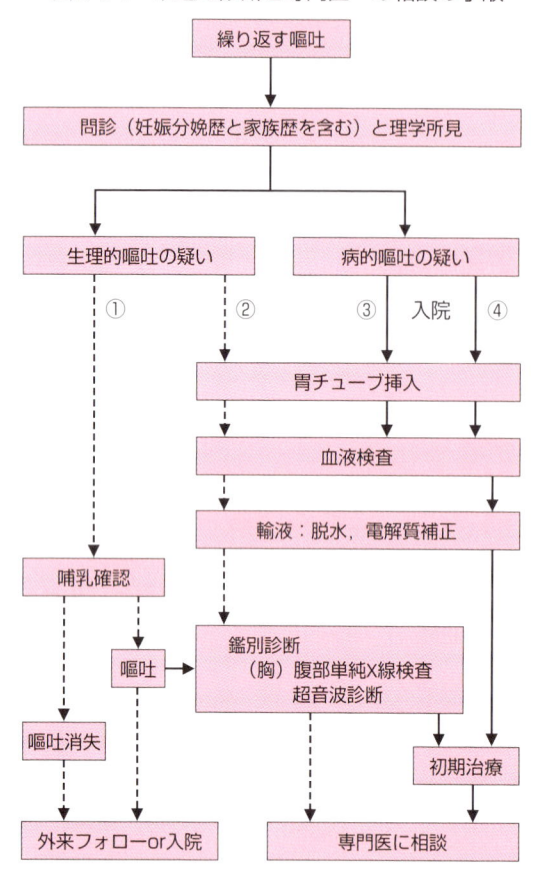

```
繰り返す嘔吐
    ↓
問診（妊娠分娩歴と家族歴を含む）と理学所見
    ↓
┌─────────────┬─────────────┐
生理的嘔吐の疑い      病的嘔吐の疑い
  ①    ②         ③  入院  ④
              ↓
          胃チューブ挿入
              ↓
           血液検査
              ↓
        輸液：脱水，電解質補正
              ↓
哺乳確認    鑑別診断
  ↓     （胸）腹部単純X線検査
 嘔吐         超音波診断
  ↓              ↓
嘔吐消失          初期治療
  ↓              ↓
外来フォローor入院   専門医に相談
```

①：生理的嘔吐が強く疑われる
②：生理的嘔吐の可能性が高いが脱水などの徴候がある
③：病的嘔吐が強く疑われるが全身状態はそれほど悪くない
④：病的嘔吐が強く疑われ全身状態も不良な時

◀------：① ②の手順，◀──：③ ④の手順

胃吸引量の減少，内容の清明，腸蠕動の安定，腹部膨満・緊満の改善を待ち，経管栄養を開始する。胃吸引量が多い場合や胆汁の逆流がある場合は，アミノ酸や脂肪製剤の栄養輸液を行うこともある。

9 疫学・予後

出生直後の沐浴や糖水摂取を行った新生児に特発性嘔吐症が出現しやすい。

特発性嘔吐症の予後は良いが，予防が重要である。

10 看護　標準看護計画

1 特発性嘔吐症の予防
- 分娩室の室温を管理し，極度の寒冷ストレスにさらさない。
- 出生直後の沐浴は避ける（母体感染症により母体血が感染源となる場合は，血液を取り除く程度とする）。
- 糖水の摂取は避ける。

2 生理的嘔吐と病的嘔吐の鑑別
- 嘔吐の状態，腹部症状，排便状況，体重の推移，哺乳状況などの観察を行い，異常の早期発見に努める。

3 嘔吐による合併症の予防
- 哺乳後は十分に排気を行い，体位の工夫（上体挙上，腹臥位）により嘔吐を防ぐ。
- 必要時，排便誘導（浣腸，肛門刺激など）を施行し，腹部の減圧を図る。
- 嘔吐時，必要であれば口鼻腔吸引を行う。吸引刺激による嘔吐の誘発には注意する。
- 水分出納，電解質バランスのチェックを行い，脱水に気をつける。

4 家族のケア
- 生後早期の発症により両親の不安が予測されるため，適切な情報提供や対応により不安の軽減に努める。
- 嘔吐予防に関連した育児指導を行う（授乳方法，排気の方法，体位，適切な哺乳量など）。

■ 引用・参考文献
1) 鬼本博文：嘔吐，小児科診療，69(3)，353，診断と治療社，2006.
2) 岡崎実：嘔吐，下痢，小児科診療，69(5)，751-753，診断と治療社，2006.

特発性嘔吐症の看護

●実践事例

●事例の要約

産院で生まれた新生児。生後12時間より嘔吐があり，哺乳力も緩慢であったため，新生児集中治療室へ搬送入院となった。検査の結果，外科的疾患はなく内科的治療で軽快した。

●治療・看護の経過の記述

1 年齢，性別，診断名等

- 年齢：日齢3
- 出生：39週3日（正常分娩，アプガールスコア1分値10点）
- 出生時体重：2850 g
- 診断名：特発性嘔吐症
- 家族：両親，姉

2 発症から入院までの経過

羊水過多はなく，妊娠経過は順調であった。

出生直後に沐浴を実施。新生児の体温は36.0℃となった。その後，保温により体温は回復。糖水5cc経口摂取。生後12時間より嘔気，嘔吐（非胆汁性）が出現した。

日齢1より経口哺乳を開始したが，哺乳力が緩慢であったため，日齢3に新生児集中治療室へ入院となった。

3 入院時の状態

日齢3，体重2550 g（出生時より300 g減少），体温37.0℃，呼吸40回/分，脈拍132回/分，SpO₂ 99%，呼吸状態は安定。腹部膨満は軽度で緊満感はなく，腸蠕動音聴取可能であったが，嘔気がみられていた。自発運動は乏しいが，強く啼泣しており活気はあった。

4 入院から退院までの経過

1 入院から急性期

入院時，BS 70mg/dL，Na 140 mEq/L，K 4.8 mEq/L，Cl 104Eq/L，Ca 1.22Eq/L，総蛋白6.5 mg/dL，Ht 54%，TB 13.0mg/dL，CRP0.00。

開放式保育器に収容し，全身状態の観察，体温管理を行った。

胸腹部X線上では肺野に問題はなく，腹部は軽度の腸管拡張像がみられた。腹部超音波検査では，外科的疾患はなかった。

入院直後から，胃内カテーテルを留置し，3時間ごとに用手吸引を行った。空気と少量の胃内容物が引かれたが，胆汁は引けなかった。

嘔吐の予防，腹部膨満の緩和，吐物の誤嚥予防のため上体を挙上し，腹臥位を取り入れた。禁乳として，輸液を開始した。高ビリルビン血症に対しては光線療法を行った。嘔吐はなく経過し，日齢4より経管栄養が開始された。

空腹啼泣がみられたので，おしゃぶりや抱っこで安静を保てるようにした。

2 回復期

TB 8.0 mg/dLと下降し，日齢6で光線療法を中止した。

経管栄養開始後も嘔吐はなく活気良好であり，日齢6より経口哺乳を開始した。哺乳力は良好で嘔吐はなく，日齢8で輸液を中止，胃内カテーテルを抜去した。

ミルクは1日10 mLずつ増量した。ミルク増量に伴い，哺乳が緩慢となったが，途中で排気して全量飲んだ。日齢10から，直接授乳を行い，50 mL/回と飲めるようになった。

日齢6でコットに移床したが，体温は保たれていた。自排便は，毎日みられた。

日齢6に母親が初めて訪れ，医師からの症状説明を聞いて安心していた。産後の体調がよかったので面会を勧めた。

患児は第2子であり，母親は育児の経験があるため，確認しながら育児参加を勧めた。

3 退院時

日齢14，体重2750gと体重増加も順調で，全身状態が安定し，入院12日で退院となった。

> **この事例から学んだこと**
> - 特発性嘔吐症は出生直後の低体温や糖水摂取が原因となりうる。
> - 空腹啼泣が強かったが，安静の保持，腹部膨満の緩和に努めたことで嘔吐の予防につながった。

●実践事例の治療・看護の経過

	急性期	回復期	
	入院〜24時間	24時間〜1週間	1週間〜退院
検査	採血：血液一般，CRP，電解質 胸腹部X線検査 尿 腹部超音波検査		
治療	輸液療法 ─────────────────────────────→ 禁乳 胃内カテーテル挿入 光線療法	経管栄養 光線療法中止	輸液療法中止 経口栄養 胃内カテーテル抜去
看護	観察： 　嘔吐の有無，胃吸引の量と内容，腹部症状，体重 看護：嘔吐の減少と予防 　用手的胃吸引（3時間ごとの減圧） 　腹部膨満の緩和，吐物誤嚥予防のため上体を挙上し，腹臥位を取り入れる ●水分・電解質の補給 　確実な輸液の投与 ●体温管理 　開放式保育器収容 ●安静・安楽 　啼泣時，おしゃぶりを吸わせたり，抱っこで落ち着かせる ●家族への対応	●状態の観察 　嘔吐の有無，胃吸引の量と内容，腹部症状，体重，検査データ ●哺乳 　哺乳力，嘔吐の有無 ●体温管理 　コット移床 ●育児指導 　授乳	

● **実践事例の看護上の問題点への対応**

病期	看護上の問題点	観察・看護	結果
急性期	＃1 嘔吐により，脱水や電解質バランスが崩れる可能性	〈観察〉 ●嘔吐の回数，吐物の性状 ●脱水症状の有無と程度（尿量減少，濃縮尿，皮膚の緊張低下，大泉門陥没） ●バイタルサイン ●空腹啼泣の有無 ●両親の病状の理解と不安度 〈看護〉 ●上体を挙上し腹臥位とし，嘔吐の予防，腹部膨満の緩和，吐物の誤嚥予防を図った ●3時間ごとの胃吸引で減圧を図った ●空腹啼泣に対し，おしゃぶりや抱っこで安静を保った	＃1 3時間ごとの胃吸引による腹部の減圧で嘔吐なく経過した。胃吸引では空気と少量の胃内容物が引けたが，胆汁は引けなかった 　呼吸状態安定し，体温に異常なく，脱水症状は認めなかった
回復期	＃1 嘔吐により，脱水や電解質バランスが崩れる可能性 ＃2 ミルク開始により，嘔吐が誘発される可能性	●医師と両親との面談の場を設定し，的確な情報提供を行った ●母親の面会を勧める 　面会時は，産後間もない母親の体調を考慮し，ゆっくりと面会できる環境作りを心掛けた 〈観察〉 ●嘔吐の有無と吐物の性状 ●哺乳状態 〈看護〉 ●哺乳は途中で排気をしながら行った	＃1 両親は，患児が生後すぐに嘔吐したこと，転院したことで不安が強かったが，医師からの説明により不安は軽減された 　母親の体調の悪化はなく，面会に来ることができた ＃2 嘔吐はなかった 　胃吸引では残乳も胆汁も引けなかった 　哺乳時，空気の嚥下が多く嘔吐の心配があったが，哺乳の途中で排気を行うことで，嘔吐なく哺乳できた 　哺乳量を増量すると緩慢になるが，途中で排気して全量飲んだ 　哺乳量は順調に増え，直接授乳でも飲めるようになった 　体重も順調に増加した

3章

呼吸器疾患

3-1 肺炎
3-2 先天性中枢性低換気症候群
3-3 気管軟化症

3-1 肺炎

3 呼吸器疾患

看護の基礎知識

● 病態関連図

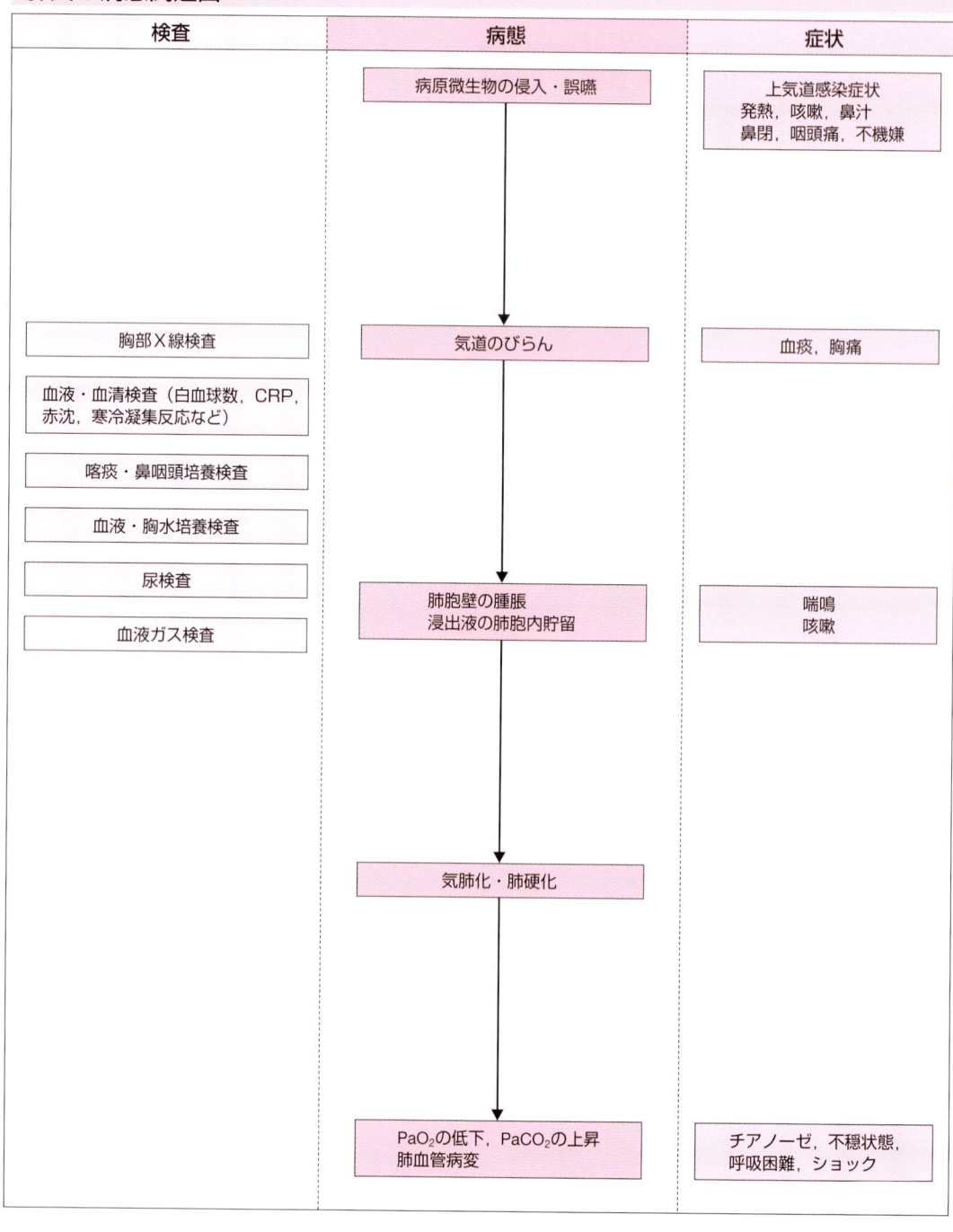

肺炎の病態関連図

検査	病態	症状
	病原微生物の侵入・誤嚥	上気道感染症状 発熱，咳嗽，鼻汁 鼻閉，咽頭痛，不機嫌
胸部X線検査 血液・血清検査（白血球数，CRP，赤沈，寒冷凝集反応など） 喀痰・鼻咽頭培養検査 血液・胸水培養検査 尿検査 血液ガス検査	気道のびらん	血痰，胸痛
	肺胞壁の腫脹 浸出液の肺胞内貯留	喘鳴 咳嗽
	気肺化・肺硬化	
	PaO_2の低下，$PaCO_2$の上昇 肺血管病変	チアノーゼ，不穏状態， 呼吸困難，ショック

1 疾患の概念・定義

肺炎とは，肺に起こる炎症の総称で，原因や形態によってそれぞれ分類されている。発熱，呼吸困難，咳嗽を主症状とする疾患である。

2 病態

感染性の場合，鼻や口腔咽頭から空気中に存在する微生物の吸入，遠隔感染病巣からの血行性進展，隣接する感染部位からの直接進展のいずれかによって肺炎を起こす。起因微生物によって病態は異なるが，基本的には肺胞壁の炎症性腫脹，浸出液の肺胞内貯留とそれに伴う無気肺化などにより肺が硬化し，組織伸展性に障害を生じ（肺コンプライアンスの低下），肺胞内へ空気が十分入らず肺胞低換気をきたし，PaO_2の低下，$PaCO_2$の上昇をきたす。

3 分類

起因微生物などによる原因分類と形態発生的分類がある。

1 原因分類
①感染性のもの
- 細菌：肺炎球菌，インフルエンザ菌，モラキセラ・カタラーリスなど
- ウイルス：RSウイルス，パラインフルエンザウイルス，アデノウイルス，インフルエンザウイルス
- マイコプラズマ：肺炎マイコプラズマ
- クラミジア：クラミジア・トラコマティス
- ニューモチモジス・カリニ
- 真菌：カンジダ，アスペルギルス，クリプトコッカス，ムコール

②非感染性のもの：沈下性肺炎，嚥下性肺炎，好酸球性肺炎

2 形態発生的分類
①大葉性肺炎：肺胞に浸潤が起こり一葉全体に広がったもの
②気管支肺炎：小葉性に気管支から炎症が広がったもの
③間質性肺炎：肺間質を主体とする炎症

4 診断

喀痰や鼻咽頭培養より原因病原体を検出し，診断することが大原則であるが，実際には原因病原体が検出される頻度は高くないため，発熱，咳嗽，呼吸困難などの臨床所見，聴診所見および打診音の異常（ラ音，濁音），一般的検査所見，胸部X線検査所見などから推定されることが多い。

マイコプラズマ肺炎の場合，血液検査では通常，白血球増多はみられず，寒冷凝集反応は陽性となることが多い。確定診断は，急性期から回復期のペア血清でマイコプラズマ抗体価の4倍以上の上昇を認めることによる。

5 症状

細菌性肺炎の場合，上気道感染症状から急激に39℃以上の発熱，咳嗽，努力性呼吸を呈し，重篤な場合にはチアノーゼ，不穏状態，鼓腸などの症状がみられる。進行が早く，炎症反応の亢進を伴う。気道のびらんにより胸痛や血痰，気道の狭小化により喘鳴をきたす場合もある。また，乳児や年少幼児では嘔吐や下痢などの消化器症状や脱水症状がみられることが多く，けいれんや髄膜刺激症状などの神経症状を伴うこともある。乳児では，ウイルス感染後二次的に発症し，重篤化することが多い。

マイコプラズマ肺炎の場合，大部分は不顕性感染であるが，一部は1～3週間の潜伏期間の後，発熱と咳嗽を主訴とし徐々に発病し，肺炎症状を呈する。咳嗽は乾性で徐々に増強し，後に白色痰を伴う湿性になる。特に夜間に発作性の激しい咳嗽が頻発する。気道の狭小化により喘鳴，連続性ラ音，不連続性ラ音が聴取される場合もある。発熱はほとんどが38～39℃台で7～8日間持続するが，無熱例もみられる。また，頭痛，全身痛，全身倦怠感などの全身症状が強く，咳嗽などの呼吸器症状が少ない場合もある。急性症状の期間はおおよそ8～10日間である。

6 合併症

細菌性肺炎の合併症は，胸膜炎，膿胸，肺膿瘍，無気肺，二次性心外膜炎，髄膜炎などがある。

マイコプラズマ肺炎の合併症は多様であり，中耳炎，胃腸炎，胸膜炎，髄膜炎，心筋炎・心外膜炎などがある。

7 検査

1 培養検査

喀痰検査，鼻咽頭培養検査，血液・胸水培養検査など。

2 そのほかの検査

血液・血清検査（白血球数，CRP，寒冷凝集反応，赤沈，マイコプラズマ抗体価，IgMなど），血液ガス検査，胸部X線検査，尿検査，ポリメラーゼ連鎖反応（PCR），画像診断（CT，気管支鏡など）。

8 治療

起因微生物に対する抗菌薬を用いた薬物療法を行い，呼吸困難に対しては気管支拡張剤や去痰剤を使用するとともに，気道確保や酸素投与，体位ドレナージやタッピングなどの理学療法を行う。

9 疫学・予後

肺炎は小児の死亡原因の第5位を占め，入院患者の約20％を占める。細菌性肺炎は新生児から幼児に多く発症し，一般的に重症なものが多い。特に低出生体重児や乳児では進行が早く，重篤化しやすい。

マイコプラズマ肺炎は一般的に軽く予後はよい。4年を周期として流行のピークを示すといわれている。幼児・学童から30代で多く発症し，流行年にしばしば家庭内発症する。

10 看護

1 急性期：呼吸状態の改善と症状による苦痛のケア

①体力の消耗を最小限にするためベッド上安静とし，安楽な体位をとらせる。
②呼吸しやすい体位を工夫し，必要に応じ酸素投与や吸入，吸引，タッピング，体位変換，体位ドレナージなどによる分泌物の除去を行い，呼吸状態の改善に努める。
③発熱時には入浴を避け，全身清拭や部分清拭を行い，身体の保清に努める。酸素テント使用時や発汗が多い時には，頻回に寝衣交換を行う。おむつ使用中の乳幼児は，おむつ交換ごとの陰部洗浄や臀部浴を取り入れることが望ましい。また，含嗽や口腔内清拭を行い，口腔の清潔も保つ。
④夜間も咳嗽などにより浅眠となりやすいため，昼間でも睡眠がとれるよう環境を整え，処置や検査などの時間を考慮する。
⑤水分摂取を促す。また，消化によいものや，口当たりのよい半固形物のカロリーやタンパク質に富んだ食品を少量ずつ与える。
⑥不安が強いため養育者に付き添いや面会などを依頼し，安心できる環境を提供し，精神的安定に努める。
⑦受診後すぐに入院となるため，家族は不安や心配を抱えている場合が多いので，治療や症状に対する説明を行い，精神的安定に努める。また，急な入院のため，同胞の養育など家庭内の役割調整が不十分であることが多いため，入院児以外の家族についても配慮していくことが大切である。

2 回復期：状態に合わせた安静の保持とストレスの緩和

①発熱や呼吸困難などの自覚症状が消失すると安静の保持が困難になるため，室内やベッド上で静かに遊べる遊びや学習を提供し，安静の保持に努める。
②活動を制限されることから精神的ストレスを受けやすいため，気分転換活動や遊びを取り入れストレス緩和に努める。また，治療の必要性などについて児の年齢に応じた説明をし，内服や吸入などの治療を継続できるよう援助する。

肺炎の看護

●実践事例

●事例の要約

軽度脱水を伴う急性肺炎患児。軽度の咳嗽と高熱の症状が見られたが，水分摂取ができていたので自宅で様子をみていたが，眼血膜の充血がみられたため受診。諸検査の結果急性肺炎を診断され入院となる。受診時から輸液が開始され，点滴および内服による抗生剤治療の結果，良好に経過し，入院5日目で退院となった。

●治療・看護の経過の記述

1 年齢，性別，診断名等

- 年齢：4歳
- 性別：男児
- 診断名：急性肺炎
- 家族：父（40歳），母（32歳），父方祖母（74歳），弟（3か月）
- 成長・発達：妊娠・分娩経過正常，40週5日にて3868gで出生，成長発達は問題ない

2 発症から入院までの経過

入院4～5日前から39～40℃の発熱があり，咳嗽も時々みられた。食事はほとんど摂取できなかったが水分は摂取できていたので自宅で様子をみていた。その後，眼瞼結膜の充血がみられるようになり外来を受診したところ，血液検査，胸部X線検査より急性肺炎と診断され，軽度の脱水もみられたため入院となった。

3 入院時の状態

入院時のバイタルサインは，体温39.8℃，呼吸30回/分，脈拍126回/分，血圧110/52mmHgで，鼻汁，咳嗽，喘鳴，呼吸障害などはなかったが，両肺の湿性ラ音が聴かれた。また，口唇・末梢チアノーゼなどはなかったが，末梢冷感がみられ，口腔内左側にアフタがあり，口唇は乾燥して一部亀裂がみられるなど，軽度の脱水徴候を呈していた。患児は，やや不安そうであったが，母親がそばにいればおとなしくしていることができた。

- 血液検査所見：白血球数（WBC）12300/μL，N/L 90/9，ヘモグロビン（Hb）11.5g/dL，血小板 27.9万，TP 6.2 g/dL，Na 127 mEq/L，K 3.8 mEq/L，Cl 91 mEq/L，Ca 8.8 mEq/L，BUN 7 mg/dL，Cr 0.4 mg/dL，炎症反応（CRP）12.8 mg/dL
- 尿検査所見：ケトン（2＋），その他は異常なし
- 尿培養・便培養・咽頭培養：異常なし
- 胸部X線検査：肺炎像あり

4 入院から退院までの状況

外来で左手背から輸液ルートを確保し，輸液剤（ソリタT1）200mLの点滴を2時間かけて実施した。その後，排尿が確認されたので，輸液剤をKN3B 500mLに変更して40mL/hの持続点滴とオキサセフェム系抗生剤［フロモキセフナトリウム（フルマリン注射薬）］600mg×3回/日が開始になった。また，内服ではマクロライド系抗菌薬［クラリスロマイシン（クラリスドライシロップ）］200mg×3回/日が開始となった。

入院4日の血液検査ではCRP 4.8 mg/dL，WBC 5000/μL，血沈（1時間値46mm，2時間値73mm）と，炎症反応はまだ高かったが，活気・食欲が戻り，一般状態が良好となったため，また生後3か月の同胞がいるため母親の強い希望もあり，自宅での安静を条件として退院となった。その後の経過は，退院5日の外来診察時に胸部X線検査により，確認することとした。

> **この事例から学んだこと**

　肺炎など急性経過をたどる疾患に対しては，適切な時期に適切な治療や看護を提供することで重篤化せず，良好に経過することが再確認された。受診後すぐに入院となる肺炎のようなケースでは，同胞の養育などの問題が生じるため，家族構成を考慮し，援助する必要性が示唆された。

●実践事例の治療・看護の経過

		急性期		回復期	
		外来	入院当日	入院2〜4日	退院〜在宅
検査		胸部X線検査 採血（血液一般検査，マイコプラズマ寒冷凝集反応 IgE（RIST，RAST） 咽頭培養検査 尿検査	検温【4時間ごと】 体温（熱型），呼吸状態，咳嗽・鼻汁・肺音・喘鳴・口唇チアノーゼの有無，全身倦怠感・悪寒戦慄・脱水症状・合併症状の有無，児の活気（機嫌の状態），経皮酸素濃度	胸部X線検査 採血（血液一般検査，生化学検査，血沈） 検温【8時間ごと】	5日目に退院 退院5日後，外来で胸部X線検査 検温【8時間ごと】 ●左記症状の軽減の観察
治療		点滴： 輸液剤（ソリタT1）200 mL（100 mL/h）	点滴：持続 輸液剤（KN3B）500 mL（40 mL/h） 抗生剤［フロモキセフナトリウム（フルマリン注射薬）］600 mg（8時間ごと） 内服：毎食後 抗生剤［クラリスロマイシン（クラリスドライシロップ）］200 mg クーリング：発熱時適宜	→ → →	点滴：持続 輸液剤（KN3B）500 mL（40 mL/h） 抗生剤［フロモキセフナトリウム（フルマリン注射薬）］600 mg（1回投与後中止）
指導・説明			入院オリエンテーション 病状・検査・治療の説明		退院オリエンテーション 退院後の療養・外来受診の説明
日常生活	食事		幼児食（主食米飯）・水分可		
	活動		トイレ以外はベッド上安静	病室内歩行可	フリー
	清潔		全身清拭	→	入浴可
	排泄		トイレ歩行可		

●実践事例の看護上の問題点への対応

看護上の問題点	観察・看護	結果
【身体面】 #1 発熱，白血球数上昇，何らかの炎症症状に関連した体温の変調のリスク状態：高体温 #2 咳嗽，鼻汁分泌，鼻閉，呼吸状態の悪化に関連した睡眠パターンの混乱 #3 点滴留置，シーネ固定による圧迫・ズレによる機会的刺激に関連した組織統合性の障害：皮膚トラブル 【精神面】 #4 突然の入院，慣れない環境，治療，検査に関連した患者・家族の不安 【社会面】 #5 母親が付き添うことに伴う家庭に残された同胞への不安に関連した家族機能の変調	【観察】O−P ● 体温：熱型，程度 ● 発熱の随伴症状の有無と程度 　活気，機嫌，食欲，頭痛，倦怠感，消化器症状，尿量，発汗 ● 脱水症状の有無と程度 ● 水分摂取状況 ● 検査結果（白血球数，炎症症状，胸部X線検査所見など） ● 咳嗽・鼻汁・鼻閉の有無・程度 ● 呼吸状態（数，リズム，呼吸音，パターン） ● チアノーゼの有無 ● 輸液状況の観察・確認 ● 点滴刺入部の観察・確認 　疼痛，発赤，腫脹の有無，滴下状態，固定の状態，ルートのねじれの有無 【援助】T−P ● 安静：急性期・発熱時は体力の消耗を最小限にするためにベッド上安静とし，呼吸がしやすい楽な体位をとらせる。回復期には，ベッド上や室内で遊べるよう工夫し，環境を整える ● 発熱時は冷罨法を行う。解熱困難時は医師の指示により解熱剤を投与する ● 食事：少量ずつの水分摂取を勧め，口腔内アフタがあるため，口あたりのよい半固形のものや消化のよいものを少しずつ与える ● 保清：全身清拭を行う。発汗時は適宜清拭と寝衣交換を行う。点滴部位のシーネ交換・保清を行い，皮膚の観察をする ● 睡眠：環境の変化，咳嗽などで浅眠にならないよう環境を整える ● 精神的援助：点滴や検査を怖がらないよう絵本やおもちゃなどを活用して，リラックスできるよう援助する ● 母親への援助：母親に心配・不安がないか傾聴する 【教育】E−P ● 点滴・内服・安静の必要性について説明する ● 患児が点滴部位を痛がったり，急に不機嫌になったりする時は看護師に知らせるよう説明する ● ベッドからの転落防止について説明する	#1〜#3 入院時，体温39.8℃，顔色紅潮・末梢冷感が軽度あったため，頭部のみの冷罨法を実施し，末梢冷感に対しては掛け物で調整した。翌朝は体温が36.1℃と解熱し，その後の発熱はなかった。脱水症状としては，口唇が乾燥し，口腔内にアフタがあったため，痛みはない様子であったが，固形物は摂取できなかった。点滴開始後，翌日夕方ごろには，アフタが消失し，食欲も出て普段と変わらず摂取できるようになり，内服薬も母親に促され飲めるようになった #2 入院時より呼吸困難はなく，肺野音も清明で，咳嗽・鼻汁・鼻閉もみられなかった。夜間も咳嗽などなく良眠できていた #3 退院まで点滴トラブルはなく，効果的な治療を行うことができた。また，毎日全身清拭を実施し，皮膚トラブルは生じなかった #4 入院当日は，母親の姿がみえないと泣いていたが，入院翌日にはベッド上で遊べるようになった #5 母親は自宅に残した同胞のことが気になっており，早く退院できるよう治療にも協力的であった。入院4日の検査結果は，CRP4.8 mg/dL，WRC5000/μLであったが，一般状態は軽快していたため，母親の強い希望で退院となった

3 呼吸器疾患

3-2 先天性中枢性低換気症候群

看護の基礎知識

● 病態関連図

先天性中枢性低換気症候群の病態関連図

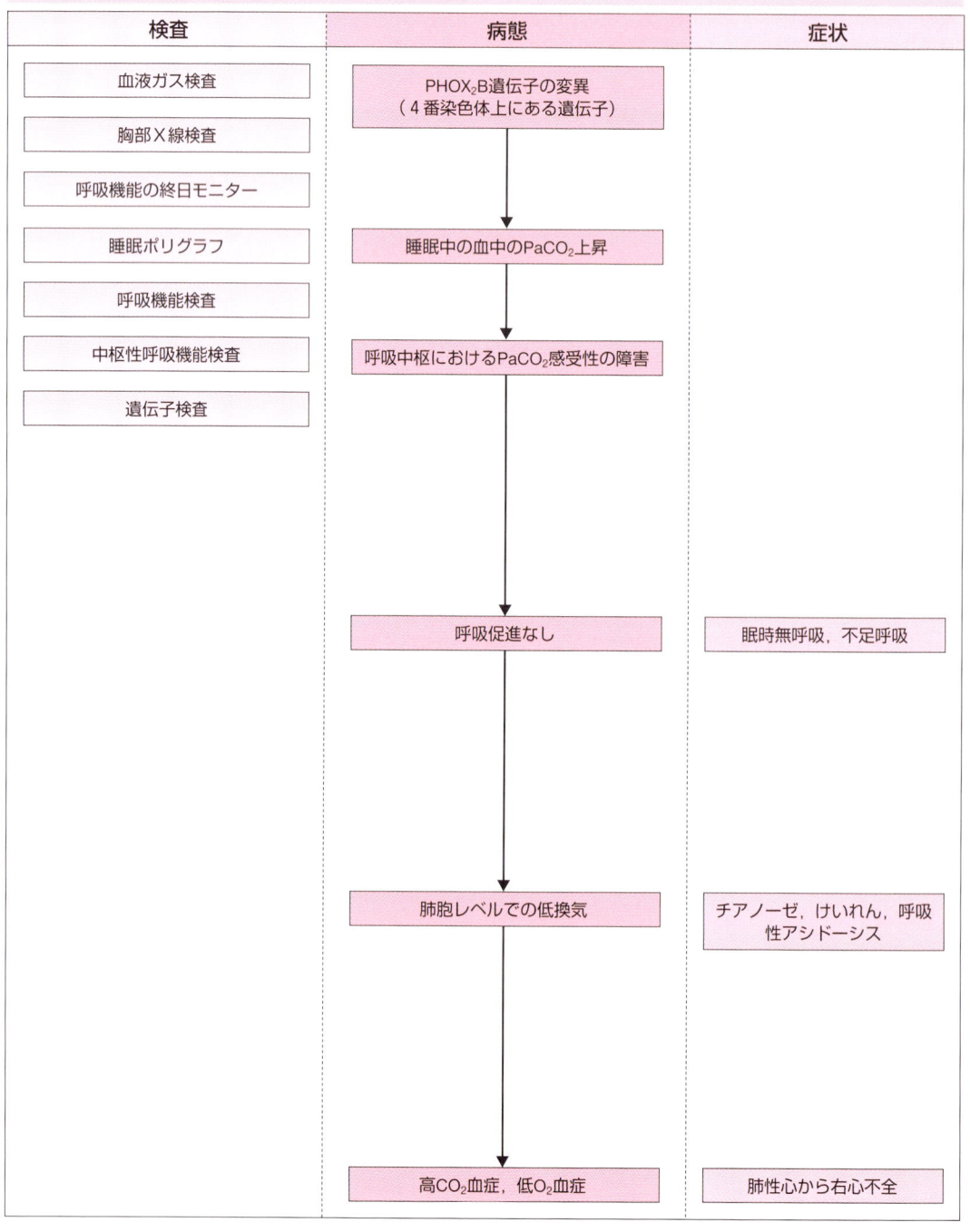

検査	病態	症状
血液ガス検査	PHOX$_2$B遺伝子の変異（4番染色体上にある遺伝子）	
胸部Ｘ線検査	↓	
呼吸機能の終日モニター	睡眠中の血中のPaCO$_2$上昇	
睡眠ポリグラフ	↓	
呼吸機能検査	呼吸中枢におけるPaCO$_2$感受性の障害	
中枢性呼吸機能検査	↓	
遺伝子検査	呼吸促進なし	眠時無呼吸，不足呼吸
	↓	
	肺胞レベルでの低換気	チアノーゼ，けいれん，呼吸性アシドーシス
	↓	
	高CO$_2$血症，低O$_2$血症	肺性心から右心不全

1 疾患の概念・定義

呼吸中枢における呼吸の自動調節機能不全によって睡眠時の呼吸が抑制され、無呼吸、チアノーゼ、高CO_2血症、低O_2血症をきたす疾患である。別名"オンディーヌの呪い"といわれる極めてまれな疾患であり、世界的にも200症例程度の報告があるのみである。その約半数にヒルシュスプルング病の合併があり、そのなかでも広域無神経節症(long segment aganglionosis)の合併頻度が高い。

2 病態

呼吸反射は自律神経系が担っており、生理的には高CO_2状態や低O_2状態になると、肺に分布する化学受容器が血中のO_2濃度やCO_2濃度を感知して脳の呼吸中枢に信号を送り、換気を促す機能が備わっている。しかし、先天性中枢性低換気症候群の場合、覚醒時には生理的な呼吸機能を果たしているが、睡眠時にはこの機能が麻痺して肺胞レベルでの酸素と二酸化炭素のガス交換が行われないため、呼吸不全となる。

近年、発症には$PHOX_2B$遺伝子の変異が背景にあり、中枢神経の自律神経細胞の発症に関与する転写因子遺伝子に変異があることが判明した。

3 分類

該当なし。

4 診断

診断基準として、以下のことがあげられる。
- 睡眠時自発呼吸で$PaCO_2$が60mmHg以上となる
- 生後1年以内に発症する
- 低換気を説明しうる原発性心肺疾患、胸郭、神経筋系統疾患などがない

新生児期からの発症では、上記基準のほか、「出生直後からのチアノーゼがみられるにもかかわらず、高CO_2血症、低O_2血症は補助呼吸によって容易に改善され、一方、血中、髄液中の$PaCO_2$、pHの上昇にもかかわらず、低換気状態を呈する」などの状況があり、長期的な人工呼吸管理が必要な例が多い。

5 症状

重症度によって異なるが、出生直後、または、新生児早期からの睡眠時無呼吸ないし不足呼吸、チアノーゼおよびけいれんなどが主な症状である。したがって睡眠時には、著明な高CO_2血症、低O_2血症、呼吸性アシドーシスを呈する。乳児期の発症例では睡眠時無呼吸のほか心不全などによって気づかれることもある。

6 合併症

- 右心不全
- 気管支炎、肺炎などの呼吸器感染症
- 低O_2血症による脳出血とそれに引き続く脳萎縮
- ヒルシュスプルング病

7 検査

- 胸部X線検査 (心・肺・胸郭などの器質的な疾患、心拡大の有無)
- 血液ガス検査(表3-2-1)
- 呼吸機能、特に換気機能の終日モニター($TcPO_2$、$TcPCO_2$、動脈血酸素飽和度、呼吸、心電図モニター)
- 睡眠ポリグラフ
- 呼吸機能検査
- 中枢性呼吸機能検査
- そのほか

表3-2-1 血液ガス正常値(空気呼吸下)

pH	PaO_2(mmHg)	$PaCO_2^-$(mmHg)	HCO_3^-(mEq/L)
7.35〜7.45	85〜100	35〜45	23〜26

8 治療

- 睡眠時および呼吸数減少時の人工換気療法（気管内挿管→気管切開，カニューレ）
- 横隔膜神経に電気刺激を与えることによって横隔膜を人工的に収縮させる横隔膜ペーシング

9 疫学・予後

人工換気療法などで高CO_2血症を予防できていれば予後はよいが，低O_2血症による二次的肺高血圧症が生命予後を左右するといわれている。

10 看護

1 呼吸抑制防止と診断への援助
①安楽な呼吸の体位，分泌物の除去，体温の安定，感染などに注意して，無呼吸の要因となることを排除できるようにする。
②$TcPO_2$，$TcPCO_2$のモニタリングによる低O_2血症，高CO_2血症の早期発見と，睡眠時，覚醒時の呼吸の性状との関連性を観察し，無呼吸時は刺激して自発呼吸を促す。
③酸素投与後の呼吸，$TcPO_2$，$TcPCO_2$の値の変化の観察をする。

2 人工換気療法（挿管）中の看護（血液ガス検査所見の安定）
①気管内分泌物の除去に努め，気道の確保をする。
②$TcPO_2$，$TcPCO_2$モニタリングによる低O_2血症，高CO_2血症の早期発見に努める。睡眠時，覚醒時の呼吸の性状とモニター値の変動の観察を行い，人工呼吸器の設定切り替えを行う（IMV⇔CPAP）
③成長発達に向けての働きかけ
- 抑制の最小限化に努める。
- 吸啜・嚥下機能の低下防止に努める。
- 抱介による定頸への援助や保育を行う。

3 気管切開中の看護（在宅に向けての看護）
①成長・発達への援助
- 経口哺乳への移行に向けての援助：誤嚥に注意しながらおしゃぶりなどで吸啜，嚥下の練習を行う。
- 運動発達に向けての援助：赤ちゃん体操などを取り入れ運動発達に向けて援助する。

②家族指導
- カニューレ交換のトレーニングを行う。
- 口鼻腔・気管内吸引のトレーニングを行う。
- 人工呼吸器の設定や作動方法・トラブル時の対応についてのトレーニングを行う。
- 付き添いによる患児の看護状況の観察とトレーニング内容の理解度や手技を確認をする。
- 緊急時の対応について説明する（蘇生について，受診についてなど）。
- 保健師・訪問看護など在宅での支援についての働きかけと連絡。
- 家族とともに，自宅での人工呼吸器のセッティング場所などを検討する。
- 使用物品の用意と交換などについての説明をする。

4 在宅看護の実施
①在宅看護への移行：外泊日数を徐々に増やし，在宅での問題点などをそのつど検討していく。
②患児の社会生活拡大に向けての環境設定：幼稚園や学校などの関係施設との連携を図り，家族とともに生活拡大への具体的方法を検討する。

■引用・参考文献
1) 阪井哲夫：Ondine-Hirschsprung Syndrome，呼吸と循環，49（10），995-998，2001.
2) 高橋立子，丹野仁他：先天性中枢性低換気症候群（Ondine's curse）の1例，日本新生児学会雑誌，34(3)，666-671，1998.
3) 斎藤義朗：先天性中枢性低換気症候群，小児科診療，63（3），419-422，2000.
4) 早坂清：先天性中枢性低換気症候群と乳幼児突然死症候群との関係 PHOX2B遺伝子の検索，日本SIDS学会雑誌，6（1），33-40，2006.
5) 阪井哲夫：先天性中枢性低換気症候群とRET遺伝子の変異，Lung Perspectives，8(2)，212-217，2000.

先天性中枢性低換気症候群の看護　●実践事例

●事例の要約

患児は，先天性中枢性低換気症候群にヒルシュスプルング病［トライツ（Treitz）靱帯から110cm以下の広域無神経節症］を合併していた。そのため，出生直後にストーマが造設され，人工換気療法と中心静脈栄養（TPN）が行われた。ストーマ閉鎖後もTPN離脱は難しく，人工換気療法の必要もあり長期入院となった。そこで，人工換気療法とTPN管理をあわせて家庭で行えるように指導し，外出，短期外泊，長期外泊を繰り返した後，7歳9か月で退院，8歳0か月でTPNからも離脱できた。肺炎などの重篤な状態に陥らないように対処しながら在宅人工換気療法を続行している。

●治療・看護の経過の記述

1　年齢，性別，診断名等

- 年齢：11歳
- 性別：男児
- 診断名：先天性中枢性低換気症候群，全結腸型ヒルシュスプルング病
- 家族：父（32歳），母（27歳），妹（8歳）の4人家族

2　発症から入院までの経過

在胎週数38週6日で自然分娩にて出生，体重は3100gであった。生後2日目胆汁性嘔吐と腹部膨満を主訴として入院。

3　入院時の状態

入院同日，腹部膨満の増強と全身状態の悪化がみられ，穿孔性腹膜炎の診断で緊急手術となる。手術での開腹時複数箇所の生検により，トライツ（Treitz）靱帯から110cm以下の広域無神経節症（long segment aganglionosis）と診断され，回腸瘻造設となった。

4　入院から退院までの経過

術後の呼吸状態が不安定なため気管内挿管のままで観察を継続したところ，睡眠時の無呼吸，高CO_2血症がみられた。気道狭窄などの呼吸障害をもたらす所見がないことから，先天性中枢性低換気症候群と診断された。睡眠時の呼吸状態の観察とモニタリングを行い，気管内挿管と抜管を繰り返しながら呼吸管理をした後，生後8か月で気管切開を行い呼吸管理を続行した。この間，発達の援助を考え，保育士によるベッドサイド保育や，家族や受け持ち看護師による乳首などでの吸啜練習，スプーン練習などを積極的に行い，抑制は必要最小限とし，遊びができるように援助した。1歳6か月で空腸回腸側々吻合術，2歳でマーティン法によるヒルシュスプルング病根治術を施行した。

栄養管理は，TPNを中心に少量ずつの経口摂取を付加していく方法で行い，成分栄養剤から経腸栄養剤へ移行し，食事も始めたが，残存小腸が短いため困難を極めた。2歳4か月から間欠TPNへ移行できたが，TPNの完全離脱は幾度も試みたが成功しなかった。

3歳で言語訓練を開始し，覚醒時はカニューレを穴あきのものとして発声を促し，集団保育への参加も開始した。

呼吸管理と栄養管理の面から長期入院となっていることや，患児の成長発達・社会性の側面から，在宅人工換気療法と在宅TPNを行うことを考え，4歳9か月から人工呼吸器をポータブル型のLP6に変更し，家族に付き添いを依頼して家族指導を開始した。気管切開状態について説明をし，バギング，気管内吸引，カニューレ交換，トラブル時の対応，人工呼吸器の設定・操作方法などについて指導を行い，5歳0か月で初めて外泊を試みた。その後，家族の受け入れ状況に合わせて，週1回の外泊を繰り返し，徐々に外泊日数を2〜3日，1週間と増や

しながら，長期外泊へと進めた。帰院日のほか，発熱や下痢などの体調不良時以外は，ほとんど在宅看護で経過し，幼稚園・小学校への通園・通学もできた。小学校に入学後，7歳9か月で退院となった。TPNの完全離脱は8歳0か月であった。その間，幼稚園や学校などとの連携についても家族の意向を重視しながらサポートし，関係者の理解を得て社会生活を送ることが可能になった。

この事例から学んだこと

在宅看護に移行するためには，家庭の状況把握とサポート体制およびサポートシステムを確立しておかなければならないことと，サポート体制やシステムを確立してゆくなかで良好な家族関係を築いていくことができるように支援することが重要である。

●実践事例の治療・看護の経過

	診断への援助と呼吸抑制防止	挿管による人工換気療法中の看護	在宅に向けての気管切開中の看護
検査	胸部X線検査 血液ガス検査 $TcPO_2$，$TcCO_2$モニタリング 睡眠時ポリグラフ 呼吸・心電図モニタリング 血液一般検査	胸部X線検査 血液ガス検査 $TcPO_2$，$TcCO_2$モニタリング 睡眠時ポリグラフ 呼吸・心電図モニタリング 血液一般検査	胸部X線検査 血液ガス検査 $TcPO_2$，$TcCO_2$モニタリング 呼吸・心電図モニタリング 血液一般検査
	胸部X線検査	腹部X線検査 検便（クリニテスト）	腹部X線検査 検便（クリニテスト）
治療	挿管・酸素吸入	人工呼吸器による呼吸管理	ポータブル型人工呼吸器での呼吸管理
	回腸瘻造設 末梢静脈からの輸液管理	TPN 成分栄養剤	気管切開術 空腸回腸側々吻合術 マーティン法によるヒルシュスプルング病根治術 間歇TPN 経腸栄養剤
看護	低O_2・高CO_2防止 気道閉塞防止 体温の安定 感染防止 ストーマケア	低O_2・高CO_2防止 気道閉塞防止 発達への援助 　・吸啜・嚥下 　・運動発達など 母子関係の確立 ストーマケアの指導	低O_2・高CO_2防止 気道閉塞防止 保育による発達への援助 　・言語発達 　・社会性の発達など 食事：経口摂取への試み 家族による終日の育児実施に向けての援助 幼稚園入園への援助 小学校入学への援助
家族指導		スキンシップと患児の発達について指導	在宅に向けての処置・緊急時対応・TPN管理についての指導 在宅管理のシステムについての指導

●実践事例の看護上の問題点への対応

患者の経過	看護上の問題点	観察・看護	結果
急性期	#1 睡眠時呼吸抑制による低O_2血症,高CO_2血症の出現	〈観察〉 ●入眠により浅表性呼吸となり,チアノーゼがみられ,低O_2血症,高CO_2血症がみられた 〈看護〉 ●TcPO$_2$, TcPCO$_2$, 心電図,呼吸モニタリング ●酸素療法 ●喀痰など分泌物の除去 ●安楽な体位(ポジショニング) ●刺激による自発呼吸の促し	#1 刺激によって自発呼吸がしっかりすると,低O_2血症,高CO_2血症の改善がみられた。改善がみられない時は,バギングを行った
回復期	#1 覚醒・睡眠の変化に伴う人工呼吸器の切り替え遅れによる低換気状態 #2 人工呼吸器離脱中の睡眠発見の遅れによる低換気状態	〈観察〉 ●睡眠発見の遅れにより,モニターアラームで気づくことやチアノーゼ出現もみられた 〈看護〉 ●モニターアラーム設定を調整し,早く発見できるようにした。母親などの協力を得て,できる限りそばにいるようにした	#1,2 モニターアラームが鳴ることはあるが発見が早くなり,設定切り替えの対応が早くなった 母親も実際に観察できることで,設定の切り替えなどのタイミングを理解できるようになった
慢性期	#1 在宅管理に向けての指導に対する家族の不安	〈観察〉 ●カニューレ交換時,「怖い」と母親が実施できなかった。吸引も同様に怖がっていた ●人工呼吸器のトラブル時の不安が強かった 〈看護〉 ●時間をかけて解剖生理などを説明し,デモンストレーションを繰り返した。カニューレ交換や吸引指導も繰り返し行った	#1 カニューレ交換の練習を繰り返し行ったことで母親も自信がつき,入院中のカニューレ交換はほとんど母親が実施するようになった 人工呼吸器について業者・看護師が繰り返し説明をしたことで家族が在宅でのサポートシステムなども理解でき,在宅看護へ移行できた

3-3 気管軟化症

3 呼吸器疾患

看護の基礎知識

●病態関連図

気管軟化症の病態関連図

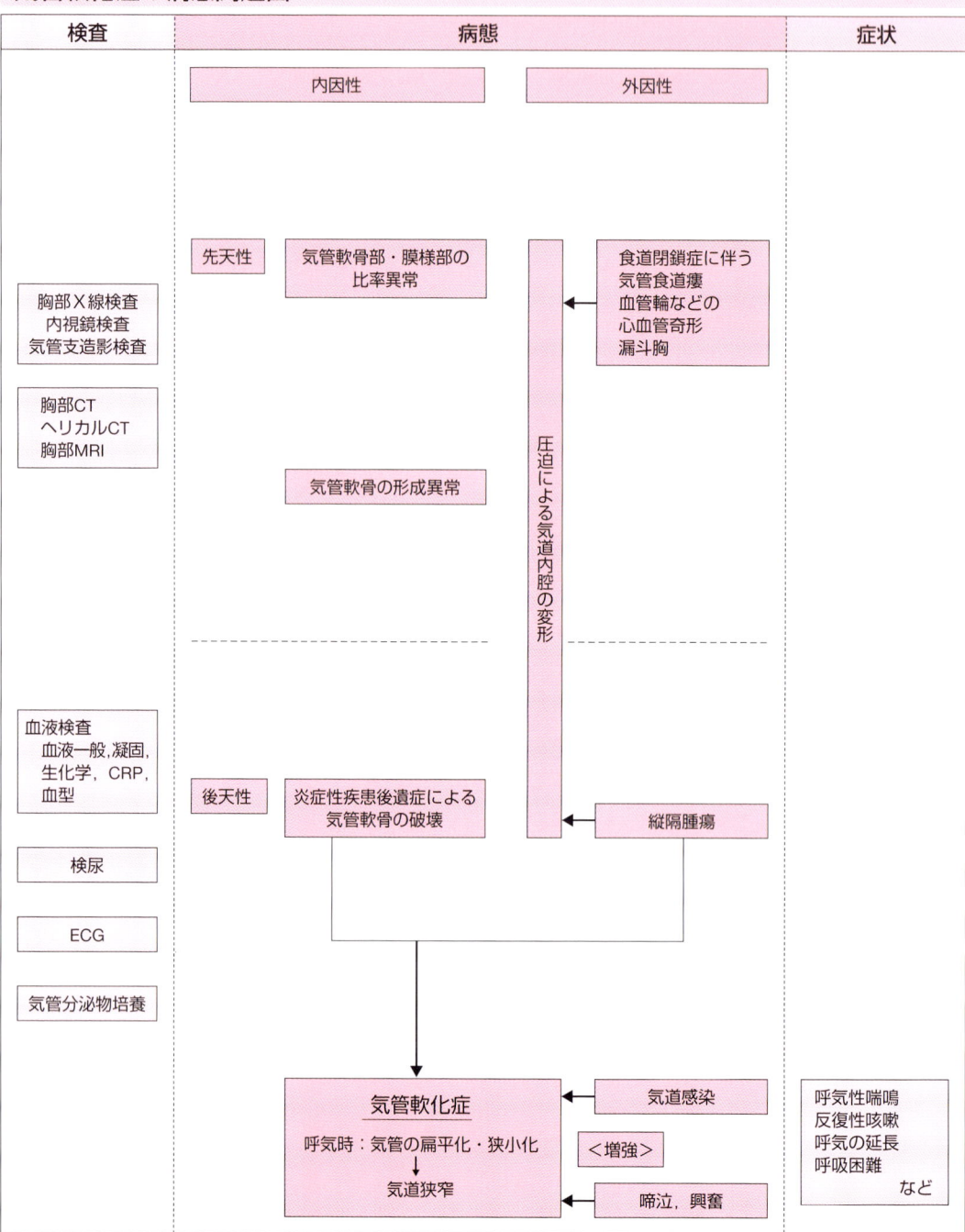

検査	病態		症状
	内因性	外因性	
胸部X線検査 内視鏡検査 気管支造影検査 胸部CT ヘリカルCT 胸部MRI	先天性 → 気管軟骨部・膜様部の比率異常 気管軟骨の形成異常	食道閉鎖症に伴う気管食道瘻 血管輪などの心血管奇形 漏斗胸 ↓ 圧迫による気道内腔の変形	
血液検査 　血液一般,凝固, 　生化学,CRP, 　血型 検尿 ECG 気管分泌物培養	後天性 → 炎症性疾患後遺症による気管軟骨の破壊	縦隔腫瘍	
	↓ **気管軟化症** 呼気時:気管の扁平化・狭小化 気道狭窄	← 気道感染 <増強> ← 啼泣,興奮	呼気性喘鳴 反復性咳嗽 呼気の延長 呼吸困難 　　　など

78

1 疾患の概念・定義

気管壁が先天性もしくは後天性に脆弱で，正常の気管内腔を保てないため呼吸障害に陥る疾患である．主に食道閉鎖症，気管狭窄症，食道気管病変のほか，血管輪などの心血管奇形あるいは傍気管腫瘍などに合併することが多い．

2 病態

胸腔内気管の内腔は，通常，呼気時に陰圧になるが，気管壁の異常などにより気管が脆弱な場合には，陰圧になると気管が扁平となり，狭小化する．

3 分類

1 内因性（気管自体に原因があるもの）
先天性には，気管の軟骨部と膜様部の比率の異常（図3-3-1）や軟骨の形成異常がある．後天性では，壊死性気管炎などの炎症性疾患後遺症による気管軟骨の破壊などがある．

図3-3-1　正常な気管と気管軟化症

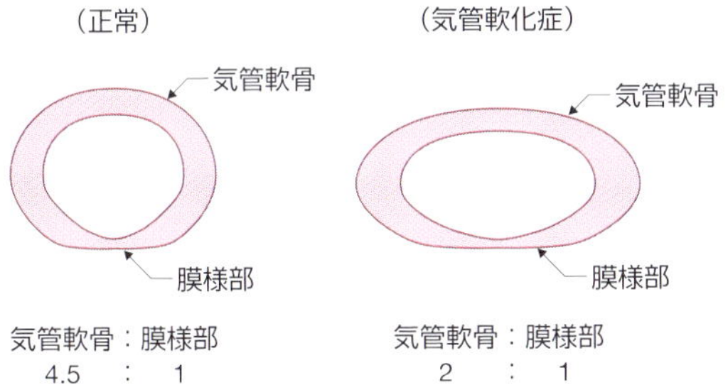

（正常）　　　　　　（気管軟化症）
気管軟骨／膜様部　気管軟骨／膜様部
気管軟骨：膜様部　　気管軟骨：膜様部
　4.5　：　1　　　　　2　：　1

2 外因性（器官周囲に原因があるもの）
先天性の食道閉鎖症に伴う気管食道瘻，血管輪，漏斗胸などのほか，後天性の縦隔腫瘍などによって外的な圧迫が加わり気管内腔の変形が起こっている場合に併発しやすい．

4 診断

気道内径の呼吸相による変化が重要である．胸部X線の側面像で気管の前後径の狭小化，正面像で左右への拡大があると疑われる．確定診断には，自発呼吸下での内視鏡検査が重要となる．また，血管系の異常の検討には食道造影，血管造影が必要であり，CT，MRIも位置関係の把握に有用である．

5 症状

犬が吠えるような咳（犬吠様咳嗽），呼気時の強い喘鳴や哺乳時に増強する喘鳴，呼吸困難がある．喘鳴は安静時には消失することが多いが，興奮や啼泣を契機に努力呼吸が出現し，いったん悪循環に陥ると意識障害にまで進行する場合もある．

6 合併症

慢性的な上気道感染・肺炎をくり返す．

7 検査

1 胸部X線検査
正面像では，気管・気管支の空気像の消失がみられる．側面像では，気管・気管支径が吸気時に比べ呼気時に細くなるのが特徴的である．

2 内視鏡（気管支鏡）検査
軟骨部の偏平化，膜様部の内腔への突出，呼気時の気道内腔の狭窄がみられる．内因性と外因性の判定に有用である．

3 気管支造影検査
狭窄の程度・形状，末梢気道の情報，他の気管支異常の有無などを確認する．

4 胸部CT検査
腫瘍性病変など気管周囲の状況との関連を評価するために有効である．ヘリカルCTは画像を三次元構築することが可能で，全体像をとらえやすくなり，血管との立体的な位置関係が診断できる．

8 治療

1 内科的治療
呼吸困難の強くない例では，基本的に対症療法で経過観察とする．その場合，感染に注意し，

興奮や激しい啼泣などを起こさないようにする。感染症の際には症状に応じて抗菌薬，吸入，補液，酸素投与などを行う。

呼吸困難が強い例では，人工呼吸管理［持続陽圧呼吸(CPAP)または間欠的陽圧換気(SIMV)］を行い，状態に応じて鎮静薬も併用する。

2 外科的治療

呼吸困難に対し，気道確保のために気管切開術を行う。そのほか，大動脈の胸骨固定術，肺動脈・無名動脈吊り上げ術，人工膜によって補強するステント術などがある。

9 看護

1. 呼吸状態の観察を行う。特に低O_2血症や呼気障害によるCO_2の貯留など異常の早期発見に努める。
2. 興奮・緊張・啼泣時の呼吸困難を最小限にするよう，患児の精神的不安を軽減する。
3. 在宅での気管切開管理・緊急時の対応ができるよう，家族への教育を行う。

コラム　遠慮がちで無口なお母さん

　若いお母さんが，オープン式のナースステーションで医師から二分脊椎症の手術を受けた子どもの退院時の説明を受けていた。主治医はX線写真を示しながら話していた。子どもは若い両親の第一子である。

　学生の臨床実習に同行していた私は，丁度，カウンターの外側に居合わせて，お母さんの様子を見守った。医師の病状と治療の説明は無駄がなく簡潔であった。お母さんは緊張した表情で医師の顔を見つめ，うなずきながら聞いていた。だが，お母さんは医師の話を理解できたか？　医学的な専門用語はわかったか？　これからの育児に戸惑っていることは何？　などの疑問を感じた。

　子どもは両足の内反足を合併し，当時の治療では，ギプスを装着しときどき巻き替えることになっていた。このギプス管理と二分脊椎術後の成長発達の経過をフォローしたいと思い母親に家庭訪問の了解を得た。

　実際に訪問してお母さんが家庭向きの医学書や育児書を読んで子どもの病気の理解に努めていること，また，小学校の入学後は子どもに自分でできることは自分でさせる強さがあり，ときには校長室を訪ねて排泄などへの配慮を求めたことなどを淡々と語ってくれた。お母さんは行動力のある意志の強い自立した女性であった。第一印象は，地味でおとなしく無口で遠慮がちの人であった。その印象は変わらないが，子どもの将来を見据えて内に秘めた行動力と強さをもった女性であった。

（桑野タイ子）

気管軟化症の看護

● 実践事例

● 事例の要約

新生児期からの呼吸困難があり，広範な気管軟化症を呈した男児。気管カニューレにより気道確保されていたが，カニューレの刺激から気管内肉芽が発生し呼吸困難が増強した。肉芽の焼灼による呼吸困難の改善と，再発防止のための適切なカニューレの選択を行うことで在宅管理を継続することができた。

● 治療・看護の経過の記述

1 年齢，性別，診断名等

- 年齢：1歳9か月
- 性別：男児
- 診断名：気管軟化症，声門下腔狭窄，低出生体重児（以下，LBWI），呼吸窮迫症候群（以下，RDS）
- 家族：父（20代後半），母（30代後半）

2 発症から入院までの経過

新生児期にLBWI，RDS，気管軟化症，声門下腔狭窄と診断されNICUに入院した。気管切開術施行後に退院し，在宅で気管カニューレによる呼吸管理がされていた。1週間ほど前より呼吸が時々苦しそうになり，外来で気管ファイバーによる検査を行うと，気管内に肉芽形成が認められたため，肉芽焼灼の目的で入院した。

3 入院時の状態

体温37.1℃，脈拍98回/分，呼吸36回/分，血圧100/54mmHg，身長74.5cm，体重10.3kg，顔色は良好であった。呼吸の際，ヒューヒューという狭窄音が聞かれたが，胸部X線では肺炎，無気肺などの所見はみられなかった。一方，気管支内視鏡により，カニューレの先端に肉芽形成が確認され，翌日，気管内の詳しい観察と肉芽焼灼を行うこととなった。

4 入院から退院までの経過

①呼吸困難の改善のための肉芽焼灼と援助

入院翌日に全身麻酔下で気管内腔の詳しい観察と肉芽焼灼・気管拡張術を行った。気管拡張は声門下腔狭窄の部位を広げる目的もあり，経鼻的に気管分岐部の手前まで気管内挿管となった。

術後は経口摂取を中止し，補液と抗生剤が開始された。また，酸素吸入は4L/分，気管支拡張剤のβ刺激薬と気道分泌促進薬の吸入も施行した。呼吸状態を観察し，モニター上ではSpO₂ 99～100％，ETCO₂ 52～58mmHgとほぼ安定していた。また，手術直後から翌日までは血性の痰がみられたため，吸入・スクイージング・気管内洗浄などの処置によって痰による閉塞防止と去痰に努めた。

術後2日より呼吸状態は安定，啼泣するとゼロゼロと喘鳴はあるものの安静時には消失していた。

その後，経鼻挿管による気管内ステントを2週間継続し，再度全身麻酔下にて気管内腔の観察を行った。肉芽焼灼部位は治癒していたが，気管軟化は認められた。

②肉芽形成の再発予防のためのカニューレ変更と処置時の手技の統一

気管軟化症に対して気管カニューレによる管理が続くため，肉芽形成の再発防止目的で，素材の柔らかいシリコン製の長い特殊気管カニューレを選択して使用した。変更後は気管内に肉芽ができることはなく，呼吸困難に陥ることはなかった。

気管内の浮腫にはエピネフリン・リン酸デキサメタゾンナトリウムの吸入を施行し，呼吸困難への対症療法が中心に行われた。新たな肉芽の形成を防ぐため，カニューレ内での

吸引を行い，気管粘膜への直接刺激を避けるように手技の統一を図った。

③手術適用の判断と治療方針の決定

その後，気管内腔の観察と手術の適用を判断するために，3D-CT，大動脈・気管造影，気管支内視鏡などの詳細な検査が進められた。その結果，気管全長にわたる高度の気管軟化症で先天性の気管の脆弱性によるものと診断されたが，血管などの圧迫は認められなかったことから，すぐには手術を行なわない治療方針となった。

④退院後の在宅管理再開に向けての援助

入院後半では，外泊を繰り返し，患児の精神的負担を軽減させる一方，両親には，在宅管理に向けてのカニューレの交換と緊急時の対応の指導を進めた。母親は入院中付き添っていたので，吸引などの処置や患児の状態観察も十分にでき，患児の呼吸音や痰の量から体調を判断できるようになっていった。

5 退院時の状況

入院中に新たな肉芽は発生しなかったが，高度な気管軟化と気管カニューレの存在，吸引による刺激などから，肉芽再発は常に危惧された。幸い特殊気管カニューレにより気管内腔は保たれ，気管内への刺激を避けることで呼吸困難に陥ることはなかった。緊急時の対応として，両親によるカニューレ交換を指導したところ，親子の信頼関係・交換の手技のよさもあり，在宅呼吸管理の指導が順調に進み退院となった。

この事例から学んだこと

小児の気管軟化症および気管カニューレ留置に伴う肉芽形成という二重の危険性に関する十分な認識と，呼吸困難を引き起こさないための処置技術の獲得が，患児に関わる医療者・家族を含めたすべての人々に必要であることを改めて学んだ。

●実践事例の治療・看護の経過

		入院から急性期	回復期～退院時
検査		血液検査（血液一般，生化学，血型，凝固） 検尿，ECG，胸部X線検査 酸素飽和度モニター（常時） 経皮炭酸ガスモニター（常時） 大動脈・気管造影 気管・気管支内視鏡 気管分泌物培養 検温（8時間ごと）および臨時検温	血液検査（血液一般，生化学，CRP） 胸部X線検査 酸素飽和度モニター（8時間ごと） 気管・気管支内視鏡 検温（8時間ごと）
治療		肉芽形成に対して：肉芽焼灼 声門下腔狭窄に対して：気管拡張 　点滴　補液（ソルデム3AG） 　抗生剤　セファゾリンナトリウム（セファメジン） 　発熱時　スルピリン（メチロン）筋注 　　　　　アセトアミノフェン（アンヒバ）坐薬 気管浮腫に対して： 　吸入　エピネフリン（ボスミン）・リン酸デキサメタゾンナトリウム（デカドロン）・生理食塩液混合液 　内服　カルボシステイン（ムコダインシロップ） 　　　　塩酸ツロブテロール（ホクナリン） 酸素吸入：術後　O₂ 4L～0.5L/分	内服： 　抗生剤　セフジニル（セフゾン） 　去痰剤　カルボシステイン（ムコダイン） 　　　　　塩酸アンブロキソール（ムコソルバン） 吸入： 　塩酸ブロムヘキシン（ビソルボン）・硫酸オルシプレナリン（アロテック）・生理食塩液混合液 酸素吸入：中止
日常生活	食事	禁食または水分のみ可	離乳食・ミルク200cc×2
	安静度運動	ベッド上安静（体幹・四肢の抑制）	フリー
	清潔	清拭	入浴可
	教育		吸引手技 カニューレ交換 ●緊急時の対応として，医師の直接指導を含め，カニューレ交換とカニューレ内の吸引手技を指導

● **実践事例の看護上の問題点への対応**

患者の経過	看護上の問題点	観察・看護	結果
急性期	＃1 気管軟化症による換気障害 ＃2 気管カニューレによる二次的に発生した気管内肉芽による気道の閉塞	〈観察〉 ● 呼吸状態の観察 ● SpO₂（経皮的酸素飽和度）モニタリング 　呼吸困難あり，ヒューヒューと呼気時の狭窄音が聴かれる。チアノーゼはみられず，顔色は良好で動きは活発である 〈看護〉 ● 酸素療法 ● 輸液管理 ● 吸入［エピネフリン（ボスミン）・リン酸デキサメタゾンナトリウム（デカドロン）・生理食塩液混合液］，気管内洗浄とバイブレーター，スクイージングによる喀痰排出と換気 ● 気管軟化症と声門下腔狭窄への対処として，気管内腔を保つため長期的な経鼻挿管チューブの管理	＃1 気管軟化症の症状により著しく呼吸困難になることはなかった ＃2 喘鳴や呼気の延長など呼吸の変化に対しては，適時吸入・吸引をし，早期に対応した。SpO₂は，ほとんど95〜100％をキープできた 　経鼻挿管・気管カニューレの固定を常に注意した。事故による抜管はなかった
	＃3 精神的不安から起こる呼吸の乱れ	● 両親が不在の時には，不安軽減のため患児とのコミュニケーションを図る	＃3 看護師に対して，患児が甘えることができるようになり，良い関係が徐々に築けた
回復期から退院	＃1 気管カニューレ挿入により二次的に発生する気管内肉芽	〈観察〉 ● 喘鳴や呼気の延長は啼泣時のみにみられた 〈看護〉 ● 吸入，スクイージングの実施と，吸引による定期的な分泌物の除去 ● 気管内腔への刺激を避けるため，気管カニューレ内での吸引手技を統一 ● 特殊カニューレの挿入と取り扱い，在宅呼吸管理に関する両親への教育	＃1 カニューレ変更後は著しい呼吸の悪化はなく，患児の精神状態も落ち着いていた 　両親への緊急時の対応の指導が進められ，在宅呼吸管理への教育も行われた

4章

消化器疾患

- 4-1 口唇・口蓋裂
- 4-2 食道閉鎖症
- 4-3 肥厚性幽門狭窄症
- 4-4 胃・十二指腸潰瘍
- 4-5 鎖肛（直腸肛門奇形）
- 4-6 ヒルシュスプルング病
- 4-7 臍帯ヘルニア・腹壁破裂
- 4-8 胆道閉鎖症
- 4-9 腸重責症

4-1 口唇・口蓋裂

4 消化器疾患

看護の基礎知識

●病態関連図

口唇・口蓋裂の病態関連図

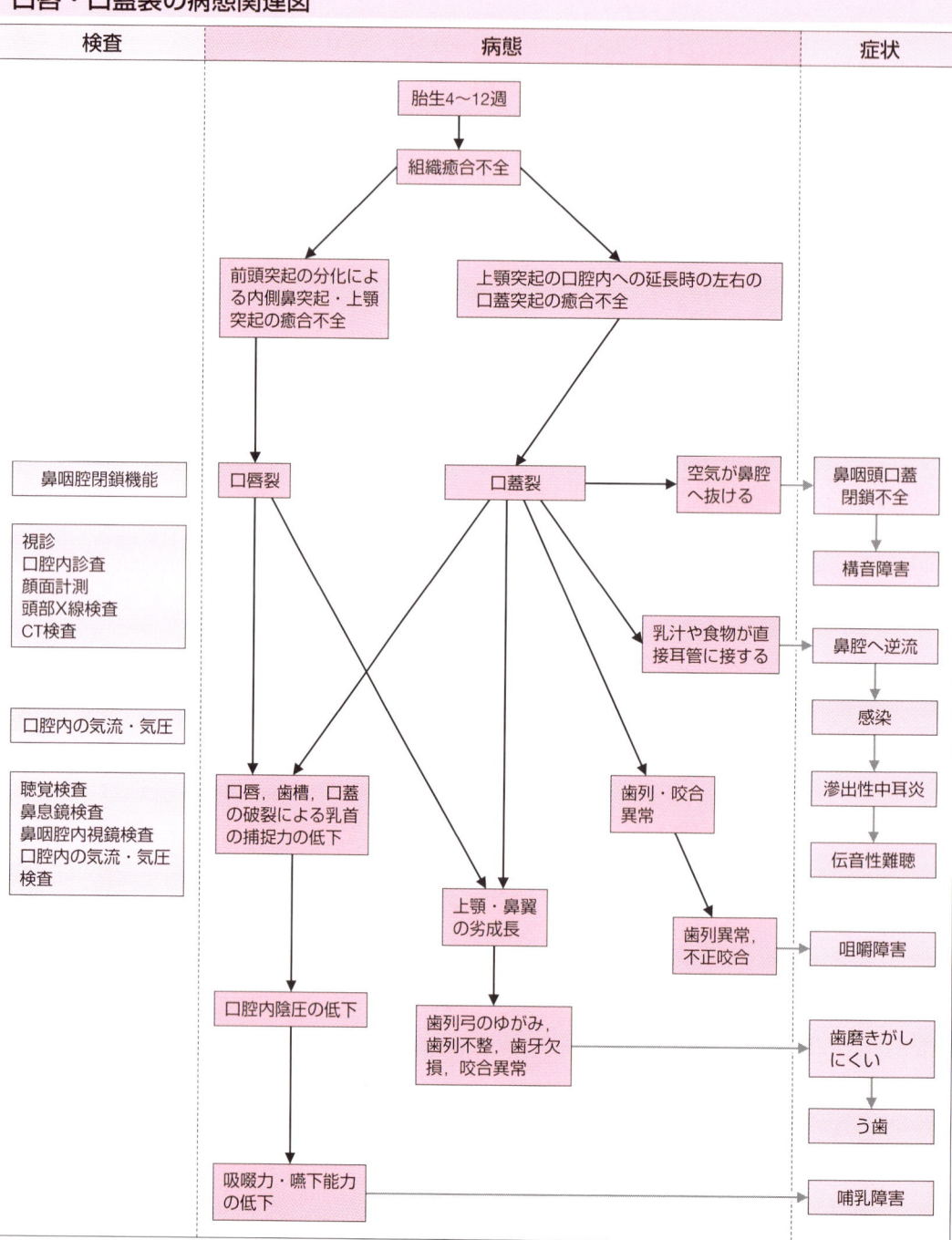

検査	病態	症状
	胎生4〜12週 → 組織癒合不全	
	前頭突起の分化による内側鼻突起・上顎突起の癒合不全 / 上顎突起の口腔内への延長時の左右の口蓋突起の癒合不全	
鼻咽腔閉鎖機能	口唇裂 ／ 口蓋裂 → 空気が鼻腔へ抜ける	鼻咽頭口蓋閉鎖不全 → 構音障害
視診／口腔内診査／顔面計測／頭部X線検査／CT検査	乳汁や食物が直接耳管に接する	鼻腔へ逆流 → 感染 → 滲出性中耳炎 → 伝音性難聴
口腔内の気流・気圧		
聴覚検査／鼻息鏡検査／鼻咽腔内視鏡検査／口腔内の気流・気圧検査	口唇, 歯槽, 口蓋の破裂による乳首の捕捉力の低下 ／ 歯列・咬合異常	
	上顎・鼻翼の劣成長 ／ 歯列異常, 不正咬合	咀嚼障害
	口腔内陰圧の低下 ／ 歯列弓のゆがみ, 歯列不整, 歯牙欠損, 咬合異常	歯磨きがしにくい → う歯
	吸啜力・嚥下能力の低下	哺乳障害

86

1 疾患の概念・定義

1. 口唇裂は，上口唇と鼻が形成される胎生4～8週頃に何らかの原因で癒合が障害され，上口唇が破裂する奇形である。
2. 口蓋裂は，胎生4～12週頃に硬口蓋と軟口蓋が形成される時期に口蓋の癒合が障害され，口蓋部が破裂する奇形である。

2 分類

口唇裂，口唇・口蓋裂，口蓋裂に分類。破裂部位や程度でさらに分類される（表4-1-1）。

表4-1-1 口唇・口蓋裂の分類

口唇裂	片側性，両側性，正中型
	不完全裂（鼻孔まで裂が達しないもの）
	完全裂（鼻孔まで裂が達するもの）
口蓋裂	口蓋垂裂（破裂が口蓋垂だけに限局するもの）
	軟口蓋裂（破裂が軟口蓋だけに限局するもの）
	硬軟口蓋裂（破裂が硬口蓋まで及ぶもの）
	粘膜下口蓋裂（筋層や骨に破裂のあるもの）
	唇顎口蓋裂（上口唇，上顎，口蓋まで）

3 病態および障害

1 哺乳障害

口唇，口蓋，歯槽に破裂があるため，吸啜力の低下や咀嚼障害，嚥下障害が起こる。哺乳時の空気の嚥下と乳汁の鼻腔への逆流は，哺乳障害を増悪させる。

2 耳鼻科的問題と聴覚障害

口蓋裂は，乳汁や食物などが直接耳管の入り口に接したり，鼻腔に入り感染を起こしやすいことから，中耳炎を起こし伝音性難聴になりやすい。難聴の大部分は滲出性中耳炎に由来し，口蓋裂を有する児の約80％が罹患するといわれる。難聴は言語訓練に支障をきたす。風邪，鼻炎や扁桃炎など上気道感染を起こしやすい。

3 歯科的問題

口唇，歯槽，口蓋の形態異常により，歯列の異常および不正咬合が生じる。このため，咀嚼障害や嚥下障害が起こる。歯牙異常や歯列弓のゆがみにより歯の清掃がしづらく，口腔自浄作用の低下から虫歯になりやすい。矯正歯科治療が虫歯治療で不可能になる問題も生じる。

4 上顎，顔面の発育異常

上顎の劣成長があり，異常な咬合状態を呈する。そのため，咀嚼障害を起こし，顔面の審美性に影響を与える。上顎骨成長発育不全，聴覚障害，永久歯の歯数異常および歯の位置異常を起こすことが多い。

5 心理的障害

出生から成人に至るまで長期にわたる様々な問題や障害を抱える。顔面の中心に奇形をもつ児の出生は家族，特に両親に大きな打撃を与え，障害受容は容易でない。迷信や社会的偏見は精神的動揺を増大し，自責の念にとらわれ，療育困難となる。患児が障害を自覚し受容することができるか，そして受容後も学校などの集団生活，就職，結婚など，成長するにつれて患児と家族が抱える心理的問題は計り知れない。

4 診断・検査

視診，口腔内検査，顔面計測，頭部X線，CT検査で診断する。聴覚検査，鼻咽腔内視鏡検査，口腔内の気流・気圧検査等も行う。

5 合併症

心室中隔欠損症などの心臓大血管系の異常，多指，合指などの四肢の異常，消化管異常などの先天異常がある。

6 治療

治療は，手術をすれば解決するわけではない。出生直後から成長に伴い，形成外科，耳鼻科，口腔科，矯正歯科，理学療法，言語療法，栄養管理などのチーム医療を進める。ここでは，形成外科術を中心に述べる。

1 口唇裂の手術

①主に哺乳と醜状の改善を目的に行い，瘢痕は残るが手術成績は著しく向上している。手術時期は一般的に，生後3か月または体重6kgで定頸を目安に行う。

②両側口唇裂はタイプにより一期的と二期的手術に分かれ，ミラード変法が広く行われる。
③完全唇裂の特に破裂の大きいものは，外鼻，キューピット弓，人中（鼻と唇間の2本線）などに不満を残し，3〜5歳に二次的修正が必要なことが多い。

2 口蓋裂の手術
①破裂部の閉鎖と十分な鼻口腔咽頭機能の獲得と，正常な言語機能の獲得を目的とする。手術時期は上顎の発育と言語獲得を考えて行う。10か月前後や，1歳6か月頃に一期的に実施する，または12か月と1歳6か月の二期的にするなど，施設により異なる。手術はpush back法，口蓋粘膜弁法のほか多数あり，評価を経て術式は開発途上である。
②手術療法および言語療法の併用で，90％前後の患児が5歳までに正常な言語を獲得する。乳歯の萌出とともに小児歯科で歯磨き練習，う歯の予防と治療を行う。

7 疫学・予後

わが国では，出生400〜500人に1人の頻度で発現する。家系内発生は一般集団より多い。兄弟に現れる割合は，片親罹患者で高い。

口唇・口蓋裂による乳児死亡率は低く，死因は合併する先天異常の関与が報告されている[1]。

8 看護

1 手術前の看護のポイント
①出生直後および哺乳中の呼吸状態，頻呼吸，陥没呼吸，チアノーゼなどの観察をする。小額症を合併すると気道閉塞を起こしやすい。
②哺乳状態の観察と授乳指導：哺乳障害があっても，安易に経管栄養は行わない。哺乳障害の程度に合わせて乳首や瓶，授乳方法を工夫し，哺乳訓練をする。家族に授乳指導を行い，家庭で療育できるよう援助する。
③患児に対する家族の受容と養育姿勢のサポート：出生後，奇形を持つ患児を受け入れられるように，家族の反応に合わせて援助する。特に母親が一日も早く患児の療育が行えるように，父親や母親を取り巻く人々に働きかける。受容後は，患児の成長とともに起こる障害や治療，療育に関する様々な悩みや不安を相談できる環境を作り，必要時，指導を行う。経済的問題は育成医療の助成が受けられることを伝える。

2 手術後の看護のポイント
①呼吸状態：頻呼吸，鼻翼呼吸，陥没呼吸など，手術により鼻呼吸が阻害されて生じる呼吸障害を軽減する。呼吸器合併症の有無を観察。
②創部の状態，感染症状：創部の保護のために，肘関節の抑制を抑制筒で行う。創部の局所管理を適切に行う。
③輸液管理，水分出納・脱水症状・体重の増減の観察。
④経管栄養の管理，経口摂取の促進：口唇裂術後は経管栄養となる。また，口唇・口蓋裂術後に抗生剤を使用するため，下痢を起こしやすい。そのため，当センターでは，ミルクは1ccあたり0.75kcalの高濃度液状栄養食（アイソカル）を使用し，徐々に増量する。また，術後より整腸剤の内服を行う。
⑤患児の状態および治療に対する家族の理解を促す：術後の経過と退院後の生活上の注意点を家族に説明し，母親が引き続き創部の保護をできるように指導する。

3 退院時の看護のポイント
①生活指導と今後の治療に対する家族の理解を促す：①1か月後の次回外来までの間は抑制筒を使用する，②抑制筒の使用により肘関節の動きが妨げられるため，1日数回は目の届く範囲で抑制筒を外し，肘関節の運動を行う，③抑制筒を外す時は創部の安静に十分気をつける，④玩具や家庭にあるもので創部を傷つけないように注意することを説明する。また，口蓋裂術後の食事について管理栄養士から説明を受けるようにする。

■ 文献
1) 森口隆彦編：口唇口蓋裂の総合治療改訂第2版，7-18，克誠堂出版，2003．
2) 秦維郎ほか，日本口蓋裂学会理事会編：口唇裂・口蓋裂手引書，1-28，日本口蓋裂学会，2008．
3) 正津晃ほか：新図説臨床看護シリーズ11　小児看護2，246-265，学習研究社，1998．

口唇・口蓋裂の看護

●実践事例

●事例の要約

出生時に唇顎口蓋裂と診断された男児。生後1か月の時に形成外科受診。哺乳、体重増加ともに良好。生後3か月で、口唇鼻形成術目的にて入院となった。入院翌日に口唇鼻形成術施行。術後は問題なく、術後8日に退院。口蓋形成術は10か月～1歳頃に施行予定である。

●治療・看護の経過の記述

1 年齢，性別，診断名等

- 年齢：3か月
- 性別：男児
- 診断名：左唇顎口蓋裂
- 家族：父，母の3人家族
- 妊娠・分娩状況：在胎週数40週，出生時体重2700g，アプガールスコア1分9点
  妊娠時・分娩時特記すべき事項なし

2 発症から入院までの経過

出生時に診断され，産院で紹介された口蓋裂用乳首を使用することで哺乳は問題なく，排気もしっかりできていた。体重も順調に増加し，入院時6190gで定頸もしており，口唇鼻形成術目的のために入院する。

3 手術前の経過

一般状態良好だが，1週間前より感冒症状，鼻閉感が残り，クロモグリク酸ナトリウム（インタール）吸入を1日3回行った。哺乳は，入院前からの遊び飲みが環境の変化で悪化することが考えられた。しかし，母親から家庭での方法を十分に情報収集して継続して行い，哺乳状態を良好に保つことができた。

術前の血液検査，胸部X線検査，3DCTは異常なし。

4 手術後の経過

手術は問題なく終了し全覚醒にて帰室した。体温36.7℃，脈拍150回/分，呼吸65回/分，血圧96/38 mmHg，SpO₂ 100％（酸素口元吹流し3L使用）。

呼吸状態は問題なく，翌朝に酸素投与を中止した。時々咽頭部の喘鳴が聞かれ，吸引を行い分泌物の除去をした。術後創部にガーゼを当てていたが，出血はにじむ程度であり，翌朝ガーゼは除去した。創部の新しい出血と離開はなかった。

患児が創部に手を持っていかないように，抑制筒で肘関節の屈曲を抑制した。肘関節の運動制限による弊害を軽減するために，時々抑制筒を外し，屈曲運動を行った。創部の縫合状態が良好であったため，術後6日には抜糸となった。哺乳後は創部の消毒，軟膏塗布を行い清潔に努めた。

術後1日からの経管栄養は問題なく，術後3日より経口哺乳に変更した。創部の安静を保つために，最初はスポイトによる経口哺乳を開始した。嫌がりながらも50～100ccと徐々に哺乳量が増加していき，胃カテーテルが抜去された。抜糸後は手術前に使用していた口蓋裂用乳首に戻した。経管栄養開始時より整腸剤の内服が開始となった。経管栄養開始後に嘔吐はみられなかった。便性のくずれは軽度みられたが，経口哺乳が開始となり，徐々に改善していった。ミルクは適温に温めたものを使用。排便による臀部の発赤予防のため，臀部に白色ワセリンを使用した。

両親は術直後，創部が顔面にあることや不機嫌な患児を見て，心を痛めていた。母親は，術後1日に患児が元気に動いていても「術後だから，寝かせておいてあげましょう」と言っていたが，抱っこをするよう促すと，母子ともに落ち着いた様子であった。「抱っこする時に反り

返るのです。寝てしまうといつもミルクを飲まないのです」「沐浴時に手が口にいってしまうのが怖い」などの訴えがあり，母親の訴えに対しては，その訴えを受け止め，行われている治療の必要性と病状の経過の見通しを説明し，不安の除去に努めた。その後，患児の順調な経過とともに不安は軽減されていった。

5 退院時の経過

1 退院後の生活指導と今後の治療についての説明

①創部の安静のために，退院後1か月間は抑制筒を使用すること，②抑制筒の使用により肘関節の動きが妨げられるため，1日に数回は目の届く範囲で抑制筒を外し肘関節の運動を行うこと，③抑制筒を外す時には，創部の安静に十分気をつけること，④玩具や家庭にあるもので創部を傷つけないように注意することを説明する。また，創部の清潔を保つための創部の清拭方法を実際に指導した。

2 口蓋形成術に向けて

次回の手術時期と，それまでは術前と同様に上気道感染に気をつけること，また耳鼻科や歯科的に起こりえる問題と注意点を説明した。

術後8日に退院となった。

この事例から学んだこと

家族は，出生直後から患児を最善の状態に整え手術の日を迎える。手術は生後3か月に行われ，障害の受容はできていることが多いが，この先も種々の問題があり，家族への心理的影響は計り知れない。長期に及ぶ治療を，患児や家族が前向きに行えるように，継続的な働きかけと温かい支援が必要である。

●実践事例の治療・看護の経過

		手術前	急性期 手術当日〜術後2日	回復期〜退院 術後3日〜8日
検査 観察		胸部X線検査 心電図 血液検査 出血時間 尿検査 全身状態の観察 感冒・感染症状の観察と予防 バイタルサイン測定	全身状態，腹部症状の観察 肺合併症の予防 水分出納 創部の観察 SpO₂モニター	血液検査（必要時）
治療		術前準備 前投薬 感冒症状のある時は医師の指示で内服	口唇鼻形成術 創部開放（術後1日） 消毒・軟膏塗布 点滴：ミルク増量でヘパロック 抗生剤（静注） 整腸剤内服開始 酸素口元投与（翌日朝6時まで） 不穏時・発熱時の指示	抜糸（術後6日） 抗生剤（術後3日以降内服へ，抜糸後は中止）
日常生活	安静度	フリー	ベッド上安静 抱っこ可（術後1日） 抑制筒	
	清潔	入浴	清拭	清拭 → 発熱なければ入浴可
	食事	ミルク哺乳 最終経口	禁飲食 NGチューブ挿入（術後1日） 　ミルク注入開始	スポイト乳首にて経口哺乳開始 術後6日〜：医師に確認後，口蓋裂用乳首可
	教育	感染予防	授乳指導 抑制筒使用上の注意点	管理栄養士による食事指導 言語訓練や歯科的治療に関して

●実践事例の看護上の問題点への対応

患者の経過	看護上の問題点	観察・看護	結果
手術前	#1 手術前，上気道感染に関連して手術を受けられない可能性	〈観察〉 ●1週間前より感冒症状あり，近医にて内服薬を処方されていた。入院時は体温36℃台，鼻閉感あり，鼻汁・咳嗽なし 〈看護〉 ●医師の指示により吸入施行。夜間は保温に気をつけた	#1 感冒症状の悪化はみられず，予定通り手術施行となる
手術後	#1 口唇鼻形成術により，呼吸状態が悪化する可能性 #2 創部の安静が保たれない可能性 #3 経管栄養開始により，腹部変調の可能性 #4 患児の状態や治療などに関連した不安を両親が持つ可能性	〈観察〉 ●術直後，酸素口元吹流しにてSpO₂100%保つ。肺雑音なく，エア入り良好。時々咽頭喘鳴あり ●創部より出血なし。抑制にて，創部に触れることなし ●術後1日より経管栄養開始。経管栄養問題なし。便性はややくずれぎみ。術後3日よりスポイト乳首にて経口哺乳開始 ●母親は，術後1日に患児が元気に動いていても「術後だから，寝かせておいてあげましょう」と言っていたが，抱っこをするよう促すと，母子ともに落ち着いた様子であった。「抱っこする時に反り返るのです。寝てしまうといつもミルクを飲まないのです」「沐浴時に手が口にいってしまうのが怖い」などの訴えあり 〈看護〉 ●酸素療法・吸引にて分泌物除去 ●創部安静のために，抑制筒，抑制チョッキ使用。哺乳終了ごとに創部の消毒，軟膏処置を行う ●ミルクは適温に温めたものを使用。整腸剤の確実な投与。排便による臀部の発赤予防のため，臀部に白色ワセリン使用 ●母親の訴えに対しては，その訴えを受け止め，行われている治療の必要性と病状の経過の見通しを説明し，不安の除去に努めた	#1 呼吸状態の悪化はみられなかった #2 創部の出血はなく，縫合状態は良い。術後6日に抜糸する #3 経管栄養時は，便性のくずれがみられたが，経口栄養になってから便性も落ち着き，大きな腹部変調は起こさなかった。最初は飲めないが，徐々に哺乳でき，翌日に経管栄養用のNGチューブ抜去となる。便性も落ち着く #4 母親の訴えに対し，その都度対応していくことで，納得されていた。沐浴にも自信が持てるようになった
退院時	#1 退院後の患児の状態について両親が不安を持つ可能性	〈観察〉 ●母親は抜糸後の傷がきれいと喜んでいる。退院指導時に「外出時も抑制筒は必要ですよね。お鼻の掃除はしてもいいですか」などたずねる 〈看護〉 ●母親の訴えを受け止め，家族の生活に合った退院指導を行う	#1 退院指導内容は納得され，退院となった

4-2 食道閉鎖症

4 消化器疾患

看護の基礎知識

●病態関連図

食道閉鎖症の病態関連図

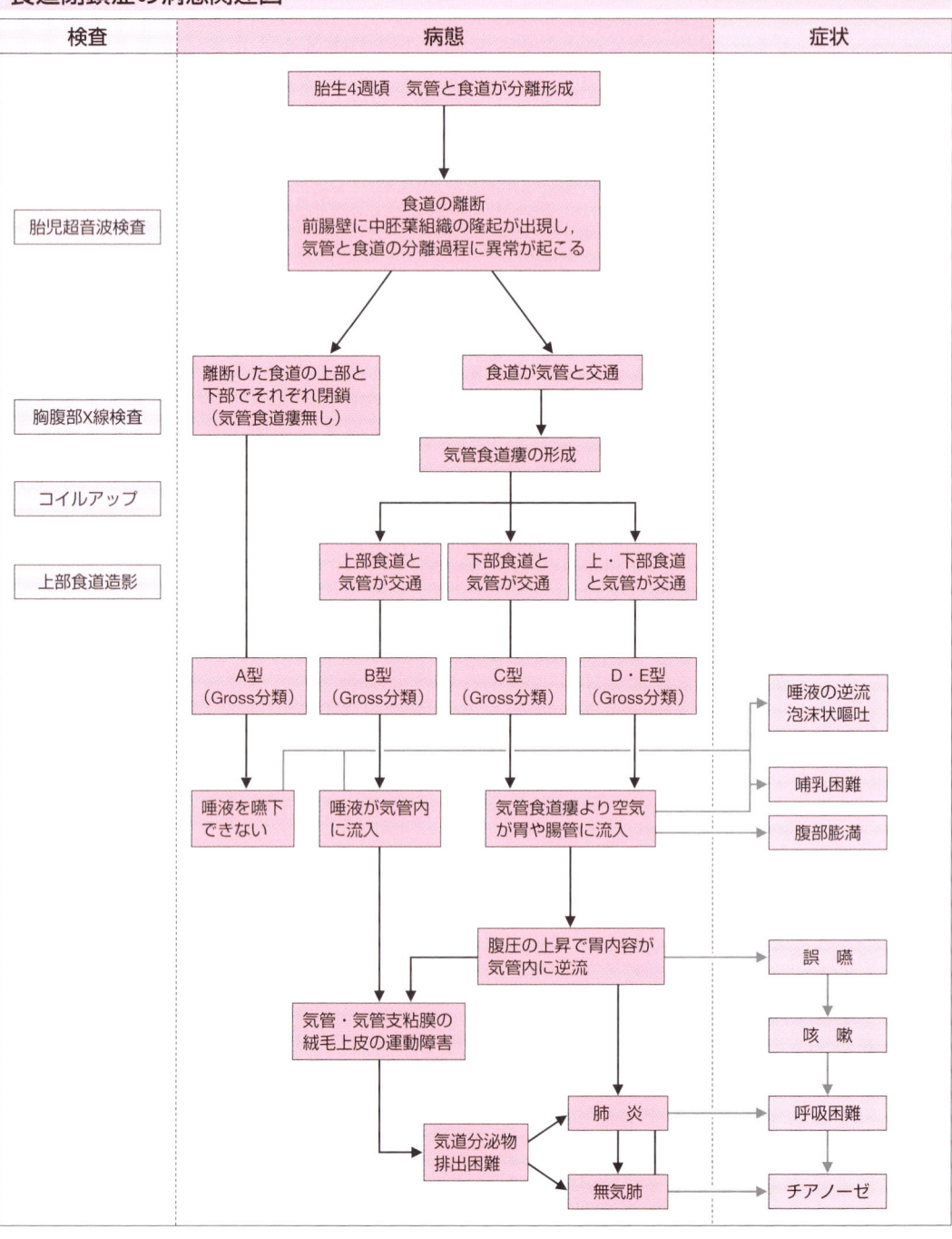

検査	病態	症状
胎児超音波検査	胎生4週頃　気管と食道が分離形成 → 食道の離断　前腸壁に中胚葉組織の隆起が出現し，気管と食道の分離過程に異常が起こる	
胸腹部X線検査	離断した食道の上部と下部でそれぞれ閉鎖（気管食道瘻無し） ／ 食道が気管と交通 → 気管食道瘻の形成	
コイルアップ		
上部食道造影	上部食道と気管が交通 ／ 下部食道と気管が交通 ／ 上・下部食道と気管が交通	
	A型（Gross分類） ／ B型（Gross分類） ／ C型（Gross分類） ／ D・E型（Gross分類）	唾液の逆流　泡沫状嘔吐
	唾液を嚥下できない ／ 唾液が気管内に流入 ／ 気管食道瘻より空気が胃や腸管に流入	哺乳困難／腹部膨満
	腹圧の上昇で胃内容が気管内に逆流	誤嚥 → 咳嗽
	気管・気管支粘膜の絨毛上皮の運動障害 → 気道分泌物排出困難 → 肺炎／無気肺	呼吸困難 → チアノーゼ

1 疾患の概念・定義

食道閉鎖症は、食道が途中で閉鎖または離断した状態である。原因の詳細は不明で、食道閉鎖症に気管食道瘻（TEF）は高率に合併する。

2 病態・分類

食道と気管の交通の有無で5つに分類される（図4-2-1）。
ミルクや唾液も嚥下できず、口腔内より泡沫状の唾液が流出する。哺乳を開始すれば誤嚥し、チアノーゼが出現する。TEFを通して呼吸する空気が胃内に入り、腹部膨満がみられる。胃内が拡張し嘔吐反射が起こると、胃内容はTEFを通して気管内に入り肺炎を起こす。

3 検査・診断

1 出生前診断
羊水過多を伴い、胎児超音波検査で約30％は胎内診断されるが、確定診断は出生後を待つ。

2 コイルアップ（coil up）
カテーテルを口・鼻から食道に挿入すると盲端でつかえ、反転し口腔内に出てくる。

3 胸腹部X線検査
①コイルアップ像、盲端の位置確認、②腹部消化管内のガス像の有無（A型、C型の鑑別のため）、③肺合併症の有無。

4 上部食道造影
原則的には禁忌。B型、D型、E型の鑑別に行う。水溶性造影剤を使用する。

5 心臓・腹部超音波検査

4 症状

1. 唾液の逆流：泡沫状の嘔吐（授乳後）
2. 咳嗽、呼吸困難、チアノーゼ、哺乳困難
3. 腹部膨満（C型、D型、E型）
4. 腹部陥没（A型、B型）

5 合併症

1. 肺合併症：唾液や胃液の逆流による肺炎。
2. 合併奇形：VATER連合（脊椎奇形、鎖肛、気管食道瘻、腎および橈骨異形成）、心奇形（心室中隔欠損、ファロー四徴症、単心室など）。

6 治療

気管食道瘻閉鎖術と食道端端吻合術を病型、体重、肺合併症、合併奇形の有無により行う（表4-2-1）。

1 術前合併症の予防と治療
上体を挙上し、唾液を吸引する。必要時、鼻腔から食道盲端部までカテーテルを留置し、唾液を持続吸引する。

2 術後合併症の予防と治療
①肺合併症：無気肺や肺炎が最も多い。術後より抗生剤を投与し、肺理学療法を行う。術中の肺圧迫により術後換気不全が懸念される場

図4-2-1 Grossの分類

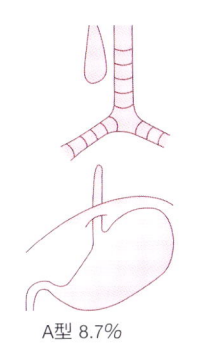

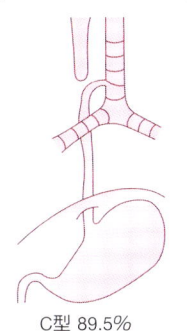

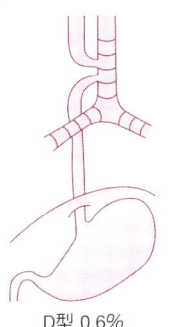

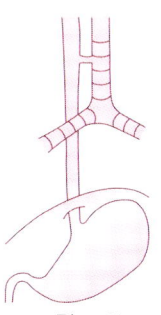

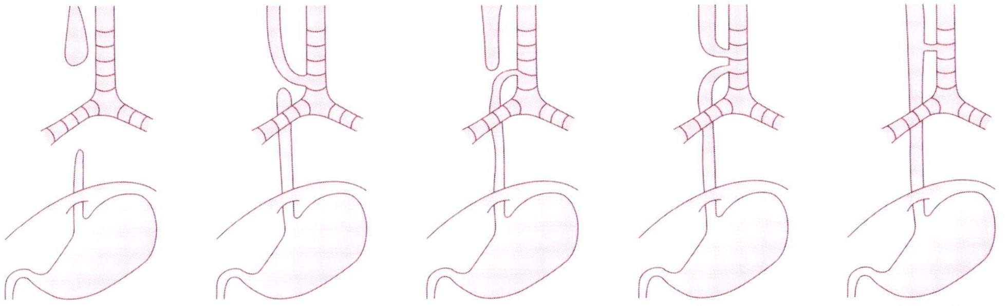

A型 8.7%　　B型 0.6%　　C型 89.5%　　D型 0.6%　　E型 0.6%
(172例中の割合)

統計数値は、我が国の新生児外科の現状—2003年新生児外科全国集計—、日本小児外科学会誌, 40 (7), 62, 2004.による

合，人工呼吸器で管理を行う。
②吻合部縫合不全：吻合部ドレーンによる保存的療法を行う。空気や消化液貯留により消化管に圧が加わり縫合不全を誘発するため，NGチューブや胃瘻から減圧する。
③吻合部狭窄：頻回な食道ブジーとともにバルーンカテーテルを用いた拡張術を行う。
④TEFの再発や胃食道逆流現象（GER）。

3 水分・栄養管理

持続点滴を中心に行い，手術までの期間が長期になる場合は胃ろうもある。

7 疫学・予後

発生頻度は出生1300〜4500例に1例程度といわれ，男女比は1.4：1とやや男児に多い。死亡率は12.3％であり，低出生体重児の死亡率が高い（2003年新生児外科学会全国集計）。

8 看護

1 手術前看護のポイント

- 呼吸状態の観察と吸引や肺理学療法を行う。
- 上部食道の低圧持続吸引を行い，誤嚥を予防する。
- 胃内容物の気管内逆流防止に上体を挙上する。
- 活動性を観察し，泣いているなら安静を保つ。
- 水分出納バランスチェックと輸液管理を行う。
- オープンクベースで体温の変化に注意する。
- 禁乳による空腹感の緩和を図る。
- 両親に疾患・治療の理解と同意を得るため情報提供し，医師の説明を補足し，理解を促す。

2 手術後看護のポイント

①肺合併症の予防
- 胸腔ドレーンのエアリークの有無や唾液様排液の有無を観察する。

②縫合不全の予防
- 縫合部の保護のために吸引カテーテル挿入の長さを確認する。
- バギング圧を医師に確認して実施する。
- 体位変換時には頸部の伸展を避け慎重に行う。
- 経鼻胃管・食道チューブより吸引で減圧する。

③経管栄養開始に伴う栄養の改善
- 腹部症状（膨満，緊満，腸蠕動音，嘔気・嘔吐）を観察する。
- 注入前に残乳を確認し，注入中と後は上体挙上する。

3 回復期

①経口栄養：経口哺乳開始時は嚥下状態を観察し，少量ずつ進める。開始後はGER，食道狭窄などの徴候を観察する。
②退院指導：術後数か月すると食道狭窄やGERの発生，気管食道瘻の再開通出現の危険があるため，症状や観察点を説明する。食事形態の移行時には，栄養士・外来（リハビリテーション）と連携を取り支援していく。

■ 引用・参考文献

1) 岡田正：系統小児外科学改訂第2版，427-434，永井書店，2005.
2) 桑野タイ子編：新看護観察のキーポイント小児Ⅱ，中央法規出版，2011.

表4-2-1 根治手術

一期的食道吻合術	TEFの結紮・切離と食道の吻合再建を同時に1回で行う。従来は胃瘻造設が勧められていたが，TEF切離までを迅速に行えるリスクの少ない症例では胃瘻造設は必須ではない。GrossC型が対象。
遅延的食道吻合術	肺炎や呼吸障害などの合併のため胃瘻造設をし，全身状態の改善後に一期的根治術を行う。
多段階手術（分割手術）	胃瘻の造設とTEFの切断・閉鎖のみを行い，時期を遅らせて食道の吻合を行う。上部食道盲端の持続吸引と胃瘻からの経管栄養を行い，食道再建の時期を待って，根治術を行う。
Howard法（食道延長）＋食道吻合術	上下食道盲端の距離が長く一期的吻合が困難な場合，TEFの切離と胃瘻造設にとどめ，食道ブジーを繰り返して上下の食道盲端が接するまで食道を延長させた後，吻合を行う。GrossA型が対象。
その他	延長術を行っても食道吻合が不可能な上下食道の距離が長い場合，胃管，空腸，結腸を代用食道として利用する方法もある。

食道閉鎖症の看護

●実践事例

●事例の要約

C型食道閉鎖症と心房中隔欠損の女児。右開胸、TEF結紮縫合閉鎖、食道端端全層一層吻合を行う。術後1週間、筋弛緩剤、鎮静剤を使用し、人工呼吸管理を行い、術後10日で経鼻胃管からミルク注入を開始した。術後15日に経口哺乳開始後も問題なく、術後経過も良好にて退院となった。

●治療・看護の経過の記述

1 年齢, 性別, 診断名等

- 年齢：日齢1
- 性別：女児
- 診断名：C型食道閉鎖症、心房中隔欠損
- 家族：両親との3人家族
- 妊娠・分娩状況：在胎週数37週、帝王切開、出生時体重2700g、アプガールスコア8/9

2 発症から入院までの経過と入院時の状態

妊娠30週から羊水過多を認め、出生時よりチアノーゼがあり、食道閉鎖症の疑いで入院。

入院時は、泡沫状唾液が口角から流出していた。経鼻胃管を挿入し、X線上のコイルアップ所見と消化管ガス像により診断。入院時の直腸温37℃、脈拍140回/分、呼吸50回/分、血圧54/30 mmHg。全身チアノーゼあり、啼泣時に増強。SpO_2 80%で酸素BOX収容。口鼻腔吸引物は唾液様が多く、食道盲端にカテーテルを留置して持続吸引が開始され、輸液療法も行った。

父親は不安様表情が強く、患児を見つめ時折タッチングをしていた。

3 入院から退院までの経過

1 急性期

入院4時間後に、食道閉鎖根治術（右開胸、TEF結紮縫合閉鎖、下端の食道が予想より長く吻合可能と判断されたため食道端端全層一層吻合）が施行された。胃瘻造設はなし。

術前の肺炎傾向、術中の肺圧迫により換気不全が懸念されたと同時に吻合部の創安静保持のため、筋弛緩剤と鎮静剤を使用し、人工呼吸器による呼吸管理が行われた。術直後から理学療法を行い、TEF切離部・食道吻合部に負担をかけないために気管内・口鼻腔吸引時のカテーテル挿入の長さとバギング圧を統一。体位交換時には頸部の伸展を避け慎重に行った。

空気や消化液の貯留により消化管に圧がかかると縫合不全を誘発するため、経鼻胃管・食道チューブより適宜吸引で減圧。胸腔ドレーンのエアリークの有無、唾液様排液の有無に注意した。8時間ごとに水分出納を評価し、輸液量調節に重要な体重を毎日測定した。

出生直後の緊急入院・手術のため、家族の不安軽減に努めて看護にあたった。面会中の父親に患児の様子や状態をわかりやすく伝え、コミュニケーションを密に図った。また、入院中の母親の様子や情報収集を行い、理解度や不安を把握した。母親は父親からの説明に動揺することもあったが、手術が無事に終わり、母親も早く患児に会いたいと話していた。患児の治療経過は長く、また母親は産後間もないため、父親には焦らずに経過を見守るように話すとともに、感情を表出できるように勇気づけた。

2 回復期〜退院まで

術後7日より徐々に筋弛緩剤と鎮静剤の使用を中止し、術後9日に抜管した。術後10日の食道造影で、吻合部の問題はなく、経鼻胃管よりミルク注入を開始。GERや食道狭窄症状出現の可能性もあり、注入前に残乳を確認し、喘鳴のある時は吸引後に少し休ませ、ゆっくり注入し、注入中と注入後は上体を挙上した。ミルク注入量・体重が順調に増え、術後15日に経口摂取へ切り替えた。抱っこで上体を挙上し、患児のペースに合わせて経口哺乳した。咳嗽や嘔気がある時は休憩し、再度経口を勧め、吸啜

が乏しい時は無理せず残乳を注入した。

　早期から母乳搬入を進め，経管栄養に使った。両親は「こんなに早くからミルクが飲めるようになるなんて思ってもいなかったのでうれしいです。毎日母乳を持って来ないとね」と笑顔で話し，面会中は患児を抱っこし，話しかけていた。また，経鼻胃管を患児が触るため，手袋とおそろいの靴下を持ってきた。

4 退院時の状況

　患児は第一子であり，退院後も両親が自信を持って育児に取り組めるように指導した。

　指導は育児一般や，与薬方法と実施，食事の進め方，食道狭窄・GER・気管食道瘻の再開通出現時の症状や観察点などを説明した。今後も，外来と連携を取り支援していく旨を伝えた。

この事例から学んだこと

　一期的根治術が行われ順調に退院を迎えることができ，退院後も継続的なフォローを必要とする家族への指導展開の重要性を学ぶことができた。

● 実践事例の治療・看護の経過

		急性期		回復期		
		手術前	手術後	術後1～10日	術後11～20日	術後21日～退院まで
検査		胸・腹部X線検査 血液ガス測定 血液一般検査 検尿 脳・心臓・腹部超音波検査 心電図 検温（6時間ごと）		胸・腹部X線検査 血液一般検査 （状態に合わせて適宜行う） 上部消化管造影（術後10日）	検温（4時間ごと）	→
治療（点滴・モニターなど）		維持点滴 補正 上体挙上 SpO₂モニター ECGモニター 酸素投与 食道チューブ持続吸引	筋弛緩剤・鎮静剤 抗生剤投与 人工呼吸器管理 食道チューブ・経鼻胃管持続吸引 胸腔ドレナージ	→ → →	酸素投与	→
処置		食道チューブ挿入 点滴確保 ネームバンド装着 体重測定		気管内チューブ抜去 包帯交換	胸腔ドレーン抜去 食道チューブ抜去 創部開放	経鼻胃管抜去 点滴抜去
説明		院内オリエンテーション 外科・麻酔科ムンテラ 手術中の待機説明	術後ムンテラ（状態に合わせて適宜）	日常的ケアを一緒に行いながら退院後の生活を見据えて育児一般や与薬方法，ミルク・食事のすすめ方など適宜説明 退院決定後：退院指導		
日常生活	安静度	ベッド上		→	抱っこ可	フリー
	清潔			清拭	沐浴	→
	食事	禁乳		経管注入：3時間ごと，ミルク10mL～開始，徐々に増量		経口摂取：3時間ごと，ミルク60mL

●実践事例の看護上の問題点への対応

患者の経過	看護上の問題点	観察・看護	結果
急性期（手術前後）	（術前） #1 TEFを通して胃液などが逆流することに関連した「呼吸器合併症」	〈観察〉 ●努力呼吸，全身チアノーゼあり。SpO₂ 80％。啼泣時全身網状チアノーゼあり。口鼻腔吸引物は唾液様のものが多い 〈看護〉 ●上体挙上し，酸素BOX収容。必要時，口鼻腔吸引 ●食道チューブを留置し低圧持続吸引開始 ●輸液にて体液管理 ●啼泣させ続けない	#1 重症化は防止でき手術施行となった
	（術後） #1 手術操作・術前の呼吸状態が悪いことに関連した「呼吸器合併症」 #2 創部安静を保ち「縫合不全」を予防	〈観察〉 ●人工呼吸器装着中。鎮静中のため，体動なし ●X線上で無気肺がみられたが，呼吸状態は比較的安定しており，SpO₂は良値保てる。気管内吸引時にSpO₂ 80％台へダウンあり ●胸腔ドレーンからの流出は旧血性の流出がみられたが，エアリークや唾液様液排液はなかった。炎症所見が続くこともなかった 〈看護〉 ●人工呼吸器管理（呼吸状態に合わせて呼吸器動作や設定・加湿の確認） ●体位変換（頸部伸展は避ける） ●胸腔ドレーンの排液の性状の観察 ●抗生剤の投与 ●気管内・口鼻腔吸引ではカテーテル挿入の長さとバギング圧を統一 ●経鼻胃管・食道チューブより適宜吸引を行い，減圧を図る	#1 術後1週間で抜管し，その後の呼吸状態の悪化はみられなかった #2 上部消化管造影にて吻合部に問題がないため，ミルク注入開始となった
回復期	#1 経管栄養開始に伴い「栄養が順調に進む」	〈観察〉 ●経鼻胃管よりミルクの注入が開始されたが，注入トラブルなし。経口摂取開始後むせこみや嘔気がみられることがあった 〈看護〉 ●注入前には残乳を確認し，喘鳴がみられる時には吸引し分泌物を取り除き，少し児を休ませてから注入を行う。注入は一定の時間をかけてゆっくりと行い，注入中・注入後は上体を挙上する ●経口時は抱っこにて上体を挙上し，患児のペースに合わせて哺乳を行う。哺乳時に咳嗽や嘔気がみられた時には休息し，再度経口を勧め，吸啜が乏しい時には無理せず残乳を注入する	#1 誤嚥などを起こすことなく順調にミルクを増量し，体重も増えていった
急性期～退院まで	#1 出生直後の緊急入院・手術・今後の治療経過に関連した「家族の不安」	〈観察〉 ●術前は父親の不安様表情は強く，患児を見つめ時折タッチングをしていたが，手術後は安心した様子がみられた。母親は父親からの説明に動揺することもあったが手術が無事に終わり，母親も早く退院して患児に会いたいと話していた ●経管栄養で哺乳が始まると「こんなに早くからミルクが飲めるようになるなんて思ってもいなかったのでうれしいです。毎日母乳を持って来ないとね」と笑顔で話し，面会中は患児を抱っこし話しかけていた。また，経鼻胃管を患児が触ってしまうため，手袋とおそろいの靴下を持ってきた 〈看護〉 ●面会中は患児の様子や状態をわかりやすく伝え，質問や不安な点はないかたずね，コミュニケーションを密に図る ●入院中の母親の様子や情報収集を行い理解度や不安を把握する ●父親には焦らずに経過を見守るようにと話すとともに，感情を表出できるように勇気づける ●早期から母乳の搬入を進め，経管栄養には母乳を使う ●退院後も両親が自信を持って育児に取り組めるように，面会時には日常的ケアを看護師とともに行う ●術後合併症の可能性があるため，症状や観察点などをパンフレットを用いて説明する	#1 緊急手術による動揺はあったが無事に手術が終了し，安心した様子がみられた 親子関係の確立は良好で，自信を持って育児に臨めていた 退院後の生活を見据え積極的な関わりができていた

4-3 肥厚性幽門狭窄症

4 消化器疾患

看護の基礎知識

●病態関連図

肥厚性幽門狭窄症の病態関連図

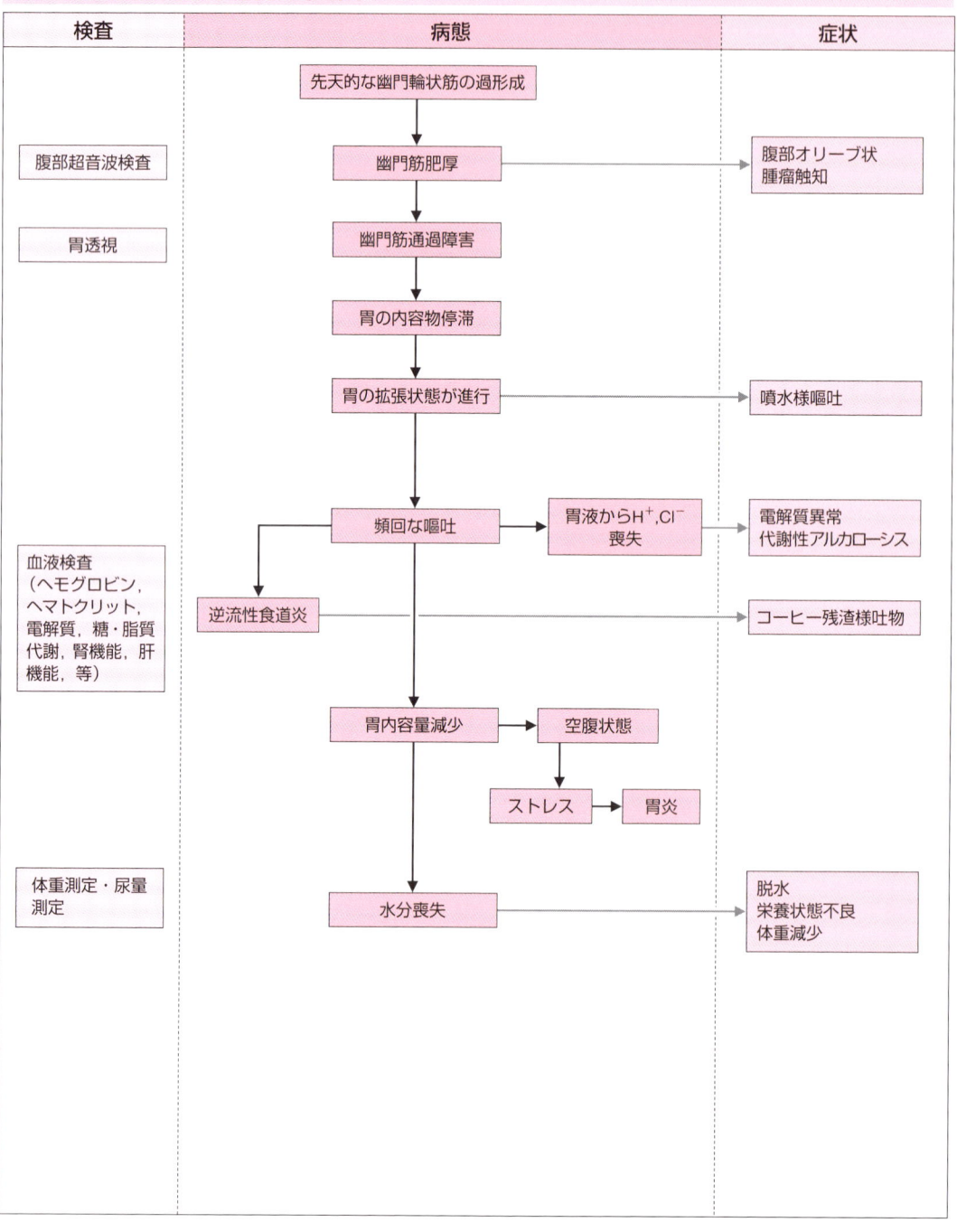

検査	病態	症状
	先天的な幽門輪状筋の過形成	
腹部超音波検査	幽門筋肥厚	腹部オリーブ状腫瘤触知
胃透視	幽門筋通過障害	
	胃の内容物停滞	
	胃の拡張状態が進行	噴水様嘔吐
血液検査（ヘモグロビン，ヘマトクリット，電解質，糖・脂質代謝，腎機能，肝機能，等）	頻回な嘔吐 → 胃液からH⁺,Cl⁻喪失	電解質異常 代謝性アルカローシス
	逆流性食道炎	コーヒー残渣様吐物
	胃内容量減少 → 空腹状態 → ストレス → 胃炎	
体重測定・尿量測定	水分喪失	脱水 栄養状態不良 体重減少

1 疾患の概念・定義

本疾患は，先天的な幽門輪状筋の過形成による肥厚が原因で，通過障害を生じる。病因は確定されていない。

2 病態

幽門部内腔が狭窄し，筋の肥厚は2倍程度になり，右上腹部では肥厚した幽門がオリーブのように触知できる。通過障害により繰り返す嘔吐で胃液が失われるため，脱水と電解質異常を起こす。

3 検査・診断

1 特徴的な診断所見と病歴の聴取
①繰り返す無胆汁性の噴水様嘔吐，②右上腹部のオリーブ状腫瘤触知，③左上腹部から右側腹部へ進む胃蠕動波が3大特徴である。

2 X線検査
拡張した胃泡と，下部腸管のガス像の欠如（立位単純像）を認める。

3 超音波検査
幽門筋層と幽門管の長さを測定し，筋層厚4mm，幽門管長15mmを越えると診断される。

4 胃透視
診断が不確実の場合に施行。造影剤は胃から排泄が遅れ，狭窄部が細く造影（string sign）される。

4 症状

1 嘔吐
出生直後ではなく生後2〜3週頃より出現する。始めは回数も少なく溢乳様であるが，次第に授乳のたびに嘔吐するようになり，噴水様に嘔吐する。患児は嘔吐後再びミルクを欲しがることが多い。吐物はガード乳と胃液で胆汁は含まないのが特徴である。胃粘膜の炎症や逆流性食道炎が進むと，コーヒー残渣様になることがある。

2 腹部所見
触診で右上腹部にオリーブ状腫瘤の触知と，膨隆した上腹部に左上から右側腹部へ進む胃蠕動波がみられる。

3 脱水
嘔吐が続くと脱水となり，大泉門の陥没，尿量減少，皮膚緊張の低下，便秘，飢餓便となる。末梢循環不全が生じると四肢冷感が出現する。

4 電解質異常と代謝性アルカローシス
繰り返す嘔吐による大量の胃液喪失により引き起こされる。

5 体重増加不良
体重増加は停止し，やがて減少する。

6 低蛋白血症
低栄養と貧血になる。来院時の採血では，脱水により総蛋白量，ヘマトクリット値，ヘモグロビン値が高値を示すことが多い。

7 黄疸
脱水の軽減とともに改善する。

5 合併症

吐物誤嚥による肺合併症（無気肺，肺炎）が生じる。

6 治療

アトロピン使用による保存療法の効果は不安定で，手術療法が第一選択される。

1 保存療法
①輸液：脱水の改善，電解質補正，栄養補給。
②鎮痙・鎮静剤：アトロピン静注と，哺乳ごとに硫酸アトロピンの内服の方法がある。

2 手術療法
①開腹術：操作に確実性があり安全性も高いが，創が大きい。
②内視鏡下術：創が小さく，経口哺乳開始も早いが，粘膜の損傷が判別しにくく手術操作に熟練を要する。

＜手術前＞
- 輸液で体液・電解質を十分補正する。
- 経鼻胃管挿入により胃内減圧，嘔吐・誤嚥の予防を図る。
- 手術当日に抗生剤を投与し感染を予防する。

＜手術＞
全身麻酔下で幽門筋切開術（ラムステッド術，図4-2-1）を行う。これは，幽門部の筋層を切開し，粘膜が盛り上がった状態にして通過を良好にする。

＜手術後＞
- 脱水，電解質のバランスに留意し輸液する。
- 酸素投与，モニター管理を行う。
- 嘔吐予防のため上体挙上とし，開腹術後は12～24時間，内視鏡下術後は3時間で哺乳開始とする。12時間ごとにミルクを増量し，摂取状態に応じて輸液を減量する。
- 合併症は粘膜穿孔による腹膜炎，創部の出血，術直後からの経口哺乳による嘔吐である。

図4-2-1　幽門筋切開術（ラムステッド術）

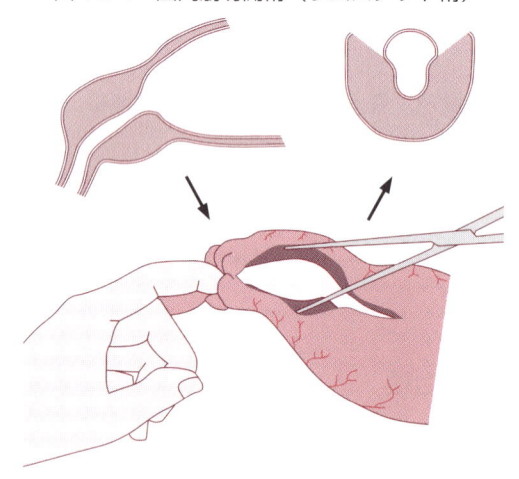

加藤哲夫：肥厚性幽門狭窄病，標準小児外科学第5版（岡田正監），123，医学書院，2007．

7　疫学・予後

出生1000人に対して1～2人の割合で発生し，男児の罹患率が女児の4倍に及ぶ。
治療による根治が可能で，予後は良い。

8　看護

主に外科的治療が行われるため，手術前・手術後の看護について述べる。

1　手術前の看護のポイント
①嘔吐に関連した脱水症状
- 経鼻胃管による胃内減圧，嘔吐・誤嚥の予防
- 上体挙上，右側臥位とする。
- 確実な点滴投与
- 嘔吐時は速やかに顔を横に向け，吸引を行う。
- 嘔吐量を測定するため，タオル類の重量測定を行う。
- 手術当日朝に，正確な体重を測定する。

②新生児期の緊急入院に関連した家族の不安
- スタッフからコミュニケーションをとる。
- 家族の混乱，動揺に配慮し，落ち着いた態度で接する。説明はゆっくり，はっきり行う。
- 医師からの手術説明の際には付き添い，家族の理解の程度や受け止め方を把握する。
- スタッフ間の家族に対する言動統一を図る。
- 不明・不安な点は看護師に伝えるよう説明する。

2　手術後の看護のポイント

全身麻酔後のため，呼吸状態や手術創の観察に留意し看護を行う。
①患部の浮腫がとれない手術直後より哺乳開始となるため嘔吐の可能性
- 医師の指示に準じ少量ずつ哺乳を開始する。
- 嘔気・嘔吐のある時は無理に進めない。
- 嘔吐が続く時は医師に報告する。
- 嘔吐時は速やかに顔を横に向け，吸引を行う。
- 十分に排気を行う。
- 哺乳後，嘔吐防止のため，上体挙上，右側臥位とする。
- 哺乳量に合わせ，指示に基づき輸液量の変更をする。
- 家族に対して排気や体位の必要性や方法，術後しばらく嘔吐しやすい状況であることを説明する。

②全身麻酔後の呼吸状態変調や手術操作による創部感染の可能性
- 手術当日は気道確保し，酸素BOXに収容。
- 吸引・タッピングを行う。
- 加湿と指示による吸入を行う。
- 創部感染の徴候が現れたら医師に報告する。
- そのほか，家族に対しては退院に向け，医師の治療経過の説明の理解度を確認し，創部の抜糸は必要ないことを説明し，自宅で行う管理方法を指導する。

■ 引用・参考文献
1) 岡田正：系統小児外科学改訂第2版，464－466，永井書店，2005．
2) 内田広夫：肥厚性幽門狭窄症の発生に関する臨床研究（0911－4866），22(1)，46－47，埼玉県小児医療センター医学誌，2005．

肥厚性幽門狭窄症の看護　　実践事例

●事例の要約

生後2～3週頃より4～6回／日の嘔吐が出現し、口や鼻から溢れ出すように嘔吐した男児。体重増加不良もみられ、超音波検査で肥厚性幽門狭窄症と診断された。脱水・代謝性アルカローシスの補正後、腹腔鏡下幽門筋切開術を施行。術後3時間から哺乳を開始したが嘔吐はみられず、術後経過は良好にて退院となった。

●治療・看護の経過の記述

1 年齢、性別、診断名等

- 年齢：1か月
- 性別：男児
- 診断名：肥厚性幽門狭窄症
- 家族：父、母の3人家族

2 発症から入院までの経過

生後間もなくから嘔吐が1～2回／日あり、生後2～3週頃より4～6回／日に徐々に増し、口や鼻から溢れ出すようになる。その後、少量頻回の哺乳にしたが、嘔吐は軽減せず、体重増加不良もみられた。診断の結果、肥厚性幽門狭窄症と診断され、緊急入院する。

3 入院時の状態

入院時、乳首をくわえておとなしく入眠していることが多かった。入院時の体重2855g、体温36.8℃、脈拍116回/分、呼吸28回/分、血圧64mmHg/触診。大泉門軽度陥没。尿流出少ない。下肢に冷感あり。

入院後は禁乳となり、胃内減圧と嘔吐による誤嚥予防を目的とした経鼻胃管が挿入され、排液物はガード乳様であった。また、代謝性アルカローシスも起こしており、輸液療法で脱水・代謝性アルカローシスの補正が行われた。両親は入院直後に不安を訴え、表情も硬かったが、医師や看護師から今後の治療・看護の説明を受け、嘔吐の原因や治療の必要性が明確になったことで安心した様子も見受けられた。

4 入院から退院までの経過

1 急性期（入院から手術前）

入院時、pH 7.47、HCO_3^- 38.5、BE 12.8、Na 138、K 4.8、Cl 93、Ca 10.5、CRE 0.32、UN 14。輸液開始。経鼻胃管を留置し、上体挙上とし、嘔気が出現した時は誤嚥予防のため右側臥位にした。経鼻胃管は胃減圧を図るため2時間ごと（および適宜）に吸引したところ、嘔吐・腹部緊満は出現しなかった。8時間ごとに経鼻胃管からの排液を小計し、その量を8時間で補正した。1日の水分出納バランスを小計し、体液バランスを観察した。

入院時から下肢に末梢冷感が出現し、低栄養による末梢循環不全の徴候として低体温が予測され、リネンや保温器具を使用し、清潔ケア時は特に保温に注意した。

禁乳や経鼻胃管の留置により患児の欲求を満たすことが困難であったため、啼泣時はおしゃぶりを与え、抱っこであやすなど、患児の欲求を少しずつ満たし、情緒の安定を図る手段とした。

両親は、生後間もないわが子の入院・手術であり、また第一子でもあったため、不安が増強しやすいと考えた。不安軽減を図るために頻回に訪室し、コミュニケーションをとった。医師の説明には看護師が付き添い、家族の理解の程度や受け止め方を把握し、質問なども促した。治療経過や処置・検査・看護の説明は口頭だけでなく、家族用のクリニカルパスをもとに行った。

入院2日には脱水・代謝性アルカローシスも改善され、ラムステッドの幽門筋切開術を腹腔鏡下で行った。

2 回復期（手術後から退院まで）

術後1日は酸素BOXに収容し，サチュレーションモニター使用。バイタルサインは安定しており，手術後3時間でミルク10mL×8回（3時間おき）で哺乳開始。12時間ごとに10mLずつミルクを増量していくが，哺乳時には必ず抱っこをし，排気を確実に行った。哺乳後は上体挙上または右側臥位をとり，嘔吐を防いだ。術後3日，ミルク量70mLとなったため輸液中止。創部からの出血や滲出もなく，創部感染徴候もみられなかった。

嘔吐もなく哺乳良好で術後の経過は順調であったことから，両親も落ち着いた様子で患児に接することができた。

5 退院時の状況

退院後も両親が自信を持って育児に取り組めるように，面会時には積極的に患児との関わりを持たせ，哺乳やおむつ交換，清拭などに参加してもらった。

退院前の哺乳状況は良好であったが，手術後しばらくは嘔吐する可能性があることを説明し，嘔吐予防，患児の寝かせ方，創部の観察方法を重点的に退院指導を行った。

また，自宅に帰ってから不安なことや心配なことが起きた場合には遠慮せず連絡するように伝えた。

この事例から学んだこと

手術により根治可能な疾患であるが，生後間もない児の手術を行うことになった家族の精神面へのアプローチが重要であることを学んだ。

●実践事例の治療・看護の経過

		急性期		
		入院時	手術前	手術当日
治療（点滴，モニターなど）		維持点滴開始 補正開始	点滴 補正	→ → 抗生剤投与
検査		X線検査（腹部） 超音波検査 胃透視（必要時） 血液検査	X線検査（胸部） 心電図 出血時間 尿検査	血液検査（必要時）
処置		経鼻胃管挿入 点滴確保 ネームバンド装着	臍部清潔処置	体重測定
説明		院内オリエンテーション 医師の説明 麻酔科受診説明	麻酔科受診 手術日の来棟時間	手術中の待機説明
日常生活	安静度	ベッド上安静（抱っこ可）		→
	清潔	清拭		→
	食事	禁乳		→

		回復期			
		手術終了後	術後1日	術後2～3日	術後4日
治療 (点滴，モニターなど)		点滴 心電図モニター SpO₂モニター 酸素BOX	点滴（ミルク摂取状況に合わせて減量）	点滴終了 →	点滴抜針後退院
検査		必要時，血液検査，X線検査			
処置		呼吸状態に合わせ吸引	体重測定 →		創部テープ交換
説明		術後説明 日常的ケアを一緒に行いながら，退院後の生活を見据えて適宜説明			
日常生活	安静度	ベッド上安静	抱っこ可	フリー →	
	清潔		清拭 →		
	食事	3時間後より哺乳開始（ミルク10mL～） 8回乳（3時間おき）	12時間ごとにミルク10mL増量	12時間ごとに増量し，嘔吐のない場合は術前量	通常量

●実践事例の看護上の問題点への対応

患者の経過	看護上の問題点	観察・看護	結果
急性期 （入院から手術前まで）	#1 嘔吐に関連した「脱水症状」がある	〈観察〉 ●入院前に頻回に嘔吐あり ●右上腹部のオリーブ状腫瘤触知 ●大泉門軽度陥没 ●尿流出少なめ ●下肢冷感あり ●データ上，代謝性アルカローシスあり 〈看護〉 ●点滴，補正管理にて水分出納の体液管理 ●経鼻胃管挿入し，吸引にて胃内減圧を図る ●上体挙上，右側臥位をとり，嘔吐時は速やかに顔を横向きにさせ吸引を行う ●保温にて体温管理	#1 脱水症状は改善し，手術施行となった
	#2 緊急入院に関連した「家族の不安」がある	〈観察〉 ●入院時は両親の表情も硬く，「大丈夫なのか？ 治る病気なのか？」と不安を訴えた 〈看護〉 ●スタッフからコミュニケーションをとり，家族の混乱，動揺に配慮し，落ち着いた態度で接する ●医師からの手術説明には付き添い，家族の受け止め方を把握する ●治療経過や処置，検査，看護の説明は口頭だけでなく，家族用のクリニカルパスを使用	#2 嘔吐の原因や治療の必要性が明確になったことで，安心した様子が見受けられた
回復期 （手術後から退院まで）	#1 患部の浮腫がとれない手術直後より哺乳開始となるため「嘔吐」の可能性がある #2 全身麻酔による「呼吸状態の変調や手術操作に関連した創部感染」の可能性がある #3 退院後の生活に「不安」が生じる可能性がある	〈観察〉 ●術後3時間より哺乳開始するが，嘔吐なく摂取できた ●異常呼吸なし。SpO₂100%保持可 ●創部からの浸出・出血なし ●家族の面会は毎日あり。表情は穏やかで落ち着いた様子で患児に接していた 〈看護〉 ●点滴管理・水分出納の補液管理 ●哺乳時は必ず抱っこをし，排気は確実に行う ●哺乳後は上体挙上または右側臥位をとる ●手術当日は酸素BOXに収容しモニタリング（ECG・SpO₂モニター）を行う ●創部感染徴候の確認を各勤務行う ●日常的なケアは両親とともに行う ●退院後の生活を見据えた関わりや指導を日々のケアのなかに取り入れる	#1 順調にミルクを増量した #2 呼吸・創部ともに異常はみられなかった #3 自信を持って育児を行い，退院することができた

4-4 胃・十二指腸潰瘍

4 消化器疾患

看護の基礎知識

● 病態関連図

胃・十二指腸潰瘍の病態関連図

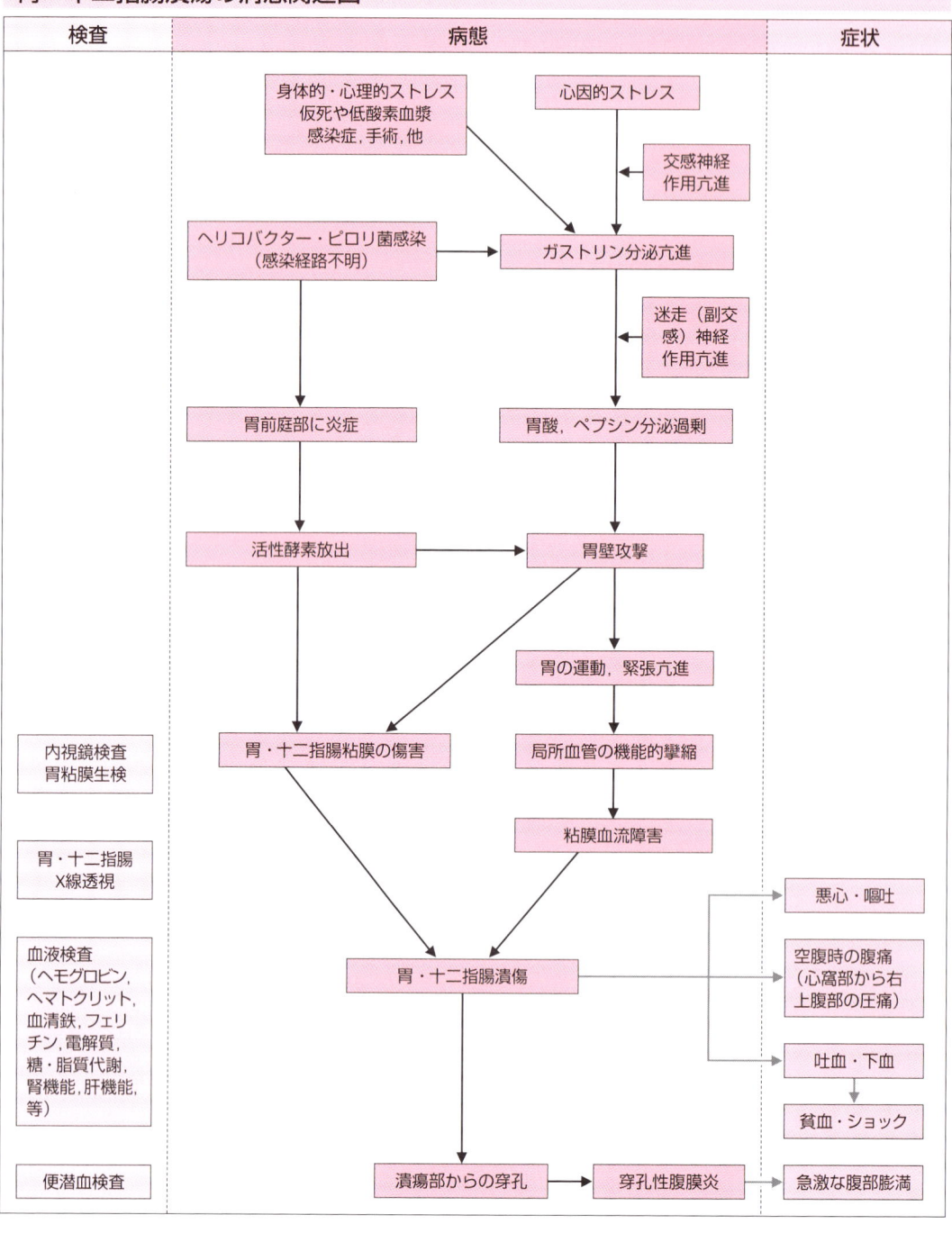

検査	病態	症状
内視鏡検査 胃粘膜生検	身体的・心理的ストレス 仮死や低酸素血漿 感染症, 手術, 他 → ガストリン分泌亢進 ← 交感神経作用亢進 ← 心因的ストレス ヘリコバクター・ピロリ菌感染（感染経路不明） → ガストリン分泌亢進 迷走（副交感）神経作用亢進 → 胃酸, ペプシン分泌過剰 胃前庭部に炎症 活性酵素放出 → 胃壁攻撃 胃の運動, 緊張亢進 胃・十二指腸粘膜の傷害 ← 局所血管の機能的攣縮 粘膜血流障害	
胃・十二指腸 X線透視		
血液検査 （ヘモグロビン, ヘマトクリット, 血清鉄, フェリチン, 電解質, 糖・脂質代謝, 腎機能, 肝機能, 等）	胃・十二指腸潰瘍	悪心・嘔吐 空腹時の腹痛（心窩部から右上腹部の圧痛） 吐血・下血 貧血・ショック
便潜血検査	潰瘍部からの穿孔 → 穿孔性腹膜炎	急激な腹部膨満

1 疾患の概念・定義

胃から分泌される胃酸やペプシンの自家消化作用により粘膜が障害され潰瘍を形成する。

交感神経と迷走神経の均衡の破綻，血行障害，遺伝因子（家族発生率が高い），性別などが関与している。

2 病態

胃・十二指腸潰瘍は，胃粘膜の防御因子の低下や攻撃因子の増大などによる両者のアンバランスによるのが一般的である。このバランスは，中枢神経系や内分泌系，または消化管ホルモンの働きにより調節されている。

胃潰瘍は胃小彎，後壁に好発し，白苔，陥没，周囲の炎症性変化や粘膜皺の集中などを呈する。さらに潰瘍が筋層まで及び，腹腔内に穿孔したり，周囲の組織や臓器に癒着して穿通性潰瘍を形成する。

急性潰瘍の多くは再生力により治癒し，一部は慢性潰瘍に移行する。慢性化した潰瘍は，基底部や周辺部が硬化し辺縁が堤防状を呈して，胼胝性潰瘍を形成する。

3 分類

1. 小児の胃・十二指腸潰瘍は，原因が明らかな二次性潰瘍と，原因の不明瞭な一次性（原発性）潰瘍に分類される（表4-4-1）。
2. 学童期は，胃潰瘍は急性型で再発はなく，十二指腸潰瘍は慢性型で半数に再発があり，成人と類似した症状や経過をたどる。明らかな心因的背景が認められないことが多い。

表4-4-1 胃・十二指腸潰瘍の分類

新生児期	二次性潰瘍	仮死や低酸素血症 重症感染，手術ほか
乳幼児期	二次性潰瘍	髄膜炎，中枢神経疾患後 熱傷，ステロイド潰瘍ほか
学童期	一次性潰瘍	心因的ストレス

4 診断・検査

1 内視鏡検査

内視鏡検査の高い診断率と安全性が報告され，悪性病変との鑑別も行う。新生児，乳幼児は全身麻酔が必要であるが，10歳以上であれば無麻酔で行われる。

2 胃・十二指腸X線透視（バリウム造影）

粘膜皺壁集中像やニッシュを確認する。小児の潰瘍は小さく浅い上，多発することも多く，診断率は低い。

5 症状

年齢により主要症状に違いがみられる（表4-4-2）。

表4-4-2 胃・十二指腸潰瘍の症状

新生児期	・穿孔性腹膜炎による急激な腹部膨満感，嘔吐，チアノーゼ ・胃腸管出血による嘔吐や下血
乳幼児期	・2歳頃までは反復性嘔吐，胃腸管出血が多い ・易疲労感や顔色不良など貧血症状で発見 ・就学前は腹痛がしばしば食後に増強する ・時に出血によるショック症状を呈する
学童期	・腹痛，嘔吐，下血による発症が多い 腹痛は心窩部痛や臍周囲の圧痛。 空腹時，特に夜間覚醒するような疼痛。 ・胸やけ，貧血症状も多い

6 合併症

1. 狭窄による通過障害
2. 穿孔性腹膜炎，出血性ショック

7 治療

保存的療法が有効で，ほとんどが治癒する。潰瘍が活動期にあれば安静を要し入院する。

1 薬物療法

①攻撃因子抑制剤
- H_2受容体拮抗剤：強力な胃酸分泌抑制と止血作用がある。急性期に有効である。急な中止はリバウンドを招くため，内視鏡などによる経過観察が必要。
- プロトンポンプ阻害剤（PPI）：壁細胞のH^+

分泌の最終段階プロトンポンプを特異的に阻害する。効果はH₂受容体拮抗剤より強力。小児では，H₂受容体拮抗剤抵抗性症例に用いられている。
- 抗ペプシン剤：胃液ペプシンと結合して酵素作用の抑制，制酸作用や潰瘍部位への選択的結合による粘膜保護のバリヤーを持つ。
- ヘリコバクター・ピロリ除菌療法：胃・十二指腸潰瘍の再発にはヘリコバクター・ピロリ菌が深く関与しているとされ，陽性例でプロトンポンプ阻害剤に2種類の抗生剤（クラリスロマイシン，アモキシシリン）を加えた新3剤併用療法が小児でも試みられている。
- その他，制酸剤，抗コリン剤がある。

②防御因子増強剤

攻撃因子抑制剤と併用，または再発予防に用いる。粘膜抵抗強化剤，粘膜産生分泌促進剤，胃粘膜微小循環改善薬などがある。

2 食事療法
- 成人より厳重には行わない。急性期や内視鏡的止血後は絶食とするが，短期間にとどめる。
- 通常，流動食または三分粥から開始し，約1週間で普通食にする。
- 刺激物は避け，食事を規則正しく摂る。
- 牛乳は酸に対する緩衝作用を持ち，粘膜への直接刺激を緩和するので，適している。

3 内視鏡
- 出血に対しては内視鏡下の止血が有効である。

4 手術療法
- 手術は内視鏡的にコントロール不能の大量出血，穿孔，瘢痕性狭窄などの合併症が発生した症例，長期の薬物療法に抵抗した症例に施行される。
- 薬物療法の発達とともに，幽門狭窄のない十二指腸潰瘍穿孔は単純閉鎖術や大網被覆術にとどめ，術後薬物療法を行うことが一般的になりつつある。
- 症例を選んで腹腔鏡を使用した低侵襲手術が試みられ，穿孔の閉鎖に対して単純閉鎖，大網充填術，大網被覆術がある[1]。

5 精神的ストレスの除去
- 年長児，特に学童は親子関係，学校生活などに関連したストレスが関与していると言われるので，臨床心理士や精神科医によるカウンセリングを行う。

8 疫学・予後

十二指腸潰瘍が男女比3～1.7：1で男児に多い。胃潰瘍に関する男女比は定説がない[2]。

新生児，乳幼児は急性で発症し，出血や穿孔により致命的ともなるが，いったん治癒すると再発しにくい。学童期の潰瘍は慢性経過をとることが多く，再発もしばしば認められる。

9 看護

1 急性期：出血の早期発見と適切な処置
- 症状による苦痛の緩和を図る。
- 頻回なバイタルサインの測定，吐血・下血の有無と出血傾向の観察と，薬物・輸液投与の管理を行う。
- 誤嚥予防のため側臥位にし，安静度を保つ。
- 嘔吐時は冷水でうがいをさせ，嘔気を誘発しない。
- 吐血時は心窩部冷罨法，下血時は保温する。
- 安静の必要性を患児と家族に説明する。吐血・下血など異常時はすぐに報告し，排泄物を捨てないように指導する。

2 回復期：経口摂取開始に伴う腹部症状の観察と患児のストレスを緩和する
- 食事開始に伴う腹部症状の観察と異常の早期発見に努める。
- 保育士に関わってもらい，入院生活に保育を取り入れていき，ストレスの軽減を図る。
- 退院時，食事・日常生活について適切な指導・援助する。
  ・食事は刺激物を避け，規則正しく摂る。
  ・内服の確実な投与を続ける。
  ・定期的な外来受診の必要性と症状悪化時の対応について説明する。

■ 引用・参考文献

1) 岡田正編：系статистики小児外科学改訂第2版，476-478，永井書店，2005.
2) 1) に同じ

胃・十二指腸潰瘍の看護　　　　　　　　●実践事例

●事例の要約

　他院にて著明な貧血を認め、当院に紹介入院となった女児。診察中に脈拍速迫し意識レベル低下。出血性ショックを起こす。ヘモグロビン3.0g/dLと著明な貧血あり、濃厚赤血球2単位輸血。内視鏡検査で十二指腸に潰瘍が観察され、止血を行った。また、胃前庭部に結節性胃炎あり、生検でヘリコバクター・ピロリ菌感染が疑われたが除菌治療は行わなかった。PPI内服で、入院3日の夕食より食事開始するが腹部症状、新たな出血もみられず経過する。入院17日に再度内視鏡検査を施行し、潰瘍の改善を認め、翌日退院となる。

●治療・看護の経過の記述

1　年齢，性別，診断名等

- 年齢：4歳
- 性別：女児
- 診断名：十二指腸潰瘍
- 家族：父・母・弟

2　発症から入院までの経過

　入院数日前より腹痛あり。他院で便秘と診断され、浣腸施行。その後も腹痛持続。受診数日後、タール便あり、顔色不良。他院再診で、ヘモグロビン4.0g/dL、ヘマトクリット12％、MCV80と貧血認め、当院紹介入院となる。

3　入院時の状態

　診察中に頻脈となり意識レベル低下、大量のタール便失禁があった。血圧は90mmHgを維持していたが、末梢循環悪く、ショック状態と考え、生理食塩水とファモチジン（ガスター）を静脈注射したところ、意識レベルが改善した。ヘモグロビン3.0g/dLで、濃厚赤血球2単位輸血を行った。入院時、顔色ふつう、口唇色白っぽい。脈拍90回/分、血圧90/36mmHg。意識レベルⅠ-100。自分の年齢、氏名はしっかり言う。タール便はみられなかった。
　初回入院だが、両親不在時も泣かず、おとなしくしていた。母親は同胞がいるため、日中の面会は難しかった。

4　入院から退院までの経過

　入院後、心電図、SATモニターで全身状態を観察した。全身麻酔下で内視鏡検査施行。十二指腸に潰瘍が観察された。そこを出血源と考え止血を行った。また、胃前庭部に結節性胃炎あり、生検施行。病理結果にて、ヘリコバクター・ピロリ菌感染を疑わせる所見が得られたが、潰瘍の原因とは判定できず、除菌治療は行わなかった。検査終了後、顔面蒼白がみられた。潰瘍の止血処置は行ったが、再出血する可能性も考えられ、バイタルサイン、意識状態、吐血、下血について注意深く観察を続けた。覚醒後、トイレ歩行でふらつきがみられ、ポータブルトイレでの排泄となった。貧血もあるため、ふらつきや気分不快などの症状の観察をするとともに、転落・転倒予防のため、移動時は必ず看護師を呼ぶよう伝え、トイレは支えながら行った。両親は交代で面会に訪れたが、面会終了後も患児は泣くことなくすぐに入眠した。
　入院2日より水分のみ経口摂取開始。夕方からファモチジン（ガスター）、ランソプラゾール（タケプロン）の内服が開始となった。吐血、下血、腹痛はみられなかった。経口摂取開始により十二指腸潰瘍部が再出血する可能性も考えられ、症状の注意深い観察を継続した。患児は「帰りたい」と泣いてしまうことがあったが、患児の好きな絵本を読んであげたり、話をしたりすることで笑顔がみられた。夕方面会に訪れた父親に今日1日の患児の様子や遊んで笑顔がみられたことなどを伝えた。患児のことを心配そうに見ているが、父親より不安の訴えは聞か

れなかった。両親の不安が軽減できるよう環境整備に努めた。

入院3日の夕食から流動食，入院5日の昼食から五分粥五分菜，入院9日から全粥軟菜，入院10日から軟飯軟菜，入院13日から常食となった。経口摂取は問題なく，食事開始に伴う腹痛，吐血，下血などはみられなかった。

入院17日に内視鏡検査を施行し潰瘍の改善がみられ，入院18日に退院となった。

退院指導では，内服・外来通院の継続の必要性を説明し，食事は，なるべく刺激物を控え，規則正しく摂るように指導した。

この事例から学んだこと

患児は幼児であり，自分の症状を正確に訴えることは難しい。出血性ショックを起こしており，医療者の鋭い観察力や的確な判断がとても重要になってくる。

●実践事例の治療・看護の経過

		急性期		回復期	
		入院時	入院3日まで	入院4～17日	退院（入院18日）
検査		胸・腹部X線検査 血液一般検査 検便 検尿 腹部超音波検査 心電図 検温（6時間ごと） 全身麻酔下内視鏡検査 十二指腸に潰瘍確認 出血部位をアルギン酸ナトリウムにて止血	→	状態に合わせて適宜行う 血液一般検査 検便 検尿 検温（8時間ごと） 入院17日： 全身麻酔下内視鏡検査 潰瘍改善確認	
治療・処置		生理食塩水とファモチジン（ガスター）静脈注射 濃厚赤血球2単位輸血 NGチューブ留置　排液補正 維持輸液［ブドウ糖加乳酸リンゲル液（ラクテックD）50 mL/時間］ PRモニター SATモニター 酸素投与	入院2日～： 維持輸液変更（50 mL/時間） 溶性ピロリン酸第二鉄（インクレミン），ランソプラゾール（タケプロン）内服開始 入院3日～： 維持輸液減量（20 mL/時間）	入院5日： 維持輸液中止 末梢ルートヘパリンロック 内服継続 入院7日： グリセリン浣腸	内服継続 ランソプラゾール（タケプロン）は，なくなり次第ファモチジン（ガスター）へ変更
日常生活	安静度	ベッド上	→	病室内→フリー	フリー
	清潔		清拭	シャワー・入浴	
	食事	禁食	入院2日より水分のみ可 入院3日夕食より流動食開始	入院5日昼食より五分粥五分菜 入院9日より全粥軟菜 入院10日より軟飯軟菜 入院13日より常食	常食

● 実践事例の看護上の問題点への対応

患者の経過	看護上の問題点	観察・看護	結果
入院時〜初回内視鏡検査施行まで	#1 潰瘍部の出血による，貧血 #2 潰瘍部の再出血の可能性	〈観察〉 ●顔色ふつう，口唇色白っぽい ●脈拍90回/分，血圧90/36 mmHg ●意識レベルⅠ−100。吐血，下血なし 〈看護〉 ●PRモニター，SATモニターにてモニタリング ●頻回なバイタルサインの測定 ●薬剤の確実な投与 ●安楽な体位がとれるように枕などで支える ●できる限り側臥位とする ●安静の必要性を両親と患児に説明する ●吐血，下血など異常時はすぐに報告するように伝える	#1 再出血，症状悪化はみられなかった #2 両親面会後，患児はすぐに入眠した
内視鏡検査終了〜退院まで	#1 経口摂取に伴う，潰瘍部の再出血の可能性 #2 環境の変化に伴うストレス	〈観察〉 ●術直後（入院1日） 　血圧80/26 mmHg。顔面蒼白，ふらつきあり。自力立位困難 ●入院2日 　ふらつきなく，ベッド上で遊べる 　「帰りたい」と泣くことあり 　水分のみ経口摂取開始 ●入院3日，「おなかすいた。おなか痛くない」と言う ●タール便みられるが，状態変わりなし ●時々泣くことがあるが，他児と遊んだりTVを見たりして，笑顔もみられる ●食事は流動食から開始。徐々に形態を上げていき，入院13日から常食となる。経口摂取は問題なく，新たな吐血，下血はみられない 〈看護〉 ●術直後は自力立位困難のため，トイレは支えながら行う ●バイタルサインの測定から異常の早期発見に努める ●環境の変化によるストレスが軽減するように，日中は保育士に関わってもらったり，他児との交流もできたりするように配慮する ●薬剤の確実な投与	#1 潰瘍部の再出血はみられなかった #2 環境の変化によるストレスは，保育士の関わりなどにより軽減された
退院時	#1 家族へ退院後の生活について指導が必要	〈観察〉 ●退院後の生活の注意点について，理解を示す ●不安は聞かれなかった 〈看護〉 ●内服・外来通院の継続の必要性を説明 ●食事は，なるべく刺激物を控え，規則正しく摂るように指導	#1 退院後の生活について理解を得られ，退院となった

4-5 鎖肛（直腸肛門奇形）

4 消化器疾患

看護の基礎知識

● 病態関連図

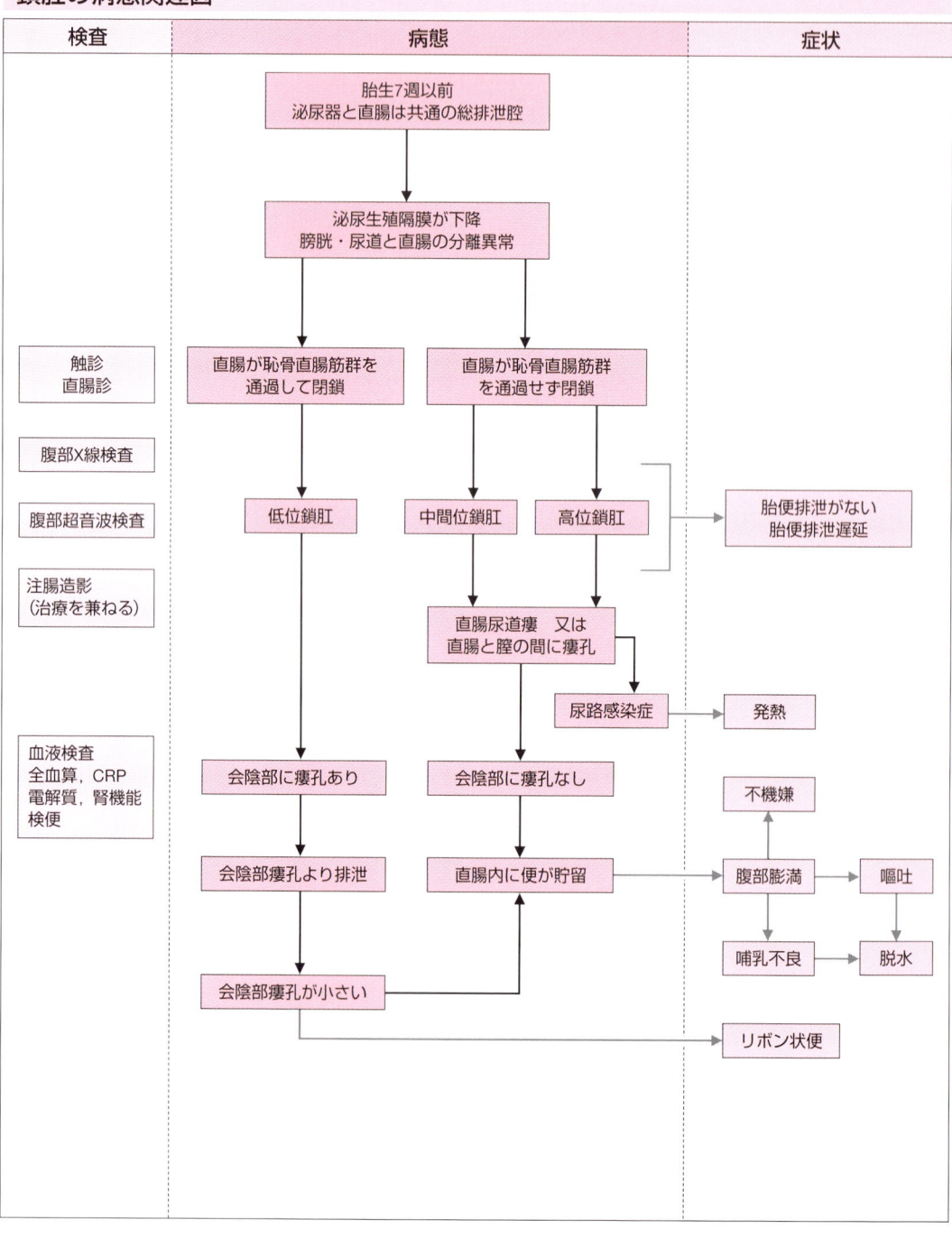

鎖肛の病態関連図

検査	病態	症状
触診 直腸診 腹部X線検査 腹部超音波検査 注腸造影 （治療を兼ねる） 血液検査 全血算，CRP 電解質，腎機能 検便	胎生7週以前 泌尿器と直腸は共通の総排泄腔 ↓ 泌尿生殖隔膜が下降 膀胱・尿道と直腸の分離異常 ↓ 直腸が恥骨直腸筋群を通過して閉鎖　／　直腸が恥骨直腸筋群を通過せず閉鎖 ↓　　　　　　　　　　↓ 低位鎖肛　　中間位鎖肛　高位鎖肛 　　　　　　　↓ 　　　直腸尿道瘻　又は 　　　直腸と腟の間に瘻孔 　　　　　↓ 　　　尿路感染症 ↓　　　　　　　　　↓ 会陰部に瘻孔あり　　会陰部に瘻孔なし ↓　　　　　　　　　↓ 会陰部瘻孔より排泄　直腸内に便が貯留 ↓ 会陰部瘻孔が小さい	胎便排泄がない 胎便排泄遅延 発熱 不機嫌 腹部膨満 → 嘔吐 哺乳不良 → 脱水 リボン状便

1 疾患の概念・定義

直腸肛門奇形は，胎生初期の直腸肛門と泌尿生殖器の発育異常による先天奇形の一つである。直腸肛門奇形は肛門に穴のないもの，小さな瘻孔のあるものや肛門の位置が異常のものまであり，それらを総称して鎖肛と呼ぶ。

2 病態

原腸の尾足の総排泄腔（Cloaca）が，上部から中胚葉性中隔が下降して下部直腸，肛門と泌尿器系に分化する経過のなかで，何らかの異常により直腸肛門奇形が起こる。

男児の鎖肛は，大半が外部との直接交通がなく，70％に膀胱，尿道に瘻孔をもつ（図4-5-1a）。

女児の鎖肛は尿路と直腸の間に腟があるため，腟または腟前庭部に瘻孔が多い（図4-5-1-b）。

直腸尿道瘻のある病型は尿路感染を併発しやすい。逆に，直腸内に尿が流入し，高クロール血症やアシドーシスを惹起することがある。

3 分類

鎖肛は直腸盲端の位置で3分類される（図4-5-1）。高位型は直腸盲端が恥骨直腸筋より上位で，中間位型は恥骨直腸筋内にとどまり，低位型は恥骨直腸筋を越えて存在するものを指す。

4 診断

出生直後の視診で本来の肛門の位置に肛門がないことで気づき，大部分は容易に診断がつく。小さな瘻孔は，数日後に気づく場合もある。

5 症状

1. 胎便の排泄がない，あるいは瘻孔からの胎便の排泄がある。
2. 腹部膨満感，嘔吐が生じ，脱水，腸穿孔などから重篤な状態になる危険がある。
3. 外表あるいは尿路系に瘻孔を有する場合，瘻孔からリボン状便が排泄され，尿中に便が混入する。

6 合併症

1. 約50％に合併奇形を有する。ダウン症候群のほか，泌尿生殖系，骨筋肉系，消化器系，心・血管系などの奇形がある。
2. なかには，椎骨異常（V），鎖肛（A），心奇形（C），食道閉鎖に伴う食道気管瘻（TE），橈骨の異形成，腎異形成（R），四肢異常（L）の複数の合併症（VACTERL連合）をもつ。

7 検査

病型で治療方法が異なり，正確に病型診断を行うことが術後の排便機能の確立に結びつく。

図4-5-1 鎖肛の分類
a 高位型（男児の前立腺部尿道に瘻孔がある例）

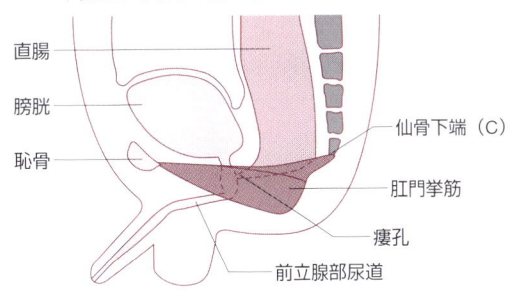

b 中間位型（女児の腟に瘻孔がある例）

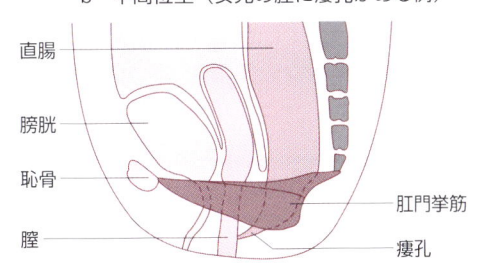

c 低位型（男児の会陰部に皮膚瘻がある例）

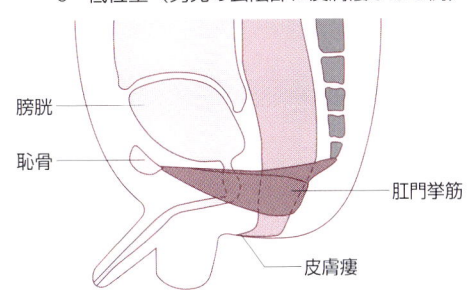

1 倒立位X線撮影

外表へ瘻孔のない患児の直腸盲端の位置を調べるために行う。この検査は，直腸末端まで腸管ガスが到達するとされる生後12時間以降に行う。

2 尿道造影

男児の倒立位X線撮影で中間位と高位の事例に行う。尿道と直腸の間に，瘻孔が存在するかがわかる。

3 その他

MRI検査，超音波検査，膀胱鏡検査，外肛門括約筋筋電図などが行われることがある。

8 治療

病型により根治術を行う時期が異なるが，必須である（表4-5-1）。術前は，絶食と輸液療法により全身状態を管理する。

術後は下痢や便回数が多く，創部（人工肛門含む）の皮膚粘膜の損傷が生じやすい。肛門の吻合部は狭窄するので，術後2週間前後からブジー（ヘーガル，指）を行い，3か月程度続け，経過に応じて下剤や浣腸の処置を行う。

近年は高位型に，腹腔鏡を用いた腹仙骨会陰式手術も行われている。

9 疫学・予後

発生率は出生5000人に1例とされ，新生児外科領域での頻度は高い。生命予後は，合併奇形の重症度によって左右される。

低位型の術後排便機能は，正常な小児と変わらない機能を示す。高位型や中間位型では，日常生活を送る上で排便機能に大きな問題を抱える例が多く報告されている。

10 看護

1 手術前の看護のポイント

- 嘔吐，絶食による脱水の観察と輸液の正確な実施
- バイタルサイン，尿量，体重の変化に注意
- 腹部膨満による呼吸障害の予防
  絶食，胃カテーテルの開放や吸引，浣腸やガス抜き，吐物の誤嚥を予防する。
- 側臥位や腹臥位にし，誤嚥時は素早く吸引
- 低体温の予防
  特に検査中は室温や肌の露出に注意する。
- 尿路感染の徴候の観察
- 家族のショックを理解し支援
  プライマリーナースが継続的に関わり，医師の説明に同席し，理解を助ける。話しやすい雰囲気をつくり，家族の身になって聴く。出産場所と手術する病院が異なる場合，病状や今後の治療予定を書面で渡し，両親の共通理解を得る。

2 手術後の看護のポイント

- 肺合併症の予防
  体位変換や肺理学療法，吸引。
- 感染，皮膚粘膜損傷の予防
- 肛門周囲や人工肛門部のケア
  消毒や洗浄を行い，軟膏や皮膚保護剤を十分使う。
- 刺激のあるウェットティッシュは使用しない
- 排便コントロールと肛門吻合部の狭窄予防
- 浣腸，肛門ブジーの実施
  痛がるため，体位を固定し，慎重に行う。

3 在宅看護のポイント

- 浣腸，肛門ブジーの指導
- ストーマ管理の指導
- 社会資源や親の会の情報提供
- 育児指導（栄養，予防接種ほか）

表4-5-1 鎖肛（直腸肛門奇形）の治療

	新生児期	乳児期
低位型 ＊一部	根治術 仙骨会陰式肛門形成術	→ 排便コントロール，肛門ブジー
中間位型 高位型	保存的療法（下剤や浣腸）	根治術 生後3か月以降，体重6kg以上が目安 仙骨会陰式肛門形成術
	人工肛門を造設 横行結腸，S状結腸へ	→ 根治術の2～3か月後に人工肛門閉鎖

＊女児の肛門腟前庭瘻，直腸腟前庭瘻の瘻孔から十分な排便が望める場合

鎖肛の看護

●実践事例

●事例の要約

中間位鎖肛の男児。出生翌日に横行結腸に人工肛門造設。手術中に直腸尿道瘻が発見された。生後6か月で腹腔鏡補助下腹会陰式造肛術と人工肛門閉鎖術を行った。両親はわが子の障害にショックを隠せなかったが、早く一緒に暮らしたいという思いからケアや処置に積極的に参加した。

●治療・看護の経過の記述

1 年齢, 性別, 診断名等

- 年齢：6か月
- 性別：男児
- 診断名：中間位鎖肛（直腸尿道瘻あり）
- 家族：父（25歳），母（24歳）

2 発症から入院までの経過

産院で在胎39週2日，2549g，アプガースコア10点で出生。胎便の排泄がみられず肛門がないことに気づき，同日当院に救急車で転院する。妊娠中，分娩に特記事項なし。

4 入院から退院までの経過

1 新生児期の経過

入院時，腹部膨満感あり，緊満感なし。黄色物の嘔吐がみられた。倒立位X線撮影，超音波検査で診断される。翌日，横行結腸に人工肛門を造設し，術中に直腸尿道瘻が発見された。術後1日より人工肛門から胎便の排泄が認められ，入院14日に退院となる。

2 乳児期の経過

生後6か月，体重7kgとなり，根治術と人工肛門閉鎖目的で再入院する。入院翌日より術前処置の，人工肛門口側の洗腸を行い，手術前日に経口摂取を禁止した。その後，腹腔鏡補助下腹会陰式造肛術を施行した。術中に直腸盲端が細く，尿道との瘻孔は結紮した。また，尿道カテーテルの挿入が非常に困難で，ガイドワイヤーを使用した。術後は造設肛門の安静保持と，尿道カテーテル抜去予防のため，下肢を抑制した。術後22日まで尿道カテーテルは挿入された。

経口摂取は術後2日より開始し，良好に摂取できた。また造設肛門も感染を起こすことなく経過した。術後21日よりヘガールブジーを開始し，徐々にサイズアップを行い，最終的には母親の指ブジーが行えるようになった。

入院63日目に人工肛門閉鎖術施行。直後より臀部の皮膚トラブル予防にCMC＋ZS軟膏を塗布。術後4日，造設肛門より排便があった。術後7日より経口摂取再開し良好だった。その後も経過良好で，入院73日目に退院した。今後は排便コントロールの確立をめどに外来フォローがされる予定である。

5 退院時の状況

1 新生児期

母親を中心に人工肛門のケア方法を指導し，施行できることを確認した。第一子であり，沐浴などの一般育児を併せて指導した。家族の受け入れは良好で，退院を喜んでいた。

2 乳児期

造設肛門の狭窄予防にブジーが重要であること，また人工肛門を閉鎖したことで臀部の皮膚障害をきたしやすいことを説明し，ブジーと臀部のスキンケアの継続を指導した。

この事例から学んだこと

出生直後に緊急入院となる症例の多くは母親が産院に入院している状況である。わが子を健康に産んであげられなかったという自責の念を抱き，また出産直後に母子が分離しなければならないという母親の気持ちと，わが子の緊急入院に一人で対応しなければならない父親双方の気持ちを十分にくみ取り看護にあたる重要性を再認識した。

●実践事例の治療・看護の経過

〈新生児期〉人工肛門造設時

<table>
<tr><th colspan="2"></th><th>入院～手術まで</th><th>手術後～退院まで</th></tr>
<tr><td colspan="2">検査</td><td>視診
胸部・腹部X線検査（倒立位も含む）
腹部超音波検査，心臓・脳超音波検査
心電図，血液検査，尿検査</td><td>MRI検査
（適宜）血液検査，尿検査，腹部X線検査</td></tr>
<tr><td colspan="2">治療</td><td>点滴確保し輸液
NGカテーテル挿入
NGカテーテルからの排液の補正
緊急手術（人工肛門造設術）</td><td>輸液にて脱水の予防
NG・尿道カテーテル挿入
必要時，酸素投与
創部感染防止のため抗生剤の投与
人工肛門からの排便によるスキントラブル防止のため装具を装着する</td></tr>
<tr><td rowspan="5">日常生活</td><td>食事</td><td>絶食</td><td>哺乳開始</td></tr>
<tr><td>安静度</td><td>ベッド上安静</td><td>フリー</td></tr>
<tr><td>排泄</td><td></td><td>人工肛門にて排便</td></tr>
<tr><td>清潔</td><td>清拭</td><td>医師の許可があれば入浴</td></tr>
<tr><td>教育</td><td></td><td>家族に人工肛門のケア方法を指導</td></tr>
</table>

〈乳児期〉根治術時

<table>
<tr><th colspan="2"></th><th>入院～手術まで</th><th>手術後～人工肛門閉鎖まで</th></tr>
<tr><td colspan="2">検査</td><td>視診，胸部・腹部X線検査
心電図，血液検査，尿検査</td><td>（適宜）血液検査，尿検査，腹部X線検査</td></tr>
<tr><td colspan="2">治療</td><td>人工肛門口側の洗腸
点滴の確保
消泡剤の投与（内視鏡補助下の手術の場合）</td><td>輸液にて絶食期間の脱水の予防
NG・尿道カテーテル挿入
必要時，酸素投与
創部感染防止のため抗生剤の投与
人工肛門からの排便によるスキントラブル防止のため装具を装着する</td></tr>
<tr><td rowspan="5">日常生活</td><td>食事</td><td>手術2日前より絶食</td><td>術後2日より哺乳開始</td></tr>
<tr><td>安静度</td><td>フリー</td><td>術後2週間は下肢を抑制する</td></tr>
<tr><td>排泄</td><td colspan="2">人工肛門にて排便　→</td></tr>
<tr><td>清潔</td><td>手術まで入浴</td><td>下肢抑制の期間は清拭
その後，医師の許可があれば入浴</td></tr>
<tr><td>教育</td><td></td><td>家族に下肢安静保持の必要性を指導</td></tr>
</table>

〈乳児期〉人工肛門閉鎖時

<table>
<tr><th colspan="2"></th><th>手術前</th><th>手術後～退院まで</th></tr>
<tr><td colspan="2">検査</td><td>視診，胸部・腹部X線検査
心電図，血液検査，尿検査</td><td>（適宜）血液検査，尿検査，腹部X線検査</td></tr>
<tr><td colspan="2">治療</td><td>点滴確保し輸液
NGカテーテル挿入
NGカテーテルからの排液の補正
人工肛門閉鎖術</td><td>輸液にて脱水の予防
NG・尿道カテーテル挿入
必要時，酸素投与
創部感染防止のため抗生剤の投与
造設肛門からの排便に伴うスキントラブルの防止のためCMC＋ZS軟膏の塗布</td></tr>
<tr><td rowspan="5">日常生活</td><td>食事</td><td>手術前日より絶食</td><td>術後1週間は絶食</td></tr>
<tr><td>安静度</td><td>フリー</td><td>点滴，NG・尿道カテーテルの抜去後フリー</td></tr>
<tr><td>排泄</td><td></td><td>排便もおむつ使用，軟膏についた便はウェットティッシュでとる</td></tr>
<tr><td>清潔</td><td>手術前まで入浴</td><td>医師の許可があれば入浴
臀部は排便ごとに微温湯にて洗浄（石鹸洗浄は1日1回とする）</td></tr>
<tr><td>教育</td><td></td><td>家族に臀部のケア方法を指導</td></tr>
</table>

●実践事例の看護上の問題点への対応

〈新生児期〉

経過	看護上の問題点	観察・看護	結果
術前	#1 直腸肛門奇形である	〈観察〉 ●主要症状の有無(腹部膨満感，緊満感，嘔吐) ●全身状態の観察　●脱水症状の有無 ●NGカテーテルよりの排液管理 〈看護〉 ●オープンクベースで保温し全身状態を観察する ●腹部膨満感に関連した苦痛予防にNGカテーテルの管理を行う ●脱水に伴う電解質異常をきたさないよう，指示された輸液・排液管理を行う	#1 出生翌日の手術となったが，安定した全身状態で手術を向かえることができた
術前	#2 家族の不安が強い	〈観察〉 ●面会時の家族の表情，態度，言動 〈看護〉 ●看護者からコミュニケーションをとる。また統一した言動，態度を心がける ●医師からの説明時にはできる限り同席し，情報の共有化を図り，家族の理解や受け止め方を把握する ●母親は入院中であり，父親を通して情報を収集する。また，母親は自責の念を抱きやすいため，その気持ちを十分に受け止めた上で関わりを持つようにする	#2 入院日は父親の表情が硬く，訴えもほとんどなかったが，看護者の説明に安堵の表情を浮かべた。数日後に患児に触れ，笑顔が多くなった。母親は産院を退院した足で面会に来たが，「ごめんね……」と涙ぐんだ。しかし，積極的に患児にタッチングを行い，患児の回復に伴って沐浴や人工肛門のケアにあたり，笑顔で「頑張ろうね」という言葉が聞かれた
術後	#1 麻酔に関連して全身状態の変調をきたしやすい	〈観察〉 ●バイタルサイン　●呼吸状態　●in outバランス ●腹部症状(腹部緊満感の有無，腸蠕動音の有無) ●NG・尿道カテーテルからの流出物の量と性状 〈看護〉 ●観察を十分に行い，異常の早期発見に努める	#1 術後はICUに収容し，集中ケアにあたった。新生児期であったため無呼吸発作などが懸念されたが，呼吸状態は安定し，翌日には酸素も切ることができた
術後	#2 排泄経路の変更に伴った皮膚障害出現の可能性	〈観察〉 ●排便の量，性状　●経口摂取量 ●人工肛門周囲の皮膚障害の有無 〈看護〉 ●人工肛門造設に関連して皮膚障害が生じないよう，患児に合った装具を装着し定期的な交換を行う	#2 術後1日から人工肛門より排便がみられたが，装具を装着したことで皮膚障害をきたすことはなかった。母親を中心に退院後のケア方法をパンフレットを用いて指導し継続していくこととした
術後	#3 直腸尿道瘻に関連した尿路感染症を起こす可能性がある	〈観察〉 ●尿の量，性状　●発熱，腹痛などの症状 〈看護〉 ●観察を十分に行い，異常の早期発見に努める	#3 時々おむつに便の付着がみられたが，発熱などを起こすことはなかった

〈乳児期〉根治術時

経過	看護上の問題点	観察・看護	結果
術前，術後	#1 母子分離に関連した不安がある	〈観察〉 ●患児の表情，態度 ●面会中の患児の様子 〈看護〉 ●面会中は患児と母親がゆっくりと過ごせるよう，処置は面会前に終了させる	#1 母親は毎日面会にみえ，面会中は患児とスキンシップを図っていた。患児は人見知りをすることもなく，機嫌良く過ごすことが多かった
術後	#2 治療に関連した苦痛がある	〈観察〉 ●腹部緊満感の有無，腸蠕動音の有無 ●腹部創の発赤，出血・疼痛の有無 ●肛門創の状態，縫合糸のはずれの有無 〈看護〉 ●不必要な抑制は行わない ●安静を守った状態で気分転換が図れる工夫する	#2 術後3週間，下肢抑制が行われたが，病棟保育士と連携を図り，絵本の読み聞かせやスキンシップを図ることで，安定した表情で過ごすことができた

4-6 ヒルシュスプルング病

4 消化器疾患

看護の基礎知識

●病態関連図

ヒルシュスプルング病の病態関連図

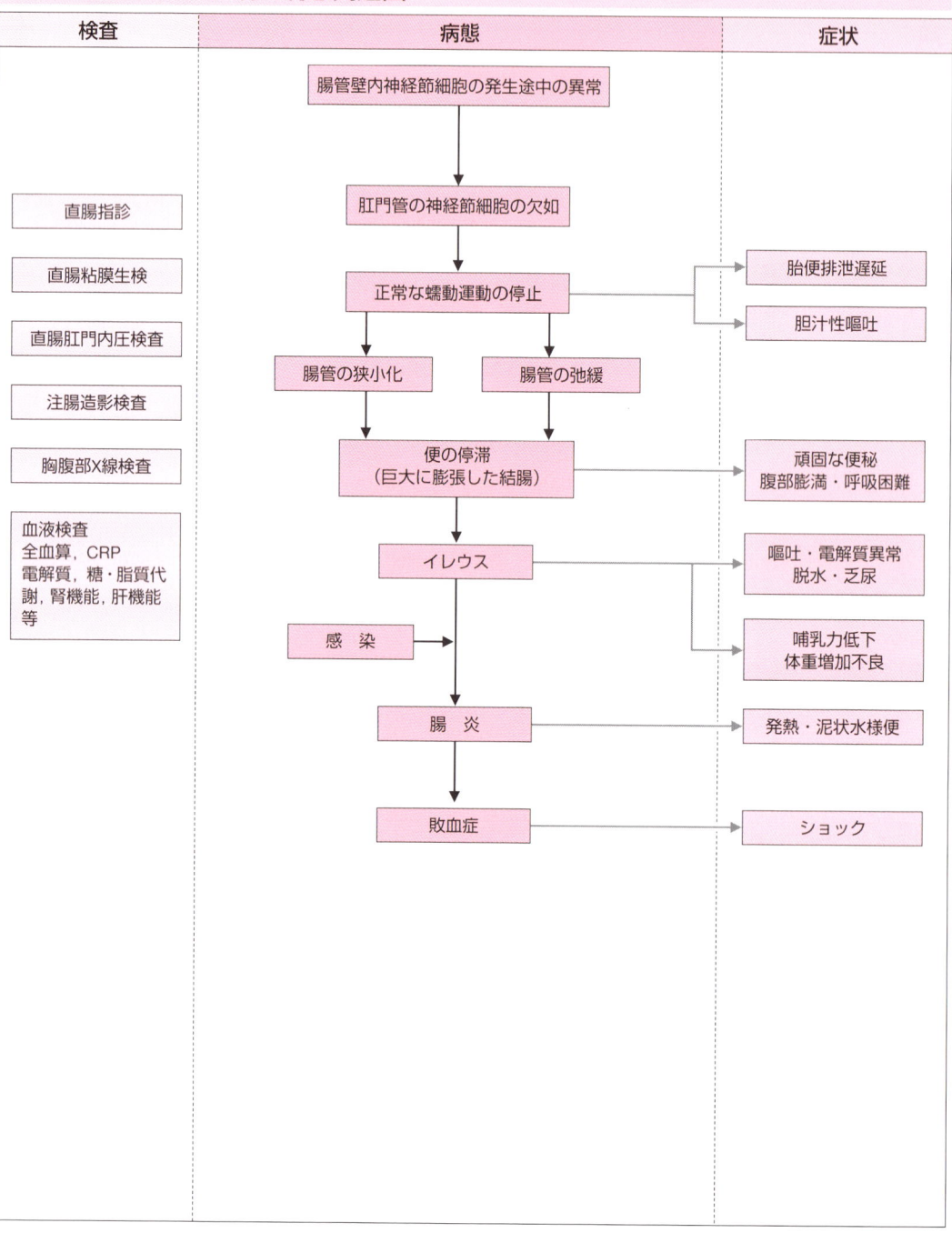

検査	病態	症状
直腸指診 直腸粘膜生検 直腸肛門内圧検査 注腸造影検査 胸腹部X線検査 血液検査 全血算, CRP 電解質, 糖・脂質代謝, 腎機能, 肝機能等	腸管壁内神経節細胞の発生途中の異常 ↓ 肛門管の神経節細胞の欠如 ↓ 正常な蠕動運動の停止 ↓ 腸管の狭小化／腸管の弛緩 ↓ 便の停滞（巨大に膨張した結腸） ↓ イレウス ↑感染 ↓ 腸炎 ↓ 敗血症	胎便排泄遅延 胆汁性嘔吐 頑固な便秘 腹部膨満・呼吸困難 嘔吐・電解質異常 脱水・乏尿 哺乳力低下 体重増加不良 発熱・泥状水様便 ショック

1 疾患の概念・定義

ヒルシュスプルング病は，腸管壁在神経叢が先天的に欠如し，その部分の腸管の蠕動が停止するため，下部消化管が閉塞症状を呈する疾患である。小児の機能的腸閉塞疾患の代表である。

2 病態

長管壁内神経節細胞は食道から肛門に向かい分布していき，胎生8週で横行結腸まで，12週で直腸下端に達する。ヒルシュスプルング病では，この過程で何らかの障害により神経節細胞の欠如をきたす。

無神経節腸管は正常な蠕動波がなく，腸管内容の円滑な転送が行えない。そのため，口側の正常腸管は狭小し，肛門側腸管は弛緩する。便と腸管ガスにより腹部は全体に膨満し，イレウス症状が出現する。

3 分類

無神経節の範囲は必ず肛門管を含んで口側上方に連続し，その長さから5つに分類される（図4-6-1）。

4 検査・診断

70％強は生後3か月以内に診断される。

1 直腸指診

肛門管は収縮したままで弛緩しない。終了時に指を引き抜くと，多量のガスや水様便が噴出することがある。

2 胸腹部単純X線検査

腹部全体にわたりガスが充満した腸管と鏡面像を認め，骨盤部直腸にガス像を認めない。

3 注腸造影検査

狭小部と膨大部に移行する口径変化（caliber change）の特徴的な所見を証明する。新生児期（特に生後2週間）は腸管の拡張が軽度で，明確に抽出されないことが多い。

4 直腸肛門内圧検査

正常児はバルーンで直腸を人為的に拡張させると内肛門括約筋が弛緩し，肛門管内圧が下降する反応が存在するが，本疾患はこの反射が欠落する。

5 直腸粘膜生検

無神経節腸管は外来神経線維が増生し，外来神経線維にアセチルコリンエステラーゼ活性の増加がある。直腸粘膜組織片の活性化を調べる。

6 直腸生検

直腸壁を採取し，神経叢の有無を検査する。

図4-6-1 無神経節腸管の病型と頻度

(1) 下部直腸無神経節症（short segment aganglionosis）14.6％
　　下部直腸に限局しているもの。
(2) 直腸S状結腸無神経節症（rectosigmoid aganglionosis, classical Hirschsprung's disease）46.4％
　　S状結腸以下のもの。最も発生頻度が高く，一般的な型である。
(3) 長節無神経節症（long segment aganglionosis）9.3％
　　S状結腸より口側の結腸に及ぶもの（ただし全結腸以下）。
(4) 全結腸無神経節症（entire or total colon aganglionosis）0％
　　全結腸および回腸末端部まで及ぶもの。
(5) 広範囲無神経節症（extesive aganglionosis）6.6％

数値は158例の内訳。そのほか，類縁疾患14.6％，不明8.6％。

日本小児外科学会学術・先進医療検委員会：わが国の新生児外科の現状－2008年新生児外科全国集計－，日本小児外科学会誌，46（1），101－114，2010.

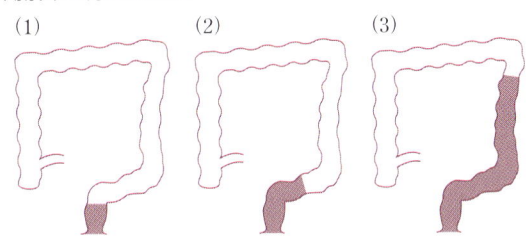

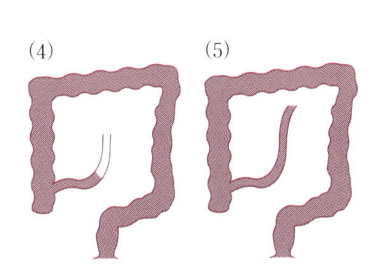

正確な試料採取が困難で，実際あまり行われない。

5 症状

無神経節腸管の範囲や症状により異なる。
1. 一般的に，胎便排泄遅延，出生間もない時期の胆汁性嘔吐の繰り返し，腹部膨満，排便障害などがある。嘔吐と哺乳不十分は脱水，乏尿，電解質失調を生じる。
2. 新生児期の胎便排泄遅延は時に腸炎を併発し，重症例は敗血症へと移行，または腸管穿孔を起こすこともある。まれに，年長児で頑固な便秘で発見されることがある。

6 合併症

合併奇形はダウン症候群と心奇形で，出現率は2～3％である。

7 治療

新生児期に根治術が行われることが多くなってきている。根治術は，肛門側の無神経節腸管を切除し，口側の正常腸管を肛門に引き下ろして吻合する。スウェンソン法，デュアメル法，ソーブ法（図4-6-2）が代表的な術式で，改良された変法がある。また，開腹術のほか，腹腔鏡補助下ソーブ―伝田法，経肛門式ソーブ法があり，施行例が増えている。

新生児期に根治術が行えない場合，グリセリン浣腸や洗腸などで保存的に治療を行い，生後3～4か月（体重6 kg），全結腸無神経節症の場合は1歳（体重8～10 kg）を目安に根治術（マーチン法）を行う。

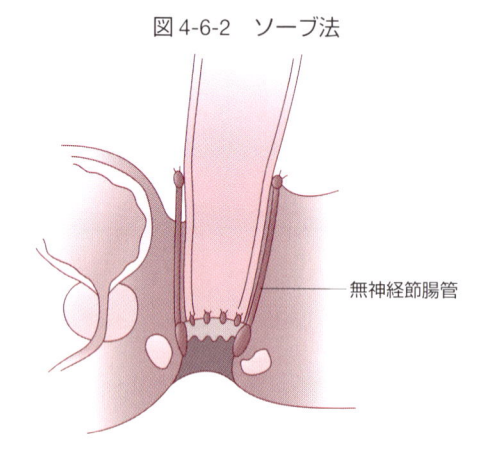

8 疫学・予後

発症頻度は出生約5000人に1人くらいで，男女比は3～4：1と男児に多い。

予後は通常の病型は，手術成績は良好である。しかし，広範囲無神経節症は排便状態や栄養管理上から未だ予後良好といえない。

9 看護

1 手術前の看護のポイント
- 腹部膨満や胃内圧上昇に伴う苦痛の緩和
- 減圧のための胃カテーテル挿入と管理
- 浣腸，ガス抜き，ブジー，腸洗浄の実施と介助
  腸洗浄の生理食塩水は温めて使用し，in-out量をチェックする。
  腸洗浄やブジーの処置時は体位の固定を確実に行う。
- 経口哺乳中・後の排気を行う
- 嘔吐による誤嚥の予防
  上体を挙上し顔を横に向ける。
- 胎便排泄の遅延による腸炎や腸管穿孔の予防
- 発熱，頻脈，チアノーゼ，啼泣，腹部緊満の観察
- 嘔吐による脱水，電解質異常の観察と輸液管理
- 家族の不安の緩和
  検査・治療に対する理解を支援する。
  患児の世話を一緒に行い，感情の表出を促す。
  不安や心配な事について相談に応じることを伝える。

2 手術後の看護のポイント
- 術後疼痛と処置時の苦痛の緩和
- 術後合併症（循環不全，肺炎，イレウス）の予防
- 呼吸・循環・体温のモニタリング（新生児や乳児の体温コントロールは重要），胃カテー

図4-6-2 ソーブ法

無神経節腸管

テルによる減圧の管理
- 体位変換，肺理学療法，適宜口鼻腔吸引と口腔内ケア
- 排便コントロール
  下剤の使用，ガス抜き，腸洗浄，ブジーを行う。
- 創部感染の予防，肛門周囲や人工肛門の皮膚粘膜の保護
  適宜消毒や洗浄，軟膏塗布を行う。
  人工肛門の場合は皮膚保護剤，ストーマの適切な選択をする。
- 栄養状態の改善
- 家族の不安の緩和と退院指導
  排便コントロールや人工肛門の管理方法を指導する。
  社会資源や家族会，外来や地域のサポート体制を紹介する。
  予防接種や離乳食など育児についても，一般的でよいのか，変更が必要なのかを指導する。

コラム　処置で大暴れする子の検査

　Yちゃんは全結腸型のヒルシュスプルング病の4歳男児。出生直後から十数回の手術をうけ栄養剤を飲んでいた。他の味をしらないYちゃんは嫌がらずに飲んだ。
　毎朝，ルーチンで行う指ブジーのときはいつも大泣きし，大暴れするので便汁がナースのエプロンに飛びちる恐れがあった。薄黄色のさらさらした水に黄色い粉末が浮かんでいる便汁が特徴的だった。
　Yちゃんはやや色黒で，たくましい体つきをしていた。最初は，硬い強張った表情で強い視線を向けてきた。次第に顔をくちゃくちゃにした可愛い笑い顔をみせた。運動発達は順調で他の幼児とのごっこ遊びを喜んだ。発語はないが理解力・認知力はあった。
　ある日，直腸造影検査を行うことになった。指ブジーで大暴れするYちゃんが無事に検査を受けるかが気がかりだった。予定時間より余裕をもって検査室に手をつないで向かった。検査科では職員が笑顔で迎えてくれ，廊下に待っている次の人もいなかった。主治医は都合ができて少し遅れるという連絡が入った。Yちゃんはゆっくりと部屋の中を歩き，ベッドに手をふれ，器械を眺めた。長い入院生活でYちゃんを知っている職員の話しかけもあり笑い声も混じる和やかな時間が15分位過ぎた。
　やがて主治医が到着してYちゃんは検査用ベッドに上がって検査が始まった。医師の静かな声はしたが，検査終了まで泣き声は聞こえなかった。
（桑野タイ子）

ヒルシュスプルング病の看護　　●実践事例

●事例の要約

出生直後にヒルシュスプルング病の診断を受けた男児。排便方法を指導して退院となり，生後10か月，体重6500gで根治手術を受けた。術後の経過は良好で，入院25日に退院した。

●治療・看護の経過の記述

1　年齢，性別，診断名等

- 年齢：10か月
- 性別：男児
- 診断名：ヒルシュスプルング病
- 合併症：ダウン症候群，第3・4指合指症
- 家族：父，母，姉の4人家族

2　発症から入院までの経過

生後間もなく嘔吐，腹部膨満感が出現し，胎便排泄遅延も認めたため当院紹介となる。里帰り出産のため自宅は遠方である。

3　新生児期の経過

救急車で緊急入院する。入院時，腹部膨満感著明，黄緑色の吐物がみられた。腹部X線上にcaliber change（口径差）を認め，さらに直腸肛門内圧検査と直腸粘膜生検を行い，ヒルシュスプルング病と診断された。

また，顔貌に特徴がみられたため染色体検査を行い，ダウン症候群と診断された。家族にグリセリン浣腸とネラトンカテーテルを使用したガス抜きを指導し，入院28日に退院となった。退院後初回外来時，母は疲れた様子だったが「姉がかわいがってくれる」と笑顔で話した。

4　乳児期の経過

生後10か月，体重6500gとなり，根治術目的で入院した。それまで2回，入院予定が感冒で中止された。入院翌日より術前処置としてグリセリン浣腸，洗腸，消泡剤の投与を行い，手術前々日には経口摂取禁止となった。

入院3日，腹腔鏡補助下ソーブ—伝田法が施行された。術後2日より経口摂取が再開され，その日のうちから水様〜泥状の排便がみられた。臀部にはスキントラブル防止のためCMC＋ZS軟膏が塗布された。

術後14日よりグリセリン浣腸開始。併せて，ネラトンカテーテルによるガス抜きも再開された。術後20日より，肛門狭窄予防のためにヘガールブジーを開始し，母親には自身の第5指を使用した指ブジーの方法を指導した。その後の経過が良好で，入院25日に退院となった。

5　退院時の状況

1　新生児期

母親を中心にグリセリン浣腸，ネラトンカテーテルを使用したガス抜き方法を指導した。里帰り分娩であったため，しばらく母方の実家に滞在し，当院にてフォローすることを希望した。退院時は笑顔で退院された。

2　乳児期

根治術後も腸炎症状に注意が必要なことを説明し退院となった。家族からは，根治術がやっと受けられ安心したという言葉が聞かれた。

この事例から学んだこと

同胞をもつ事例では，母親の負担はさらに増大するので，指導を行う場合に細やかな配慮が重要である。また，遺伝疾患の場合，次の子どもをどうするかといった問題も生じることがあるので，関係部署と連携して，家族に正確な情報を提供できるよう配慮する必要がある。

●実践事例の治療・看護の経過

〈新生児期〉

		入院〜診断まで	診断後〜退院まで
検査		視診 胸部・腹部X線検査 直腸指診 注腸造影検査 直腸肛門内圧検査 直腸粘膜生検 血液検査 心電図 心臓・腹部超音波検査	（適宜）腹部X線検査 染色体検査
治療		点滴確保し輸液 NGカテーテルの挿入 NGカテーテルからの排液の補正	グリセリン浣腸 洗腸 ネラトンカテーテルを使用したガス抜き
日常生活	食事	絶食	哺乳開始
	安静度	ベッド上安静	フリー
	排泄	おむつ ──────────────────────→	
	清潔	清拭	医師の許可があれば入浴
教育			家族にグリセリン浣腸とネラトンカテーテルを使用したガス抜きの方法を指導する 腸炎症状について指導する

〈乳児期〉

		入院〜手術まで	手術後〜退院まで
検査		胸部・腹部X線検査，心電図，血液検査，尿検査	（適宜）血液検査，尿検査，腹部X線検査
治療		グリセリン浣腸 洗腸 ネラトンカテーテルによるガス抜き	輸液にて絶食期間の脱水の予防 NG・尿道カテーテル挿入 必要時，酸素投与 創部感染防止のため抗生剤の投与 臀部スキントラブル防止のためCMC＋ZS軟膏の塗布 グリセリン浣腸 洗腸 ネラトンカテーテルによるガス抜き
日常生活	食事	手術2日前より絶食	術後2日より哺乳開始
	安静度	ベッド上安静	医師の許可がでればフリー
	排泄	おむつ ──────────────────────→	
	清潔	手術前日まで入浴	医師の許可があれば入浴，それまでは清拭
教育			家族に臀部のスキントラブル防止のためCMC＋ZS軟膏の取り扱い方法について指導する 指ブジーの方法について指導する 腸炎症状について説明する

●実践事例の看護上の問題点への対応

〈新生時期〉

患者の経過	看護上の問題点	観察・看護	結果
診断前	#1 腹部症状がある	〈観察〉 ●腹部膨満感，緊満感，嘔吐の有無 ●全身状態の観察 ●脱水症状の有無 ●NGカテーテルよりの排液管理 〈看護〉 ●オープンクベースに収容し，保温して全身状態を観察する。腹部膨満感などに関連した苦痛予防にNGカテーテルの管理，脱水に伴う電解質異常予防に指示された輸液，排液管理を行う	#1 診断がつき，排便管理ができるようになるまで安定した全身状態を保つことができた
診断前	#2 家族の不安が強い	〈観察〉 ●面会時の家族の表情，態度，言動 〈看護〉 ●看護者からコミュニケーションをとるようにし，また統一した言動，態度を心がける ●医師からの説明時にはできる限り同席するようにし，情報の共有化を図るとともに，家族の理解や受け止め方を把握する ●母親は入院中のため，父親を通して情報収集する。また，母親は自責の念を抱きやすいため，その気持ちを十分に受け止めた上で関わりを持つ	#2 入院日に患児に付き添っていた父親からは「待望の男の子なのに……。こんなにいろんな病気だと言われて……。どうしたらいいんですか？」という言葉が聞かれた。しかし，産院を退院し面会に来た母親が，「これから一緒に頑張ろうね」と患児に声をかけている姿を見て，父親は「みんなで頑張っていこう」と母親を励ますことができるようになっていた。医師の説明時には必ず両親がそろって話を聞いた。患児は第二子であり，母親は一般育児は問題なく行うことができていた
診断後	#3 家族指導の必要性がある	〈観察〉 ●指導時の家族の表情，態度，言動 〈看護〉 ●同胞がいるため，家族の都合のよい時間を調整する ●初回は見学，次回より実施，見守り，独り立ちと徐々に進めていく ●統一した指導となるようパンフレットを用いる	#3 実家で過ごす母親を中心に指導を行った。グリセリン浣腸はスムーズに施行。ネラトンカテーテルを使用したガス抜きは「どのくらい入れたらよいかわからない」と躊躇していたが，回数を重ねるうちにコツをつかんだ。腸炎症状については，「うんちを見るだけでわかりますか？」と，当初不安そうな表情を浮かべていたが，「病院にいるうちに，どんなうんちがいいのかよく見ておきます」という言葉が聞かれた

●実践事例の看護上の問題点への対応

〈乳児期〉

患者の経過	看護上の問題点	観察・看護	結果
術前，術後	#1 母子分離に関連した不安がある	〈観察〉 ●患児の表情，態度 ●面会中の患児の様子 〈看護〉 ●面会中は患児と母親がゆっくりと過ごせるよう，必要な処置はなるべく面会前に終了させる	#1 母親は毎日面会に訪れ，患児とスキンシップを図った。同胞がいて長時間の面会が難しく，「本当はもっとそばにいてあげたいのに……。ごめんね」と話しかける姿がみられた。患児は母親の姿を見つけると声を上げ喜んでいた
術後	#2 頻回の排便に関連した臀部皮膚障害の可能性がある	〈観察〉 ●便の量，性状 ●臀部の皮膚の状態 〈看護〉 ●臀部にCMC+ZS軟膏を塗布する ●排便時は速やかにおむつ交換をする	#2 哺乳再開と同時に排便が頻回にみられるようになった。CMC+ZS軟膏の使用と速やかなおむつ交換を行い，皮膚障害を防いだ。退院を控えGEを使用し，排便コントロールを図った。便回数が減少し，CMC+ZS軟膏の使用を中止。その後も皮膚障害は生じなかった
	#3 家族指導の必要性がある	〈観察〉 ●指導時の家族の表情，態度，言動 〈看護〉 ●同胞がいるため，家族の都合のよい時間を調整する ●見学→実施→見守り→独り立ちと進める ●統一した指導となるようパンフレットを用いる	#3 新生児期に行っていたため，「わかります。うんちのこと，ちゃんと見ていかないといけませんね」という発言が聞かれた

4-7 臍帯ヘルニア・腹壁破裂

4 消化器疾患

看護の基礎知識

● 病態関連図

臍帯ヘルニア・腹壁破裂の病態関連図

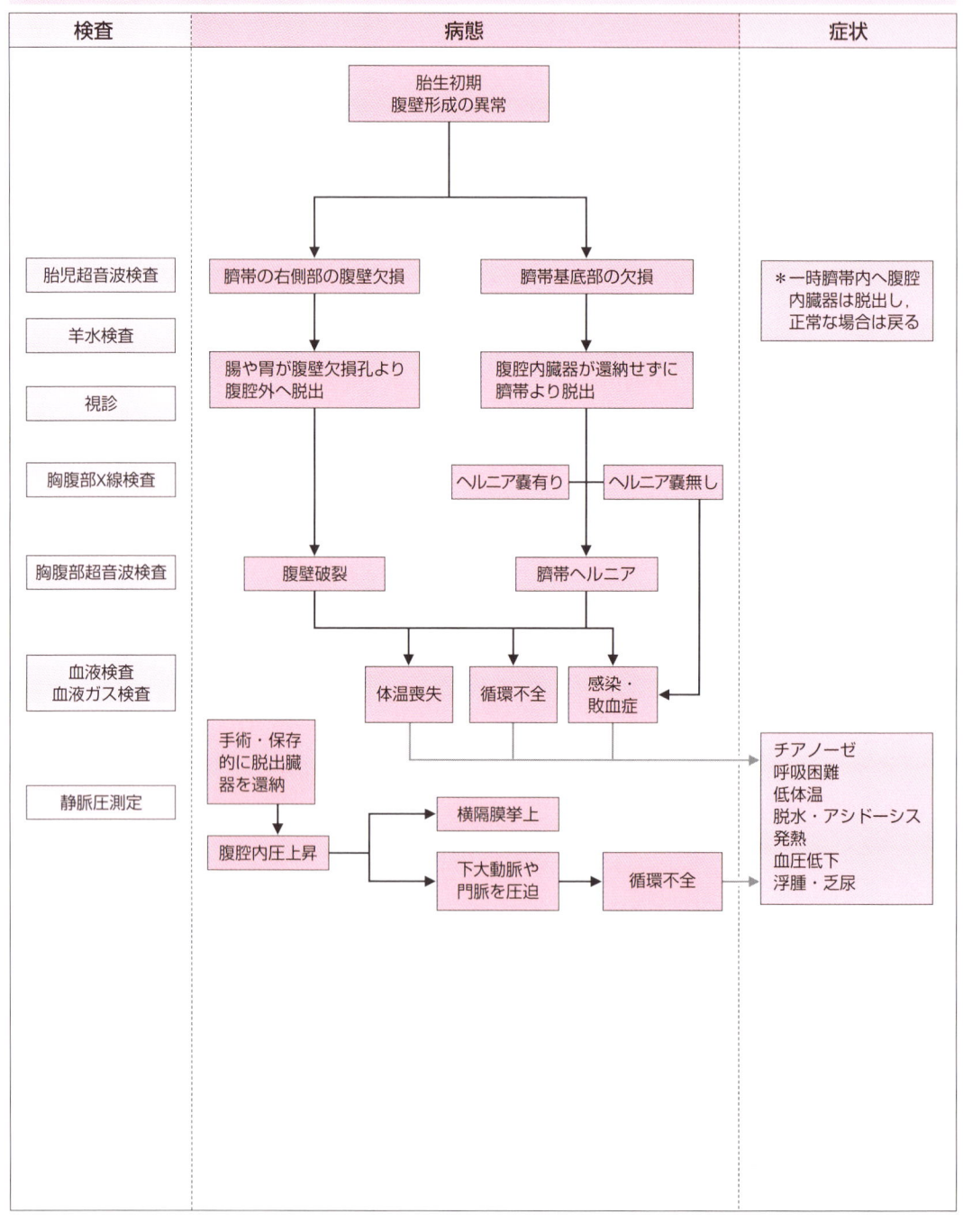

検査	病態	症状
胎児超音波検査 羊水検査 視診 胸腹部X線検査 胸腹部超音波検査 血液検査 血液ガス検査 静脈圧測定	胎生初期 腹壁形成の異常 ↓ 臍帯の右側部の腹壁欠損 / 臍帯基底部の欠損 ↓ / ↓ 腸や胃が腹壁欠損孔より腹腔外へ脱出 / 腹腔内臓器が還納せずに臍帯より脱出 　　　　　　　　　　　　　ヘルニア嚢有り ─ ヘルニア嚢無し ↓ / ↓ 腹壁破裂　／　臍帯ヘルニア ↓ 体温喪失　循環不全　感染・敗血症 ↓ 手術・保存的に脱出臓器を還納 ↓ 腹腔内圧上昇 → 横隔膜挙上 　　　　　 → 下大動脈や門脈を圧迫 → 循環不全	＊一時臍帯内へ腹腔内臓器は脱出し，正常な場合は戻る チアノーゼ 呼吸困難 低体温 脱水・アシドーシス 発熱 血圧低下 浮腫・乏尿

1 疾患の概念・定義

臍帯ヘルニアは，臍帯内の開口部がヘルニア門となり，内臓がこの臍部より脱出するのものをいう。半透明の無血管性のヘルニア嚢（羊膜）に覆われる。ヘルニア嚢が出生前に破裂しているもの，およびヘルニア嚢が存在しないが肝臓の脱出を伴うものも含む。

腹壁破裂は，先天的に腹壁の欠損部より内臓の一部が被膜に覆われずに脱出する。

2 病態

体壁の前面は，上下左右の4枚の中胚葉性鄒壁が伸びて臍部で合して形成される。胎生3～4週に腹壁形成の不十分により胸腹壁異常を生じ，臍帯基部が欠損し胚外体腔が嚢状となり，臍帯ヘルニアとなる。また，側方鄒壁の形成不全により腹壁破裂となる。

胎生6～8週頃，腹腔内臓が生理的に腹腔から臍帯内に出て，胎生17週頃までに再び腹腔内に還納する。この腹腔内還納が妨げられることで臍帯ヘルニアを生じる。

3 分類

腹壁形成不全，成因，ヘルニア門の大きさや有無による分類があるが，腹壁形成不全による分類を示す。

1. **臍上部型**：頭側の鄒壁の形成不全。臍帯ヘルニアに横隔膜ヘルニア，胸骨欠損，心膜欠損，心疾患など胸部の合併奇形を伴う。
2. **臍部型**：側面の鄒壁の形成不全。臍帯ヘルニア，腹壁破裂，先天性腹壁欠損。
3. **臍下部型**：尾側の鄒壁の欠損。膀胱外反，膀胱腸裂，鎖肛などの下腹部の合併奇形を伴う。

4 診断・検査

1. **視診**：出生時の外観から一見してわかる。
2. **腹部単純X線検査**：腸閉塞などの合併奇形の有無を確認する。
3. **出生前診断**：羊水検査，超音波断層検査で診断する。

5 症状

1. 巨大な臍帯ヘルニアや腹壁破裂は容易に低体温，アシドーシス，脱水に陥る。
2. ヘルニア嚢破裂，腹壁破裂では，感染から浸透性腹膜炎，敗血症などを惹起する。また，腸閉塞，穿孔性腹膜炎などがみられ，予後に著しく悪影響を与える。

6 合併症

1. 腸回転異常は，臍帯ヘルニアやごく小さいヘルニアを除くほぼ全例にみられる。
2. 臍腸管遺残（臍腸瘻，メッケル憩室など），横隔膜ヘルニア，小腸閉鎖症，鎖肛，短結腸，停留睾丸など。心奇形，染色体異常なども合併してみられる。

7 治療

新生児の緊急手術疾患の一つで，病型と合併症，出生時体重などで治療法が決まる。術前は，

表 4-7-1 臍帯ヘルニアと腹壁破裂の相違点

	脱出部位	ヘルニア嚢	脱出臓器	脱出臓器の性状	臨床的特徴	合併症と合併奇形	死亡率
臍帯ヘルニア	臍輪部	有	胃，腸，肝臓，膵臓	ほぼ正常	胸部が細長く，呼吸障害	多い 心臓・胃腸管・泌尿器・生殖器・染色体異常	17.1%＊
腹壁破裂	臍帯の右側部の腹壁欠損部	無	胃，腸，そのほかはまれ	腸管壁の浮腫・肥厚	低出生体重児が多い	比較的少ない 胃腸管のみ	9.0%＊

我が国の新生児外科の現状 ─ 2003年新生児外科全国集計─，日本小児外科学会雑誌，40（7），2004.をもとに作成

①保温，②感染予防，③輸液管理，④腹腔内容の縮小が重要である。

1 手術療法

ヘルニア嚢破裂やその危険があるもの，腸閉鎖や鎖肛を合併したもの，ヘルニア嚢の基底部が狭く内容が基底部で絞扼される危険があるものは絶対手術適応。また，無理な腸管の還納は呼吸・循環不全を惹起する。下大静脈圧25cm H_2O 以下が安全とされる。

① 一期的腹壁閉鎖術：小さい臍帯ヘルニア（直径4～5cm以下）で合併奇形のないものは一期的に腹壁閉鎖を行う。ヘルニア嚢を切除し，脱出臓器を腹腔内に還納した後，腹壁の筋膜および皮膚を閉鎖する。

② 二期的手術：一期的手術で呼吸や循環障害を起こす例に適応。最初は皮膚を広範囲に剝離し，脱出臓器を被覆する。皮弁法を行い，6か月～1年後に二次手術で腹壁ヘルニアを整復し，筋層を閉鎖する。

③ 合成繊維を用いる多期手術：一次手術後の巨大腹壁ヘルニアが適応。合成繊維は腹直筋内縁に縫着して脱出内臓を被覆し，腹壁の伸展，腹腔容積の拡大を図りながら，短期間に漸次縫い縮め，臓器を腹壁に還納する。最終的にこれを除去し腹壁形成する。

2 保存療法

非破裂性臍帯ヘルニアが適応となる。巨大な臍帯ヘルニア（基底部径5cm以上），全身状態不良や重症合併のある場合に適応され，消化管閉塞や基底部が狭くイレウスの危険のあるものは禁忌である。

ヘルニア嚢の周辺から皮膚が伸展し，上皮化を期待する方法で，三色素（400倍ゲンチャナバイオレット，400倍ブリリアントグリーン，1000倍ノイトラルアクリフラビン），10% $AgNO_3$ などをヘルニア嚢に塗布する。肉芽組織の瘢痕形成，収縮によりヘルニア内容が徐々に腹腔内に還納される。ついで上皮化形成後数か月（生後12か月前後）に腹壁の根治術を行う。長期入院を要する欠点がある。

8 疫学・予後

臍帯ヘルニアと腹壁破裂を合わせて約5000人に1人の発生である。死亡率は表4-7-1参照。

9 看護

1 手術前の看護のポイント

- 体温管理：出生直後，低体温や感染予防のため，脱出臓器を39～40℃の滅菌生理食塩水で洗浄した後，乾燥滅菌ガーゼとその上をラップで覆い保温する。搬送は保育器を使用して保温に努める。

- 感染防止：破裂性臍帯ヘルニア，腹壁破裂などの経過中，創の離開や用いた合成繊維から感染がみられる。身体の清潔や処置などの際は清潔操作に留意し，感染徴候を観察する。早期から抗生剤を確実に与薬する。

- 脱水防止：脱水の予防として輸液が開始される。水分出納の観察とともに輸液管理を確実に行う。

2 手術後の看護のポイント

- 呼吸管理：術後は臓器の腹腔内への還納により呼吸抑制をきたしやすく，人工呼吸管理が行われる。患児の状態により筋弛緩剤が24時間使用され，48時間頃からウィーニングが開始される。新生児・低出生体重児の呼吸生理学上の特徴を理解し，呼吸管理を行う。

- 循環管理：腹圧上昇により，下大静脈－門脈系の圧迫による循環障害をきたしやすい。

- 病型，術式，合併奇形などにより，数次の手術の必要な場合，また，呼吸管理や経口摂取の不可能な状態が長期に及ぶ場合もあるので，治療方針を確認し，看護方針やケアを決めていくことが大切である。

- 術後は臓器還納により腹部圧迫症状が多小なりとも出現するが，これのみにとらわれることなく，呼吸・循環などへの影響を観察する。感染徴候にも注意する。

■ 引用・参考文献

1) 岡田正編：系統小児外科学改訂第2版，649 - 660，永井書店，2005.

臍帯ヘルニア・腹壁破裂の看護

実践事例

●事例の要約

出生時に臍帯ヘルニアを認めた女児。即日サイロバック縫着術を，2日後に腹壁形成術を実施した。術後9日に心室中隔欠損症（VSD），心房中隔欠損症（ASD），肺高血圧（PH）による全身浮腫が出現し，哺乳不良となった。薬物治療で症状が軽減し，その後，循環器科に転科した。

●治療・看護の経過の記述

① 年齢，性別，診断名等

- 年齢：日齢0
- 性別：女児
- 診断名：臍帯ヘルニア
- 家族：父（24歳），母（26歳），姉（2歳）

② 発症から入院までの経過

在胎41週0日，予定日を超過したため，誘発目的で入院し，自然分娩で出生した。アプガールスコア1分9点，臍帯ヘルニアを認めて当院に搬送される。

③ 入院時の状態

体重3106g，身長50.9cm。
臍帯ヘルニアは，径7cm，表面を羊膜が被覆し，ほかの体表奇形なく，側彎もない。
脳超音波検査で異常はないが，心臓超音波検査でVSD，動脈管開存症（PDA）を認める。

④ 手術～回復期までの経過

入院直後にICUでサイロバック縫着術を施行し，吊り上げるとほとんど腹腔内に還納できた。ミダゾラム（ドルミカム）＋臭化ベクロニウム（マスキュラックス）で鎮静を図った。
2日後に腹壁形成術を実施し，術後4日に挿管カテーテルを抜去した。経過良好で，術後7日から経口哺乳を開始したところ，術後9日から全身浮腫を認め，ヒト血清アルブミン（ブミネート）＋フロセミド（ラシックス）を使用したが改善しなかった。
術後12日に心臓超音波検査を施行すると，VSD，ASD，PHの悪化が認められたため，メチルジゴキシン（ラニラピッド）0.02mg2×，フロセミド（ラシックス）5mg3×，スピロノラクトン（アルダクトン）5mg3×を開始した。その後，浮腫は軽快した。
哺乳時は，呼吸速迫，発汗がみられた。体重増加が得られないためミルク濃度を16％にアップしたが，その後も体重が増加しないため，カテーテル（6Frアトム多用途チューブ）を挿入して，経口残注入を開始すると良好な体重増加が得られた。
術後19日の上部消化管造影で，胃は肝臓により左方に圧排され，十二指腸の走行異常を認めるが，通過は良好で狭窄はなかった。

⑤ 循環器科への転科時の状況

経口哺乳の困難が続き心疾患の治療が必要となり，循環器科へ転科となった。

この事例から学んだこと

入院直後にICUでサイロバック縫着術を，2日後に腹壁形成術を施行し順調に経過した。合併するVSD，ASD，PHによる症状の観察と援助の重要性を学んだ。

● 実践事例の治療・看護の経過

		入院～手術まで	手術後～退院まで		
		入院当日	急性期(術後1～7日)	回復期(術後8～40日)	退院(転科)(術後41日)
検査		胸腹部単純X線検査　→ 腹部超音波検査 心臓超音波検査 脳超音波検査 採血（血算，生化学，CRP，血液ガス，感染症，出血時間，血液型など） 尿検査 心電図	採血（血算，生化学，CRP，血液ガスなど）	術後12日：心臓超音波検査 術後19日：上部消化管造影 採血（血算，生化学など） 心電図	ABR：正常 眼科：異常なし
治療		脱出臓器の処置 〈サイロバック縫着術〉 ※日齢0日 ICUにて静脈麻酔＋局所麻酔 吊り上げると，ほとんど腹腔内に還納できた ・胃腸の減圧 ・体温管理（保温） ・感染予防（抗生剤投与） ・輸液管理（上肢に行う）	麻酔科受診 〈腹壁形成術〉 ※日齢2日 ・呼吸器管理（～術後7日） ・セデーション 　ミダゾラム（ドルミカム）（～術後7日） 　マスキュラックス（～術後5日まで） ・胃腸の減圧 ・体温管理（保温） ・感染予防（抗生剤投与） ・輸液管理（上肢に行う）	メチルジゴキシン（ラニラピッド），フロセミド（ラシックス），スピロノラクトン（アルダクトン）開始	
日常生活	食事	絶飲食		術後7日：経口哺乳開始 術後12日：ミルク1回量40mL位 術後19日：ミルク1回量60mL位。ミルク濃度を16%にUP 術後31日：経口残注入を開始	
	清潔	清潔操作で臍帯ヘルニア部の処置を行う	清拭	術後10日：沐浴開始	
	教育	感染予防　→		母親に沐浴指導開始 自宅で経口残注入を継続する方針となり，母親に指導開始	

●実践事例の看護上の問題点への対応

患者の経過	看護上の問題点	観察・看護	結果
出生後から手術まで	#1 低体温になりやすい #2 感染しやすい #3 家族の不安が生じる	〈観察〉 ●バイタルサイン（体温，末梢冷感） ●臍帯ヘルニア部の観察 ●検査データの把握 ●胃腸の減圧 ●呼吸状態 ●腹部膨満感・腸蠕動音の有無 ●家族の様子（不安な言動） 〈看護〉 ●体温：低体温にならないように開放型保育器にて管理し，温枕を併用し保温に留意する ●臍帯ヘルニア部の処置：表面を羊膜が被覆しているが，破裂しないように慎重に処置する ●家族のケア：緊急入院，緊急手術，患児の病気などに対する父親の不安の軽減に努める	#1 術前は低体温はみられず，体温管理できていた #2 入院後，ガーゼで保護しラップで保温。すぐにICUにてサイロバック縫着術が施行された。ICUでの実施だったが，厳重な清潔操作で手術が施行され感染予防ができた。その2日後には，腹壁形成術が施行された。術後，感染症状はみられず経過した #3 父親の大きな不安の訴えもみられず，手術についても父親が母親に説明をし，母親の受け入れも良好であった
手術後から退院まで	#1 挿管チューブによる呼吸管理中のため呼吸状態の悪化の可能性 #2 脱出臓器還納による循環動態の変動の可能性 #3 心奇形による哺乳不良	〈観察〉 ●人工呼吸器による呼吸管理 ●抜管後の呼吸状態の観察 ●脈拍・血圧の変動の有無 ●創部の発赤・出血・腫脹の有無 ●発熱の有無 ●浮腫の有無 〈看護〉 ●人工呼吸器による呼吸管理 ●モニタリング（ECG・SpO_2モニター） ●ミルクの経口摂取状態：経口が進まない場合は，NGカテーテルを挿入し経口残注入とする	#1 腹壁形成術後5日には抜管でき，人工呼吸器を離脱できた。その後も，呼吸状態は大きな変調はなかった #2，#3 ミルク哺乳時に呼吸の速迫と発汗がみられた。これは，心奇形の合併による症状と診断され，ミルクは経口残注入となった。循環器科に転科となり経過観察することとなった

4-7 臍帯ヘルニア・腹壁破裂

4-8 胆道閉鎖症

4 消化器疾患

看護の基礎知識

● 病態関連図

胆道閉鎖症の病態関連図

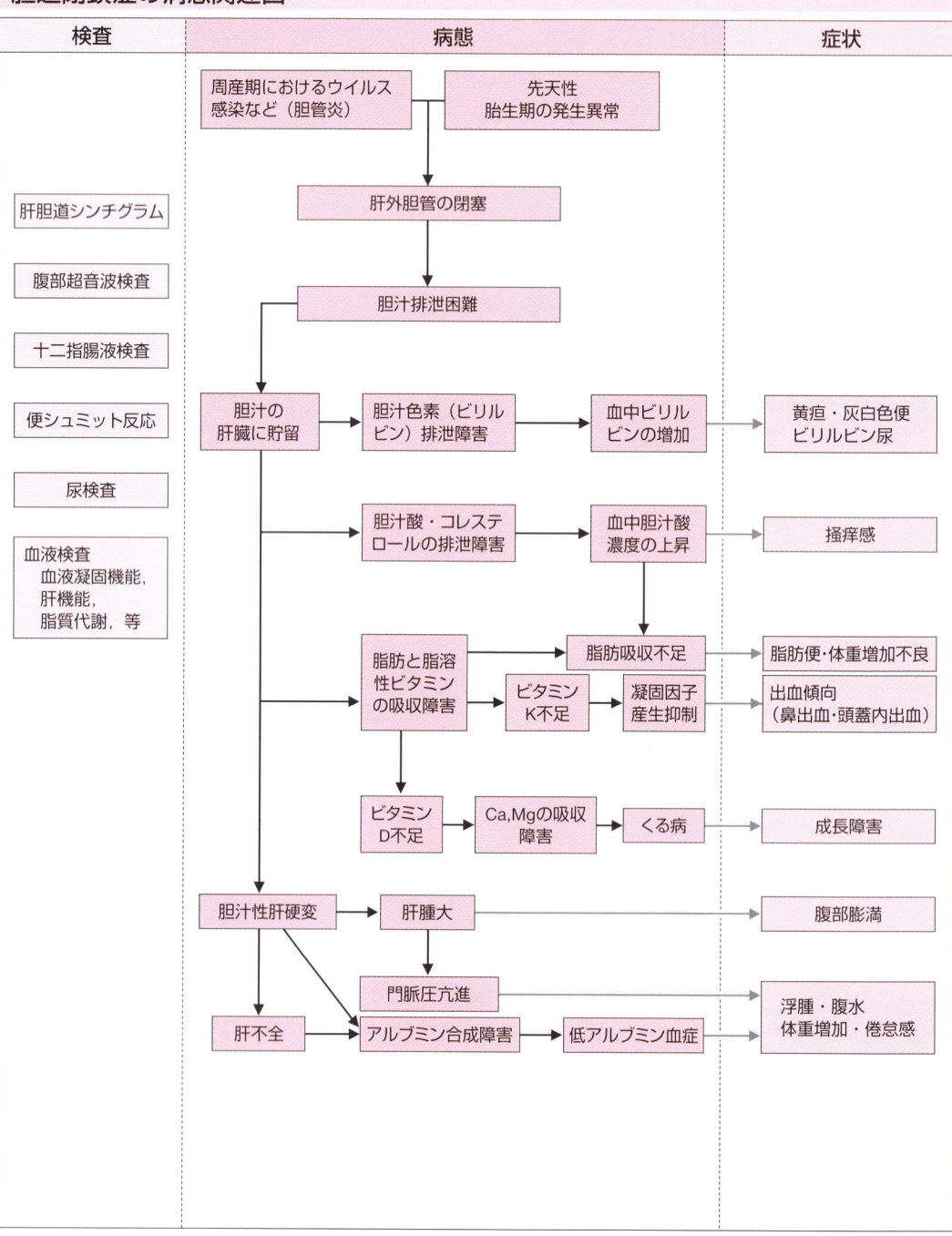

検査	病態	症状
肝胆道シンチグラム	周産期におけるウイルス感染など（胆管炎）／ 先天性胎生期の発生異常 → 肝外胆管の閉塞	
腹部超音波検査	胆汁排泄困難	
十二指腸液検査		
便シュミット反応	胆汁の肝臓に貯留 → 胆汁色素（ビリルビン）排泄障害 → 血中ビリルビンの増加	黄疸・灰白色便 ビリルビン尿
尿検査		
血液検査 血液凝固機能, 肝機能, 脂質代謝, 等	胆汁酸・コレステロールの排泄障害 → 血中胆汁酸濃度の上昇	搔痒感
	脂肪と脂溶性ビタミンの吸収障害 → 脂肪吸収不足	脂肪便・体重増加不良
	ビタミンK不足 → 凝固因子産生抑制	出血傾向（鼻出血・頭蓋内出血）
	ビタミンD不足 → Ca,Mgの吸収障害 → くる病	成長障害
	胆汁性肝硬変 → 肝腫大	腹部膨満
	門脈圧亢進	浮腫・腹水 体重増加・倦怠感
	肝不全 → アルブミン合成障害 → 低アルブミン血症	

1 疾患の概念・定義

肝外胆管が器質的病変により完全に閉塞し，胆汁が十二指腸へ排出されない疾患である。

放置すれば胆汁性肝硬変で死亡するため，手術が必須である。手術は肝病変が進行しない生後60日以内の実施が望ましい。

原因に決定的なものはない。多くの例（約80％）は，いったん胆管形成後に感染とそれに関連した免疫異常などの関与が考えられる。一方20％は胎児期の発生異常と推定される[1]。

2 病態

肝外胆管の多くは，炎症性変化が器質化したと考えられる瘢痕組織である。肝門部は一塊となり，結合織化しているが微小胆管が存在し，それが肝内の胆管と通じ，術後胆汁排泄をつかさどる。肝内胆汁うっ滞が長期化すると，胆汁性肝硬変から肝不全に進行する。

3 分類

胆管の閉塞部位で分類される（図4-8-1）。

4 検査・診断

新生児期の黄疸，灰白色便，肝腫大により，本症を強く疑う。乳児肝炎との鑑別が難しい。

1 肝機能検査：T-BIL，AST（GOT），ALT（GPT），ALP，γ-GPTの上昇。
2 便シュミット反応（便中ビリルビン）
3 超音波検査：胆嚢形態，拡張胆管の検索。
4 肝胆道シンチグラフィ：正常ではアイソトープが腸管へ排泄される。
5 十二指腸ゾンデによる胆汁証明法
6 閉塞性黄疸時に血清リポプロインX測定
7 CT，MRI

5 症状

1 黄疸

肝内に胆汁がうっ滞すると，血清ビリルビン値が上昇する。ビリルビンは軟骨，神経組織，角膜を除くすべての組織に沈着し，皮膚は黄土色で全身の掻痒感や湿疹様皮膚炎が生じる。

2 灰白色便

新生児期からみられ，程度が変化する。1〜2か月健診で発見される場合もある。胆汁が小腸に排泄されず，胆汁酸による脂肪乳化ができず，脂肪吸収率が悪く，灰白色の脂肪便になる。

3 肝腫大

肝硬変による肝機能の低下を代償するために腫大し，門脈圧亢進症を起こす。

4 出血傾向

脂肪吸収率が悪く，脂溶性ビタミンK欠乏が生じ，肝臓で生成する凝固因子が不足する。

6 合併症

1 上行性胆管炎

腸管と吻合した胆管内へ腸内細菌が移行し，胆管炎が起こると考えられるが，原因不明である。重篤になると敗血症をきたし，また，肝門部再閉鎖の原因ともなる。

2 門脈圧亢進症

図4-8-1 胆道閉鎖症の分類

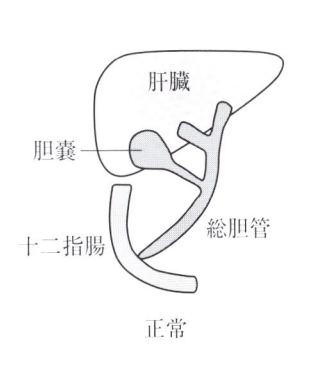

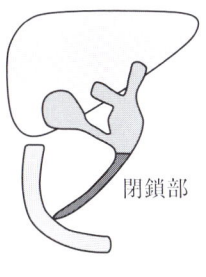

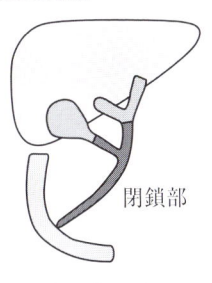

正常　　I型　約12％（総胆管閉鎖）　　II型　約2％（肝管閉塞）　　III型　約86％（肝門部閉塞）

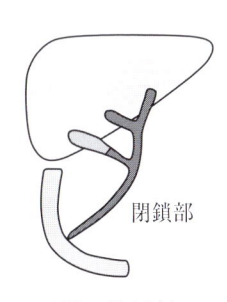

食道静脈瘤，脾機能亢進による脾腫がある。

7 治療

胆汁うっ滞による肝線維化は進行性で，日齢が進むにつれ，肝実質病変・肝内胆管の荒廃も進展するので，早期に手術を行う。

1 術前管理
止血機能が低下するビタミンK欠乏を補正する。貧血や低蛋白血症は血液製剤で補正する。

2 手術
Ⅰ型は胆管が十分開いており，これと腸管を吻合する肝管腸吻合術が行われる。Ⅱ型とⅢ型は肝門部で胆管が閉塞しているためすべて切除し，微小胆管のある肝門部を腸管でおおう術式で行われる（図4-8-2）。

3 術後
術後早期は，利胆剤（ウルソデオキシコール酸，ステロイドなど）で胆汁流出の維持に努め，逆行性胆管炎を予防する。肝機能低下による免疫機能低下，脂肪吸収障害や蛋白合成障害による低栄養状態により感染しやすい。上気道感染は逆行性胆管炎を誘発し，容易に肺炎にまで進行するため，感染予防が重要である。

4 肝移植
肝硬変が進んだ場合，肝移植の適応となる。わが国では小児の生体肝移植は年間130件行われ，そのほとんどが胆道閉鎖症によるものである。肝移植の5年生存率は83.8％である[2]。

8 疫学・予後

出生1万〜1万2000に1人の割合でみられ，男女比は1：2で女児に多い。遺伝性はない。
黄疸が消失しない症例は肝移植をしなければ肝不全，食道静脈瘤破裂，感染症で死亡する[3]。

9 看護

1 肝機能障害
皮膚は黄土色で，全身の搔痒感や湿疹様皮膚炎を起こす。患児の爪を短くし，皮膚を保護する。黄疸の程度（皮膚，眼球），便の色・潜血反応，腹部腫瘤（右季肋下に腫瘤が触れるか），

図4-8-2　肝門部空腸吻合術（葛西式）

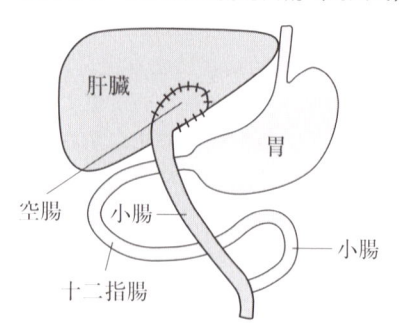

閉鎖した胆管を切除し腸管を肝門部吻合して肝臓からの胆汁分泌を誘導する。

肝腫大，腹部膨満感・腹部緊張の程度，嘔気・嘔吐，検査データに注意が必要である。

2 呼吸管理
肝腫大や腹水の貯留で腹部膨満に関連する呼吸困難の可能性がある。患児の安楽な体位の保持と，安静を保つためにできるだけ啼泣を抑える。必要時は，肺理学療法，呼吸状態により酸素投与，点滴管理および抗生剤投与を行う。

3 出血傾向
全身の観察や頭蓋内出血（意識障害，痙攣），大泉門の膨張などに注意する。ビタミンKの確実な投与や安全な環境の整備が必要である。

4 発育・発達障害
ビタミンA・D・E，微量元素Ca・Fe・Znなどの欠乏と低栄養状態の持続で身体発育障害が生じる。体重や哺乳量の変化に合わせたケアを考える。また，発達の遅れは母親の精神的負担となるため，家族ケアも必要である。

5 上行性胆管炎
感冒がきっかけで胆管炎を誘発する場合が多い。肝門部再閉鎖の原因となり，予後に影響する。在宅での感染予防や早期発見などの指導が必要になる。また，術式にて完全に防ぐことは不可能であるため，家族にはその旨を伝える。

■ 引用・参考文献
1) 後藤健之：胆道閉鎖症とAlagill症候群，小児内科40増刊号，616，2008.
2) 肝移植登録報告者数（第二報），移植，43(1)，46－55，2007.
3) 仁尾正記：胆道閉鎖症，標準小児外科学第5版，184，医学書院，2007.

胆道閉鎖症の看護

●実践事例

●事例の要約

生後14日頃，便色が薄いことに母親が気づき受診。生後1か月に肝門部空腸吻合術を受けた女児。その後，胆管炎や食道静脈瘤による入退院を繰り返している。

●治療・看護の経過の記述

1 年齢，性別，診断名等

- 年齢：2か月
- 性別：女児
- 診断名：胆道閉鎖症（病型はⅢb1γ型）
- 家族：父（31歳），母（28歳）

2 第1回目の入院（80日間）

在胎39週3日，正常分娩，出生時体重3070g，アプガールスコア9/9。妊娠経過に異常なし。

入院時体重3230g，血液生化学検査の結果は表4-8-1のとおり。便は灰白色〜白色，便シュミット反応（−），肝腫大は触診で1横指，腹部超音波所見では胆嚢は小さく，肝胆道シンチグラフィで胆汁の流出不良，十二指腸ゾンデによる胆汁証明法にて胆汁の流出なし。入院1週間で貧血が進み，Hb9.0から7.7となり，MAP40mLを輸血した。

日齢36で葛西式肝門部空腸吻合術を施行。肝臓は腫大し線維化が始まっていた。

日齢42（術後6日）に哺乳開始。また，PSL 4mg/kg/日，ウルソデオキシコール酸10mg/kg/日にて投与を開始する。PSLは術後31日に中止した。術後の胆道シンチグラフィで胆汁流出が認められ，外来フォローとなった。

術直後は全身状態を観察して異常の早期発見に努めた。経口哺乳開始後は，哺乳量チェックと内服薬を確実投与した。母子関係を調整し，在宅での観察方法と感染予防を指導した。

3 2回目の入院（10日間）

3か月の時に，感冒を機に発熱と黄疸が出現して胆肝炎を発症。CMZの投与で改善した。

4 3回目の入院（3日間）

6か月頃から腹部エコー上，肝硬変の所見があり，食道静脈瘤の検査目的で入院。胃内視鏡検査で食道静脈瘤の所見は認められなかった。

5 4回目の入院（9日間）

1歳5か月の時，発熱で入院。胆肝炎を発症し，CTMの投与で改善した。肝腫大（右鎖骨中線肋弓下約3.5cm，剣状突起下5.5cm），脾腫があり，便は淡黄色だった。

6 5回目の入院（5日間）

1歳10か月の時，急性胃腸炎による脱水傾向が強く，輸液目的で入院。

7 6回目の入院（2週間）

2歳6か月の時，外来受診で便潜血反応が陽性となり，胃内視鏡検査目的で入院。食道静脈瘤が認められ，クリッピング術を施行した。

この事例から学んだこと

この事例は，術後も入退院を繰り返し，今後肝移植が必要となる。家族は長期にわたり不安がある。患児は順調に成長・発達をしているので，今後も発達を妨げることなく援助する。

●実践事例の治療・看護の経過

患者の経過	看護上の問題点	観察・看護	結果
術前	#1 胆道の閉塞による胆汁うっ滞に関連した肝機能障害がある #2 疾患の予後についての家族の悲しみ・不安がある	〈観察〉 ●黄疸の程度：皮膚，眼球，便（色，潜血反応） ●腹部：右季肋下に腫瘤が触れるか，肝腫大，腹部膨満感・腹部緊張の程度・増強の有無 ●嘔気・嘔吐の有無 ●腹囲測定，体重測定 ●家族の態度・表情・言葉，面会状況 〈看護〉 ●安楽な体位の保持 ●患児の日常を家族に毎日連絡 ●定期的な医師からの病状説明時は受け持ち看護師が同席し，家族の理解や心情を把握する ●医師の説明内容をチームで共有して言動を統一する	#1 便は灰白色〜白色，肝胆道シンチグラフィでは胆汁の流出が不良であった。入院1週間で貧血が進み，MAP40 mLを輸血した 　触診で肝腫大1横指を認めた。呼吸障害はなかった #2 確定診断後，患児の予後や将来について，母親の訴えが多く，不安が強かった 　第一子であり，手術までの間に育児指導を行い，母子関係が築けるよう援助した
術後	#1 手術後低栄養状態に関連する治癒遅延の可能性がある	〈観察〉 ●バイタルサイン ●創部の状態：離開，発赤，浸出 ●ドレーンからの流出物：性状，量 〈看護〉 ●包帯交換は清潔操作厳守。汚染した際はすぐに交換する ●指示された薬液の確実な投与	#1 ドレーンからの排液量は，20〜118 mL/日で多く，FFP（新鮮凍結血漿）で補正した
術後	#2 ステロイド療法による副作用出現の可能性あり	〈観察〉 ●感冒症状 ●便の性状，色 ●経口摂取量，空腹の程度 ●体重増加，ムーンフェイスの有無 〈看護〉 ●プレドニゾロンの確実な投与 ●清潔の保持 ●感染症児との接触を避け注意する	#2 経口摂取開始と同時にステロイド剤の内服を開始した。スポイトを使用し，上手に内服した 　空腹感が強く，ミルク哺乳直後でも激しく啼泣し，おしゃぶりや抱っこで対処した
術後	#3 手術後，上行性の胆管炎に関連した肝不全症状悪化の可能性がある	〈観察〉 ●バイタルサイン，黄疸の程度，便色，腹部膨満感 ●機嫌，活気の有無 〈看護〉 ●感染徴候を早期発見 ●発熱時は状態の観察と症状緩和 ●与指示された薬剤の確実な投与	#3 術後，CRPが上昇したが，抗生剤の変更で改善した
退院時	#1 退院に向け家族指導の必要性がある	〈観察〉 ●家族の言動，表情，不安 〈看護〉 ●与薬方法の練習 ●栄養指導，日常生活での注意点の指導	#1 患児の状態把握などの理解はできていた 　長期的な母親へのフォローが必要である

表4-8-1　血液生化学検査結果の推移

	入院時	術前	術後1日	術後3日	術後10日	退院時
TP（g/dL）	6.6	5.3	4.8	4.1	4.5	5.5
T-BIL（mg/dL）	8.3	5.9	8.6		8.5	1.9
AST（GOP）（IU）	40	108	950	130	125	109
ALT（GPT）（IU）	22	109	567	174	110	109
ALP（IU）	764	1143	906	813		1760
γ-GPT（IU）	958	1396	1030	925	1306	1671
CRP（mg/dL）	0.16	0.21	0.19	3.62	0.2	0.41

● 実践事例の看護上の問題点への対応

		入院〜手術前	手術後〜回復期	退院時〜在宅
検査		血液検査 　全血算, 血液凝固 　生化学, 免疫系, CRP, 他 検尿, 便（シュミット反応） 胸腹部X線検査, ECG 腹部超音波検査, MRI 肝胆道シンチグラフィ 十二指腸液検査 体重測定	血液検査 ─────────────────────────────────→ 　全血算, 血液凝固 　生化学, 免疫系, CRP, 他 検尿, 便（シュミット反応） 血液ガス 腹部超音波検査 ─────────────────────→ 肝胆道シンチグラフィ 心拍呼吸モニター SpO₂モニター 体重測定	 体重測定
治療		持続点滴 輸血 　赤血球 M.A.P.	葛西式肝門部空腸吻合術施行（日令32日） 人工呼吸器管理→酸素マスク→中止 持続点滴 ─────────────────→ 　抗生剤 　H₂ブロッカー剤 輸血 　赤血球 M.A.P., 新鮮凍結血漿 内服術後6日より 　PSL ───→ 術後36日中止 　ウルソデオキシコール酸 ──────────→	
日常生活	食事	母乳, ミルク可	禁食 ───→ 術後6日 　　　　　母乳, ミルク可	母乳, ミルク可
	安静度	ベッド上安静	ベッド上安静 ───→ フリー	フリー
	排泄	オムツ使用	留置カテーテル（短期間）, オムツ併用	オムツ使用
	清拭	沐浴	清拭, 洗髪, 臀部浴 ───→ 沐浴	沐浴
教育		スタンダードプリコーション 哺乳量記載の説明 便の観察	感染防止対策の確認 内服薬の説明と飲ませ方 便の観察	緊急時の受診 感染予防 栄養指導 内服薬の継続 便秘時の対処 日常生活の注意点

4-9 腸重積症

4 消化器疾患

看護の基礎知識

● 病態関連図

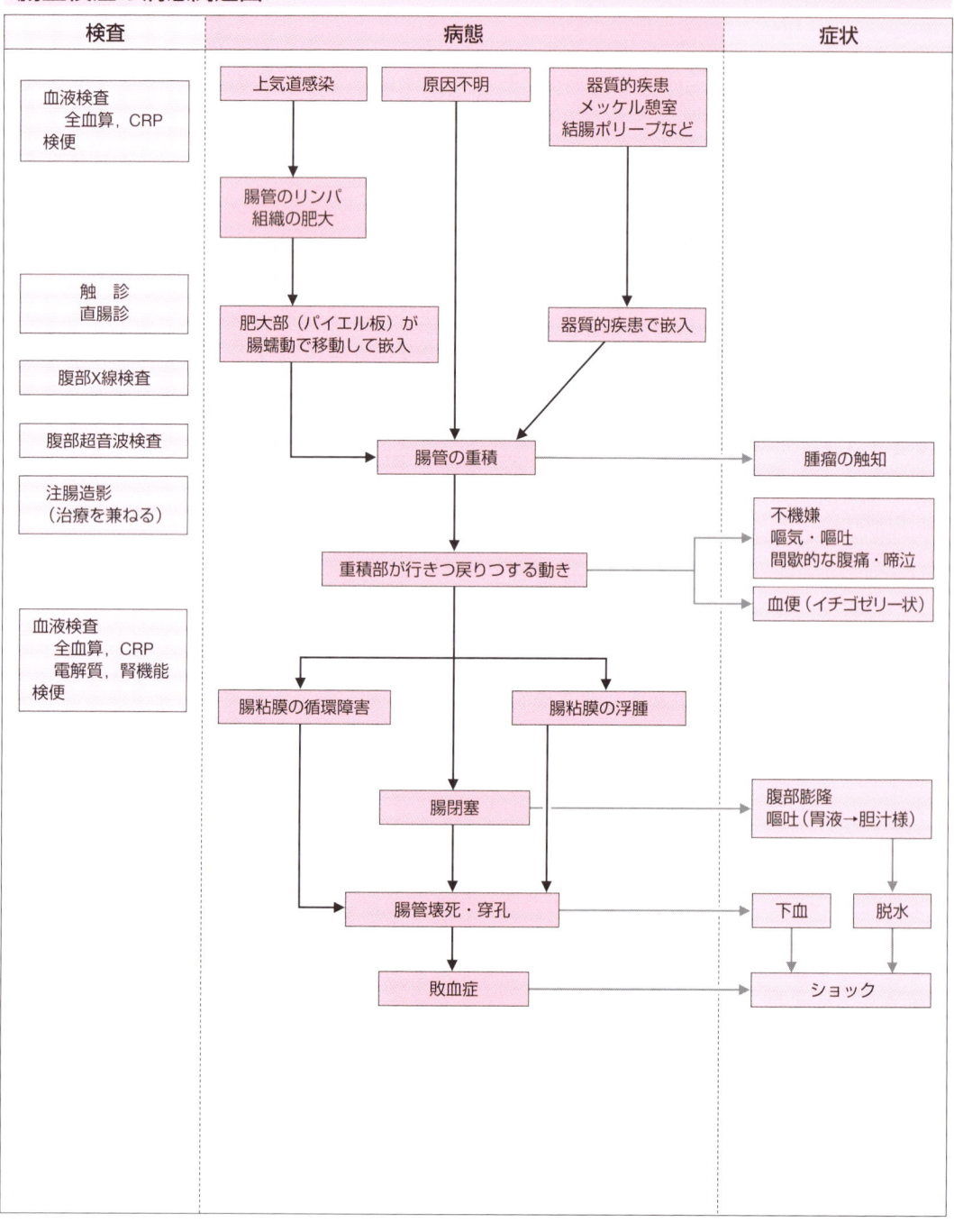

腸重積症の病態関連図

検査	病態	症状
血液検査 　全血算，CRP 検便	上気道感染 → 腸管のリンパ組織の肥大 → 肥大部（パイエル板）が腸蠕動で移動して嵌入 原因不明 器質的疾患 　メッケル憩室 　結腸ポリープなど → 器質的疾患で嵌入	
触診 直腸診		
腹部X線検査		
腹部超音波検査	腸管の重積	腫瘤の触知
注腸造影 （治療を兼ねる）	↓ 重積部が行きつ戻りつする動き	不機嫌 嘔気・嘔吐 間歇的な腹痛・啼泣 血便（イチゴゼリー状）
血液検査 　全血算，CRP 　電解質，腎機能 検便	腸粘膜の循環障害　　腸粘膜の浮腫 ↓ 腸閉塞	腹部膨隆 嘔吐（胃液→胆汁様）
	腸管壊死・穿孔	下血　脱水
	敗血症	ショック

1 疾患の概念・定義

腸重積症は，口側腸管の一部が肛門側腸管の内側にたくし込まれた状態（重積）で戻れなくなり，腸閉塞（イレウス）を呈する疾患である。原因は，上気道感染や腸炎発症後に，腸に分布しているリンパ組織がはれて大きくなり，腸蠕動の亢進により，この部分から入り込むことが考えられている。原因のはっきりしない例もあるが，後天的なものがほとんどである。先天的疾患であるメッケル憩室，腸管重複症からの発症は2〜5％[1]とされ，結腸ポリープ，悪性リンパ腫などの器質性疾患を伴うものがある。男児に多い。

2 病態

回腸が結腸に重積するものが多い。発症は，結腸間膜が長く，固定が穏やかな3か月から2歳以下の乳幼児期に多く（80〜90％），特に4〜9か月の乳児に好発する[2]。器質的疾患のある症例では，発症は2歳以降に多い。

腸管の重積により腸の循環障害，うっ血と消化管閉塞を起こす。発症から時間が経過すると腸管の壊死・穿孔を起こし，全身状態の悪化をきたす。

3 分類

回腸・結腸型と回腸・盲腸型が多く，両型で全体の約80％を占める（図4-9-1）。
1 回腸・結腸型：回腸末端の一部が回盲弁を越えて結腸に入り込むタイプ
2 回腸・盲腸型：回盲弁が先進部となり虫垂とともに結腸に入り込むタイプ
3 回腸・回腸・結腸型：5層の腸管よりなり5筒性腸重積症ともいう
4 小腸・小腸型：小腸が小腸に入り込むタイプ
5 結腸・結腸型：大腸が大腸に入り込むタイプ

4 診断・検査

1 腹部X線検査：初期は小腸ガスは少ないが，時間の経過とともに増加し，立位像で鏡面像が出現する。
2 腹部超音波検査：重積部に標的像が認められる。
3 触診：右季肋部および心窩部にソーセージ様の腫瘤を触知する（ダンス徴候）。
4 注腸造影（治療を兼ねる）：重積部に蟹爪状所見，コイルを巻いたような陰影欠損像を認める。

5 症状

3大主徴として腹痛，嘔吐，血便があげられる。
1 腹痛：間欠的で仙痛であることが特徴。不機嫌に啼泣したり，ぐったりする。
2 嘔吐：はじめは胃内容物の嘔吐であるが，時間が経過すると胆汁性嘔吐になる。
3 血便：新鮮血と粘液が混ざったイチゴゼリー状の粘血便が特徴である。
4 腫瘤：右季肋部および心窩部にソーセージ様の腫瘤を触知する（ダンス徴候）。
5 腹部膨満：イレウス症状が進行すると，腹部膨満が著明となる。

図4-9-1 腸重積症の分類

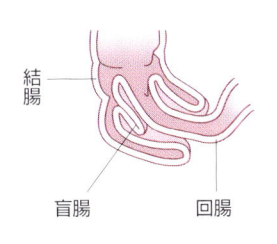

回腸・盲腸型　　回腸・結腸型　　回腸・回腸・結腸型

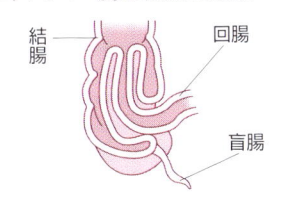

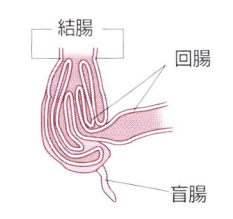

6 治療

発症後の時間と腸粘膜の阻血の程度（壊死），腸管穿孔の有無により治療法が決まる。早期診断，早期治療が重要である。

1 非観血的整復法

X線透視下で高圧浣腸を行い，先進部に圧を加え整復する。治療法はバリウム，ガストログラフィン，空気の注入であり，術者の慣れた方法で行われる。治療成績はいずれの方法も好成績である。しかし，合併症として0.1～0.5％程度の頻度で腸管穿孔があり，特にバリウムを用いた時は化学性腹膜炎となり治療に難渋するという欠点がある[3]。近年は，空気の注入が多く，次いでガストログラフィンを使用することが多い。また，放射線被曝を考慮し，超音波ガイド下で生理食塩水を注入して行う施設もある。

非観血的整復法を行うタイムリミットを24時間とする報告も多いが，手術可能な施設では24時間以降も一般状態や腹膜刺激症状などを総合的に判断して行っている

2 観血的整復法

非観血的整復法で整復できない時や，24時間以上経過している場合，一般状態の悪化，腹膜刺激症状などがみられる場合は手術の対象となり，開腹して腸整復を行う。壊死や穿孔がある場合は，腸管切除を行う。

7 予後

非観血的整復法の再発率は5.9～14.8％であり，再発時期は90％が5か月以内に起こる。再遅発例（3歳以上）では，器質的病変の存在する可能性が高い。観血的整復法の再発は3.5％と少ない[4]。

8 看護

- 主要症状（腹痛，嘔吐，粘血便）の観察を行う。特に，腹膜炎症状，ショック状態，脱水症状の有無の観察を確実に行う。
- 突発性の疾患であり，親子ともに不安が強いので精神的慰安に努める。
- 再発の可能性があるので早期発見・早期受診などの指導をする。

■ 引用・参考文献

1) 内山昌則：腸重責症，別冊日本臨床，新領域別症候群シリーズNo.12, 391, 2009.
2) 位田忍：腸重責症，小児科学第3版, 1190－1190, 医学書院, 2008.
3) 内山昌則：腸重責症，別冊日本臨床，新領域別症候群シリーズNo.12, 392, 2009.
4) 岡田正：系統小児外科学改訂第2版, 542, 永井書店, 2005.

腸重積症の看護

● 実践事例

●事例の要約

他院で腸重積症と診断され，高圧浣腸で整復を試みたが改善せず，紹介入院した3歳の女児。観血的整復術を実施した。

●治療・看護の経過の記述

1 年齢，性別，診断名等

- 年齢：3歳4か月
- 性別：女児
- 診断名：腸重積症
- 家族：父（42歳），母（38歳），姉（14歳）

2 発症から入院までの経過

入院前日の夜，便意はあるが排便なし。やや風邪気味ではあった。入院当日の朝5時頃，間欠的腹痛が出現し，救急車で近医受診。腸重積症と診断され高圧浣腸を試みたが，横行結腸から回盲弁までしか戻すことができず，紹介受診となった。

3 入院時の状況

身長95.2cm，体重13.5kg，バイタルサインに著変ないが，間欠的な腹痛がある。
外来で超音波ガイド下に整復を試みるが，やはり整復できず，観血的整復術目的で入院となる。

腹部腫瘤は認められなかった。術前検査を行い，末梢ラインを確保して輸液を開始して緊急手術となった。

手術前・後ともに，全身状態は良好で経過することができた。術後2日には経口摂取も開始され術後4日に輸液も終了となった。

緊急入院となり，観血的整復術となったので，患児の苦痛を最小限にするよう援助するとともに，家族の不安の訴えを聴くことに留意した。

4 退院時の状況

術後5日には全身状態良好で退院することができた。再発の可能性を説明し，症状の早期発見と早期診断の指導を行った。

この事例から学んだこと

腸重積症は，外来で非観血的整復法（注腸整復術）を実施して当日中に帰宅する場合もあるが，整復できない事例は緊急入院，緊急手術となるので，患児と家族の不安・動揺への配慮・援助が重要である。

●実践事例の治療・看護の経過

		入院から手術まで	手術後から退院まで
検査		胸部・腹部X線検査 腹部超音波検査 注腸造影 心電図 血液検査（血算，生化学，出血時間，CRP） 尿検査	術後1日：胸部・腹部X線検査 血液検査（血算，生化学）
治療		輸液：ST1，150 mL/h NGカテーテル（セイラムサンプチューブ）10F挿入 膀胱留置カテーテル挿入 麻酔科受診 緊急手術（観血的整復術）	手術直後：酸素BOXに収容 抗生剤：パンスポリン0.5 g IV，帰室時1回のみ バイタルサイン：体温37.8〜37.4℃ 脈拍120回/分，血圧110/60 mmHg 術後1日：酸素カット，NGカテーテル抜去，膀胱留置カテーテル抜去 術後4日：輸液中止
日常生活	食事	絶飲食	術後2日：経口摂取開始，全粥・軟菜 術後3日：常食
	安静度	ベッド上安静，許容範囲内で抱っこ可	ベッド上安静，許容範囲内で抱っこ可 術後4日：点滴抜去後，安静度フリー
	排泄	おむつ使用 ─────────────────→ 尿量測定	点滴終了後，尿量測定終了
	清潔	腹部の清潔確認（臍部の汚れの有無）	清拭 術後4日：点滴抜去後は入浴可

●実践事例の看護上の問題点への対応

患者の経過	看護上の問題点	観察・看護	結果
術前	#1 緊急の入院・手術による家族・患児の不安	〈観察〉 ●家族の動揺の有無や様子 ●患児の表情・言動 〈看護〉 ●患児の母子分離不安や検査処置に対する苦痛を最小限にする ●緊急で入院・手術になるため，家族の気持ちを理解し，不安の訴えを聴いていく	#1 緊急の入院・手術であったが，手術までの間，患児は間欠的な腹痛はみられたが，症状が急変することなく手術を迎えた 　手術の際は，家族は不安そうな様子であったが，無事手術が終了すると安心された
術後	#1 全身麻酔に関連した全身状態の変調 #2 嵌頓を繰り返すおそれがある	〈観察〉 ●バイタルサイン ●腹部症状：腹痛・嘔吐・腹部膨満感の有無，腸蠕動の聴取 ●NGカテーテルからの流出物の性状・量 〈看護〉 ●異常徴候の早期発見と対応 ●水分出納のチェック ●腹痛・嘔吐・粘血便の有無	#1 術後は，バイタルサインの変動はなく，呼吸状態も安定していて，術後1日に酸素吸入を中止した 　腹部症状も悪化することなく，術後2日に食事を開始した #2 手術後は異常なく経過し，術後5日に退院した

5章

循環器疾患

5-1 心室中隔欠損症
5-2 ファロー四徴症
5-3 心内膜床欠損症（房室中隔欠損）
5-4 拡張型心筋症

5-1 心室中隔欠損症

5 循環器疾患

看護の基礎知識

● 病態関連図

心室中隔欠損症の病態関連図

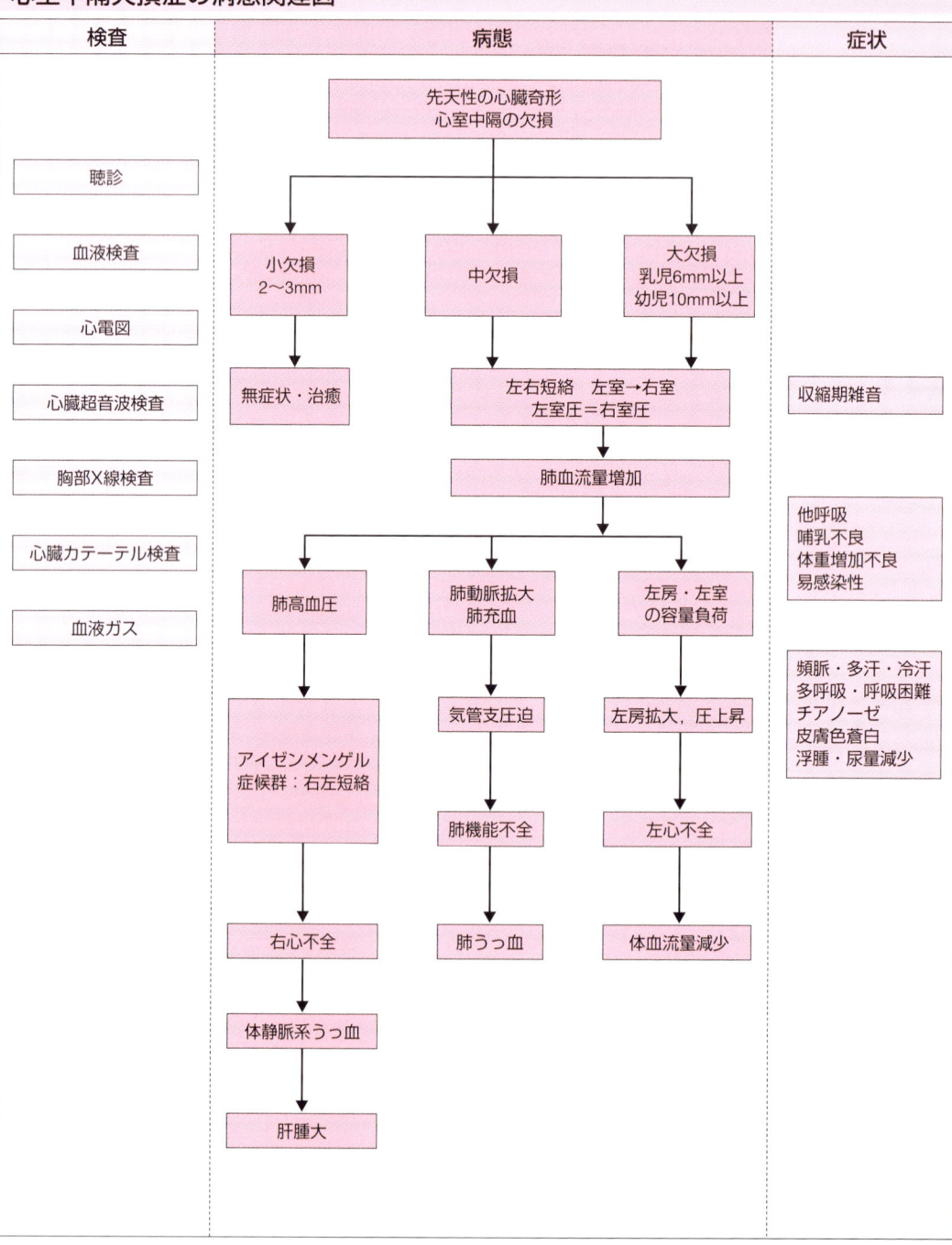

検査	病態	症状
聴診	先天性の心臓奇形 心室中隔の欠損	
血液検査	↓	
心電図	小欠損 2〜3mm / 中欠損 / 大欠損 乳児6mm以上 幼児10mm以上	
心臓超音波検査	無症状・治癒 ← / 左右短絡 左室→右室 左室圧＝右室圧	収縮期雑音
胸部X線検査	肺血流量増加	他呼吸 哺乳不良 体重増加不良 易感染性
心臓カテーテル検査	肺高血圧 / 肺動脈拡大 肺充血 / 左房・左室 の容量負荷	
血液ガス	↓ 気管支圧迫 ↓ 左房拡大, 圧上昇	頻脈・多汗・冷汗 多呼吸・呼吸困難 チアノーゼ 皮膚色蒼白 浮腫・尿量減少
	アイゼンメンゲル 症候群：右左短絡 / 肺機能不全 / 左心不全	
	右心不全 / 肺うっ血 / 体血流量減少	
	体静脈系うっ血	
	肝腫大	

1 疾患の概念・定義

心室中隔欠損症（VSD）は，生まれつき心室中隔に欠損孔が存在する奇形で，先天性心疾患のなかで最も多い。

小ないし中欠損例では，自然閉鎖する症例もある。大欠損の場合，生後，肺血管抵抗の低下に伴い，左右短絡による肺血流量の増加で，呼吸不全や心不全症状を呈することが多くなる。

2 病態

病気の重症度は，孔の大きさと肺血管抵抗によって決まる。小欠損（2〜3mm 程度[1]）は左右短絡量が少なく，症状を示すことはない。胸部X線検査や心電図で異常はなく，ただ心雑音が聞かれるだけである。中欠損の場合，左右短絡量が増えるため，肺を流れる血液量が増大し，肺高血圧となる。さらに大欠損（乳児6mm以上，幼児10mm以上[1]）になると，左室と右室は自由に交通するようになり，左室圧と右室圧は等しくなる。つまり，著しい肺高血圧をきたすようになる。乳児期の大きな心室中隔欠損は，たいていの場合，心不全を伴う。

3 分類（解剖学的分類）

心室中隔欠損症の形態的分類は様々あるが，カークリン（Kirklin）の分類は欠損孔の位置により4型に分類される（表5-1-1）。

表5-1-1　カークリン（Kirklin）の分類

I型：室上稜上部欠損 　肺動脈弁直下の欠損。大動脈弁の近くを早い短絡血流が流れ，大動脈弁変形が合併しやすい。小欠損で手術適応もある。
II型：膜性周囲部欠損 　心室中隔の膜様部およびその周辺の欠損で，頻度は最も多い。刺激伝導系が欠損孔の後下縁を走り，手術操作が慎重をきす。
III型：流入部欠損 　欠損孔が三尖弁（前尖，中隔尖，後尖）の中隔尖の裏側にある。
IV型：中心筋性部欠損 　心室中隔のなかほどの筋肉の厚い部分の欠損。しばしば多孔性で，欠損孔は小さいが短絡量が多く，重症の肺うっ血や肺高血圧を伴う心不全になりやすい。

4 検査・診断

診断は超音波検査で可能である。手術前に心臓カテーテル検査を行い，短絡量による分類をする。その結果で手術適応を決定する。

表5-1-2　心室中隔欠損症の検査と診断

①聴診	・逆流性収縮期雑音
②血液検査	・血算，生化学，CRP
③胸部X線検査	・肺血管陰影の増加　・主肺動脈の拡張 ・心陰影 左室・左房が拡大（心胸比の増大）
④心電図	・左室肥大　・肺高血圧による右室肥大
⑤心臓超音波検査	・欠損孔を通じた短絡の存在と血流 ・孔の大きさや位置
⑥心臓カテーテル検査	・短絡量の計算　・肺血管抵抗（肺高血圧） ・心血管造影（欠損孔の位置と大きさ）

5 症状

生後2〜3週から多呼吸，呼吸困難，哺乳困難，体重増加不良，易感染性，多汗が明らかになってくる。

6 合併症

1. 拡張した肺動脈が気道を圧迫し，肺気腫，さらに無気肺となる肺合併症を起こす。
2. 肺血流量の増加により，気道の感染防御機構が弱まるため，呼吸器感染を起こしやすい。
3. 心疾患の症例は感染性心内膜炎を起こす可能性があり，う歯予防の保健指導と抜歯時の抗生剤投与が計画される。

7 治療

1 内科的治療

小欠損で症状のない場合は，無治療である。心不全のある場合，利尿剤，ACE阻害剤，血管拡張剤，ジギタリス製剤などが投与される。呼吸器感染や心不全を伴う場合は，生命に危険があるため，入院加療が必要となる。

2 外科的治療

肺高血圧の程度が軽い場合や短絡量が少ない

場合，早い時期に手術は行わず経過観察する。しかし，乳児期に心不全をきたすような大欠損は，できるだけ早期に欠損孔をパッチで閉鎖する根治術の適応である。肺高血圧が著しく強い場合，2歳過ぎに手術で孔を閉じても，肺高血圧が元に戻らないこともあるため，手術時期を失しないようにフォローアップされる。

8 疫学・予後

心室中隔欠損症は，小児心疾患のうち約20％を占め，1000出生児のうち1.5～2.0人である[2]。全体の約1/2～1/3は自然閉鎖ないしほぼ閉鎖する[3]。

自然閉鎖例や根治術後に合併症のない場合，予後は良好である。しかし，肺高血圧の程度が強いケースを放置すると，やがて右左短絡（逆短絡）が生じ，チアノーゼが出現する。これをアイゼンメンジャー症候群といい，この段階になると手術を行うことができず，予後は不良である。

9 看護

1 手術前：重篤な呼吸器感染を起こすことなく，手術に臨むことができる。
①冷暖房や掛け物，衣類，靴下などで温度調整する。
②発汗時は清拭や更衣をする。
③分泌物が多い時は吸引をする。
④体温の変化に注意し，熱感時は臨時に測定する。37℃以上が持続する場合は，医師に報告する。
⑤クーリングは末梢の冷感に注意し，手足を保温する。
⑥食事・水分の摂取量
　患児の様子を見ながら，食事の種類や飲水量を分割して勧める。母親から好物や摂取方法を聞き，方法や内容を工夫する。また，食べやすいヨーグルトやプリンなどで補食する。
⑦両親への援助
　受け持ち看護師を中心に，両親が不安を表現できるような支持的関係を作る。また両親のニーズ，患児の状態に応じ，医師の説明，補足，助言を得るよう働きかける。

2 手術後から退院まで：循環動態が早期に安定する。
①肺高血圧発作
　Ⅱ型や欠損孔が大きい場合，肺の血管に閉塞性病変が起こり，肺血管抵抗が上昇する。人工心肺の使用や麻酔の影響により，さらに肺の状態が悪化し，術後の肺血管抵抗の上昇が肺血流を低下させ，肺高血圧発作が起こる。肺高血圧発作により体血圧を出せず，重篤な状態に陥るおそれがあり，循環動態の変化に十分注意する。

　また，吸引や覚醒による刺激が加わることで，肺高血圧発作を起こす可能性があり，鎮静剤やPGE1などの薬剤，NOガスの準備が必要である。
②肺合併症の予防
　術前は左右短絡の状態で，肺血流は増大し，肺うっ血に基づく気道抵抗の増加により肺湿性ラ音が聞かれ，多呼吸，喘鳴の症状が現れる。また，麻酔の影響や人工心肺使用も加わり，気道内分泌物が増加し，肺合併症に陥りやすいため，呼吸状態に十分注意する。
③不整脈の観察
　手術は一般に，右心房を切開し，三尖弁を通してパッチ閉鎖を行う。この際，刺激伝導系を損傷すると，房室ブロックを起こすおそれがある。また開心術であるため，人工心肺使用による電解質バランスの崩れや，大動脈遮断による心筋障害を起こす可能性がある。特に完全房室ブロックを起こした場合は，心拍出量を保てなくなる。術後は，不整脈を見逃さないことが重要であり，不整脈出現時は早期対応ができるよう，救急薬品や抗不整脈薬の準備をしておく。

■ 引用・参考文献
1) 門間和夫：心臓カテーテル法，小児内科　臨時増刊号，449，1985．
2) 高橋長裕：図解先天性心疾患，21，医学書院，2005．
3) 中澤誠：先天性心疾患，196，メジカルビュー社，2005．
4) 静岡県立こども病院：小児疾患マニュアル

心室中隔欠損症

●実践事例

●事例の要約

日齢5日に，心雑音から心室中隔欠損症Ⅱ型と診断された男児。生後1か月から当院循環器内科でフォロー開始。生後2か月の心臓カテーテル検査の結果，欠損孔が大きく，左右短絡で肺高血圧と診断された。今回，手術目的で入院し，パッチ閉鎖術を施行。術後経過は良好であったが心不全があり，水分制限の状態で退院した。

●治療・看護の経過の記述

1 年齢，性別，診断名等

- 年齢：3か月
- 性別：男児
- 診断名：心室中隔欠損症Ⅱ型，肺高血圧
- 家族：父，母

2 発症から入院までの経過

在胎週数39週，出生時体重2738g。日齢5日で心雑音を指摘され，他院で心室中隔欠損症Ⅱ型と診断され，当院循環器内科でフォロー開始。生後2か月の心臓カテーテル検査の結果，欠損孔が大きく，左右短絡で肺高血圧と診断された。今回，手術目的で入院する。

3 入院時の状態

身長63cm，体重6235g，呼吸44回/分，心拍136回/分，収縮期心雑音がある。利尿剤は内服しており，哺乳は母乳と不足分をミルクで補い，1回100～150mLを1日4～5回飲んでいた。母親は手術について，「孔を塞げば良くなると説明を受けています」と理解していた。心臓血管外科と麻酔科医が両親にインフォームド・コンセントを行い，手術の承諾を得た。

4 手術直後～急性期

入院翌日に根治術施行。術後はICUに入室し，呼吸器装着，心電図・経皮的酸素飽和度・血圧モニタリングを開始。血液ガス値は$PaCO_2$ 32.3mmHg，PaO_2 161.5mmHgで，その後も安定していた。気管内吸引時に中心静脈圧（CVP）は7～9mmHgとなるが，肺高血圧状態を引き起こし血圧が低下することはなかった。覚醒レベルの上昇に伴い，一時鎮静剤を使用するが，術後約8時間に呼吸器離脱。哺乳は術後1日より開始して，順調に増量できた。

術後2日にICUを退室し，一般病室に移った。

5 回復期

術後6日の胸部X線検査で心胸比（CTR）56％，肺うっ血もあり，心臓超音波で駆出率（EF）39％と心室収縮力低下を認め，哺乳量は800mL/日に制限された。肺湿性ラ音が聴取され，口鼻腔の分泌物が増加したが，その後減少した。

両親に，退院後の日常生活の留意点，心不全の症状の発見や対処法について，パンフレットを使用して説明した。また，授乳や抱っこを勧めた。両親とも面会時は積極的に患児と関わり，笑顔で話しかけていた。

6 回復期～退院

乳児早期の手術となったが，術後合併症による問題もなく術後10日目で退院となった。

第一子であり育児全般についての母親の不安への支援の他，退院指導として，①退院後の生活について（食事・水分制限・排泄・運動・入浴・予防接種・内服薬・創部），②心不全について（心不全とは，症状・注意事項）についてパンフレットをもとに指導を行った。

この事例から学んだこと

乳児期に入院し，手術を受けた患児とその家族に対し，安全な入院生活が送れるよう細心の配慮と援助が必要であった．入院期間が短期である場合，退院後の日常生活に対する留意点や新たに抱いた不安などに対応できるよう，外来や地域医療機関との連携も必要であると感じた．

●実践事例の治療・看護の経過

		急性期	回復期	慢性期
		手術〜術後24時間	2日〜7日	退院（術後10日）〜在宅
検査		胸部X線検査 モニター：心電図，経皮的酸素飽和度，CVP 血液ガス 血液検査（血算，生化学，CRP） 検温（1hごと） 尿量測定（1hごと）	モニター：心電図，経皮的酸素飽和度 検温（6〜8hごと） 尿量測定 体重測定（毎日）	検温（適宜）
治療		呼吸器装着 気管内吸引 輸液：基礎液，GIK，PGE1，強心剤の持続（中心静脈より） 輸血 利尿剤静脈注射（8hごと） 抗生物質点滴（8hごと） 鎮静剤（適宜） 注）GIKの組成 　ブドウ糖液中に塩酸パパベリン，塩酸プロプラノロール，ヘパリンナトリウム，塩化カリウム，ビタミンなどの注射液	呼吸器離脱（術後8時間） 酸素：カニューレ1L（〜2日） 吸入：塩酸ブロムヘキシン（ビソルボン） 輸液：基礎液（〜2日） 　　　GIK，PGE1，強心剤（〜2日） 利尿剤静脈注射中止（3日） 抗生物質点滴（8hごと，〜3日） 鎮静剤（適宜） 内服：利尿剤，整腸剤などの開始（2日） 抜糸（7日）	 内服：利尿剤，整腸剤など
日常生活	食事	禁乳	呼吸器離脱後から等張水，その後ミルク開始 ミルク量制限：術後6日より開始（800mL/日まで）	ミルク量制限は退院後も継続
	安静度	ベッド上安静	ベッド上安静 抱っこ可	フリー
	排泄	尿留置カテーテル	尿留置カテーテル1日抜去後おむつ 術後1日：浣腸施行	おむつ
	清潔	清拭	清拭，抜糸後から入浴可	入浴可
	教育		心不全予防の説明（パンフレット使用）	定期外来受診

●実践事例の看護上の問題点への対応

患者の経過	看護上の問題点	観察・看護	結果
急性期	#1 肺高血圧発作により急変するおそれがある #2 肺合併症により，呼吸状態が悪化するおそれがある #3 不整脈により心拍数が保てなくなり，急変するおそれがある	〈観察〉 ● 術後：$PaCO_2$ 32.3 mmHg, PaO_2 161.5 mmHg ● 気管分泌物は多量であったが，吸引時SpO_2値は低下せず，100％保持。覚醒後の中心静脈圧は7～9 mmHg，血圧の低下はみられない ● 心拍130～140回/分台であり，不整脈の出現もない ● 胸部X線所見：心胸比60％，肺うっ血あり，無気肺はない 〈看護〉 ● 心電図，血圧モニタリング，補液管理，水分出納などの体液管理，体温管理を実施 ● 呼吸器管理を行い，気管内吸引は鎮静剤などの準備をし，医師とともに施行した ● 呼吸器離脱後は肺湿性ラ音の増強時に，吸入・吸引を行い，呼吸の安定を図った	#1 血液ガス値の悪化はみられず，術後1日に呼吸器を離脱できた #2 肺合併症を予防し，肺高血圧はあるものの，発作を起こすことなく経過した #3 呼吸，循環，体温などのモニタリングにより，異常の早期発見と対処ができた
回復期	#1 感染や啼泣が続くなど負荷をかけることにより，心不全が悪化するおそれがある	〈観察〉 ● 体温36℃後半～37℃前半。尿量は1mL/kg/hに維持され，尿量減少なく，浮腫も出現しなかった ● 術後2日の体重 6170 g（-65 g） ● 啼泣時，心拍180回/分台に上昇，不整脈の出現はない ● 術後6日の検査所見：胸部X線 心胸比58％，CRP1.18，心臓超音波 EF 39％ 〈看護〉 ● 体重測定は毎朝実施し，体重の変化を把握した ● 1日の水分制限800 mLを配分し，苦痛を緩和した ● おむつ交換や抱っこで，啼泣を早期に解決した ● 発汗が多い場合は頭部のクーリングを行い，手足を冷やさないよう，靴下・手袋を着用した ● 心不全の症状や対処法を記載したパンフレットを使用して，両親に説明した	#1 啼泣時の早期対応や環境調整などの援助で，心不全の症状を悪化させることなく経過した 　心不全の観察は，毎日の面会中に両親と一緒に実施することで理解を深めることができた
慢性期	#1 両親が，患児の状態や予後に不安を持つ可能性がある	〈観察〉 ● 両親ともに医師および看護師の説明を聞き，不安の表出はない ● 両親は積極的に抱っこや授乳に参加していた 〈看護〉 ● 今後の日常生活の留意点などをパンフレットを使用して説明した	#1 両親の面会はほぼ毎日で，患児へは笑顔で接していた 　日常生活の留意点や感染予防の重要性を理解した

5-1 心室中隔欠損症

5-2 ファロー四徴症

5 循環器疾患

看護の基礎知識

●病態関連図

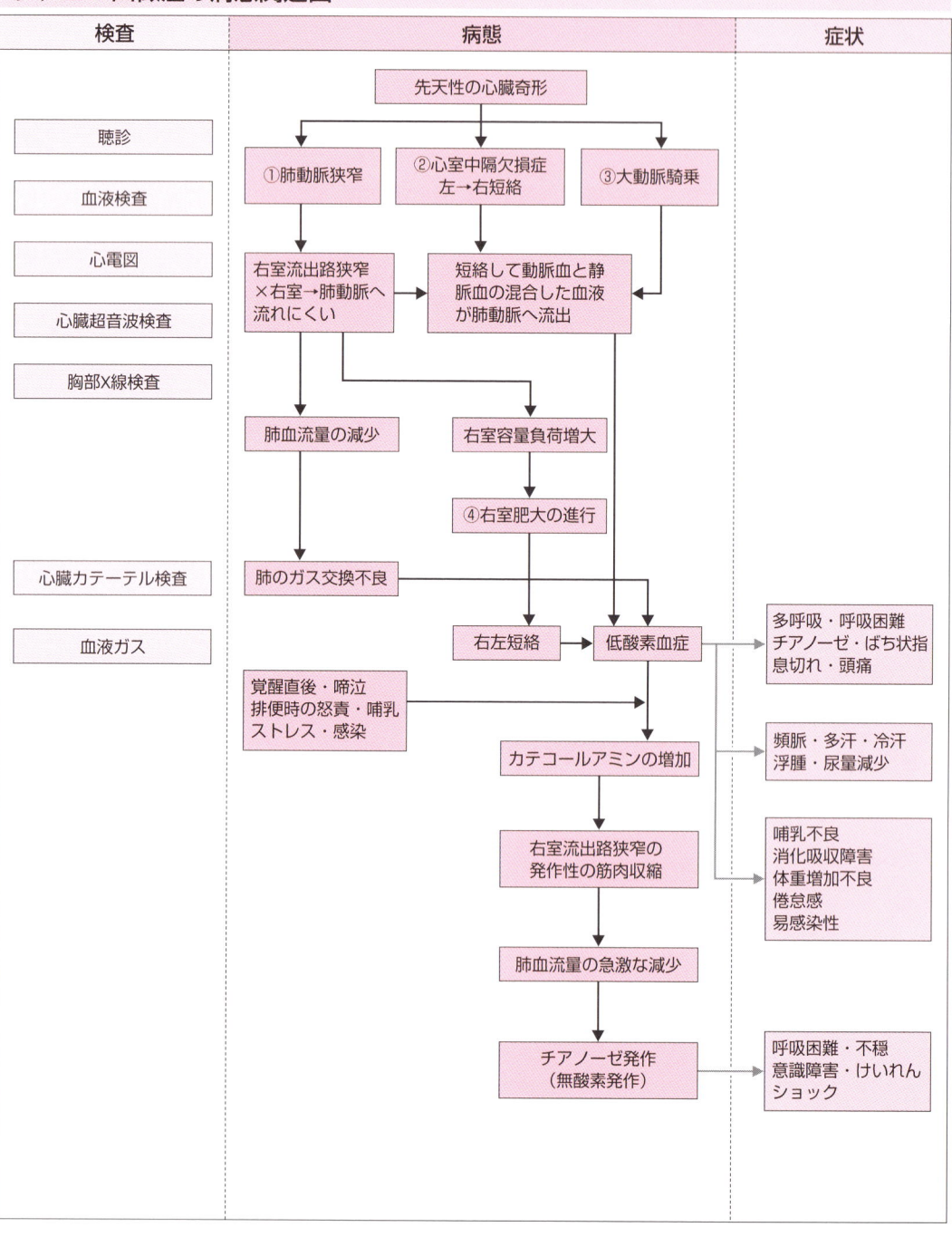

ファロー四徴症の病態関連図

検査	病態	症状
聴診 血液検査 心電図 心臓超音波検査 胸部X線検査	先天性の心臓奇形 ↓ ①肺動脈狭窄／②心室中隔欠損症 左→右短絡／③大動脈騎乗 ↓ 右室流出路狭窄×右室→肺動脈へ流れにくい／短絡して動脈血と静脈血の混合した血液が肺動脈へ流出 ↓ 肺血流量の減少／右室容量負荷増大 ↓ ④右室肥大の進行	
心臓カテーテル検査 血液ガス	肺のガス交換不良 → 右左短絡 → 低酸素血症 覚醒直後・啼泣／排便時の怒責・哺乳／ストレス・感染 ↓ カテコールアミンの増加 ↓ 右室流出路狭窄の発作性の筋肉収縮 ↓ 肺血流量の急激な減少 ↓ チアノーゼ発作（無酸素発作）	多呼吸・呼吸困難 チアノーゼ・ばち状指 息切れ・頭痛 頻脈・多汗・冷汗 浮腫・尿量減少 哺乳不良 消化吸収障害 体重増加不良 倦怠感 易感染性 呼吸困難・不穏 意識障害・けいれん ショック

1 疾患の概念・定義

ファロー四徴症は，心室中隔欠損，肺動脈狭窄（右室流出路狭窄），大動脈騎乗，右室肥大の4つを特徴とする疾患である（図5-2-1）。

心室中隔欠損は大きく，ほぼ大動脈径に匹敵する。肺動脈狭窄は右室流出路の漏斗部狭窄が主役を演じ，肺動脈弁は二尖弁のことが多い。

図5-2-1　ファロー四徴症

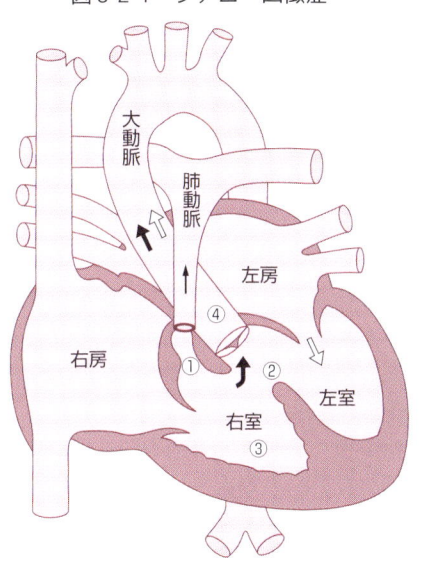

四徴：①肺動脈狭窄（弁狭窄，漏斗部狭窄）
　　　②心室中隔欠損
　　　③右室肥大
　　　④大動脈騎乗

2 病態

通常は生下時にチアノーゼを認めず，肺動脈狭窄の進行とともに右室肥大となり，右左短絡が生じる。大きな心室中隔欠損の上方に大動脈が騎乗しているため，右左短絡した静脈血が大動脈へ流れやすく，チアノーゼが出現する。チアノーゼの出現時期は，生後2～3か月から生後1年くらいまでと重症度により差が出る。強度の肺動脈狭窄や肺動脈弁閉鎖の場合は，生下時からチアノーゼがみられる。

3 検査・診断

診断は超音波検査で可能である。手術前に心臓カテーテル検査を行い，左室の大きさや肺動脈形態の評価を行う。血液検査では特に多血症の状態の程度を確認するうえで，赤血球，ヘマトクリット値，ヘモグロビン値に注目する。

表5-2-1　ファロー四徴症の検査と診断

①聴診	心雑音—粗な収縮期雑音
②胸部X線検査	・肺血管陰影の減少 ・肺動脈の突出がない ・右室肥大のため木靴型の心陰影
③心電図	・正常洞調律　・右軸偏位　・右室肥大
④心臓超音波検査	・四徴の確認と形態・機能 ・シャントの方向や量 ・動脈管開存の有無 ・肺血流量の程度
⑤心臓カテーテル検査	・手術に必要な情報を得るために行われる超音波検査の情報に加え，左室容積，PAindex〔肺動脈の発育状況を示す数値〕を割り出す
⑥血液検査	・血液一般（赤血球・Htの増加） ・CRP　・電解質

4 症状

臨床症状は多様で，症状の強さは主に右室流出路狭窄の程度による。主な症状は，チアノーゼ，ばち状指，体重増加不良，運動時の息切れ，多血症（頭痛，腹痛，全身倦怠感を伴う）である。

注意すべき症状は，チアノーゼ（無酸素）発作である。この発作の機序は不明な点もあるが，右室流出路の狭窄部が発作的に筋肉収縮（スパスム）を起こして，肺血流量が急に減少するために起こるといわれている。発作時の症状と治療などは，表5-2-2に示す。

5 合併症

慢性的な低酸素血症があると，それを代償するため，赤血球が増多し，肺への側副血行路が発達する。赤血球増多の結果，ヘマトクリットが60％を超えると血液粘稠度が上昇し，血流

速度が低下し，かえって組織に対する酸素供給が減少して低酸素血症が増強する。一方では凝固系の障害もきたす。これらを防ぐため，瀉血を時折行う必要がある。

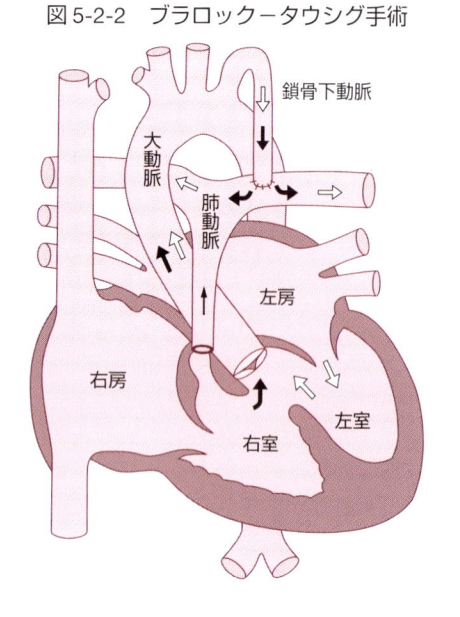

6 治療

ファロー四徴症は自然治癒せず，成長に伴いチアノーゼが悪化するため，手術が必要である。手術は乳児期後半から1～2歳に行われ，それまでチアノーゼ発作の予防が重要である（表5-2-2）。

1 外科的治療

①手術時期：根治手術は生後6か月を目安とする。

姑息手術は新生児から乳児早期に極度のチアノーゼを起こした場合，または心臓カテーテル検査で肺動脈径に極度の左右差を生じている場合。

②姑息手術：肺血流増加，肺動脈の発育を目的とする。

代表的なものはブラロック-タウシグ（B-T）手術であり，鎖骨下動脈を直接肺動脈へ吻合するClassick B-T手術（図5-2-2）と，鎖骨下動脈と肺動脈間を人工血管で吻合するmodified B-T手術がある。

③根治手術：手術は，人工心肺を用いて大動脈遮断を行い，心停止下に行う。心室中隔欠損の閉鎖と肺動脈狭窄の解除（右室流出路狭窄を含む）を行う（図5-2-3）。肺動脈弁輪部が

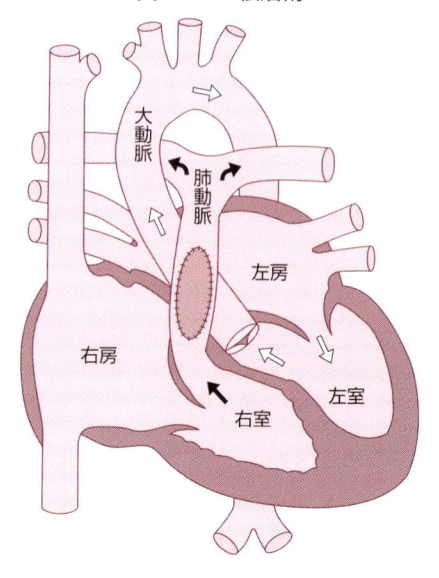

表5-2-2 チアノーゼ（無酸素）発作の症状と治療

①好発年齢	生後2～3か月頃から2歳まで ＊すべての症例に起きるわけではない。
②好発時期	・早朝覚醒時　・哺乳後　・食後 ・排便後　・入浴後　・ストレス ・貧血　・発熱　・脱水など
③症状	・チアノーゼ　・呼吸困難　・深呼吸 ・頻脈　・不機嫌と啼泣　・発汗多量 ・徐脈　・失神　・けいれん ＊最初の発作で死亡することもある
④予防	・β受容体遮断剤の経口投与
⑤発作時の治療	・膝胸位や蹲踞の体位で安静→酸素吸入する ・鎮静剤投与 ・血管確保（輸液）→アシドーシス矯正 ・β受容体遮断剤の静注 ・血管収縮剤の静注 ↓ ・挿管→人工呼吸器管理

図5-2-2　ブラロック-タウシグ手術

図5-2-3　根治術

絶対的に狭い場合，主肺動脈弁輪を越えたパッチをあて，肺動脈弁逆流が起こらないよう一弁付きパッチをあてることが多い。

7 疫学・予後

出生児1000人あたり0.18～0.26人にみられ，先天性心疾患に占める割合は3～6％と報告されている[1]。心内修復手術により予後が著明に改善し，25年生存率は95％と良好である[2]。

8 看護（標準看護計画）

1 入院から手術まで：チアノーゼ発作による生命危機を招くことなく手術に臨むことができる。

① 低酸素血症が意識消失を引き起こし重篤になる前にケアできるように早期発見することが大切である。患児の発作パターンをとらえ，発作の予防に努める。

② 発作時の対応は，表5-2-2に準じ，モニターを装着し，意識レベル・血圧・脈拍の低下やけいれんの有無を観察しながら対処する。

2 手術後から急性期：循環動態が早期に安定する。

① 右室切開の影響，肺動脈狭窄の遺残により，中心静脈圧が比較的高値を示すことがある。また術前の左室容積が小さいものほど低心拍出量症候群（LOS）に陥りやすい。そのため，血圧，中心静脈圧，尿量に注意し，循環動態の把握に努める。手術操作の影響で不整脈（完全房室ブロック，心室性期外収縮，右脚ブロック）が出現するおそれがあり，注意して観察する。

② 無気肺などの肺合併症を起こさないように，呼吸状態の変化に注意して，吸入・吸引を行う。また，必要に応じて，理学療法士が介入し，肺理学療法を行う。

3 回復期から退院：心不全予防と退院に向けての日常生活援助を行う。

① 心不全症状の観察：体重増加，尿量減少，チアノーゼ，呼吸数増加，咳嗽，喘鳴，肺ラ音，胸水，四肢冷感，浮腫の有無と程度を観察する。さらに，強心剤減量時や内服薬への切り替え時は，症状の観察や水分出納バランスのチェック，水分制限を守らせる援助が必要になる。

② 家族への援助：術後の患児の状態を理解して，心不全症状がわかり，退院後の育児に自信が持てるように指導・支援をしていく。

■引用・参考文献

1) 先天性心疾患術後遠隔期の管理・侵襲的治療に関するガイドライン, Circulation Journal, 71(Suppl. IV), 1136, 2007.
2) 先丹波公一郎他：Fallot四徴症，日本臨床，17-20, 2007.
3) 静岡県立こども病院：小児疾患マニュアル

ファロー四徴症の看護

● 実践事例

● 事例の要約

ファロー四徴症の1歳6か月の女児。チアノーゼ発作があり，β受容体遮断薬を服用してコントロールしていたが，生後11か月頃より再発を起こし，早期に手術が必要となり根治手術を施行した。

● 治療・看護の経過の記述

1 年齢，性別，診断名等

- 年齢：1歳6か月
- 性別：女児
- 診断名：ファロー四徴症
- 家族：父，母の3人家族

2 発症から入院までの経過

日齢2で心雑音を指摘され，心室中隔欠損症（VSD）Ⅱ型と肺高血圧（PH）と診断された。生後6か月頃より啼泣時にチアノーゼが出現し，生後8か月頃よりチアノーゼ発作（啼泣後蒼白，心雑音消失）が出現した。その後，β受容体遮断薬の内服を開始し，以後発作は消失していた。しかし，生後11か月の時に再び発作を起こし，生後12か月の時に心臓カテーテル検査を行った。

1歳2か月より内服薬が増量となったが，早期に手術が必要と判断され，今回入院となった。

3 入院から手術までの経過

身長75.2cm，体重8805g。呼吸40回/分，心拍120回/分，SpO_2 80％。心雑音3/6度。β受容体遮断薬内服中。啼泣時や活動時に顔色が悪くなる。

入院後，術前検査として採血，胸部X線検査，心電図，心臓超音波検査を施行。検査後に外泊したところ，内服後に啼泣し，発作様の動きがあった。手術前日，β受容体遮断薬の内服中止後は，母親が付き添える範囲内で一緒に過ごし，夜間は鎮静薬を使用して，安静を図った。

慣れない入院環境のなかで，母子分離不安や術前検査や処置などに患児が不安になり，チアノーゼ発作を起こす要因となる。手術前に，循環動態を悪化させないようにするためには，看護師の細やかな観察と対応が必要になる。啼泣をきっかけに，チアノーゼ発作を起こす可能性も高い。そのため，チアノーゼの程度，SpO_2の変化を常に観察する必要がある。また，発作時にすぐに対応できるように，酸素・救急薬品の準備をしておく。手術前日夜間には，催眠薬を使用して安静を図ることがある。入院時に家族の協力と理解が得られるよう，十分配慮して説明する。

4 手術後の状況～急性期～

根治術施行。体外循環3時間20分，大動脈遮断61分26秒。卵円孔開存（PFO）の直接閉鎖とVSDパッチ閉鎖，右室流出路拡大を図った。肺動脈弁の二尖弁は肥厚していた。

手術室から体外式ペースメーカーを使用して，ICUに入室した。不整脈の出現がなく経過し，術後5日にペースメーカーを中止した。

術直後からCVP12～13mmHgと高めで，左胸水と腹水の貯留を認めた。利尿薬を増量して術後4日に腹水は消失，術後6日に胸水が消失した。術後8日に胸部ドレーンを抜去した。

術後1日から呼吸器のウイニングを開始し，術後2日に気管内チューブを抜去した。その後，酸素カニューレを使用し呼吸状態が良好のため，術後3日に酸素を中止した。中止後も努力呼吸はみられず，無気肺の合併もなく経過した。

術後3日から水分摂取を開始し，水分制限は

400mL/日であった。

手術前の急性期には、まず循環動態の安静を図ることが大切である。人工呼吸管理とともに、循環動態が安定するまでは、持続的に鎮静剤を使用する。循環動態を把握するためのデータや患児の観察を行い、状況の変化を確実に捉えすぐに連絡・報告・対応ができるようにする。急性期管理は各種器機の取扱や確認だけでなく、患児の状況を目で見て、手で触れ、耳で聴くなど状況の変化に敏感に対応することが求められる。

家族は、ICU入室中は面会時間が制限されることもある。そのため、不安も増す。面会時には、担当医師や看護師から家族の不安に対して理解が得られるまで丁寧に説明し、対応することが望まれる。

⑤ 術後の回復期から退院まで

強心薬と利尿薬の内服、水分制限によって心不全のコントロールを図った。術後9日から水分制限を中止。術後21日、CTRが61％に増強し、胸水貯留を認めたが、利尿薬の増量で軽快した。

術後7日の心臓超音波検査では、VSDのリークはわずか、三尖弁逆流2°、肺動脈狭窄（PS）もなく、左室駆出率は52％であった。

退院指導はICU退室後から、両親の状況を見守りながら、パンフレットを使用して行った。主な内容は、心不全症状の観察、内服薬の服用、歯磨きなどである。退院時に医師からも日常生活の注意点、輸血後肝炎、予防接種、創部について説明が行われた。術後28日に退院した。

ICUから退室後、術後の経過観察として感染徴候の有無、心不全の徴候などが挙げられる。その観察については、血液検査結果（CRP、白血球、肝機能など）、胸部X線による心胸郭比の変化（CTRの増大）、心臓超音波検査（術後心機能の評価）、体重の急激な増加、尿量の減少などから判断することが多い。ICU退室後、注射薬から内服に切り替えていく時期でもあるため、注意して観察し、医師へ報告する。

ICU退室後、すぐに退院に向けて家族への指導が開始できるよう受け持ち看護師は、指導計画を立案する。「退院後の生活」「心不全について」などのパンフレットをもとに、患児の家庭環境や発達状況に合わせて計画していく。指導計画立案時、家族のキーパーソンを把握しておくことも重要である。母親だけが指導対象にならないよう、支援体制についても配慮して、指導していくことが大切である。

この事例から学んだこと

術前のチアノーゼ発作を予防する重要性と、術後の右心不全症状のコントロールの方法について学んだ。

●実践事例の治療・看護の経過

		入院～手術	急性期 手術～術後5日	回復期～退院 術後6日～8日	退院（術後4週）
検査		採血：末血, 凝固, 生化学, CRP 胸部X線検査 心臓超音波検査 心電図 咽頭培養 尿検査	採血：末血, 生化学, CRP 血液ガス 心拍出量測定 モニター：血圧, CVP, ECG 経皮的酸素飽和度測定（SpO$_2$） 体温持続測定（術後3日まで） 尿量測定	ECGモニター	→ → → → →
治療・処置		β受容体遮断薬内服（手術前日まで） 前日夕方より輸液開始	人工呼吸器装着（術後2日まで） ペースメーカー（術後5日まで） 動脈ライン ───── 中心静脈カテーテル ─── 輸液 ────────── 強心剤持続注入 ───── 鎮静剤持続注入（術後3日まで） 利尿剤静注 ───────	→動脈ライン抜去（5日） →中心静脈カテーテル抜去（5日） →輸液中止（5日） →強心剤内服開始（5日） →利尿剤内服開始（4日より） ドレーン抜去（7日）	ペースメーカーワイヤー抜去（10日目） 創部抜糸（10日目）
日常生活	食事	手術前日夕食以降絶飲食	絶食 経口開始（術後4日より） 水分制限 400 mL/日	水分制限	水分フリー
	安静度	フリー	ベッド上安静	ドレーン抜去後より病棟内歩行可	フリー
	排泄	入浴可	全身清拭		→ペースメーカーワイヤー抜去後より入浴可
	清潔		バルーンカテーテル抜去（2日目）		
	教育	家族に手術前オリエンテーション，ICU見学		家族への退院指導	

●実践事例の看護上の問題点への対応

患者の経過	看護上の問題点	観察・看護	結果
手術前	＃1 チアノーゼ発作の発症により生命危機を招くおそれがある ＃2 母子分離不安	〈観察〉 ●心電図と呼吸，SpO₂をモニタリング ●呼吸40回/分，心拍120回/分，不整脈はなく，SpO₂80％，心雑音3/6度 ●啼泣時，チアノーゼ増強する 〈看護〉 ●処置時は母親を同席させ，気を紛らわしながら実施し，すぐ対応できるよう酸素を準備して行った ●母親の面会時間を延長し，外泊も組み込み，泣かせないようにした ●排便コントロールをした	＃1 モニター監視により，SpO₂の低下やチアノーゼの悪化を早期に発見し，回復を促せた ＃2 母子分離不安から泣くことが多く，術前検査終了後は安静を図るため外泊した　外泊後はできるだけ母親と過ごせるようにした　手術前夜は鎮静薬を使用して安静を図り，発作を起こさずに手術を迎えた
手術～急性期	＃1 人工心肺を使用した開心術のため，低心拍出量症候群（LOS）に陥る可能性が大きい ＃2 大量出血による心タンポナーゼを起こす可能性がある ＃3 房室ブロックなどの不整脈を起こす可能性がある ＃4 母子分離不安	〈観察〉 ●血圧80/60 mmHg，体温37℃台 ●術直後よりペースメーカーを使用。使用中，中止後ともに不整脈みられず ●胸水と腹水の貯留，CVP12～13 mmHg，利尿薬増量で圧改善あり ●気管内チューブ抜去後の呼吸状態安定　呼吸数30～40回/分，SpO₂90％ ●大量出血なし 〈看護〉 ●バイタルサインを中心に，尿量，ドレーンの排液量と性状に注意し，チェックを行った ●心電図波形の変化に注意し，電解質値や尿量にも留意した ●強心薬をはじめとする薬剤を確実に投与した ●緊急時に備え救急薬品，鎮静薬の準備をした	＃1，＃2，＃3 カテコラミン，体外式ペースメーカーを使用して心拍出量の低下を防ぎ，血圧の安定，末梢循環を良好に維持できた　CVPはやや高めで右心不全傾向がみられたが，利尿薬増量も加わり軽快した　呼吸器の離脱とともに持続鎮静薬を減量後中止し，覚醒レベルの変動や気管内チューブ抜去による循環動態の変化に注意を払った　重度LOSに移行することなく，術後5日にICUを退室できた ＃4 家族への配慮として面会時には患児の状態について，医師，看護師から説明をし，質問に対して丁寧に答えるようにした。
回復期～退院	＃1 心不全症状の出現 ＃2 退院後の生活に対する両親の精神的負担	〈観察〉 ●術後9日で水分制限解除となった ●術後21日，CTR61％に増強，胸水貯留を認めた。術後，心臓超音波上，VSDリークわずか，三尖弁逆流2°，PSなし 〈看護〉 ●バイタルサインチェック，体重，尿量，末梢冷感の有無，活気の有無，発汗量，腹部膨満の有無の観察と，水分出納のチェックを行った ●水分制限があり，水分の配分を工夫した ●患児の状態が落ち着いた頃から，家族への退院指導を開始した	＃1 心不全のコントロールを図ったが，右心不全傾向がみられ，利尿薬によるコントロールを行ったところ軽快した ＃2 家族の面会は毎日あり，協力を得やすい状態であった　指導はパンフレットをもとに行い，理解を得られた

5-3 心内膜床欠損症（房室中隔欠損）

5 循環器疾患

看護の基礎知識

● 病態関連図

心内膜床欠損症の病態関連図

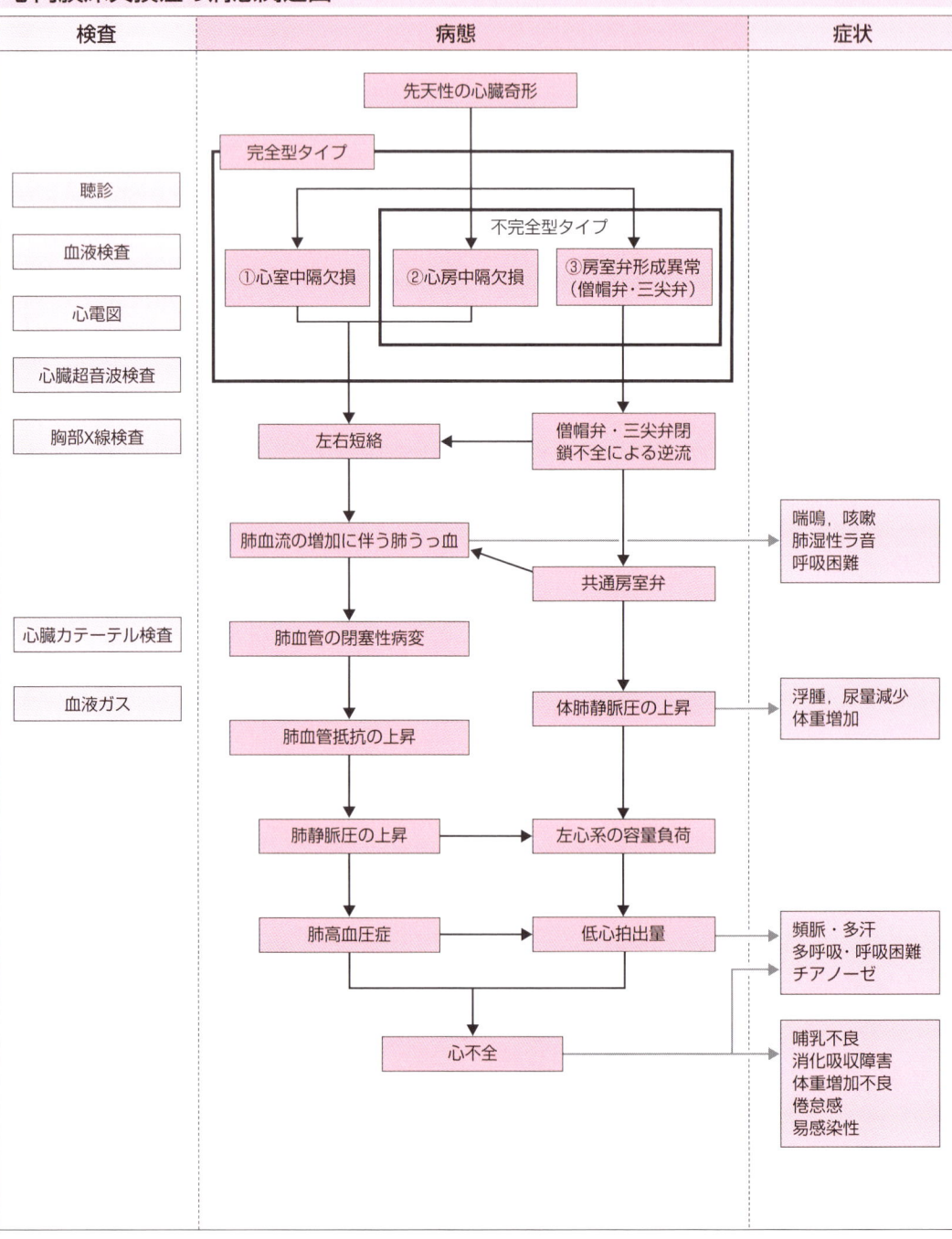

検査	病態	症状
聴診	先天性の心臓奇形 → 完全型タイプ／不完全型タイプ：①心室中隔欠損／②心房中隔欠損／③房室弁形成異常（僧帽弁・三尖弁）	
血液検査	↓	
心電図	左右短絡 ← 僧帽弁・三尖弁閉鎖不全による逆流	
心臓超音波検査	↓	
胸部X線検査	肺血流の増加に伴う肺うっ血 ← 共通房室弁	喘鳴，咳嗽／肺湿性ラ音／呼吸困難
	↓	
心臓カテーテル検査	肺血管の閉塞性病変	
血液ガス	↓ 　　　　　　　　　体肺静脈圧の上昇	浮腫，尿量減少／体重増加
	肺血管抵抗の上昇	
	↓	
	肺静脈圧の上昇 → 左心系の容量負荷	
	↓　　　　　　　　　↓	
	肺高血圧症　→　低心拍出量	頻脈・多汗／多呼吸・呼吸困難／チアノーゼ
	↓	
	心不全	哺乳不良／消化吸収障害／体重増加不良／倦怠感／易感染性

1 疾患の概念・定義

心内膜床欠損症（ECD）は，胎生5週頃に心内膜床に異常が起こり，心房中隔，心室中隔，房室弁に形成異常を起こした奇形である。最近は房室中隔欠損（AVSD）と呼ばれることが多い。ダウン症候群との合併が多くみられる。

心房中隔下部の欠損（一次孔欠損）はほぼ全例に認められ，心室中隔欠損の有無により不完全型（部分型）と完全型に分かれる（表5-3-1）。完全型は房室弁が左右に分かれず，共通房室弁口となる（図5-3-1）。

表5-3-1 不完全型（部分型）と完全型の分類

①不完全型（部分型）	・心房中隔欠損（一次孔欠損） ・房室弁が左右に分かれ，左側房室弁に裂隙（cleft）がある（図5-3-1②④参照）
②完全型	・心房中隔欠損（一次孔欠損） ・心室中隔欠損 ・共通房室弁口（図5-3-1③⑤⑥⑦参照）

2 病態

心内膜床欠損の血行動態は，心房レベルにおける大量の左右短絡と房室弁および三尖弁の逆流であり，疾患の重症度は短絡量の多さ，および逆流の程度に依存する。

1. **不完全型**：心房の左右短絡による右室の容量負荷や房室弁逆流により，心室の容量負荷がさらに心房内左右短絡の増強を引き起こし，心不全を起こす。
2. **完全型**：心房心室中隔欠損による房室弁逆流により容量負荷が起こり，左右短絡などによる肺血流の増加により心不全を起こす。

3 分類

完全型は，共通前尖の分割の形態によりA型，B型，C型に分類される（Rastelli分類，図5-3-1⑤⑥⑦）。ダウン症との関連では，非ダウン

図5-3-1 心内膜床欠損症

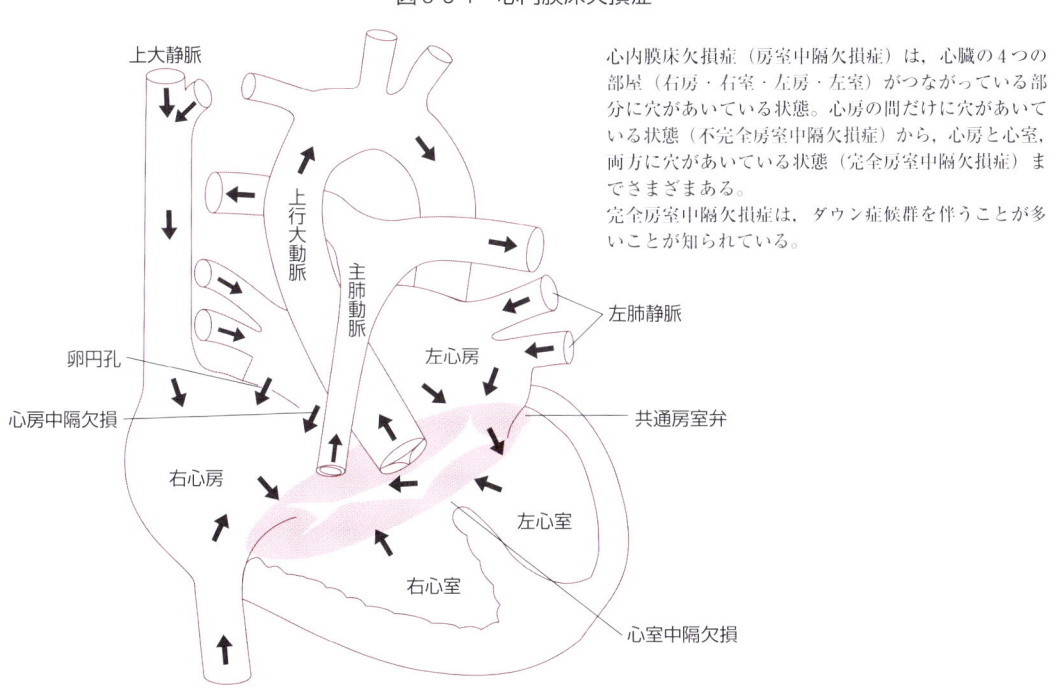

心内膜床欠損症（房室中隔欠損症）は，心臓の4つの部屋（右房・右室・左房・左室）がつながっている部分に穴があいている状態。心房の間だけに穴があいている状態（不完全房室中隔欠損症）から，心房と心室，両方に穴があいている状態（完全房室中隔欠損症）までさまざまある。
完全房室中隔欠損症は，ダウン症候群を伴うことが多いことが知られている。

症児はほぼ全例がA型，ダウン症児はA型とC型の頻度が約2：3である[1]。

4 検査・診断

表5-3-2 心内膜床欠損症（房室中隔欠損症）検査と診断

①聴診	・心房中隔欠損（一次孔欠損）による収縮期雑音 ・房室弁逆流による収縮期雑音 ・肺高血圧を伴うと心雑音の亢進
②胸部X線検査	・種々の程度の心拡大 ・肺血管陰影の増強
③心電図	・左軸偏位　・不完全右脚ブロック ・Ⅰ度の房室ブロック
④心臓超音波検査	・心房中隔欠損の位置が低い ・房室中隔欠損と弁の異常
⑤心臓カテーテル検査	・本症に特徴的な左室の"goose-neck（がちょうの首様）サイン"が認められる

5 症状

1 **不完全型**：ほとんど無症状に近いものから，重症の心不全を呈するものまで，程度は様々である。
2 **完全型**：ほとんど例外なく肺高血圧を伴う心不全症状を示す。多呼吸，発汗多量，体重増加不良，また術後の肺高血圧発作に影響する。特にダウン症では，肺高血圧の進行が早いといわれている。

6 合併症

左右短絡により肺血流が増大し肺うっ血が起こる。さらに肺血流増大が進むと，肺血管の閉塞性病変が生じ，肺血管抵抗が上昇し呼吸不全に陥る。

7 治療

手術は人工心肺を用いて，心停止下に心内修復術を行う。欠損孔をパッチで閉鎖し，弁形成を行う。

1 **不完全型**
一般的には，幼児期に一期的根治術を行うが，心不全の強い児は早期に手術を行う。

2 **完全型**
手術は，乳児期早期（3～6か月）に行うことが望ましいとされている。出生後早期の心内修復術が困難な場合は肺動脈絞扼術（PA-Banding）を行い，肺のダメージをみたうえで心内修復を行う。術後の状態に影響を与える要素として，①病型，②短絡の種類，③うっ血性心不全の程度，④肺高血圧の程度などがあげられる。

8 疫学・予後

本疾患は先天性心疾患の2～3％を占める。放置すると，1～2歳以後に肺血管に高度の不可逆性の病変をきたし，予後不良である。

生後早期に心内修復術を行った場合は，予後はおおむね良好である[3]。房室弁の閉鎖不全が残存する場合や肺高血圧が持続する場合は，心機能悪化の危険がある。

9 看護

1 **手術前**：呼吸状態悪化・心不全悪化の防止と体重増加不良・発育不全の予防

①泣かせ過ぎないように，泣く原因を早めに取り除く。また，家族からの情報を参考にする。
②安静が保てない時は，鎮静剤使用を医師と検討する。
③処置時はすぐに酸素吸入ができるように準備しておく。
④発熱しないように衣服，またはクーリングで調整する。
⑤末梢冷感が生じやすいため，手袋，靴下，温枕を使用する。
⑥決められた水分量を守るために，24時間のおおよその配分を考えて与える。
⑦食事・哺乳前に分泌物を取り除き，呼吸を楽にする。
⑧啼泣が続いた後ではなく，安静時間の後に食事・哺乳ができるように食事環境を整える。

⑨水分・食事を一度に摂取できない場合は，1回量を少なくし，分割する。
⑩高エネルギーのミルクや食事を与える。

2 手術後：肺高血圧発作，低心拍出量症候群（LOS），不整脈の早期発見と対応

①バイタルサインに注意し，注意バイタル逸脱時，特に中心静脈圧（CVP）の上昇，血圧低下，経皮的酸素飽和度（SpO_2）の低下の徴候がみられたら，ただちに医師に報告する。
②肺ラ音の増強やSpO_2値下降により適宜口鼻腔吸引を行う。
③吸引や覚醒レベルの変化により肺高血圧発作は起きやすいため，吸引操作は素早く行い，低酸素状態を長引かせない。血管拡張剤や鎮静剤を準備しておき，発作時に速やかに対応できるようにしておく。
④尿量減少時は早めに医師に報告する。また，水分出納バランスも算出し報告する。
⑤中枢温のコントロール（氷枕・氷頸の使用，指示に従い解熱剤の使用）と末梢温のコントロール（四肢に温枕，掛け物の使用）を行う。
⑥強心剤，血管拡張剤，利尿剤を確実に投与する。
⑦心電図波形は決められた時間ごとに記録する。また，不整脈出現時は波形を記録するとともに，血圧値の変化にも注目する。
⑧不整脈が頻発する時，血圧低下や静脈圧上昇を伴う不整脈出現時は医師に報告する。
⑨ペースメーカー，一酸化窒素（NO）ボンベ，救急薬品の準備と抗不整脈剤のある場所を把握しておく。

3 回復期：心不全のコントロールと感染予防
①泣く原因を早めに取り除く。
②利尿剤，強心剤の内服薬を確実に投与する。
③安楽な呼吸ができるよう援助する（排便コントロール，体位の工夫）。
④末梢冷感が生じやすいため，手袋や靴下を使用する。
⑤発熱の有無，感染徴候（CRP上昇など）の有無，創部の観察を行う。
⑥抗生剤を確実に投与する。

4 退院時：家族への指導
①内服指導（薬の内容，飲ませ方，内服中の注意）を行う。
②歯磨き指導と歯科受診について説明する。
③感冒や感染に対する早期治療の必要性を説明する。
④心不全症状の見方を指導する。

■ 引用・参考文献
1）鈴木清志：先天性心疾患，199，メジカルビュー，2005．
2）鈴木考明：心内膜床欠損症［完全型，部分型］，房室中隔欠損症，日本臨床別冊　新領域別症候群シリーズ7，123，2008．
3）前掲1），206．

心内膜床欠損症の看護

●実践事例

●事例の要約

心内膜床欠損症（ECD）にダウン症を合併している1歳6か月の女児。ECD根治術後，覚醒，吸引をきっかけに肺高血圧症状をきたした。その後順調に回復し，術後6週で退院となった。

●治療・看護の経過の記述

① 年齢，性別，診断名等

- 年齢：1歳6か月
- 性別：女児
- 診断名：完全型心内膜床欠損症A型，ダウン症候群
- 家族：父，母の3人家族

② 発症から入院までの経過

在胎38週，1862g，帝王切開にて出生。アプガールスコア1分2点，5分で蘇生。日齢40日で産科退院。退院時，超音波検査でECDと診断される。生後5か月の時，本院紹介され受診する。1歳2か月の時に心臓カテーテル検査と心臓超音波検査にて，左右短絡が主であるため，早期手術適応となる。

③ 入院時の状態

身長69cm，体重7675g，体温36℃，脈拍120回/分，呼吸48回/分，血圧（上肢）112/59mmHg，（下肢）115/69mmHg，SpO$_2$ 87%。顔色白い，口唇色ピンク色。末梢冷感なし。感冒症状なし。機嫌良好。

発達：（遠城寺式）運動 9か月，言語 9か月，情意 7か月，知的 7か月，社会的 7か月。

④ 入院から退院までの経過

1 入院～手術前

うっ血性心不全があり，増強する誘因を取り除き，術前検査も鎮静下で実施した。入院による環境の変化や両親との分離に興奮しないようにしたが，両親との別れの際に啼泣が強く，手術前日まで外泊させて手術を迎えた。

2 手術～急性期

根治術を施行。体外循環3時間21分，大動脈遮断107分。心室中隔欠損はダクロンパッチ，心房中隔欠損は自己心膜で閉鎖。動脈管開存は二重結紮，卵円孔開存は直接閉鎖。心房，心室にペースメーカーワイヤーを挿入。強心剤の投与を開始した。

術直後は，持続鎮静剤投与で分泌物が粘稠であり，圧の上昇を認めたため，PGE1を使用した。術後1日には分泌物も増え徐々に水様性となり，吸引を注意しながら施行すると徐々に圧も下がり，鎮静剤を中止した。しかし，覚醒と吸引で再上昇し，持続鎮静剤投与を再開した。抜管に向けてウイニングを開始し，肺高血圧症状に注意して観察し，術後7日に抜管できた。抜管後に酸素投与をするが，肺高血圧症状もみられなかったため，酸素を中止した。

また，刺激伝導系付近をパッチ閉鎖したため，心電図波形と電解質の値に留意した。術直後，P波不明瞭となり体外式ペースメーカーを使用。時折，心房性期外収縮（PAC）の単発出現とカリウム値が低下したため，カリウムの補正を行ったが，房室ブロックの出現なく経過した。

さらに，心筋切開，体外循環の使用によりLOSを起こすおそれがあるため，バイタルサインの変動（特に血圧の下降，CVPの上昇），末梢温の低下，尿量の減少，体温の上昇，水分出納に注意し観察した。強心剤の使用とその確実な与薬，体温の37℃以下のコントロール，末梢温低下の予防（温枕使用）に努めた。その結果，循環動態は安定し，腎機能低下もなく，

強心剤の内服への変更ができた。

3 回復期

急性期の看護を継続し，合併症を起こすことはなかった。しかし，呑気が多く，腹満があり，水分コントロールとダウン症にて腹筋が弱いこともあり，便秘傾向のため排便コントロールをし，安楽な呼吸となるよう努めた。手術で人工物を使用しているため，発熱，創部の離開と感染徴候の有無，CRP値の上昇などの感染所見と，う歯の予防に留意した。創部の離開はなかったが，1日に一度37℃台の発熱があり，CRPも2～3mg/dlからなかなか下がらず，抗生剤を変更しながらIVを施行した。超音波検査で感染病巣は確認されず，時間は要したがCRPも下がり，外泊後も上昇はなかった。

5 退院時の状況

術後の超音波検査の結果では心不全症状の出現要因はなかった。しかし，成長に伴い出現する可能性があるため，①内服の内容と飲ませ方，内服中の注意，②歯磨き指導と歯科受診，③輸血後肝炎の症状の見方と注意，④感冒や感染に対する早期の治療の必要性について指導を行った。

また，ダウン症であることから，今後の児の成長・発達や育児に対する不安が考えられるため，療育外来の継続と地域の親の会の紹介を行うことで両親の精神的支援に努めた。

この事例から学んだこと

ECDは肺高血圧を伴う疾患であるため，肺高血圧発作の徴候・症状を理解し，その早期発見と対応に努めることが大切であることがわかった。

コラム　友達と一緒のおしっこ

　ヒルシュスプルング病術後の4歳のYちゃんは，離乳食を食べるほどに病状が安定していた。食事と排泄訓練を開始し，衣服の着脱は介助で行っていた。ごっこ遊びが大好きになり，年下の女の子と一緒に遊んでいた。活発な女の子が先に立ってYちゃんはいつも随行していた。姿が見えないとお部屋まで様子を見にいった。

　ある日の昼，病室の中央の小テーブルにYちゃんと女の子の食膳を準備し，食べ始めてすぐに，女の子が「おしっこ」といって席を立った。するとYちゃんはすぐ後を追って部屋を出ていった。後についてゆくと，女の子はおまるにしゃがんでいたがYちゃんはおまるの前に立っていた。ズボンを下げ，オチンチンを出してYちゃんの手に持たせ「シー，シー」と声かけをした。Yちゃんが顔を赤くして力んでいるうちにおしっこのしずくが盛り上がりポツンと落ち，ちょっとしてからたらたらと尿が流れた。その日の夕刻からYちゃんは尿意をナースに伝えて排尿できるようになった。4歳になったYちゃんの排尿機能は十分成熟していたので，仲良しの女の子と一緒の行動がきっかけで排尿感覚を実感できたのではないか。Yちゃんが尿意を体得し排尿行動自立の第一歩に向かう瞬間に立ち会えたのは思いがけない幸運であった。

（桑野タイ子）

●実践事例の治療・看護の経過

		入院～手術前	急性期		回復期
			手術～術後10日	術後11日～14日	術後15日～退院
検査		採血（末血，生化学，CRP，凝固，感染症） 咽頭培養 尿検査 胸部X線検査 心電図 心臓超音波検査 心臓カテーテル 酸素飽和度（適宜）	採血（末血，生化学，CRP） 血液ガス 心拍出量測定 圧測定（モニタリング） 　BP，CVP ECGモニター 酸素飽和度（24時間） 体温測定（末梢温，深部温）持続（術後3日まで） 尿量測定		酸素飽和度（適宜）
治療処置			人工呼吸器装着（術後7日） ペースメーカー使用（術後6日） 点滴 　強心剤持続注入 　利尿剤静注 　鎮静剤持続注入（術後6日まで） 気管内チューブ抜去後から内服薬経口開始（利尿剤）	動脈ライン抜去 中心静脈カテーテル抜去 胸腔ドレーン抜去 点滴中止 強心剤内服開始	創部全抜糸 ペースメーカーワイヤー抜去
日常生活	食事	制限なし	気管内チューブ抜去後より経口開始 水分制限あり		水分フリーカウント
	安静度		ベッド上安静	病棟内歩行可	フリー
	清潔	入浴可	全身清拭		ペースメーカーワイヤー抜去後より入浴可
	排泄		バルンカテーテル抜去		
教育					家族への退院指導 退院前の外泊訓練

● 実践事例の看護上の問題点への対応

患者の経過	看護上の問題点	観察・看護	結果
手術前	#1 弁の逆流，肺うっ血からくる呼吸状態の悪化 #2 肺血流が増大することによる心不全の悪化	〈観察〉 ●呼吸 40 回/分台，SpO₂90%前後 　脈拍 120 回/分，血圧 110/60 mmHg ●胸部X線上で肺野問題なし，感冒症状なし ●母子分離不安強く，啼泣でチアノーゼ増強 〈看護〉 ●泣く原因を早めに取り除き，泣かせすぎない ●安静が保てない時は，鎮静剤を使用する ●食事・哺乳は啼泣が続いた後を避ける	#1, 2 両親との別れの際の啼泣が強く，入院後は水分を嫌がり，なかなか摂取しないため，脱水による発熱を懸念し手術前日まで外泊とした。その結果，状態の悪化を招くことなく手術を迎えることができた
回復期	#1 吸引時の低酸素状態や覚醒による刺激で肺高血圧発作を起こし生命危機に陥る可能性 #2 手術による心筋のダメージ，不整脈，肺うっ血，水分バランスによりLOSに陥り，血圧が保てなくなるおそれ #3 不整脈により心拍出量の低下を招き状態悪化するおそれ	〈観察〉 ●術直後は肺の分泌物によりCVP上昇 　術後1日に分泌物の吸引量増え，圧は低下した ●その後，鎮静剤中止により圧の上昇があった ●術直後，心電図上でP波が不明瞭になる。ペーシング開始後，PACが単発で出現し，カリウム値の低下あり。循環動態の大きな変動はみられず 〈看護〉 ●バイタルサイン，特に血圧の変動に注意する ●注意バイタル逸脱時は速やかに医師に報告する ●肺ラ音の増強やSpO₂低下により適切吸引をする ●吸引操作は手早く行い，低酸素状態を長引かせないよう施行する	#1 肺高血圧発作の徴候はあったが早期発見と対応により，状態悪化なく経過した #2 重篤な不整脈の出現はみられなかった #3 強心剤の確実投与・管理，体温コントロール，末梢温の低下予防に努めた結果，循環動態は安定していた
慢性期	#1 人工物使用による感染 #2 心不全症状の出現 #3 退院後の両親の精神的負担	〈観察〉 ●創部の離開や感染徴候なし。37℃台の発熱とCRP2〜3 mg/dL持続がみられたが，超音波上で感染所見なし ●不整脈なし，利尿剤・強心剤の内服への変更後のCTR上昇なし，尿量減少・胸水の貯留なし ●超音波検査では心不全症状の出現要因はなし 〈看護〉 ●発熱，創部の離開と感染徴候の有無，CRP値の上昇などの感染所見，う歯の予防に留意した ●抗生剤の確実投与。呼吸状態，心不全症状の有無に注意し観察を行った ●腹部膨満に対し排便コントロールをし，安楽な呼吸ができるように努めた ●成長に伴う心不全症状の出現を考え，両親へ退院指導を行った。療育外来の継続	#1 抗生剤を変更しながら点滴静注施行し，時間を要したがCRPは低下した #2 急性期の看護を引き続き行うも，合併症を起こすことはなかった #3 家族に指導を進めながら患児の状態を理解してもらい，療育外来の継続や地域の親の会を紹介することで両親の精神的支援となった

5-4 拡張型心筋症

5 循環器疾患

看護の基礎知識

● 病態関連図

拡張型心筋症の病態関連図

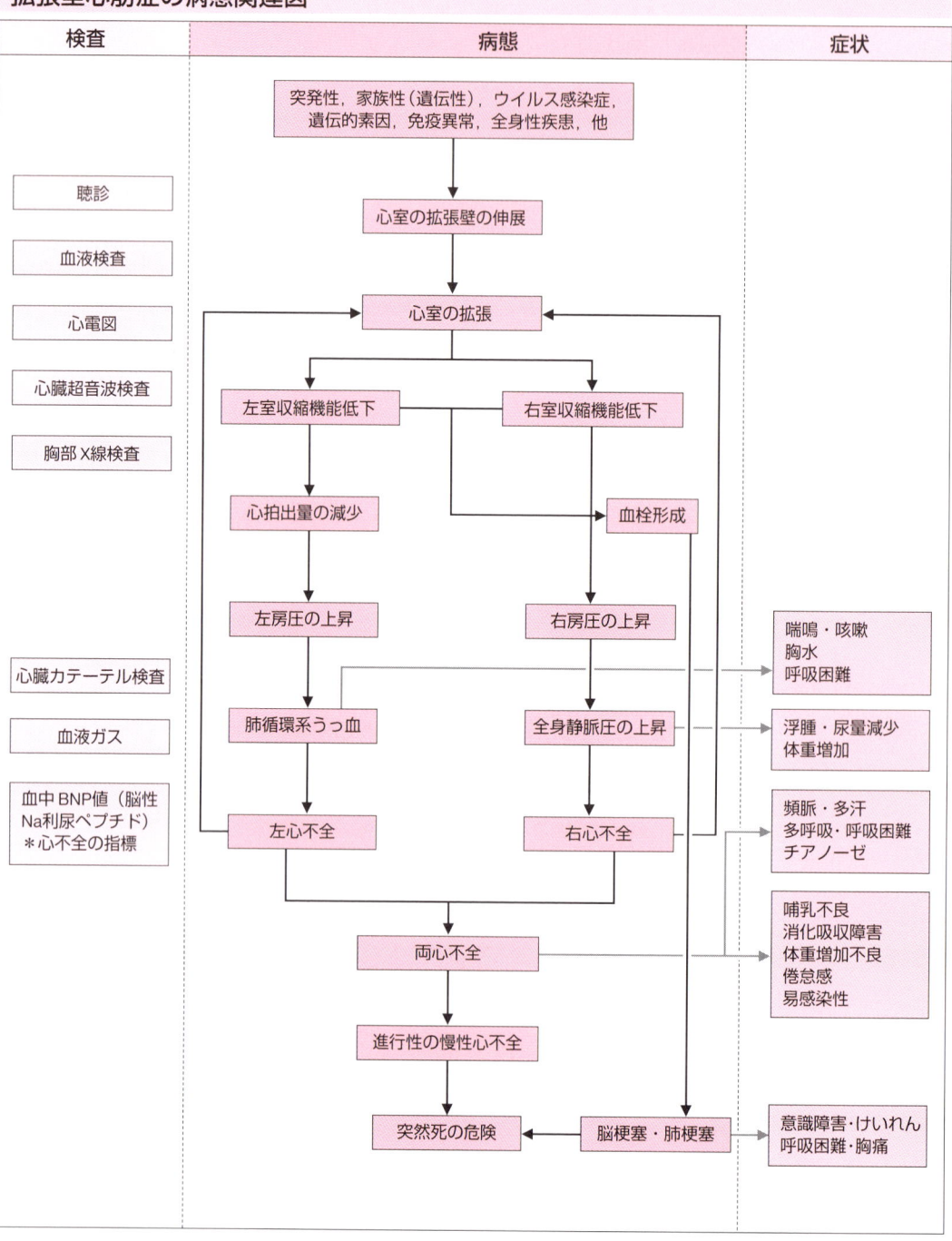

検査	病態	症状
聴診	突発性，家族性（遺伝性），ウイルス感染症，遺伝的素因，免疫異常，全身性疾患，他 → 心室の拡張壁の伸展 → 心室の拡張	
血液検査		
心電図	左室収縮機能低下 ／ 右室収縮機能低下	
心臓超音波検査	心拍出量の減少 ／ 血栓形成	
胸部X線検査	左房圧の上昇 ／ 右房圧の上昇	喘鳴・咳嗽／胸水／呼吸困難
心臓カテーテル検査	肺循環系うっ血 ／ 全身静脈圧の上昇	浮腫・尿量減少／体重増加
血液ガス	左心不全 ／ 右心不全	頻脈・多汗／多呼吸・呼吸困難／チアノーゼ
血中BNP値（脳性Na利尿ペプチド）＊心不全の指標	両心不全	哺乳不良／消化吸収障害／体重増加不良／倦怠感／易感染性
	進行性の慢性心不全 → 突然死の危険 ← 脳梗塞・肺梗塞	意識障害・けいれん／呼吸困難・胸痛

1 疾患の概念・定義

拡張型心筋症（dilated cardiomyopathy：DCM）は，心筋障害により，左室または両心室の拡大と，収縮機能が障害され，心不全を呈するものである。原因不明で，重篤なうっ血性心不全や治療抵抗性の不整脈を起こす予後不良の疾患である。

2 病態

心室の拡張壁が薄く伸び，心室の内腔が広くなる。心筋組織の変性，線維化，萎縮化が心筋細胞の変化を生じさせ，その結果，1回拍出量と駆出率が低下し，うっ血性心不全と心腔内血栓を形成する。

3 分類

表5-4-1　心筋委員会による分類（1955年WHO/INVF）

特発性心筋症	拡張型心筋症 肥大型心筋症 拘束型心筋症 不整脈起源性心筋症 分類不能型心筋症
特定心筋症 従来の二次性心筋症	感染症，代謝性（内分泌疾患，蓄積性疾患）全身浸潤性（膠原病，サルコイドーシス，白血病など），虚血性，高血圧性，中毒性（カテコラミン，抗腫瘍薬），神経筋性など

4 検査・診断

表5-4-2　拡張型心筋症の検査と診断

①聴診	・心拡大　・増強僧帽弁，三尖弁逆流音
②血液検査	・多血症（赤血球・Htの上昇） ・脳性Na利尿ポリペプチド（BNP）の上昇
③胸部X線検査	・心拡大　・肺血管陰影の増強　・肺水腫 ・左房・左室の拡大による左気管支圧迫のため左肺の無気肺
④ホルター心電図	・特異的所見はない。しかし，ST・T波の異常，QRS幅の延長，左房負荷，異常Q波など
⑤心臓超音波検査	・左室径と腔の拡大 ・駆出率低下 ・僧帽弁，三尖弁の閉鎖不全
⑤心臓カテーテル検査	・左室造影　・冠動脈造影　・心筋生検

5 症状

動悸や呼吸困難は，はじめ運動時に現れ，症状が進むにしたがい安静時も出現し，夜間の呼吸困難をきたす。心機能の低下が進むと，浮腫や不整脈が現れる。ほかに，胸部圧迫感，易疲労性，四肢冷汗，食欲不振，体重増加不良が特徴である。

理学的所見は，肝腫大，頸動脈の怒張，腹水貯留である。咳嗽，血痰，湿性ラ音や気管支攣縮に伴う喘鳴を聴取する。

6 合併症

1. **不整脈**：脈が200回/分以上になる心室頻拍がある。逆に脈が遅くなる房室ブロックも，危険の高い不整脈である。
2. **脳梗塞，肺梗塞**：重篤な不整脈や心不全の場合，心臓の腔内に生じた血栓が原因で脳梗塞，肺梗塞が生じやすい。

7 治療

1 内科的治療

心不全，不整脈の対処と血栓塞栓症の予防を行う。

①急性期心不全治療
・薬剤：カテコラミン製剤（ドパミン，ドブタミン），フォスフォジェステラーゼ阻害剤，利尿剤，抗血栓薬
・生活：食事（水分・塩分制限），安静，酸素投与

②慢性心不全期の治療
・薬剤：ジギタリス製剤，ACE阻害薬，β遮断薬，利尿剤
・生活：食事（水分・塩分制限），安静

2 外科的治療

①左室縫縮術（Batista手術）
②心臓移植
　日本では臓器移植法の改正により，2010年7月から15歳未満の小児でも家族の承諾により脳死下での臓器提供が可能となった。

3 ペースメーカー/植え込み型除細動器（ICD）

徐脈型不整脈による血行動態の悪化の場合，

ペースメーカー植え込みを行う。持続性心室性頻脈あるいは致死性心室性不整脈の場合，植え込み型除細動器の適応となる。

8 疫学・予後

わが国における特発性心筋症の疫学調査が少ないため，正確な有病率は不明であるが，人口10万人に対して，少なくとも拡張型心筋症で10人以上と考えられる[1]。

本疾患は予後不良で，心臓移植の適応となる疾患のトップを占める。日本の小児心不全ないし心拡大を呈する小児期心筋症の全国調査では，2002年までの10年間で51％が死亡している。過去の本疾患の1年生存率は63〜90％，5年生存率は20〜80％である。

9 看護

1 急性期：心不全の改善とストレスの軽減

①心不全治療薬の確実投与

輸液ラインの管理（特に刺入部の確認）と，薬剤の更新時のバイタルサインの変化を観察する。

②安静：酸素需要の軽減目的

乳幼児の啼泣時は心拍数，SpO_2を指標に，抱いたり，あやしたりし，心臓の負荷にならないようにする。水分制限は便秘になりやすく，排便の調整が必要である。

また，利尿剤の使用で尿回数が多くなるため，トイレのある病室やトイレに近い病室を選択し，安静を保てるようにする。

③水分出納の管理と水分・塩分制限を守らせる

乳児は，塩分の少ないミルクを選択する。空腹啼泣する時は，おしゃぶりや人工甘味料などで紛らわせる。

幼児，学童は，年齢に合わせて水分・塩分制限の必要性を説明し，守れるように支援する。例えば，1日に飲める水分を透明な容器に入れ，視覚的に理解させる。また，計算できる年齢では，1日を食事・おやつ・それ以外の時に区分し，水分摂取の割合を自己決定させる。幼児はモチベーションを持続させるために，好きなキャラクターのシールを水分表に貼り，限度量がわかり努力している自分をほめる1つのツールとして活用する。

④清潔の保持

浮腫のある皮膚は，損傷により感染や褥瘡になりやすい。入浴は酸素需要が増大するため，心不全の状態により清拭や部分清拭にする。入浴は，一般的温度より低めで短時間に終える。

⑤睡眠への援助

慣れない闘病生活，病気への不安により，睡眠が阻害されることがある。そのため，自宅で使っていたものを近くに置いたり，寝る前に絵本を読んだり話をすることで，安心を得られるような環境を作る。末梢の冷感は保温し，頭部・額部の発汗にクーリングを行う。

⑥家族の不安への援助

急性期は特に活動制限されることが多く，患児のストレスは大きく，家族にそのストレスをぶつけることが多い。そのため，家族は患児の不機嫌な状態を受け入れられなくなることがある。家族に対して，今の患児の病状と生活状態を説明し，理解を得る。時には家族だけで過ごせる機会を作り，患児が十分甘えることができる環境を整える必要がある。

2 慢性期（カテコラミン製剤から離脱できた時）

①心不全治療薬の確実投与と副作用の観察

ジギタリス製剤の副作用として，嘔吐，頭痛などの症状が出現したら，ジギタリス中毒を疑ってみる。抗血栓薬使用中は，採血後十分に止血を行い，確認する。また，打撲，転倒による出血の危険があり，安全に配慮する。薬によっては，禁止される食物があるので注意する。

②不整脈の早期発見と緊急時対処の準備

心室性不整脈が起きた場合，容態が急変する場合もあるため，救命のための処置対応ができるよう準備をしておく。

③退院に向けての日常生活の支援

内服，食事，排泄，運動に関して，生活上の制限がある状態で退院する。家族が患児の身体的状態を観察し，異常の発見をしなければならない。そのため，早くから療育へ参加

させ，面会時に患児の状態を説明し，入院中から観察力と対処方法を身に付けてもらう。

④患児の闘病生活への支援

長期にわたる病気との付き合いとなる。心機能状態により他の友達と同じように学校生活ができないこともある。患児の認知能力を考えた言葉や方法を用いて，どのように病気と付き合っていくかを理解させる。さらに，家族の支援を適切に得られることは，患児の精神状態の安定に欠かせない。予後不良の患児を持つ家族の心理を理解し，相談や支援を行う。

⑤家族の療育への参加

患児の入院は長期になることが多い。そのため，家族の負担も大きいが，療養している患児の精神状態を考慮し，家族が療育へ参加しやすい環境を整える必要がある。

家族の不安，療育への悩みに対して外来での継続看護を依頼したり，心臓病児を守る会等の同じ疾患を持つ家族との交流への支援をする。

■ 引用・参考文献

1) 難病情報センター
   http://www.nanbyou.or.jp/sikkan/075_i.htm
2) 片山博視：拡張型心筋症，小児内科，40巻増刊号，415-419, 2009.

コラム　子どもの心臓移植

2010年7月17日以降，本人の臓器提供の意思が不明でも，家族の承諾により臓器提供できるようになった。その結果，15歳未満の子どもからの臓器提供も家族の承諾で可能になり，日本の医療施設で子どもが心臓移植を受ける道が開かれた。肝臓や腎臓の移植は，家族がドナーの生体移植が行われるが，心臓移植は脳死からの移植の道しかなく，海外で30人以上が受けた。心臓移植は特に子どもの体格にあった大きさが重要であり，子どもの臓器提供者がいなければ可能性はない。現在，日本臓器移植ネットワークによる2010年9月30日集計で，19歳以下の待機者は①心臓11人，②肺9人，③肝臓9人，④腎臓82人が登録されている。欧米で心臓移植を受ける子どもで最も多いのは，拡張型心筋症である。

しかし，子どもの脳死判定や虐待の関与を否定する方法が困難であり，課題を抱えたままスタートした。子どもであっても，臓器提供の意思表示を確認する方法や専門スタッフの養成等の整備が，早急に求められている。

拡張型心筋症の看護

●実践事例

●事例の要約

生後60日で拡張型心筋症と診断され，心筋の状態をみながら内科的治療を変えながら退院へと向かった症例である

●治療・看護の経過の記述

1 年齢，性別，診断名等

- 年齢：生後60日（入院時）
- 性別：女児
- 診断名：拡張型心筋症（DCM）

2 発症から入院までの経過

出生時および1か月健診では，異常は指摘されなかった。生後40日頃から咳嗽があり，近医で感冒として投薬を受けた。次第に不機嫌，哺乳不良となり，総合病院を受診し，検査入院する。胸部X線検査で心胸郭比（CTR）67％，心臓超音波検査でLVDd 207％，駆出率（EF）30％，僧房弁閉鎖不全（MR）Ⅱ°であり，DCMを疑われ転入院する。

3 入院時の状態

身長61cm，体重5252g，心拍200回台/分，呼吸60～70回/分，血圧91/57mmHg。咳嗽はあるが肺音はきれいで，肋間・咽頭窩に陥没呼吸がある。末梢冷感なし。啼泣すると心拍210回/分，努力呼吸が強くなるが，チアノーゼはなく，頭部・額部に発汗がある。
強心剤［塩酸ドブタミン（DOB）］，血管拡張剤（SNP），利尿剤［フロセミド（ラシックス）］を開始し，水分制限，安静の保持を行う。

4 入院から退院までの経過

心臓超音波検査で冠動脈起始が不明瞭で，左冠動脈肺動脈起始症（BWG症候群）を疑い，心臓カテーテル検査を行う。冠動脈は正常，EF 16％，LVEDV 536％で，DCMと診断される。二次性DCMの鑑別のために画像診断（腫瘍シンチグラフィ，腹部超音波，胸腹部造影CT，レノグラフィ），血液検査（末梢検血，一般生化学，CPK，血液ガス，ウイルス抗体価，免疫グロブリン分画など）を実施する。

DOB，SNP，利尿剤，カプトプリル（カプトリル）を開始後，心拍140～160回/分，呼吸50回/分前後，体温37℃前後となる。体重と水分出納，身体症状，CTR，EFの状態をみながら対症療法を検討し実施していった。

心機能は4か月間の点滴による薬剤投与でCTR 55％，EF 39％に改善し，点滴を減量して内服への切り替えが順次行われた。この頃には心拍120～140回/分で，啼泣による上昇があってもすぐに回復し，呼吸30～40回/分，体重4900～5000gで維持された。また，水分制限による便秘は，緩下剤の内服や浣腸で調整した。

入院治療開始から6か月後に点滴治療を中止し，内服薬（利尿剤，強心剤，血管拡張剤，昇圧剤）のみになったが，心機能の低下はみられなかった。長期間の治療入院と，両親にとっては患児が第1子で初めての子育てでもあり，退院後の生活における不安感の軽減と在宅生活による患児の身体的症状の変化をみるために外泊を行った。

5 退院時の状況

入院6か月後，体重6815g，CTR 54％，EF 55％，LVDd 130％，MR微量，心拍100～120回/分，呼吸20～30回/分，尿量600～700g/日に改善した。

退院後，病状は安定し，入院することもなく，心機能は正常に戻り，内服もせず元気に生活をしている。

この事例から学んだこと

重症な疾患で長期にわたる点滴治療，安静，水分制限を強いられている患児を見守る家族は，痛いこと，つらいことを患児にさせるつらさを感じている。病気の理解を促すとともに家族の不安に対応するには，患児の苦痛をどうしたら軽減できるかを考え，家族とともに話し合い，理解を得て行っていく大切さを知った。

● 実践事例の治療・看護の経過

		心不全増悪期	回復期	慢性期
検査		胸部X線検査 心臓超音波検査 心臓カテーテル 採血 酸素飽和度（24時間） EKGモニター（24時間） 検温	→	→
心不全症状の観察		心拍数 呼吸数，呼吸状態，努力呼吸 皮膚色 末梢冷感 発汗 機嫌 浮腫 動脈触知 NYHA診断 食欲・摂取状態 水分出納 体重測定	→	→
治療		輸液 　塩酸ドブタミン（DOB） 　SNP 　フロセミド（ラシックス） 鎮静頓用 　塩酸ペンタゾシン（ソセゴン） 　トリクロホスナトリウム（トリクロリール）	輸液・IV中止 内服	→
日常生活	食事	強度な水分制限	水分制限 離乳食	→
	安静度	啼泣禁忌 ベッド上安静 抱っこ可	コットで病棟内の散歩可	抱っこにて散歩可
	清潔	清拭 部分浴可	 入浴可	→
家族教育		病状観察	内服 入浴 食事，栄養 排泄の調節 日常生活 緊急時の対応	外泊指導 定期受診

5-4 拡張型心筋症

●実践事例の看護上の問題点への対応

患者の経過	看護上の問題点	観察・看護	結果
手術前	#1 心不全の悪化により急変のおそれがある #2 家族が患児の状態により精神的不安定となる	〈観察〉 ●心拍140〜160回/分,心電図波形問題なし,呼吸40〜60回/分,血圧80/60 mmHg ●不機嫌と啼泣が多い,浅眠傾向 ●啼泣時や哺乳時は,心拍200〜180回/分に上昇,努力呼吸出現,頭部発汗と顔面浮腫あり,末梢冷感なし ●母親「泣くと心拍が上がって苦しそう。点滴が漏れていないか心配になる」 〈看護〉 ●バイタルサイン測定,尿量測定,体重測定,酸素療法 ●心臓負荷がかからないように安静を保つ ●頭部クーリング,末梢部の保温 ●日々の患児の状態を家族に説明 ●検査前後は,医師からの説明に看護師の説明も加え,家族の心理面をサポートする ●家族と患児の触れ合う時間を多くする	#1 心不全状態は継続しているが,心機能は緩やかに改善した。不機嫌で啼泣し,ぐずつきが続く時は,鎮静剤を使用し安静状態を保つようにした #2 他児が退院や外泊する様子を見て,家族から患児が退院できるのか不安な言葉が聞かれた。啼泣による心拍の上昇に一喜一憂しているが,状態説明をすることで不安な言葉は少なくなり,自分で観察した状態を看護師に話してくるようになった
回復期	#1 治療による固定,安静が患児の成長・発達を障害する可能性がある	〈観察〉 ●強心剤の減量に伴う臨床症状の悪化はない ●夜間睡眠良好 ●心拍110〜130回/分,呼吸30〜40回/分 ●哺乳時の心拍・呼吸の上昇はあるが,戻りが早くなる ●機嫌がよく,笑顔がよくみられるようになる ●体重の急激な増加なし 〈看護〉 ●覚醒時は目の届く所で患児の観察を行い,体幹,四肢の固定はしない ●他児との接触を多くする ●生後5か月より離乳食を開始し,空腹による啼泣を減らし,安定した精神状態を保つ ●家族と患児の触れ合う時間を多くする	#1 体動が盛んで,昼間ベッドにいるよりコットやトッターに乗り,看護師のそばにいることが多かった。甘え泣きをし,抱っこを要求することが増えた 　正常な運動発達が進んでおり,いろいろなものに興味を持ち,おもちゃに手を出している 　離乳食が始まり,空腹啼泣が減り,ぐっすり眠れるようになった 　家族に抱かれる時間も増え,母親に抱かれ入眠することが多かった 　母親の精神状態も安定していた
慢性期	#1 家族が患児の退院に向け,患児の状態に対応できない可能性がある	〈観察〉 ●患児の状態観察 〈看護〉 ●退院指導を行う ●育児指導(第1子のため),内服指導,排便コントロール指導,状態観察指導,栄養科からの栄養指導 ●院内外泊→自宅外泊→退院とする ●外泊時の家族の不安を聞く	#1 患児の状態観察については,入院時から家族は様子を見ており,看護師から心不全状態についても毎日の患児の状態を家族に話してきていたため,理解できていた。 　母親,父親,祖母に退院指導を行った。外泊も順調に進み,不安な様子はみられなかった。しかし,成長に伴う不安を話していたため,退院後は外来で継続看護を行うこととなった

6章

血液・腫瘍疾患

- 6-1　再生不良性貧血
- 6-2　特発性血小板減少性紫斑病
- 6-3　血友病
- 6-4　急性白血病
- 6-5　神経芽（細胞）腫
- 6-6　ウィルムス腫瘍（腎芽腫）
- 6-7　造血幹細胞移植（骨髄移植）

6-1 再生不良性貧血

6 血液・腫瘍疾患

看護の基礎知識

●病態関連図

再生不良性貧血の病態関連図

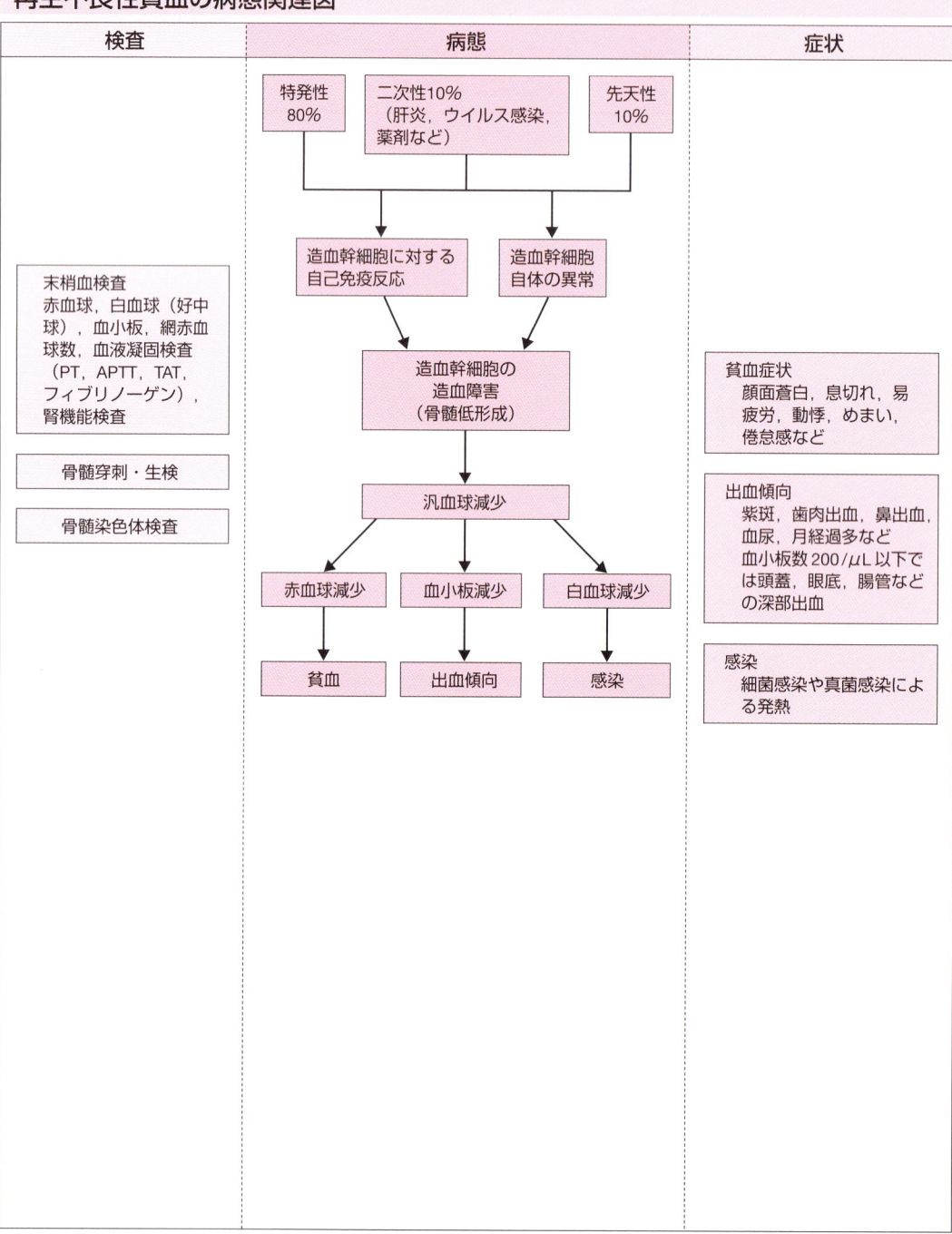

検査	病態	症状
末梢血検査 赤血球，白血球（好中球），血小板，網赤血球数，血液凝固検査（PT，APTT，TAT，フィブリノーゲン），腎機能検査 骨髄穿刺・生検 骨髄染色体検査	特発性80％／二次性10％（肝炎，ウイルス感染，薬剤など）／先天性10％ ↓ 造血幹細胞に対する自己免疫反応／造血幹細胞自体の異常 ↓ 造血幹細胞の造血障害（骨髄低形成） ↓ 汎血球減少 ↓ 赤血球減少／血小板減少／白血球減少 ↓ 貧血／出血傾向／感染	貧血症状 　顔面蒼白，息切れ，易疲労，動悸，めまい，倦怠感など 出血傾向 　紫斑，歯肉出血，鼻出血，血尿，月経過多など 　血小板数 200/μL 以下では頭蓋，眼底，腸管などの深部出血 感染 　細菌感染や真菌感染による発熱

1 疾患の概念・定義

再生不良性貧血は，骨髄の造血幹細胞の障害により，赤血球，白血球，血小板のすべてが低下する汎血球減少と骨髄低形成を主徴とする。先天性（遺伝性）および後天性（特発性，肝炎関連，ウイルス感染，薬剤性）に大別される。

2 病態

再生不良性貧血の発症機序は，自己の造血幹細胞に対する自己免疫反応と造血幹細胞自体の異常による造血抑制である。

3 分類

小児においては，原因不明の特発性のものが約80％と大部分を占め，肝炎，ウイルス感染，薬剤性などの二次性のものと，ファンコーニ貧血やダイアモンド・ブラックファン貧血などの先天性のものがそれぞれ10％である。また，表6-1-1のように重症度が分類される。

4 診断

再生不良性貧血の診断基準を表6-1-2に示す。

5 症状

主な症状は，赤血球減少による貧血，血小板減少による出血傾向，白血球減少による感染症状である。初診時から大半の事例で出血症状や貧血症状を認める。

貧血症状としては，顔面蒼白，息切れ，易疲労，動悸，めまい，倦怠感などがある。出血傾向では，紫斑，歯肉出血，鼻出血，血尿，月経過多などがある。血小板数200/μL未満では頭蓋，眼底，腸管などの深部出血が起こる場合がある。感染症状として発熱，咽頭痛などがある。好中球数500/μL未満では重症感染の頻度が

表6-1-1 再生不良性貧血の重症度分類

分類	好中球数	血小板数	網赤血球数
最重症（好中球に加え，他の2項目のうち1項目を満たす）	<200/μL	<2万/μL	<2万/μL
重症（右記の2項目以上を満たす）	<500/μL	<2万/μL	<2万/μL
やや重症（右記の2項目を満たし，定期的な赤血球輸血を要する）	<1000/μL	<5万/μL	<6万/μL
中等症（右記のうち2項目以上を満たす）	<1000/μL	<5万/μL	<6万/μL
軽症	上記以外		

厚生労働科学研究費助成金難治性疾患克服研究事業「特発性造血障害に関する調査研究班」による平成16年度改訂版

表6-1-2 再生不良性貧血の診断基準

1. 臨床所見として，**貧血**，**出血傾向**，ときに**発熱**を認める。
2. 末梢血で**汎血球減少**を認める。成人で汎血球減少とは，ヘモグロビン濃度；男 12.0 g/dL 未満，女 11.0 g/dL 未満，白血球 4000/μL 未満，血小板 10万/μL 未満を指す。
3. 汎血球減少の原因となる他の疾患を認めない。汎血球減少をきたすことの多い他の疾患には，白血病，骨髄異形成症候群，骨髄線維症，発作性夜間血色素尿症，巨赤芽球性貧血，がんの骨髄転移，悪性リンパ腫，多発性骨髄腫，脾機能亢進症（肝硬変，門脈圧亢進症など），全身性エリテマトーデス，血球貪食症候群，感染症などが含まれる。
4. 以下の検査所見が加われば診断の確実性が増す。
   1) 末梢血所見で，好中球減少（1500/μL 未満）があり，網赤血球増加がない。
   2) 骨髄穿刺所見（クロット標本を含む）で，有核細胞は原則として減少するが，減少がない場合も巨核球の減少とリンパ球比率の上昇がある。造血細胞の異形成は顕著でない。
   3) 骨髄生検所見で造血細胞の減少がある。
   4) 血清鉄値の上昇と不飽和鉄結合能の低下がある。
   5) 胸腰椎体のMRIで造血組織の減少と脂肪組織の増加を示す所見がある。
5. 診断に際しては，1，2によって再生不良性貧血を疑い，3によって他の疾患を除外し，4によって診断をさらに確実なものとする。再生不良性貧血の診断は基本的に他疾患の除外によるが，一部に骨髄異形成症候群の不応性貧血と鑑別が困難な場合がある。

厚生労働科学研究費助成金難治性疾患克服研究事業「特発性造血障害に関する調査研究班」による平成16年度改訂版

増加し，好中球数200/μL未満では真菌症を含む重症感染症に罹患しやすく，さらに好中球数100/μL未満では致死的全身感染症が多くなる。

6 合併症

免疫抑制療法の副作用として，シクロスポリン（CsA）による高血圧，抗ヒト胸腺細胞グロブリン（ATG）によるアナフィラキシーに注意が必要である。その他輸血による鉄過剰症に引き続き発症する臓器障害（二次性糖尿病，肝硬変，心筋症），血小板輸血不応（血小板による抗HLA抗体の産生）など合併症に注意する。

7 検査

1. **末梢血検査**：赤血球，白血球（好中球），血小板が減少する。正色素性貧血を呈し，網赤血球数は低下する。そのほか，鑑別診断のため，血液凝固検査（PT，APTT，TAT，フィブリノーゲン）や腎機能検査などが行われる。
2. **骨髄穿刺・生検**：有核細胞数の減少（特に幼若顆粒球，赤芽球，巨核球）がある。脂肪髄，造血細胞の異形成は顕著でない。
3. **骨髄染色体検査**：特発性再生不良性貧血の一部では，骨髄異形成症候群（MDS）や発作性夜間血色素尿症（PNH）へ移行することがあるため，染色体検査によりMDS，PNHと鑑別する。

8 治療

重症例では，HLA（ヒト白血球抗原）一致の血縁ドナーがいる場合には，造血幹細胞移植が第一選択となる。ドナーが得られない場合は，抗ヒト胸腺細胞グロブリン（ATG）とシクロスポリン（CsA）を併用した免疫抑制療法が行われる。免疫抑制療法開始後6か月の時点で治療が有効でなく，HLA一致の血縁ドナーが得られない場合は，非血縁者間造血幹細胞移植が行われる。また，好中球が200/μL未満の最重症例や感染を合併した場合には，G-CSF（顆粒球コロニー刺激因子）を使用する。

中等症では免疫抑制療法や蛋白同化ホルモン療法が行われ，軽症の場合は無治療で経過観察をするか，蛋白同化ホルモンが使用される。

9 疫学・予後

日本小児血液学会の調査によると，わが国の小児人口では年間70～100人が発病していると推定される。予後は重症度により異なるが，免疫抑制療法や骨髄移植の進歩により，長期生存率は80～90％である。

10 看護

1 入院環境の適応への援助

行動制限に伴う日常生活の制限からストレスフルになりやすいため，日常生活の制限をできるだけ少なくし，生活リズムを整えるとともに，発達にあった生活時間の過ごし方を工夫する。また，検査や処置，治療について理解度に合わせたプレパレーションを行い納得して受けられるよう支援する。

2 貧血・易感染・出血傾向に対する援助

① 貧血：貧血症状が強い場合，ふらつきによる転倒や倦怠感（疲労）の増強を防ぐ。体動を要する処置やケアは休憩を入れながら，患児の状態に合ったペースで行い，体力の消耗（疲労の増強）を防ぐ。
② 出血傾向：病室・病棟内の環境整備およびケア時の用具・物品（おもちゃ，歯ブラシなど）の安全に留意し，身体的損傷を予防する。
③ 易感染：急性白血病参照

3 治療に伴う援助

急性白血病参照

4 家族の不安に対する援助

急性白血病参照

■ 引用・参考文献

1) 谷ケ崎博：再生不良性貧血，小児内科（増刊号），41，1102-1107，2009．
2) 小林良二，小島勢二：再生不良性貧血，小児科，48(7)，1009-1016，2007．
3) 駒田美弘：赤血球系疾患　再生不良性貧血，標準小児科学　第6版，522-523，2006．

再生不良性貧血の看護

● 実践事例

● 事例の要約

小学校の健康診断で顔色不良を指摘された男児。近医を受診し，精査にて汎血球減少を認めた。骨髄検査で重症型の再生不良性貧血と確定診断され，免疫抑制療法を施行した。患児は処置に対する恐怖心が強く，また治療に伴うストレスの増大がみられた。

● 治療・看護の経過の記述

1 年齢，性別，診断名等

- 年齢：7歳
- 性別：男児
- 診断名：再生不良性貧血（重症型）
- 家族：両親と姉（9歳）の4人家族。両親と祖母が連携をとり毎日面会があった。

2 発症から入院までの経過

小学校の健康診断で顔色不良を指摘されたが，貧血の自覚症状はなく，活発にしていた。近医で血液検査，骨髄検査を行い汎血球減少，骨髄低形成を指摘され，再生不良性貧血の疑いで精査・加療目的で入院となった。

3 入院時の状況

入院時の血液データはWBC 2000/μL，RBC 135万/μL，Hb 4.8g/dL，Plt 1.8万/μLであった。貧血の自覚症状はなく活発に走り回り，下肢に数か所の皮下出血があった。

4 免疫抑制療法の開始から終了までの状況

入院当日に精査のため骨髄検査を行った。患児は処置に対する恐怖心が非常に強く，泣きじゃくり「嫌だー！」と叫んでいたが，鎮静剤の使用により検査はスムーズに行えた。母親は仕事を休めず，付き添って泊まることができなかったので，母子分離の不安を訴えていた。そのため，患児の様子を知りたい時には，病棟にいつでも電話をかけてもよいことを伝え，母親が面会に来た時には，患児の様子を詳細に伝えるようにした。

入院3日に，主治医より両親へ再生不良性貧血の重症型であり，免疫抑制療法を行うことが説明された。両親は，主治医の説明を落ち着いた様子で聞いており，積極的に質問をしていた。患児へは，主治医と両親より「体の中の血をつくるところが病気になっているから，点滴のお薬や飲み薬で治療をしないといけない」という説明がされた。

貧血・出血傾向であったため，MAP・PCの輸血を行った。貧血による転倒の危険性を考え，歩行や入浴時には必ず家族か看護師が付き添うようにした。また，出血しないよう，柔らかめの歯ブラシを使用し，入浴や清拭時は，皮膚を強くこすらないようにした。

免疫抑制療法に先立って，CVカテーテルの挿入術を行った。患児はCVカテーテルに対する恐怖心があり，採血などCVカテーテルに触れる処置を非常に嫌がった。そのため，処置を行う際には患児に細かに説明をし，初めて行う処置については他児の行っている様子を事前に見てもらい，痛みや苦痛がないことを確認してから処置を行った。患児は，痛みや苦痛がないということが理解できると，スムーズに処置を受け入れることができた。

入院後，患児は生活リズムが乱れ，母親から患児の学習の遅れを心配する訴えがあった。そのため，患児と相談しながら，学習時間を組み込んだ日課表を作成してベッドサイドに貼り，看護師が声をかけることで少しずつ学習ができるようになった。母親の面会時には，その日の患児の学習状況を伝えた。

入院8日より，プロトコールに基づいて免疫抑制療法を開始した。抗リンパ球グロブリン（ALG）を12時間持続点滴で5日間投与し，免疫抑制剤のシクロスポリンの内服が開始となった。免疫抑制療法初日に40℃の発熱がみられ，血圧も144/74mmHgまで上昇した。発熱に対しては解熱剤を使用し，冷罨法を行って安静に努めた。以後発熱はみられず，解熱に伴って血圧も正常値となった。血圧低下や呼吸困難などのアナフィラキシーショック症状や，関節痛・膨隆疹などの副作用症状の出現はなく，免疫抑制療法は終了した。

この事例から学んだこと

　処置の恐怖心が強い学童前期の患児に対して，説明だけでなく，実際に他児が行っている様子を見てもらうことで，処置の理解を容易にし，処置をスムーズに行うことができることを学んだ。

●実践事例の治療・看護の経過

		急性期	治療期	回復期
		入院時～1週間	5日間	～退院
検査		採血（CBC, 生化学, 凝固系） 骨髄穿刺 胸部X線検査 バイタルサイン測定 尿量測定 身長・体重測定 CVカテーテル挿入術後SpO₂測定	採血（CBC, 生化学） バイタルサイン測定（抗リンパ球グロブリン投与中は血圧測定1時間ごと，その後4時間ごと） 心電図モニタリング SpO₂ 尿量・体重測定	→
治療		輸血：MAP・PC 点滴：抗生剤投与 CVカテーテル挿入術 （診断結果と治療方針を家族に説明。患児へは，病態と治療方法を説明するが，病名告知は行わず）	免疫抑制療法：抗リンパ球グロブリン投与（12時間持続点滴×5日間） 副腎皮質ホルモン投与 内服： 　免疫抑制剤：シクロスポリン（ネオラール） 　抗真菌薬：フルコナゾール 　抗菌剤：ST合剤（バクタ）	内服： 　免疫抑制剤：シクロスポリン
日常生活	食事	学童食（生もの禁止）		→
	安静度	ベッド上安静		→
	清潔	清拭，柔らかい歯ブラシを使用		→
教育		患児に処置や治療についての説明 感染予防行動の必要性 出血の予防の必要性と具体的行動についての説明 安静の必要性 患児の日常生活を整える（学習習慣をつける）		CVカテーテルの管理方法の指導 退院後の日常生活（感染予防，薬の副作用など）

●実践事例の看護上の問題点への対応

患者の経過	看護上の問題点	観察・看護	結果
急性期	＃1 汎血球減少に起因する感染のリスクおよび出血の可能性 ＃2 貧血に起因する活動性の低下，転倒事故の可能性	〈観察〉 ●顔色，活気 ●皮下出血の有無 ●血液検査データ ●活動量や活動制限に対する言動 ●危険に対する理解度 〈看護〉 ●感染予防 　うがい，手洗い，抗菌剤の内服の説明 ●出血の予防 　移動や入浴時は必ず付き添って転倒を予防する 　入浴や清拭時は，皮膚を強くこすらない 　歯ブラシは毛先の柔らかいものを選択する 　転落・転倒のおそれのある動きはその都度注意する	＃1 うがいや手洗いについて，絵本を使って説明した。時々忘れるので，シール帳を作成したところ，自主的に継続するようになる。呼吸器感染症の罹患なし ＃2 活発であったが，看護師の声かけで，転倒や出血症状の増強はみられなかった
治療期〜回復期	＃1 免疫抑制療法の副作用による心身の苦痛 ＃2 治療に伴う患児のストレスの増強	〈観察〉 ●1時間ごとの血圧測定 ●アレルギー症状の観察 ●血液検査データ ●病気や治療についての理解度，不安や恐怖の言動 〈看護〉 ●急変時への対応 　治療開始時は，救急カートを準備する 　発熱時は冷罨法，指示により解熱剤の使用，安静 ●内服の支援 　内服の必要性の説明 　主体的に内服が継続できるようにする 　患児の頑張りを認めてほめる ●患児のストレス緩和 　状態に応じた遊びの援助 　家族との面会時間を考慮し，家族の協力を得る	＃1 治療開始初日に発熱，血圧上昇，不整脈が出現するが一時的で，以後，正常値となった。ほかに大きな副作用の出現はなく，5日間の免疫抑制療法を終了 　シクロスポリンのにおいや味を嫌がり，うまく内服ができなかったが，内服の必要性を説明し，自主的に飲めるようになった ＃2 ベッド上の遊びの援助や家族の協力によって，患児はストレスを溜め込むことなく精神的に安定した状態で治療に臨むことができた
	＃1 入院生活が長くなることにより学習習慣が損なわれる	〈観察〉 ●日課，学習意欲，ストレス反応 ●患児の学習時間の不足に対する母親の不安 〈看護〉 ●入院中の生活リズムを整える支援 　患児と一緒に日課表を作成して貼る 　学習時間になったら声をかけ，学習環境を整える ●家族の不安緩和 　患児の学習状況について，母親に伝える	＃1 患児に自主的に学習しようとする姿がみられた。時々，遊びに夢中になっていることがあったが，看護師の声かけで学習を続けることができた 　面会時に，患児の学習状況を伝えることにより，母親の不安が軽減した

6-2 特発性血小板減少性紫斑病

6 血液・腫瘍疾患

看護の基礎知識

● 病態関連図

特発性血小板減少性紫斑病の病態関連図

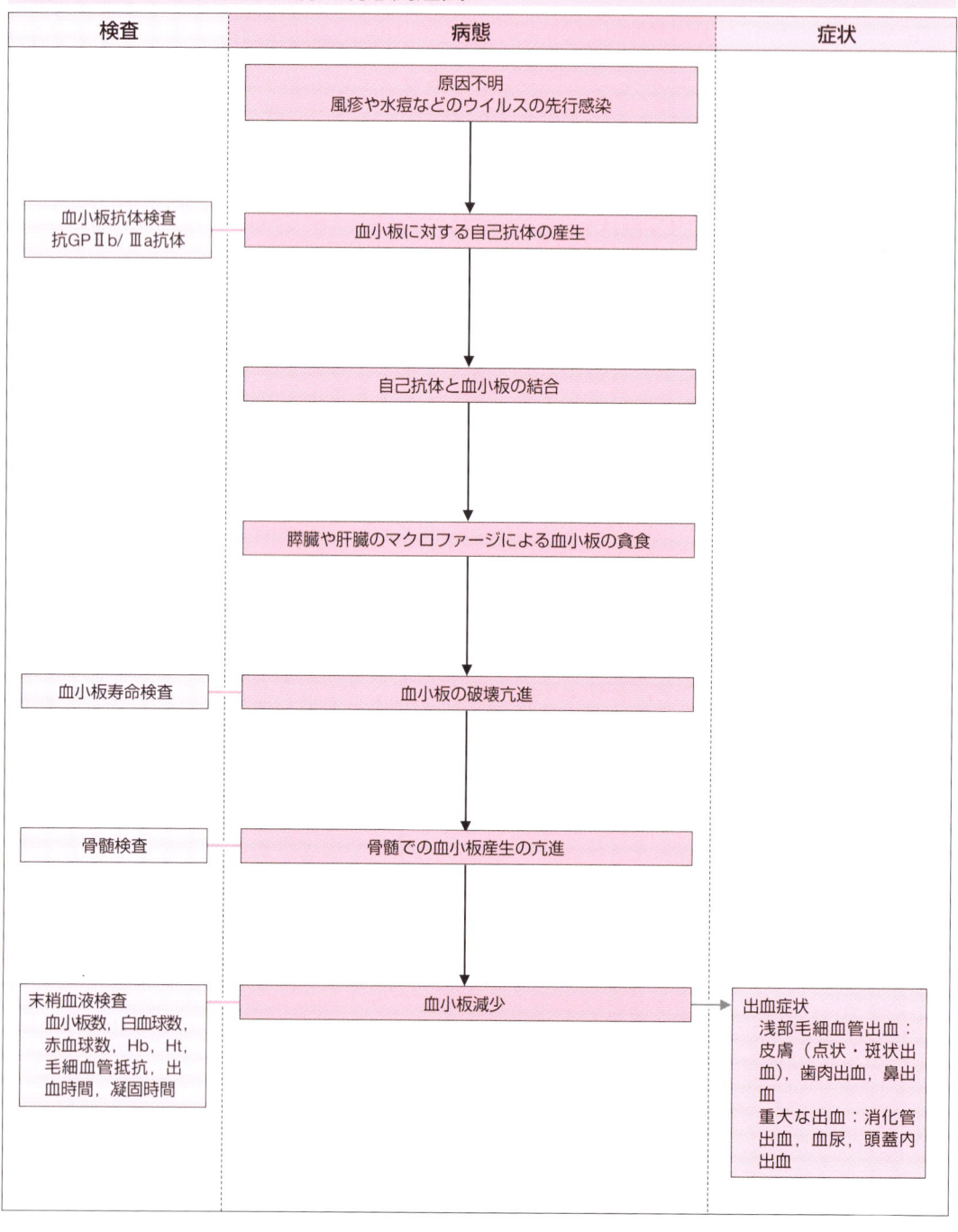

検査	病態	症状
	原因不明 風疹や水痘などのウイルスの先行感染	
血小板抗体検査 抗GPⅡb/Ⅲa抗体	↓ 血小板に対する自己抗体の産生	
	↓ 自己抗体と血小板の結合	
	↓ 脾臓や肝臓のマクロファージによる血小板の貪食	
血小板寿命検査	↓ 血小板の破壊亢進	
骨髄検査	↓ 骨髄での血小板産生の亢進	
末梢血液検査 血小板数,白血球数,赤血球数,Hb,Ht,毛細血管抵抗,出血時間,凝固時間	↓ 血小板減少	出血症状 　浅部毛細血管出血：皮膚（点状・斑状出血),歯肉出血,鼻出血 　重大な出血：消化管出血,血尿,頭蓋内出血

1 疾患の概念・定義

特発性血小板減少性紫斑病（ITP）は，血小板減少による出血症状を主体とする疾患である。血小板減少をきたす基礎疾患が認められず，血小板減少以外に赤血球系や白血球系に本質的な異常もなく，骨髄での巨核球系の低形成も認められないことを特徴とする。最近の研究では，ITPは自己免疫疾患の範疇に属し，血小板に対する自己抗体あるいは免疫複合体による破壊亢進による血小板減少であると言われている。

2 病態

明らかな原因は不明であるが，小児の場合，風疹や水痘などのウイルスの先行感染の後に，症状が出現することが多い。0～4歳に好発し，性差がないかもしくは男児に多い。

ITPの血小板破壊の機序は，抗血小板抗体が血小板と結合してオプソニン化し，血小板が脾臓や肝臓のマクロファージに貪食されることが主なものである。血小板の破壊が亢進することに伴って，骨髄での血小板産生は亢進するが，追い付かずに血小板が減少した状態となる。

3 分類

発症様式と経過により急性型と慢性型に分類される。急性型は6か月以内に治癒するタイプで，慢性型は6か月以上遷延するタイプである。小児期のITPは，急性型が80％以上を占める。

4 診断

ITPの診断では，血小板減少をきたす他の疾患の除外が基本となる。病歴，身体所見，末梢血液検査などでITPに適合し，他疾患を疑う臨床所見がなければITPと診断される。

抗血小板抗体のPAIgGは，ITP以外の血小板減少症でも陽性となるため診断の意義は低い。ITPに特異的な抗GPⅡb/Ⅲa抗体やそのほかの産生B細胞の陽性，網状血小板比率上昇，血漿トロンボポエチンの正常または軽度上昇などを確認することが本症の診断に重要との考えから診断基準が検討されている。

5 症状

臨床症状は血小板減少による出血である。浅部毛細血管出血として四肢末端の皮膚・粘膜にみられる点状出血が特徴的である。皮下血腫や関節内出血はみられない。血小板数は同じでも造血不全に比べて出血症状は軽症である。重大な出血として消化管出血，性器出血，血尿，網膜出血や，生命を脅かす危険性のある頭蓋内出血などがあるが頻度は低い。

6 合併症

副腎皮質ステロイド剤が投与される場合は，満月様顔貌，易感染性，糖尿病，骨粗鬆症，精神症状などに注意する。

7 検査

1 末梢血液所見
① 血小板数

末梢血小板数は10万/μL以下で，小児のITPでは約2/3の例で1万/μL未満の著しい減少が認められる。

② 白血球数，赤血球数，Hb，Ht

ほとんどが基準値の範囲である。

2 毛細血管抵抗
急性型，慢性型ともに減弱する。

3 出血時間
ほとんどで延長する。血小板数と出血時間の間には必ずしも相関は認められない。

4 凝固時間
ほとんどが基準値の範囲である。

5 骨髄所見
骨髄有核細胞数は正常ないしは過形成を示す。幼若な骨髄巨核球が正常ないし増加する。

6 血小板寿命検査
血小板寿命は著明に短縮する（正常では8～10日，ITPでは多くの場合1日以内）。

7 血小板抗体検査
ITPに特異的な抗GPⅡb/Ⅲa抗体があるが，検査として一般化されていない。

8 治療

以下に，日本小児血液学会ITP委員会が提唱する小児ITPの治療方針を示す。

1 新規診断ITP

①軽症の場合（無症状か広汎でない紫斑）

血小板が2万/μL以上では無治療観察が原則であるが，1万/μL未満の場合は，副腎皮質ステロイド剤（ACS）経口投与かFc intact γ-グロブリン製剤の静脈内投与（IVIg）のいずれかを中心に治療を行う。1万/μL以上2万/μL未満では，症例に応じてACS経口投与またはIVIgあるいは無治療観察を選択する。

②中等症の場合（広汎な紫斑や粘膜出血）

血小板数2万/μL未満では，IVIgあるいはACS経口投与を行う。血小板数2万/μL以上3万/μL未満の時は，ACS経口投与あるいはIVIgを考慮する。

2 慢性ITP

①軽症の場合

血小板数1万/μL未満の場合，標準的治療はなく，無治療観察を含めて個別に判断する。血小板数1万/μL以上では無治療観察が原則である。

②中等症の場合

血小板数2万/μL未満の時には，IVIgあるいはACS経口投与を行う。血小板数2万/μL以上で症状が安定している場合は，無治療観察でもよい。

3 重症の場合（生命を脅かす重大出血）

血小板数にかかわらず超大量IVIg（1～2g/kg/回）を1～2回行う。症例（例えば，血小板数2万/μL未満）によってはACSのパルス療法を併用する。さらに血小板数1万/μL未満の時には血小板輸血や緊急脾臓摘出術が考慮される。

9 疫学・予後

小児ITPの予後は良好で，大多数は6か月以内に無治療で血小板数が15万/μL以上に達する。10数％は慢性化する。脾臓摘出による寛解率は70％である。

10 看護

1 出血の観察

出血の部位や程度，持続的か断続的かなどを観察する。必要時，出血量の測定を行う。

2 出血の予防

転倒や打撲・切傷など，外的原因による出血を予防する。ベッド柵を包帯や寝具で保護する。危険性のあるおもちゃはベッド周囲に置かない。清拭，洗髪時は強くこすらない。注射や採血を行う場合は，できるだけ細い針を使用し，十分に圧迫止血する。便秘にならないように注意する。

3 出血時の看護

応急的に止血を図り，失血による障害を除く。小血管からの出血に対しては，圧迫包帯やタンポンなどで圧迫止血を図る。

4 心身の安静

少量の出血でも患児や家族の不安は大きいため，精神的慰安や不安軽減に努める。

5 感染予防

出血に伴う失血から貧血や抵抗力の低下をきたしやすく，感染症にかかりやすい。身体の清潔に努めるとともに，必要時は面会者との接触を避ける。出血部位は適宜消毒を行う。

■ 引用・参考文献

1) 白幡聡他：小児特発性血小板減少性紫斑病－診断・治療・管理ガイドライン－，日本小児血液学会雑誌，18(3)，210-218，2004.
2) 酒井道生：特発性血小板減少性紫斑病，小児内科，41（増刊号），1112-1116，2009.
3) 松村秀城：特発性血小板減少性紫斑病（ITP），発達段階から見た小児看護過程，302-316，医学書院，2008.
4) 野村昌作：特発性血小板減少性紫斑病（ITP）概論，日本臨床，61(4)，552-557，2003.
5) 藤沢康司：小児のITPの特性と治療・生活管理，日本臨床，61(4)，552-557，2003.

特発性血小板減少性紫斑病の看護　●実践事例

●事例の要約

水痘感染後に両側手背，手掌，顔面，四肢，体幹に点状出血斑が出現し，小児科を受診した男児。血液検査で血小板の減少が認められ，水痘感染後のITPの疑いで緊急入院となる。入院当日から，経静脈免疫グロブリン（IVIg）療法が施行された。その後は新しい出血斑は認められずに回復して退院した。

●治療・看護の経過の記述

1　年齢，性別，診断名等

- 年齢：5歳
- 性別：男児
- 診断名：特発性血小板減少性紫斑病
- 家族：両親と兄（8歳）の4人家族

2　発症から入院までの経過

入院3日前から，両側手背，手掌に点状出血斑が出現した。鼻出血もあったがティッシュによる圧迫で約45分後に止血した。その後，顔面，四肢，体幹にも同様の点状出血斑が出現してきたため，小児科を受診した。検査で血小板1000/μLと著しい低下が認められ，ITPと診断され緊急入院した。点状出血斑が出現する2週間前に水痘に罹患し，アシクロビル（ゾビラックス）を5日間内服していた。

3　入院時の状態

ほぼ全身に点状出血斑が認められたが，特に上・下肢の点状出血斑が著明で，口腔内粘膜の出血斑も認められた。鼻出血はない。体温37.0℃，呼吸24回/分，脈拍100回/分，血圧110/70mmHg，身長110cm，体重19kg。末梢血液検査値は，白血球8100/μL，赤血球495×10^4/μL，血小板1000/μL，Hb 13.9g/dL，AST 48 IU/L，ALT 25 IU/L，TP 7.0g/dL，Alb 4.3g/dLだった。

4　入院から退院までの経過

入院時の血小板数は1000/μLで著明な減少が認められた。入院当日から，IVIg療法として，ポリエチレングリコール処理人免疫グロブリン（献血ヴェノグロブリン）20g/日が持続点滴静脈内注射で2日間施行された。カルバゾクロムスルホン酸ナトリウム（アドナ）15mg，複合ビタミン剤（シナール）1gの内服も開始された。食事は幼児食。トイレ，洗面時はベッド上を離れてもよいが，そのほかはベッド上安静の指示であった。外傷や転落による出血を予防するためにベッド柵にはキルティング布で作成した覆いを掛け，患児にも「ベッドの上で暴れて手や足を打つと紫色になるよ。だから暴れないでね」と説明した。ITP除外診断のための諸検査が施行されたが，そのほかの疾患を疑う検査結果はなかった。

IVIg療法が終了した翌日（入院3日）から軽度の頭痛を訴え，1回嘔吐した。主治医により深部腱反射や対光反射などの診察が行われたが神経学的所見は認められなかった。しかし，IVIg療法による無菌性髄膜炎を疑って経過観察を行った。点状出血斑は消退傾向にあり，新しい出血斑はみられなかった。

入院4日には「頭痛もなく元気です。食事もとれ，隣の子どもとゲームで遊んでいます」と母親は言っていた。この日から点滴も抜去され活動制限が解除された。清潔行動もシャワー浴が可能となった。頭痛や嘔吐などの髄膜刺激を示す徴候もなく，無菌性髄膜炎の疑いは解消された。

血小板数は入院4日で6.9万/μLまで増加した。この頃から患児は携帯ゲームで遊んでいる

ことが多くなった。そこで，患児の好みや病状，発達段階を考慮した遊びを計画した。患児に発言や笑顔が多くみられるようになり，「楽しかった」「今日は何しようか」など遊びを期待している発言がみられるようになった。

入院8日には血小板数は11.7万/μLまで増加した。出血斑の拡大もなく，患児の「早く帰りたいよ」との希望もあり，入院9日から2日間の試験外泊が許可された。外泊中に出血斑の拡大やそのほかの異常を示す徴候もなかった。入院11日の末梢血液検査で血小板数は13.8万/μLまで増加がみられ，入院12日に退院となった。

5 退院時の状況

退院後にも出血斑が再発する可能性があるため，退院しても自宅で注意して経過を観察する必要がある。しかし，出血斑などがなければ，普段通りの生活をしてもよいことを説明した。

この事例から学んだこと

水痘後の発症で患児の抵抗力は低下し，さらにIVIg療法による易感染性であったと考えられ，無菌性髄膜炎の合併症を起こす危険性があった。しかし，早期発見により重症化することなく快方に向かうことができた。このことから，出血症状の観察だけにこだわらず，予測的に感染徴候を観察する必要性を学んだ。

● 実践事例の治療・看護の経過

		急性期 入院当日〜入院3日	回復期〜退院 入院4〜12日
検査		採血（末血，生化学，CRP） 検尿 凝固検査（PT，APTT，Fb） ITP除外診断のための検査： 　IgA/G/M 　抗カルジオリピン抗体	→
治療		持続点滴静脈内注射（2日間）： 　補液（ソルデム3A）＋ポリエチレングリコール処理人免疫グロブリン（献血ヴェノグロブリン）20 g（30 ml/h） 内服： 　カルバゾクロムスルホン酸ナトリウム（アドナ）＋複合ビタミン剤（シナール）	
日常生活	食事	幼児食	→
	安静度	ベッド上安静	入院8日に安静解除（入院9日から2日間試験外泊）
	排泄	トイレ歩行可	→
	清潔	清拭，洗面は歩行可	シャワー浴許可
	教育	患児に処置や治療についての説明 出血の予防の必要性と具体的行動についての説明 感染予防行動の必要性	退院後の日常生活管理

●実践事例の看護上の問題点への対応

患者の経過	看護上の問題点	観察・看護	結果
急性期	#1 血小板減少に関連した出血の可能性	〈観察〉 ●新しい出血斑がないか，現在の出血斑の変化の状態（鮮紅色→暗赤色→紫褐色→黄色→退色），疼痛の有無など ●IVIg療法による副作用 〈看護〉 ●出血の予防と早期発見 　転倒，打撲，外傷を起こさない 　ベッド柵を包帯や寝具で保護する 　危険性のある玩具をベッド周囲に置かない ●出血時の看護 　応急的に止血を行い，失血による障害を除く ●心身の安静 　精神的慰安や不安の軽減を図る	#1 入院後は新しい出血斑の出現はなく，IVIg療法により血小板数も徐々に増加していった。しかし，IVIg療法の副作用で無菌性髄膜炎を疑う症状（頭痛，嘔吐）がみられ，経過観察していたが，翌日には軽快した 　現在の出血斑は消退傾向にあり，新しい出血斑の出現はない
回復期〜退院	#1 ベッド上安静に関連した気分転換活動の不足	〈観察〉 　外遊びを好み，活発な患児にとって活動が制限されていることは，苦痛である。最近は携帯ゲームで遊んでいることが多い。病状と患児の好みや発達段階にあった遊びの援助が必要である ●再発徴候はないか，新しい出血斑の有無 ●感染徴候，無菌性髄膜炎症状（嘔吐，頭痛）の有無 〈看護〉 ●患児が興味を持ち，想像力を活かせるようなベッド上の遊びを工夫する 　お絵かき，工作，カルタ，なぞなぞ遊びなど ●同室児との遊びを計画する	#1 携帯ゲームでの遊びが多かったので，幼児期の発達段階を考慮した遊びを計画した。患児の好きなお絵かき，工作を促すと，笑顔を示し，想像力を発揮し自由に遊んだ。自分でルールを考え，新たな遊びを考え出すようになった 　患児はいきいきとした表情で「楽しかった」「今日は何しようか」という反応を示した。遊びの援助は気分転換活動となり，入院による患児の不利益を最小にする効果があったと考える

6-3 血友病

6 血液・腫瘍疾患

看護の基礎知識

● 病態関連図

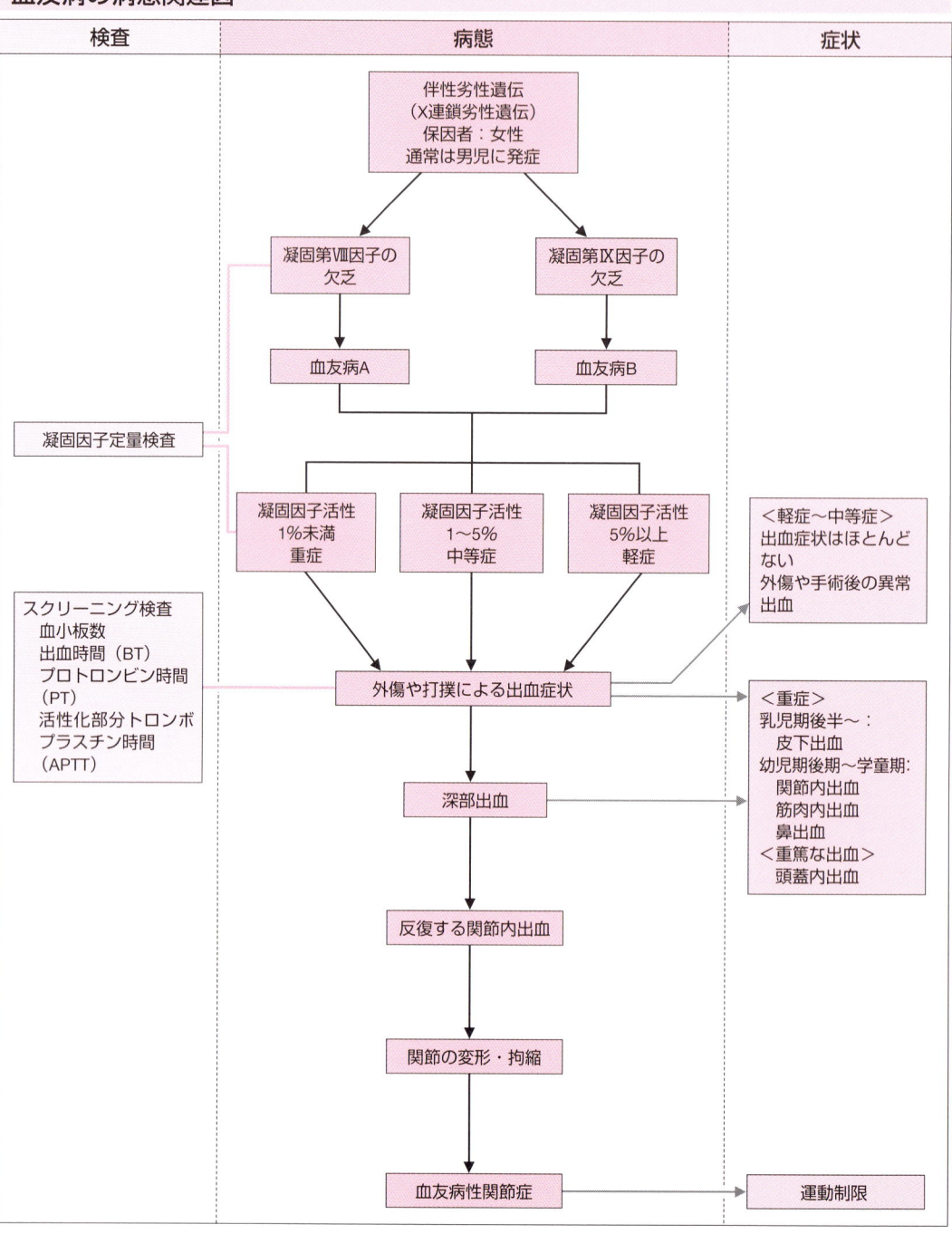

血友病の病態関連図

検査	病態	症状
	伴性劣性遺伝（X連鎖劣性遺伝） 保因者：女性 通常は男児に発症	
	↓　　　　↓	
	凝固第Ⅷ因子の欠乏　　凝固第Ⅸ因子の欠乏	
凝固因子定量検査	↓　　　　↓	
	血友病A　　　血友病B	
	凝固因子活性 1%未満 重症／凝固因子活性 1〜5% 中等症／凝固因子活性 5%以上 軽症	＜軽症〜中等症＞ 出血症状はほとんどない 外傷や手術後の異常出血
スクリーニング検査 　血小板数 　出血時間（BT） 　プロトロンビン時間（PT） 　活性化部分トロンボプラスチン時間（APTT）	外傷や打撲による出血症状	＜重症＞ 乳児期後半〜： 　皮下出血 幼児期後期〜学童期： 　関節内出血 　筋肉内出血 　鼻出血 ＜重篤な出血＞ 　頭蓋内出血
	↓ 深部出血 ↓ 反復する関節内出血 ↓ 関節の変形・拘縮 ↓ 血友病性関節症	運動制限

1 疾患の概念・定義

血友病は，先天的な血液凝固因子の欠乏に起因する遺伝性出血性疾患である。伴性劣性遺伝（X連鎖劣性遺伝）形式によることから通常は男性のみに発症する。血液凝固第Ⅷ因子欠乏の血友病Aと第Ⅸ因子欠乏の血友病Bを総称して血友病という。

2 病態

血液は，血小板の凝集（一次止血）と血液凝固反応によるフィブリン形成（二次止血）により止血されるが，血友病は，血液凝固因子の欠乏によりフィブリンを形成できない。すなわち，二次止血ができないことによって出血症状を呈する。

3 分類

血友病Aと血友病Bに大別されるが，両者の遺伝形式や臨床症状にはほとんど差はない。血友病の重症度は，それぞれの血液凝固因子活性が1％未満を重症型，1～5％を中等症，5％以上を軽症に分類される。

4 診断

1. 病歴：幼小児にみられる打ち身や青アザ，関節内出血，外傷や手術後の異常出血など。
2. 家族歴：家族に出血症状のあることが多い。
3. 鑑別診断：血液凝固第Ⅷ因子あるいは第Ⅸ因子の活性の定量を行う。

5 症状

血友病の出血症状の特徴は，関節内出血や筋肉内出血などの深部出血が多いことである。血友病は，新生児期～乳児期前半に発症することは少ない。

重症の場合は，乳児期後半でハイハイが始まる頃から，自然発生あるいは打撲により皮下出血が反復して出現する。幼児期になり歩行ができるようになると，関節内出血や筋肉内出血など深部出血が多くみられ，学童期では鼻出血や歯肉出血が多くみられる。そのほかには，口腔内出血や血尿，消化管出血が起こることもある。

中等症から軽症の場合は，自然発生の出血はほとんどなく，抜歯や手術，外傷後に血が止まりにくいことなどで発見される。

特に注意が必要な出血は，頭蓋内出血と関節内出血である。頭蓋内出血は，生命の危機に直結する重篤な出血である。反復する関節内出血は血友病に特徴的で，膝，肘，足，肩関節の出血頻度が高い。同一関節の反復する出血により，関節の変形と拘縮をきたし，血友病性関節症の病像を呈する。それによって，関節可動域が低下し，歩行困難などの運動制限が生じる。

6 合併症

血友病A患者の10～15％，血友病B患者の1～3％に同種中和抗体（インヒビター）が発生し，止血療法が困難になる場合がある。

1986年以降は，血液製剤による肝炎ウイルス感染やHIV（AIDS）感染の危険性はない。

7 検査

1 スクリーニング検査

血友病A，Bともに血小板数，出血時間（BT），プロトロンビン時間（PT）は正常で，活性化部分トロンボプラスチン時間（APTT）のみ延長する。

2 凝固因子定量検査

第Ⅷ因子および第Ⅸ因子の凝固因子活性値の低下や欠乏により，血友病と診断される。

8 治療

1 補充療法

血友病治療の原則は，第Ⅷ（Ⅸ）因子製剤の補充療法である。出血時の早期投与，反復する出血の予防のための定期予防投与（2～3回/週），出血が予測される時の単回予防投与があ

る。

第Ⅷ因子製剤1単位/kgの投与で第Ⅷ因子活性は約2％，第Ⅸ因子活性は約1％上昇する。これらを目安に，出血の部位や程度に応じて目標とする因子活性レベルを設定し，第Ⅷ（Ⅸ）因子活性の血中半減期（それぞれ8〜12時間，12〜24時間）を参考に投与期間や投与間隔が決定される。

家庭静注療法，自己注射の導入により早期止血や治療期間の短縮，関節障害の予防，通院や入院による負担軽減など患児のQOLが向上した。

2 酢酸デスモプレシン（DDAVP）静注療法

DDAVPは血管内皮細胞などにプールされている第Ⅷ因子を放出させる作用があり，軽症または中等症の血友病Aの軽度の出血に有効（30分〜1時間後第Ⅷ因子活性が1.5〜6倍上昇する）である。

3 インヒビター治療法

補充療法の反復により，第Ⅷ（Ⅸ）因子に対する同種抗体（インヒビター）が発生し，以後の止血が困難となる場合がある。インヒビターにより失活を受けた第Ⅷ（Ⅸ）因子を経由せず，血液凝固過程をバイパスすることにより止血させるバイパス止血療法，補充療法製剤を継続投与してインヒビターの消失（免疫寛容状態）を図る免疫寛容療法，他にインヒビター中和療法がある。

9 疫学・予後

2008年5月現在のわが国の血友病Aと血友病Bを合わせた患者数は，男子人口10万人当たり8人強である。血友病の予後は重症度にもよるが，凝固因子製剤の発達や家庭治療の導入により著明に改善されている。

10 看護

1 出血の予防

全身，特に関節部位を注意して観察する。乳児では，ハイハイによる出血を予防するために，肘や膝の保護に努める。幼児では，活動が活発になるため，外傷の原因となる危険物を児の行動範囲から除き，安全な環境を整える。歯ブラシは柔らかいものを使用し，齲歯や歯肉出血を予防する。採血時は確実に圧迫止血する。

2 出血時の看護

①皮下出血・鼻出血・口腔内出血

軽度であれば局所の圧迫止血だけで経過をみる。鼻出血では綿球を出血側鼻腔内に挿入し鼻翼を側方から10分間くらい指で圧迫する。咽頭に流下した血液は嚥下しないで静かに吐き出させるか，紙で拭き取る。

②関節内出血・筋肉内出血・頭蓋内出血

関節の出血症状（痛み，はれ，熱感）がみられたら，冷罨法をして安静を保つ。転倒により頭蓋内出血が起こる場合があり，頭痛や嘔吐，けいれん，意識障害に注意する。

3 患児・家族への支援

①日常生活における出血の予防方法の指導

打撲しやすい部位の保護（サポーターや靴），転倒や打撲の衝撃を軽減するための家具や床の工夫などを指導する。

②出血の観察と出血時の対応方法の指導

関節内や筋肉内の出血，頭蓋内出血が疑われる時は，速やかに受診するように指導する。関節内や筋肉内の出血が疑われる部位の疼痛・腫脹・熱感・不自然な動作などに注意して観察することを説明する。また，意識障害やけいれん，嘔吐，不機嫌，発熱などがある場合は，頭蓋内出血を疑って行動することを説明する。

③注射，服薬他の指導

家族が在宅治療を希望した場合や，主治医が必要と判断した場合は，家族または患児に凝固因子製剤の管理，静脈内注射の手技の指導を行う。自己注射について，緊張や恐怖心があるため，根気強く指導する。

遺伝カウンセリングや患者会などの社会資源の提供を行う。

■ 引用・参考文献

1) 野上恵嗣，嶋緑倫：血友病，小児内科（増刊号），41，1124-1129，2009.
2) 白幡聡：血友病の疫学と病因，小児看護，32(12)，1564-1571，2009.
3) 矢部普正：血液・造血器疾患の治療と看護，9-6血友病，203-207，南江堂，2002.

血友病の看護

●実践事例

●事例の要約

頭部外傷による頭蓋内血腫のために入院した血友病Aの男児。治療過程で第Ⅷ因子インヒビターが出現し経過を遅延させたことや発熱が続いたことへの母親の不安があった。また，母親の退院後の予測のつかない出血への不安に対して生活指導を行った。

●治療・看護の経過の記述

1 年齢，性別，診断名等

- 年齢：1歳10か月
- 性別：男児
- 診断名：血友病A（インヒビター発生）
- 家族：両親と患児の3人家族

2 発症から入院までの経過

生後4か月，臍帯からの出血が止まらず，重症血友病Aと診断された。過去，生後4か月，8か月，10か月，11か月，1歳の5回，出血のため第Ⅷ因子製剤の注射を受けた。入院4日前に右後頭部腫脹に気付き受診，血液製剤を投与せず経過を観察。入院前日18時20分に右半身優位のけいれん（右手足をピクピクさせ，眼球左方偏位）が10分間続き，その後の意識レベルは清明であった。救急車で来院，CTで左頭頂葉〜後頭葉にかけて脳挫傷，硬膜外血腫，くも膜下血腫，脳浮腫が認められ入院となった。

3 入院時の状態

意識清明，けいれんなし。体温37.3℃，呼吸42回/分，脈拍126回/分，血圧106/56 mmHg，身長86.6cm，体重13kg。末梢血液検査は，WBC 16,000/μL，Hb 11.4g/dL，Plt 42.3×10^4/μL，CRP 2.0mg/dLで，感染徴候が認められた。入院前日より鼻汁があり風邪気味であった。

4 入院から退院までの経過

入院時のFⅧ：C（凝固因子活性）は1％以下であり，第Ⅷ因子製剤投与により48％に上昇した。インヒビター力価は7.8BU/mLであった。持続点滴静脈内注射（以下，点滴）による補液と脳浮腫改善のためのD-マンニトール50mLを開始。抗てんかん薬のフェノバルビタールナトリウム（ワコビタール坐薬）30mgを挿肛した。意識レベルは清明で，けいれんはなかった。体温が39℃に上昇し，急性扁桃炎と診断され，抗生剤の点滴と抗ヒスタミン薬，去痰薬の内服薬が処方された。熱に対して冷罨法を施行した。

入院4日，抗てんかん薬のフェノバルビタール（フェノバールエリキシル）の服用を嫌がり，胃内容物を多量に嘔吐した。訪室時は手遊びや絵本を読むなどして患児の気分転換を図り，嫌がる内服薬も遊びの後に勧めると少しずつ飲めるようになった。第Ⅷ因子製剤投与前後のFⅧ：Cの測定による止血管理が行われ，再出血の危険性を防止した。EEG所見で，てんかん様波形もなく正常と判定され，頭部CTでも血腫の縮小を認めた。左腹部および左大腿内側に発疹と掻痒感が出現，抗生剤による副作用と診断され，抗生剤の種類が変更された。37〜40℃と1日の体温の変動が大きく，母親の不安がみられたので，母親の訴えをよく聞くように努めた。

入院7日，第Ⅷ因子製剤投与30分後のFⅧ：Cが5.5％でインヒビターの出現が予測されたため，活性型プロトロンビン複合体製剤によるバイパス止血療法に変更，さらに頭部CTで血腫の縮小が確認後，プロトロンビン複合体製剤に変更された。抗生剤も点滴から内服に変更されたが，下痢・嘔吐の消化器症状や胸部〜顔面へと発疹・掻痒感が断続し，整腸剤と抗ヒスタミン薬の内服薬，抗ヒスタミン外用薬が処

方された。抗生剤の内服は2日間で中止し，点滴に変更となった。患児は体温が上昇した時はややぐったりしていたが，活気・機嫌ともよく，食欲もあり，消化器症状は軽快した。

入院14日のEEG所見で正常と判定され，発疹も徐々に消退傾向となり，入院17日に退院した。

5 退院指導

退院に際し母親から，いつ出血するかわからないのが心配との訴えがあった。母親に対して，これからさらに活動が活発となり，足への負担は大きくなるが，活動を制限するのではなく，早期に異常を発見し適切な治療を行うことが重要であること，また，規則正しい食生活に留意し，肥満を予防することは足関節への負担を少なくするためにも重要であることを説明した。日常の生活環境に危険物がないようにすることを指導し，緊急時の受診方法，血友病患者会などのサポート源について紹介した。

この事例から学んだこと

患児は1歳10か月で，本人からの症状の訴えがないため，頭蓋内血腫による異常症状の観察が重要であった。また，抗てんかん薬の内服ができないことによる症状出現の可能性があったため，確実な内服をさせるための工夫が必要だった。そして，成長期にある小児の出血予防と出血時の対応についての家族への説明や指導の必要性を学んだ。

●実践事例の治療・看護の経過

		急性期		回復期		慢性期
		入院時	入院8〜24時間	入院2〜7日	入院1〜2週	退院〜在宅
検査		採血（血算，生化学，CRP） →				→
		FⅧ:C（注射前後） →				→
		FⅧインヒビター力価 →				
		頭部CT →				頭部CT（退院1週間後）
				EEG →		
		バイタルサイン測定 →				外来受診（退院2週間後）
		意識レベル，嘔吐，けいれん →				
治療		第Ⅷ因子製剤 →				
		点滴：D-マンニトール	点滴：D-マンニトール 抗生剤	バイパス止血療法		
				点滴：抗生剤		
		フェノバルビタールナトリウム（ワコビタール坐薬）		内服：フェノバルビタール（フェノバールエリキシル）抗ヒスタミン薬 去痰薬	内服：フェノバルビタール（フェノバールエリキシル）抗生剤 整腸剤 抗ヒスタミン薬	
			内服：抗ヒスタミン薬 去痰薬			
日常生活	食事		幼児食 →			
	安静度	ベッド上安静 →				
	排泄	おむつ使用 →				
	清潔	清拭 →		清拭・洗髪		
					臀部浴	
	教育	出血の予防の必要性と具体的行動について説明 安静の必要性			日常生活での出血予防 出血時の対応 患者会などの情報提供	

●実践事例の看護上の問題点への対応

患者の経過	看護上の問題点	観察・看護	結果
急性期	＃1 第Ⅷ因子欠乏および頭部打撲による脳の器質的損傷に関連した組織循環の変調	〈観察〉 ●意識状態の変化，けいれん・嘔吐の有無 ●発熱の状態と鼻汁，咽頭痛など ●活気，機嫌，食欲の有無 ●出血の有無 〈看護〉 ●出血の予防 　ベッド周囲の危険物の除去 　ベッド柵を包帯や寝具で保護し転落を防止する ●物理的刺激を避ける（照明，音） ●発熱時は冷罨法施行	＃1 意識清明でけいれん発作の出現なく，重症化は防止できた 　新たな出血は起こさなかった 　入院前からの風邪症状で不安定な発熱が続き，体温の変動を観察し冷罨法を行った 　入院時のFⅧ：Cは1%以下であったが，第Ⅷ因子製剤（コージネイト2500U）注入後は48%に上昇。インヒビター力価は7.8 BU/mL
回復期	＃1 基礎疾患の治療過程に関連した下痢・発疹の出現 ＃2 内服ができないことによるけいれん発作出現の可能性	〈観察〉 ●37～40℃の発熱の持続に対する母親の不安状態 ●抗生剤の副作用：左腹部と左大腿内側の発疹と掻痒感，下痢の有無 ●服薬を嫌がることによる嘔吐 〈看護〉 ●出血予防 ●発熱時は冷罨法施行 ●下痢がある場合は，臀部の清潔を保つ ●発疹と掻痒感に対して清拭後に軟膏を塗布 ●服薬時は遊びを取り入れる ●母親の不安を聞き，病状を説明する	＃1 下痢が4回/日あったが，整腸剤の使用により2日で軽減した。発疹は清拭と軟膏塗布により軽減した ＃2 頭部CTで頭蓋内血腫は徐々に縮小していると確認され，状態は安定した 　服薬は，絵本・手遊びで遊んだ後に勧めると，徐々に飲めるようになった
慢性期	＃1 予測のつかない出血に関連した母親の不安	〈観察〉 ●母親は「退院しても，またいつ出血するかわからないのが心配です」と訴えた ●退院時，患児は触診で右足関節の痛みを訴えた。関節の可動域制限や腫脹はなかった 〈看護〉 ●日常生活での出血の予防の方法を説明する ●皮下出血の早期発見と対応について説明する ●患者会などの情報提供をする	＃1 成長に伴い活動が活発となり，足関節への負担が大きくなる。活動を制限するのではなく，早期に異常を発見し適切な止血治療を行うこと，また，肥満を予防することも負担を少なくするために重要であると説明した 　生活環境の危険物を排除して出血を予防すること，出血時の受診方法，血友病友の会，家族の会について紹介した

6-4 急性白血病

6 血液・腫瘍疾患

看護の基礎知識

● 病態関連図

急性白血病の病態関連図

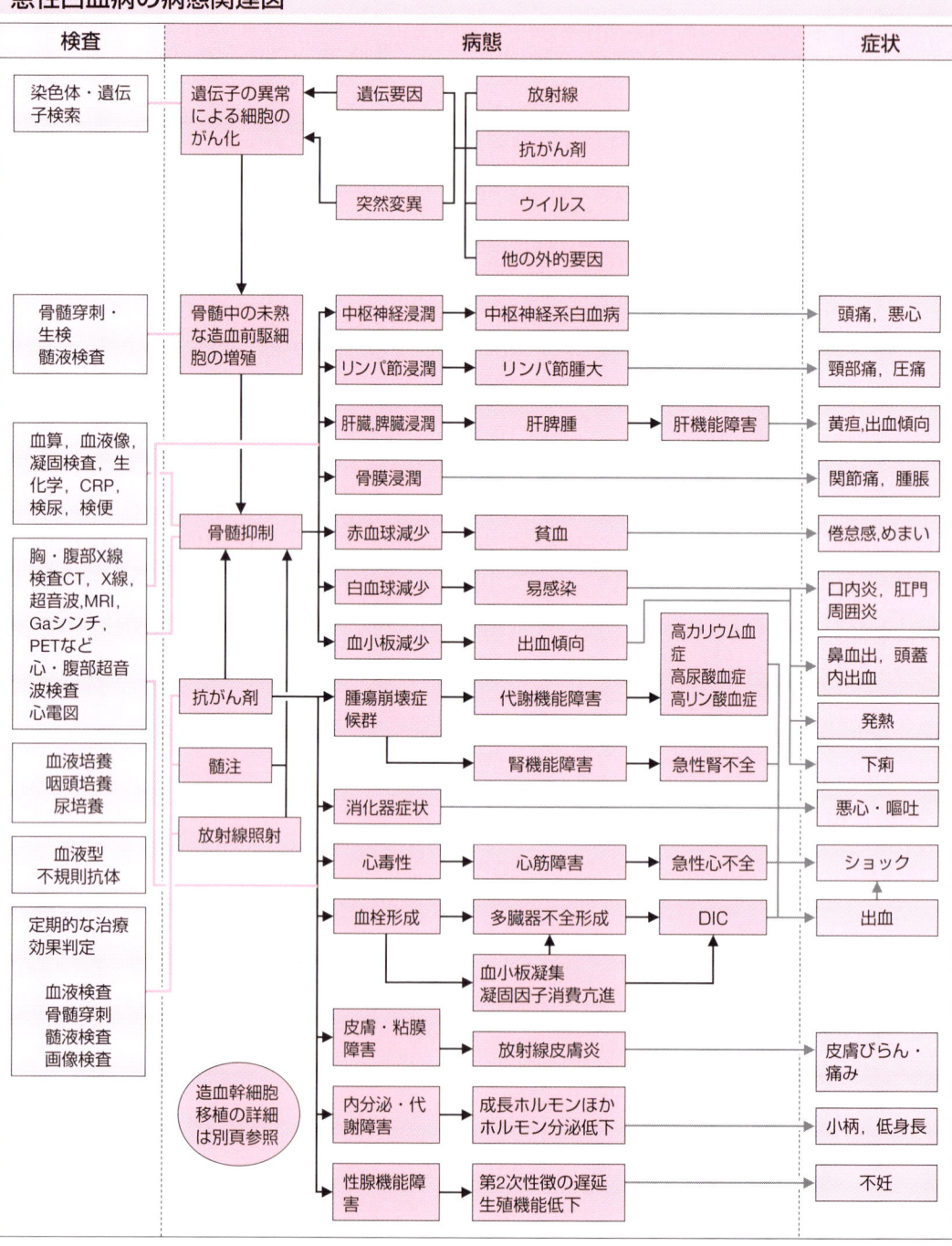

検査	病態	症状
染色体・遺伝子検索	遺伝子の異常による細胞のがん化 ← 遺伝要因 ← 放射線／抗がん剤／ウイルス／他の外的要因；突然変異	
骨髄穿刺・生検 髄液検査	骨髄中の未熟な造血前駆細胞の増殖 → 中枢神経浸潤 → 中枢神経系白血病	頭痛, 悪心
	リンパ節浸潤 → リンパ節腫大	頸部痛, 圧痛
血算, 血液像, 凝固検査, 生化学, CRP, 検尿, 検便	肝臓, 脾臓浸潤 → 肝脾腫 → 肝機能障害	黄疸, 出血傾向
	骨膜浸潤	関節痛, 腫脹
	骨髄抑制 ← 赤血球減少 → 貧血	倦怠感, めまい
胸・腹部X線検査CT, X線, 超音波, MRI, Gaシンチ, PETなど 心・腹部超音波検査 心電図	白血球減少 → 易感染	口内炎, 肛門周囲炎
	血小板減少 → 出血傾向 → 高カリウム血症／高尿酸血症／高リン酸血症	鼻血出, 頭蓋内出血
	抗がん剤 → 腫瘍崩壊症候群 → 代謝機能障害	発熱
血液培養 咽頭培養 尿培養	髄注 → 腎機能障害 → 急性腎不全	下痢
	消化器症状	悪心・嘔吐
血液型 不規則抗体	放射線照射；心毒性 → 心筋障害 → 急性心不全	ショック
定期的な治療効果判定 血液検査 骨髄穿刺 髄液検査 画像検査	血栓形成 → 多臓器不全形成 → DIC ← 血小板凝集 凝固因子消費亢進	出血
	皮膚・粘膜障害 → 放射線皮膚炎	皮膚びらん・痛み
	内分泌・代謝障害 → 成長ホルモンほかホルモン分泌低下	小柄, 低身長
	性腺機能障害 → 第2次性徴の遅延 生殖機能低下	不妊

造血幹細胞移植の詳細は別頁参照

1 疾患の概念・定義

急性白血病は骨髄中の未熟な造血前駆細胞の増殖を特徴とし、急性リンパ性白血病（ALL）と急性骨髄性白血病（AML）とに分けられる[1]（表6-4-1）。がんの一種の白血病も、多くの段階の遺伝子異常を経て発生する。発病に関与が強いものに、放射線曝露がある。また、ダウン症、ファンコニー貧血などの染色体脆弱性症候群で、急性リンパ性白血病（ALL）が高頻度に合併する。しかし、先天的要因は発症要因の一部にすぎず、多くは多数の微小な遺伝子多型が環境、食事、母方要因や他の外的要因と相互に作用してALLを引き起こすと考えられている[2]。

2 病態

1. 骨髄内で正常な造血が抑制され、貧血、感染症、出血傾向が強く現れる。芽球が末梢に多く出るタイプとあまり出ないタイプがあり、末梢血の白血球数が多いとは限らない。
2. 白血病細胞が各臓器に浸潤し、肝脾腫やリンパ節腫脹、中枢神経（CNS）白血病など、各臓器の機能障害を引き起こす。

3 分類

形態学的なFBA分類は、ALLが3分類（L1～L3）、AMLは8分類（M0～M7）である。

FBA分類も併用するが、染色体異常や遺伝子異常によるWHO分類が治療選択に利用され、タイプ分類がある。一般に、ALLの予後良好としては、染色体が50本より多い、t(12;21)/TEL-AML1、t(12;21)/E2A-PBX1、予後不良は『染色体が44本より少ない』、t(9;22)BCR-ABLがある。AMLの予後良好はt(8;21)/AML1-MTG8、予後不良はt(9;11)/MLL-AF9である[3]。

また、ALLはAMLに比べ発症年齢と初診時の白血球数が予後因子として関与が高く、1歳未満と10歳以上が予後不良とされている。東京小児がん研究グループのTCCSGL95-14によるリスク分類を表6-4-2に示す。

4 診断

急性白血病は骨髄穿刺の骨髄像で芽球が20％以上（WHO分類）で診断する。芽球のペルオキシターゼ染色やエステラーゼ染色によりALLとAMLの識別がされる（表6-4-1）。さらに白血病細胞の表面マーカー、染色体異常や遺伝子異常により病型の分離が確定する。

5 症状

1. **貧血**：倦怠感、頭痛、呼吸困難。
2. **出血**：出血斑、鼻出血、歯肉出血、頭蓋内出血。
3. **感染**：発熱、肺炎、口内炎。

表6-4-1 小児白血病の分類

白血病の種類	略語	割合	主な特徴
急性リンパ性白血病	ALL	70～80%	最も頻度が高い。2～6歳に好発。予後不良で約80％が長期生存。ペルオキシダーゼ陰性で核細胞質比の高い小型な芽球
急性骨髄性白血病（または急性非リンパ性白血病）	AML	20～25%	ペルオキシダーゼまたはエステラーゼ陽性。芽球の大きさはさまざま。核細胞質比はALLより低い。長期生存は60～70%
急性分類不能型白血病	AULなど	不明	未分化型や混合型。予後は不良？
慢性骨髄性白血病	CML	約3%	年長児に多い。著名な肝脾腫。Ph1染色体陽性。各分化段階の骨髄球系細胞著増。グリベック®が著効するが、長期成績は不明。慢性期の造血幹細胞移植の成績は良好
若年性骨髄単球性白血病	JMML	1～2%	1～4歳に好発。著名な肝脾腫。単球増加。造血幹細胞移植をしなければ予後絶対不良。

4 浸潤：骨痛，リンパ節腫大，肝脾腫，発熱。

表6-4-2　ALL発症年齢と初診時白血球数によるリスク分類

分類	1～6歳	7～9歳	10歳～
<2万/μL	標準リスク群	高リスク群	
2万/μL≦ <5万/μL	高リスク群	超高リスク群	
5万/μL≦ <10万/μL			
10万/μL≦			

6 合併症

1 骨髄抑制
治療後2～3週間に汎血球減少症をきたし，寛解導入療法や強力な治療の時は無顆粒球症に近い状態になる。鼻出血のほか，頭蓋内出血の危険も出るほど血小板数が減少し，連日血小板輸血が必要となる。

2 腫瘍崩壊症候群
化学療法による大量の白血病細胞の崩壊により，細胞内容が血液中に放出されて生じる。特に寛解導入療法時に発症のリスクが高い。高カリウム血症，高尿酸血症，高リン酸血症により，急性心不全や急性腎不全を合併する危険があり，重篤な場合は腎透析が必要になる。予防は，排泄を促す薬剤の使用や尿量を多めに確保する水分バランス，バイタルサインと電解質バランスの観察による異常の早期発見が重要である。

3 中枢神経（CNS）白血病
神経組織や髄膜への浸潤。頭痛，悪心，嗜眠，複眼などの症状を示す。

4 播種性血管内凝固症候群（DIC）
血栓形成による多臓器不全と，血小板凝集と凝固因子消費亢進により出血が起こり，重篤化しやすい。

7 検査

1 骨髄検査の主な所見
①骨髄像（有核細胞数，芽球割合，巨核球数，分核，形態異常）
②細胞表面マーカー
　例）B前駆細胞型ALLの場合，CD19や細胞質内CCD79a（cCD79a）陽性
③染色体・遺伝子検査（表6-4-1）
④細胞染色（ALLはペルオキシターゼ陰性）

2 末梢血液（全血算，分核，形態異常）

3 髄液検査：中枢神経系（脳，脊髄）への転移の有無

4 骨髄・精巣生検

5 画像検査（X線，CT，超音波，MRI，Gaシンチ，PETなど）

8 治療

危険因子に基づいた層別化により，抗がん剤治療で治癒可能な群と，造血幹細胞移植の時期と方法の選択を視野に，多施設共同研究のプロトコール治療を実施する。

1 ALLの化学療法
寛解導入療法は多剤併用療法を4～6週間行い，白血病細胞5％未満の完全寛解を目指す。抗がん剤でほとんど寛解に達し，その後残存した白血病細胞の減少の目的で早期強化療法を行い，さらに地固め療法を行う。中枢神経への浸潤を予防する抗がん剤の髄注と頭蓋内照射も併用されるが，頭蓋内照射はリスクの高い事例のみに照射され，対象例は減少している。さらに維持療法を外来や短期入院で行い，治療期間は2～3年を要する。

2 AMLの化学療法
寛解導入療法は，シタラビンおよびアントラサイクリン系製剤を主体にした強力な多剤併用療法を4～5回実施するのが標準的である。ALLと異なり治療期間は短いが，再発の危険が高い。

9 疫学・予後

小児白血病の発生は年間約700～800人で，小児がんの約40％を占め，最も多い。リスク分類に基づいた層別化治療により，長期生存率は70～90％に達した。しかし，乳児白血病や再発例の治療成績は悪く，新規薬剤や造血幹細

胞移植の開発の研究が多施設共同で取り組まれている。

10 看護

1 感染予防と隔離

スタンダードプリコーションの徹底した実施と，白血球数 1000/μL（好中球 500/μL）以下を目安に，個室で簡易空気清浄機を使用する。

ポビドンヨード（イソジン）含嗽を食事前後や就寝前に行い，シャワー浴，温水洗浄便座で全身と陰部の清潔を保つ。シャワー浴ができない時は清拭する。

感染予防薬の内服や吸入を確実に実施する。検査結果は親子に伝え，関心を持ってもらう。

2 身体的苦痛の緩和

①制吐剤の予防投与を正確に行い，嘔気のある時は食事を積極的に勧めない。輸液で補給していることを伝え，安心感を持たせる。
　スキンシップのように，背部や腹部をさする。
②倦怠感の強い時は，ADLの介助を行う。
③骨痛や歯肉痛のある時は鎮痛・鎮静剤を用いる。

3 検査・治療に伴う苦痛の緩和

骨髄・腰椎穿刺は十分な鎮静・鎮痛下で行う。時間的に余裕を持ってプレパレーションを行い，検査当日は，患児が覚悟を決めるまで待つ対応がトラウマとならない方法の一つである。検査前も麻酔が効くまで母親（家族）が同席したり，終了後は頑張りをほめて，次につなげる。

4 ボディイメージの変化に対するケア

化学療法後2〜3か月で，頭髪だけでなく眉毛や睫毛まで抜ける。治療開始前に脱毛と再生の経過を説明し，バンダナや帽子の準備をする。ほとんどの毛が抜けてしまう時期の洗髪は，その危険性を説明してから行い，患児の戸惑いに配慮する。登園や登校に備え，かつらの準備が必要な年代へは，業者の紹介を行う。

5 患児本人への告知

患児への告知は，嘘をつかない方針は共通しているが，施設による対応の差がある。基本的に病名を告知している施設は，親子と医療者が治療方針を共通認識でき，患児の不安を受け止めやすい利点を確認している。しかし，両親が病気を受け入れ，患児へ告知することを納得していなければならない。また，正式な病名告知を受けないなかで知ってしまう機会も多く，患児にとってつらい体験である。不安な時に，両親や医療者と話し合える関係のあることが，つらい治療に耐える力となるであろう。

6 家族の不安への対応

突然の発症に加え，入院直後から進められる検査や治療は苦痛も大きく，両親の自責の念も強まる。患児の前で動揺を見せないように努力し，感染予防対策や世話を必死の思いで行う母親（家族）の心労を理解し，対応する。衝撃が強いと医師や看護師の説明を理解していないこともあり，理解度を確認しながら指導する。

母親（家族）がつらいのは，患児が検査や治療を拒否した時や嘔吐や発熱などの苦痛がある時である。検査や治療について，プレパレーション方法や家族参加のあり方を相談し，希望を取り入れる。患児の苦痛緩和を第一優先とし，予防や対症療法を素早く行い，苦痛の緩和を図る。

また，家族の不安が強い場合，心理の専門家もまじえたチームで支援する必要性が高い。さらに兄弟がいる場合，両親は兄弟まで気が回らないことが多く，病気の説明方法や接し方についてアドバイスが必要である。

■ 引用・参考文献

1) 駒田美弘：標準小児科学第7版, 529, 医学書院, 2009.
2) 堀部敬三：小児科学第3版, 1292, 医学書院, 2009.
3) 康勝好：小児白血病の分類, 小児看護, 29(11), 1452, 2006.
4) 月本一郎：小児科学第3版, 1330-1338, 医学書院, 2009.

急性白血病の看護

●実践事例

●事例の要約

戦隊ごっこが大好きな4歳の男児がリンパ節の腫脹で入院。急性リンパ性白血病と診断され化学療法を行った。初めてのことに対する不安，治療中の苦痛や不快経験などから治療に対して拒否反応をとる患児に対して，プレパレーションやディストラクションを医師や家族と協力しながら行った。

●治療・看護の経過の記述

1 年齢，性別，診断名等

- 年齢：4歳
- 性別：男児
- 診断名：急性リンパ性白血病（標準リスク群）
- 家族：両親，姉，弟の5人暮らし
- 性格：怖がり

2 発症から入院までの経過

顎の腫脹に気づき近医受診。顎下，腋下，鼠径部のリンパ節腫脹を指摘されるが，圧痛はないため静観する。その後もリンパ節の腫脹が広範囲に持続するため入院となる。

3 入院時の状態

頸部，鼠径部リンパ節腫脹。疼痛なし。
WBC5700/μL，Hb12.3g/dL，PLT31万/μL，マルクでblast細胞90％あり。

4 入院から寛解導入療法終了までの経過

入院2日から内服治療開始。患児に病気について医師から説明されるが患児は集中して聞けず，受け入れ状況は把握できない。家族と分離後はビデオを見て笑顔で過ごせるが，診察時は啼泣する。

入院8日，右鎖骨下よりIVHカテーテル挿入術施行。IVH挿入部の包交施行時，嫌がり啼泣する。

髄腔内注入（以下，it）時にプリパレーションを実施するが，局所麻酔剤の貼布も拒否する。鎮静剤を使用し傾眠状態で貼布した。化学療法薬投与中は食欲低下がみられるが嘔吐はなく経過した。

5 骨髄抑制期～骨髄回復期～早期強化療法までの経過

入院23日にWBC800/μL，Hb8.7g/dL，PLT3.6万/μLまで低下するが，感染や出血はなかった。入院42日にBlast細胞0％に減少し，寛解に入った。

粘膜障害による下痢で失禁。その後パンツの着用を拒否し，おむつを常に着用する。下痢は副作用のためであり，本人が失敗したのではないことを繰り返し説明した。起床時や入浴後にパンツの着用を促し，夜間のみおむつを着用した。骨髄回復後の外泊時は家族が喜び，姉弟と過ごすことができた。

早期強化療法の副作用の出現で嘔吐を繰り返した。その後，注射を施行する時，「くさい」と訴え，注射後に嘔吐を繰り返した。患児に確認すると「見えるとイヤダ」と話し，カーテンで輸液スタンドを隠し注射することを医師に依頼したが，「くさい」とハンカチで鼻を塞ぎ嘔吐を繰り返した。そのため，実施時は看護師か保育士がディストラクションを施行することで嘔吐の回数を軽減することができた。

itやマルク時は紙芝居などでプリパレーションを行い，家族にも外泊中に紙芝居を読んでもらうなど，説明を繰り返し行った。検査前に「いやだ」と局所麻酔剤を拒否したことがあったので，検査前日に検査の説明をし，当日の朝起床時にも再度説明を行った。また，パズルを組み立てていくようなご褒美シールの活用もあ

り，検査に対して「今日，検査頑張る」と発言が聞かれるようになり，前向きに受け止めるようになった。

６ 退院指導から退院後の経過

採血については，紙芝居や人形を用いたプレパレーションを繰り返し実施した。患児は人形に注射をしながら，「○○はちっくんできるよ」と話した。また，外来でもご褒美シールを継続することを伝えると「頑張るよ」と話すようになった。

入院11か月で退院し，退院後はご褒美シールを活用し採血を行った。退院1か月，ご褒美シールがなくても採血や検査ができるようになった。

この事例から学んだこと

幼児は自分の意思を言葉で上手に伝えることはできないが，体験により恐怖心の増強や，成長・発達が後退することがある。そこで，患児の気持ちに寄り添い，患児に合わせたプレパレーションやディストラクションを行い，不安や恐怖心を軽減し，順調に成長・発達できるように援助していく必要性がある。

コラム　お気に入りのナース

おかっぱ髪のＳちゃんはまるでお人形さんのように愛らしい5歳の少女。
とても素直，とても賢く，とてもお利口さん。新生児期に胆道閉鎖症とわかり，その後，胆管炎で入退院を繰り返していた。
度々の入院経験から，入院生活の日課や処置の段取りなどが身についており，主治医の来棟を知ると病室に帰ってきてベッドに横になり，寝衣のボタンを外して診察を待つ姿は健気だった。
「誰かなー？」彼女が気になることの一つはルーチンのチューブ挿入部の処置をするのは誰か？であった。わかるまでそわそわすることがあった。
Ｓちゃんにはお気に入りのナースがいた。お気に入りのナースのときはニコニコして処置室に入っていった。そのナースは子どもに語りかけながらでやさしく丁寧に迷うことのない確かな手技をもつナースであった。Ｓちゃんのお気に入りナースは病棟中の子どもに好かれていた。　　　　　　　　（桑野タイ子）

●実践事例の治療・看護の経過

		入院期		退院期
		化学療法中	骨髄抑制期・骨髄回復期	
		化学療法開始～終了まで	化学療法終了後～	初回入院より約1年後～
検査		治療開始前，骨髄穿刺 血液検査 必要に応じて，尿検査，細菌検査，X線検査など	骨髄穿刺 →	骨髄検査 尿検査，X線検査
治療		化学療法（PLS, Ara-c, VCR, L-ASP, MTX, THP, EDX, ADR, 6MP, TIT） 支持療法（輸液, G-CSF, 輸血） 感染予防［耐性乳酸菌（ビオフェルミン），ST合剤（バクタ）］ 抗真菌剤［アムホテシリンB（ファンギゾンシロップ）］	支持療法 発熱時，抗生剤，抗真菌剤の投与	維持療法（6MP, MTX） 感染予防［耐性乳酸菌（ビオフェルミン），ST合剤（バクタ）］
日常生活	食事	準加熱食，WBC1,000/μL未満は加熱食（持ち込みは禁止），生果物可 食欲低下時は海苔，ふりかけなどをつけ，主食をパンや麺類へ変更。高カロリー食の追加など		維持療法終了までは加熱食 調理後早めに食べる
	安静度	治療に伴う倦怠感，悪心などの症状出現時は安静を促す 活動範囲：病棟内フリー	（骨髄抑制期） 貧血，出血傾向時は安静を促す 転倒防止のため歩行時は手をつなぐ WBC1,000/μL未満はアイソレーター使用 活動範囲：自室内 （骨髄回復期） 活動範囲：病棟内フリー データに応じて外泊許可	幼稚園の登園は可 マスクの着用 不特定多数の人が集まる場所は避ける 空いている時間ならファミリーレストラン，スーパーマーケットは可
	排泄	24時間尿量測定（尿性状，pH，潜血の観察） 排便回数，便性の観察 夜間おむつ使用	排尿回数の測定 排便回数，便性の観察 下痢時はおむつ使用	
	清潔	感染予防行為の実施： 　手洗い（食前，排泄後，遊びの後） 　ポビドンヨード（イソジン）含嗽（食後） 　口内炎があり口中痛がある時は，リドカイン入りポビドンヨード（キシロカイン入りイソジン）含嗽（食前，食後） 　歯磨き（毎食後。必ず家族や看護師が仕上げ磨きを行う） 　シャワー浴，または入浴（毎日） 　排便後のケア（綿花を使用しておしり拭きを作成して清拭） 　WBC1,000/μL未満は自室から出る時はマスクの着用		感染予防行為の実施： 　手洗い（食前，排泄後，遊びの後，帰宅後） 　ポビドンヨード（イソジン）含嗽（食後，帰宅後） 　歯磨き（毎食後。必ず家族や看護師が仕上げ磨きを行う） 　シャワー浴，または入浴
教育		《両親への教育》 感染予防行為の実施 内服の必要性について 貧血や出血傾向とその予防方法，対応について 便秘や下痢の予防と対応について 《患児への教育》 頭部保護のため帽子の着用 靴を履く（転倒予防のため） 検査前はプリパレーションの実施 治療の必要性，薬の副作用について説明： 　患児にもわかりやすい言葉で入院の必要性や治療の副作用について説明する 　幼稚園児以上は医師より入院時に病名の告知も行う	（骨髄回復期） 《両親への指導》 外泊時の食事や生活についての指導 姉弟の健康状態の確認 《患児への指導》 外出はできないことを説明	《両親への教育》 外来通院の必要性と通院方法（電車など公共機関の利用は避ける） 維持療法の必要性について 便秘の予防 幼稚園と連携を取り，感染症（水痘，インフルエンザなど）の流行時は通園を控える。患児や姉弟が罹患者に接触したら病院へ連絡 《患児への指導》 動物に触れたら手を洗う 維持療法，外来通院の必要性について 採血に対するプリパレーション
家族支援		支援者の確認（祖父母などの支援の有無と内容を確認） 姉弟へ患児の入院の必要性について医師より説明	面会時間の把握 姉弟の健康状態や精神面の確認	
その他		体重測定（毎日または2回/週，朝食前に実施） 生花・鉢植えの持ち込み禁止 保育園（病棟内での集団保育）は参加可	体重測定（毎日または2回/週，朝食前に実施） 生花・鉢植えの持ち込み禁止 保育園（病棟内での集団保育）はWBC300/μLまで参加可。WBC200/μL以下は自室で個別保育	

●実践事例の看護上の問題点への対応

患者の経過	看護診断	観察・看護	結果
入院時	＃1 移転ストレスシンドローム	〈観察〉 ●家族との分離後の様子 ●入眠時間と睡眠時間 ●夜間覚醒時の様子 〈看護〉 ●入院前はハンカチやタオルを持って入眠していると家族から情報があるため，タオルを持たせる ●家族と分離時は看護師が付き添う ●戦隊もののビデオが好きなため，啼泣時は一緒にビデオを見るなどする	＃1 面会時間が短いため，家族が帰宅した後はそばに付き添い入眠を図った。入眠できない時は一緒にビデオを見たりすると啼泣することなく過ごすことができた
化学療法中	＃2 非効果的抵抗力 ＃3 不安 （患児，家族）	〈観察〉 ●バイタルサインの測定 ●化学療法薬の副作用の観察 ●水分出納チェック ●便性や肛門周囲の観察 ●プリパレーション時の患児の反応 〈看護〉 ●点滴中，輸液スタンドはカーテンで隠す ●注射は患児に見えないように実施 ●注射中は看護師，保育士が関わる ●内服は苦くて嫌がることが多いため，ココアパウダーを使用する ●食事は患児に献立を話し食べたい物のみ配膳する ●ベッドサイドにガーグルベースを用意 ●「イヤ」と訴え，パニックの時は患児が落ち着くまで待つ 〈ほかは実践事例の治療・看護の経過に準ずる〉	＃2 副作用の早期発見に努めたが，嘔吐を繰り返し，恐怖心が増強した。患児が「見えるとイヤダ」と訴えたため，輸液スタンドをカーテンで隠して注射したが，「くさい」と嘔吐することがあった。治療中，保育士や看護師がディストラクションを行うことで嘔吐は軽減した。また，点滴中，遊びのなかで笑顔を見せて話をすることもあった。内服も嫌がり内服時啼泣するが，ココアパウダーを混ぜて糖水で溶くことで内服できるようになった ＃3 点滴をつなげることを拒否する時は，患児が納得して点滴をつなぐことができるまで時間をかけて待った。また，ご褒美シールも活用したことで，点滴をつなぐことができるようになった 　食事をすると嘔吐すると言い，食事を摂取できなくなったため，食事を配膳する前に献立を伝え食べたい物のみ配膳することで，嘔吐は少なくなり，食事摂取することができた 　家族は嘔吐を繰り返し食事が摂取できなくなったことで不安を訴えたが，食事の時に一緒に関わることや思いを傾聴することで不安が増強することはなかった。治療中，点滴を拒否する行動に対して母親が怒る場面がみられたが，一緒にプリパレーションを行ってもらうことや患児の思いを母親に聞いてもらうことで少しずつ落ち着いて患児と関わることができるようになった
骨髄抑制期・骨髄回復期	＃2 非効果的抵抗力 ＃4 安楽障害 ＃5 皮膚統合性障害リスク状態 ＃6 自己健康管理促進準備状態	〈観察〉 ●バイタルサインの測定 ●検査データ値 ●便性や肛門周囲の観察 ●感染症状の有無（咽頭，咳嗽，皮膚，爪など） ●口内炎，口内痛の有無 ●出血斑の有無 〈看護〉 ●検査データを家族・患児に伝え，説明する ●データにより戦隊ごっこではなくベッド上での遊びの提供（ぬりえや折り紙，お絵かきなど） ●肛門周囲の発赤時や下痢時は綿花で保清。早めに軟膏塗布して予防 ●口内炎予防に歯ブラシや綿棒でのマッサージの実施 ●口内痛時はフェイススケール使用とリドカイン入りポビドンヨード（キシロカイン入りイソジン）含嗽 ●外泊中の生活について患児と家族に指導 〈ほかは実践事例の治療・看護の経過に準ずる〉	＃2 口腔ケアにより口内炎が悪化することはなかった。リドカイン入りポビドンヨード（キシロカイン入りイソジン）含嗽で疼痛に対する訴えは少なくなり，食事摂取もできるようになった ＃4 ベッドの上で跳んだり，入浴やトイレ歩行時一人で歩いたり，走ったりしていた。データによる安静の必要性について繰り返し説明し，保育士などの介入もあり，ベッド上でお絵かきや塗り絵をして遊んだり，看護師や家族と手をつないで歩くことができるようになった ＃5 早目にケアすることで肛門周囲の発赤などが生じることなく経過した ＃6 外泊中の生活について繰り返し指導することで感染症状もなく帰院できた。はじめの頃は姉弟の風邪などで外泊ができないことも多かったが，姉弟の感染症状の観察や健康管理に母親が気を配れるようになり外泊することができた。また，祖父母の協力も得られ，姉弟が風邪などの時は祖父母宅へ外泊できるようになった
退院時	＃3 不安 （患児，家族） ＃7 治療計画管理促進準備状態	〈観察〉 ●自宅での生活について情報収集 ●幼稚園や姉弟の学校への情報提供 ●通院方法の確認 〈看護〉 ●パンフレットに基づき指導 ●家族の内容についての理解度の把握をし，退院後の生活がイメージできているか確認 ●患児に採血のプリパレーションの実施	＃3，＃7 パンフレットを用いて指導し，家族の疑問や不安についてその都度説明を行うことで「退院後の生活についてイメージすることができた」と話された。患児はプリパレーションとご褒美シールの活用で「○○はちっくんできるよ」と話した

6-5 神経芽（細胞）腫

6 血液・腫瘍疾患

看護の基礎知識

●病態関連図

神経芽（細胞）腫の病態関連図

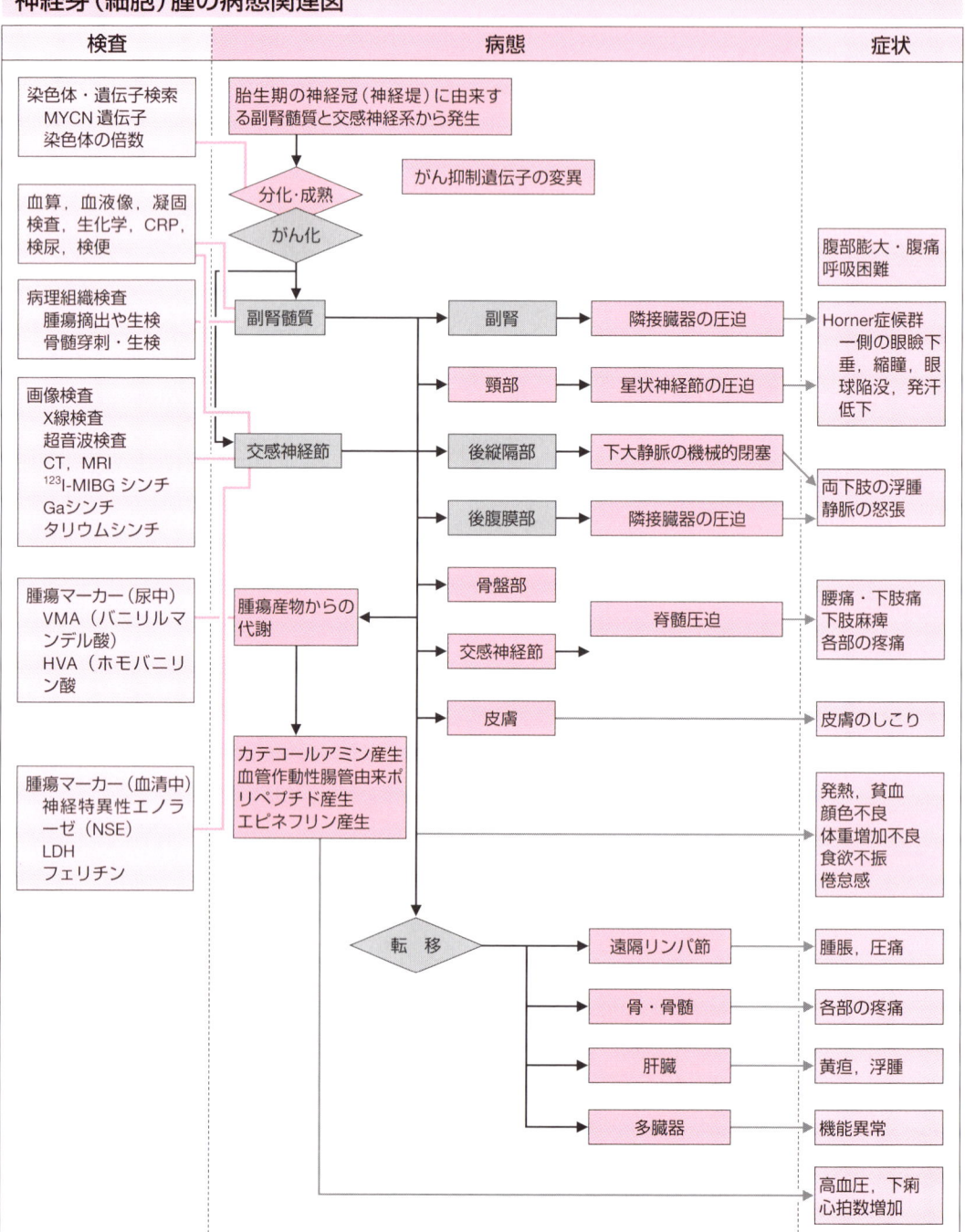

検査	病態	症状
染色体・遺伝子検索 　MYCN遺伝子 　染色体の倍数	胎生期の神経冠（神経堤）に由来する副腎髄質と交感神経系から発生 がん抑制遺伝子の変異 分化・成熟／がん化	
血算，血液像，凝固検査，生化学，CRP，検尿，検便	副腎髄質 → 副腎 → 隣接臓器の圧迫	腹部膨大・腹痛 呼吸困難 Horner症候群 一側の眼瞼下垂，縮瞳，眼球陥没，発汗低下
病理組織検査 　腫瘍摘出や生検 　骨髄穿刺・生検	→ 頸部 → 星状神経節の圧迫	
画像検査 　X線検査 　超音波検査 　CT，MRI 　¹²³I-MIBGシンチ 　Gaシンチ 　タリウムシンチ	交感神経節 → 後縦隔部 → 下大静脈の機械的閉塞 → 後腹膜部 → 隣接臓器の圧迫	両下肢の浮腫 静脈の怒張
腫瘍マーカー（尿中） 　VMA（バニリルマンデル酸） 　HVA（ホモバニリン酸）	腫瘍産物からの代謝 ← 骨盤部 ← 交感神経節 → 脊髄圧迫 → 皮膚	腰痛・下肢痛 下肢麻痺 各部の疼痛 皮膚のしこり
腫瘍マーカー（血清中） 　神経特異性エノラーゼ（NSE） 　LDH 　フェリチン	カテコールアミン産生 血管作動性腸管由来ポリペプチド産生 エピネフリン産生	発熱，貧血 顔色不良 体重増加不良 食欲不振 倦怠感
	転移 → 遠隔リンパ節	腫脹，圧痛
	→ 骨・骨髄	各部の疼痛
	→ 肝臓	黄疸，浮腫
	→ 多臓器	機能異常 高血圧，下痢 心拍数増加

1 疾患の概念・定義

神経芽（細胞）腫は，胎生期の神経冠（神経堤）から副腎髄質および交感神経節に細胞が分化する途上で，神経芽細胞が分化・成熟せず，がん化したものである。

小児固形腫瘍のなかで最も多く，発生部位は副腎，後腹膜，後縦隔，頸部，骨盤である。

2 病態

発生部位により，多彩な臨床症状を示す。

腫瘤が触知されることは少ないが，転移による肝腫大を伴った腹部膨隆で発見されることがある。

神経芽腫は早い時期に局所浸潤や局所リンパ節に転移し，遠隔転移をきたしやすい。転移は骨髄，眼窩，肝臓，皮下組織，遠隔リンパ節などで，その臓器の機能障害も出現する。肺転移は稀である。

3 分類

1. **組織分類**：神経節腫，神経節芽腫，神経芽腫
2. **国際病期分類（INSS）**

臨床病期分類の国際的な統一に向け，1998年発表のINSS（表6-5-1）が用いられるようになった。

3. **リスク分類**

年齢やINSSのほか，遺伝子異常により分類される（表6-5-2）。MYCN遺伝子は，生物学的因子が複数関与するなかで最も強く予後と相関する。

4 診断

1. 確定診断は腫瘍摘出や生検を行い，病理組織診断で行う。
2. 染色体・遺伝子検索も診断に必須である。

5 症状

症状は原発腫瘍と転移巣によるものがある。

1. **腹部腫瘤の触知**：腹部膨満，腹痛など，腹部（副腎，後腹膜）腫瘍で生じる。
2. **肝脾腫**：右肋骨下に硬く触れる，腹部膨満。
3. **貧血，発熱，出血斑**：骨髄転移で骨髄機能低下。
4. **骨痛，骨折**：下肢痛，跛行（骨転移による）。
5. **腫瘍発生部位の腫脹**：腫瘤，疼痛，皮膚のしこり，眼窩転移による眼球突出など。
6. **腫瘍産物による症状**：高血圧・異常な発汗（カテコールアミン産生），下痢（血管作動性腸管由来ポリペプチド産生），心拍数の増加・不安感（エピネフリンなどのホルモン産生）など。
7. **病期進行による症状**：全身症状（貧血，顔面蒼白，食欲不振），DIC，がん悪液質など。

表6-5-1　神経芽腫の国際病期分類（INSS）

病期	
病期1	原発部位に限局した腫瘍：肉眼的完全切除で組織学的腫瘍残存は問わない。組織学的に同側と対側のリンパ節転移はない。
病期2A	一側性の腫瘍で肉眼的にも不完全切除：組織学的に同側と対側のリンパ節転移はない。
病期2B	一側性の腫瘍で完全または不完全切除：組織学的に同側リンパ節転移はあるが、対側のリンパ節転移はない。
病期3	腫瘍は正中を越える。局所リンパ節転移はある、またはない。 または一側性の腫瘍で対側のリンパ節転移はある。 または正中部の腫瘍で、両側の局所リンパ節転移がある。
病期4	遠隔リンパ節、骨、骨髄、肝、または他臓器転移がある（ただし、病期4Sは除く）。
病期4S	原発は病期1または2の限局性腫瘍で、転移が肝、皮膚または骨髄にのみある。

杉本徹，家原知子，細井創：神経芽腫，子どものがん（別所文雄他編），251，永井書店，2006.

表6-5-2 神経芽腫の生物学的因子による分類

	年齢	INSS	MYCN増幅	3年無病生存率
低リスク	通常18か月未満	1, 2, 4S	なし	90％以上
中間リスク	通常18か月以上	3, 4	なし	70～60％
高リスク	18か月～5歳	3, 4	あり	50％以下

家原知子：神経芽腫，小児慢性疾患診療マニュアル（加藤忠明監），60，診断と治療社，2006．一部改変

8 その他：上縦隔・頸部腫瘍は同側ホルネル（Horner）症候群（一側の眼瞼下垂，縮瞳，眼球陥没，発汗低下），脊椎管内浸潤（dumb-bell型）は神経症状（下肢麻痺，便秘）などの症状を合併することがある。

6 合併症

頸部原発例でホルネル症候群（交感神経麻痺による縮瞳・眼瞼下垂など）や腫瘍の遠隔転移により眼球突出（眼窩転移），下肢麻痺（脊椎管浸潤）などを来す場合がある。

7 検査

1. 腫瘍マーカー：尿中VMA・HVAの高値，血清中の神経特異性エノラーゼ（NSE）・LDH・フェリチンの高値
2. 画像：X線検査，超音波検査，CT，MRI，^{123}I-MIBGシンチ，Gaシンチ，タリウムシンチ
3. 生検，骨髄穿刺
4. 遺伝子検査：MYCN遺伝子の増幅が多いほど，予後が悪い。染色体異常として（1p）や（11q）の欠失，（17q）の増幅は予後不良因子である。
5. マス・スクリーニング：1985年から尿中VMA，HVAを測定するマス・スクリーニングを開始した。しかし，自然退縮する例も過剰診断され，厚生労働省は2004年から休止している。

8 治療

1. 低リスク群

手術による腫瘍摘出のみ。一部，化学療法や放射線療法を最小限行い，その後，手術で全摘を試みる。

2. 中間リスク群

手術療法の前後に，比較的低用量の化学療法を12～24週間実施する。

3. 高リスク群

高用量の化学療法の後に手術療法を行う。治療法の開発が各国で進められ，わが国も治療効果を高めるため，寛解導入療法から自家造血幹細胞移植併用の超大量の化学療法までを継続して行い，手術療法を自家造血幹細胞移植後に行う新たな試みも計画されている。

また，再発予防に13-シスレイチン酸（わが国では未承認薬で個人輸入）が有効との報告がある。

9 疫学・予後

小児悪性腫瘍のなかで白血病に次ぎ発生頻度が高い。発生は1歳以下が多く，次に3歳に多い。10歳以降は稀である。予後は，表6-5-2参照。

10 看護

1. 入院環境への適応援助

症状による苦痛に加えて，入院や家族と離れた生活に対する不安などの精神的苦痛も生じることが考えられるため，患児の理解度に合わせて入院や検査の必要性を説明し，精神的援助を行う必要がある。

2. 検査の援助

治療方針決定の過程で多くの検査が行われる。検査の前処置を確実に行い，体調を整え，検査が計画的に受けられるようにする。また，全身状態の観察と症状の安定，苦痛の緩和に努める。

3. 家族の不安に応える

家族は不安・自責の念などから，精神的ダメージが大きい。患児の状態や時間の経過によ

って，疾患や疾患をもつ子ども，生活を徐々に受け入れていくが，その過程がスムーズに進むよう家族を見守り，心理過程に応じた適切なアプローチを行う。また，診断当初は精神的に不安定で，医師の説明や医療者の関わりを誤解することもあり，家族の受け止め方に注意し，援助する。

4 術前・術後の援助

腫瘍摘出部位により異なるが，開腹・開胸手術といった侵襲の大きい手術が多い。合併症に注意し，患児の痛みを積極的に取り除く必要がある。

5 化学療法・放射線療法時の援助

副作用に注意し，予防的処置を行い，苦痛をできる限り取り除く。嘔気・嘔吐に対しては，制吐剤の使用やにおいなどの嘔吐誘発因子を把握した環境整備，患児に合わせた気分転換を行う。

6 骨髄抑制期の援助

感染予防対策・出血予防対策を日常生活のなかに取り入れる。これらは患児にとって生活制限となりやすく，ストレスの原因となるため，患児に合わせた遊びの援助も必要である。

7 入院生活のなかで成長・発達を促す

治療は何クールも繰り返すため，長期入院・通院となる。そのため，入院生活のなかで，患児の生活リズムを整え，成長発達を促すための援助をする。

8 終末期の援助

転移による骨痛や呼吸困難などの苦痛が強い。痛みを積極的に取り除くとともに，患児と家族の精神的な援助を行う。

神経芽（細胞）腫の看護　　●実践事例

●事例の要約
腹部腫瘤から発見された神経芽腫の患児。全摘出不能例のため，化学療法施行後，腫瘍の縮小を確認して手術を施行。家が遠方のため，母親のみ病院の近くに宿をとり，毎日面会に来ていた。しかし，サポートする家族や知人から離れ，母親の育児に対する不安が増強した。

●治療・看護の経過の記述

1　年齢，性別，疾患名等
- 年齢：8か月
- 性別：男児
- 診断名：神経芽（細胞）腫（stage ⅣB：参考）
- 家族：両親と本児の3人家族。家が遠方で母親のみ近くに宿泊し，父親は週末に面会に訪れる。

2　発症から入院までの経過
母親が腹部腫瘤に気づき，近医を受診。腹部超音波，尿検査により神経芽腫を疑い，紹介入院となった。

3　入院時の状態
腹部腫瘤によって横隔膜が挙上され，呼吸数が40～50回/分と速いものの，SpO_2値は96～98％。腫瘍熱とみられる37℃台の発熱あり。

4　入院から退院までの経過

1 検査期間から確定診断までの治療・看護
MRI，CT，骨シンチ，^{123}I-MIBGシンチなどの画像検査時は，連日，トリクロホスナトリウムシロップ（トリクロリールシロップ）にて入眠誘導を行い，睡眠時間を調整した。母親は「検査を予定通りに受けないと治療開始が遅れるけれど，（患児の）眠気が強すぎて機嫌が悪くてつらい」とストレスが高い状態であった。この間，腫瘍増大による症状を観察し，家族には患児の状態や検査の内容と方法について説明した。

全身検索後，縦隔転移（＋），骨髄転移（＋）の神経芽腫（stage ⅣB）と確定し，両親に対してインフォームド・コンセントを行った。母親は「転移がたくさん…。もっと早く気づいていれば…」と泣きながら話していた。両親が思いを表出できるよう傾聴の姿勢で関わり，医師や看護師も患児や家族と一緒に頑張る姿勢であることを伝えた。

2 手術から術後7日までの治療・看護
CVカテーテル挿入後，開腹手術を施行。腫瘍は主要な血管を巻き込んでいて摘出困難で，生検を実施して閉腹。帰室時，O_2 1L/分投与下SpO_2値は98％で，尿道留置カテーテルからの尿流出は良好，NGチューブを開放し2時間ごとの吸引，保清を行った。点滴はCVライン，IVラインを確保し，創痛は塩酸モルヒネの持続点滴でコントロールした。原疾患のために全身麻酔による侵襲が強いことを予測し，呼吸・循環状態を観察した。手術翌日，O_2投与不要となり，尿道留置カテーテル抜去，IVライン抜去，NGチューブ抜去をして経口摂取開始，塩酸モルヒネの投与を中止し，以後，痛みなく経過する。

3 化学療法中の治療・看護
術後7日，厚生労働省乳児神経芽腫班「1歳未満に発見された乳児神経芽腫治療プロトコール」に基づき化学療法を開始。使用薬剤は，硫酸ビンクリスチン（オンコビン；VCR），シクロホスファミド（エンドキサン；CPA），ピラルビシン（ピノルビン；THP-ADR）。化学療法開始直後から食欲が低下した。

母親は「こんなに食べなかったら治るものも治らない」「どんどん瘦せていく」と言い，看護師の食事介助時の食事量が少ないと「食べさ

せてもらえない」などと，食欲低下だけでなく成長遅延に対する不安も強かった。

主治医と相談して制吐剤を食事時間に合わせて使用するとともに，母親と一緒に様々な食品を試して食べやすいものを探すなど，食事量の改善につながる工夫を行った。そして，食事量が増えてきたらそれを母親に伝えて喜びを共有するなどの関わりをもった。また，「つかまり立ちの時間が長くなった」「言葉の数が増えた」などを話題にし，母親が食事面にのみとらわれず患児の発達を実感できるようにした。

4 骨髄抑制期の治療・看護

化学療法終了後，骨髄抑制期が来ることを予測して，出血予防や感染予防などに関する日常生活の指導を家族に行った。ヘモグロビン，血小板の低下は顕著ではなく輸血は不要であったが，白血球は1000/mm以下となり，アイソレーションと抗生剤の予防投与が行われた。それでも感染症による発熱があり，解熱剤の投与やクーリングにより症状緩和に努めた。発熱に対する母親の不安に対しては，主治医からの説明の場を設け，母親不在時の熱型や薬剤投与などについて詳しく説明するなどで対応した。

5 化学療法2クール目以降の治療・看護

以降，同様の化学療法を2クール（計3クール）実施した。母親は治療開始〜骨髄抑制〜骨髄機能回復の流れや，それに伴う患児の状態の変化を予測できるようになったこともあり，初回治療時に比べると不安は軽減した。化学療法3クール施行後のMRIの評価では，転移巣の消失と原発腫瘍の縮小は認められるが，腫瘍は主要血管を巻き込んだままで摘出不能であることがわかり，さらに化学療法を3クール追加した。

治療が長期化するに伴い，母親の心身の負担が増大していった。精神的に不安定で，些細なことで患児に対して声を荒げたり，ベッドサイドで涙することもあった。看護師が声をかけると「体はしんどいけど離れられない。離れたら余計心配で眠れない。こんな生活がいつまで続くのだろう…」「面会に来たよそのお父さんを見て，この子が反応するのが切ない。本当のお父さんを忘れてしまっていたらどうしよう」など心境を話された。それ以降，母親と話す時間を意図的に作り，面会者の来院時には，責任をもって患児を見守ることを約束して，母親が納得して面会者と会い，時には休息するよう促した。また，父親の面会時に母親の様子を伝え，母親の話を聞いてもらえるように依頼した。

化学療法計6クール終了後のMRI検査で腫瘍はさらに縮小していたが，血管周囲には残存していたので，さらに3クール追加，計9クール施行後，治療を終了し退院した。

この事例から学んだこと

長期間の入院は，患児だけでなく家族員にも影響し変化をもたらす。その時々の家族の状態や必要なサポートをアセスメントし，不安の軽減に努める必要がある。

参考　日本小児外科学会の分類

Stage Ⅰ	腫瘍が原発臓器に限局するもの
Stage Ⅱ	腫瘍が局所浸潤や局所リンパ節転移を伴うもの 正中線を越えない
Stage Ⅲ	腫瘍が正中線を越えて浸潤するもの あるいは，反対側リンパ節の転移を伴うもの
Stage ⅣA	骨，実質臓器，遠位リンパ節に遠隔転移を伴うもの
Stage ⅣB	原発巣がStage Ⅲで，遠隔転移が骨髄，皮下，肝に限られたもの
Stage ⅣS	原発巣がStage ⅠまたはⅡで，遠隔転移が肝，皮下，骨髄に限られるもの

●実践事例の治療・看護の経過

		急性期		回復期		
		入院時	術後〜術後24時間	術後24時間〜1週間	化学療法期間	骨髄抑制期
検査		採尿 採血(生化学,CBC,凝固系) 腹部超音波 骨シンチ, 123I-MIBGシンチ 腹部MRI,大腿MRI 腹部CT 骨髄穿刺 酸素飽和度(3回/日) 検温,脈拍,血圧 呼吸状態 腹囲・体重測定 尿量測定	酸素飽和度モニタリング	採血(生化学,CBC,凝固系) 酸素飽和度(3回/日)	酸素飽和度(適宜) 検温,脈拍,血圧 呼吸状態 腹囲・体重測定(初回治療時のみ) 尿量測定	→
治療		点滴:IV	点滴:IV,CV 塩酸モルヒネ持続 抗生剤,NG補正 NGチューブ:重力,2時間ごとの吸引 酸素:インスピロン	点滴:CV 抗生剤	点滴:CV 硫酸ビンクリスチン(オンコビン:VCR) シクロホスファミド(エンドキサン:CPA) ピラルビシン(ピノルビン:THP-ADR)	点滴:CV 抗生剤 アセトアミノフェン(アルピニー) 坐薬50mg:38.5℃以上発熱時6〜8時間以上あけて使用
日常生活	食事	離乳2回食,ミルク	絶飲食	離乳2回食,ミルク	離乳2回食,ミルク →1歳頃〜:離乳3回食 　→1歳半頃〜:幼児食	
	安静度	フリー	ベッド上安静	フリー	→	フリー(アイソレーションあり)
	排泄	おむつ	尿道留置カテーテル	おむつ	→	
	清潔	入浴	清拭	→	入浴	入浴(ベッドサイドでベビーバス使用)
教育		検査の内容・方法・目的 睡眠時間の調整	安静度		化学療法の副作用 食事	アイソレーション中の生活 出血予防 家庭でのCV管理(初回のみ)

●実践事例の看護上の問題点への対応

患者の経過	看護上の問題点	観察・看護	結果
急性期	♯1　検査・処置に対する不安	〈観察・情報収集〉 ●家での睡眠時間：20時頃～翌朝6時半頃まで，午前の睡眠1時間，午後の睡眠2時間程度 ●患児の活気・機嫌：環境の変化や倦怠感などで不機嫌になり啼泣することが多い ●母親の発言：「検査を予定通りに受けられなければ治療開始が遅れてしまうけど，眠い時に眠れなくていつも（患児の）機嫌が悪くてつらい」 〈看護〉 ●検査の内容・方法・目的について説明 ●主治医に情報提供し，可能な限り検査時間を午睡時間に合わせる ●検査日の生活リズムの調整：午前の睡眠なし，検査1時間前トリクロホスナトリウムシロップ（トリクロリールシロップ）内服後入浴 ●検査日の生活リズムについて母親に説明し協力を得て，母親のストレスが高まっている時には患児を預かり母親に休息を促す	♯1　予定通り検査を受けることができた 　母親のストレスは一時的なものにとどまり，危機的状況は回避できた
回復期	♯1　化学療法の副作用による心身の苦痛	〈観察・情報収集〉 ●食事摂取量：離乳食0～2割程度，ミルク200～400mL/日程度 ●食欲低下やそれによる成長遅延に対する母親の不安：「こんなに食べなかったら治るものも治らない」「どんどん痩せていく」「食べさせてもらえない」 〈看護〉 ●化学療法の副作用について説明（食欲低下は一時的なものであること，無理に食べさせると嘔吐を誘発し患児の苦痛が増えることなど） ●制吐剤を食事時間に合わせて使用する ●食事内容の検討 ●児に対する母親の視点や評価の変化を促す：食事摂取量の変化を肯定的表現を用いて母親に伝える，患児の精神・運動面の発達の様子の共有など ●母親の努力をねぎらう	♯1　食欲低下以外の副作用の出現はなかった 　食欲は徐々に回復した 　母親の不安は減少した
回復期	♯2　化学療法に起因した骨髄機能低下による易感染状態・出血傾向・貧血	〈観察・情報収集〉 ●白血球低下（一時600/μL），CRP上昇（2.33 mg/dL） ●風邪症状あり。38.8～39.4℃の発熱が約3日続く 〈看護〉 ●アイソレーション中の生活（清潔保持，感染予防，摂取可能な食品など）について説明 ●出血予防について説明 ●発熱時にはリネン類の調節，冷罨法を行い，医師の指示に基づいて解熱剤を使用して苦痛を緩和。発汗時にはこまめに更衣を行う ●母親に対し，患児の状態について細かく情報提供を行う。必要時，主治医と話せる場を設定する	♯2　解熱している時間ができ，その間に遊びや食事ができた 　母親からは質問はあるものの，不安の訴えはなかった
回復期	♯3　長期入院による母親の疲労	〈観察・情報収集〉 ●母親は，些細な事で患児に対して声を荒げ，ベッドサイドで涙している ●母親の発言：「体はしんどいけど離れられない。離れたら余計心配で眠れない。こんな生活がいつまで続くのだろう…」 ●母親の発言：「面会に来たよそのお父さんを見て，この子が反応するのが切ない」「本当のお父さんを忘れてしまったらどうしよう」 〈看護〉 ●母親の意向を確認し，無理強いはしないが，母親不在時は責任を持って患児を預かることを保障する ●母親不在時の患児の様子を細かく伝える	♯3　徐々に母親の面会時間が短くなるのに伴って，患児に対して声を荒げる回数が減少する

6-6 ウィルムス腫瘍（腎芽腫）

6 血液・腫瘍疾患

看護の基礎知識

● 病態関連図

ウィルムス腫瘍（腎芽腫）の病態関連図

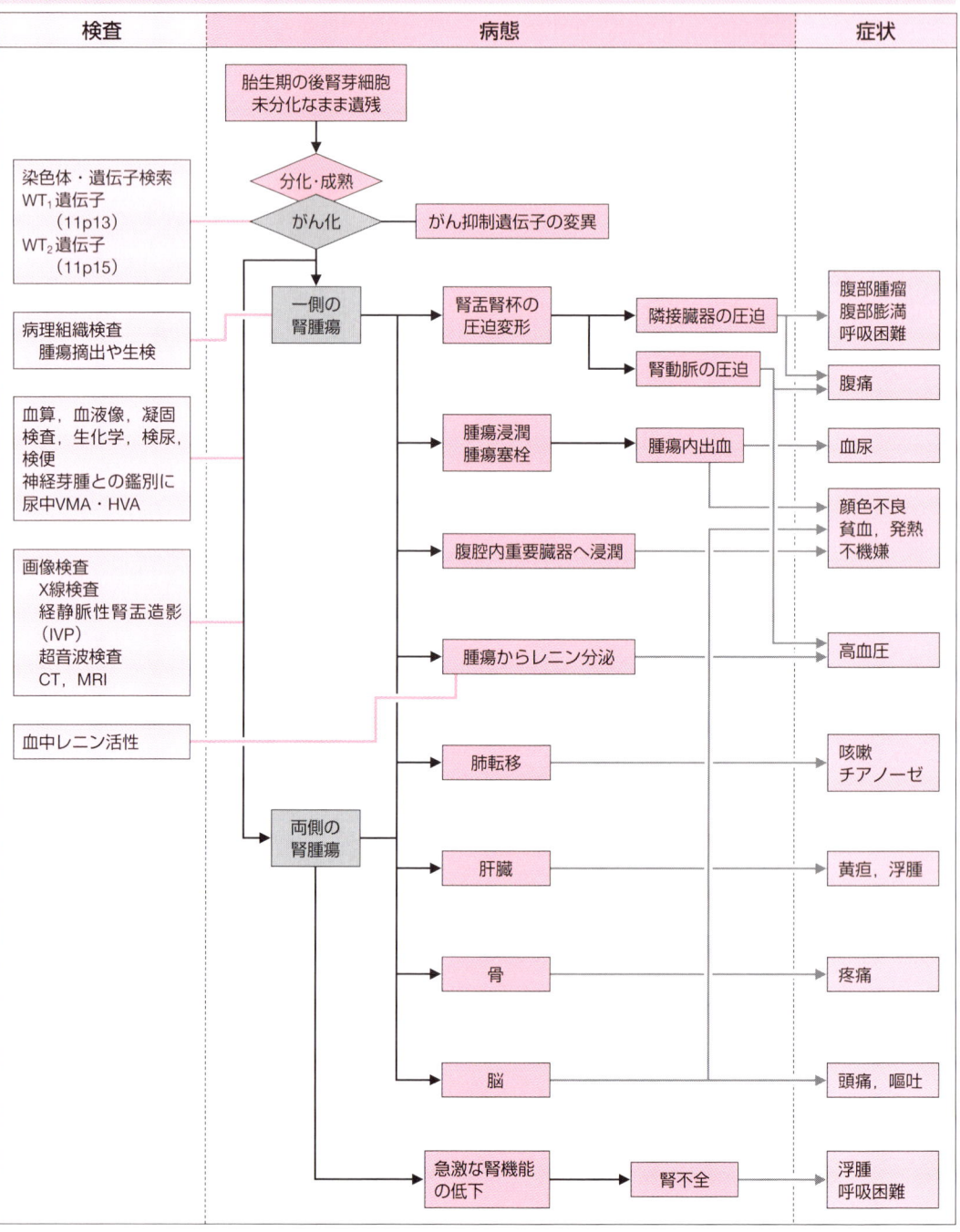

検査	病態	症状
	胎生期の後腎芽細胞 未分化なまま遺残 → 分化・成熟／がん化	
染色体・遺伝子検索 WT_1遺伝子 （11p13） WT_2遺伝子 （11p15）	がん抑制遺伝子の変異	
病理組織検査 腫瘍摘出や生検	一側の腎腫瘍 → 腎盂腎杯の圧迫変形 → 隣接臓器の圧迫	腹部腫瘤 腹部膨満 呼吸困難
	→ 腎動脈の圧迫	腹痛
血算, 血液像, 凝固検査, 生化学, 検尿, 検便 神経芽腫との鑑別に 尿中VMA・HVA	腫瘍浸潤 腫瘍塞栓 → 腫瘍内出血	血尿
		顔色不良 貧血, 発熱 不機嫌
画像検査 X線検査 経静脈性腎盂造影 （IVP） 超音波検査 CT, MRI	腹腔内重要臓器へ浸潤	
	腫瘍からレニン分泌	高血圧
血中レニン活性		
	両側の腎腫瘍 → 肺転移	咳嗽 チアノーゼ
	肝臓	黄疸, 浮腫
	骨	疼痛
	脳	頭痛, 嘔吐
	急激な腎機能の低下 → 腎不全	浮腫 呼吸困難

1 疾患の概念・定義

ウィルムス腫瘍は，胎生期の後腎の未分化な細胞が，何らかの変異でがん化したものである。がん抑制遺伝子のWT$_1$遺伝子（11p13），WT$_2$遺伝子（11p15）の変異との関連が注目されている[1]。ウィルムス腫瘍は腎芽腫とも呼ばれ，小児腎腫瘍の約90％を占める。残りは間葉腎芽腫や腎明細胞肉腫，腎悪性黄紋筋肉腫様腫瘍があり，それぞれ別個の腫瘍である。

泌尿生殖器系の合併奇形が多く，ある種の先天性疾患と関連も深く，発症に民族差があり，家族性発症もあることから，遺伝的な原因が示唆される[2]。

2 病態

腫瘍は拡張性に増大し，腎盂腎杯を圧迫変形して大きくなる。腹部が大きく腫れ，血尿がみられる。

転移は肺，肝臓，後腹膜リンパ節に多い。骨や脳にも転移し，特に肺転移が問題となる。

3 分類

1. 病理学特性により予後良好（FH）群と予後不良（UH）群に分かれる。予後不良群は全体の約10％であるが，死亡群の約60％を占める[3]。
2. 病期分類

腫瘍進展度による分類（表6-6-1）が用いられている。

4 診断

1. 腫瘍摘出や生検：確定診断は病理組織診断による。特異的腫瘍マーカーはない。
2. 家族歴や合併奇形，臨床症状，血液や画像検査結果を総合し，診断される。

5 症状

症状は原発腫瘍と転移巣による症状がある。
1. 腹部症状：腹部腫瘤と腹部膨満
2. 腹痛：腫瘤や腫瘍内出血，腫瘍被膜破裂による
3. 血尿：腫瘍細胞が腎盂粘膜に浸潤した結果生じる
4. 高血圧：腫瘍組織がレニン産生能を持つ場合にみられる
5. 全身症状：顔色不良，貧血，発熱，不機嫌

6 主な合併症

次のような奇形がみられる。
1. 泌尿器系：停留精巣，尿道下裂，癒合腎，水腎症
2. 骨格系：半身肥大，顔面骨格変形，四肢変形
3. BWS症候群：巨大児，巨舌，臍異常

7 検査

1. 病理所見：生検や腫瘍摘出
2. 画像：X線検査，経静脈性腎盂造影（IVP），超音波検査，CT，MRI

表6-6-1 米国National Wilms Tumor Study（NWTS）－5の病期分類

病期Ⅰ	腫瘍は腎に限局していて，完全摘除されている。腎被膜は完全に保たれ，腫瘍破裂はなく，切徐切断を越えた遺残組織は存在しない。
病期Ⅱ	腫瘍は腎被膜を越えて増殖しているが，完全に摘除されている。腎洞への腫瘍浸潤がみられる。腎実質外～腎洞の血管に腫瘍浸潤や腫瘍塞栓がみられる。生検が施行されている。患側側腹部に限局した腫瘍汚染がみられる。
病期Ⅲ	血行性進展ではない腫瘍が腹腔内に遺残している。腹腔内のリンパ節に腫瘍転移がみられる。腹腔内全体に及ぶ腫瘍汚染，腹膜転移巣を認める。切徐切断を越えて，肉眼的あるいは顕微鏡的腫瘍遺残が明らかである。腹腔内重要臓器への限局浸潤のために腫瘍が完全摘除できない。
病期Ⅳ	肺，肝，骨，脳などへの血行転移が存在する。腹腔～骨盤腔以外へのリンパ節転移が存在する。
病期Ⅴ	診断時に両側腎に腫瘍が存在する。

横森欣司：ウィルムス腫瘍，子どものがん（別所文雄他編），265，永井書店，2006．

8 治療

1 外科治療

可能な限り手術で腫瘍摘出をし，腫瘍の病理学特性により術後治療が決まる。巨大腫瘍で摘出不能な場合，化学療法後に摘出する。病期Vの両側性は，腫瘍縮小化後に腎部分切除や腫瘍核出術を行う。

2 化学療法と放射線療法

表6-6-2は病理組織学特性と病期分類による治療の概要であり，さらに詳細な組織学特性に基づく分類がある。1996年より日本のウィルムス腫瘍登録研究班（JWiTS）がプロトコールの開発を進めている。

表6-6-2 手術後に行われる化学療法と放射線療法

病期 I・II	FH群	化学療法18週 薬剤A,V
病期 I	UH群	放射線療法なし
病期 III	FH群	化学療法24週 薬剤A,V,D
病期 II・III	UH群	放射線療法10.8Gy 腹部
病期 IV	FH群 UH群	化学療法24週 薬剤V,D,C,E 放射線療法10.8Gy 腹部・肺野

A：アクチノマイシンD，V：硫酸ビンクリスチン，D：塩酸ドキソルビシン（アドリアマイシン），C：シクロホスファミド，E：エトポシド，FH群（予後良好群），UH群（予後不良群）

9 疫学・予後

小児がん登録は毎年40～50人ほどで，3歳前後に発症する。予後良好群の2年生存率はどの病期も約80～90％，予後不良群II～IV期は約50％である。

10 看護

1 診断期の看護

①検査に伴う看護
- 患児が納得するまで，待つ姿勢で関わる。
- 検査に家族が同伴できるように配慮する。
- 鎮静や鎮痛を行い，呼吸抑制などに注意する。
- 検査や処置に対する頑張りを認め，励ます。

②親の不安に配慮した関わり
- 家族が治療方針を決定できる十分な説明を受けているか確認し，希望を引き出す。
- 情緒的反応に理解を示し，家族の思いを聴く。
- 入院・治療に対する患児の反応を説明し，一緒に対処を考えていく姿勢を示す。

2 手術療法期の看護

①患児と家族の心の準備を促す
- 絵本や人形などを用いて疾患や手術について説明をし，疾患と手術の必要性を理解させる。
- 手術室やICUなどを見学し，親子の反応を確認する。
- 術後の身体イメージの確認（ドレーン，創など）
- 手術室へ親の同伴を認め，不安を緩和する。

②術後の苦痛の緩和
- フェイススケールで，機嫌や表情を評価する。
- 痛みや高熱などは待たせない対処が必要。
- 不安緩和が有効な苦痛も多く，一人にしない。

③術後合併症の予防
- 創痛をコントロールして早期離床を図る。
- 深呼吸や含嗽，マウスケアを行う。

④術後に確定する病期と親の不安
- 診断結果を把握し，医師と対応を調整する。
- 医師の説明に同席し，家族の反応を確認する。
- 臨床心理士や精神科医の介入も考慮する。

3 化学療法期の看護

①悪心・嘔吐の予防と対処
- 薬剤の投与時間を守り，環境を整える。

②腎機能の維持と異常の早期発見
- 片側の腎機能であり，尿量確保を確実に行う。

③骨髄抑制に伴う看護
- 検査結果を患児と家族に知らせ，感染・出血の予防行動と，貧血の時は安静を促す。

④ストレスの緩和
- 日課に遊びの時間を取り入れ，ベッドサイドにマットを敷くなど遊びの空間を設ける。
- 病棟保育士と情報を共有して関わる。

4 放射線療法時の安全な固定と恐怖の緩和

- 十分な説明をし，治療室の見学を行う。
- 年齢によっては鎮静による照射も行う。

■ 引用・参考文献

1) 柳沢隆昭：小児科学第3版，1364，医学書院，2009.
2) 横森欣司：子どものがん，259，永井書店，2007.
3) 林富：標準小児外科学第5版，228，医学書院，2007.

ウィルムス腫瘍（腎芽腫）の看護　　●実践事例

●事例の要約

ウィルムス腫瘍治療プロトコールに従い，腫瘍を含む腎臓摘出術後，放射線療法と化学療法を受け，外来フォローとなった2歳の男児。病気や入院による心理的混乱が著明であったため，状態の変化や治療の副作用の観察と対処を行うとともに，苦痛を伴う治療や環境の変化などによるストレスの軽減，安全の保障，成長・発達を考慮に入れた援助，家族のサポートなどを行った。

●治療・看護の経過の記述

1　年齢，性別，診断名等

- 年齢：2歳5か月
- 性別：男児
- 診断名：ウィルムス腫瘍（左腎），病期Ⅳ（FH群，表6-6-2参照）
- 家族：父親（33歳），母親（30歳），兄（5歳）の4人家族
- 発達：年齢相応，活発，通園はしていない

2　発症から入院までの経過

発熱，嘔吐，下痢で近医を受診。腹部膨満があり，CT検査で左腎に腫瘍を認め，入院する。

3　入院時の状態

発熱に抗生剤を，胸水と全身浮腫に利尿剤を投与する。胸水貯留と腫瘍の圧迫でSpO_2 90％前後，呼吸促迫がみられ，経鼻カニューレで酸素投与する。倦怠感が強い様子。家族の動揺が激しい。

4　入院から退院までの経過

入院4日に左腎全摘出術を施行。腫瘍を含む左腎は重量300g，大きさ約12×8×6cmで，出血500mLであった。腫瘍は被膜を破り，内容物が腹腔内に脱出していた。同時に中心静脈カテーテルを挿入，術後は合併症の観察，カテーテル類の管理，疼痛コントロール，安静の保持を行った。

病理診断が病期Ⅳで，JWiTS DD−4A（日本ウィルムス腫瘍研究グループ）を施行した。放射線療法は全腹照射（10.8Gy，6回分割），化学療法がアクチノマイシンD，硫酸ビンクリスチン，塩酸ドキソルビシンの3剤を投与した。副作用は食欲不振と便秘が出現し，苦痛を最小限にする方法を家族とともに考え実施した。また，患児は環境の変化や家族との分離などによる影響で情緒反応が著明であり，病室に入ることや保清，食事，内服を嫌がったり，母親を求めて泣いたりした。無理強いせず，家族の協力を得ながら信頼関係の確立に努力した。プレイルームを活用し，同年代の児たちとの関わりや，保育士・看護師による遊びの提供を行った。徐々に本来のこの子らしさがみられるようになった。

家族は突然の発病に驚き，不安が強いため，ゆっくりと思いを傾聴しながら，家族の精神的状態と時期を判断して情報提供を行った。家族の不安や心配を軽減するよう，家族がいない時間の患児の様子や，今後予測される状態などを詳しく説明した。患児の日常生活支援，治療による副作用の対策などは，家族の意見を大事にし，相談しながら実施した。入院が長くなると，母親に疲労がみられたため，頑張りを承認する声かけを行うとともに，少しでも休息がとれるように配慮した。祖父母や親戚のサポートを受けながら，両親は患児を支え治療に取り組んだ。

化学療法による血液毒性が軽度であったため，入院1か月で退院し，外来での投与に切り替えた。予定通り24週間で治療は終了した。

5 退院時の状況

患児の状態は安定しており，家に帰れること，家族と一緒にいられることを患児も家族も喜んだ。家庭での生活で気をつけること（感染，食事など），中心静脈カテーテルの管理，起こりやすい化学療法の副作用と対策について家族に説明し，家族の不安は軽減した。

> **この事例から学んだこと**
>
> 幼児期前期の子どもは，成長発達上の特性を十分考慮し，効果的な治療やケアの提供とともに，苦痛の軽減や安全の保障，日常生活援助や発達を促す関わり，家族のサポートが重要である。

●実践事例の看護上の問題点への対応

患者の経過	看護上の問題点	観察・看護	結果
急性期	#1 術後合併症を起こす可能性：出血・感染・縫合不全	〈観察〉 ●バイタルサイン，創部の状態（発熱，腫脹，出血），疼痛，腹部症状（腹痛，腹部膨満，嘔気・嘔吐，腸蠕動音），利尿状態，ドレーンよりの排液（量，性状），検査データ（血液，X線） 〈看護〉 ●安楽な体位，安静の保持 ●確実なカテーテル管理，確実な固定方法，患児が触らないよう衣服の工夫 ●疼痛コントロール ●呼吸状態に応じて酸素投与 ●異常時は医師に報告	#1 術後合併症を起こすことなく経過した。観察については，患児にわかるように説明し，協力を得た。患児の発達を考慮したカテーテル管理を行い，事故を起こすことはなかった。疼痛に関しては麻薬を使用し，コントロールできた
回復期	#1 化学療法の副作用による心身の苦痛出現の可能性	〈観察〉 ●バイタルサイン，副作用の有無と程度（骨髄抑制，消化器症状，粘膜障害，過敏症，肝障害，腎障害，心毒性，脱毛など），疼痛，検査データ（血液） ●患児の表情・言動 〈看護〉 ●抗がん剤の確実投与 ●中心静脈カテーテルの管理 ●食事の工夫：配膳の工夫，持ち込み食，環境調整 ●遊びの工夫 ●便秘の予防：緩下剤，浣腸	#1 化学療法による血液毒性は軽度であり，出現した副作用は，一時的な食欲低下と便秘であった。家族と相談し，患児に合った方法で食欲増進に努めた。ほかの児達と一緒に食べるような食事環境の調整，持ち込み食の取り入れ，日常生活リズムの調整などを行った。便秘は緩下剤を使用し，苦痛が少なく排便コントロールできるよう配慮した
	#2 病気・入院によるストレスの増加や成長発達が阻害される可能性	〈観察〉 ●患児の表情・言動，日常生活リズム，睡眠状況，ストレス要因，発達状況 ●家族の思いや考え，言動 〈看護〉 ●患児の体調や状況を見ながら，患児の発達を促す関わりを実施 ●患児への声かけ・説明 ●環境調整 ●患児が自分でできることを大事にする：衣服着脱，食事，保清など ●遊びの工夫 ●食事の配慮：患児が自分で食べられるようにセッティング，ほかの児達と一緒に食べる環境の提供 ●安全確保：カテーテル管理，転倒・転落の防止 ●受け持ち看護師中心の信頼関係の確立 ●家族のサポート：傾聴，情報提供，適宜に医師との面談の調整	#2 入院という環境変化，症状や治療の苦痛，母子分離などによって，新しい生活環境になじめず，しばらくは病室に入るのを嫌がりバギーで過ごした。その後，医療者にも慣れ，プレイルームで遊べるようになった。食事は，入院前はスプーンで食べていたが，入院後は自分で食べなくなった。患児の状態がよい時は，自分で食べられるように環境を調整し，頑張りを認めるよう努めたところ，患児は自分で食べるようになった 安全面では，中心静脈カテーテル管理を行って自己抜去を予防し，また転倒・転落の防止にも留意した

● 実践事例の治療・看護の経過

		急性期		回復期		慢性期
		入院時	手術当日～術後3日	～術後10日	～術後1か月	外来フォロー
検査		採血 胸腹部X線検査 CT 超音波検査 ECGモニター SpO₂モニター		マルク	CT	MRI 骨シンチ
治療		点滴： 　抗生剤［セフメタ 　ゾールナトリウム 　（セフメタゾン）］ 　利尿剤［フロセミド 　（ラシックス）］ 輸血：MAP 酸素　1～2L	手術： 　左腎全摘出術 　CV挿入術 点滴： 　抗生物質［フロモキ 　セフナトリウム（フ 　ルマリン）］ 　利尿剤［フロセミド 　（ラシックス）］ 　昇圧剤［塩酸ドパミ 　ン（ドミニン）］ 輸血：MAP・FFP 硬膜外カテーテル 留置：麻薬［クエン 　酸フェンタニル 　（フェンタネスト）］ 酸素　1～2L 胸腔ドレーン留置 NGチューブ留置	放射線療法： 　全腹照射 10.8Gy 　6回分割 点滴：抗生剤 照射中：静脈麻酔 （プロポフォール）	化学療法： AMD［アクチノマイシンD（コスメゲン）］ +VCR［硫酸ビンクリスチン（オンコビン）］ +ADR［硫酸ドキソルビシン（アドリアシン）］：24週 点滴： 　抗がん剤（上記） 制吐剤：塩酸グラニセトロン（カイトリル） 　抗生剤 内服： 　ST合成剤（バクタ） 　緩下剤 治療終了後にCV抜去	
観察		検温4時間ごと 呼吸状態 in & out バランス 腫瘍増大の影響 全身状態	検温2時間ごと 呼吸・循環状態 術後侵襲 術後合併症 in & out バランス カテーテル類の管理	検温8時間ごと 照射の副作用：宿 酔，皮膚障害，腹痛， 下痢など マーキングの確認 麻酔の影響：呼吸， in & out バランス	抗がん剤の副作用：骨髄抑制，消化器症状， 粘膜障害，過敏症，腎・肝障害，心毒性 など	
日常生活	食事	水分のみ可	絶飲食～水分可	食事可		
	安静度	ベッド上安静		安静度フリー		
	排泄	おむつ	尿道留置カテーテル	排便コントロール（緩下剤，浣腸）		
	清潔	清拭	清拭，洗髪	入浴		
発達援助		声かけ・説明 環境調整，安全確保		遊び	遊び，食事の援助	
家族支援		入院オリエンテーション 手術・麻酔の説明 傾聴，情報提供	今後の治療の説明 社会資源の説明 サポート体制の確認 頑張りの承認，疲労 への配慮	副作用の対応に関する協力体制 家庭での生活・中心静脈カテーテル管理 の説明		

6-7 造血幹細胞移植（骨髄移植）

6 血液・腫瘍疾患

看護の基礎知識

● 病態関連図

造血幹細胞移植（骨髄移植）の病態関連図

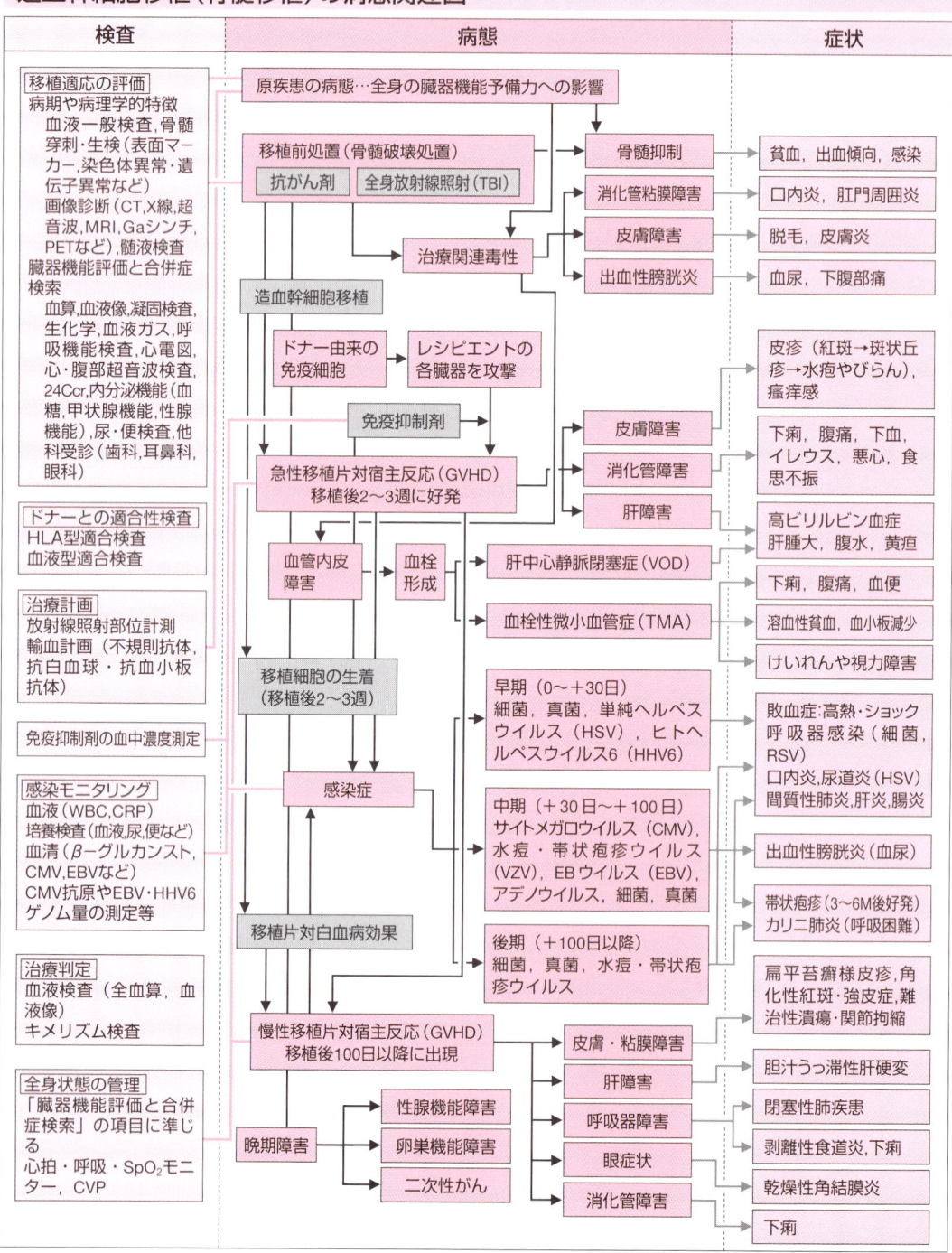

検査	病態	症状
移植適応の評価 病期や病理学的特徴 　血液一般検査，骨髄穿刺・生検（表面マーカー，染色体異常・遺伝子異常など） 　画像診断（CT，X線，超音波，MRI，Gaシンチ，PETなど），髄液検査 臓器機能評価と合併症検索 　血算，血液像，凝固検査，生化学，血液ガス，呼吸機能検査，心電図，心・腹部超音波検査，24Ccr，内分泌機能（血糖，甲状腺機能，性腺機能），尿・便検査，他科受診（歯科，耳鼻科，眼科）	原疾患の病態…全身の臓器機能予備力への影響 ↓ 移植前処置（骨髄破壊処置） 　抗がん剤　全身放射線照射（TBI） ↓ 治療関連毒性 → 骨髄抑制／消化管粘膜障害／皮膚障害／出血性膀胱炎 造血幹細胞移植 ↓ ドナー由来の免疫細胞 → レシピエントの各臓器を攻撃 免疫抑制剤 ↓ 急性移植片対宿主反応（GVHD）移植後2～3週に好発 → 皮膚障害／消化管障害／肝障害 血管内皮障害 → 血栓形成 → 肝中心静脈閉塞症（VOD）／血栓性微小血管症（TMA）	貧血，出血傾向，感染 口内炎，肛門周囲炎 脱毛，皮膚炎 血尿，下腹部痛 皮疹（紅斑→斑状丘疹→水疱やびらん），瘙痒感 下痢，腹痛，下血，イレウス，悪心，食思不振 高ビリルビン血症，肝腫大，腹水，黄疸 下痢，腹痛，血便 溶血性貧血，血小板減少 けいれんや視力障害
ドナーとの適合性検査 HLA型適合検査 血液型適合検査	移植細胞の生着 （移植後2～3週）	
治療計画 放射線照射部位計測 輸血計画（不規則抗体，抗白血球・抗血小板抗体）	感染症 ← 早期（0～+30日）細菌，真菌，単純ヘルペスウイルス（HSV），ヒトヘルペスウイルス6（HHV6）	敗血症：高熱・ショック，呼吸器感染（細菌，RSV）
免疫抑制剤の血中濃度測定	中期（+30日～+100日）サイトメガロウイルス（CMV），水痘・帯状疱疹ウイルス（VZV），EBウイルス（EBV），アデノウイルス，細菌，真菌	口内炎，尿道炎（HSV）間質性肺炎，肝炎，腸炎 出血性膀胱炎（血尿） 帯状疱疹（3～6M後好発）カリニ肺炎（呼吸困難）
感染モニタリング 血液（WBC，CRP） 培養検査（血液尿，便など） 血清（β-グルカンスト，CMV，EBVなど） CMV抗原やEBV・HHV6ゲノム量の測定等	移植片対白血病効果	
治療判定 血液検査（全血算，血液像） キメリズム検査	後期（+100日以降）細菌，真菌，水痘・帯状疱疹ウイルス 慢性移植片対宿主反応（GVHD）移植後100日以降に出現 → 皮膚・粘膜障害／肝障害／呼吸器障害／眼症状／消化管障害	扁平苔癬様皮疹，角化性紅斑・強皮症，難治性潰瘍・関節拘縮 胆汁うっ滞性肝硬変 閉塞性肺疾患 剝離性食道炎，下痢 乾燥性角結膜炎 下痢
全身状態の管理 「臓器機能評価と合併症検索」の項目に準じる 心拍・呼吸・SpO₂モニター，CVP	晩期障害 → 性腺機能障害／卵巣機能障害／二次性がん	

1 概念・定義

造血幹細胞を静脈に輸注し、機能不全に陥った造血機能の回復を目指す治療法を総称し、造血幹細胞移植と呼ぶ。幹細胞の採取部位・方法により分類する（表6-7-1）。

表6-7-1 造血幹細胞移植の種類

骨髄移植（BMT）	・ドナーの腸骨から骨髄細胞を採取して移植する ・標準的な治療法で、安定した治療成績 ・ドナーの負担：全身麻酔の合併症、痛み
末梢血幹細胞移植（PBSCT）	・ドナーにG-CFS製剤投与後、末梢血に増えた幹細胞をアフェレーシスで採取して移植する方法 ・移植後造血機能の回復が早い ・長期的なGVHDによるGVL効果やGVT効果が期待できる ・ドナーの負担：G-CFS製剤の副作用の懸念、採取時の不快やしびれ
臍帯血幹細胞移植（CBSCT）	・胎盤と臍帯の利用で、ドナーの負担がない ・HLAが完全一致しない場合も移植可能 ・マッチングの時間が短く、緊急時も対応可能 ・重篤な急性GVHDの危険性が少ない ・移植後造血機能の回復が遅い ・移植成績がまだ十分得られていない
CD34陽性細胞移植	・HLA不適合のドナーから、CD34陽性細胞のみを選択的に採取して移植する
ミニ移植（骨髄非破壊移植）	・抗がん剤や放射線の代わりに免疫抑制剤を中心とした前処置後に移植を行い、少ない副作用で造血幹細胞を生着させる ・移植後、急性期の臓器障害、成長発育障害性ホルモン分泌不全などの晩期障害の発症も軽減できる可能性がある
ドナーリンパ球輸注	・ドナーのリンパ球を輸血する治療法 ・ドナーのリンパ球が残存している白血病細胞や腫瘍細胞を攻撃する効果を期待している

2 造血幹細胞移植の目的

1 悪性細胞の根絶
大量の抗がん剤と放射線で根絶を図る。

2 機能不全に陥った造血機能の回復
造血細胞に移植した幹細胞が生着して機能が回復する。

3 免疫機能の再構築
移植後に免疫機能が置換されると、免疫抑制剤を1年ほどで完全に中止できる。

4 移植片対白血病（GVL）効果
ドナーのリンパ球が腫瘍細胞を攻撃し、長期的に再発や悪化を予防する。

3 造血幹細胞移植の種類と対象疾患

造血幹細胞移植の方法は、疾患や患児の状態に応じて選択する。対象疾患は増えている（表6-7-2）。

小児で造血幹細胞移植の適応が多い急性リンパ性白血病の場合、リスク分類と寛解時期により移植適応が検討される（表6-7-3）。

表6-7-2 移植方法の分類と対象疾患

自家移植	自分自身	・ハイリスクの悪性固形瘍：横紋筋肉腫、神経芽腫、中枢神経腫瘍など
同系移植	一卵性双生児	・悪性疾患：難治性白血病、悪性リンパ腫、悪性固形腫瘍など
同種移植	血縁者（両親や同胞）	・難治性疾患：再生不良性貧血、骨髄異形成症候群、原発性免疫不全症、先天性造血障害、先天性代謝異常症
	非血縁者	

4 検査

「◎病態関連図」の「検査」の項参照。

5 主な合併症

1 感染症
前処置から回復の各段階で、好発感染症のあることが特徴である。前処置から生着まで細菌・真菌感染による敗血症や肺炎の危険が高く、単純ヘルペスウイルス（HSV）活性化による口内炎も多い。生着後から100日前後まではサイトメガロウイルス（CMV）やアデノウイルス感染が起きやすく、G-CFS製剤、抗生剤、免疫抑制剤の投与が行われる。

2 移植片対宿主反応（GVHD）

GVHDは，移植後100日以内に発症する急性GVHDと100日以降に発症する慢性GVHDの2つに大別される。急性GVHDは必発であり，そのコントロールが生命維持に大きく関与する。

慢性GVHDは，発症様式が急性GVHDからの進展型と新起型がある。症状は自己免疫疾患に類似した病像を呈し，限局性と全身性がある。治療は，免疫抑制法，局所療法，感染症対策の3本柱である。しかし，免疫抑制剤への治療抵抗性を示すタイプや特異的な治療薬が存在しないことがある。

3 肝中心静脈閉塞症（VOD）

移植後30日以内に発症する。致死率は40％に及ぶ重篤な肝障害である。本態は，抗がん剤を代謝する過程で肝臓の細小静脈内が毒性におかされ，それに反応して血栓が生じる。これが肝臓内の血流低下を招き，結果肝細胞が壊死する。主症状は，急速に進行する黄疸，有痛性の肝腫大，腹水あるいは体重増加である。予防処置は，ヘパリンの少量投与やプロスタグランジンE1を投与する。ウルソデオキシコール酸［（ウルソ）肝機能改善］の内服も併用される。

4 血栓性微小血管症（TMA）

前処置や種々の原因で血管内皮細胞が障害され，毛細小細胞が血栓形成により閉塞する。症状は，虚血性腸炎による下痢，腹痛，血便，神経症状のけいれんや視力障害，腎障害などがある。標的臓器は急性GVHDと同様で，移植後早期の発症が多い。GVHDの治療はTMAの症状を悪化させるため，早期鑑別と対処が必要である。TMAの治療は，免疫抑制剤の減量，血小板凝固因子の補充などである。

5 晩期障害

抗腫瘍剤，放射線，免疫抑制剤の影響を受けて二次性がんを発症する危険性が高い。

性腺機能障害は，卵巣機能障害がほぼ全例に起き，精巣機能にも影響する。性腺機能障害や慢性GVHDが持続する場合に成長障害が起きるので，ホルモン補充療法を行うことがある。不妊対策として精子・卵子の採取が可能な発達段階にある思春期の患児には，説明を行い，希望者には積極的に勧める。

6 疫学・予後

日本造血細胞移植学会全国調査報告書によると，16歳未満の2007年までの過去5年間の造血幹細胞移植件数は年間520〜570件である。

急性リンパ性白血病（ALL）の5年生存率は，第1寛解期は75.1％，第2寛解期は54.4％，非寛解期は20.5％と差が大きい。

表6-7-3　小児急性リンパ性白血病の移植適応

				HLA適合同胞	HLA適合非血縁	臍帯血移植
第一寛解期	低リスク，標準リスク			GNR	GNR	GNR
	高リスク		フィラデルフィア染色体（+）	S	S	S
			t（4；11）	S	S	S
			MLL（+）（乳児）	S	S	S
第二寛解期	B前駆細胞性ALL	骨髄単独再発	超早期，早期	S	S	S
			後期	CO	CO	CO
		骨髄・髄外同時期再発	超早期，早期	S	S	S
			早期，後期	CO	CO	CO
	T細胞性ALL			S	S	S
第三寛解期以降				S	S	S

S：standard of care　移植が標準治療である
CO：clinical option　移植を考慮してもよい場合
GNR：generally not recommended　一般的には勧められない

加藤剛二：造血幹細胞移植，ココからはじめる小児がん看護（丸光恵他監），75，へるす出版，2009．

7 看護

1 感染予防

① 無菌室の準備

② オリエンテーション

　患児と家族が無菌室内の日常生活を具体的にイメージできるようプリパレーションを行う。感染状態に対する清潔ケアや腸内殺菌を目的とする内服の説明を行う。

2 合併症に対するケア

主な合併症予防と対症療法を表6-7-4に示す。

表6-7-4　合併症に対するケア

粘膜障害	・食事の内容の変更 ・表面麻酔剤［リドカイン（キシロカインビスカス）］，酵素製剤（エレース末）や含嗽薬［アズレンスルホン酸ナトリウム（ハチアズレ）］入りの含嗽水を用いる ・経口摂取ができない場合は中心静脈栄養
嘔気・嘔吐	・原則として内服後30分以内の嘔吐は薬を飲み直す ・効果的な制吐剤の使用を検討する ・含嗽を介助し，吐物や汚染リネン類を手早く処理する
下痢	・腹痛の強い場合，鎮痛剤や止痢薬を投与する ・出血傾向に注意し，温罨法で腸蠕動運動を緩和する
肛門周囲炎	・皮膚の状態に応じ，亜鉛華製剤（サトウザルベ）や非ステロイド系抗炎症剤（アンダーム軟膏），ステロイド配合剤（リンデロンVG軟膏），抗生物質製剤（ゲンタシン軟膏），寄生性皮膚疾患用剤（エンペシドクリーム，ニゾラクリーム），ジメチルイソプロピルアズレン（アズノール外用薬）の追加 ・肛門周囲の痛みは，排便後の清潔ケア終了後にヒドロコルチゾン（強力ポステリザン軟膏）を塗布または注入する
皮膚症状	・発汗時や搔痒感に応じた清潔ケアを実施。肌触りが良く，吸水性が高い，締めつけのない衣類の選択。 ・清潔ケア後に保湿剤（ヒルロイドローション）や抗ヒスタミン剤（オイラックス，レスタミン軟膏）の塗布 ・爪を短く切りそろえる ・入眠前の手袋着用や冷罨法の施行など工夫する

3 苦痛・ストレスの緩和

　患児は，前処置の副作用や移植後の合併症，無菌室の隔離生活によるストレスで強い心身の苦痛を経験する。苦痛・ストレスの緩和は，まず，身体的苦痛を伴う合併症に早期に対処し，感染予防に努める。次いで，患児が病気や治療に対して無力感を抱かず自信や希望を持てているか，患児の行動を見守り，ゆとりをもってケアする。また，患児の意思決定を促がし尊重する関わりをもてるゆとりあるスケジュールを整える。

　家族は患児の治療の選択に責任を負い，常に患児の傍らで献身的に支えている。したがって，家族の移植への期待と不安，精神的葛藤は大きい。プライマリーナースを中心に，家族の反応を確認し，不安を表出できるようにチームで統一して対応する。また，家族の休息時間を確保し，身体的疲労を緩和し，安心して食事，入浴などの時間を過ごせるよう配慮する。

造血幹細胞移植の看護

●実践事例

●事例の要約

混合性白血病と診断され、HLA一致の弟より同種造血幹細胞移植を実施した15歳の男児。前処置は全身放射線照射（TBI），頭部照射，抗がん剤のメルファラン（L-PAM）を使用した。思春期であり，苦痛や不安の訴えの少ない患児の思いの表出を促す関わりを行った。

●治療・看護の経過の記述

1 年齢，性別，診断名等

- 年齢：15歳（中学3年生）
- 性別：男児
- 診断名：混合性白血病
- 家族：両親，弟の4人暮らし

2 発症から入院までの経過

両側頸部腫脹が出現し，近医でムンプスの加療をしていた。症状は軽快せず，リンパ腫疑いで入院。

3 入院時の状態

末梢血：WBC 5,900/μL，Hb 11.4g/dL，Plt 29.2万/μL。腫瘍浸潤による鼻閉感の訴えがあった。鎖骨下～鼠径にかけての多数のリンパ節，脾臓などにも浸潤があり，骨髄芽球も20％存在していた。

4 入院から退院までの経過

1 入院から移植前日まで

本人へ，白血病というがんであり，入院期間は1年を要するということが説明された。説明中は涙を流すこともあったが，頑張るとの言葉も聞かれた。

ALB-03 [*1]寛解導入療法を行うが寛解に入らず，再度AML-05 [*2]変法で寛解導入療法を行い，AML-05変法強化療法1クールを行った。

特殊な型の白血病であったため，入院15日頃には造血幹細胞移植の可能性が両親へ伝えられ，正式に造血幹細胞移植が決定した入院120日からは早期より，造血幹細胞移植に向けての教育的介入を開始した。移植について抱いているイメージを表出してもらえるよう患児にアンケートを試行したり，段階的にパンフレットを用いたオリエンテーションを進めた。また，ドナーの10歳の弟には，自分の気持ちを表出できるように，両親と別に説明の場を設けたりして意思決定支援を行った。前処置が開始される数週間前に無菌室や放射線室の見学も行った。

前処置中は制吐剤［塩酸グラニセトロン（カイトリル）］の使用や，頭部・全身放射線照射前後の耳下腺のクーリングなどを予防的に行い，前処置による苦痛が最小限となるように努めた。また，夜間十分な睡眠がとれるよう，看護師のラウンド方法を検討した。

2 移植当日

無菌室入室。患児や家族の緊張を和らげる声かけを行った。また，急変時に備えた環境整備を行った。

3 移植後から移植病室退室まで

DAY2より粘膜障害による下痢・腹痛が増強し，オピオイドによる疼痛コントロールを開始した。痛みは徐々に口内～咽頭へ移行した。痛みのスケール評価によるアセスメントを行い，効果的な鎮痛剤の使用に努めた。また，唾液チューブの使用や含嗽薬の変更，痛みのために会話が困難となったので文字盤や絵図を導入した。身体症状の増強により，精神的にもパニックに陥ることがあったため，移植前に行った心理判定結果を再度スタッフ間で共有し，介入した。DAY13でWBC20/μLとなり，DAY17にWBC1600/μLで無菌室を退室した。

4 移植病室退室後

軽度の発疹が手掌から顔に出現したが軽快し

た。免疫抑制剤のシクロスポリン（CY-A）の内服で，においから嘔気を誘発し嘔吐してしまうことが多くなった。制吐剤を使用するが嘔気のコントロールができず，FK（タクロリムス）へ変更となった。移植後の外泊や退院についての指導を行い，理解良好であった。

*1 ALB-03：小児リンパ芽球型リンパ腫 stage Ⅲ/Ⅳに対する多施設共同後期第Ⅱ相臨床試験実施計画書　日本小児白血病リンパ腫研究グループ　リンパ腫委員会
*2 AML-05：小児急性骨髄性白血病（AML）に対する多施設共同後期第Ⅱ相臨床研究実施計画書　日本小児白血病リンパ腫研究グループ　AML委員会

5 退院後の経過

退院後は外来にて移植後GVHD症状や易感染性状態再発の有無などについてフォローしながら，学校に復学している。

この事例から学んだこと

造血幹細胞移植というつらい治療を乗り越えるためには，その患児にあった表現方法を考えていくことで，患児が主体的に症状緩和に参加できるようにしていく必要がある。

●実践事例の治療・看護の経過

			骨髄抑制期				骨髄の回復期					退院期
		DAY-9～	DAY-5～	DAY-1	DAY0（移植当日）	DAY7～	DAY17～	DAY21～	DAY30～	DAY35～	DAY40～	
検査		採血 EKG, CT（照射シミュレーション），MRI，歯科，耳鼻科，眼科，心臓超音波，マルク						マルク				
観察		Wt・腹囲測定 悪心，嘔吐，便性，下痢 尿量，pH，潜血，水分出納など	口腔・咽頭粘膜 ──────→ CY-A副作用 ──────→ アレルギー 発赤疹など（急性GVHD）──→									
血球数の変化		患者由来の血液	移植			ドナー由来の血液						
治療	薬物・放射線療法	L-PAM　　　　　TBI 　　　　ヘパリン持続DIV ──────→ 　　　　CY-A ──────→内服へ 塩酸グラニセトロン（カイトリル），フロセミド（ラシックス） 感染予防：ST合剤（バクタ），フルコナゾール（ジフルカン），アシクロビル（ゾビラックス）										
	無菌度	病室内		無菌室内			病室内			病棟内（時間制限）	病棟内	
日常生活	食事	加熱食，缶果物									準加熱食	
	排泄	病室トイレ		無菌室トイレ			病室トイレ			トイレ歩行		
	清潔	入浴		シャワー浴			入浴					
	教育	無菌室オリエンテーション 移植副作用の説明 無菌ストレッチャー試乗 無菌室，放射線室の見学	感染予防行動の説明，確認 疼痛フェイススケールの説明 薬・放射線の副作用についての説明							移植後の外泊指導 ヘパロック再確認	退院指導 学校との連絡	

●実践事例の看護上の問題点への対応

患者の経過	看護診断	観察・看護	結果
骨髄抑制期 前処置 ～ DAY0	#1 感染リスク状態	〈観察〉 ●バイタルサイン，皮膚・肛門・陰部の状況，尿・便の性状，体重，腹囲など 〈看護〉 ●個室隔離とし手洗い，含嗽の励行 ●臀部皮膚トラブルや口腔内にアフタが出現した際のセルフケア方法の指導・実施，食事の変更（加熱食，缶果物）	#1 感染症状の出現はなく前処置を終了することができた
	#2 安楽の変調	〈観察〉 ●嘔気・嘔吐のタイミング，口腔粘膜の状況，便性，臀部皮膚トラブルの有無（思春期のため男性スタッフが観察），照射前後の訴え 〈看護〉 ●苦痛症状については，午前・午後と時間を決め紙に書いてもらうようにした。夜間訪室時の音や輸液ポンプのアラームで睡眠が中断されないよう点滴チェック方法の変更を行った。照射中は氷片をなめ，照射後は耳下腺のクーリングを行った	#2 苦痛症状を紙に書いてもらうことで自分から苦痛症状も訴えられていた。含嗽や手洗いなどのセルフケアも行えており，夜間も睡眠はとれていた。大きな副作用の出現なく前処置は終了した
	#3 知識不足	〈観察〉 ●セルフケア行動の実践状況 ●患者，家族からの質問の有無 〈看護〉 ●手洗い，含嗽，朝一番の入浴などの清潔行動セルフケアについて患児・家族へ指導	#3 特に質問はなく，セルフケア行動は行えている。家族からは無菌室への持込物品や，患児とドナーとなる弟の移植当日の動きなどについて質問があったが，その都度説明し，理解は良好であった
DAY 1～16	#1 感染リスク状態	〈観察〉 ●前処置中と同じ 〈看護〉 ●口内炎が出現し始めた後，含嗽薬をリドカイン（キシロカイン）含嗽＋アズレン（アズノール）へ変更。歯ブラシの使用は中止し綿棒ケアとした。排便後は綿花を濡らしたものをその都度作成し，おしり拭きとして使用した。面会は両親のうち1人のみとし，手洗い，マスク・ガウン着用とした	#1 WBC＜100/μLの期間に発熱があったが，重篤な感染症には至らずに骨髄回復。口腔ケアも患児の状況に合わせ変更していくことで，無菌室内でも行うことができた
	#2 安楽の変調	〈観察〉 ●移植後合併症症状［急性GVHD，感染症，肝中心静脈閉塞症（VOD），血栓性微小血管症（TMA）］の有無 ●CY-Aの副作用，塩酸モルヒネの副作用 〈看護〉 ●口内痛が強く，オピオイドを使用。PCAポンプの使用法を説明し，疼痛フェイススケールで各勤務帯で痛みの評価を行った。唾液の嚥下が行えず，患児自身で使用できるメラ唾液持続吸引チューブを使用した。含嗽薬も患児の状況に合わせてアズレン（アズノール）や生理食塩水に変更した。口内痛により夜間不眠傾向が増強したため，夜間ミタゾラム（ドルミカム）持続DIVを行い，睡眠チェック表を活用し，睡眠状況のアセスメントを行った	#2 オピオイドや鎮静剤の使用，含嗽薬の変更などを行うことで，夜間眠れないほどの口内痛や咽頭痛，腹痛などの症状の緩和につながり，断続的ではあったが睡眠時間を確保することができた

		#3 知識不足	〈観察〉 ●患児や家族の言動，訴え 〈看護〉 ●無菌室入室後は小さなハプニングでもパニックとなることがあった。"新しいことに不安が強い。言葉を使って考えをまとめることが苦手である"という心理判定結果をスタッフ間で再度共有し，新しい処置は事前に説明する，絵図を用いて患児の思いや苦痛を確認するなど関わりを統一した	#3 患児のペースに合わせた介入を行っていくことで，精神的なパニックが増強することなく無菌室を退室することができた
骨髄の回復期	DAY 17～	#1 感染リスク状態	〈観察〉 ●感染症状の有無 〈看護〉 ●WBC データ，マルク結果に応じ，病棟内の隔離状況を緩和した	#1 感染症状の増悪はなく経過した。セルフケア行動も，医療者の声かけがなくてもとれるようになった
		#2 知識不足	〈観察〉 ●移植後の外泊，退院についての注意事項の理解状況，家族・患児の訴え 〈看護〉 ●外泊指導，退院指導を行った ●外泊，退院についての質問に返答し，退院後の生活での注意点をまとめたパンフレットを作成した ●外来通院方法，退院後の通学や日常生活における制限の説明を行った	#2 患児・家族からの外泊，退院についての質問に具体的に返答し，パンフレットを作成し，早期より説明を行っていくことでトラブルなく外泊・退院することができた

7章

腎・泌尿器疾患

7-1 急性腎不全
7-2 慢性腎不全
7-3 IgA腎症
7-4 溶血性尿毒症症候群
7-5 急性糸球体腎炎（急性腎炎症候群）
7-6 尿路感染症
7-7 ネフローゼ症候群

7-1 急性腎不全

看護の基礎知識

●病態関連図

急性腎不全の病態関連図

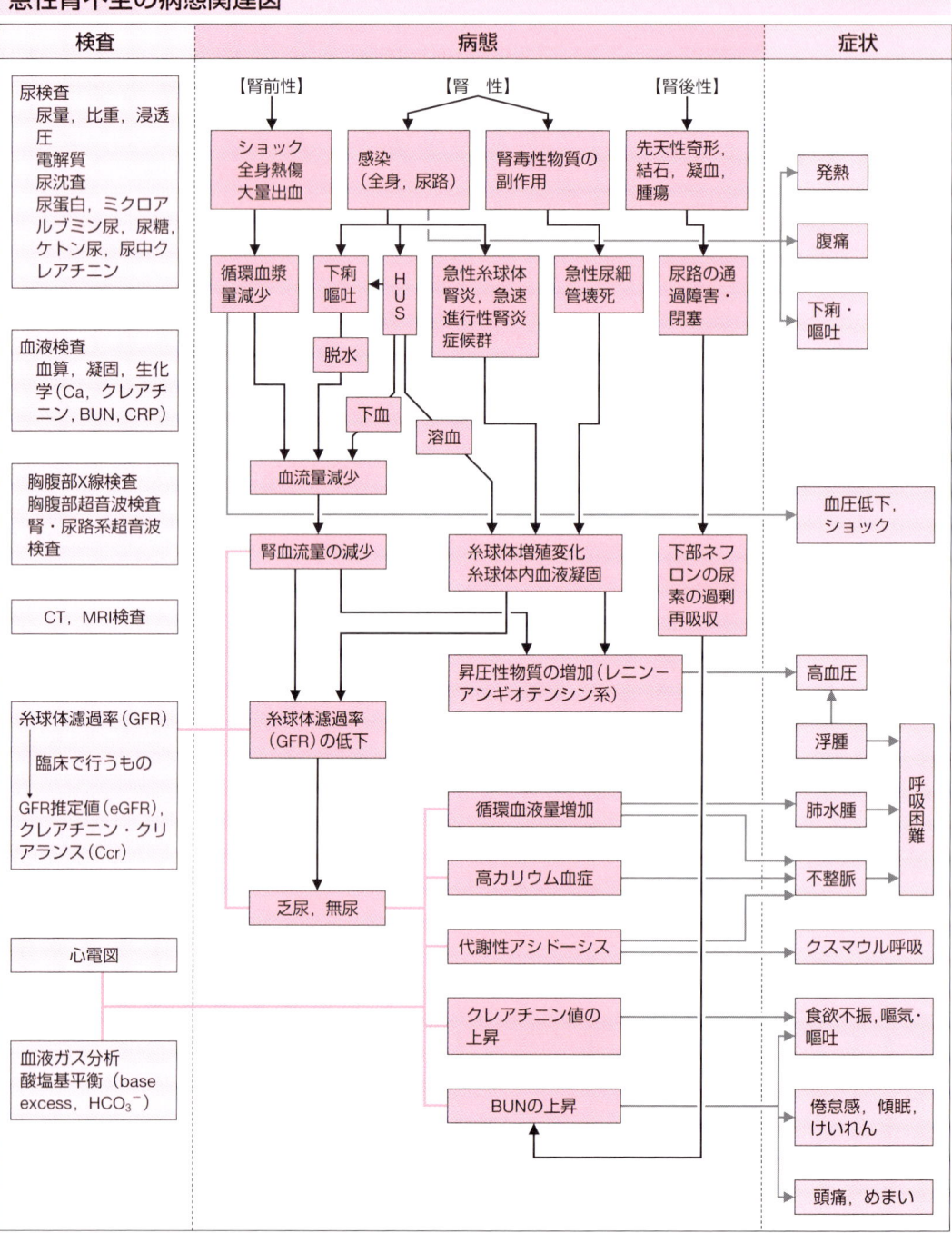

検査	病態	症状
尿検査 尿量，比重，浸透圧 電解質 尿沈渣 尿蛋白，ミクロアルブミン尿，尿糖，ケトン尿，尿中クレアチニン	【腎前性】ショック，全身熱傷，大量出血 → 循環血漿量減少 【腎性】感染（全身，尿路），腎毒性物質の副作用 → 下痢，嘔吐 / HUS / 急性糸球体腎炎，急速進行性腎炎症候群 / 急性尿細管壊死 【腎後性】先天性奇形，結石，凝血，腫瘍 → 尿路の通過障害・閉塞 脱水，下血，溶血	発熱 腹痛 下痢・嘔吐
血液検査 血算，凝固，生化学（Ca，クレアチニン，BUN，CRP）	血流量減少	
胸腹部X線検査 胸腹部超音波検査 腎・尿路系超音波検査	腎血流量の減少 → 糸球体増殖変化，糸球体内血液凝固 → 下部ネフロンの尿素の過剰再吸収	血圧低下，ショック
CT，MRI検査	昇圧性物質の増加（レニン−アンギオテンシン系）	高血圧
糸球体濾過率（GFR） 臨床で行うもの GFR推定値（eGFR），クレアチニン・クリアランス（Ccr）	糸球体濾過率（GFR）の低下 → 乏尿，無尿 循環血液量増加 高カリウム血症 代謝性アシドーシス クレアチニン値の上昇 BUNの上昇	浮腫 肺水腫 不整脈 呼吸困難 クスマウル呼吸 食欲不振，嘔気・嘔吐 倦怠感，傾眠，けいれん 頭痛，めまい
心電図		
血液ガス分析 酸塩基平衡（base excess，HCO_3^-）		

1 疾患の概念・定義

急性腎不全とは，腎機能が何らかの原因で急速に，かつ高度に障害され，体液の恒常性（ホメオスタシス）を維持できない状態をいう。多くは可逆性で，腎機能の回復の可能性がある。

2 病態

急速な腎機能の障害により水と電解質のホメオスタシスの維持ができない状態であり，中枢神経系，呼吸器系，消化器系などの多彩な症状が出現する。

小児は臨床症状が急激に現れることが多く，診断も臨床症状が優先される。新生児は，活気がない，嘔吐，傾眠，けいれんなどがみられる。

3 分類

発症の原因により，3分類される（表7-1-1）。

4 診断

1. 急激に発生する乏尿（1時間当たり尿量0.5mL/kg未満），無尿，血清クレアチニン・BUN・血清カリウム濃度の上昇で診断される。
2. 小児は，尿量が正常の非乏尿性腎不全が30～50％を占めることに留意が必要である[1]。

表7-1-1 急性腎不全の分類

腎前性	腎臓に異常がない，腎血流量の急激な減少 ①下痢や嘔吐が続いた後の脱水 ②大量出血，全身熱傷，ショックによる循環血液量の不足
腎性	腎実質の障害 ①糸球体腎炎各種，急速進行性腎炎症候群 ②腎毒性物質による急性尿細管壊死（抗生物質，抗がん剤のシスプラチン，造影剤など） ③溶血性尿毒症症候群（HUS）：先進国に多い
腎後性	尿路の通過障害 下部ネフロンの尿素の過剰再吸収 ①多くは尿路の先天性奇形 ②炎症，結石，凝血，腫瘍など

5 症状

1. 呼吸器系：クスマウル呼吸，急性肺水腫，呼吸困難
2. 循環器系：高血圧，うっ血性心不全，不整脈
3. 精神神経系：傾眠，けいれん，急激なアシドーシスの補正によるテタニーの誘発
4. 消化器系：悪心，嘔吐，食欲不振，下痢
5. その他：易疲労感，倦怠感，発熱，貧血

6 合併症

感染症（肺炎，敗血症），重症不整脈，消化管出血など。

7 検査

1. 生化学：BUN，Na，K，Ca，クレアチニン
2. 酸塩基平衡：base excess，HCO_3^-
3. 末梢血液所見
4. 尿：尿量，比重，浸透圧，電解質，NAG
5. 胸部X線検査，腹部超音波検査，CT，MRI

8 治療

治療は救命が第一で，原疾患の治療，尿毒症症状の改善を図る。特に，腎後性は手術が必要な場合があるため，急速な診断が要求される。

1 保存的療法

①安静療法

②食事療法

治療経過により，低蛋白食，塩分制限，水分制限が行われる。

③輸液療法

腎前性腎不全は，循環血液量の回復に急速輸液を行う。

腎性腎不全の輸液量は［前日尿量＋不感蒸泄量（300～400mL/m²/日）］を基本とし，体液喪失量や体重，血圧や胸部X線写真による心胸郭比などを参考に投与される。改善しない場合は，利尿剤が使用される。

④高カリウム血症

　電解質異常の是正が臨床上最も重要である。高カリウム血症（血清カリウム値＞6.0mEq/L）は不整脈や心停止の危険があるので緊急処置を要する。ポリスチレンスルホン酸ナトリウム（ケイキサレート末）やポリスチレンスルホン酸カルシウム（カリメート末）の内服，グルコン酸カルシウム（カルチコール）や炭酸水素ナトリウム（メイロン）の静注，GI療法（ブドウ糖とインスリン）が行われる。

⑤代謝性アシドーシス

　炭酸水素ナトリウム（メイロン）で補正される。

⑥貧血

　輸血が行われる。

2 透析療法

　以下の場合は，速やかに透析が導入される。
①保存的療法で合併症（体液量過多，電解質異常，高血圧など）の管理が困難な時
②血清クレアチニン値が正常値の7～10倍に上昇した時

9 疫学・予後

　周手術期，新生児・低出生体重児，血液腫瘍疾患，敗血症や脳症，多臓器不全など集中治療領域での急性腎不全が増加している[2]。

　予後は成人と比べると比較的良好であるが，溶血性尿毒症症候群，腎皮質壊死，糸球体疾患，心血管手術後などは不良である。腎前性は原因の除去により多くが回復する[3]。

10 看護

　基礎疾患に対する看護と，腎機能がどの病期にあるかを観察し，管理することが重要である。

1 乏尿期

　症状の変化が急激なため，バイタルサインの観察，水分出納チェック，適切なエネルギー摂取の援助，尿毒症症状の観察と身体症状への援助，合併症の予防が大切となる。

●安静：腎血流量の維持が重要である。また，全身状態が不良で床上安静の時，安静による苦痛の緩和や二次的障害の予防に努める。
●食事：蛋白・Na・K・水分制限が必要となるが，急性期は食欲も低下している状態であり，食事摂取量が増すように配慮する。
●排泄：正確な尿量の把握のため24時間蓄尿を行う。陰部の清潔を保ち，感染予防に努める。
●清潔：浮腫で弱くなっている皮膚を傷つけないケアを行う。全身状態，疲労を考慮し，部分清拭から行うなど工夫する。

2 利尿期

　急性腎不全が徐々に回復する。一般に初期に尿量の増加が先行し，やや遅れてBUNやクレアチニンが低下する。

●水分，電解質バランスの管理：利尿期に入っても水分・電解質バランスの管理が大切である。特に尿細管機能の回復が不十分なため，低ナトリウム血症，低カリウム血症をきたすことが多い。利尿期は時に3000～6000mL/日の尿量となり，高度の水分・電解質異常を招きやすい。利尿期の水分・電解質異常は致命率が高いので注意が必要なため，中心静脈圧，経口摂取量，体重チェックを行う。
●栄養：食欲が改善するまで十分に管理する。

3 回復期

●利尿が始まるとともに全身状態の改善がみられるが，腎機能はやや遅れて回復するため，食事や体液管理には配慮する。
●完全な腎機能の回復には数か月から半年くらいを要する。社会復帰への患児・家族の不安の把握とそれに伴う指導が必要である。

■引用・参考文献
1），3）内山聖：標準小児科学第7版，医学書院，611-612，2009．
2）和田尚弘：小児科診療，71（2），276-280，2008．

急性腎不全の看護

●実践事例

●事例の要約

溶連菌感染により急性糸球体腎炎を発症し、その後、急性腎不全となった9歳女児である。血液透析を実施して改善した。

●治療・看護の経過の記述

1 年齢，性別，診断名等

- 年齢：9歳
- 性別：女児
- 診断名：急性腎炎症候群，急性腎不全
- 家族：両親，妹

2 発症から入院までの経過

嘔吐を主訴に他院に入院。CRP 9.76mg/dL，BUN 40.3mg/dL，Cr 2.1mg/dLと腎機能障害を認める。抗生剤，利尿剤の投与を行い，炎症反応は低下したがBUN，Crの改善を認めず，乏尿が続き，血圧はやや高めであった。血液透析を考慮して，当センターに転院した。

3 入院時の状態

乏尿100mL/日，BUN100mg/dL，Cr 2.04mg/dL，代謝性アシドーシス，電解質異常あり。血圧130/88mmHgとやや高め。腹部膨満感，下肢の浮腫軽度，2kgの体重増加，倦怠感著明，腰痛，嘔気があり，ぐったりしている。

4 入院から退院までの経過

入院と同時に補液，抗生剤，利用剤が開始となるが、症状の改善がみられなかった。そのため、CVカテーテルを挿入し，血液透析が開始された。体温は37℃台後半，脈拍80〜100回/分、開始時は血圧の変動がみられたが、その後は100〜120/70〜80mmHgで安定した。血液透析が安全に施行できるよう管理するとともに、バイタルサイン、水分出納チェックを行った。腰痛、倦怠感がみられたため、安楽な体位の工夫など苦痛の緩和に努めた。

軽度のむくみもあり、皮膚トラブル発症のハイリスク状態でもあったため、清拭を行い皮膚を清潔に保つとともに、褥瘡好発部位の観察を行った。

嘔気があったため、入院後3日間は食事を控え水分摂取のみとし、状態が安定してきた入院4日から食欲不振食を開始した。血液透析を4日間行い、入院5日にはBUN40mg/dL，Cr 2.15mg/dLと改善した。

入院6日には自尿は500mL/日みられ、経口摂取、飲水もできるようになったため、補液、抗生剤の点滴を中止し、抗生剤は内服に切り替えた。体温は36℃台、血圧は100〜110/60〜70mmHg台で経過した。徐々に活気もみられるようになったが、座位・起立によるふらつきがあるため、トイレ・洗面・食事は車椅子を使用した移動とし、適宜介助を行った。

リハビリテーション目的もあり、日中はできるだけ座位で過ごすよう援助し、徐々に離床を図った。保育士、同室の児の協力を得て、遊びを通して離床を進めることができた。

腎機能の回復を確認するため、外泊をしながら3週間入院し、自宅が当センターからは遠いため退院後は近医で経過観察することとし退院となった。

この事例から学んだこと

早期に診断がつき適切な治療を始めることにより、腎機能の早期回復が図れることを学んだ。また、保育士や同室の患児などとの遊びをきっかけに、スムーズな離床が図れることを経験した。

●実践事例の治療・看護の経過

		急性期		回復期	退院まで
		入院時	血液透析実施中		
検査		血液ガス →			
		採血（生化学，血算）			→
		尿			
		ECGモニター →			
		検温（6時間ごと）（腹痛，下痢，嘔吐，浮腫）	検温（15分ごと）（呼吸状態，排液量，排液の性状，水分出納，全身状態，浮腫）	検温（3回/日）（食欲，活気，尿量，尿の性状，浮腫）	→
		体重測定			→
		イン・アウトバランス（8時間ごと）	イン・アウトバランス	イン・アウトバランス（24時間）	
治療		点滴： 維持液（ST3） 500 mL 50%ブドウ糖 20 mL 抗生剤 3回/日 利尿剤 3回/日	点滴： 維持液（ST3） 500 mL 50%ブドウ糖 20 mL 抗生剤 3回/日	内服： 抗生剤 3回/日	
日常生活	食事	水分のみ可	水分のみ→食欲不振食→五分粥	常食	→
	安静度	ベッド上		トイレ・洗面・食事時移動可→病棟内フリー	フリー→週末外泊可
	排泄	バルーンカテーテル		蓄尿（24時間）	→
	清潔	清拭		シャワー浴→入浴	入浴
教育				食事指導 服薬指導	退院指導（定期的な外来通院・運動制限など）

●実践事例の看護上の問題点への対応

患者の経過	看護上の問題点	観察・看護	結果
急性期	#1 溶連菌感染後の腎炎による身体の苦痛がある #2 急性腎不全に対し血液透析が必要となる #3 長期臥床による皮膚トラブル発症の可能性がある #4 病状・治療に対する患児・家族の不安がある	〈観察〉 ●軽度の浮腫,体重増加がみられ,腰痛,全身倦怠感,吐気が出現し活気がない ●乏尿が続いており,血圧がやや高めである ●褥瘡好発部位の発赤はない ●患児・家族より不安の訴えはみられないが早朝より家族の面会ある 〈看護〉 ●空腹の訴えはあったが,嘔気・嘔吐がみられたため,食欲不振食から食事を開始した。食事の摂取状況をみながら食種を変更していった ●安楽な体位を工夫して腰痛に対応した ●1～2時間ごとに体位変換し褥瘡予防に努めるとともに,皮膚の清潔を保つため清拭を行った。そして,褥瘡好発部位の観察を行った ●病状・治療の理解度を知るとともに不安・疑問に対し迅速に対応した。患児の興味のあるビデオや本の貸し出しを行い,気分転換を図った	#1 腰痛,倦怠感は,安楽な体位の工夫や体位変換などで苦痛が緩和された #2 予定通りの除水ができ,BUN,Crの低下がみられ,血液透析から離脱できた #3 皮膚トラブルはみられなかった。食事摂取量は徐々に増えた #4 病状・治療方法に対する理解ができ,家族からの不安言動はみられず経過した
回復期	#1 体力の低下と長期臥床によるADLの低下がある	〈観察〉 ●座位・起立時にふらつきがみられる 〈看護〉 ●日中はなるべく座位を保つように促し,トイレ・洗面・食事の時は車椅子で移動した。その後,病室内歩行,病棟内歩行へと徐々にADLの拡大を図った。保育士などの協力を得て離床を促した	#1 保育士,同室の児の協力を得て,遊びを通して離床を進めることができた。病棟内をスムーズに歩行にて移動できるようになった

7-2 慢性腎不全

7 腎・泌尿器疾患

看護の基礎知識

● 病態関連図

慢性腎不全の病態関連図

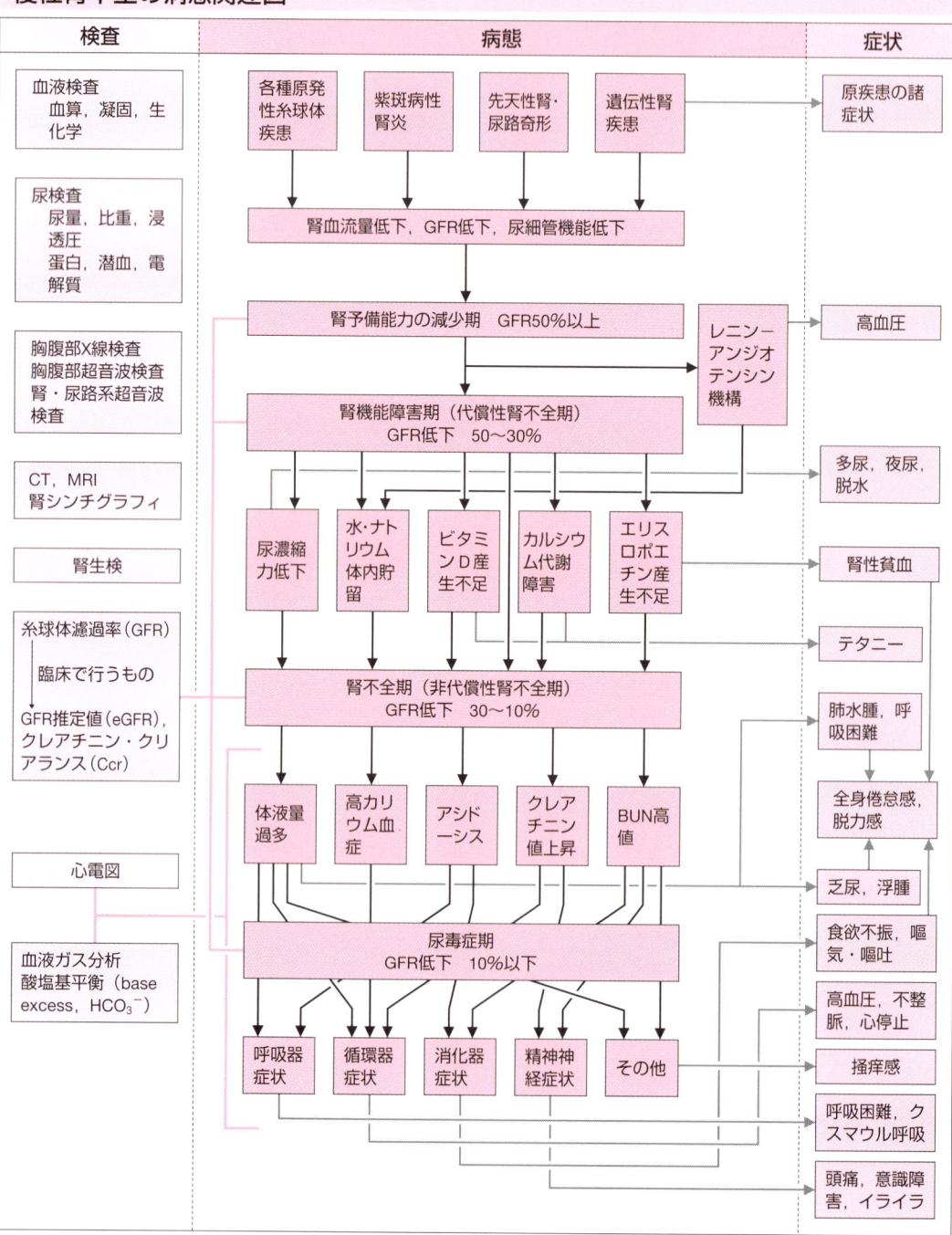

検査	病態	症状
血液検査 血算，凝固，生化学	各種原発性糸球体疾患／紫斑病性腎炎／先天性腎・尿路奇形／遺伝性腎疾患	原疾患の諸症状
尿検査 尿量，比重，浸透圧 蛋白，潜血，電解質	↓ 腎血流量低下，GFR低下，尿細管機能低下	
	↓ 腎予備能力の減少期　GFR50％以上 → レニン－アンジオテンシン機構 →	高血圧
胸腹部X線検査 胸腹部超音波検査 腎・尿路系超音波検査	↓ 腎機能障害期（代償性腎不全期） GFR低下　50～30％	多尿，夜尿，脱水
CT，MRI 腎シンチグラフィ	尿濃縮力低下／水・ナトリウム体内貯留／ビタミンD産生不足／カルシウム代謝障害／エリスロポエチン産生不足	腎性貧血 テタニー
腎生検	↓ 腎不全期（非代償性腎不全期） GFR低下　30～10％	肺水腫，呼吸困難 全身倦怠感，脱力感
糸球体濾過率（GFR） 臨床で行うもの GFR推定値（eGFR）， クレアチニン・クリアランス（Ccr）	体液量過多／高カリウム血症／アシドーシス／クレアチニン値上昇／BUN高値	乏尿，浮腫
心電図	↓ 尿毒症期 GFR低下　10％以下	食欲不振，嘔気・嘔吐 高血圧，不整脈，心停止
血液ガス分析 酸塩基平衡（base excess，HCO_3^-）	呼吸器症状／循環器症状／消化器症状／精神神経症状／その他	掻痒感 呼吸困難，クスマウル呼吸 頭痛，意識障害，イライラ

1 疾患の概念・定義

慢性腎不全は，数か月から十数年の経過を経て，徐々に腎機能が低下し，体液の恒常性を維持できなくなった状態である。

2 病態

腎機能障害により水・電解質のアンバランスと老廃物の蓄積，ホルモンの産生低下が生じる。

小児期に頻度の高い基礎疾患は，各種原発性糸球体疾患，紫斑病性腎炎，先天性腎・尿路奇形，遺伝性腎疾患である

3 分類

病期から分類したセルディンの分類や腎機能で分類した腎機能分類が用いられる（表7-2-1）。

4 診断

小児慢性特定疾患治療研究事業の基準は，「腎機能の低下（おおむね3か月以上血清BUN：40 mg/dL，または血清クレアチニン：1.5mg/dL以上が持続）がみられた場合」としている。本田[1]は乳幼児のクレアチニン値は低く，正常の1.5倍あるいはクレアチニン・クリアランス（Ccr）で60 mL/分/1.73m^{2}の基準を示している。

さらに電解質異常や代謝性アシドーシスの進行，貧血などの所見で診断される。

5 症状

1 臨床症状は表7-2-1に準じる。
2 第Ⅱ期は，先天性の尿細管機能障害による夜間多尿や塩分喪失に伴う脱水になる。後天性の症状には浮腫や高血圧がある。
3 第Ⅲ期以降は乏尿が顕著になり，苦痛の強い症状が現れる。

6 合併症

1 心不全，高K血症による不整脈，心停止
2 二次性副甲状腺機能亢進症，腎性骨異栄養症から異所性石灰化や骨の疼痛，病的骨折

7 検査

1 **血液検査**：血算，生化学など。
2 **腎機能検査**：GFRの推定値（eGFR），Ccr

表7-2-1 慢性腎不全の病期分類

	Seldinの分類	臨床症状	GFR（糸球体濾過率）	血清クレアチニン	腎機能分類（日本腎臓病学会）	
					腎機能	Ccr（クレアチニン・クリアランス）
Ⅰ期	腎予備能力の減少期（潜伏期）	無症状	50%以上	正常範囲内	腎機能軽度低下	71～90 mL/分
Ⅱ期	腎機能障害期（代償性腎不全期）	軽度のBUN上昇で蛋白制限をすればBUNは正常。何らかの負荷が加わるとⅢまたはⅣ期に進行する。	50～30%	2.0 mg/dL以下	腎機能中等度低下	51～70 mL/分
		尿濃縮力低下，多尿，夜尿，脱水，軽度の貧血をみる。			腎機能高度低下	31～50 mL/分
Ⅲ期	腎不全期（非代償性腎不全期）	BUNの高度上昇。尿量の減少，電解質異常，アシドーシス，高度の貧血，全身倦怠感，嘔気，高血圧をみる。	30～10%	2.0～8.0 mg/dL	腎不全期	11～30 mL/分
Ⅳ期	尿毒症期	Ⅲ期の症状がいっそう強くなるほか，消化器系，精神神経系，呼吸器系，心血管系，骨および筋肉異常など全身的な症状が出現する。脱力感，頭痛，意識障害，下肢の異常感覚をみる。	10%以下	8.0 mg/dL以上	末期腎不全期（尿毒症期）	10 mL/分以下～透析前

3　循環器系：心電図，胸部X線検査，心臓超音波検査など。
4　内分泌・代謝系：糖・脂質代謝，骨代謝マーカーなど。

8　治療

1　食事療法（表7-2-2）
十分なカロリー摂取が必要であり，蛋白制限による弊害が生じない工夫が必要である。

2　薬物療法
血圧が高い場合は降圧療法，貧血にエリスロポエチン製剤，電解質異常の補正が行われる。

3　透析療法
末期の腎不全は最終的に透析が導入される（表7-2-1）。1998〜2005年の15歳未満の新規症例は，腹膜透析81％，血液透析9％，先行的腎移植10％である[2]。

表7-2-2　保存期慢性腎不全の食事区分
（日本腎臓病学会）

対象	エネルギー kcal/kg/日	蛋白質 g/kg/日	カルシウム mg/日	リン mg/日
乳児	100〜120	1.6〜2.2	525	400
幼児	80〜95	1.0〜1.6	350〜450	400
学童	50〜80	1.0〜1.5	450〜900	450
学童以上	40〜50	0.8〜1.0	850	550

ほかに，血液透析期と腹膜透析期の食事区分がある。
①血液透析期は保存期より蛋白質摂取量が多い。
②腹膜透析期は，透析液からエネルギー吸収があるため保存期よりエネルギー摂取量が約10％少なく，腹膜から蛋白漏出があるため蛋白摂取量は多い。

9　疫学・予後

1　小児慢性特定疾患治療研究事業の登録数は，平成16年度175人，平成17年度135人だった。このほか原疾患への登録もある。
2　予後に影響する因子は，拒絶反応，感染症，悪性腫瘍，原疾患の再発などである。

10　看護

1　Ⅰ〜Ⅲ期：保存的治療期の看護
- 尿量，血圧，貧血症状の有無を観察する。
- 食事療法，運動制限，服薬などの実施を確認する。
- 患児・家族の疾患の理解度を確認する。

2　Ⅳ期：尿毒症期（透析導入期）の看護
- 医師より家族・患児に透析導入の具体的な説明が行われる。いずれ透析が必要であることを理解していても，家族・患児はショックを受け，不安が増大する。看護師は家族・患児が不安や疑問を表出できるよう関わる。
- 血液透析導入時期
　患児が穿刺時の疼痛や恐怖感，頭痛や嘔気などの苦痛のため嫌悪感を持つことがあり，慰めと励ましが必要である。
- 連続携行式腹膜透析（CAPD）導入時期
　患児・家族の個別性に配慮し，手技の指導を行う。通常の理解力，注意力，手先の器用さがあれば中学生くらいから患児自身で行うことができる。また，患児が年少で母親が手技を実施する場合は，家事との両立で負担になりすぎないよう配慮が必要で，父親をはじめ家族の協力が得られるようにする。

3　透析導入後の看護のポイント
- 安定した透析生活のためには食事管理が重要であり，栄養士と常に連携をとっていく。
- 透析を続けていく状況が受容できず，拒否的になったり，情緒不安定になったりする患児・家族に対しては看護師，主治医，精神科医，心理療法士などと連携して支援する。
- 患児が地域の学校で理解され，生き生きと学んでいくためには，学校との情報交換・連携が大切である。慢性腎不全は，自己管理，医療的管理が生涯にわたって必要である。看護師は，患児・家族の良き理解者，相談役となり，さらに医療チーム間の橋渡し役を担う。

■引用・参考文献
1) 本田雅敬：慢性腎不全，小児慢性疾患診療マニュアル，145-147，診断と治療社，2005．
2) 服部新三郎：わが国における慢性腎不全の疫学，小児科診療，97（2），281-285，2008．

慢性腎不全の看護 ●実践事例

●事例の要約

男児は5歳の時，幼稚園の検尿で血尿，蛋白尿を指摘され，当センターにてフォロー。5歳，6歳，9歳の時に腎生検を実施。副腎皮質ホルモン（ステロイド）や免疫抑制剤（シクロスポリン）による治療に反応せず，腎機能障害が進行し，腹膜透析導入となった。

●治療・看護の経過の記述

1 年齢，性別，診断名等

- 年齢：13歳
- 性別：男児
- 診断名：慢性腎不全，低形成腎，巣状糸球体硬化症（ステロイド抵抗性ネフローゼ）

2 発症から入院までの経過

過去3回の腎生検では，いずれも巣状糸球体硬化症（FSGS）であり，腎機能障害が進行。保存期腎不全の治療として，①食事制限：蛋白40g，カルシウム850mg/日，リン550mg/日，②活性炭（クレメジン）18cp/日，③炭酸沈降カルシウム4g/日，④炭酸水素ナトリウム4g/日，⑤アルファカルシドール（アルファロール）0.5μg/日，⑥クエン酸第一鉄ナトリウム（フェロミア）100mg/日，⑦エリスロポエチン製剤（エスポー）6000単位（隔週）を実施。今回，腹膜透析の導入目的で入院となった。

3 入院から退院までの経過

入院時，下肢の浮腫が少しあったが，バイタルサインは特に問題なく，家族・患児に医師から「現在の腎臓の働きは100点満点中15点くらい。夜間のみ透析を使って，昼間はおなかの中は空の状態，さらに腎機能が低下するようなら昼間も透析液をためる」と説明された。さらに，腹膜透析の合併症として，①カテーテルトラブル（閉塞や感染），②腹膜炎（入院して抗生剤治療），③液漏れ（ヘルニア），④腹膜硬化症〔特に長期間（5～8年）透析を続けた場合，腎移植〕があることが説明された。

説明後，両親から看護師にカテーテルの管理について「出口部はどうなっているのか」「夜間の寝返りの時はどうなるのか」「身体にどう止めるのか」など具体的な質問があり，不安と意欲が感じられた。患児からは特に不安言動や質問はなかった。入院前に自動腹膜透析（APD）のビデオを3本渡していたが，「イメージはついたが，実際にやってみないとわからない」という反応だった。

入院2日，局所麻酔下で，腹膜透析カテーテル挿入術施行。特に問題なく手術は終了した。術後のX線検査から，カテーテルの先端がU字に屈曲していることがわかり，排液不良が予測された。再手術はせず様子観察となった。

手術翌日から，計画的に腹膜透析の教育をチェックリストに沿って実施した。受け持ち看護師を二人体制とし，指導につく看護師を定着するようにし，指導内容や情報を共有するよう注意した。

実際夜間の腹膜透析機械のアラームは頻回だが，患児本人はアラームに反応せず，看護師の声かけでどう行動するかを何度も体験し，身体の向きを変えたり，トイレに行くなどして最終的にはマイナスバランスで経過した。また，排便コントロールに苦慮し，下剤や浣腸を使用するなどした。患児は理解力はあったが行動が伴わず，繰り返しその都度細かい指導を心がけた。また，薬に対する認識が甘く，内服自己管理の指導も強化した。

入院後半，試験外泊に向け母親への指導も実施されたが，母親から不安言動と疲労がみられた。母親のペースに合わせるよう留意し，在宅でのイメージや緊急時の対応ができるよう，母親が病院に泊まりベッドサイドで過ごす試験宿

泊を実施。母親がアラーム対応に不安が大きいことがわかった。反面，患児が冷静に対応できることもわかり，在宅療養に向け自信が持てるようになった。

また，入院期間が最低で約4週間と聞き，母親は「2学期に間に合わない」と学校のことを心配する言動があった。中学2年生で，来春は受験であることを気にしていた。夏休み期間中の入院でもあり，併設の養護学校への転校はせず，家庭教師をつけたいとの要望があり，別室を確保し学習環境を提供した。

4 退院時の状況

カテーテルは屈曲した状態だったが，マイナスバランスが保てていることと，退院後も週1回CAPD外来に通うことで様子観察となった。患児・母親の手技的問題はなく，内服管理もできるようになり，約5週間の入院期間を経て退院となった。

この事例から学んだこと

APD導入後，カテーテルの向きにより排液不良が続き，患児も夜間アラームに気づかず，退院・在宅へ向かうまで患児・家族への指導が大きな課題だった。

●実践事例の治療・看護の経過

		APD導入前	APD導入時期		APD導入後
			手術前	手術後	退院〜在宅
検査		採血（腎機能，血算） 尿検査 検温1検 （血圧3検）	採血 胸部X線検査 EKG 検温	排液検査 SpO₂	→ 検温1検（血圧3検）
治療		内服	前投薬	点滴	内服
日常生活	食事	塩分7g／日 リン550mg／日 カルシウム 850mg／日	禁食	塩分7g／日 リン550mg／日 カルシウム 850mg／日	塩分7g／日 蛋白70g／日 リン550mg／日 カルシウム 850mg／日
	安静度	フリー		術後2日：歩行可	フリー
	排泄	尿量測定			→
	清潔	入浴可		清拭	入浴介助
教育		APDの原理と方法（ビデオ） APDの手技（ビデオ） 業者からの説明	APDの手技		カテーテル出口部の消毒方法 トラブル発生時の対応 入浴指導 食事指導 外泊 四者面談（地元校，養護学校，医療者，患児・家族）

●実践事例の看護上の問題点への対応

患者の経過	看護上の問題点	観察・看護	結果
APD導入時期	#1 腹膜透析カテーテル挿入術後，腹痛，腹部違和感などの苦痛を生じる可能性がある #2 腹膜炎，出口部感染などを起こす危険性がある	〈観察〉 ●バイタルサイン，出口部の状態は問題ない ●透析液の注入・排液時の腹部症状，肛門痛などはないが，数回アラームが鳴る 〈看護〉 ●受け持ち看護師をできるだけ限定し，一貫した指導や言動となるようにし，患児が訴えやすいようにした ●カテーテルの屈曲があり，夜間数回アラームが鳴り，体位の工夫や排尿誘導をした	#1 1度排液に混濁があり，細胞数の増加があったが，抗生剤の投与により改善した。カテーテルの屈曲はあったが，マイナスバランスで経過した #2 術後数日は腹部の痛みと違和感の訴えがあったが，薬は使用しなかった。徐々に訴えがなくなった。手術翌日より患児・母親への指導が開始された
APD導入後	#1 在宅療養に向けての知識・技術不足による不安がある #2 内服の必要性の認識不足から確実に内服できない危険性がある	〈観察〉 ●機械の操作手順を声かけで修正できている ●内服(特に食前)を時々忘れてしまうことがある 〈看護〉 ●患児・家族に合わせた指導計画を立て，チェックリストを活用した。特に患児と母親のペースにそって正確に行えるようフォローしていった。母親の病院での試験宿泊を計画し，外泊，退院へと進めた ●外泊前から薬を自己管理とし，内服セッティング，時間などを確認していった ●内服忘れが続き，セッティングや内服袋への記載を工夫したり，必要性を話すなどした	#1 患児は連日の指導により，ゆっくりではあるが，機械操作を覚えていった。夜間のアラーム対応も不安があり，母親への指導も同時に実施していった。面会日や時間の制限があり，母親の不安言動が聞かれ，時間を要した。実際，母親は病院での試験宿泊時，アラームに対し動揺があった。しかし，患児が冷静に対応でき，よい経験となった #2 退院前には自己管理に問題がなくなり，内服できるようになった

7-3 IgA腎症

7 腎・泌尿器疾患

看護の基礎知識

●病態関連図

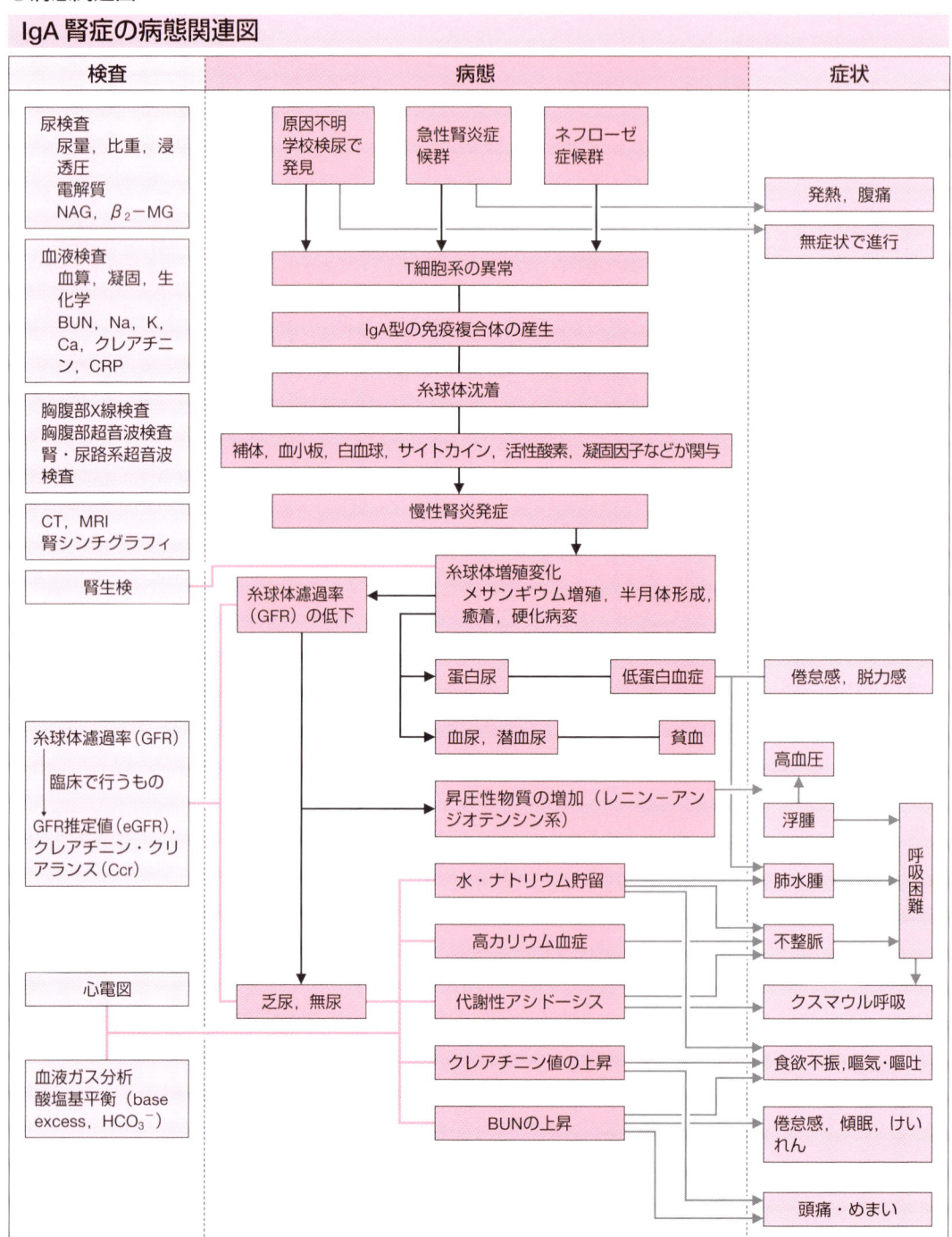

IgA腎症の病態関連図

検査	病態	症状

検査
- 尿検査
  - 尿量，比重，浸透圧
  - 電解質
  - NAG，β_2-MG
- 血液検査
  - 血算，凝固，生化学
  - BUN，Na，K，Ca，クレアチニン，CRP
- 胸腹部X線検査
- 胸腹部超音波検査
- 腎・尿路系超音波検査
- CT，MRI
- 腎シンチグラフィ
- 腎生検
- 糸球体濾過率（GFR）
  - 臨床で行うもの
  - GFR推定値（eGFR），クレアチニン・クリアランス（Ccr）
- 心電図
- 血液ガス分析
  - 酸塩基平衡（base excess，HCO_3^-）

病態
- 原因不明　学校検尿で発見
- 急性腎炎症候群
- ネフローゼ症候群
- T細胞系の異常
- IgA型の免疫複合体の産生
- 糸球体沈着
- 補体，血小板，白血球，サイトカイン，活性酸素，凝固因子などが関与
- 慢性腎炎発症
- 糸球体増殖変化　メサンギウム増殖，半月体形成，癒着，硬化病変
- 糸球体濾過率（GFR）の低下
- 蛋白尿 → 低蛋白血症
- 血尿，潜血尿
- 昇圧性物質の増加（レニン-アンジオテンシン系）
- 水・ナトリウム貯留
- 高カリウム血症
- 乏尿，無尿
- 代謝性アシドーシス
- クレアチニン値の上昇
- BUNの上昇

症状
- 発熱，腹痛
- 無症状で進行
- 倦怠感，脱力感
- 貧血
- 高血圧
- 浮腫
- 肺水腫
- 不整脈
- クスマウル呼吸
- 食欲不振，嘔気・嘔吐
- 倦怠感，傾眠，けいれん
- 頭痛・めまい
- 呼吸困難

1 疾患の概念・定義

IgA腎症は，一次性の慢性糸球体腎炎のなかで，メサンギウム細胞の増殖・メサンギウム基質の拡大（増生）とメサンギウム領域へのIgAを主体とする顆粒状沈着物を認めるものと定義されている。

小児および成人の慢性腎疾患のなかで最も高頻度にみられるが，病因はまだ明らかにされていない。

2 病態

T細胞系の異常でIgA産生が亢進し，IgA型の免疫複合体が生じやすく，腎臓に沈着して腎炎を起こす。腎臓に免疫複合体が沈着すると，補体，血小板，白血球，サイトカイン，活性酸素，凝固因子などが関与して腎炎が発症する。

発生時期は不明なことが多く，学校の検尿などで発見される割合が高い。急性腎炎症候群，あるいはネフローゼ症候群を呈して発症するのは約10%である[1]。

3 重症度分類

重症度分類を表7-3-1に示す[2]。

表7-3-1　重症度分類

軽症例の定義
下記の全てを満たすものとする。 ・臨床症状 　軽度蛋白尿 ・病理組織像 　中等度以上のメサンギウム増殖，半月体形成，癒着，硬化病変のいずれかの所見を有する糸球体が全糸球体の80%未満，かつ半月体形成を認める糸球体が30%未満であるもの。
重症例の定義
下記のいずれか1つを満たすものとする。 ・臨床症状 　高度蛋白尿 ・病理組織像 　中等度以上のメサンギウム増殖，半月体形成，癒着，硬化病変のいずれかの所見を有する糸球体が全糸球体の80%以上，または半月体形成が全糸球体の30%以上であるもの。

日本小児腎臓病学会：小児IgA腎症の治療ガイドライン1.0版，2007．

4 診断

診断と重症度判定は腎生検で行われる。蛍光抗体法で，主としてメサンギウム領域にIgAが最も強くび慢性に沈着する。

同様にIgA沈着を認める紫斑病性腎炎は血管性紫斑病に引き続いて現れ，臨床経過で鑑別される。

5 症状

血尿，蛋白尿，時に発熱を伴う肉眼的血尿。

6 合併症

治療に伴う成長障害と性腺抑制がある。ステロイド剤による骨粗鬆症，満月様顔貌，高血圧がある。

7 検査

1. 尿所見：蛋白尿，血尿（顕微鏡的血尿から肉眼的血尿に至るまで広範囲）
2. 腎生検：尿蛋白量0.5g/日を超える症例が適応
3. 血清IgA値：本症の半数で高値となる（小学生は220mg/dL以上，中高生は240mg/dL以上）
4. 補体：ほぼ正常
5. 腎機能：血清クレアチニン，Ccr，eGFR

8 治療

現在，治療法は確立されておらず，国内外で治療法の比較研究中である。ここでは，小児IgA腎症治療ガイドライン1.0版に準じ概要を示す。

1 軽症例

巣状メサンギウム増殖を示す軽症例は，発症後10年で，腎不全に移行は1%，尿所見正常率は60%，残り40%は血尿，蛋白尿が持続していた[1]という報告がある。

軽症例の治療指針を表7-3-2に示す。

表7-3-2 軽症例の治療指針

以下の2剤のいずれかを2年以上投与する。 ①アンジオテンシン変換酵素阻害薬 　リシノプリル 0.4 mg/kg/日分1（最大量 20 mg/日） ②漢方薬 　紫苓湯1包分2（体重20 kg以下），2包分2（20～40 kg），3包分3（40 kg以上）

日本小児腎臓病学会小児IgA腎症の治療ガイドライン1.0版, 2007.

2 重症例

重症例の治療は，早期の多剤併用療法（カクテル療法）が副作用が少なく，長期予後を著明に改善する。重症例の治療指針を表7-3-3に示す。

表7-3-3 重症例の治療指針

治療は副腎皮質ステロイド剤，免疫抑制薬，抗凝固薬，抗血小板薬を用いた2年間の多剤併用療法（カクテル療法）とする。 　本治療の実施には，腎臓専門医と十分相談すること。 　薬物投与量は身長をもとにした標準体重により計算する。 ・副腎皮質ステロイド剤 　プレドニゾロン内服 　1）2 mg/kg/日（最大量 80 mg/日）分3，連日投与4週間。 　2）その後，2 mg/kg分1，隔日投与，以後漸減中止。 ・免疫抑制薬 　アザチオプリンまたはミゾリビン内服 　アザチオプリン：2 mg/kg/日（最大量：100 mg/日）　分1，2年間。 　ミゾリビン：4 mg/kg（最大量：150 mg/日）分2，2年間。 ・抗凝固薬 　ワルファリンカリウム内服 　朝分1，トロンボテストで20～50％となるよう投与量を調節。安全のために0.5～1 mg/日より開始すること。 ・抗血小板薬 　ジピリダモール内服 　3 mg/kg/日分3で開始し，副作用がなければ1週間後から6～7 mg/kg/日（最大量：300 mg/日）。

日本小児腎臓病学会：小児IgA腎症の治療ガイドライン1.0版, 2007.

9 疫学・予後

罹患年齢は学童以降に多い。小児の慢性糸球腎炎のなかで20％以上を占める。

これまで小児期発症のIgA腎症は予後良好と考えられていたが，わが国の小児期発症241例のうち，15年間で11％が末期腎不全という報告からも，長期予後は不良である[2]。ネフローゼ症候群，高血圧を示す例は，予後不良の場合が多い。

10 看護

1 腎生検時の看護のポイント（表7-3-4, p.238参照）

- 検査前：患児，家族に説明を行い不安の緩和に努める。
- 検査中：痛みをとり患児が動かず安全に検査が進められるようにする。
- 検査後：止血を確実に行い早期に退院できるようにする。

2 治療時の看護のポイント

- 前述のように，重症度に応じた薬物療法が行われる。抗血小板薬，抗凝固薬による出血傾向の出現に留意する。ワルファリンカリウム服用中は，納豆の摂取を控える。副腎皮質ステロイド剤による副作用の出現に留意する（感染症，胃炎，怠薬による急性副腎機能異常など）。免疫抑制薬使用時は，特に感染症のリスクが増す。アンジオテンシン系阻害薬などの降圧剤により低血圧となったり乾性咳をきたすこともある。
- 薬物の長期投与がされるため，正確に服薬されているか確認する。また，本症は上気道炎に罹患時に，尿所見が増悪することがあるので，外出からの帰宅時の手洗いやうがいなどの指導を徹底する。

3 日常生活への援助

治療が開始された場合，入院期間が長期となるため，規則正しい生活が送れるように指導・援助する。

- 安静度：日常生活はほとんど制限ない。激しい運動は避ける。
- 食事：腎機能，高血圧などの症状により塩分制限食。ワルファリンカリウム服用時は納豆摂取禁止。
- 排泄：上気道炎罹患時は自宅で検尿テープでチェックを行う。

■ 引用・参考文献

1) 吉川徳茂：IgA腎症，小児慢性疾患診療マニュアル，111-113，診断と治療社，2005.
2) 日本小児腎臓病学会 http://www.jspn.jp/IgA.pdf

IgA腎症の看護

●実践事例

●事例の要約

男児は，幼稚園の尿検査で血尿を指摘された後，嘔吐・腹痛がありウイルス性腸炎と診断された。その後，腎機能障害と蛋白尿が出現したため，腎生検を施行。その結果，IgA腎症と診断された。ステロイド剤・免疫抑制薬・抗凝固薬によるカクテル療法を開始し，腎機能が改善し退院となった。

●治療・看護の経過の記述

1 年齢，性別，診断名等

- 年齢：5歳
- 性別：男児
- 診断名：IgA腎症
- 家族：両親

2 発症から入院までの経過

幼稚園の尿検査で血尿を指摘され，二次検査の結果を待っていたが，嘔吐，腹痛が出現し，近医を受診。ウイルス性腸炎と診断され治療していたが，症状はよくならず，蛋白尿，腎機能の低下をきたし，精査加療目的で当科入院となる。

3 入院時の状態

尿試験紙で蛋白（3＋），潜血（3＋），腎機能はBUN 24mg/dL，血清クレアチニン値0.58mg/dL，血中アルブミン値2.8g/dLと低下しており，下肢に浮腫が生じていた。

4 入院から退院までの経過

食事は塩分1日1gに制限し，安静度はトイレ・洗面以外は床上安静とした。腎生検について医師から説明を行い，了解を得た後，腎生検の看護のポイント（表7-3-4）に基づいて看護師から検査前後の注意事項，処置，食事，安静度について説明をし，不安の除去に努めた。入院2日に腎生検を行った。腎生検後24時間は臥床安静を保持し，穿刺部からの出血予防を図った。腎生検後は入浴できないため，清拭を行い清潔の保持をした。入院4日には尿蛋白（＋）と低下したため安静度を病棟内フリーとし，入浴も許可された。入院6日に尿蛋白（2～3＋）と上昇し，BUN 20mg/dL，血清クレアチニン値0.70mg/dLとなり，腎機能の改善はみられなかった。

腎生検の結果は，び漫性のメサンギウム増殖性腎炎で，治療についてインフォームド・コンセントを行い，入院7日からカクテル療法が開始された。副作用の出現に注意し，バイタルサインの測定，感染症状，食事摂取状況の観察，骨塩定量（骨ミネラル測定），眼圧検査を行った。

また，外泊・退院に向け家族に尿テステープ（尿試験紙）の見方を指導した。カクテル療法は2年間続けなければならないため，服薬指導，栄養指導を組み，不安の除去にも努めた。カクテル療法開始3週目には尿蛋白は（＋）に低下し，病状安定していたため，毎週末2泊の外泊が許可された。カクテル療法開始4週目に尿蛋白（±～－）となり，カクテル療法開始5週目に副腎皮質ステロイド剤を隔日内服に減量し，病状の悪化がないことを確認後，退院となった。

この事例から学んだこと

5歳児に対する服薬指導と安静を保つことの難しさを体験した事例であった。内服薬の種類が多く，服薬指導に時間を要した。幼児に内服・安静の必要性の理解を得るには，家族の協力が必須であることを学んだ。

● **実践事例の治療・看護の経過**

		入院〜腎生検	治療開始〜安定期	退院まで
検査		尿検査（起床尿） →		
		尿量測定，蓄尿 →		
		血液（生化学，血算） →		
		腎生検	骨塩定量	
			眼圧検査	
治療			カクテル療法（副腎皮質ステロイド剤，免疫抑制薬，抗凝固薬）	
日常生活	食事	塩分制限 1 g/日	塩分制限 5 g/日 →	
			カリウム制限 2000 mg/日 →	
	安静度	床上 トイレ洗面以外	病棟内フリー	フリー
	清潔	清拭	入浴 →	
	教育	尿テステープのチェック方法	服薬指導	運動制限指導，集団生活指導
			栄養指導	
			感染予防	

表 7-3-4　腎生検の看護のポイント

検査前	検査中	検査後
①血小板数，凝固時間など出血傾向の有無を確認する。抗血栓薬を内服している場合，1週間前には休薬する。 ②患児の理解度に応じて検査の必要性，検査方法，検査後の安静について説明を行い，理解を得るとともに，不安の緩和に努める。 ③検査後のベッド上での排泄方法について説明を行い，練習を行っておく。 ④検査前日，入浴またはシャワー浴を行う。入浴できない場合は清拭を行う。 ⑤術前検査の確認（胸部X線検査，心電図，腎機能検査，血液検査，血液型） ⑥承諾書の確認を行う。 ⑦検査当日は絶食とし，朝の内服は検査2時間前までには済ませる。検査前より血管を確保し，点滴輸液をする。 ⑧検査直前に排尿を促す。	①検査開始30分前から，抗生剤を静脈注射し，ペンタゾシン（ペンタジン），ヒドロキシジン（アタラックスP）などの点滴輸液を開始する（前投薬）。 ②前投薬が終了したら，腹臥位をとり下腹部に固い枕を挿入して，腎臓部を下から圧迫固定する。 ③塩酸ケタミン（ケタラール），ミダゾラム（ドルミカム）をさらに静脈注射し入眠導入を図る。 ④皮膚の消毒を完全に行い，滅菌操作で穿刺を行う。 ⑤左腎生検が基本で，超音波下で腎臓を抽出し腎臓の位置を確認の上，生検針を挿入，検体を得る。 ⑥局所麻酔の注射，生検針の挿入時は患児が痛みで動かないように介助する。 ⑦検査中はバイタルサインのチェックとともに，経皮酸素モニター，顔色，痛みの有無，程度の観察をする。特に血圧の変動に注意する。 ⑧抜針後10分，用手で穿刺部を強く圧迫。止血を確認後，絆創膏で圧迫固定する。終了したことを患児に告げ労をねぎらう。	①検査後2時間は絶対安静とし，24時間は臥床安静とする。 ②検査後，15分，30分，1時間，2時間，4時間，以後4時間ごとに血圧，脈拍を測定する。 ③検査終了後，排尿ごとに血尿の有無・程度の観察をする。また，採血も行い，貧血の悪化のないことを確認する。 ④背部の異常な疼痛に注意する。検査後2時間経過し，止血できていれば下腹部の枕を除去し，24時間は排尿時以外臥床したまま行う。出血の徴候がなければ24時間後にもとの安静度に戻す（翌朝，穿刺部のガーゼをはずし，創部を観察する）。 ⑤全身状態がよければ完全覚醒後飲水を行い，気分不快，吐気がなければ食事摂取可となる。 ⑥検査翌日に腎臓超音波検査を行い，腎穿刺部の血腫（腎周囲血腫）の有無を観察する。検査後2日にシャワー浴が許可され，4〜5日に退院となる。 ⑦検査後2週間は激しい運動をしないように指導する。

●実践事例の看護上の問題点への対応

患者の経過	看護上の問題点	観察・看護	結果
入院 〜 腎生検	♯1 母子分離に対する患児・家族の不安 ♯2 腎生検に対する不安 ♯3 腎生検後の苦痛，出血の可能性 ♯4 安静によるストレス	〈観察〉 ●患児・家族から母子分離に対する不安言動がある ●重要な検査であることはわかっているが，初めての経験であり，不安がある ●入院時からの安静に続き，腎生検後は臥床安静が必要であり，ストレスとなる 〈看護〉 ●24時間面会が可能であることを伝え，保育士が日中対応できるようにする ●腎生検についてオリエンテーションを行い，不安の訴えがあった時には，迅速に対応し不安の除去に努める ●腎生検後は2時間絶対安静とし，その後は体位変換を介助し，臥床安静を守り，安静度内での安楽な体位を工夫する ●バイタルサインのチェック ●玩具，絵本，ビデオテレビの貸し出し	♯1 家族がいない時には，看護師・保育士が介入し，過ごす ♯2 腎生検についての不安を軽減し，トラブルなく検査を終了する ♯3 穿刺部からの出血はなかった。入院4日に病棟内フリーとなった ♯4 腎生検後24時間臥床安静を守ることができた
治療開始 〜 安定期	♯1 IgA腎症に対する疾患と治療に関連した知識不足	〈観察〉 ●尿蛋白は（3＋）から（−）に減量 ●尿潜血は（3＋）以上が続いている ●血圧は安定している ●感冒症状はあるが内服で軽減する ●内服による副作用は目立たない ●塩分制限食（5g/日）が必要 〈看護〉 ●毎日尿蛋白・潜血チェックが必要であるため，尿テステープの見方を指導 ●服薬指導，栄養指導を行う	♯1 病状が安定して毎週末外泊を行ったが，尿テステープのチェック，食事・内服管理ができた
退院まで	♯1 2年間服薬治療を継続する必要がある ♯2 退院後の生活の不安	〈観察〉 ●副腎皮質ステロイド剤が隔日投与になっても病状は安定している ●母親「退院後の運動とか，どうすればいいんでしょう」 〈看護〉 ●退院指導（運動制限，集団生活，定期外来通院）	♯1 定期外来受診を続け，内服治療を継続している ♯2 服薬指導，栄養指導を受け，疑問や不安な点を質問できた

7-4 溶血性尿毒症症候群

7 腎・泌尿器疾患

看護の基礎知識

● 病態関連図

溶血性尿毒症症候群の病態関連図

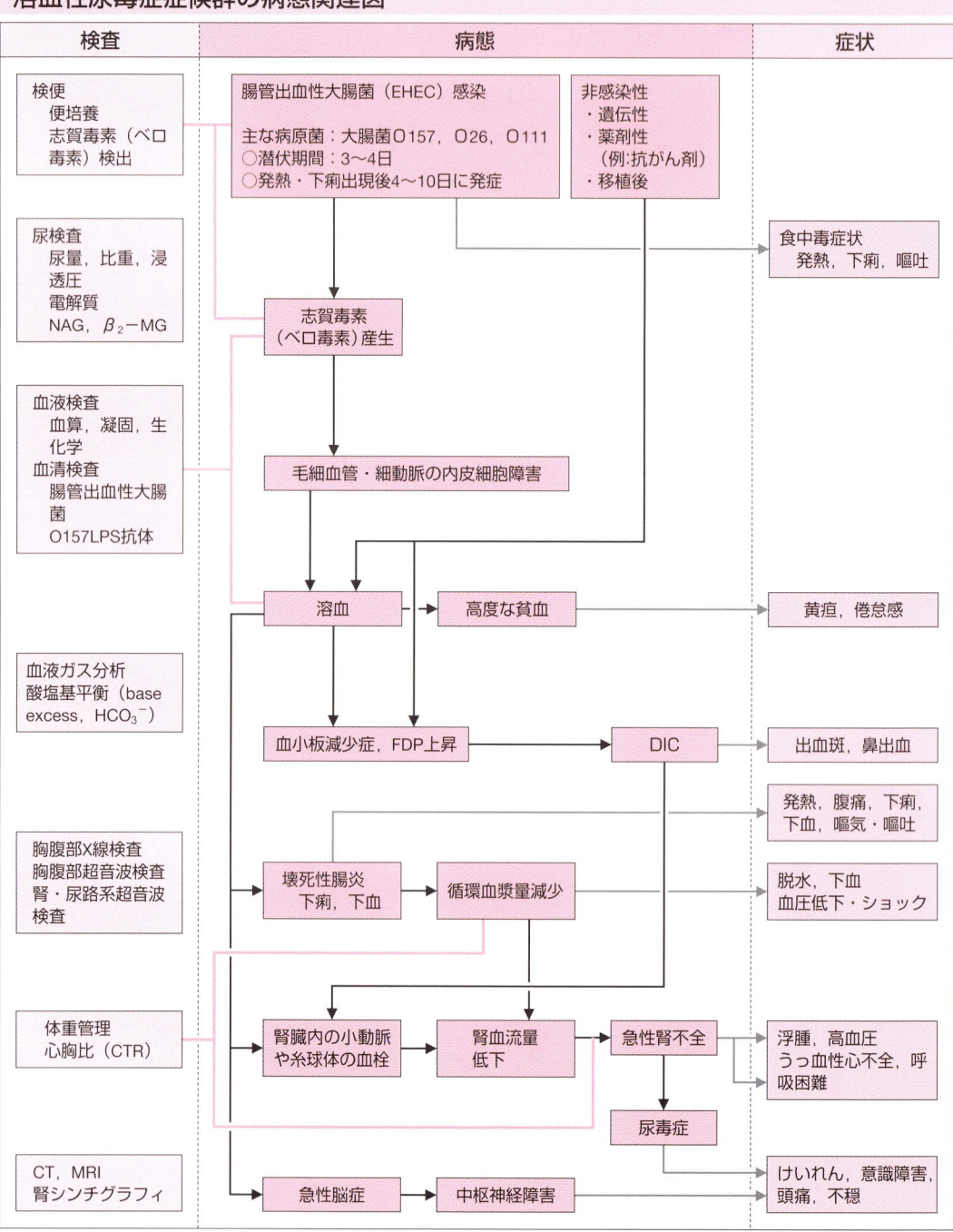

検査	病態	症状
検便 　便培養 　志賀毒素（ベロ毒素）検出	**腸管出血性大腸菌（EHEC）感染** 主な病原菌：大腸菌O157, O26, O111 ○潜伏期間：3〜4日 ○発熱・下痢出現後4〜10日に発症　　　　**非感染性** 　・遺伝性 　・薬剤性 　　（例：抗がん剤） 　・移植後	食中毒症状 　発熱，下痢，嘔吐
尿検査 　尿量，比重，浸透圧 　電解質 　NAG, β_2-MG	↓ 志賀毒素（ベロ毒素）産生 ↓	
血液検査 　血算，凝固，生化学 **血清検査** 　腸管出血性大腸菌 　O157LPS抗体	毛細血管・細動脈の内皮細胞障害 ↓ 溶血　→　高度な貧血	黄疸，倦怠感
血液ガス分析 酸塩基平衡（base excess, HCO_3^-）	↓ 血小板減少症，FDP上昇　→　DIC	出血斑，鼻出血
		発熱，腹痛，下痢，下血，嘔気・嘔吐
胸腹部X線検査 胸腹部超音波検査 腎・尿路系超音波検査	壊死性腸炎 下痢，下血　　循環血漿量減少	脱水，下血 血圧低下・ショック
体重管理 心胸比（CTR）	腎臓内の小動脈 や糸球体の血栓　　腎血流量低下　→　急性腎不全 ↓ 尿毒症	浮腫，高血圧 うっ血性心不全，呼吸困難
CT, MRI 腎シンチグラフィ	急性脳症　→　中枢神経障害	けいれん，意識障害，頭痛，不穏

1 疾患の概念・定義

溶血性尿毒症症候群（HUS）は志賀毒素によるものと，5～10％は関連のないものがある[1]（病態関連図参照）。志賀毒素はベロ毒素と同じであり，一部の赤痢菌や腸管出血性大腸菌（EHEC）で産生され，毒性が強く，腸管，腎臓，脳の細胞を攻撃して重症化しやすい。

原因菌は病原大腸菌O157が最も多く，O26，O111，O165などがある。感染者の約1～10％にHUSが発症し，下痢や発熱出現後4～10日に発症することが多い。

4歳以下に好発し，一部成人にもみられる。乳幼児の急性腎不全の原因として多い。

2 病態

腎臓を中心とした毛細血管，あるいは細動脈の内皮細胞障害を起こし，血管内凝固がみられ，血小板が減少する。その結果，そこを通過する赤血球が破壊され貧血が起き，腎臓内の小動脈あるいは糸球体の血栓により腎血流量の低下がみられ，急性腎不全が起こると考えられている。

3 分類

HUSは，3つに分類される。
1 下痢，血便を前駆症状とする典型的なHUS
2 前駆症状がなく小動脈を主体とするHUS
3 先天的要因が考えられる頻回再発型のHUS

4 診断・合併症

腸管出血性大腸菌感染に伴う溶血性尿毒症症候群（HUS）の診断・治療のガイドライン（改訂版）から，診断基準を示す[2]。
1 3主徴
①溶血性貧血：破砕状赤血球を伴う貧血でHb 10g/dL以下
②血小板減少：血小板数10万/μL以下
③急性腎機能障害：血清クレアチニン濃度が年齢別基準値の97.5％値（表7-4-1）以上で，各個人の健常時の値の1.5倍以上

2 随伴症状
①中枢神経症状：意識障害，けいれん，頭痛
②その他：肝機能障害，肝内胆管・胆嚢結石，膵炎，DICを合併することがある
【注意事項】大腸炎の重症化（腸穿孔，腸狭窄，直腸脱，腸重積）に注意する。

5 症状

1 前駆症状：下痢，血便，腹痛，嘔吐などの消化器症状や，上気道感染症状がみられる。
2 急性期：症状は急激に発現する。乏尿から無尿，浮腫，蛋白尿などを認める。貧血症状として無気力，顔面蒼白などが，出血傾向として点状出血斑，鼻出血などがある。けいれん，意識障害，乏尿，無尿，高血圧に伴う心不全症状がみられる。

6 検査

1 血算：白血球増多，ヘモグロビンとHt値の低下，血小板減少，破砕赤血球・網状赤血球の増加
2 生化学：ビリルビン・血清LDH・BUN・クレアチニンの上昇，ハプトグロビンの低下，代謝性アシドーシス
3 尿一般（尿蛋白，尿潜血），便培養など

7 治療

1 対症療法
①輸血による貧血の治療
②補液で水分・電解質異常，アシドーシス矯正
③腎不全の治療：透析療法［血液透析（HD），腹膜透析（PD）］

表7-4-1 血清クレアチニン濃度の97.5％値（mg/dL, Jaffe法）

	0.6	0.7	0.8	0.9	1.0
男（歳）	1～2	3～8	9～12	13～14	15～16
女（歳）	1～2	3～4	5～11	12～14	15～16

小児基準値研究班編：日本人小児の臨床検査基準値，日本公衆衛生協会，1996．

④降圧剤による血圧コントロール
⑤脳症の治療：抗けいれん剤療法

2 原疾患の治療
①抗血小板療法：アスピリン，ジピリダモールなど
②抗凝固療法：ヘパリン，メシル酸ガベキサート（FOY）
③凝固因子の是正：凍結血漿，トロンボキサンA_2合成阻害剤，PGI_2製剤
④血漿交換療法：エンドトキシン（ベロトキシン）除去

8 疫学・予後

下痢に続いて発症するHUSの急性期死亡率は，現在は10％以下である。一方，下痢の先行しないHUSの死亡率は約40％と高値である。

9 看護

1 観察
①急性期
排便状態（便性，血便の有無），消化器症状（腹痛の有無），脱水の有無と程度，貧血症状（血液データ，顔色，倦怠感），急性腎不全の症状（尿量，血尿，蛋白尿，浮腫，血圧），出血症状（血液データ，出血斑，鼻出血），中枢神経症状（けいれん，意識レベル）。

②回復期
腎機能の回復状態（尿量，尿性状，血液データなど），貧血症状の有無，筋力低下の有無（症例により長期臥床を強いられることがある），後遺症の有無（肝機能障害，膀胱・直腸障害）。

③退院時
家族の不安な点を把握し，それに対応した退院指導を行う。

2 看護ケア
①安静度
重症例，透析療法時はベッド上安静とする。腎機能の程度に合わせて徐々に解除していく。

②食事
腎不全の程度に応じた制限が加わる。また，症例によっては腸管の粘膜にも障害を起こしていることがあるため，水分摂取から開始し，食事段階を徐々に上げていく。刺激が少ないもの，繊維の少ない野菜や吸収の良いものを献立へ取り入れる。

③排泄
入院時は尿カテーテルを留置する。その後は腎機能，安静度に合わせて床上排泄からはじめていく。

④清潔
下痢が頻回にみられることが多いため，特に陰臀部の清潔に留意する。皮膚状態に応じて洗浄を行う。急性期では患児の負担にならないように部分ケアを行う。症状の安定と安静度に合わせて入浴へと拡大していく。

⑤コミュニケーション
急性期では，急激な症状の悪化の可能性があるため，十分な病状の説明，家族の精神的な援助を行う。
二次感染予防の個室隔離では，ストレス緩和のため頻回な訪室が必要である。

⑥二次感染予防
O157を起因とするHUSでは，患児の管理とともに二次感染の予防が重要となる。便培養でO157陰性となるまで個室隔離とし，ガウンテクニック，手洗いなどを徹底する。

■ 引用・参考文献
1) 郭義胤：溶血性尿毒症症候群，小児科診療，69（増刊号），684 − 687，2006.
2) 日本小児腎臓病学会：腸管出血性大腸菌感染に伴う溶血性尿毒症症候群（HUS）の診断・治療のガイドライン（改訂版）
http://www.jspn.jp/cho-kan-gakujyutsu.html

溶血性尿毒症症候群の看護

●実践事例

●事例の要約

腸管出血性大腸菌O157による溶血性尿毒症症候群（HUS）を発症した女児。自動腹膜透析装置による24時間透析で腎機能を改善し退院した。

●治療・看護の経過の記述

1 年齢，性別，診断名等

- 年齢：13歳6か月
- 性別：女児
- 診断名：溶血性尿毒症症候群（HUS）
- 既往歴：5歳　てんかん，肺炎，7歳　紫斑病，9・11歳　肺炎
- 原因菌：血清に腸管出血性大腸菌O157検出。

2 発症から入院までの経過

1週間前から37℃以上の発熱，下痢が出現し，近医を受診し止痢剤を服用した。受診翌日，血便があり入院し輸液したが，尿量が減少して尿素窒素（BUN），クレアチニン（Cr）が上昇し，HUSの疑いで転院する。生卵は食べていないが，生魚を2～3日前に食べている。

3 入院時の状態

救急外来で全身麻酔下に腹膜透析（PD）のテンコフ・カテーテルを挿入し，膀胱留置カテーテルも挿入した。排尿100mL程度で，フロセミド（ラシックス）2mL静脈注射したが反応不良であった。

病棟移動後の血液検査で，白血球1万800/μL，ヘモグロビン9.4g/dL，血小板1.7万/μL，BUN 94mg/dL，Cr 6.32mg/dL。腹部に点状出血斑，肛門周囲に発赤がみられた。グリセリン浣腸後に暗緑色泥状～軟便を多量に排泄した。

体温36.8℃，血圧120mmHg/触診。HUS確定。PD導入目的のため，血小板濃厚液10単位輸血，重炭酸ナトリウム（メイロン）投与して，緊急でテンコフ・カテーテルを挿入した。

4 入院から退院までの経過

HUSが確定し，貧血・血小板減少に対しては輸血を行い，自動腹膜透析装置で600mL/日×8サイクルの設定で，腹膜透析液（ダイアニール PD-2　2.5％液）による持続性周期的腹膜透析（CCPD）を開始した。支持療法として，メシル酸ナファモスタット（フサン）持続＋ホスホマイシン（FOM）＋γ-グロブリン投与を行った。CCPD開始3日目に，設定を900mL/日×10サイクル，透析液をダイアニール PD-2 1.5％に変更した。4日目にBUN，Crともに低下し，血小板，ヘモグロビンも回復傾向を示した。しかし，6日目に脳波検査で，光刺激による間代性のけいれんが出現して，ジアゼパム（セルシン）の静脈注射とリドカイン（キシロカイン）の持続投与を開始した。その後，けいれんは出現しなかった。

10日目に輸液を中止し，13日目にCCPDが中止となったが，BUN，Crの上昇は認められなかった。長期臥床による体力低下があったが，徐々に活動量が上がっていった。

5 退院時の状況

CCPD中止後もBUN，Cr値は異常なく，入院21日にテンコフ・カテーテルを抜去した。出口部の創痛は自制内で経過して抜糸し，両親の不安表出もなく，入院22日に軽快退院した。

この事例から学んだこと

HUSの急性期から回復までの一連の看護を体験的に学んだ。今後，急性期での家族看護に役立てたい。

●実践事例の治療・看護の経過

		急性期		回復期	退院
		CCPD開始〜2日目	3〜13日目	14日目〜退院	退院〜次回外来
検査		採血（腎機能，血算） 脳波検査 心電図 胸腹部X線検査 尿検査 便培養	脳波検査	排液検査 便培養	→
治療		透析： 透析液：ダイアニール PD-2　2.5% 輸液 抗生剤 輸血：血小板10単位	透析： 透析液：ダイアニール PD-2　1.5% → → 輸血	内服	→
日常生活	食事	絶食	→	軟飯：減塩，減蛋白，減リン食（塩5g，蛋白40g/日，リン550mg/日）	常食
	安静度	ベッド上	→	室内歩行可	フリー
	排泄	膀胱留置カテーテル挿入（8時間ごと）	→	尿量測定（蓄尿）	フリー
	清潔	清拭	→	シャワー可	清拭
	隔離	個室隔離	→	隔離解除（3回便培養にて陰性確認）	自宅
教育		隔離期間中はガウンテクニックの指導		イン・アウトチェックの記載を指導	外来まで入浴は不可 テンコフ・カテーテル抜去部を刺激しないように清拭する

●実践事例の看護上の問題点への対応

患者の経過	看護上の問題点	観察・看護	結果
急性期	♯1 腹膜炎，中枢神経系の障害，消化器系の障害を起こす危険がある ♯2 カテーテルのトラブルが起こる危険がある	〈観察〉 ●カテーテル出口部：発赤，腫脹，熱感の有無 ●消化器症状：腹痛，発熱 ●脳神経症状：意識，けいれん ●排液の性状・量，液漏れの有無 ●除水 〈看護〉 ●モニタリングで全身管理 ●カテーテルの固定 ●輸液管理 ●輸血管理 ●陰部清拭	♯1 傾眠傾向，発熱あり，血圧高めで経過した 　排液に淡々血性物あり，創痛認めた 　透析は除水が良好で，透析液の濃度が2.5%から1.5%に変更になった 　下痢便は9回あったが，排便時に腹痛も血便もなかった 　下痢便頻回により臀部に発赤が出現した ♯2 カテーテルのトラブルは生じなかった
回復期	♯1 注排液の不良を起こす可能性がある ♯2 けいれん発作の可能性がある ♯3 下痢便頻回で陰部が発赤している	〈観察〉 ●注排液の状態，液漏れ ●創部の痛みの有無 ●下痢便による陰部の発赤 〈看護〉 ●モニタリングで全身管理 ●カテーテルの固定 ●リドカイン（キシロカイン）の持続点滴 ●輸血 ●陰部の清拭 ●個室隔離に対し頻回に訪室	♯1 注排液，除水は良好で，透析開始13日目に終了となった 　創部の痛みは自制内で経過した ♯2 既往にてんかんあり，脳波上に光刺激でけいれん発作が出現。抗けいれん剤を使用後は発作なく経過した 　意識レベルが改善すると，「寂しい…」という発言があり，看護師が付き添った ♯3 保清，軟膏塗布，便回数の減少によって発赤は軽減した
退院時	♯1 テンコフ・カテーテル抜去部の腹痛・腹部違和感などが出現する可能性がある	〈観察〉 ●テンコフ・カテーテル抜去部の観察 〈看護〉 ●退院後の生活指導	♯1 テンコフ・カテーテル抜去部は出血微量で，痛みは自制内で経過した 　一般状態が安定し，家族も落ち着いていた。疑問や不安の訴えはなかった

7-4 溶血性尿毒症症候群

7-5 急性糸球体腎炎（急性腎炎症候群）

7 腎・泌尿器疾患

看護の基礎知識

● 病態関連図

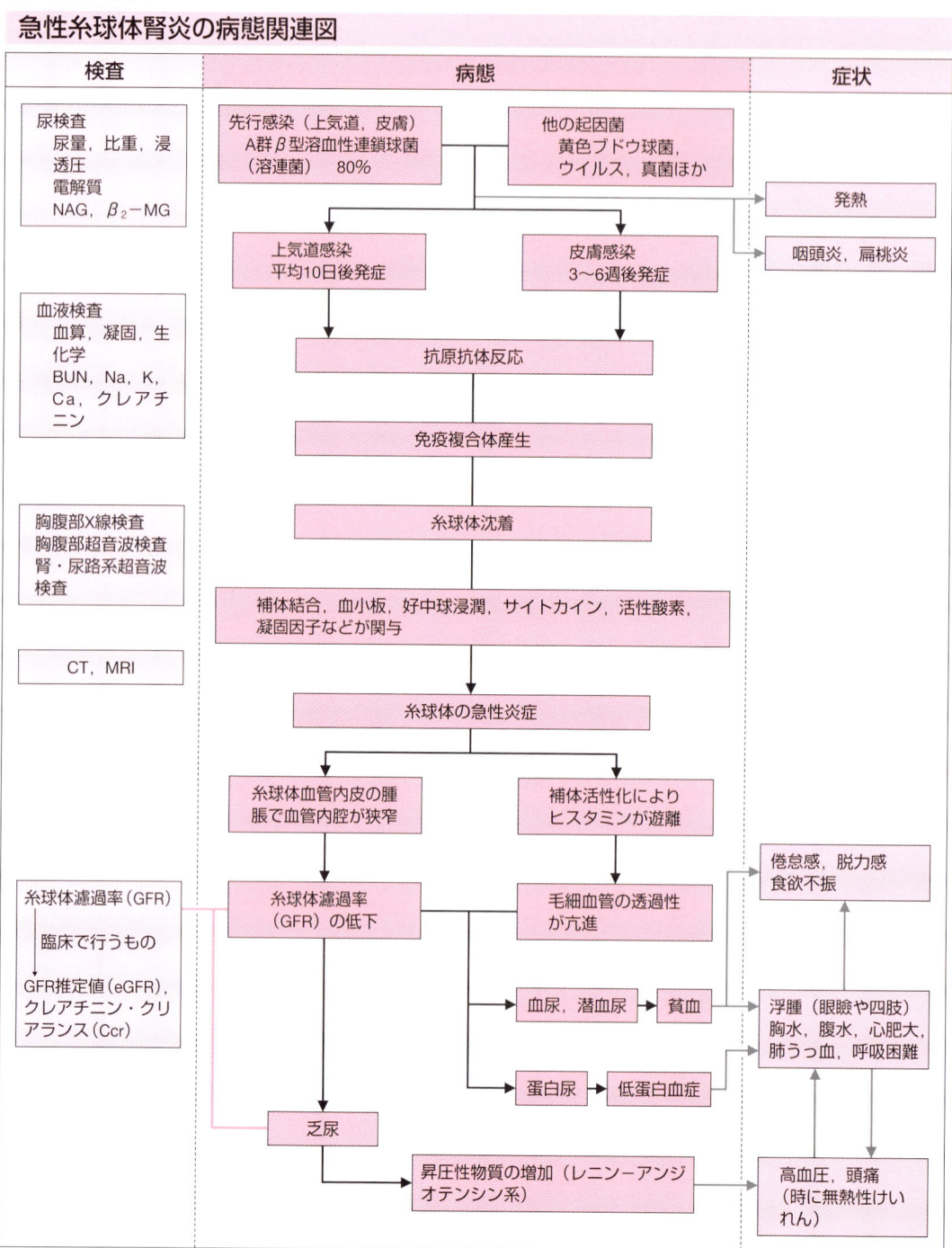

急性糸球体腎炎の病態関連図

検査	病態	症状
尿検査 尿量，比重，浸透圧 電解質 NAG，β_2-MG	先行感染（上気道，皮膚）A群β型溶血性連鎖球菌（溶連菌）80％ ／ 他の起因菌 黄色ブドウ球菌，ウイルス，真菌ほか	発熱 咽頭炎，扁桃炎
	上気道感染 平均10日後発症 ／ 皮膚感染 3～6週後発症	
血液検査 血算，凝固，生化学 BUN，Na，K，Ca，クレアチニン	抗原抗体反応	
	免疫複合体産生	
胸腹部X線検査 胸腹部超音波検査 腎・尿路系超音波検査	糸球体沈着	
	補体結合，血小板，好中球浸潤，サイトカイン，活性酸素，凝固因子などが関与	
CT，MRI	糸球体の急性炎症	
	糸球体血管内皮の腫脹で血管内腔が狭窄 ／ 補体活性化によりヒスタミンが遊離	
糸球体濾過率（GFR） 臨床で行うもの ↓ GFR推定値（eGFR），クレアチニン・クリアランス（Ccr）	糸球体濾過率（GFR）の低下 ／ 毛細血管の透過性が亢進	倦怠感，脱力感 食欲不振
	血尿，潜血尿 → 貧血	浮腫（眼瞼や四肢） 胸水，腹水，心肥大，肺うっ血，呼吸困難
	蛋白尿 → 低蛋白血症	
	乏尿	
	昇圧性物質の増加（レニン-アンジオテンシン系）	高血圧，頭痛 （時に無熱性けいれん）

1 疾患の概念・定義

急性糸球体腎炎は，WHOの臨床定義による急性腎炎症候群すなわち「急性に発症する血尿，蛋白尿，高血圧，急性糸球体濾過率の低下およびNaと水の貯留（浮腫）をきたす症候群」の80〜90％を占める代表的な疾患である[1]。

80％以上はA群β型溶血性連鎖球菌（溶連菌）の感染後に発症し，そのほかの起因菌に黄色ブドウ球菌やウイルス，真菌などがある。

2 病態

主として溶連菌による先行感染後（咽頭炎，扁桃炎），平均10日後に発症する。皮膚感染の場合は3〜6週間後に発症する。抗原抗体反応により作られた免疫複合体に補体が結合して，糸球体に沈着して生じる腎炎である。

糸球体血管内皮が腫脹して血管内腔が狭窄し，腎機能が低下する。補体活性化によりヒスタミンが遊離し，毛細血管の透過性が亢進して浮腫が生じる。

3 分類

急性腎炎症候群の疾患を表7-5-1に示す。
日本腎臓病学会は，糸球体疾患の臨床症候分類を，末期腎不全を除き，次の5つに分類している[2]。
①急性腎炎症候群（急性糸球体腎炎と同義語）
②持続性タンパク尿・血尿症候群
③慢性腎炎症候群
④急性進行性腎炎症候群
⑤ネフローゼ症候群

4 診断

1. 尿所見は血尿（肉眼的血尿〜顕微鏡的血尿），蛋白尿を認める。尿沈渣では赤血球円柱がみられることが多い。
2. 血清学的に溶連菌抗体価（血清ASO，ASK）の上昇で溶連菌感染が確認される。さらに，血清補体価（CH50，C3）の低下を認める。
3. 血液所見は低蛋白血症，低アルブミン血症，高カリウム血症を認める。
4. 腎機能はBUN・クレアチニンの軽度上昇がみられる。

5 症状

1. 肉眼的血尿は必ずみられ，蛋白尿も多く認める
2. 浮腫（上眼瞼，脛骨前面など），乏尿
3. 高血圧，頭痛（時に無熱性けいれん）
3. 心肥大，肺うっ血

6 合併症

溶連菌感染後急性糸球体腎炎の死亡率は1％未満であり，浮腫によって生じる心不全と高血圧性脳症が原因である[3]。

7 検査

診断で使用される検査に加え，以下の検査がある。

1. **細菌学検査**：尿，血液，咽頭粘液などのA群β型溶連菌の迅速検査あるいは培養検査
2. **血中免疫複合体**：発症早期ほど陽性率が高い
3. **超音波検査**
4. **腎生検**：典型的な所見や経過を示さない場合に行う。また，治療判定にも実施する。

表7-5-1 急性腎炎症候群を呈する疾患

	感染性・感染巣随伴性疾患	非感染性疾患
原発性腎疾患	溶連菌感染後急性糸球体腎炎 非溶連菌感染後急性糸球体腎炎 細菌：黄色ブドウ球菌，他 ウイルス：水痘，コサッキー その他：マイコプラズマ	膜性増殖性糸球体腎炎 メザンギウム増殖性糸球体腎炎 半月体形成性糸球体腎炎
続発性	シャント腎炎 感染性心内膜炎 深在性膿瘍	ループス腎炎 紫斑病性腎炎

秋岡祐子：急性腎炎症候群，小児科診療，73巻増刊，663，2010．より一部抜粋

8 治療

浮腫，乏尿，高血圧，高度の蛋白尿，肉眼的血尿がみられるなら入院が原則である。

1 安静
腎血漿流量を保持するため。

2 食事療法（表7-5-2）
急性期は低蛋白，減塩，水分制限を行い，利尿がつき，浮腫や高血圧が改善されれば解除する。

3 対症的薬物療法
①先行感染に対して抗生剤
②浮腫，乏尿に対して利尿剤
③高血圧に対して降圧剤

9 疫学・予後

治る腎炎であり，予後は良好であるが，一部に慢性化するものがある。

急性腎不全に陥ったり，ネフローゼ症候群の状態が持続する場合，8週間以上低補体血症が持続する場合には，腎生検を考慮する。

表7-5-2 急性腎炎症候群（急性腎不全を含む）の食事療法

日本腎臓病学会食事委員会[4]

区分	対象	エネルギー (kcal/kg/日)	蛋白質 (g/kg/日)	添加食塩 (g/kg/日)	水分 (mL/kg/日)
乏尿期	乳児	70	1.0	0	尿量+30
	幼児	50	0.8	0	尿量+25
	学童	40	0.6	0	尿量+20
利尿期	乳児	80	1.5	0.05	尿量+30
	幼児	60	1.2	0.05	尿量+25
	学童	50	1.0	0.05	尿量+20
回復期	乳児	90	2.5	0.1	制限なし
	幼児	70	1.5	0.1	制限なし
	学童	55	1.0	0.1	制限なし
治癒期	乳児	100	3.0	0.2	制限なし
	幼児	75	2.5	0.2	制限なし
	学童	55	1.5	0.2	制限なし

乳児（0～1歳），幼児（2～5歳），学童（思春）期（6歳以上）
kgは身長相応の標準体重である

10 看護

1 急性期の看護のポイント
①症状の観察
- バイタルサインのチェック（特に血圧の変化）
- 体重測定（毎日朝食前）
- 水分出納チェック
- 尿の性状・量の観察
- 検査データのチェック

②症状に対するケア
- 環境を整え安静，臥床を促す。安静が治療上大切であることを説明する。
- 食事摂取量と24時間の飲水量を正確に把握する。
- 急性期は，ベッド上での排泄を促し，24時間尿量を正確に把握する。
- 浮腫，高血圧，乏尿などの症状がある場合，塩分・水分制限とし，症状の改善に努める（表7-5-2）。急性期は，水分投与量は400mL/m^2/日＋前日尿量である。各制限についての必要性を説明し，食事が十分に摂取できるように援助する。学童では，150/90mmHg以上では降圧剤が必要である。
- 利尿期に入り，浮腫が消失したら，塩分・水分制限の解除が必要である。

2 回復期，退院に向けての家族教育
- 安静の保持，感染予防について説明を行う。
- 体重の観察，尿量や尿の性状の観察について指導を行う。
- 幼稚園，学校への登校の際の注意事項について説明を行う。

■ 引用・参考文献
1) 池住洋平：急性糸球体腎炎，小児内科，40巻増刊，806-810，2008.
2) 腎疾患患者の生活指導・食事指導に関するガイドライン，日本腎臓病学会，1997.
http://www.jsn.or.jp/
3) 前掲書1)
4) 前掲2)

急性糸球体腎炎の看護

●実践事例

●事例の要約

男児はかぜ症状のため，近医で抗生剤などの処方を受けていた。2週間後，眼瞼と全身に浮腫出現し，再度受診して尿検査の結果，潜血・蛋白が陽性となり紹介入院した。安静，食事・水分制限と，降圧剤服用によって軽快，退院した。

●治療・看護の経過の記述

1 年齢，性別，診断名等

- 年齢：4歳
- 性別：男児
- 診断名：急性糸球体腎炎

2 発症から入院までの経過

かぜ症状があって近医に受診し抗生剤の内服を行った。2週間後，眼瞼と全身の浮腫が著明となり，再度近医を受診する。尿検査で蛋白（＋），潜血（3＋），肉眼的血尿（－）となり，紹介入院となった。

3 入院時の状態

体温37℃，脈拍112回/分，呼吸24回/分，血圧128/56mmHg，体重18kg。全身の浮腫あり，咽頭発赤あり，眼球結膜発赤なし，リンパ節腫脹なし，肺雑音軽度あり，陥没呼吸なし，腸管蠕動音減弱。血液検査は，WBC 1万2900/μL，CRP 0.12mg/dL，BUN 28mg/dL，クレアチニン0.51mg/dL。尿検査は，蛋白（＋～2＋），潜血（2＋）。微熱もみられ不機嫌であった。

4 入院から退院までの経過

入院時より10日間ベッド上安静。その後，腎機能は改善し，トイレ，食堂への歩行など，安静度の制限を緩めていった。安静の必要性について説明するが，他児の遊んでいる姿を見て泣いていることがあった。繰り返し説明をし，家族がベッドサイドで患児に付き添うことで安静が保持できた。

水分制限は4日間（400mL/日まで），その後は制限なしとなった。微熱もあり口渇の訴えが多くみられたが，患児・家族と相談し，時間を決めて飲水を勧めていった。

食事は，塩分1g/日，カリウム1000mg以下/日の制限食とし，入院6日は塩分2g/日，入院8日は塩分3g/日，入院10日は塩分5g/日，カリウム制限なしとなった。入院当初は食事摂取量が1/2～2/3程度であったが，徐々に増加した。

利尿剤の投与は5日間（2回/日静注）続いたが，24時間尿量は約400～600mLであった。抗生剤内服は14日間，降圧剤内服は6日間行った。体重測定は毎日朝食前に施行し，日々体重減少がみられた。

5 退院時の状況

浮腫は消失し，体重は入院時より減少して16.75kgとなった。血圧98/54mmHg，BUN 14mg/dL，クレアチニン0.39mg/dL，尿蛋白・潜血（－）となった。

●この事例から学んだこと

4歳という年齢で長期間のベッド上安静を強いられ，患児・家族ともに入院中のストレスがみられたが，急性糸球体腎炎において安静がとても重要であることを繰り返し説明し，患児・家族の理解が得られた事例であった。病気に対する家族の知識を深めることができるように関わっていくことの重要性を感じた。

●実践事例の治療・看護の経過

		急性期		回復期		慢性期
		入院時	8〜24時間	24時間〜1週	1〜2週	退院〜在宅
検査		胸腹部X線検査				
		採血（生化学，血算，CRP）	→			→
		尿検査				→
		咽頭培養 検尿テープチェック（早朝尿）	腹部超音波検査 24時間以内			
		検温（8時間ごと）				→
		体重測定（朝食前）				→
治療		水分制限（400mL/日まで）	→	水分制限中止		
		利尿剤［フロセミド（ラシックス）］の静注（2回/日）	→	利尿剤［フロセミド（ラシックス）］の静注中止		
		降圧剤［ニフェジピン（セパミット）］の内服（2回/日）	→	降圧剤［ニフェジピン（セパミット）］の内服中止		
		抗生剤［アンピシリン（ビクシリン）］静注1回（入院時のみ）	抗生剤［アモキシシリン（サワシリン）］内服(3回/日)			
日常生活	食事	塩分制限（1g/日）	→	塩分制限（2g/日）	入院8日：3g/日 入院10日：5g/日	
		カリウム制限（1000mg/日以下）			カリウム制限中止	
	安静度	ベッド上安静		→	トイレ・食堂のみ歩行可	外泊可
	清潔	清拭			シャワー可，入浴可	
	教育	食事指導 感染予防			→	定期受診について

●実践事例の看護上の問題点への対応

患者の経過	看護上の問題点	観察・看護	結果
急性期	♯1 腎炎から生じた糸球体障害による糸球体濾過量の急激な減少に伴うナトリウムの貯留から浮腫がみられる ♯2 ナトリウムと水の貯留による高血圧がある	〈観察〉 ●浮腫の増減 ●血圧の変動 ●尿量測定，採尿 ●体重測定 〈看護〉 ●水分制限（400 mL/日） ●水分出納 ●水分制限の必要性を患児・家族に説明する	♯1 全身の浮腫が著明，咽頭発赤が軽度あり，呼気性の喘鳴が軽度あり食思普通である 　徐々に腎機能が改善し全身の浮腫は軽減した 　「のどが渇いた」という訴えがあったが，患児・家族へ繰り返し説明することにより水分摂取量を守れた ♯2 確実に降圧剤を服用し，血圧は安定した
回復期	♯1 ベッド上安静を強いられることによるストレスが生じている	〈観察〉 ●ベッド上での過ごし方 〈看護〉 ●病棟保育士の協力を得てベッド上で遊ぶ ●患児・家族に安静について説明する	♯1 「遊びに行きたい」という 　ベッド上で立ち上がったり，歩いたりする 　患児・家族に繰り返し説明することで安静を保持できるようになった 　腎機能の悪化なく順調に回復できた
慢性期	♯1 長期間の母子分離に関連する不安を生じる可能性がある	〈観察〉 ●母親と患児の言動 〈看護〉 ●家族の面会以外の時の患児の状態を伝える ●適宜担当の医師と話せる機会を設ける	♯1 家族の面会以外の時もベッド上で本を読んだり，病棟保育士と遊んだりして過ごしていた 　家族からの不安の訴えはなく，患児は夜間泣くことなく，良眠できていた

7-6 尿路感染症

看護の基礎知識

● 病態関連図

尿路感染症の病態関連図

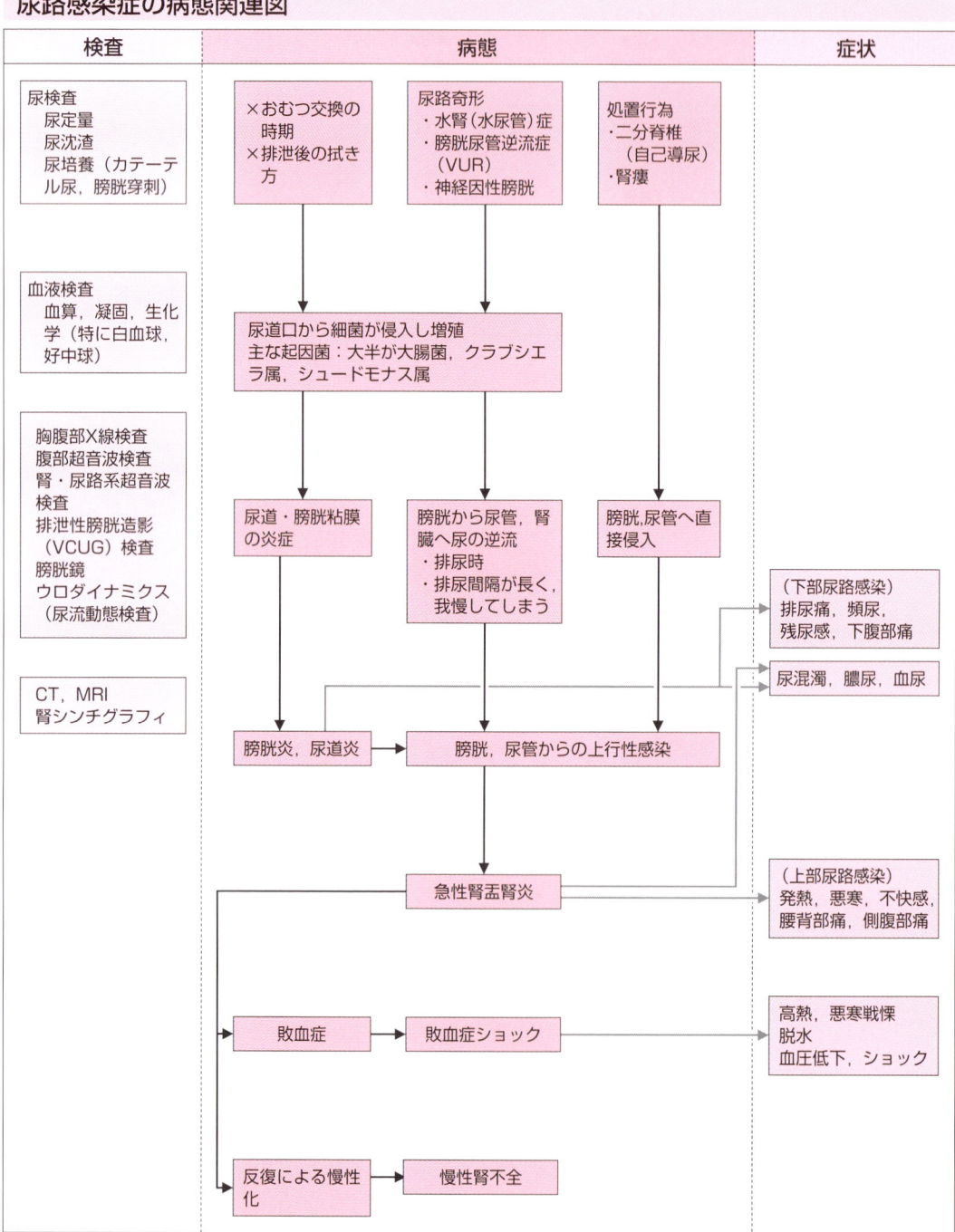

検査	病態	症状
尿検査 尿定量 尿沈渣 尿培養（カテーテル尿，膀胱穿刺）	×おむつ交換の時期 ×排泄後の拭き方 ／ 尿路奇形 ・水腎（水尿管）症 ・膀胱尿管逆流症（VUR） ・神経因性膀胱 ／ 処置行為 ・二分脊椎（自己導尿） ・腎瘻	
血液検査 血算，凝固，生化学（特に白血球，好中球）	↓ 尿道口から細菌が侵入し増殖 主な起因菌：大半が大腸菌，クラブシエラ属，シュードモナス属	
胸腹部X線検査 腹部超音波検査 腎・尿路系超音波検査 排泄性膀胱造影（VCUG）検査 膀胱鏡 ウロダイナミクス（尿流動態検査）	↓ 尿道・膀胱粘膜の炎症 ／ 膀胱から尿管，腎臓へ尿の逆流 ・排尿時 ・排尿間隔が長く，我慢してしまう ／ 膀胱，尿管へ直接侵入	（下部尿路感染） 排尿痛，頻尿，残尿感，下腹部痛 尿混濁，膿尿，血尿
CT, MRI 腎シンチグラフィ	膀胱炎，尿道炎 → 膀胱，尿管からの上行性感染	
	↓ 急性腎盂腎炎	（上部尿路感染） 発熱，悪寒，不快感，腰背部痛，側腹部痛
	敗血症 → 敗血症ショック	高熱，悪寒戦慄 脱水 血圧低下，ショック
	反復による慢性化 → 慢性腎不全	

1 疾患の概念・定義

尿路感染症は，尿路の各部位（尿道，膀胱，尿管，腎臓など）に病原体が進入し炎症を起こす疾患である。

小児では，呼吸器感染や消化器感染と並んで多い感染症である。

2 病態

起因菌の大半は大腸菌であるが，クラブシエラ属，シュードモナス属がある。細菌が外尿道口から尿道を経て膀胱に侵入し，膀胱炎を発症する。尿管から上行性に感染すると腎盂腎炎になる。

小児は複雑性尿路感染症の頻度が成人より多い。

3 分類

1 合併症の有無による分類
①複雑性尿路感染症
　尿路の形態的異常が感染の引き金となって発症するもの。水腎（水尿管）症，膀胱尿管逆流症（VUR）などが基礎疾患としてみられる。
②単純性尿路感染症
　尿路に感染誘発の原因となる異常を伴わないもの。

2 感染部位による分類
①上部尿路感染症：急性腎盂腎炎
②下部尿路感染症：膀胱炎，尿道炎

4 診断

1 尿沈渣
多数の白血球，細菌の存在で本症が疑われる。

表7-6-1　細菌尿の基準

①中間尿・採尿バッグ	10^5/mL（100/μL）以上
②カテーテル採取尿	5×10^4/mL（50/μL）以上
③膀胱穿刺	10^2/mL（1/μL）以上

塚原宏一：尿中殺菌，小児臨床検査ガイド（五十嵐隆他編），588，文光堂，2006.

2 尿定量培養
乳幼児の採尿バッグの検体は汚染があり，擬陽性の確率が高く，カテーテル尿が望ましい。確実に起因菌を検出する場合は膀胱穿刺法がある[1]（表7-6-1）。

3 血液検査
- 末梢血白血球の増加，CRPの陽性
- 尿中NAGとβ2-ミクログロブリンの上昇

5 症状

1 上部尿路感染症
発熱，悪寒，不快感，腰背部痛，側腹部痛，嘔気がみられることが多い。

2 下部尿路感染症
尿道炎は下腹部の不快感，膀胱炎は排尿痛，頻尿，残尿感，尿混濁，下腹部痛がみられる。

3 新生児や乳児の場合
尿路感染特有の症状がなく，顔色不良，不機嫌，嘔吐，哺乳不足，体重増加不良などがみられる。

6 合併症

1. 敗血症，菌血症，敗血症性ショック
2. 尿路感染を繰り返すことにより，慢性の腎盂腎炎に進行し，末期腎不全に陥る場合がある。

7 検査

診断基準に示す検査以外に，腎・泌尿器系奇形の探索検査が行われる。

1. 腎・膀胱の超音波検査，排泄性膀胱造影，経静脈性腎盂造影，腎シンチグラフィ。
2. 必要に応じて，泌尿器科で膀胱鏡，ウロダイナミクス（膀胱内圧，尿道内圧，尿流量，残尿量の測定，外括約筋筋電図）を行う。

8 治療

臨床症状を取り除き，重篤な合併症である菌血症を予防し，腎障害の進展を予防する。

下部尿路感染症では基本的には抗生剤の内服

を行い，上部尿路感染症では水分補給の点滴を確保し，抗生剤の静注を行う。

一般的にほとんどの尿路感染症が7～14日間の抗生剤を使用することによって有効的に治療することができる。VUR，結石，閉塞などの疾患がみられる場合，手術も考慮する。

9 疫学・予後

1. 尿路感染症の発症頻度は，男児で1.1～1.8％，女児で3.3～7.8％とされている。生後3か月までは男児に多く（女児の2～5倍），しばしば敗血症を合併している[2]。
2. 尿路感染症に罹患した5歳以下の小児の40～50％にVURがあり，その6分の1に腎実質の瘢痕萎縮を認める。VURの重症度分類でⅠ・Ⅱ度は自然治癒が望めるが，Ⅲ度以上は手術適応である[3]（図7-6-1）。

図7-6-1 膀胱尿管逆流症（VUR）の重症度分類

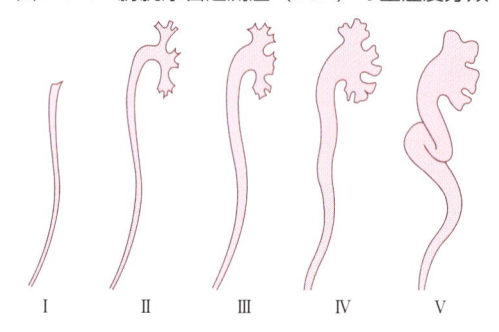

VURは国際分類で5段階に分けられている。
Ⅰ：尿管にとどまる
Ⅱ：腎盂まで及ぶが拡張はない
Ⅲ：尿管と腎盂に軽度～中等度の拡張を認めるが，腎杯は変化がないか，あっても軽い。
Ⅳ：尿管，腎盂，腎杯に中等度の拡張があり，腎杯の著明な鈍円化を認めるが，腎乳頭の構造は保たれている。
Ⅴ：尿管，腎盂，腎杯に中等度の拡張があり，腎乳頭の構造は保たれていない。

内山聖：腎泌尿器，性殖器疾患，標準小児科学第7版（森川昭廣監），医学書院，610，2009

10 看護

1. **急性期**：症状による苦痛に対するケア
- 腹痛の緩和に向けてリラックスできる環境を整え，身体の安静と安楽な体位を保持する。
- 指示による鎮痛剤の使用を行う。
- 高熱がみられる時は悪寒の有無などの観察を行いながら，氷枕などでクーリングを行う。また，発汗に対して保清，更衣を行う。
- 必要水分量を摂取できるように飲水を促す。
- 輸液管理，抗生剤投与を確実に行う。

2. **回復期**：再発の予防，検査に対するケア
- 外陰部の清潔を保持できるように保清，陰部洗浄を行う。
- 乳幼児ではおむつ交換を適宜行う。
- 定期的な尿検査や各種検査が必要であるため，スムーズに行えるよう援助する。

3. **退院に向けての家族教育**
- 定期的な外来受診の必要性を説明する。
- 水分摂取の必要性，再発時に考えられる症状，尿の性状の観察方法，おむつ交換の回数や陰臀部の清潔保持の必要性などについて家族に指導する。

■ 引用・参考文献
1) 五十嵐隆他編：小児臨床検査ガイド，588，文光堂，2006．
2) 大友義之他：膀胱尿管逆流症と尿路感染，小児科診療，71(2)，317-321，2008．
3) 森川昭廣監：標準小児科学第7版，医学書院，2009．

尿路感染症の看護　●実践事例

●事例の要約

40℃台の高熱で近医に受診し，尿路感染症の疑いで紹介入院した女児。以前から発熱を何度も繰り返していて，尿・血液の所見から上部尿路感染症の診断で治療を行った。入院中の検査で膀胱尿管逆流症（Ⅳ度）が発見された。

●治療・看護の経過の記述

1　年齢，性別，診断名等

- 年齢：2歳
- 性別：女児
- 診断名：尿路感染症

2　発症から入院までの経過

39～40℃台の発熱が持続し，近医では感冒と診断されフォローされていた。受診から4日後に嘔吐があり，6日後に近医に再受診した。血液検査ではWBC 2万5800/μL，CRP 10.7mg/dLと炎症反応が高値で，尿検査でも定性WBC（3＋），潜血（2＋）を認め，上部尿路感染症の疑いで紹介入院した。

3　入院時の状態

体温40℃，咽頭発赤が軽度あり，眼充血なし，頸部リンパ節腫脹なし，胸部・腹部に異常なし，髄膜刺激症状もなし。

発熱でぐったりとしている様子で，水分は摂取するが食事はほとんど取っていないので，外来で輸液を開始して入院した。

4　入院から退院までの経過

上部尿路感染症の診断で，輸液，抗生剤の静注が開始となった。入院2日まで39～40℃台の発熱が続き，頭部・体幹のクーリングを施行した。入院3日より解熱してきた。

血液検査ではWBC 1万300/μL，CRP 9.83mg/dLに下降した。超音波検査では両側の腎盂拡張と尿管の拡張を認めた。DMSA腎シンチグラフィで両腎ともに腎実質に集積不良部位を認めた。

5　退院時の状況

入院から2週間後，血液所見が改善してから精密検査を実施し，両側膀胱尿管逆流症（Ⅳ度）が発見された。今後，外科的手術も考慮され，泌尿器科紹介となった。尿路感染の再発予防のため，抗生剤を服用することになって退院した。

この事例から学んだこと

入院時家族の不安が強くみられ，患児は2歳であり点滴管理や検査，処置をスムーズに施行することが難しかったが，患児，家族へ点滴管理の必要性や検査，処置についての説明を行い家族の協力を得ることでスムーズに行え，家族の不安に対して，医師の説明を適宜行い不安を軽減することができた事例であった。

家族の不安を軽減し，検査処置に対する家族の協力を得られるように関わっていくことの重要性を感じた。

●実践事例の治療・看護の経過

		急性期		回復期		慢性期
		入院時	8〜24時間	24時間〜1週	1〜2週	退院〜在宅
検査		胸腹部X線検査 採血（生化学,血算,CRP） 尿検査 咽頭培養	腹部超音波検査 24時間以内		DMSA腎シンチグラフィ	VCUG検査
		検温（8時間ごと）				
治療		点滴： 補液(ST1) 200 mL 補液(ST2) 500 mL 抗生剤： 硫酸ゲンタマイシン（ゲンタシン）点滴静注 アンピシリン（ビクシリン）静注		抗生剤： セフォタキシム（クラフォラン）静注 アンピシリン（ビクシリン）静注	抗生剤： アモキシシリン（サワシリン）内服（3回/日） 耐性乳酸菌（レベニン）内服（3回/日）	
日常生活	食事	常食				
	安静度	ベッド上安静		フリー		外泊可
	清潔	清拭		シャワー可	入浴可	
	排尿	尿量測定				
教育		尿量の測定方法について	おむつ交換を適宜行う必要性について	陰部の清潔の必要性について 陰部の清拭の方法について		定期受診について 尿の性状の観察方法 発熱時の対応方法

●実践事例の看護上の問題点への対応

患者の経過	看護上の問題点	観察・看護	結果
急性期	#1 発熱，腹痛による苦痛がある #2 緊急入院による家族の不安がある	〈観察〉 ●バイタルサイン（体温は頻回） ●咽頭痛 ●腹痛 ●尿量，尿の性状 ●水分出納 ●母親の訴えを傾聴する 〈看護〉 ●輸液管理 ●冷罨法（適宜） ●水分出納 ●軟らかい食事と好みの飲みものを準備	#1 体温40℃，咽頭発赤が軽度あり，ぐったりとしていたが，発熱は徐々に改善した。水分はコンスタントに摂取した。腹痛で食事はほとんど摂取できなかったが，徐々に増えた #2 母親は「命に別状は？」と涙ぐみながら尋ねていたが，不安を示す言動は徐々に軽減した
回復期	#1 外陰部の不潔により感染のリスクがある #2 低年齢で検査に恐れをもっている可能性がある	〈観察〉 ●バイタルサイン ●尿量，尿の性状 ●陰部の状態 ●水分出納 〈看護〉 ●陰部洗浄（毎日） ●検査・処置の実施前に患児と母親に説明する ●母親の付き添い，協力を得る	#1 尿路感染の再発はなかった #2 検査中は泣いてしまうことはあったが，家族の協力でスムーズにできた
慢性期	#1 退院後の再発について家族の不安がある	〈観察〉 ●バイタルサイン ●尿量，尿の性状 ●陰部の状態 〈看護〉 ●自宅での尿の性状の見方と発熱時の対応について説明する ●退院後の受診について説明する	#1 不安の訴えは特になく，退院を迎えることができた

7-7 ネフローゼ症候群

7 腎・泌尿器疾患

看護の基礎知識

● 病態関連図

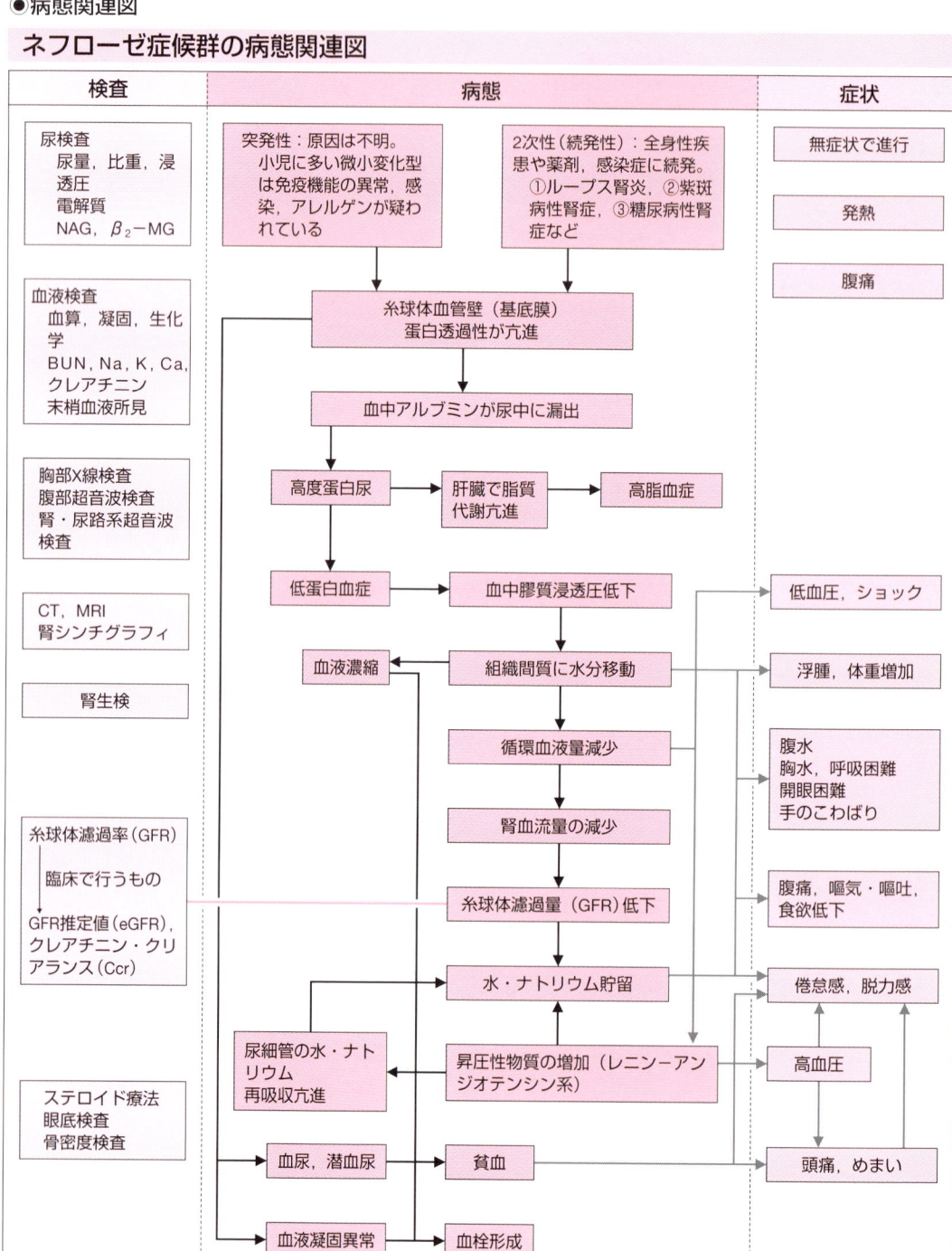

ネフローゼ症候群の病態関連図

検査	病態	症状
尿検査 尿量，比重，浸透圧 電解質 NAG，β_2-MG	突発性：原因は不明。小児に多い微小変化型は免疫機能の異常，感染，アレルゲンが疑われている　／　2次性（続発性）：全身性疾患や薬剤，感染症に続発。①ループス腎炎，②紫斑病性腎症，③糖尿病性腎症など	無症状で進行 発熱 腹痛
血液検査 血算，凝固，生化学 BUN, Na, K, Ca, クレアチニン 末梢血液所見	↓ 糸球体血管壁（基底膜）蛋白透過性が亢進 ↓ 血中アルブミンが尿中に漏出 ↓	
胸部X線検査 腹部超音波検査 腎・尿路系超音波検査	高度蛋白尿 → 肝臓で脂質代謝亢進 → 高脂血症 ↓	
CT, MRI 腎シンチグラフィ	低蛋白血症 → 血中膠質浸透圧低下	低血圧，ショック
腎生検	血液濃縮 ← 組織間質に水分移動 →	浮腫，体重増加
	↓ 循環血液量減少	腹水 胸水，呼吸困難 開眼困難 手のこわばり
	↓ 腎血流量の減少	
糸球体濾過率（GFR） 臨床で行うもの GFR推定値（eGFR），クレアチニン・クリアランス（Ccr）	糸球体濾過量（GFR）低下	腹痛，嘔気・嘔吐，食欲低下
	↓ 水・ナトリウム貯留	倦怠感，脱力感
	尿細管の水・ナトリウム再吸収亢進　← 昇圧性物質の増加（レニン－アンジオテンシン系）	高血圧
ステロイド療法 眼底検査 骨密度検査	血尿，潜血尿 → 貧血	頭痛，めまい
	血液凝固異常 → 血栓形成	

1 疾患の概念・定義

ネフローゼ症候群は，腎臓の糸球体の障害により，大量に蛋白尿がみられ，低蛋白血症を起こし，浮腫などを伴う疾患である。経過は慢性で，軽快や増悪を繰り返す。再発率が高く，完治に5～10年を要することもある。

2 病態

糸球体血管壁の蛋白透過性が亢進し，血液中の蛋白が大量に尿に漏出することにより，低蛋白血症（低アルブミン血症，低グロブリン血症）が起こる。低アルブミン血症に伴い，膠質浸透圧が低下して浮腫が現れ，脂質異常症（高脂血症），血液凝固異常などが出現する。

3 分類

1 突発性（原因は不明）
①微小変化型
②膜性腎症
③巣状糸球体硬化症
④膜性増殖性糸球体腎炎

2 2次性（続発性）
①ループス腎炎
②紫斑病性腎症
③糖尿病性腎症 など

4 診断

ネフローゼ症候群の診断には表7-7-1の基準を用いる。高度蛋白尿および低蛋白血症が診断の必須条件である。

5 症状

浮腫，乏尿，体重増加がみられ，顔面は蒼白で食欲不振が出現し，嘔吐・下痢を伴うこともある。全身浮腫が強くなると胸水や腹水が生じ，肺水腫から呼吸困難をきたす。

6 合併症

1 低容量ショック（ネフローゼ急症）：循環血漿量が急激に減少すると激しい腹痛，血圧低下，顔面蒼白などの症状が見られ，ネフローゼ急症と呼ばれる。しばしば感染が契機となるほか，副腎ステロイドの長期投与による副腎機能不全も関与する[1]。

2 動・静脈血栓症：血液凝固能が亢進し，腎静脈血栓症や末梢静脈血栓症がみられる。頻度は少ないが致命的になることがある。

3 易感染症：γグロブリン（IgG）の尿中漏出による。

7 検査

1 尿検査：蛋白尿は診断基準を参照。
微小変化型は低分子蛋白が選択的に排泄される。

2 血液検査：低蛋白血症は診断基準を参照。
①高脂血症：血中コレステロール・中性脂肪の増加。
②電解質異常：偽性低ナトリウム血症，低カルシウム血症（ビタミンDの低下による）。

3 胸部X線検査：胸水がみられる。

4 腎生検：2次性の場合に行う。突発性は，

表7-7-1　小児ネフローゼ症候群の診断基準

1. 蛋白尿 　　3.5 g/日あるいは0.1 g/kg/日，あるいは早朝起床時第1尿で300 mg/dL以上が持続する。 2. 低蛋白血症 　総蛋白として　学童および幼児　6.0 g/dL以下 　　　　　　　　乳児　5.5 g/dL以下 　アルブミンとして　学童および幼児　3.0 g/dL以下 　　　　　　　　　乳児　2.5 g/dl以下 3. 浮腫 4. 高脂血症 　血清総コレステロールとして　学童　250mg/dL以上 　　　　　　　　　　　　　　　幼児　220mg/dL以上 　　　　　　　　　　　　　　　乳児　200mg/dL以上 注1）上記1，2はネフローゼ症候群診断の必須条件 　2）上記3，4は必須条件ではないが，これを認めれば診断はより確実になる 　3）蛋白尿の持続とは3～5日以上をいう

厚生省特定疾患ネフローゼ症候群調査研究班，1974

まずステロイド療法を開始し，ステロイド抵抗性の場合のみ行う．

8 治療

1 安静：乏尿・浮腫期はベッド上安静とし，浮腫の軽快・蛋白尿消失につれて日常生活行動範囲を拡大する．

2 食事療法：乏尿・浮腫期は塩分・水分制限を基本とする（表7-7-2）．回復に合わせ，早期に制限を解除する．

3 薬物療法

①利尿剤

腸管浮腫で吸収が阻害されるため，静脈注射で投与する．

②血漿製剤

アルブミン製剤を使用し，血漿膠質浸透圧を上昇させ，利尿剤効果を高める．血中IgGの著明な減少で感染症が問題となる場合，γグロブリン製剤を使用する．

③副腎皮質ステロイド

初期療法は「プレドニゾロン$60mg/m^2$/日（約2.0mg/kg標準体重/日），分3，連日投与4週間（最大80mg/日）」の後に，さらに4週間で減量する方法を行う（ISKDCと小児腎臓病学会ガイドライン）．

再発率は高く，ステロイド使用量が多くなると低身長，骨粗鬆症，緑内障，白内障，高血圧，消化性潰瘍，易感染性などが問題となる．

④免疫抑制剤

ステロイドで寛解に入るが，頻回再発型やステロイド抵抗性ネフローゼ症候群，副作用のためステロイドを使用できない場合，免疫抑制剤の適応となる．シクロホスファミドやシクロスポリンなどが使用されている．副作用としてシクロホスファミドは性腺機能障害，骨髄障害，肝障害，シクロスポリンは腎障害，高血圧，多毛に注意が必要である．

⑤抗血小板薬，抗凝固薬

突発性ではあまり使用しないが，血液凝固能亢進の抑制として抗血小板薬や抗凝固薬を使用する．

- 抗血小板薬：ジピリダモール，塩酸ジラゼプ
- 抗凝固薬：ヘパリンナトリウム，ワルファリンカリウム

⑥高脂血症薬

難治性で長期にわたる場合に必要である．

9 疫学・予後

原因となっている糸球体の組織病型によって異なる．

1 突発性の90％はステロイド反応性，ただし30～40％は頻回再発型（4回/年以上）である．ステロイド依存性の経過をとり再発しない例は20～30％程度である．

2 ステロイド抵抗性は予後不良で，早期に腎生検を行う．

3 微小変化型はステロイドが有効であり，約4分の1は完全寛解するが，頻回に再発する症例も少なくない．微小変化型の10％はステロイド抵抗性を示すが，腎機能は一般的には影響が少ない．

4 巣状糸球体硬化症は，一般的にはステロイド抵抗性を示すことが多く，ステロイド反応症例は3分の1以下といわれる．長期のネフローゼ症候群の場合，予後は不良であり，5年以内に腎不全となる場合もある．

表7-7-2 ネフローゼ症候群の食事療法
（日本腎臓病学会食事委員会）

区分	対象	エネルギー (kcal/kg*/日)	蛋白質 (g/kg*/日)	添加食塩 (g/kg*/日)	水分 (mL/kg*/日)
乏尿・浮腫期	乳児	70	3	0	尿量+30
	幼児	50	2.5	0	尿量+25
	学童	40	1.5	0	尿量+20
乏尿期	乳児	80	3	0.05	尿量+30
	幼児	60	2.5	0.05	尿量+25
	学童	50	1.5	0.05	尿量+20
回復期	乳児	90	3	0.1	制限せず
	幼児	70	2.5	0.1	
	学童	55	1.5	0.1	
治癒期	乳児	100	3	0.1	制限せず
	幼児	75	2.5	0.1	
	学童	55	1.5	0.1	

乳児（0～2歳），幼児（3～5歳），学童（6歳以上）
＊身長相応の標準体重

5 膜性増殖性糸球体腎炎では，ステロイドに対する反応が悪く，長期化することで腎機能が悪化することが多い。

10 看護

1 **急性期**：浮腫・消化器症状・全身症状などの苦痛緩和
- 浮腫が強い場合，安静が必要となる。
- 連日体重測定を行い，増減に注意する。
- 塩分制限による食事摂取量低下の有無を観察する。
- アルブミン製剤使用中は血圧の変動に注意する。
- 感染症や血栓症などの諸症状の早期発見に努める。
- 腎機能障害の状態を把握し，その推移に注意する。
- 症状に沿った対症療法と，ベッド上での日常生活援助を行うとともに，遊びや学習，他児との関わりを通し，長期にわたる入院生活を援助する。
- 薬物療法の介助を行う。

2 **回復期**：ステロイド療法による副作用の予防
- 感染や疲労などを避け，再発防止に努める。外泊に向けて，家族・患児に服薬指導や食事指導を行う。薬物の副作用についての教育が必要である。
- 食事摂取量と体重増加をチェックする。
- 易感染状態に対する援助として，手洗い，うがいを勧める。

3 **慢性期**
- 退院後，再発の早期発見のため，入院中より尿試験紙の使用法を指導する。
- 退院に向けて日常生活上の注意点として，感染予防や確実な内服ができるよう指導を行う。

■ 引用・参考文献
1) 内山聖：標準小児科学第7版, 594, 医学書院, 2009.

コラム　お見舞いのケーキ事件

　K君は5歳の保育園児で，初発のネフローゼ症候群です。もう入院3週間目で，入院生活に飽き飽きしていました。ステロイド治療中と食事制限，プレイルームに行く時間も制限され，ストレス満載です。不機嫌な時でも食事時間になると自分から手洗いをして配膳を待つ姿に，いかに空腹感と戦っているかがわかります。
　そんな時，祖父が食事制限を知らず，K君の大好きなケーキを持ってきました。K君の目は，ケーキの箱に釘付けです。でも，K君は祖父に「ぼく，ケーキ，食べない。」と言い，そばにいた看護学生に一緒に遊ぼうとゲームを始めました。看護学生は祖父に食事制限を説明し，ケーキをベットサイドの冷蔵庫にしまいました。K君は遊びながら，何度も冷蔵庫を見ることはあっても，「食べたい」と駄々をこねることはしませんでした。ステロイドのせいもあり気分の波が大きい中で，ケーキを自分から我慢したK君のがんばりに，病気を早く治したい意志を感じます。後からこの出来事を知ったお母さんは，必死で我慢したK君の辛さが分かるだけに，複雑な表情をかくせませんでした。
　その後，1日に2～3個の飴が許可されました。一度に食べずに我慢し，1個の飴をほおばる時のとびっきりの笑顔は，周囲のものまで幸せにしてくれます。もちろん退院が決まった時，「お家に帰ったら，ケーキを食べる！」と宣言したK君でした。

（本間　昭子）

ネフローゼ症候群の看護 ●実践事例

●事例の要約
　眼瞼浮腫に母親が気づき，近医を受診したところ蛋白尿を指摘され，ネフローゼ症候群と診断された男児。母親と離れたことはなく，身体的苦痛を伴う検査，処置，治療，ケアに対し，警戒心が強く，医療者を拒否していた。急性期のアルブミン製剤治療後の利尿剤反応尿も我慢してしまう患児に対し母親の協力を得るとともに，家族教育を進めていった。

●治療・看護の経過の記述

① 年齢，性別，診断名等
- 年齢：4歳4か月
- 性別：男児
- 診断名：ネフローゼ症候群

② 発症から入院までの経過
　入院2週間前に母親が眼瞼の浮腫に気づき，眼科を受診するが，原因ははっきりしなかった。後日，内科を受診したところ蛋白尿を指摘され，ネフローゼ症候群と診断された。

③ 入院時の状態
　全身浮腫著明であり，眼瞼浮腫は開眼困難なほどであった。体重は通常より3kg増加。先行感染はなく，血清アルブミン0.8g/dL，血清総蛋白3.9g/dL，尿蛋白1683mg/dL。25％献血アルブミン製剤，利尿剤，アンチトロンビンⅢを静脈注射した。
　外来にて点滴の必要性を説明しても患児は納得できなかったため，不機嫌が続き，検温も行えなかった。2時間後，患児は落ち着き，病棟看護師による説明に納得した様子で，スムーズに検温できた。しかし，母親がいないと「ママがいないといやだ」と医療者を完全拒否していた。

④ 入院から退院までの経過
　本人納得のもと，ステロイド剤35mg，利尿剤の静脈注射を開始。しかし，母親と離れると精神安定は図れなかったため，母親に協力してもらい，入院中は付き添いをお願いした。急性期はアンチトロンビンⅢ51.3％，IgG172mg/dLで，アンチトロンビンⅢ，ヒト免疫グロブリン製剤，アルブミン製剤（アンスロビン，グロブリン，アルブミン）を施行した。入院8日頃から眼瞼・下肢の浮腫の軽減がみられ，プレドニゾロン（プレドニン）35mgの内服開始となった。
　長期入院によるストレスを考え週末の外泊許可が出るが，帰院後，尿蛋白上昇がみられた。その後，退院まで週末の外泊を繰り返すとともに家族教育も行った。

⑤ 退院時の状況
　ステロイド剤内服22mgとなり血圧が安定し，感染症状なく経過した。尿混濁軽度，蛋白定量3mg/dLとなり，入院29日に退院となった。

この事例から学んだこと
　急性期からの経過と突然入院規制を強いられた患児の精神不安への対応，患児の付き添いをする家族への配慮の必要性を学んだ。

●実践事例の治療・看護の経過

		急性期 入院時～入院8日	維持期 入院9日～退院	退院 退院～次回外来
検査		採血（血清総蛋白，血清アルブミン，血清コレステロール，BUN，クレアチニン，電解質，ヘモグロビン，ヘマトクリット）	→	→
		尿検査（蛋白定量，尿沈渣）	→	→
		胸部X線検査		
		眼科による眼底検査		
			骨密度検査	
		バイタルサイン	→	→
		体重測定	→	→
治療		静脈注射： 　アルブミン製剤 　利尿剤 　ステロイド剤 　アンチトロンビンⅢ 　ヒト免疫グロブリン 　抗生剤	内服： 　ステロイド剤	→
日常生活	食事	常食（塩分3g／日）	常食（塩分制限なし）	→
	安静度	ベッド上	病棟内歩行可	フリー
	排泄	尿量測定（蓄尿）	→	フリー
	清潔	清拭	シャワー可	フリー
教育		食事指導 感染予防 IN・OUTチェックの記載方法指導 尿量測定・蓄尿方法指導 尿テステープのチェック方法指導 転倒・転落予防（骨折予防）	内服方法	生活指導 次回外来に早朝尿持参すること

●実践事例の看護上の問題点への対応

患者の経過	看護上の問題点	観察・看護	結果
急性期	#1 低蛋白血症からくる随伴症状により苦痛がある #2 長期入院による問題が生じる可能性がある #3 疾患の予後に関する家族の不安がある	〈観察〉 ●浮腫と体重の増減 ●尿蛋白，尿量の変化 ●バイタルサイン ●患児の活気，機嫌 ●母親の疲労の程度，不安な言動 〈看護〉 ●静脈注射中の管理 ●IN・OUTチェック管理 ●患児の精神状態の観察 ●母親の疲労への配慮 ●保育士の協力を得て，遊びの機会を提供	#1 尿蛋白（4+）継続している 　4日間のアルブミン製剤の投与で浮腫は軽減している 　点滴による刺入部皮膚トラブルはなかった #2 「ママがいないといやだ」と，母親不在では啼泣がみられ，母親に付き添いをお願いする 　同胞がいるため，母親不在時は祖母に付き添いをしてもらい，患児がひとりになることがないようにした #3 母親は疲労が重なり，硬い表情で付き添いを続けた
回復期	#1 低蛋白血症からくる随伴症状により苦痛がある #2 プレドニゾロン（プレドニン）治療による副作用出現の可能性がある #3 母親の負担が大きい	〈観察〉 ●浮腫，体重，尿量，尿蛋白 ●内服がスムーズにできるか ●バイタルサイン ●患児の活気，機嫌 ●母親の疲労の程度，不安な言動 〈看護〉 ●内服管理 ●IN・OUTチェック管理 ●尿テステープのチェック方法指導 ●患児の精神状態の観察 ●母親の疲労・不安への配慮 ●保育士の協力を得て，遊びの機会を提供	#1 尿蛋白（-）へと移行。入院10日から浮腫が目立たなくなる #2 退院に向けて，母親に内服方法を指導するが問題なくできる。今後感染症状に注意するよう指導した #3 母親不在でも啼泣はなくなるが，医療者の介助はいやがり，母親の来棟を待っていた 　母親への依存が強いが，母親は夜間睡眠がとれているようであり，患児の状態安定とともに母親の表情も明るくなった
退院	#1 疾患の予後に関する家族の不安がある	〈観察〉 ●浮腫，体重，尿量，尿蛋白 ●バイタルサイン ●患児の活気，機嫌 ●母親の疲労の程度，不安な言動 〈看護〉 ●退院後の生活指導 ●次回外来までの観察方法・対応について指導	#1 状態が安定し，家族からの不安の訴えはなかった

8章

脳・神経疾患

8-1　脳腫瘍
8-2　てんかん（点頭てんかん：ウエスト症候群）
8-3　熱性けいれん
8-4　脳性麻痺
8-5　髄膜炎
8-6　水頭症
8-7　急性脳症

8-1 脳腫瘍

8 脳・神経疾患

看護の基礎知識

● 病態関連図

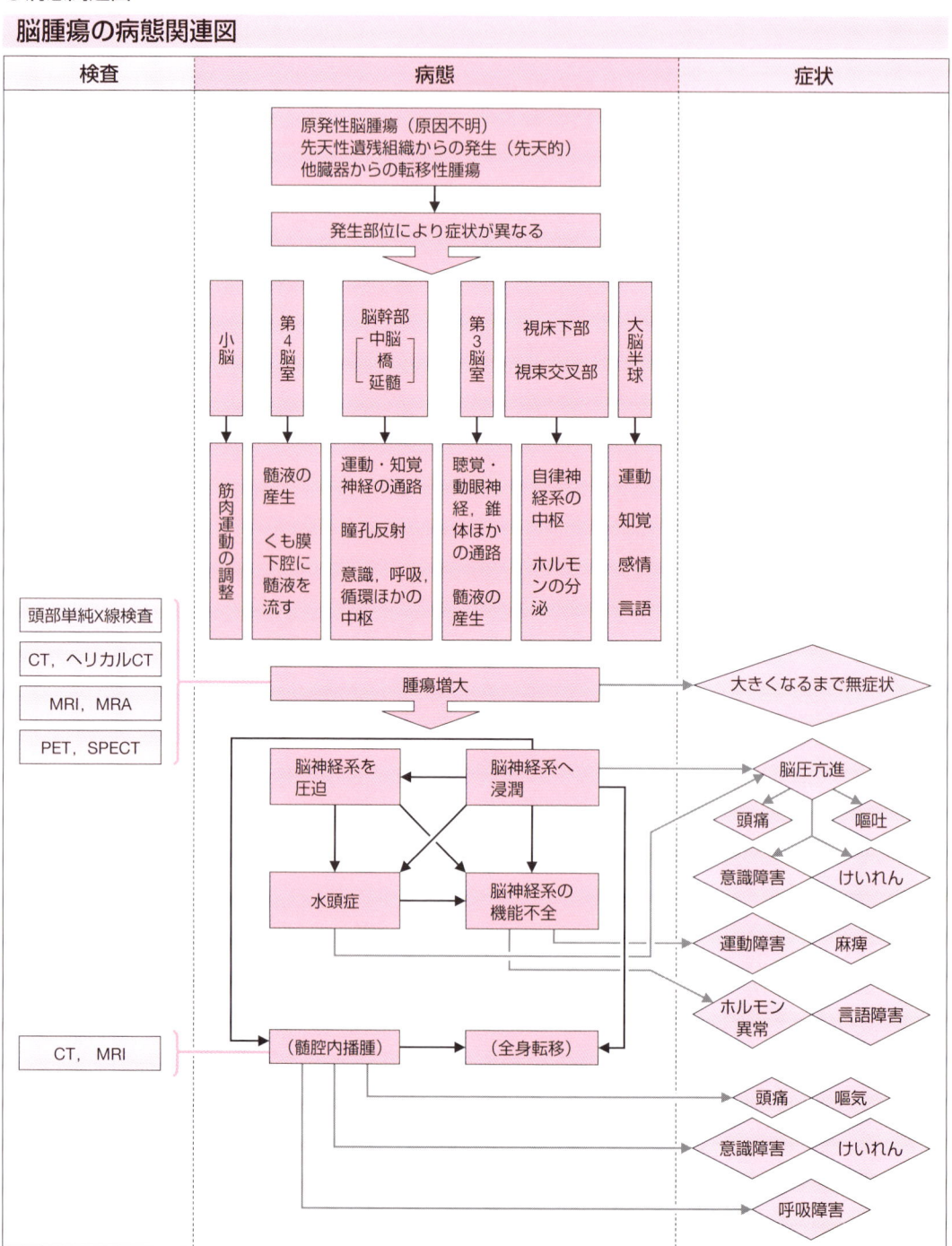

脳腫瘍の病態関連図

検査	病態	症状

病態：
- 原発性脳腫瘍（原因不明）
- 先天性遺残組織からの発生（先天的）
- 他臓器からの転移性腫瘍

↓

発生部位により症状が異なる

発生部位別：
- 小脳 → 筋肉運動の調整
- 第4脳室 → 髄液の産生、くも膜下腔に髄液を流す
- 脳幹部（中脳・橋・延髄）→ 運動・知覚神経の通路、瞳孔反射、意識、呼吸、循環ほかの中枢
- 第3脳室 → 聴覚・動眼神経、錐体ほかの通路、髄液の産生
- 視床下部・視束交叉部 → 自律神経系の中枢、ホルモンの分泌
- 大脳半球 → 運動、知覚、感情、言語

検査：
- 頭部単純X線検査
- CT, ヘリカルCT
- MRI, MRA
- PET, SPECT

↓

腫瘍増大 → 大きくなるまで無症状

↓

- 脳神経系を圧迫
- 脳神経系へ浸潤

↓

- 水頭症
- 脳神経系の機能不全

→ 脳圧亢進
- 頭痛
- 嘔吐
- 意識障害
- けいれん
- 運動障害
- 麻痺
- ホルモン異常
- 言語障害

検査：CT, MRI

- （髄腔内播腫）
- （全身転移）

→
- 頭痛
- 嘔気
- 意識障害
- けいれん
- 呼吸障害

1 疾患の概念・定義

脳腫瘍は，頭蓋内に発生する良性腫瘍と悪性腫瘍のすべてをいう。原因不明なものと，先天性遺残組織から発生した先天的要因の関与した腫瘍がある。小児はテント下（小脳脳幹部など）の発生が多いといわれるが，テント上（主に大脳・間脳）約60％，テント下40％である[1]。

図8-1-1 脳の解剖図

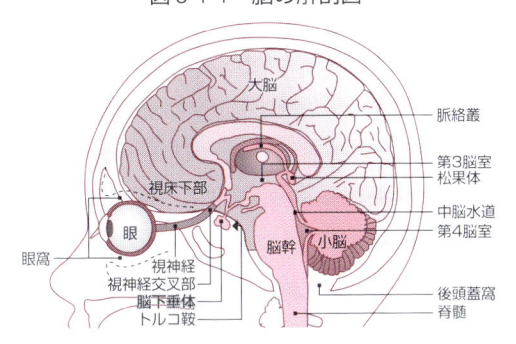

国立がんセンター情報委員会作成：脳腫瘍（小児）より
http://www.ncc.go.jp/jp/ncc-cis/pub/cancer/010234.html

2 病態

小児期に限らず中枢神経系腫瘍の発生原因はほとんど不明である。脳腫瘍の部位と大きさにより機能障害が生じ，麻痺や頭痛などの多彩な症状が現れる（病態関連図参照）。小脳や脳幹部（中脳，橋，延髄）に発生することも多く，髄液の流出路を閉塞させ，水頭症を合併しやすい（図8-1-1）。

また，脳は出生時約350g，6ヶ月約800g，4歳約1200g，成人約1400gと，乳幼児期の成長が著しい器官であり，腫瘍が正常な脳の成長発達を阻害する危険も高い。

3 分類

小児脳脊髄腫瘍は，100種類を超える多彩な腫瘍から構成され[2]，小児に多い腫瘍の分類を表8-1-1に示す。

表8-1-1 小児期に発生する主な脳腫瘍

分類	特徴	治療
①星状細胞性腫瘍 （astrocytic tumor） 星細胞腫，退形成性星細胞腫，膠芽腫	・小児原発性脳腫瘍の約1/3を占める ・5歳以降に頻度が増加する ・悪性度 　星細胞腫＜退形成性星細胞腫≪膠芽腫	・治療の原則は外科的全摘出術 ・術後，悪性度・残存腫瘍の程度に応じた化学療法，放射線療法が行われる
②脳幹部神経膠腫 （brain stem glioma）	・脳幹部の部位別に腫瘍の悪性度がある程度規定される（中脳≪延髄橋） ・診断からの平均余命期間は1年あまり	・放射線治療は一定の効果はあるも治癒効果は期待できない ・診断後はQOLを優先した療育が中心
③上衣腫（ependymoma）	・小児は第4脳室発生が多い ・発生時年齢は5〜9歳が最も多い ・予後は低年齢ほど予後不良で手術摘出率が影響	・化学療法，放射線療法いずれも一定の効果あるが治癒性はない
④髄芽腫 （medulloblastoma）	・小脳中部原発が約90％ ・15歳未満発生84％，5〜9歳代多く，男児優位 ・High risk group；3歳未満，術後残存腫瘍1.5cm³以上，髄腔内播種*（+）	・手術で可及的全摘術を目指す ・化学療法，放射線療法も極めて有効である
⑤胚細胞腫瘍 （germ cell tumor） 胚芽腫 奇形種	・小児原発性脳腫瘍の約15％ ・視床下部発生例の80〜90％は尿崩症を伴い，初発症状となる ・松果体部発生例の多くは水頭症で発症する	・胚芽腫は診断確定後化学療法・放射線療法 ・奇形種は開頭摘出術 ・松果体部発生例は内視鏡下生検術
⑥頭蓋咽頭腫 （craniopharyngioma）	・視床下部と下垂体に発生する ・小児例は水頭症と低身長で発症することが多い ・発症時の内分泌異常は80〜90％に伴うが，症状としては15％ほどに発現	・組織学的には良性であるが，全摘できなかった場合の臨床経過は予断を許さない

＊播種（はしゅ）：原発巣以外でのがん細胞の増殖

師田信人：小児脳腫瘍，脳神経外科手術：現状と役割，小児科臨床，62（2），189-198，2009．をもとに作成

脳は神経細胞と神経線維以外に，その間を埋めている神経膠細胞があり，そこに発生する腫瘍が神経膠腫（グリオーマ）で，星細胞腫や上衣腫がある。非グリオーマ系では頭蓋咽頭腫が多い。

4 症状・合併症

腫瘍の部位や大きさにより，様々現れる症状そのものが合併症である（表8-1-1）。中枢神経系の麻痺や機能低下は，知的・運動機能障害として重複して現れる。小脳や第4脳室の腫瘍は，水頭症になりやすく，VPシャント術が行われる。

1 頭蓋内圧亢進症状

腫瘍拡大と水頭症が生じ，頭蓋内圧の上昇が起き，頭痛，嘔吐，けいれんが現れる。乳幼児は頭蓋骨縫合が不完全なため，水頭症になっても頭囲が拡大し，頭蓋内圧亢進症状が顕著に現れず，不機嫌程度の症状しか出ない場合もある。

2 神経症状

片麻痺，失調性歩行，言語障害は腫瘍の部位の神経機能を障害することで生じ，運動・知覚・言語・感情のすべての領域と関連し，症状を示す。

3 内分泌症状

脳にある下垂体は内分泌器官の中枢である。この下垂体の機能障害により，過剰に成長ホルモンが分泌される末端肥大症や分泌されない低身長，抗利尿ホルモン分泌障害による尿崩症が生じる。甲状腺刺激ホルモンや副腎皮質刺激ホルモンの分泌も障害される。

5 診断

診断は臨床症状と画像検査を中心に行われる。
頭痛・嘔吐などの初発症状の出現から診断までには時間がかかることが多く，診断の遅れは，しばしば患者家族の自責に原因になり，時に医療従事者への不信の要因となる[3]。

6 検査

診断と治療判定は，CTとMRIの画像診断が中心である。技術の進歩により，ヘリカルCTやMRA（磁気共鳴血管造影）が血管造影に代わり行われている。また，内分泌学的評価にホルモン負荷試験や視力と視野検査，眼底検査が行われる。腫瘍マーカーはα-フェトプロテイン（AFP），神経特異性エノラーゼ（SNE），ヒト絨毛性性腺刺激ホルモン（hCG）などがある。

7 治療

1 手術療法

小児に多い小脳や大脳に発生する星（膠）細胞腫は，手術で摘出すれば予後の良い腫瘍である。脳腫瘍の治療の基本は手術療法による全摘出を目指しているが，小児脳腫瘍は部位や大きさから摘出困難なことが多い。さらに，術後に重度の後遺症を残す危険もあり，手術侵襲による影響と患児のQOLを総合的に判断した手術方法が決定される。

2 放射線療法

手術後の残存腫瘍に放射線治療が行われる。3歳以下は知的発達や内分泌機能に重篤な障害が予測されるため，通常の治療適応にならない。3歳以上も，化学療法の強化により可能な限り全脳全脊髄照射を低減させる試みが行われている[4]。

3 化学療法

主に，手術後の再発予防に化学療法が行われる。また，病理学的低悪性度神経膠腫の腫瘍切除不可能例に化学療法が行われていたが，単独で治療が可能であることが示され，機能温存と放射線治療回避を目標に化学療法を初期治療として行うことが一般的になってきている[5]。

8 疫学・予後

小児脳腫瘍は，悪性腫瘍のなかでも小児白血病に次いで多く，固形腫瘍のなかで最も多い。19歳以下の悪性腫瘍のなかで死因第1である[6]。
予後は，良性・悪性の分類で左右されるというより，手術で摘出可能かどうかが影響する。全摘可能な場合は予後も良いが，亜全摘や部分摘出の場合は不良である。

9 看護

治療は脳外科や小児科，放射線科などが揃う専門病院で行われ，チーム医療のなかで小児と家族の心理面を把握している看護職に調整役が期待される。

1 インフォームドコンセント・インフォームドアセント

患児は脳腫瘍の発病まで元気に成長発達していた場合が多く，患児も家族も，突然の発症にショックが大きい。心理的準備ができるように，患児に病気や治療方針を，誰が，どこまで知らせるかについて相談し，患児の混乱を最小限にする。常に，患児本人のコンセント（同意）やアセント（承諾）を取りながら，治療を進めていく姿勢が基本である。

2 頭蓋内圧亢進症状の観察と苦痛の緩和

①吐物の誤嚥に注意し，嘔気のある時は側臥位にする
②安静と安楽な体位の工夫
　頸の不安定は禁忌
③適宜，鎮痛剤や制吐剤の使用

3 麻痺や神経症状の観察とADL介助

①危険を認知できない場合があり，安全な環境を確保する
②ショックの時期は全面的介助も必要
③嚥下障害のある時は飲み込みやすい食事を準備する

4 手術に伴う看護援助

①出血や脳循環不全の早期発見
②鎮痛剤を適宜使用し疼痛コントロールを図る
③術後合併症の予防
　髄膜炎とテントヘルニアの予防
④コミュニケーション障害によるイライラへの対応

5 放射線療法や化学療法の治療期

①感染予防（手洗い，うがい，感染者と接触を避ける）
②皮膚粘膜の保護（刺激を避ける，軟膏の使用）
③宿酔症状の予防（水分・栄養補給，休息）

6 ボディイメージの混乱

①学童期以降の女児は，退院前にかつらの準備が必要な場合と，帽子やバンダナでよい場合もあり，本人と話し合って決める
②車椅子生活になる場合，同様の障害がある事例と交流を図る

7 リハビリテーションの早期開始と社会復帰

①手術直後は良肢位を保ち，関節可動域訓練を開始する
②理学療法士などと連携し，訓練の継続を優先した検査・処置の調整を図り，嘔気や倦怠感などの身体的症状をコントロールし，意欲を失わないよう支援する
③実現可能な目標を設定し，散歩，遊び，外泊など，気分転換を組み込んで進める
④院内学級の参加もできるだけ早期に実施する。ベッドサイドで行う授業から開始し，通学につなげる
⑤在籍校と連携を図り，退院後の登校準備を始める

8 予後不良な場合

残された時間を有意義に過ごすため，患児・家族と治療方針を話し合い，外泊の回数や在宅の時間，Make-A-Whish（http://www.mawj.org/）などのボランティア団体の支援の利用などについて検討し，時期を逸しないようにする。最善の方法を選択できたと思える闘病生活を送れるよう，患児と家族を支援する。

■ 引用・参考文献

1) 師田信人：小児脳腫瘍，脳神経外科手術：現状と役割，小児科臨床，66（2），189-198，2009.
2) 柳沢隆昭：小児脳脊髄腫瘍の診断と治療Update，小児科臨床，66（2），199，2009.
3) 前掲書2）に同じ
4) 井原哲，師田信人：脳腫瘍・脊髄腫瘍，小児内科41増刊号，654-658，2009.
5) 前掲書2）に同じ
6) 厚生労働省大臣官房統計情報部編：「平成20年度人口動態統計」．

脳腫瘍の看護

●実践事例

●事例の要約

活発な9歳の女児が頭痛・嘔吐・歩行困難を発症し，髄芽腫と診断された。入院5日に腫瘍摘出術を受け，全脳・全脊髄照射と化学療法が行われた。体幹失調症状の強い患児の苦痛をコントロールしつつ，家族とともに患児の治りたいという意欲を失わせないような関わりを行った。

●治療・看護の経過の記述

1　年齢，性別，診断名等

- 年齢：9歳
- 性別：女児
- 診断名：小脳中部～第4脳室腫瘍（髄芽腫）
- 家族：両親，兄，弟の5人暮らし

2　発症から入院までの経過

不定期の頭痛と，2か月前から歩行時のふらつきが出現した。起床時に激しい頭痛・嘔吐が出現し，脳外科系病院でCTの結果，第4脳室腫瘍，水頭症と診断され，同日緊急入院した。入院時の状況は，次のとおりである。
①運動失調と体幹失調による歩行困難（＋）
②上下肢の麻痺（－），かろうじて挙上，保持困難
③両眼内転位と外転制限（＋），うっ血乳頭（＋）

3　急性期の治療・看護の経過（術後1週まで）

入院1日より，ステロイド・グリセオールを開始。入院3日に「体がどうなっちゃったんだろう」と戸惑うが，臥床したままゲームができる状態まで症状は改善した。
- 患児への手術説明と反応

両親の希望で，毎日少しずつ医師と母から行われた。患児は剃髪時に泣き顔になるが，本人なりに必要性を理解した様子で，母の手を握り「手術，頑張るね」と発言がきかれた。
- 医師からの病状説明と反応

本人へ→『後ろ頭におできが出来ているので，入院して治す必要がある』と説明され，「おうちに帰りたい」と泣き続けた。

両親へ→小脳と第4脳室の腫瘍に水頭症が合併し，頭蓋内圧亢進症状が著明にみられる。母は「本人が一番辛いのだろう，自分達が支えなければ」と涙を流すが，患児の前では気丈に対応した。手術の必要性や，術後の後遺症のリスク，長期的な放射線療法や化学療法の必要性，再発の可能性の高さなどが話された。

入院5日に腫瘍摘出術（80％）を施行。小脳性の無言症と思われる自発語の減少や表情の変化の乏しさがみられ，医療者を見て泣き出し，コミュニケーションが困難になった。そのため質問はできるだけ避け，本人のしぐさや表情の変化を見逃さないよう，母の協力を得て，注意深く関わった。術後4日に膀胱留置カテーテルを抜去し，オムツ使用から排尿間隔と尿意・便意のサインをキャッチし，誘導による排泄の成功が増えた。さらに体動が嘔気と創痛を増強するため，制吐剤や鎮痛剤でコントロールした。

4　回復期(1)の経過（術後2～8週）

術後MRIで脊髄播種が判明し，術後2週よりコバルト照射が開始となった。まだ体幹失調症状が強く，首はぐらつき，座位保持が困難でADL全介助だった。食事をスプーンで口元に運べない患児を見て，母は「本当によくなるのか心配」などの不安な言動がみられた。母と一つずつADL拡大の目標を話し合い，根気強くリハビリを続けていくことを確認した。患児の頭痛・嘔気の出現に注意し，ギャッチアップで過ごす時間をつくり，適宜安楽枕などを用いて座位保持を促した。最初，離床に消極的な患児

も，ギャッチアップで苦痛が増強するとも限らず，むしろ食事やゲームがやりやすいことに気づいていった。さらに，全面介助であるが，リクライニング車椅子への移乗にも応じるようになり，病棟内散歩を楽しんだ。最初，離床に消極的だった患児も，ギャッチアップで苦痛が増強せず，食事やゲームがやりやすいことを理解し，嫌がらなくなった。

術後4週に意欲の低下が強く現れた。リハビリ室の訓練に限らず，ADL一つひとつに本人が参加できるよう励まし，見守った。患児は，「前みたいに動けない。これじゃあ，みんなと一緒に遊べない」と不機嫌になった。そこで，同室患児と座位のままカードゲームで遊ぶ場をセッティングしたところ，集中力や注意力が徐々に回復していった。その結果，自力座位が安定し，リクライニング車椅子から普通車椅子に変更となった。ADL拡大により患児自ら，「家に帰りたい」と外泊を目標に意欲的になった。しかし，母親は入浴や移動動作の介助に不安があったため，自宅で行える方法を検討した。ストレッチャー介助浴からバスマットを敷いたシャワー浴に変え，安全を確認した。術後5週に初回外泊を行い，家族全員が非常に喜んだ。

術後2か月で照射終了し，軽度左片麻痺は残るが端座位保持が可能となった。立位訓練を開始し，母子ともに院内学級参加が次の目標となった。学習の再開は闘病意欲を高める一因で，院内学級へ出席可能となるよう検査・処置時間を調整した。体調不良時もベッド上で授業を受けた。その結果，午前・午後の登校で体力・精神面の回復がめざましく，自主的に歩行練習に取り組んだ。

⑤ 回復期(2)〜退院までの経過(術後9〜13週)

初回の化学療法は消化器症状がなく，2回目以降は3か月ごとに短期入院で行い，通院リハビリテーションと外来で経過観察することとなった。退院時は軽度左片麻痺が残るがつたい歩きが可能で，長距離の移動は車椅子を使用するまで回復した。外泊を繰り返し，在宅への移行も支障なく，「早く友達のいる学校に行きたい」と次の目標を持って退院した。

この事例から学んだこと

長期的治療が必要な場合，患児や家族が意欲的に闘病生活を送れるよう，患児を主役に家族や医療者，学校関係者が協力していくことが重要である。

コラム　セカンドオピニオンについて

脳腫瘍はタイプが多様で治療方針の決定の難しい病例がある中で，小児の脳腫瘍専門家が不足しています。一方で，初期の段階から，また再発後に治療方法を変更する時など，子どもも保護者もセカンドオピニオンを希望する割合の高い疾患が脳腫瘍です。治療により障害が残る危険もあり，治療選択とQOLは切り離せないからです。

そこで，セカンドオピニオンについて主治医に相談するのは第1選択ですが，納得のいく情報が得られない場合に利用できるHPが，以下にあります。小児脳腫瘍の詳しい情報も，入手できます。

1. がんの子供を守る会
   http://www.ccaj-found.or.jp/
2. 脳外科医澤村豊のホームページ
   http://square.umin.ac.jp/sawamura/
   （Eメールの相談窓口があります）
3. 日本小児脳腫瘍コンソーシアム
   http://www.es-bureau.org/contents/consortium/
   （電話・Eメールの相談窓口があります）

（本間　昭子）

●実践事例の治療・看護の経過

		手術前 入院〜手術	術直後 手術日〜術後1週	放射線療法中とリハビリテーション期 術後2〜8週	化学療法中と退院まで 術後9〜13週
検査		頭部MRI 心電図 胸部X線検査 血液一般検査 尿検査	頭部CT 脊髄MRI	頭部MRI 言語機能評価	→ → →
観察		意識レベル 頭蓋内圧亢進症状（頭痛，嘔気） 体幹失調症状 麻痺の部位と程度	→ 感染徴候	認知，言語能力 皮膚粘膜の状態	→
治療		点滴（DIV）： 合剤（グリセオール） コハク酸ヒドロコルチゾンナトリウム（ソルコーテフ） ファモチジン（ガスター） 合剤（レシカルボン）坐薬 ドンペリドン（ナウゼリン）坐薬 ジクロフェナクナトリウム（ボルタレン）坐薬	点滴（DIV）： 合剤（グリセオール） コハク酸ヒドロコルチゾンナトリウム（ソルコーテフ） ファモチジン（ガスター） 塩酸セフォチアム（パンスポリン） メトクロプラミド（プリンペラン） 腫瘍摘出術（80％）施行 ピコスルファートナトリウム（ラキソベロン） 合剤（レシカルボン）坐薬 術後7日：脳室ドレナージ抜去	放射線療法（コバルト照射）： 全脳 　1.8Gy×20回=36Gy 後頭蓋窩 　2Gy×7回=14Gy 局所（小脳，その他） 　2Gy×3回=6Gy 全脊髄 　1.8Gy×17回=30.6Gy 内服： ピコスルファートナトリウム（ラキソベロン） 酸化マグネシウム リハビリテーション： ベッドサイド→リハビリセンターへ	化学療法（DIV）： 塩酸グラニセトロン（カイトリル） カルボプラチン（パラプラチン） エトポシド（ベプシド） D-マンニトール 内服： ピコスルファートナトリウム（ラキソベロン） リハビリテーション： （リハビリセンターで実施）
日常生活	食事	入院当日：飲水のみ 翌日〜：食事可	術後2日〜：半固形物のみ 術後5日〜：食事開始	病院食にこだわらず患児の嗜好に合う物を摂取する	学童食
	安静度	床上安静	術後1〜4日：ギャッジアップ30°まで 術後5日〜：ギャッジアップ90°まで	リクライニング車椅子で散歩 院内学級の訪室授業開始 院内学級に登校開始 車椅子移乗可 術後5週：週末の外泊開始	院内フリー
	排泄	床上排泄	膀胱留置カテーテル4日間 →おむつ	ベッドサイドで尿器使用 排便時はトイレ使用	トイレ
	清潔	清拭 陰部洗浄	→	ストレッチャーによる介助入浴 バスマット使用によるシャワー浴	介助椅子による介助入浴
教育		・苦痛増強あれば，速やかに看護師に伝えるよう指導する	・体動はできるだけ静かに行う ・安全の確保（転落，誤嚥や窒息の危険） ・ライントラブルに注意する	・患児にできることを見つけ出し，なるべく本人に行ってもらう ・リハビリテーション期の対応 ・骨髄抑制についての説明と感染予防行動の指導（患児・家族） ・移送・移乗時の安全の確保	・感染予防行動についての指導
家族看護		・インフォームド・コンセントに同席する ・感情表出の場を提供	・コミュニケーション方法の工夫と患児の心理の理解	・外泊中の症状の観察やADL介助方法の指導	・退院後の生活指導

●実践事例の看護上の問題点への対応

患者の経過	看護上の問題点	観察・看護	看護の実際
急性期 （術前〜 術後1週）	＃1 安楽障害 ＃2 身体可動性の障害 ＃3 感染リスク状態 ＃4 不安 （患児、家族） ＃5 言語的コミュニケーション障害	〈観察〉 術前： ●頭蓋内圧亢進症状が強く、頭痛、嘔吐がある ●問いかけにうなずき、首ふりで返答する ●座位保持が困難で、横になりたがる 術後：術直後は脳室ドレナージ施行 ●自発語乏しく無表情、泣く・嫌がる反応は示す ●体動で創痛、嘔気を誘発する ●体幹失調により支えなければ座位保持ができない ●母親は患児の前で気丈に対応するが、看護師の前では涙を流す 〈看護〉 ●バイタルサインの変化に注意し、身辺介助を行う ●脳室ドレナージや点滴などのライン類の管理 ●清拭や体位交換は速やかに安楽に行う ●創痛や嘔気に対しては適宜坐薬を使用し、苦痛が最小限になるよう努める ●母親の言動に注意し、ゆとりをもって関わる	＃1 術前はステロイド・グリセオールの使用、安静保持により頭痛、嘔吐の症状は徐々に軽快した。術後は患児からのはっきりとした訴えが少なく、鎮痛剤や制吐剤で苦痛の緩和を図ったところ、泣くことが減った ＃2 患児の離床のペースに合わせADLの介助方法を適宜、母に指導 ＃3 熱発なく、創部や脳室ドレナージも問題なく経過した ＃4 ベッドサイドを離れた母親に、意図的に声かけを行い、感情表出の場を提供した ＃5 質問は「Yes」「No」と答えやすい質問にした
回復期（1） （術後2〜 8週）	＃1 身体可動性の障害 ＃2 非効果的抵抗力 ＃3 不安 （患児、家族） ＃4 自己健康管理促進準備状態 ＃5 皮膚統合性障害リスク状態	〈観察〉 ●体幹失調と軽度左麻痺があり、自力座位保持が困難 ●時折「前みたいに兄弟と同じように動けない」と涙を流す ●WBC2200/μL、Hb11.4 g/dL、PLT14万/μL ●耳介の表皮剝離が出現する 〈看護〉 ●ADLの状況の把握と評価 ●ベッド柵を開閉式の物に交換し、安静度、体調、筋力、意欲に合わせた援助を提供 ●リハビリテーションが進むよう、遊びを取り入れ離床を図る ●外泊や退院に向け、在宅でも提供できるケアを見つけ出す ●体調により、リハビリテーションや院内学級をベッドサイドでも行えるよう、連絡役となる ●照射後は十分に休養をとるよう指導する ●皮膚トラブル発生時は軟膏やマウスケアを実施する ●食事は患児の好みに合わせ、食べられる時に摂取するようにする	＃1 術後1か月は臥床がちであったが、安楽枕で座位を保持し、カードゲームで楽しみながら離床を進めたところ、座位時間が延長した 　座位の安定後、リクライニング車椅子から普通車椅子になり、患児自らトイレに行くことを希望し、介助で実施できた 　一人遊びから同室患児との遊びの場面をつくることで、集中力や注意力が高まった ＃2 WBCが低下したが、感染徴候、貧血症状、出血傾向などの出現なく経過した ＃3 焦らず、根気強くリハビリを続けていけるよう、目標を細かく設定し、一つひとつクリアしていった ＃4 入浴は看護師がストレッチャーで介助する方法から、母親と二人で入れるバスマットを用いた方法に変え、外泊では安全に実施できた ＃5 照射野である耳介の表皮剝離に対しては、硫酸ゲンタマイシン（ゲンタシン）軟膏を塗布し悪化なく経過した
回復期（2） （術後9〜 13週）	＃1 非効果的抵抗力 ＃2 自己健康管理促進準備状態	〈観察〉 ●WBC4170/μL、口腔粘膜の炎症はない ●制吐剤使用で嘔気、嘔吐も出現せず ●体幹失調は消失 ●軽度左片麻痺が残り、つたい歩きは安定 ●長い距離は車椅子移動 〈看護〉 ●感染予防の必要性を母親に説明 ●退院後の体調不良時の対処方法の確認 ●周囲から協力体制を得られるよう準備する	＃1 化学療法は特に副作用の出現なく終了することができた ＃2 通院や通学には、母親だけでなく患児の親せきが協力してくれることがわかった 　外泊を通して、入院生活よりも住み慣れた自宅での生活のほうがつたい歩きなどしやすく、兄弟とともに過ごすことで患児の活動性も高まり、退院後の生活への自信につながった

8-2 てんかん（点頭てんかん，ウエスト症候群）

8 脳・神経疾患

看護の基礎知識

◉病態関連図

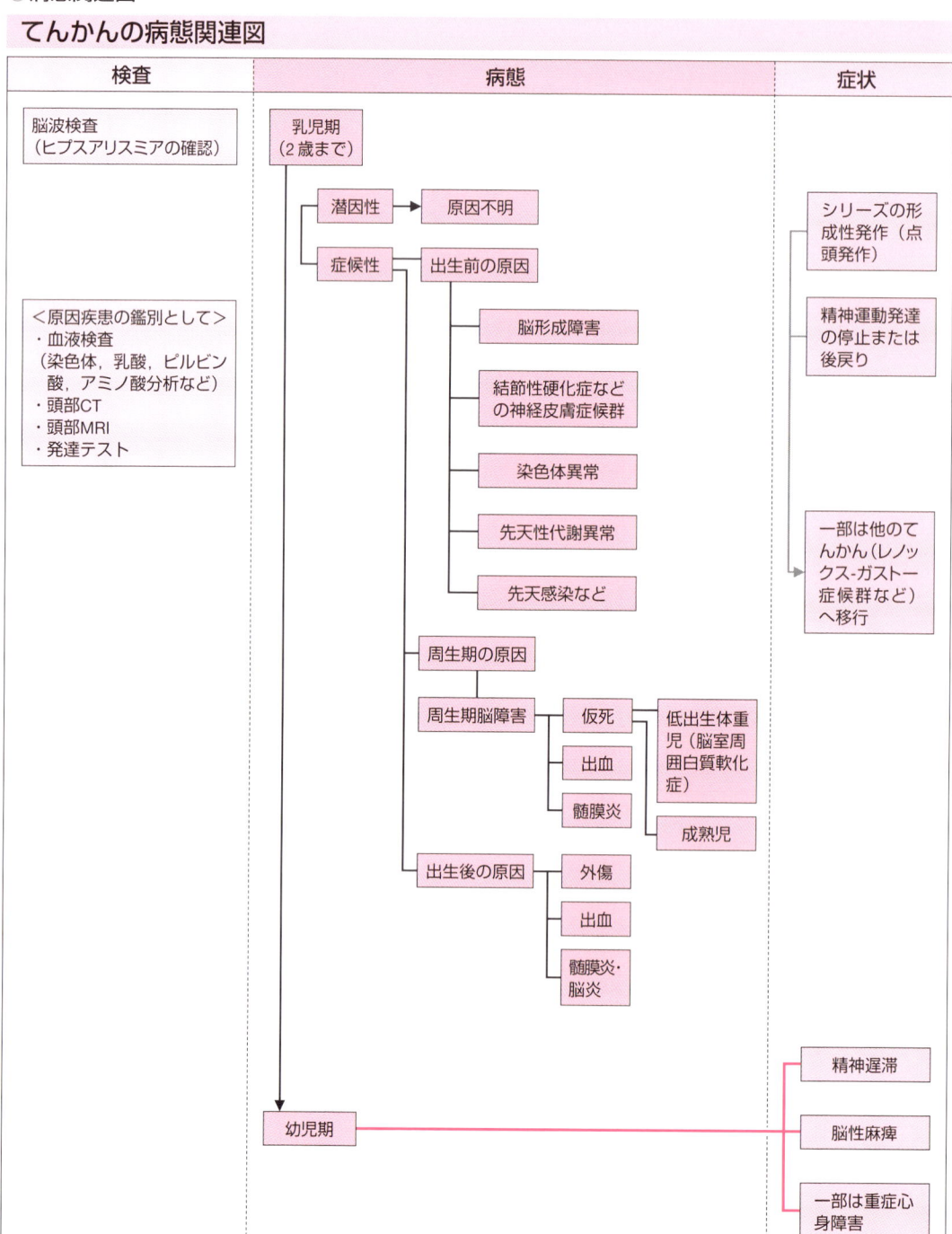

てんかんの病態関連図

検査	病態	症状
脳波検査（ヒプスアリスミアの確認）	**乳児期（2歳まで）** ├─ 潜因性 → 原因不明 └─ 症候性 　├─ 出生前の原因 　│　├─ 脳形成障害 　│　├─ 結節性硬化症などの神経皮膚症候群 　│　├─ 染色体異常 　│　├─ 先天性代謝異常 　│　└─ 先天感染など 　├─ 周生期の原因 　│　└─ 周生期脳障害 　│　　├─ 仮死 ─┐ 　│　　├─ 出血　├─ 低出生体重児（脳室周囲白質軟化症） 　│　　└─ 髄膜炎 ┘ 　│　　　　　　　└─ 成熟児 　└─ 出生後の原因 　　├─ 外傷 　　├─ 出血 　　└─ 髄膜炎・脳炎	シリーズの形成性発作（点頭発作） 精神運動発達の停止または後戻り 一部は他のてんかん（レノックス-ガストー症候群など）へ移行
<原因疾患の鑑別として> ・血液検査（染色体，乳酸，ピルビン酸，アミノ酸分析など） ・頭部CT ・頭部MRI ・発達テスト		
	幼児期	精神遅滞 脳性麻痺 一部は重症心身障害

1 疾患の概念・定義

てんかんとは，脳の神経細胞が電気的に興奮しやすくなり，その興奮が周りに広がって発作を繰り返し起こす疾患で，原因は様々である。

てんかんの定義としては，WHO（世界保健機関）の「てんかんとは種々の成因によってもたらされる慢性の脳疾患であって，大脳ニューロンの過剰な発射から由来する反復性の発作（てんかん発作）を主徴とし，それに変異に富んだ臨床ならびに検査所見の表出が伴う」が一般的である。

てんかんの一種であるウエスト（West）症候群は主に乳児期（2歳まで）に発症する年齢依存性のてんかんで，点頭てんかんともいう。90％の患者が何らかの基礎疾患を持っている。

2 病態

1 内因性

遺伝的な原因で脳が発作を起こしやすくなっている。原因は，遺伝子異常（代謝異常，脳変性疾患，神経皮膚症候群，ミトコンドリア病など），染色体異常など先天的なものが大半を占める。

2 外因性

正常な脳に生じた脳障害による。原因は，出生前の先天感染，周生期脳障害（低酸素性虚血性脳症，脳梗塞など）と出生後脳障害（脳炎，髄膜炎，頭蓋内出血，脳腫瘍，脳障害など）に分けられる。

多くの例では内因性，外因性の両方の因子が関与する。脳のどの部分の神経細胞が過剰な活動を起こすのかによって出現する発作症状が違う。また複雑に絡み合って起きる。

3 分類

分類には，てんかん発作の分類とてんかんの分類がある（表8-2-1）。

ウエスト症候群は，次の2つに分類される。
①潜因性ウエスト症候群：診断時には原因不明なもの。
②症候性ウエスト症候群：診断時に原因や発達障害が明らかなもの。

4 診断

てんかんは発作時に発作波が確認できれば診断が確定できるが，実際は発作時脳波をとることは難しい。よって，てんかんの診断は症状，脳波など総合的に判断される。すなわち，①原因，②発作の種類（発作型），③てんかんの種類（てんかん・てんかん症候群分類）の3段階の診断が必要である。

ウエスト症候群の診断は，典型的な症状と脳波による。

5 症状

中心的臨床症状は反復・発作性に出現するけいれんと意識障害であるが，その形態は様々であるため，以下に表8-2-1に示した主なてんかん発作の型ごとに症状を示す。

1 全般性強直間代発作（以前は大発作と呼ばれた）

発作の数時間あるいは数日前から，不安・不機嫌などの気分変調や，頭痛・嘔気・不眠などの自律神経症状を伴うことがある。突然，全身の筋肉の硬直性けいれんが起こり，同時に意識を失う。上肢を屈曲し，下肢を伸展することが多い。全身の硬直によって呼吸が停止し，顔面にチアノーゼが現れる。眼球は上転し，瞳孔は拡大し，対光反射は消失する。続いて起こる間代性けいれんのリズムと強さは次第に緩やかになり，数十秒から1分後に消失，呼吸が回復する。発作後は，もうろうとして入眠傾向になる。

2 欠神発作（以前は小発作と呼ばれた）

前兆なしに起こる意識喪失発作。数秒で意識を回復する。

3 ミオクロニー発作

四肢・体幹の筋肉が1～3回瞬間的に急激にけいれんする。かなり頻回に発作が起こることがある。短時間，意識は喪失する。点頭発作と類似しているが，点頭発作より短く瞬間的でシリーズ形成がないこと，年長児に多いことなどが異なっている。

表8-2-1 てんかん発作国際分類（国際てんかん連盟，1989）

1) てんかん発作の分類：部分発作と全般発作に分類される。
(1) 部分発作：てんかん性放電が脳皮質に限局する発作
　ⅰ) 単純部分発作（意識障害を伴わない）　ⅱ) 複雑部分発作（意識障害を伴う）
　ⅲ) 部分発作から二次的に全般発作に進展するもの
(2) 全般発作：初めから脳全体が同時に活動を起こす発作（けいれん性あるいは非けいれん性）
　ⅰ) 欠神発作　ⅱ) ミオクロニー発作　ⅲ) 間代発作　ⅳ) 強直発作　ⅴ) 強直間代発作　ⅵ) 脱力発作（失立）

2) てんかん・てんかん症候群分類：発作と原因から基本的には4つに分類されるが，主に，家族歴，神経学的所見（発症年齢，合併症，発作型など），血液検査，画像検査が分類の指標となる。
(1) 局所関連性（焦点性，局所性，部分性）てんかんおよび症候群
　ⅰ) 特発性（年齢に関連して発病する）
　ⅱ) 症候性（小児の慢性進行性持続性部分てんかん，側頭葉てんかん，前頭葉てんかん，頭頂葉てんかん，後頭葉てんかんなど）
(2) 全般てんかんおよび症候群
　ⅰ) 特発性（年齢に関連して発病する）
　　・良性家族性新生児けいれん　　　・乳児良性ミオクロニーてんかん
　　・小児欠神てんかん（ピクノレプシー）　・若年欠神てんかん
　　・若年ミオクロニーてんかん　　　・覚醒時大発作てんかん
　　・上記以外の特発性全般てんかん　・特異な発作誘発様態をもつてんかん
　ⅱ) 潜因性あるいは症候性（年齢順）
　　・West症候群（電撃けいれん，点頭てんかん，礼拝けいれん）
　　・レノックス－ガストー症候群　・ミオクロニー失立発作てんかん
　　・ミオクロニー失神てんかん
　ⅲ) 症候性
　　・非特異病因（早期ミオクロニー脳症など）・特異症候群
(3) 焦点性か全般性か判断できないてんかん症候群
　ⅰ) 新生児発作，乳幼児重症ミオクロニーてんかんなど
(4) 特殊症候群
　ⅰ) 状況関連性発作（機会発作）
　　・熱性けいれん
　　・アルコールや薬物などによる急性の代謝障害のみにみられる発作など

4 脱力発作または失立発作
筋の緊張が急激に抜けるため倒れるが，発作の持続時間は十数秒から数十秒である。

5 単純部分発作
大脳皮質の一部から起こるもので，運動性と知覚性の発作がある。運動性発作では，病巣に該当する部位，例えば一側の手からけいれんが始まる。知覚性発作ではしびれ感や痛みが現れる。

6 複雑部分発作（以前は精神運動発作と呼ばれた）
側頭葉から生じる発作で，画一的な自動運動，意識混濁，記憶喪失，興奮状態などが現れる。

7 自律神経発作
発作時に腹痛，嘔吐，頻脈，無呼吸などの自律神経症状が現れる。

8 ウエスト症候群の症状
次の3つが典型的な症状である。
①頻発するシリーズをつくる特有の発作（点頭発作）
体幹・頸が屈曲し，四肢を対称性に伸展挙上または屈曲挙上させる。1～5秒持続し，3～20回群発（シリーズ形成）する。
②精神運動発達が停止または後戻りする
③ヒプスアリスミア（図8-2-1）という特有の脳波所見を呈する

6 合併症

事例によるが，一部の例は，精神遅滞，脳性麻痺の精神運動発達の問題を合併する。

7 検査

1 脳波検査（発作間欠期脳波，発作時脳波）
West症候群では脳波検査は必須である。
2 頭部CT，頭部MRI
3 血液検査（染色体，乳酸，ピルビン酸，アミノ酸分析，薬物の血中濃度など）
4 発達テスト

図 8-2-1　ACTH 治療前後の脳波の変化

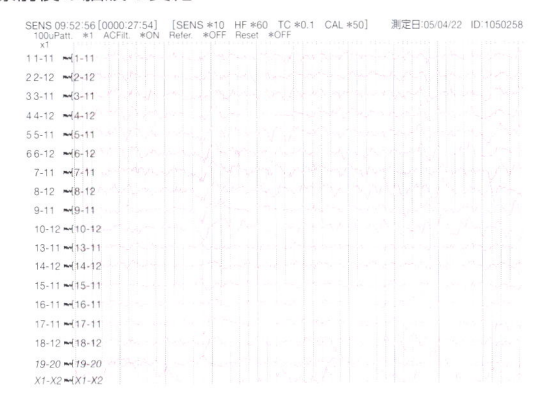

ACTH 治療前の脳波　　　　　　　　ACTH 治療後の脳波

8 治療

1. てんかん治療の目的は，てんかん発作をできるだけ少なくし，できれば完全に抑制することと，社会的な日常生活を楽しく円滑に行えるようにすることにある。
2. てんかんの治療は薬物療法が主体となる。てんかんの発作型，脳波などを参考にして，その発作の治療に最も適した薬剤を選択する（表8-2-2）。単剤与薬を原則とし，治療開始後，発作抑制の程度や経過をみながら抗てんかん薬の血中濃度を測定し，薬剤の調整や変更を行う。そのほか，外科的治療，ケトン食療法，迷走神経刺激療法がある。
3. ウエスト症候群の治療は，ACTH（副腎皮質刺激ホルモン）療法が最も有効とされ，脳波の改善もみられる（図8-2-1）。そのほかの薬物療法では，ビタミン B_6 剤，ゾニサミド，クロナゼパムなどが使用される。

9 疫学・予後

てんかんの有病率は13歳未満では1000人あたり5.5人で，ほぼ200人に1人である。正しい診断と治療によって60〜80％は治癒する。

ウエスト症候群の約8割が治療によって点頭発作は消失するが，約半数が脳性麻痺を合併する。また，ウエスト症候群の状態を離脱しても，その後レノックス-ガストー症候群や症候性全般てんかん，局在関連性てんかん（部分てんかん）などに移行する場合がある。

10 看護

適切な薬物療法を継続しながら，順調な成長発達が遂げられるように，家族とともに発作の予防や日常生活における安全の確保に努める。また，成長発達に応じた精神的援助を行う。

1. 観察

表 8-2-2　発作型による抗てんかん薬の使い分け

発作型	第一選択薬	第二選択薬	無効薬
部分発作	カルバマゼピン	バルプロ酸ナトリウム，フェニトイン，ゾニサミドなど	エトサクシミド
強直間代発作	バルプロ酸ナトリウム	カルバマゼピン，フェニトイン，ゾニサミドなど	エトサクシミド
欠神発作	バルプロ酸ナトリウム	エトサクシミド，クロナゼパムなど	カルバマゼピン，フェニトイン，フェノバルビタールなど
ミオクロニー発作	バルプロ酸ナトリウム	クロナゼパム	カルバマゼピン

①けいれん発作の状態（発作の型，回数，持続時間，シリーズ形成の有無，意識状態など）について観察するとともに，その状況の変化についても注意深く観察する。
②内服薬服用中は，発作の観察とともに，服薬状況と副作用症状に注意する。特にWest症候群のACTH療法を行っている際には，感染徴候や高血圧の早期発見に努める。
③患児の発達の経過や日常生活の状況，家族の対応や育児姿勢などにも注目して情報収集する。

2 看護援助

①発作の予防：発作は日常生活の変調（睡眠不足，過労などの不規則な生活，環境変化，ストレスなど）が誘因となることが多いので，患児や家族に対して，できるだけ規則正しい生活を送るように指導する。
②服薬指導：確実な服薬が発作を予防することを患児と家族に説明し，自己管理ができるよう指導を行う。
③発作時の安全確保：発作時は転倒による外傷や頭部などの打撲を防ぐように努める。すなわち，患児の生活環境をできるだけ整理整頓し，発作による転倒時にも大きなけがに到らないように整備する。特に，発作が頻発する時は，患児の身体を保護するためのヘッドギアや関節サポーターの使用を勧めるとともに，ベッド周囲や部屋の整理整頓に努め，子どもの机の上にセラピーマットを敷くなどの工夫を凝らして，けがの予防に努める。また，患児自身にはできるだけ落ち着いて行動することや歩行時には大人と手をつなぐこと，椅子には深く腰掛けることなど，日常生活における注意点をできるだけ具体的に指導する。学童期には，運動時やプールなどでの発作に十分注意する。学校生活については，家族および学校関係者と医療者との連携によって，安全を確保しつつ積極的に行事にも参加できるように調整を図る。
④発作時の気道確保：発作時は上着を緩め，気道確保の体位をとらせる。特に嘔吐を伴う際には誤嚥を予防するために，顔を横に向けておくことが大切である。また，病棟内では，必要時に備え，常に酸素吸入や吸引の準備を整えておく。
⑤発達援助：発作コントロールが十分になされている場合は健常児と同様に問題なく発達を遂げていくが，発達遅滞などを合併している場合には，個々の事例にあわせた作業療法や理学療法などが必要になる。患児と家族に対して，発達を促すための日常的な訓練の継続を支持的に援助することが大切である。
⑥家族への支援：継続治療の必要性について十分に説明し，患児自身が行う発達段階に応じた自己管理を家族が補完しながら一緒に行うことの重要性について理解を促す。また，患児が本疾患を有することで生じる学校生活や社会生活における様々な問題や家族の悩みについても傾聴し，具体的な解決方法を提示することによって支援する。

ウエスト症候群の看護

●実践事例

●事例の要約

正常分娩で出生した男児。生後1～2か月は正常に発達していたが、生後4か月でウエスト症候群を発症し、今回、ACTH療法のため入院した。治療の副作用によるムーンフェイスは目立ったが機嫌は比較的よく、他の副作用も出現せず、脳波が完全に正常化し退院した。

●治療，看護の経過の記述

1 年齢，性別，診断名等

- 年齢：5か月
- 性別：男児
- 診断名：潜因性West症候群
- 家族：父，母の3人家族

2 発症から入院までの経過

生後4か月の時、入浴中に「少し頭をすくめて手を屈曲挙上させ嫌な顔をする動作が20～30秒ごとに5～6回、2～3分持続して出現する発作」が2日間連続してシリーズ様にみられたため、救急車で近医を受診し入院となったが、精査目的にて転院した。
脳波検査の結果、ウエスト症候群と診断され、ビタミンB_6剤の内服で一旦は発作が消失したため退院したが、徐々に脳波が悪化したため、ACTH療法の目的で再入院となった。

3 入院時の状態

入院時、10～20秒間隔で両上肢をピクッとさせる発作が数回みられた。体重は7204g。その他の発達では、寝返りはできないが追視はあり、「アー」「ウー」と発声し、あやすとよく笑うなどの状況がみられた。入院2～3日前から鼻汁がみられていたが発熱はなく、CRPは0であった。

4 入院から退院までの経過

入院時よりビタミンB_6剤内服と酢酸テトラコサクチド（コートロシンZ）0.1mgの筋肉注射が開始となった。開始直後より発作が出現したものの4日目には消失した。副作用の予防として、入院時より個室管理とし、入浴の順番を病棟内で最初にするなど感染予防に努め、また、副作用のチェックとして、毎日、体重測定、胸囲・腹囲の測定を行うなど注意深い観察を行った。

その結果、バイタルサインは安定して経過し、感染徴候などはみられなかったが、治療開始1週間頃より食欲が増して母乳を飲む回数が増えてきたり、少しグズグズと泣いたりするなど機嫌が悪くなることもあった。そこで、不機嫌に対しては、個室管理でストレスもたまると考え、病室にじゅうたんを敷いて自由に遊べる空間を作ったり、また保育士による個別の保育を取り入れるなどし、患児と母親への援助を行った。

経過は良好で、脳波検査の結果、入院14日に酢酸テトラコサクチド（コートロシンZ）は中止となった。副作用により、体重が最高8,310gとなり、ムーンフェイスも目立ち、腹囲は最大で3.5cm増加、臍上では4.0cmの増加が認められたが、中止後は徐々に体重、腹囲も減少し、中止後2～3日くらいからは機嫌も良くなり、他の副作用も出現しなかった。

5 退院後の経過

退院後は2週間から1か月ごとに外来通院し、フォローアップしているが、脳波は完全に正常化し副作用症状もほとんどみられない。

この事例から学んだこと

潜因性ウエスト症候群に対するACTH療法のために患児は個室管理を強いられ、母親も付き添

いなどによって、精神的なストレス、疲労が大きいことが予想された。このようなほぼ隔離状態の患児、家族に対する精神的な援助、配慮の必要性を学んだ。

● **実践事例の治療・看護の経過**

		入院から急性期（14日間）	回復期から退院時
検査		脳波検査［酢酸テトラコサクチド（コートロシンZ）開始時〜1週間ごと］	脳波検査（1週間ごと）
		血液検査［血液一般，CRP，生化学（Na，K，肝機能）］	→
		検尿	→
			CT
		酸素飽和度・ECGモニター	→
		検温（8時間ごと）	→
		BP測定［酢酸テトラコサクチド（コートロシンZ）筋肉注射前］	→
		体重測定，腹囲測定（最大，臍上）	→
		尿量測定	→
		副作用の観察（食欲，不機嫌など）	→
		発作観察	→
治療		酢酸テトラコサクチド（コートロシンZ）0.1mg筋肉注射（毎日）	
		塩酸ピリドキシン（強力アデロキシン）/3回/日内服	→
日常生活	食事	直接母乳または14.5%ミルク経口	→
	清潔	入浴（毎日，一番目）	→
	安静度	フリー	→
	環境	個室	→
	教育	発作観察表のチェックの指導	発作観察表の継続 内服薬持続

●実践事例の看護上の問題点への対応

患者の経過	看護上の問題点	観察・看護	結果
急性期		入院2〜3日前から鼻汁がみられた。発作は上肢屈曲挙上するシリーズの発作が1日に数回あった	
	#1 ACTH療法実施に伴う抵抗力低下に起因する感染のおそれ #2 ACTH療法実施に伴う副作用の出現のおそれ	〈観察〉 ●発作（母親にも指導） ●バイタルサイン，機嫌，睡眠状況 ●水分出納，尿量 ●副作用（血圧上昇，不眠，体重増加，ムーンフェイス，低Kなど）のチェック ●血圧測定，体重測定，腹囲測定［1日1回（入浴時）］ 〈看護〉 ●個室管理とし，手洗いの励行，家族への感染予防の指導を行った ●病棟内では毎日最初に入浴し，他児との交差感染を予防するなど，清潔の保持に努めた ●筋肉注射［酢酸テトラコサクチド（コートロシンZ）］を1日1回確実に行った	#1 CRPは0で，感染徴候はなく，体温は36.0℃台で安定していた #2 体温37.5℃以下，収縮期血圧130 mmHg以下，尿量100〜1,000 mL/日以内の条件のもと，酢酸テトラコサクチド（コートロシンZ）14回の筋肉注射が順調に実施された 　発作は酢酸テトラコサクチド（コートロシンZ）開始直後に数回出現したが，4回目終了頃から消失した 　治療中はその他の副作用は出現しなかった
回復期	#1 治療終了に関連する発作の再発，副作用の出現のおそれ #2 入院生活の持続や副作用による精神的不安やストレスが生じるおそれ（患児，母親）	〈観察〉 ●発作 ●副作用 ●水分出納，尿量 〈看護〉 ●病室にじゅうたんを敷き活動範囲を広げ，患児や母親のストレスの緩和を図った ●保育士による個別保育を取り入れた	#1 発作は観察されず脳波も正常化した 　治療終了後，食欲増進，体重増加，腹囲増大やムーンフェイスが目立つようになったが，徐々に体重減少し改善した #2 入院10日頃より不機嫌がみられたが，母親もうまく対応し，疲労感を示すことなく過ごすことができた

8-3 熱性けいれん

8 脳・神経疾患

看護の基礎知識

●病態関連図

熱性けいれんの病態関連図

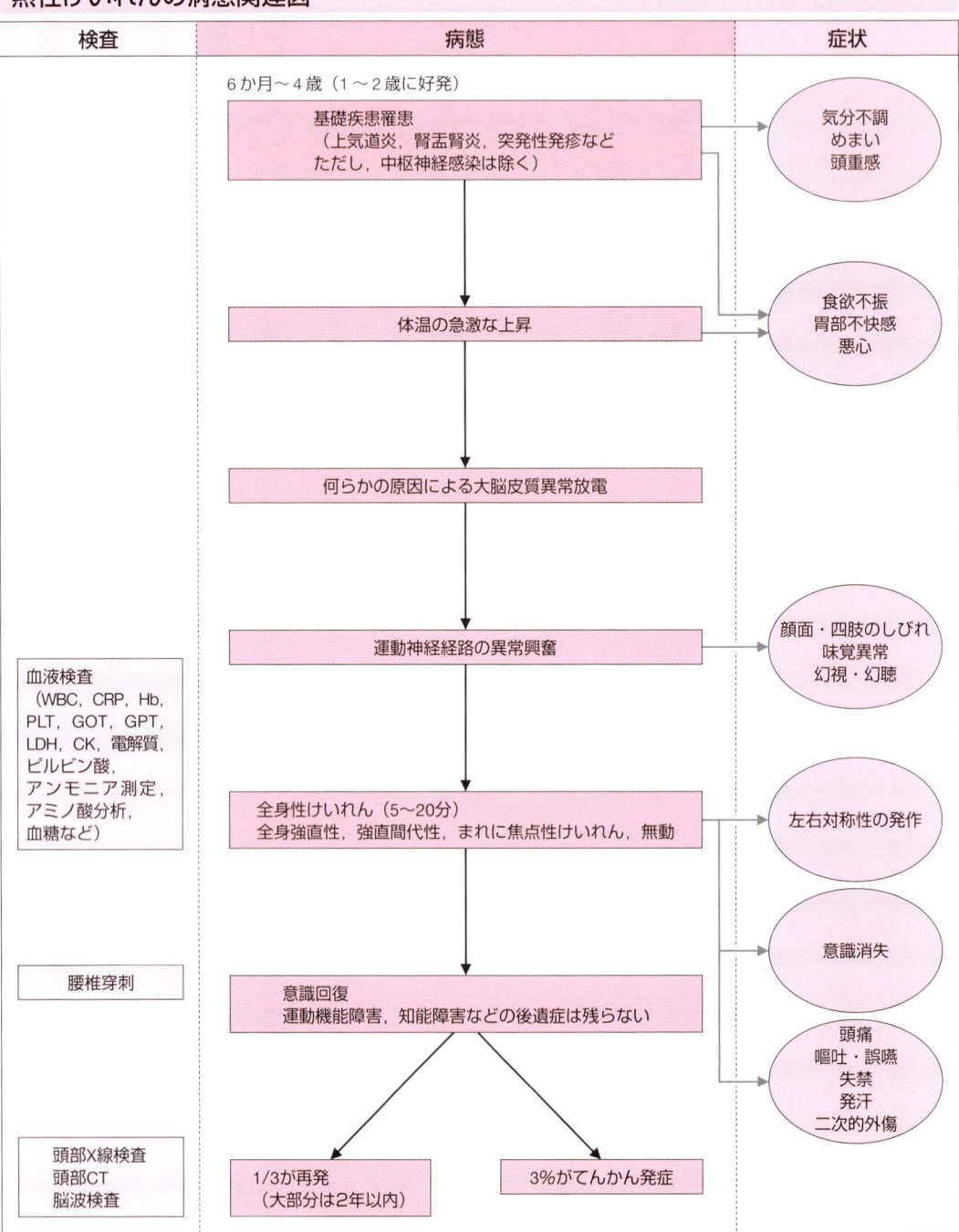

検査	病態	症状
	6か月～4歳（1～2歳に好発） **基礎疾患罹患** （上気道炎，腎盂腎炎，突発性発疹など ただし，中枢神経感染は除く）	気分不調 めまい 頭重感
	体温の急激な上昇	食欲不振 胃部不快感 悪心
	何らかの原因による大脳皮質異常放電	
血液検査 （WBC，CRP，Hb， PLT，GOT，GPT， LDH，CK，電解質， ピルビン酸， アンモニア測定， アミノ酸分析， 血糖など）	**運動神経経路の異常興奮**	顔面・四肢のしびれ 味覚異常 幻視・幻聴
	全身性けいれん（5～20分） 全身強直性，強直間代性，まれに焦点性けいれん，無動	左右対称性の発作
腰椎穿刺	**意識回復** 運動機能障害，知能障害などの後遺症は残らない	意識消失 頭痛 嘔吐・誤嚥 失禁 発汗 二次的外傷
頭部X線検査 頭部CT 脳波検査	1/3が再発 （大部分は2年以内） ／ 3％がてんかん発症	

1 疾患の概念・定義

小児に起こる，38℃以上の発熱に伴うけいれん発作である．中枢神経感染症，水分・電解質不均衡など，けいれんの原因となる明らかな異常のないものをいう．大部分の熱性けいれんは，6か月～4歳の間に発症する．

2 病態

発熱の基礎疾患（感染症など）に罹患し，38℃以上の体温の急激な上昇期にけいれんを発症する．けいれんは全身性けいれん（全身強直性，強直間代性）が多く，発作時間はほとんど5分以内でおさまり，長くても20分以内である．その多くは良性の経過をとり，予後良好であるが，約30％の症例が2回以上熱性けいれんを反復し，さらに一部はてんかんへ移行する．

2回以上のけいれん発作は5歳未満の小児の2～4％で経験する．また，年齢依存性に加えて，遺伝的要因があることはよく知られている．すなわち熱性けいれん患児では正常児に比較すると，遺伝的要因に年齢的な脳の未熟性が加わり，けいれん閾値温度が低いと考えられる．

3 分類

1 単純型の熱性けいれんの定義（福山，1963）

- てんかんの家族歴がない
- 分娩外傷その他脳障害の原因となりうる疾患の既往がない
- 発症年齢：生後6か月～満6歳以内
- 発作の持続時間：最高20分以内
- けいれん：左右対称性，巣症状はない
- 発作終了後：持続性意識障害なし，片麻痺なし
- 明らかな神経症状，知能・性格障害を有しない
- 発作が短時間に頻発することはない

2 複合型は 1 のうち1項目以上一致しないものすべてを含める．

4 診断

熱性けいれんでは他の重篤な疾患（髄膜炎，脳炎など）との鑑別が重要である．鑑別には，髄液検査を実施する場合が多い．下記のような一般的臨床像に合わない場合は，常に熱性けいれん以外の疾患を考慮する．

① 6か月未満の乳児で，発熱に伴ってけいれんを起こした場合
② 発熱から24時間以上経ってからけいれんを起こした場合
③ 非定型発作がある場合
- 発作が長く続く，または繰り返して起こり，その間の意識障害がある
- 部分発作である
- 発熱，けいれん発作以外に意識障害，麻痺などの神経症状を伴う

④ 乳幼児は髄膜刺激症状がはっきりと現れないことも多く，注意深い観察が必要

5 症状

前述した通り，熱性けいれんの発作症状は一般的には全身強直性または間代性けいれんが多いが，まれに焦点性けいれんおよび無動（akinetic）もある．また，持続時間は約半数が5分以内であるが，1時間以上持続する場合も一部認められる．遷延する熱性けいれん重積状態は，乳幼児に起こりやすい．脳波では，発作後10日以内であれば後頭部，側頭部の徐波化がしばしば認められる．

6 検査

- 血液検査：WBC，CRP，電解質，乳酸，ピルビン酸，アンモニア，アミノ酸分析，血糖など
- 腰椎穿刺
- 頭部X線検査
- 頭部CT
- 脳波検査

7 治療

1 急性期の治療
- 発作時の観察と処置
- 救急処置として，ジアゼパム0.3～0.5mg/kgの坐薬を使用するか，またはゆっくりと静脈注射する
- フェノバルビタール5～10mg/kgの筋肉注射
- 基礎疾患となる感染症の治療を行う

2 予防的治療
- 2回以上熱性けいれんを反復した小児に対しては，37.5℃前後の発熱時にジアゼパム坐薬を投与し，さらに38℃以上の発熱が続く時は8時間後に再度挿肛する"発熱時間欠投与"を実施し，熱性けいれんの再発を予防する
- 以下のような複合型に対しては抗けいれん剤の持続投与を行う
  ① 神経発達の異常が存在する場合
  ② 熱性けいれんが15分以上続くもの，焦点性のもの，発作後一過性または永続する神経異常を伴うもの
  ③ 親または同胞に遺伝性のけいれんの既往があるもの
  ④ その他，発作回数の多いもの，1歳以下で熱性けいれんを起こしたもの

8 疫学・予後

熱性けいれんを発症した患児の約30％が再発を経験する。再発率を高くする要因として，①1歳未満の発症，②家族歴に熱性けいれんがある，③発症前に発達障害がある，が挙げられる。大部分の再発作は2年以内に起こるといわれている。後遺症では，けいれん重積を除けば明らかな運動障害や知能障害を残すことはない。また，熱性けいれんを発症した患児の約3％がてんかんを発症するといわれている。

9 看護

1 再度けいれんが起こる可能性があるため，早期発見できるように観察をし，けいれん予防薬を確実に投与する。

① バイタルサイン，特に発熱の有無を観察し，急性期は酸素飽和度・呼吸心拍モニターを装着する。
② けいれん予防のために，指示の内服薬や坐薬，点滴などの与薬を正しく行う。
③ けいれんの有無を観察し，けいれん発生時は発生部位，継続時間，けいれんの種類，呼吸状態などを観察する。また，前回のけいれん状況と変化がないか観察する。
④ 体液バランスを常に確保するため，インアウトバランスの観察を行う。
⑤ 床上安静とし，静かに寝かせて衣服やおむつを緩める。けいれんに備えて枕をはずし気道確保をするとともに，顔を横に向け誤嚥予防にも努める。処置などでけいれんを誘発しないよう，必要以上の刺激を与えない。
⑥ 環境整備を行い，けいれんが起こっても打撲や転落などの事故がないように十分に注意する。
⑦ 悪寒がある場合は掛け物をして保温に努めるが，発熱後，末梢冷感がなく体熱感が強い時は冷罨法を実施していく。
⑧ 発作時は絶飲食とし，その後の回復に従って経口摂取を開始する。食事形態は基礎疾患の状態によるが，脱水傾向はけいれんを誘発するので水分補給は十分に行う。
⑨ 清潔ケアは清拭とし，発疹の有無など皮膚の状態を観察する。解熱し発汗のある時には衣服の交換をする。

2 家族は突然の出来事に動揺しているので，不安を軽減する援助が必要である。
① 家族の言動を受け止め，不安な点については説明をし，落ち着いてその後の患児への援助が行えるように指導する。
② けいれん時の対処の仕方，発熱傾向のある時の対処の仕方について指導を行う。
- けいれん時，安全な場所に寝かせること。
- けいれん時，口のなかに物を入れないこと。
- 吐きそうになったら顔を横に向けて誤嚥

を予防すること。
- けいれん時間，目の動き，顔色など，けいれんの様子を観察すること。
- けいれんを繰り返したり，手足に麻痺がある時，意識や顔色が回復しない時は受診すること。
- 2回以上熱性けいれんを反復した患児の場合，けいれんを予防するためのジアゼパム坐薬投与の方法について説明する（37.5℃前後の発熱時にジアゼパム坐薬を投与し，さらに38℃以上の発熱が続く時は8時間後に再度挿肛する）。

■ 引用・参考文献
1) 三浦寿男：熱性けいれんの治療・管理，小児臨床，57（1），31-37，2004．
2) 瀧北彰一ほか：けいれんの機序と病態，小児内科，38（2），200-203，2006．
3) 高木永子監：看護過程に沿った対症看護，350-370，学習研究社，2001．

コラム　学校の近くに引越したお母さん

　小学校への入学を前に，学校の向かい側の新しいマンションに引越すと聞いたとき，お母さんの並々ならない決意に驚き「孟母三遷」の故事を思い出した。
　二分脊椎の子どもはお母さんの次男で新生児期に手術を受けていた。お母さんとのお付き合いは子どもが学齢期に近づいた頃に始まった。下肢まひの立位訓練を行っていたが，入学後も移動と排泄は専ら母親の介助を必要とした。当初は養護学級に入ることを想定していたが，知的発達に問題はなく年令相応の理解力・認知力があった。下肢まひ治療をうけていることを市の教育委員会に申し出て普通学級に入ることになった。それで通学時の送迎，排泄の世話や思わぬことが起ってもすぐに駆けつけられるマンションに引越したのである。
　お母さんは笑顔で明るく生き生きと話される，活動的で協調的な女性で，献身的に子どもを世話していた。下肢の手術の入院中に褥瘡が発生し，その後ながく褥瘡の治療と闘うこととなった。お母さんの世話はさらに大変になったといえる。子どものすべてを世話するお母さんを過保護とみる人がいるならばそれは誤りである。お母さんの毎日のお世話の実際を一緒に体験してからでなければ軽々に口にしてはならない。

（桑野タイ子）

熱性けいれんの看護　　　　　　　　　　●実践事例

●事例の要約

5歳男児。2歳の時に熱性けいれんの既往を有している。今回，インフルエンザA型に罹患し発熱したことで2回目の熱性けいれんを発症，10分間の全身性対称性けいれん，意識不鮮明があり緊急入院となった。入院時，ジアゼパム坐薬を挿肛する一方，リン酸オセルタミビル（タミフル）により解熱を図ったところ，翌日には解熱し，けいれんもみられなかったため，2日後には退院となった。

●治療・看護の経過の記述

1 年齢，性別，診断名等

- 年齢：5歳
- 性別：男児
- 診断名：インフルエンザA型，熱性けいれん
- 家族：父，母，姉（8歳），弟（1歳）の5人家族
- 発達歴，周産期歴には異常なし。これまでの発達も順調であった
- 既往歴：2歳の時に熱性けいれんを一度発症している

2 発症から入院までの経過

2歳の時に熱性けいれんを既往している。中枢神経疾患には罹患していない。入院前日から38℃の発熱があり，翌日は39℃まで上昇し活気不良となった。他院にてインフルエンザA型と診断され，内服薬のリン酸オセルタミビル（タミフル）を処方されたが，帰宅後強いふるえを認め，眼球上転，両側対称性の全身性けいれんが10分間あり，救急車で搬送され入院となった。

入院時は体温39.8℃，脈拍130回/分，呼吸26回/分，血圧90/42mmHg，意識レベルはJCS（Japan Coma Scale）3点から10点，刺激に対して反応はあるが会話が成立せず，自分や家族の名前の確認が不可能な状態であった。全身の悪寒が強く，「寒い，寒いよ」と繰り返し訴えていた。身体に触れると激しく抵抗し，大きく上肢をふるわせるなどの動きがみられた。

3 入院時の状態

入院後，ジアゼパム坐薬をまず投与し，その後，血管を確保して採血を実施した。採血結果は，WBC12900/μL，Hb11.7g/dL，PLT21.6万，$NH_3$47μg/dL，GOT41U/L，GPT12U/L，CK95U/L，Na131mEq/L，CRP1.9mg/dLであったため，輸液基剤を生理食塩液＋ヘパリンナトリウム（ノボヘパリン）で開始した。脳CTの結果からは浮腫様所見がはっきりせず，MRIも実施したが，明らかな脳炎，脳症の所見は認められなかった。しかし，脳炎を完全には否定できず，コハク酸プレドニゾロンナトリウム（水溶性プレドニン）を点滴側管より投与した。検査中も患児は「寒い，寒いよ」と訴え，掛け物などを取ると大きく上肢をふるわせた。痛み刺激はあるが，会話が成立せず，両親とも目を合わせることができなかった。悪寒が強いため検査中もできるだけ保温に努める一方，意識レベルが低下していることから，バイタルサイン，呼吸状態や行動，けいれんの有無など全身状態に注意して観察した。また，酸素飽和度・呼吸心拍モニターを装着しモニタリングを行った。

4 入院から退院までの経過

入院から2時間後，腰椎穿刺を実施。脳脊髄液は無色透明，細胞数12/3，糖72mg/dL，蛋白13.1mg/dL，培養は陰性で，異常は認められなかった。腰椎穿刺終了時から，「痛い，やめて」「僕は○○，5歳」など会話が成立するようになった。検査後はベッドへ患児を寝かせ，衣服をゆるめ，ベッド上の環境を整えて，再び

けいれんした際に打撲や転落などの事故を生じないよう注意した。当初は悪寒が強かったため掛け物で保温し様子をみていたが，悪寒・末梢冷感が消失した後は冷罨法を実施した。

2時間ごとに熱型・意識レベルの観察を実施。検査終了時は40.0℃まで体温が上昇したが，クーリングのみで入院から6時間後には37.5℃まで解熱した。輸液基剤を電解質補液（ソリタT3）へ変更し，リン酸オセルタミビル（タミフル）の内服を続行した。

入院から8時間後，体温36.5℃まで解熱した。それにより，ジアゼパム坐薬の投与は中止となった。患児の意識レベルは正常に回復し，好きなキャラクターの話をしたり遊んだりできるようになった。食欲も良好となり，尿流出も良好で脱水徴候は認められなかった。解熱後は体温の上昇はなく36.0℃台で経過した。

母親が高熱のため，入院中は父親が付き添いをしていたが，発熱時や意識レベル低下時など父親の動揺が強く，対応に困惑する場面が多くみられた。患児の状況を説明し，検査や治療について医師の説明で不明な点がないか確認した。また，バイタルサイン測定や全身状態の観察・モニタリングを実施していくこと，その必要性について説明し，理解と協力を得た。説明をしっかりと行うことで父親の不安の軽減に努めた。

⑤ 退院時の状況

解熱し，意識レベルも問題なく経過。機嫌良く，活気も出てきたため，入院から2日後に退院となった。退院時，父親に家庭でのけいれん時の対処方法，発熱傾向時の対応について指導を行った。また，今回は二度目の熱性けいれんのため，次の熱性けいれんを予防するためのジアゼパム坐薬の"発熱時間欠投与"の方法についても説明した。指導はパンフレットを用いて実施。父親の理解は良好で，時折メモを取りながら，不明なところは質問したり復唱しながら説明を聞く姿が見受けられた。

この事例から学んだこと

意識不清明な状態があり，中枢神経疾患との鑑別が重要な事例であった。バイタルサイン測定，酸素飽和度・呼吸心拍のモニタリングを行い，けいれん症状の有無，意識レベルなど全身状態の観察に重点を置くことで異常の発見に努めることができた。また，家族の動揺も強く，細やかな説明が必要とされたが，家族の理解・協力を得ながら発作時に備えた観察・看護を進めることが，家族の不安をも取り除くことにつながることを再認識した。

●実践事例の治療・看護の経過

		急性期	回復期	退院
検査		〈入院時〉 採血 （WBC, Hb, PLT, GOT, GPT, LDH, CK, Na） 脳 CT 脳 MRI 腰椎穿刺 胸部 X 線検査 試験紙による尿検査 （尿糖，尿ケトンなど） 酸素飽和度測定（24時間持続），呼吸心拍モニター装着による観察 検温（2時間ごと） （発熱，呼吸状態，意識レベル，頭痛・嘔気の有無）	→ 酸素飽和度測定（適宜） 検温（4時間ごと） （発熱，呼吸状態，意識レベル，頭痛・嘔気の有無）	採血 （WBC, Hb, PLT, GOT, GPT, LDH, CK, Na） → 検温（6時間ごと）
治療		ジアゼパム（ダイアップ）坐薬投与 発熱時 38.5℃以上でアセトアミノフェン（アンヒバ）坐薬投与 点滴血管確保 生理食塩液＋ヘパリンナトリウム（ノボヘパリン）持続投与 点滴側管よりコハク酸プレドニゾロンナトリウム（水溶性プレドニン）投与 リン酸オセルタミビル（タミフル）内服	38℃以上の発熱が続く時：ジアゼパム（ダイアップ）坐薬投与 持続点滴製剤を電解質補液（ソリタ T3）へ変更 →	点滴終了 リン酸オセルタミビル（タミフル）飲みきり終了
日常生活	食事	水分のみ	食事摂取可	
	安静度	ベッド上安静	→	退院後 2 日間は自宅安静
	排泄	ベッド周囲（ポータブルトイレ使用）	トイレ歩行可	
	清潔	清拭	→	入浴可
教育		けいれん時はナースコールで知らせるよう説明	立位になると足元がふらつくため，ベッドからの転落・転倒に注意するよう説明	けいれん時の観察項目，対処法説明 発熱時の予防的ジアゼパム坐薬投与についての説明

●実践事例の看護上の問題点への対応

患者の経過	看護上の問題点	観察・看護	結果
急性期	♯1 体温上昇に関連して再度けいれんを起こす可能性がある	〈観察〉 ●体温39.8℃あり,体熱感あるが末梢冷感,全身悪寒強く,「寒い,寒いよ」と訴える。JCS3点から10点。処置に対して体動激しく抵抗するが,自分の名前や家族の確認はできない。尿失禁もあり 〈看護〉 ●採血,脳CT,脳MRI,腰椎穿刺などの検査の介助を行い,検査中の患児の状態を観察する ●検査終了後,患児をベッドに寝かせ,衣服をゆるめるとともに,けいれんに備え,ベッド上の環境を整える ●悪寒が強い間は掛け物で保温し,末梢冷感が消失後は冷罨法を実施する ●熱型・意識レベルの観察を行う ●酸素飽和度・呼吸心拍をモニタリングする ●医師の指示によりジアゼパム坐薬投与。また,点滴による抗生剤などの薬物投与,補液管理を行い,排尿状況と合わせてインアウトバランスを確認する。脱水徴候の有無を観察する	♯1 入院時に意識レベルの低下がみられ,脳CT,脳MRIなどの検査を実施したが,脳炎を否定できず医師の指示によりコハク酸プレドニゾロンナトリウム(水溶性プレドニン)を投与した。入院から2時間後に腰椎穿刺実施。その後,徐々に意識清明となり,「痛い,やめて」「僕は○○,5歳」など,看護師との会話も成立するようになった 　入院後のジアゼパム坐薬挿肛により,体温は高かったが,けいれん発作は認められなかった。クーリングで経過観察したところ,翌日には36.5℃まで解熱した 　点滴ルートトラブルもなく,内服もスプーンにてしっかりできた 　意識レベル低下時の転倒・転落といった事故は起きなかった
回復期	♯1 家族が患児の予後,再発作への不安をもつ	〈観察〉 ●母親が高熱のため,父親が付き添った。急性期に父親の呼びかけにも反応しなかった状態に父親の動揺が強く,対応に困惑したとの発言あり 〈看護〉 ●医師からの熱性けいれんの病状についての説明に対する理解度を確認し,不明な点については再度説明する ●けいれん時の対処の仕方,発熱傾向時の対処の仕方について指導を行う ●発熱時の予防的ジアゼパム坐薬投与について説明する	♯1 父親はけいれん症状以外でも患児の状態について不安な点は積極的に質問していた。退院時の指導についても理解良好であった

8-3 熱性けいれん

8-4 脳性麻痺

看護の基礎知識

● 病態関連図

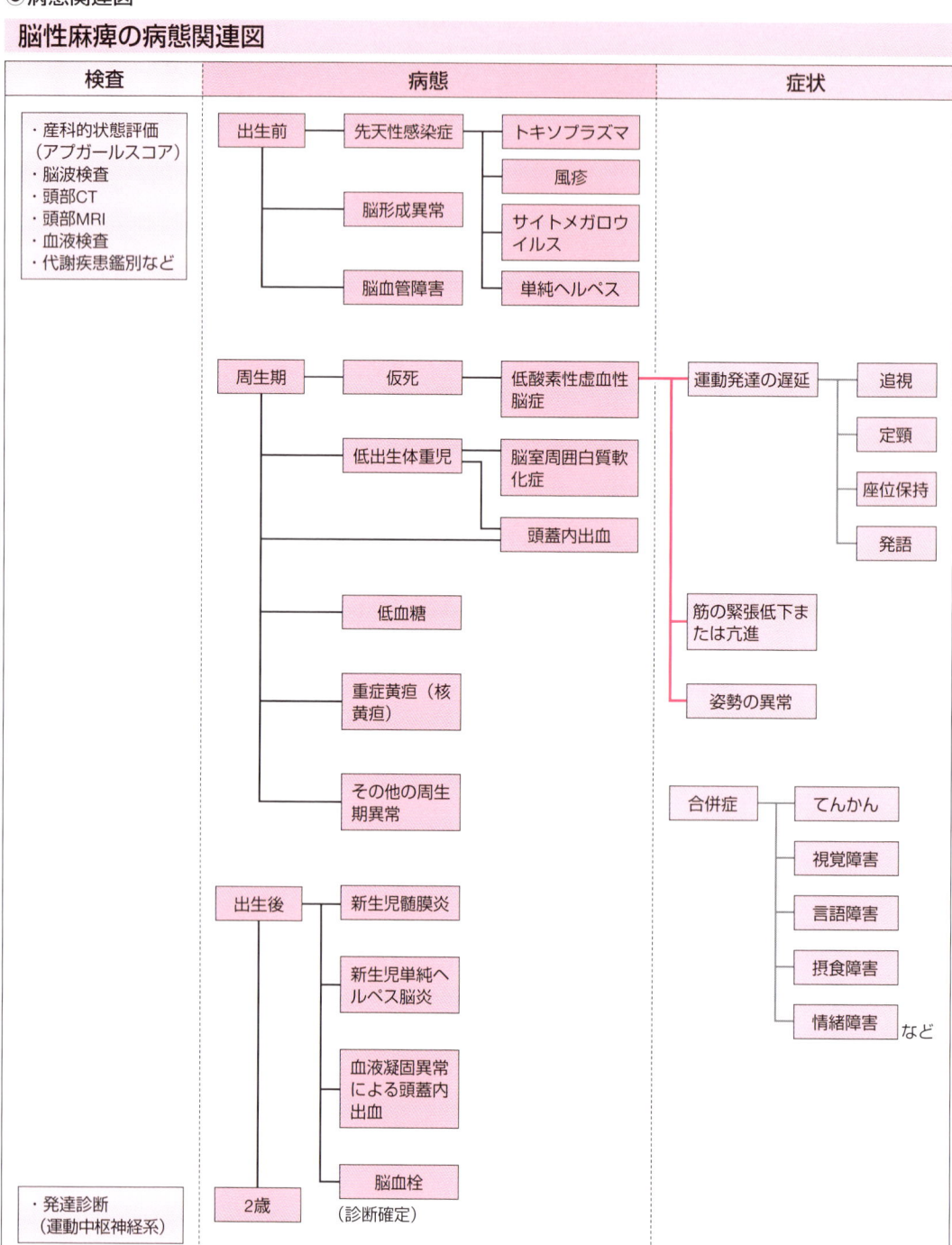

脳性麻痺の病態関連図

検査	病態			症状	
・産科的状態評価（アプガールスコア） ・脳波検査 ・頭部CT ・頭部MRI ・血液検査 ・代謝疾患鑑別など	出生前	先天性感染症	トキソプラズマ		
			風疹		
		脳形成異常	サイトメガロウイルス		
		脳血管障害	単純ヘルペス		
	周生期	仮死	低酸素性虚血性脳症	運動発達の遅延	追視
					定頸
		低出生体重児	脳室周囲白質軟化症		座位保持
			頭蓋内出血		発語
		低血糖		筋の緊張低下または亢進	
		重症黄疸（核黄疸）		姿勢の異常	
		その他の周生期異常		合併症	てんかん
	出生後	新生児髄膜炎			視覚障害
		新生児単純ヘルペス脳炎			言語障害
		血液凝固異常による頭蓋内出血			摂食障害
・発達診断（運動中枢神経系）	2歳（診断確定）	脳血栓			情緒障害 など

1 疾患の概念・定義

脳性麻痺は「受胎から新生児（生後4週以内）までの間に生じた脳の非進行性病変に基づく永続的な，しかし変化しうる運動及び姿勢の異常である。その症状は満2歳までに発現する。進行性病変や一過性運動障害または将来正常化するであろうと思われる運動発達遅滞は除外する」（1968年厚生省脳性麻痺研究班）と定義される，脳の運動中枢の障害による「正常姿勢・運動コントロールの喪失」である。

2 病態

受胎から新生児期までの間に種々の原因（表8-4-1）で脳に非進行性の病変を起こし，その結果，永久的に四肢及び躯幹筋の痙直，麻痺，不随意運動，運動失調などを生じた病態をいう。

表8-4-1 脳性麻痺の原因

出生前	先天性感染症（トキソプラズマ，風疹，サイトメガロウイルス，単純ヘルペス），脳形成異常，脳血管障害
周生期	低出生体重児（脳室周囲白質軟化症，頭蓋内出血），低血糖，低酸素性虚血性脳症，重症黄疸（核黄疸）
出生後	新生児髄膜炎，新生児単純ヘルペス脳炎，血液凝固異常による頭蓋内出血，脳血栓

3 分類

1 運動障害の分布による分類
- 単麻痺：一肢のみ
- 片麻痺：片側上下肢
- 対麻痺：両側下肢のみ
- 両麻痺：下肢麻痺が上肢より強い
- 両側片麻痺：上肢麻痺が下肢麻痺より強い
- 四肢麻痺

2 運動障害の性質による分類
- 痙直型：伸展反射亢進で痙性
- アテトーゼ型：不随意な非共同性筋緊張
- 固縮型：屈・伸両筋群の緊張亢進
- 失調型：協調運動と平衡機能の障害
- 低緊張型：筋緊張低下
- 混合型

4 診断

頭部CTや頭部MRIにおける典型的な所見として，脳室周囲白質軟化症や両側基底核病変，多嚢胞性脳軟化症などが認められる。そのほか，運動機能の発達遅延によって診断される。

5 症状

主な症状は上下肢の運動機能障害や筋の緊張低下または亢進，自発運動の不活発，姿勢変化，運動コントロールの喪失などがみられる。また，追視，定頸，座位，発語などの発達は遅延することが多い。

6 合併症

てんかん，視覚障害，言語障害，摂食障害，情緒障害などを認める。感染症（呼吸器など）を起こしやすい。

7 検査

1. 発達診断（運動中枢神経系）
2. 脳波検査，頭部CT，頭部MRI
3. 血液検査（代謝異常）

8 治療

脳性麻痺の治療は，患児を健常児と同じにすることではなく，その患児のもてる可能性を最大限に引き出すことである。てんかんなどの合併症に対する対症療法を併せて行う。

1 発達に応じた機能訓練
理学療法としてはボイタ法，ボバーズ法などがある。そのほか，言語訓練や摂食訓練などの作業療法を行う。

2 外科的治療
痙性が非常に強い場合には，機能訓練とともに以下のような外科的治療が選択されることがある。
①短縮筋群解離術：短縮した筋肉を解離，延長する。
②骨切り術：関節の矯正・固定や長管骨の荷重

軸の修正を目的とする。
③機能的脊髄後根神経切断術：下肢全体にわたる広範な痙性の軽減を目的として，異常な反射回路を形成している神経根の一部を選択的に切断する。

3 薬物療法

主に過緊張や痙縮を緩和，改善する目的で内服薬（ジアゼパム，バクロフェンなど）が用いられる。そのほかには同様の目的で，近年，ボツリヌス毒素A（ボトックス）の筋肉注射がわが国でも使用されるようになった。

また，主な合併症であるてんかんの治療としては抗てんかん薬が使われる。

9 疫学・予後

発症率は出生1000人に対して2.0人である。
予後は原因や障害の程度，重複障害の程度にもより，様々である。

10 看護

脳性麻痺の看護は治療の目標と同じように，患児を健常児と同じにすることではなく，その患児のもてる可能性を最大限に引き出すための本人・家族への援助であり，長期にわたる精神的援助を含めた支援体制が大切である。

1 観察とアセスメント

①姿勢変化の有無や四肢の自動運動，筋の緊張度などの運動機能の発達経過や変化について観察し，日常生活に及ぼす影響についてアセスメントする。
②精神発達遅滞や複合障害の有無や程度についても観察し，コミュニケーションやADLの評価を行う。
③身体的な一般状態では，原疾患によって呼吸器感染や体温調節異常，脱水，便秘などを起こしやすい傾向があることから，バイタルサインをはじめ，全身状態を常に観察し，異常の早期発見に努める。
④発達に応じて，患児自身の疾患の理解度や理学療法に向かう姿勢などを注意深く観察し，アセスメントする。
⑤家族については，疾患に対する理解度や受容の程度，育児姿勢や家族以外の支援体制など，長期的な訓練や自宅での療育生活を続けていく上で重要と思われる状況について情報収集し，アセスメントする。

2 看護援助

①患児の運動機能の発達やそのほかの合併症，精神発達の程度，ADLに応じて，日常生活への援助を個々にあわせて具体的に行う。
- 食事の援助：患児の咀嚼や嚥下の機能に応じて，食物の形態や量，回数などを選択する。筋の緊張と弛緩をうまくコントロールできないため，患児の思い通りに開口や嚥下ができない場合もあるが，あせらずにゆっくり進めていく。特に誤嚥には注意する。また，脱水や便秘を予防するためにも十分な水分補給に努める。
- 清潔の援助：体温調節機能が不十分なため発汗が多いことから，皮膚の清潔に心がける。また，感染予防のためにも口腔ケアを十分に行う。
- 排泄の援助：便秘傾向に対し，水分補給のほか，下肢の他動運動を取り入れたり，緩下剤を効果的に使用するなど，患児の状態に合わせて工夫し，定期的な排便を促していく。

②運動機能の発達だけでなく，全体的な発達や自立を促すために，個別的な訓練や指導，援助が必要であるが，作業療法や理学療法など療育に関わる各担当者からの指示やアドバイスを患児や家族が実施できるようにサポートする。また，同様に日常生活にも取り入れられるように具体化した方法を提示して援助する。

③家族に対しては，長期的な訓練や自宅における療育の方法について説明し理解を深めるとともに，日常生活上の問題について具体的に支援する。また，家族の不安や悩みを傾聴し，患児の小さな発達にも喜びを感じられるように精神的な支援を続けていく。

④患児や家族が必要とする各職種からの援助が，効果的かつ円滑に受けられるように，看護者は包括的援助のコーディネーター役を果たし，調整にあたる。

脳性麻痺の看護

●実践事例

●事例の要約

脳性麻痺，てんかん，精神発達遅滞を有する患児で，気管支炎および脱水により入院した。加齢による摂食・嚥下機能の低下が進んできたため，気管支炎の治療後，家族に対して栄養チューブの挿入と経腸栄養剤の注入の再指導を行った。

●治療・看護の経過の記述

1 年齢，性別，診断名等

- 年齢：10歳5か月
- 性別：男児
- 診断名：脳性麻痺，てんかん，精神発達遅滞
- 家族：両親と姉の4人家族
  本児出生の2年前に兄が脳性麻痺で死亡

2 発症から入院までの経過

在胎40週，2940gで出生。周生期異常はなし。生後5か月になっても未定頸で，追視がなく，発達の遅れがあった。さらに，5歳の時に脳波上，発作波があり，ミオクロニー発作と診断され，抗てんかん薬の内服が開始となった。その後，在宅で過ごしていたが，9歳頃より摂食不良，脱水による体重減少，低体温などで入退院を繰り返すようになった。今回は，摂食・嚥下困難が進んだことによる誤嚥性の急性気管支炎と脱水で入院となった。

3 入院時の状態

平熱が33～34℃と低体温であるが，前日より体温35～36℃と高めで，咳嗽があった。さらに，眼球上転する発作が頻回となったため受診したところ，即日入院となった。咳嗽と水溶性の鼻汁が持続し，活気なく顔色不良で，嘔気・嘔吐はなかったが食欲はみられなかった。持続点滴による水分補給と抗生剤投与が開始された。入院時体重は8.8kgである。

4 入院から退院までの経過

体温は入院2日に37.0℃まで上昇することがあったが，入院4～5日頃より安定した。入院時より持続点滴で補液しながら，経腸栄養剤（ラコール）の注入も開始したが，注入後の嘔吐や逆流はなく順調に経過した。一方，経口摂取は再度の誤嚥を予防するために一時的に禁止とした。状態が改善されてきてからは1日1回（昼）に食事を再開。無理じいしないようにゆっくり進めたが，入院10日頃までは経口的にはほとんど摂取できなかった。また，入院後はてんかん発作は観察されなかった。

気管支炎の症状が改善されたため，点滴は入院11日で終了し，抗生剤は内服となった。

入院15日には体重も入院時より0.7kg増加し，母親が面会時に持参するプリンやヨーグルトなど口当たりの良いものについては経口的に摂取することができるようになった。

気管支炎症状の改善により退院が可能になったが，栄養補給の問題が残った。家族は経口摂取による栄養補給には限界があることを承知していたが，胃瘻造設などの外科的処置を望んでいなかったため，外泊，退院に向け，母親への栄養チューブの挿入・注入の指導が開始された。患児の亡くなった兄も同様の状況にあったため，母親は以前に手技を習得していたが，その後年数が経過していることから，基本的手技の再指導を行った。その結果，手技的には問題のないことが確認されたため，1週間の外泊を行った後に退院となった。

5 退院後の経過

退院後は母親の判断で経口摂取と注入を併用し，退院後も順調に体重増加していった。患児自身からの発声も聞かれるようになり，手などを動かすなどの活気もみられるようになった。

この事例から学んだこと

加齢により摂食・嚥下困難が進み，気管支炎や脱水などを繰り返す事例であった。家族に現状を理解してもらうことと，栄養チューブの挿入・経腸栄養剤注入の手技について，約10年ぶりに実際の場面で活用できるように再学習してもらうことが課題であった。

●実践事例の治療・看護の経過

		入院から急性期	回復期から退院時
検査		血液検査（血算，CRP，生化学） → 検尿 → 胸部X線検査 → 酸素飽和度・ECGモニター → 検温（8時間ごと） → 体重測定（週2回） 尿量測定（連日） →	→ → → → → 体重測定（週1回）
治療		持続点滴による補液 抗生剤（静脈内）	抗生剤（内服）
日常生活	食事	経腸栄養剤（ラコール）注入 100 mL×5回／日 経口摂取は一時的に禁止 状態改善後，1日1回（昼のみ）の食事とする	経腸栄養剤（ラコール）注入 200 mL×5回／日 プリン，ヨーグルト摂取可
	清潔	清拭またはシャワー浴	シャワー浴または入浴
	安静度	フリー →	→
教育			栄養チューブ挿入・注入指導 退院指導（体温管理，日常生活）

●実践事例の看護上の問題点への対応

患者の経過	看護診断	観察・看護	結果
急性期	♯1 摂食・嚥下困難による脱水状態 ♯2 気管支炎による呼吸状態の悪化 ♯3 脱水による低体温	〈観察〉 ●バイタルサイン（呼吸状態） ●排痰援助（吸引），分泌物の性状・量 ●体重測定（週2回） ●水分出納，尿量 ●腹部状態 ●活気の有無，機嫌など ●酸素飽和度 ●ぐったりとしており発語はない。皮膚は乾燥し，入院時体温35℃，尿量は少ない。気道分泌物が多い 〈看護〉 ●点滴確保し，脱水の改善を図る ●誤嚥を防ぐため経口摂取を一時中止し，注入を開始する ●状態改善後，経口摂取は昼食1回とし，様子をみながら無理せず進める ●低体温に対しては保温に努める ●排便コントロール（便秘3日でグリセリン浣腸）	♯1 点滴開始後，脱水状態の改善が図れ，尿の流出も良好となった。体重も徐々に増加した 　経口的には食事をほとんど摂取できなかった 　自然排便がないため，3日に1回浣腸を施行した ♯2 呼吸回数はやや多いが，酸素飽和度は安定した ♯3 平熱は33〜34℃であるとの家族からの情報に基づき体温管理をしたところ，入院2日に37℃台と微熱があったがその後は安定した
回復期	♯1 家族の経管栄養への不安がある ♯2 家族が患児の状態に応じた判断ができない可能性あり	〈観察〉 ●バイタルサイン ●体重測定（週1回） ●水分出納 ●活気の有無，機嫌，流涎など ●経管栄養・経口摂取の状況 ●注入後の嘔吐や逆流はなし。体重も増加傾向にあり。体温は35〜36℃を保持できるようになった 〈看護〉 ●栄養チューブ挿入・経腸栄養剤の注入の指導 ●退院指導（注入の併用，体温管理） ●疾患，現状について医師より家族に説明してもらう	♯1 母親は同様の状況にあった亡くなった患児の兄に経管栄養を実施していたが，その後約10年経過しており，最初は不安気な様子もみられた。しかし，指導を進めていくうちに思い出し，手技はスムーズに行えた 　経口的にもプリンなどを半分くらい摂取できるようになった 　外泊し経過も良いため退院となった ♯2 母親は患児の経口状態をみながら，無理をせず注入に切りかえるようになった。低体温になりやすいため，日頃より毛布などで調節をこまめに行えるようになった。

8-5 髄膜炎

8 脳・神経疾患

看護の基礎知識

● 病態関連図

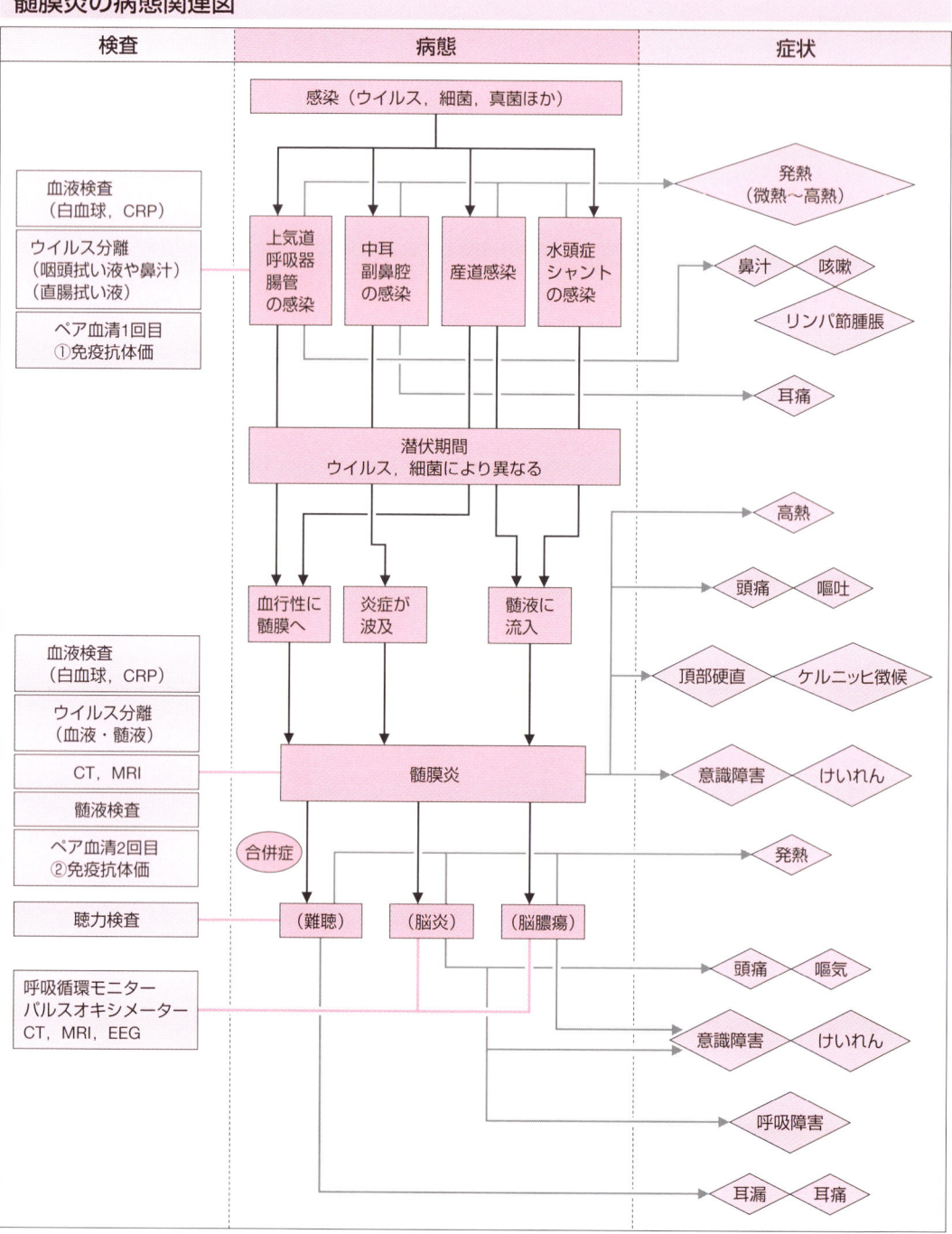

髄膜炎の病態関連図

検査	病態	症状

感染（ウイルス，細菌，真菌ほか）

- 血液検査（白血球，CRP）
- ウイルス分離（咽頭拭い液や鼻汁）（直腸拭い液）
- ペア血清1回目 ①免疫抗体価

病態：
- 上気道・呼吸器・腸管の感染
- 中耳・副鼻腔の感染
- 産道感染
- 水頭症シャントの感染

症状：
- 発熱（微熱〜高熱）
- 鼻汁、咳嗽
- リンパ節腫脹
- 耳痛

潜伏期間 ウイルス，細菌により異なる

- 血行性に髄膜へ
- 炎症が波及
- 髄液に流入

症状：
- 高熱
- 頭痛、嘔吐
- 頂部硬直、ケルニッヒ徴候
- 意識障害、けいれん

- 血液検査（白血球，CRP）
- ウイルス分離（血液・髄液）
- CT，MRI
- 髄液検査
- ペア血清2回目 ②免疫抗体価

髄膜炎

合併症：
- （難聴）
- （脳炎）
- （脳膿瘍）

- 聴力検査
- 呼吸循環モニター パルスオキシメーター CT，MRI，EEG

症状：
- 発熱
- 頭痛、嘔気
- 意識障害、けいれん
- 呼吸障害
- 耳漏、耳痛

1 疾患の概念・定義

髄膜は軟膜・くも膜・硬膜の3層からなり，髄膜炎は一般に軟膜，くも膜の炎症である（図8-5-1）。脳実質に炎症があると，脳炎として区別される。

図8-5-1 髄液の産生と灌流

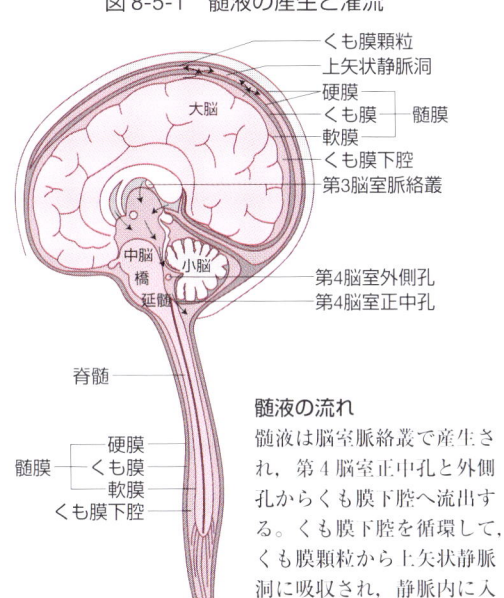

2 病態

起因菌が上気道あるいは呼吸器感染病巣を経由して侵入し，血行性に髄膜に到達するものが多い。さらに外傷性や，中耳や副鼻腔などの炎症から波及するものがある。また，産道感染や腸管，水頭症のシャントから侵入する場合がある。細菌とウイルスに同時感染することもある。

小児の場合，年齢により起因菌が異なる特徴がある（表8-5-1）。

表8-5-1 年齢別に予想される細菌性髄膜炎の原因菌

①新生児から生後3か月	B群連鎖球菌，大腸菌，ブドウ球菌ステリア菌
②乳幼児	インフルエンザ菌，肺炎球菌
③学童以降	肺炎球菌，インフルエンザ菌，髄膜炎菌

大西周子・細谷光亮：髄液の微生物検査，小児臨床検査ガイド（五十嵐隆他編），646，文光堂，2006．

3 分類

髄膜炎は，細菌性髄膜炎と無菌性髄膜炎に分かれる。無菌性髄膜炎の多くはウイルス性であり，非感染のものを含む（表8-5-2）。

表8-5-2 髄膜炎の分類

1）細菌性髄膜炎
①化膿性髄膜炎（原因菌は表8-5-1，ほか）
②結核性髄膜炎（結核菌）
2）無菌性髄膜炎
①ウイルス性髄膜炎（エンテロウイルス，ムンプスウイルス，単純ヘルペスウイルス，ほか）
②真菌・原虫・ほか（マイコプラズマ，カンジダ，ほか）
③非感染性（悪性腫瘍，自己免疫疾患，外傷性，ほか）

塩見正司：髄膜炎，小児科学第3版（大関武彦他総編集），1600，医学書院，2008を参考に作成

4 検査・診断

髄液中に原因菌が確認されれば確定する。細菌性とウイルス性の見分けは，表8-5-3の髄液所見や臨床所見，画像検査で行う。髄液成分正常値はp.497表7参照。

一般に，無菌性髄膜炎のほとんどで病因が同定されない。髄液のみはウイルス分離率が低いので，咽頭拭い液や直腸拭い液も同時に分離を

表8-5-3 細菌性髄膜炎とウイルス性髄膜炎の比較

分類		細菌性髄膜炎	ウイルス性髄膜炎
髄液検査	外見（水様透明）	混濁，時に膿性	漿液性
	細胞数（5/μL以下新生児15/以下程度）	100～10,000以上	通常1,000以下
	細胞 単球・リンパ球	好中球増加 時にリンパ球増加	リンパ球増加 時に好中球増加
	*糖（40～90mg/dl）	低下	正常
	*蛋白（15～45mg）	上昇	正常～やや上昇
血液検査	白血球数	好中球優位の増加	正常～軽度増加
	CRP	高値	正常～軽度上昇
好発年齢		乳児～幼児期前半	幼児期後半～学童

五十嵐隆他編：小児臨床検査ガイド，638-656，文光堂，2006を参考に作成

行う。また，ウイルス特異的IgM抗体の検出やペア血清による抗体価の有意上昇で感染を証明する[1]。

5 症状

発熱や頭痛，嘔吐は多くの症例にみられるが，髄膜炎特有の症状はない。新生児，乳児は症状が乏しく，発熱，不機嫌，哺乳不良などの症状が多い。髄膜炎の症状に多いのは，以下の3項目である[2]。

1. **髄膜の炎症**：嘔気，嘔吐，易刺激性，頭痛，髄膜刺激徴候（項部硬直，ケルニッヒ徴候）。
2. **脳浮腫・脳細胞障害**：意識状態の変化，けいれんなど。
3. **脳圧亢進**：大泉門膨隆，知覚過敏など。

6 合併症

1. 脳炎や脳膿瘍
2. **難聴**　ムンプスウイルスの場合，1万5000例に1例の割合[3]でみられる。

7 治療

対症療法の安静と補液を行い，適宜解熱剤，鎮痛剤，抗けいれん剤を使用する。

1. **細菌性髄膜炎**
①抗菌薬：原因菌が不明の場合も，その年齢に多い菌を対象に投与する。原因菌判明後は薬剤を変更し，10日間以上投与する。
②D-マンニトール，グリセリン：脳圧亢進への対処。
③デキサメタゾン療法：聴力障害の後遺症の予防，脳浮腫の軽減，抗炎症作用。
2. **ウイルス性髄膜炎**
一般に対症療法のみで1～2週間で回復する。エンテロウイルスやムンプスウイルスに有効な抗菌剤はない。単純ヘルペスや水痘・帯状疱疹ウイルスはアシクロビルを点滴静注する。

8 疫学・予後

細菌性髄膜炎は早期診断・治療で後遺症を残さないが，一般に乳児は予後不良である。ウイルス性髄膜炎も新生児や乳児が後遺症を残すことがある。

9 看護

1. **臥床安静の保持**：安静が基本であり，静かな環境を保つ。おむつ交換時，足を高く持ち上げない。
2. **発熱**：解熱剤の予薬，冷罨法，衣類や室温の調整を行う。
3. **嘔気**：激しい時は絶食になる。吐物の誤嚥に注意し，必要時吸引する。側臥位が安全である。
4. **けいれん**：顔色や意識レベルを観察する。
①気道確保と誤嚥防止
　呼吸抑制時は酸素吸入
②抗けいれん剤の正確な与薬
③打撲やベッドからの転落を防止
5. **腰椎穿刺部の痛み**：患児と家族に数日続くことを理解してもらい，希望により湿布を貼る。
6. **検査・治療に伴う患児の不安**：患児の年齢に合わせて十分な説明をする。検査中の鎮静を図り，検査前後は励まし，慰める。
7. **親の不安**：病状，治療処置，検査，入院生活についての十分な説明をする。

■ 引用・参考文献

1) 細谷光亮：細菌性髄膜炎：小児内科41増刊号，631-634，2009．
2) 原寿朗：無菌性髄膜炎：小児内科41増刊号，627-630，2009．
3) 森島恒雄：流行性耳下腺炎，小児科学，新生児学，改訂第4版，330，診断と治療社，2006．

髄膜炎の看護　●実践事例

●事例の要約

両側耳下腺の腫脹，39℃台の発熱と頭痛・嘔吐が出現したムンプス髄膜炎の男児。鎮痛解熱剤を適宜使用し，苦痛の軽減を図った。また，個室隔離の入院や腰椎穿刺について，患児と家族に説明し，協力を得て実施した。症状は徐々に改善したが，腰椎穿刺の結果は悪く，合併症の早期発見のために観察を継続し，10日目に退院した。

●治療・看護の経過の記述

1 年齢，性別，診断名等

- 年齢：11歳（小学6年生）
- 性別：男児
- 診断名：ムンプス髄膜炎
- 家族：両親と妹

2 発症から入院までの経過

入院数日前から風邪症状が出現し，入院4日前から両側耳下腺の腫脹，食欲低下，嘔吐を認めたため，開業医を受診する。ムンプスと診断され，輸液を施行後帰宅する。開業医受診2日後より発熱を認め，再度，開業医で輸液を受ける。受診3日目，項部硬直（＋），ケルニッヒ徴候（＋），頭痛，嘔気・嘔吐が強いため，ムンプス髄膜炎の疑いで紹介入院する。

3 入院時の状態

体温39.5℃，脈拍84回/分，呼吸16回/分，両側耳下腺の腫脹と圧痛がある。末梢冷感（＋），頭痛，嘔気が持続しぐったりしている。アセトアミノフェン（アルピニー）坐薬を使用した。

4 入院から退院までの経過

入院時から個室隔離を行った。輸液を開始し，腰椎穿刺を施行した。細胞数は1118/3個と高値を示した。急な入院，隔離や腰椎穿刺の説明に，患児も母親も心配そうだったが，説明を理解し，検査・治療に協力した。

入院24時間は3時間ごとにバイタルサインや症状の観察を行い，発熱に対しては冷罨法と坐薬を使用し，高体温を持続させなかった。坐薬使用で，頭痛も我慢できる程度にコントロールした。食欲もなく，嘔気・嘔吐があるため，プリンやゼリー，水分摂取のみを許可した。

入院2日から食事を開始するが，噛むと耳下腺部に痛みが生じ，数口しか摂取できなかった。患児と家族にスタンダードプリコーションの説明を行い，感染防止に努めた。

入院4日から体温は36℃台となり，頭痛と嘔気も消失し，隔離を解除して大部屋へ移動した。食事も半分程度摂取できるようになった。ベッド上で起きている時間も長くなり，活気もみられるようになった。

入院6日に腰椎穿刺を施行。細胞数2524/3個と，さらに細胞数は増加していたが，病状の自然経過の途中と判断した。入院7日より安静を解除したが，起立時の眩暈と嘔気を訴えたため，バイタルサインを測定し，徐々に行動範囲を広げた。聴力も異常は認められず，入院8日午後以降は症状が軽快した。

5 退院時の状況

入院10日で自覚症状が消失し，全身状態も良好となり，退院した。登校許可も出されたが，発熱，頭痛，嘔気・嘔吐の症状のある時は，元の開業医を受診するように説明した。

この事例から学んだこと

髄膜炎は合併症や後遺症の怖い病気であり，一度消失した嘔気と眩暈は悪化の徴候なのか否かを判断する観察力が必要である。

●実践事例の治療・看護の経過

		急性期 入院時～3日	回復期 4～8日	退院 9～10日
検査		採血 　血算　WBC5900/μL, PLT28.7万 　　　　CRP0.71 　生化学　Na130mEq/L, K4.0mEq/L, 　　　　　Cl92mEq/L, LDH432IU/L 　血糖　109mg/dL 腰椎穿刺　細胞数1118/3個 　(リンパ球996, 好中球42, 不明80) 　蛋白28mg/dL, 糖67mg/dL, Cl111mEq/L) 　細菌培養（－） 検尿 検温（3時間ごと） 　髄膜刺激症状の観察 　耳下腺の腫脹, 疼痛の観察	採血 　血算, 生化学, 血糖 腰椎穿刺　細胞数2524/3個 　(リンパ球2200, 好中球20, 　不明304) 　蛋白109, 糖52, Cl127 　細菌培養（－） 聴力検査 検温（8時間ごと） 　髄膜刺激症状の観察 　耳下腺の腫脹, 疼痛の観察 　眩暈, 聴力	検温 　髄膜刺激症状の観察 　耳下腺の腫脹, 疼痛の観察 　眩暈, 聴力
治療		個室隔離 持続点滴 　補液（ソルデム3A）　　　　　　　　→ 予測指示　38.5℃以上, 頭痛時 　アセトアミノフェン（アルピニー）坐薬（6時間以上あける）	隔離解除	点滴中止
日常生活	食事	ゼリー, プリン, 水分可	一般食　　　　　　　　　　　　　　　　→	
	安静度	室内安静	病棟内フリー　　　　　　　　　　　　　→	
	排泄	室内トイレ	自由　　　　　　　　　　　　　　　　　→	
	清潔	清拭	清拭, 洗髪　⇒　シャワー浴	入浴可
教育		スタンダードプリコーションの説明 ●手洗いと塩化ベンザルコニウム液（ウエルパス）の使用方法 ●血液や痰のついたものの処理方法 飛沫感染隔離…一部 ●個室から出ない, 面会制限 ●マスクの使用（患児, 家族） ●医療者のマスク, ガウンなどの使用 入院生活についての説明 ●入院時オリエンテーション ●治療や検査, 腰椎穿刺について	スタンダードプリコーションの確認 隔離解除 入院生活についての説明 ●安静度の拡大 ●治療や検査, 腰椎穿刺について	退院後の日常生活についての指導 登校についての指導 再び症状が出現した場合についての指導

●実践事例の看護上の問題点への対応

患者の経過	看護診断	観察・看護	結果
急性期	＃1 高体温 ＃2 急性疼痛 ＃3 不安	〈観察〉 ●39℃台の発熱，頭痛，嘔気が続き，ベッド上で臥床している ●両側耳下腺の腫脹と圧痛があり，開口時，噛むと痛みが生じ，食事はほとんど摂取できない ●隔離入院や腰椎穿刺に戸惑いと不安な様子である 〈看護〉 ●3時間ごとにバイタルサインの観察 ●発熱38.5℃以上，頭痛の強い時はアセトアミノフェン（アルピニー）坐薬を使用し，がまんさせない ●発熱と頭痛のある時は冷罨法の実施と安静の保持 ●食べられる食事の工夫 ●嘔気を誘発しない（安静の保持，においに注意） ●入院時オリエンテーション ●感染予防対策，隔離の必要性についての説明 ●治療や検査，特に腰椎穿刺についての説明	＃1 発熱に対し，冷罨法と坐薬を使用し，一時的に解熱するが，発熱を繰り返す。しかし，38.5℃以上の高体温は持続しなかった ＃2 頭痛は解熱剤の坐薬使用の効果もあり，がまんできるレベルになる 　軟らかいプリンやゼリーは摂取できた ＃3 隔離や感染予防に関するリーフレットの内容を理解し，入院治療の必要性も納得した 　腰椎穿刺の方法，痛みの程度，検査中の体位や検査後の安静について，詳しく説明し，理解が得られた。検査中は非常に怖い表情をするが，検査に協力し，安全に実施できた
回復期	＃2 急性疼痛 ＃3 不安	〈観察〉 ●体温は36～37℃で経過し，頭痛・嘔気も軽減し，少しずつ活気が出てくる ●入院7日の歩行許可後に起立したら眩暈と嘔気が出現した ●起きている時間が長くなり，表情も明るくなる ●耳下腺の圧痛は軽減し，食事量も少しずつ多くなった 〈看護〉 ●バイタルサインの観察 ●頭痛・嘔気・眩暈・聴力障害の観察 ●耳下腺の腫脹・圧痛と食事摂取量の観察 ●安静度の拡大に伴う症状出現の観察 ●治療や検査，特に腰椎穿刺ついての説明	＃2 頭痛・嘔気は順調に軽減した。起立に伴う眩暈と嘔気が出現したため，室内歩行から病棟内へ行動範囲を徐々に広げ，その後，症状は軽減した 　耳下腺の痛みは軽減してきたため，食事量も少しずつ多くなった ＃3 活気が出て，腰椎穿刺を嫌がるが，退院が決まる検査であることを理解し，「痛い」「嫌だ」と言いながらも検査に協力した
退院	＃4 効果的治療計画管理	〈観察〉 ●体温は36℃台で経過 ●同室の児とゲームをして遊ぶこともある ●耳下腺の痛みを訴えることなく食事も食べられるようになる 〈看護〉 ●退院後の生活について指導する	＃4 髄液検査が完全に正常でないことを医師から説明され，発熱・頭痛・嘔気出現時は開業医を受診するよう指導した ●登校は1日自宅で様子をみて，症状が出なければ可能となった ●退院後1～2週間は激しい運動を避けるよう説明した

8-5 髄膜炎

8-6 水頭症

8 脳・神経疾患

看護の基礎知識

● 病態関連図

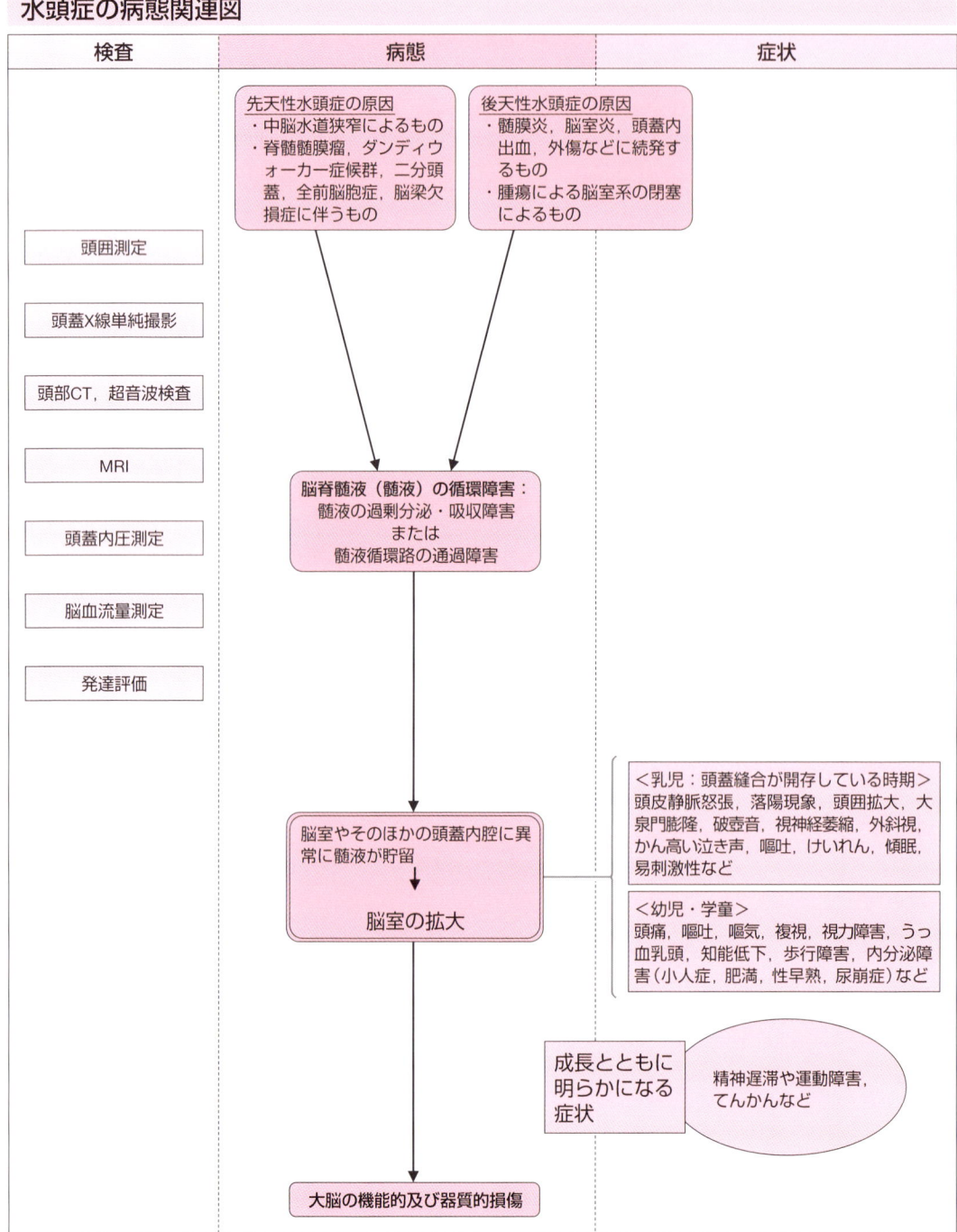

水頭症の病態関連図

検査	病態	症状
頭囲測定 頭蓋X線単純撮影 頭部CT, 超音波検査 MRI 頭蓋内圧測定 脳血流量測定 発達評価	**先天性水頭症の原因** ・中脳水道狭窄によるもの ・脊髄髄膜瘤, ダンディウォーカー症候群, 二分頭蓋, 全前脳胞症, 脳梁欠損症に伴うもの **後天性水頭症の原因** ・髄膜炎, 脳室炎, 頭蓋内出血, 外傷などに続発するもの ・腫瘍による脳室系の閉塞によるもの ↓ 脳脊髄液（髄液）の循環障害： 髄液の過剰分泌・吸収障害 または 髄液循環路の通過障害 ↓ 脳室やそのほかの頭蓋内腔に異常に髄液が貯留 ↓ 脳室の拡大 ↓ 大脳の機能的及び器質的損傷	＜乳児：頭蓋縫合が開存している時期＞ 頭皮静脈怒張, 落陽現象, 頭囲拡大, 大泉門膨隆, 破壺音, 視神経萎縮, 外斜視, かん高い泣き声, 嘔吐, けいれん, 傾眠, 易刺激性など ＜幼児・学童＞ 頭痛, 嘔吐, 嘔気, 複視, 視力障害, うっ血乳頭, 知能低下, 歩行障害, 内分泌障害（小人症, 肥満, 性早熟, 尿崩症）など 成長とともに明らかになる症状：精神遅滞や運動障害, てんかんなど

1 疾患の概念・定義

水頭症とは，何らかの原因によって脳脊髄液（髄液）の生産・循環・吸収の均衡が崩れ，脳室やそのほかの頭蓋内腔に異常に髄液が貯留した状態と定義される。その結果，脳室などの拡大を来すが，脳実質の形成不全や萎縮性変化によって受動的に拡大した状態（hydrocephalus ex vacuo）とは区別する。

2 病態

主な病態として，①髄液の過剰分泌，②髄液の吸収障害，③髄液循環路の通過障害があげられるが，その多くは③髄液循環路の通過障害によって発生する。

3 分類

1 先天性水頭症と後天性水頭症

先天性水頭症とは，胎児期の異常が原因となって現れたものと定義されており，病因別では，①中脳水道狭窄によるもの，②脊髄髄膜瘤，ダンディウォーカー症候群，二分頭蓋，全前脳胞症，脳梁欠損症などの先天異常に伴うもの，③胎内感染に伴うものなどがある。

後天性水頭症では，①髄膜炎・脳室炎などの炎症後，頭蓋内出血後，外傷後などに続発するものや，②腫瘍による脳室系の閉塞によるものがある。

2 交通性水頭症と非交通性水頭症

髄液の循環動態面からの分類である。交通性水頭症は脳室系とくも膜下腔に交通はあるが吸収地点までの経路に通過障害があるか，吸収能の低下がある場合で，非交通性水頭症は脳室系からくも膜下腔に至る間の通過障害によって生じる。

3 内水頭症と外水頭症

髄液の貯留した部位によって分類すると，脳室系が拡大した場合を内水頭症，くも膜下腔に貯留した場合を外水頭症という。

4 その他

進行性の有無によって進行性と停止性に分類され，さらに脳室拡大はあっても症状が進行していないように見える状態を代償性として分類することもある。

以上を組み合わせて細分類する。

4 診断

近年，胎児超音波検査が普及し，先天性の水頭症は出生前に診断される例が増えた。

出生後は解剖学的な変化として，頭囲拡大や脳室拡大がみられれば診断が可能であるが，治療方針の決定や予後判定のために，頭蓋X線単純撮影，超音波検査，頭部CT，MRI，頭蓋内圧測定，脳血流速測定などのさらに詳細な検査による診断が必要となる。

5 症状

主な臨床症状は頭蓋内圧亢進症状と神経症状であるが，頭蓋縫合が不完全な新生児や2歳頃までの乳幼児と，それ以降の幼児では，出現する症状に違いがある（表8-6-1）。

6 合併症

先天性水頭症では，合併する脳形成不全による精神遅滞や運動障害，てんかんがみられることがある。

表8-6-1 小児の水頭症の症状

乳児期（頭蓋縫合が開存している時期）	幼児期～学童期（2歳頃から）	参考：成人期
頭囲拡大，大泉門膨隆，破壺音，頭皮静脈怒張，落陽現象，視神経萎縮，外斜視，かん高い泣き声，嘔吐，けいれん，傾眠，易刺激性など	頭痛，嘔吐，嘔気，複視，視力障害，うっ血乳頭，知能低下，歩行障害，内分泌障害（小人，肥満，性早熟，尿崩症）学習障害など	頭痛，嘔吐，うっ血乳頭，記銘・記憶力低下，認知症，歩行障害，尿失禁など

7 治療

髄液を別の吸収経路に誘導するためのシャント（短絡）手術が一般的である。

1 髄液を頭蓋外の体腔へ誘導する方法
①脳室腹腔短絡術（V-Pシャント術）
②脳室心房短絡術（V-Aシャント術）
③腰椎くも膜下腔腹腔短絡術（L-Pシャント術）

2 髄液を頭蓋内で短絡させる方法
①内視鏡的第3脳室底開窓術

3 シャント治療に伴う合併症
①シャント機能不全

チューブの閉塞・捻転・屈曲・断裂・脱落などによって起こる。また、小児の成長に伴い腹腔側チューブが相対的に短くなり、髄液の流れに支障を来すこともある。

②シャント感染

側脳室では髄膜炎、脳室炎など、腹腔側では腹膜炎、腸閉塞など、心房側では心内膜炎、血栓症、菌血症、敗血症などが感染要因となることが多い。

③シャントの術式に起因する合併症

V-Pシャント術では鼠径ヘルニア、腹水貯留、腸穿孔、V-Aシャント術では心内膜炎、シャント腎炎など。

④髄液過剰流出による合併症：硬膜下血腫、スリット脳症、狭頭症など。

⑤磁気によるバルブ設定圧の変更

8 疫学・予後

先天性水頭症は1万出生あたり8.5人（2001年）、7.7人（2002年）とされている（日本産婦人科医会）が、診断技術の進歩とも関連して、報告数は近年多くなっている。

先天性水頭症は適切な時期に適切な治療を受けた場合、40〜50％は正常知能に発達するといわれている。基礎疾患、脳室拡大の診断時期などが予後に大きく関連する。

9 看護

水頭症の看護の目標は、髄液循環を正常に保つための治療をサポートし、さらには家族とともに患児の成長発達を促すことにある。

1 頭蓋内圧亢進症状の注意深い観察

病期や手術のいかんにかかわらず、まずは、頭蓋内圧亢進症状の観察を十分に行い、異常の早期発見に努めることが基本となる。

2 シャント手術前後の援助

①シャント手術の術前状態の把握

- 頭蓋内圧亢進症状の観察とともに、アーノルド-キアリ奇形などほかの病態を合併している先天性の水頭症では、呼吸などの全身状態の変化に注意して術前状態を整えていく。
- 家族や患児自身の手術に対する不安や精神的・社会的状況について把握し、十分な説明などによって入院への適応を促していく。

②シャント手術後の合併症の早期発見と予防

- 術直後はバイタルサイン（特に呼吸状態）、意識状態に注意する。
- シャント機能不全の徴候としても、頭蓋脳圧亢進症状への注意が重要であるが、髄液流出過剰による低圧症状（大泉門の陥没、嘔吐、傾眠など）にも注意する。
- シャント感染の徴候としては発熱のほか、シャントチューブに添った皮膚の発赤・腫脹、不機嫌や嘔吐、胸痛・腹痛・腹部膨満などの症状に注意する。感染予防としては頭部の清潔が重要であるが、術後の洗髪では頭部の皮膚が傷つきやすいため、注意して洗髪する。また、全身の皮膚の清潔保持にも努める。
- 術後の便秘は髄液の流れを妨げ、V-Pシャントでは閉塞や感染の原因にもなるので、排便コントロールに努める。

③家族への指導と援助

- 診断から手術、自宅管理に至る過程での家族の心配・不安内容を把握し、具体的な説明や指導を行う。また、将来に向けての医療者のサポート体制について説明し、特に発達障害のある場合は理学療法や種々の訓練などについて家族とともによく話し合って、適切な援助に結びつけていく。
- シャント手術後の自己管理については、頭部の保護や清潔保持、排便コントロールなど家庭生活での注意事項について指導する。特にシャント機能不全やシャント感染の徴候の観察、緊急時の対応について指導する。

水頭症の看護

●実践事例

●事例の要約

2歳1か月で水頭症と診断され，手術目的で入院した男児。外来受診時の画像診断では頭蓋内圧亢進が認められたが，頭蓋内圧手術後は呼吸，循環動態は安定し順調に回復した。

●治療・看護の経過の記述

1 年齢，性別，診断名等

- 年齢：2歳2か月
- 性別：男児
- 診断名：水頭症
- 家族：両親と兄（3歳）との4人家族

2 発症から入院までの経過

生後9か月頃から頭囲の拡大がみられる。1歳9か月でひとり歩きが可能になったが，2歳1か月時点でも発語がなかった。近医で，脳室拡大を指摘された。頭部X線上では指圧痕があり，MRI上も著明な脳室拡大があったが，うっ血乳頭はなかった。発達指数（DQ）は64。脳室腹腔短絡術（V-Pシャント術）目的で入院となる。

3 入院時の状態

頭囲54.5cm，頭痛はない様子で活気があり，嘔吐もない。感染徴候もなく，母親がいれば愛嬌のある表情で機嫌よく過ごしている。

4 入院から退院までの経過

入院時から手術前までは情緒面の安定を図るため母親に付き添いをしてもらった。母親と一緒であれば落ち着いており，頭痛や嘔吐，不機嫌，眼位の異常などの頭蓋内圧亢進症状もみられなかった。

脳室腹腔短絡術（V-Pシャント術）の術後は，心電図モニターを装着し，バイタルサインやSpO₂などを30分～2時間ごとに観察したが，呼吸状態や循環動態は安定し，順調に経過した。点滴が終了し，ベッド上で自由に動けるようになってからは，夜間や睡眠時のみSpO₂をモニターした。水分出納は手術後3日目まで測定した。圧可変式シャントバルブの設定圧はCTやMRIの結果で医師により調節されたが，その後もシャントトラブルや術後の異常を示す徴候はなかった。

術後，母親の夜間の付き添いがなくなったため，早朝などの覚醒時に泣くことが多かったが，発達に合わせた言葉かけで接すると看護師に対しても笑顔がみられるようになった。また，お気に入りのタオルを持っていれば落ち着くことができた。面会は毎日あり，徐々に母親の面会を待てるようになった。

5 退院時の状況

主治医より母親に病気や手術の方法，手術の結果生じた変化，シャント機能不全の症状，今後の通院などについて説明がされたが，母親から不安の訴えはなかった。

また，シャント機能不全や感染を予防するための生活上の注意では，特に便秘傾向に対し排便管理の必要性について指導された。退院前には試験外泊を行い，家庭での状況を確認した後に退院となった。

この事例から学んだこと

母子分離不安が強く環境の変化への適応が十分できない年齢である上に，言語表現の遅れもあって，泣いたり拒んだりして自己主張する場面がみられた。小児の理解度に合わせたコミュニケーションや処置時のプリパレーションなどの技術が大切であることを痛感した。

● 実践事例の治療・看護の経過

		入院時～手術前日	手術当日 手術前	手術当日 手術後	術後1日	～術後1週	～術後2週	～退院
検査		身長・体重・頭囲測定 血液検査, 検尿 胸部X線検査, 心電図 CT, MRI, 脳波検査, ABR		髄液検査 CT	血液検査	術後5日: 血液検査, MRI バルブ設定圧確認	術後13日: 血液検査, MRI バルブ設定圧確認	術後20日: MRI バルブ設定圧確認
治療		麻酔医診察 内服:鉄剤 → 　　　ビタミンK →	ツロブテロール(ホクナリンテープ)貼布 麻酔前投薬の内服	手術:右脳室腹腔シャント 圧可変式シャントバルブ 120 mmH₂O 点滴:抗生剤 酸素マスク4時間 試飲後に胃管抜去 フェノバルビタールナトリウム(ワコビタール)坐薬:帰室時, 24時使用	内服:鉄剤	バルブ設定圧 100 mmH₂O 内服:抗生剤術後3日～ 　　　鉄剤	バルブ設定圧 100 mmH₂O →術後9日まで 術後9日: 半抜糸	バルブ設定圧 90 mmH₂O →術後20日まで 術後15日:全抜糸
観察		検温 3回/日 伝染性疾患の罹患の有無 疾患患者との接触の有無 上気道感染の有無		検温 30分ごと:帰室後2時間まで 2時間ごと:24時まで 心電図・SpO₂モニタリング	検温 6回/日 SpO₂モニター 夜間のみ	検温 3回/日 →		→
日常生活	食事	幼児食, 制限なし 摂取状況を把握	絶食:0時 絶飲:4時	試飲:15時 夕食1/2量	制限なし 良好に摂取	術後4日: 早朝に泣いて咳き上げ, 嘔吐2回		
	安静度	制限なし 活動状態を把握		安全ジャケット着用 体位変換:2時間ごと	食事時: 半座位可	術後2日: 半座位 術後3日: 座位 術後4日: ベッド上自由		術後23日:外泊
	排泄	制限なし 自立の程度を把握	浣腸 尿量測定 前投薬前に排尿	バルンカテーテル留置	→6時:バルンカテーテル抜去			便秘予防のためのマッサージなど
	清潔	入浴, 散髪 手術範囲の消毒薬シャンプー			全身清拭→	術後5日～: 入浴, 洗髪		→
教育		オリエンテーション 入院療養計画書, 手術説明書, 治療・処置についての承諾書, 輸血承諾書を確認 身体拘束に関する説明 手術オリエンテーション 術前訪問(手術室看護師)	家族への説明: 麻酔前投薬の内服後の転倒・転落防止について	家族への説明: 安全のための抑制状況 手を握るなどのスキンシップ方法				シャントシステムの特徴と注意事項 シャント機能不全の症状 便秘予防の指導 定期受診 緊急受診

●実践事例の看護上の問題点への対応

患者の経過	看護上の問題点	観察・看護	結果
入院から手術まで	#1 入院により，生活の場が変化する不安 #2 急な頭蓋内圧亢進症状出現の可能性	〈観察〉 ●バイタルサイン，頭蓋内圧亢進症状 ●機嫌や不安な表情，不穏状態の有無 〈看護〉 ●手術前は，母親の付き添いを依頼し，母子同室とする ●食事や遊びはプレイルームで行い，患児と母親の遊びに保育士や看護師も加わりコミュニケーションを図るとともに，病棟に慣れるように促す	#1 人見知りせず愛想がよいが，母親がいないと泣き，年齢相応の母子分離不安があった。食事や遊びはプレイルームで行い，慣れるように促したところ，食事や睡眠は良好にとれた #2 頭痛，嘔吐などの急な頭蓋内圧亢進症状はみられなかった
手術後急性期	#1 手術や全身麻酔の侵襲による呼吸・循環不全のリスク状態	〈観察〉 ●バイタルサイン 　帰室後2時間までは30分ごと，24時までは2時間ごと ●ECG，SpO_2モニタリング ●酸素4L：マスクにて吸入	#1 体温36.6℃，心拍102回/分，血圧110／36 mmHg，SpO_2 99〜100% 　手術後の呼吸状態，循環状態は安定
	#2 麻酔覚醒時およびその後の動きで，点滴などのチューブ類ルートや，安静が守られにくい。また，ベッド転落の可能性もある	〈観察〉 ●麻酔覚醒状況，体動の状況など 〈看護〉 ●医師の指示でフェノバルビタールナトリウム（ワコビタール）坐薬を挿肛 ●安全ジャケットを着用，両上肢肘当てを装着	#2 麻酔から完全覚醒するまでは体動が多かったため，十分な観察を行った。その結果，点滴ルートやバルーンカテーテル，胃管の自己抜去はなく，転落も防止できた
	#3 手術創部の出血，離開，感染，皮下への髄液漏れの可能性がある	〈観察〉 ●バイタルサイン，創部の観察，ガーゼの汚染状況，大泉門の状況など 〈看護〉 ●術後1日から，食事の時のみギャッジアップにて半座位，臥床時は創部の圧迫を避けて体位交換	#3 術後1日に，創部に軽度腫脹がみられたが，感染徴候はなく，血液検査による炎症反応もなかった 　術後3日に腫れは消失し，その後も創部トラブルはなかった
	#4 言語的コミュニケーションが確立されていないため，痛みや不安の訴えを十分にできない	〈観察〉 ●バイタルサインや身体症状の変化とともに表情や訴えに注目 〈看護〉 ●母親のいない時間帯にはできるだけそばにいて泣かせないようにする ●安静度の拡大にあわせて気分転換活動を提供し，身体的な痛みの有無をアセスメントしながら援助する	#4 早朝の覚醒時に啼泣することが多かったため，観察を十分に行った後，ベッドサイドに寄り添って泣かせないように関わった。術後4日頃まではぐずることが多かったが，点滴が終了しベッド上で自由に動けるようになってから，泣くことは少なくなった 　お気に入りのタオルを持っていると落ち着くことができ，看護師がベッドサイドにいると，手を上げたり，「アー」「イェーイ」と声を出して機嫌よく過ごしていた
回復期から退院まで	#1 V-Pシャントを留置したことによる母親の不安	〈観察〉 ●主治医からの説明時や面会時の母親の発言や表情，患児への関わり方など 〈看護〉 ●母親の言動に注意し，不安の表出を促す ●主治医より，病気や手術の方法，手術の結果生じた変化，今後の通院などについて説明を十分に行う ●シャント機能不全の症状と予防，緊急時の受診方法について，特に便通を整えること，外来受診の方法を具体的に説明する ●退院準備のため，家庭外泊を勧め，外泊中に病棟に状況報告の電話を入れてもらう	#1 主治医より，病気や手術の方法，手術の結果生じた変化，今後の通院などについて説明されたが，母親は十分に理解した様子で，不安の言動や質問はなかった 　外泊中の母親からの電話では，困ったことや不安の訴えはなかった

8-7 急性脳症

8　脳・神経疾患

看護の基礎知識

● 病態関連図

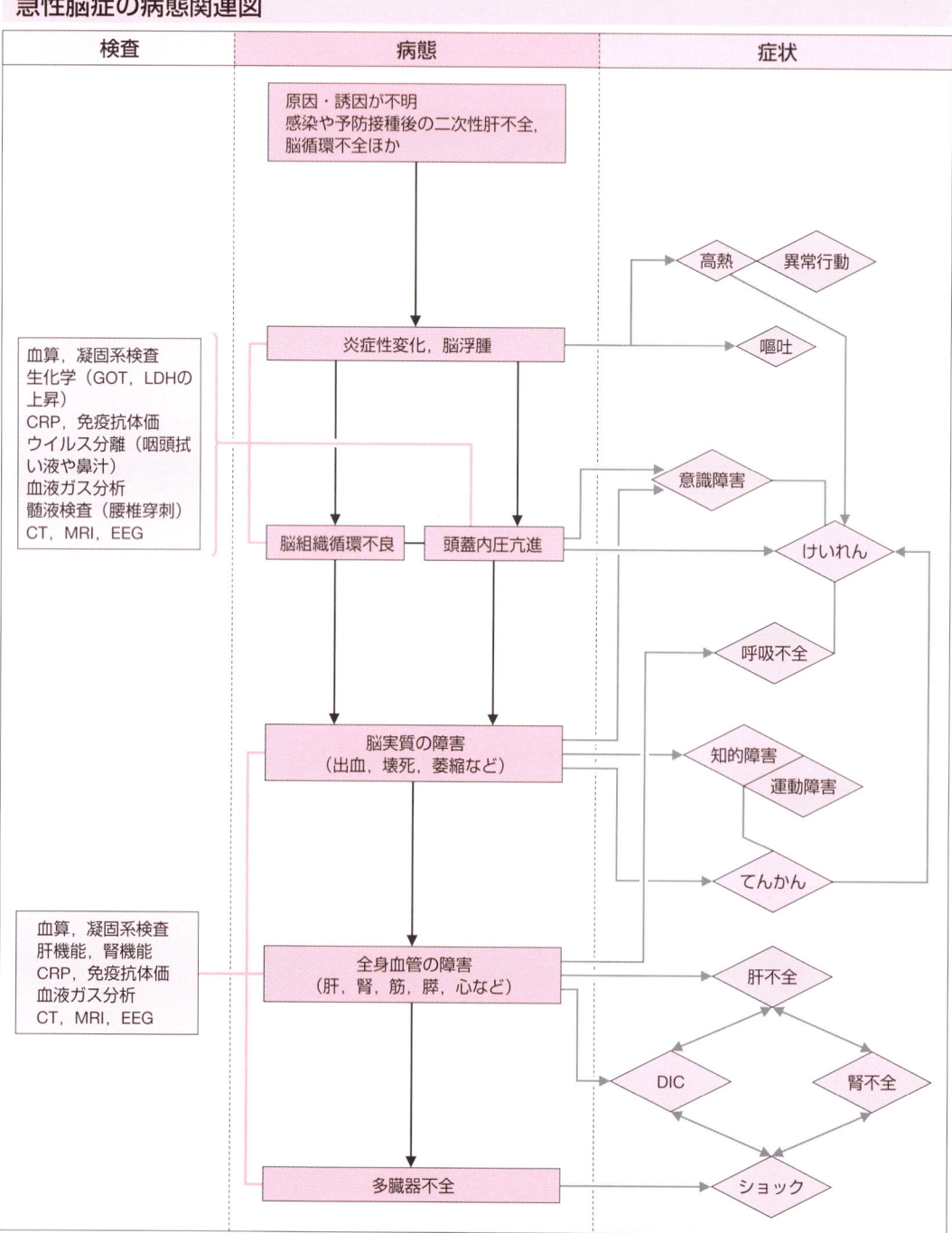

急性脳症の病態関連図

検査	病態	症状

病態の流れ：

原因・誘因が不明　感染や予防接種後の二次性肝不全，脳循環不全ほか
↓
炎症性変化，脳浮腫 → 高熱／異常行動／嘔吐
↓
脳組織循環不良 ← → 頭蓋内圧亢進 → 意識障害／けいれん／呼吸不全
↓
脳実質の障害（出血，壊死，萎縮など）→ 知的障害／運動障害／てんかん
↓
全身血管の障害（肝，腎，筋，膵，心など）→ 肝不全／DIC／腎不全／ショック
↓
多臓器不全

検査（上段）：
- 血算，凝固系検査
- 生化学（GOT，LDHの上昇）
- CRP，免疫抗体価
- ウイルス分離（咽頭拭い液や鼻汁）
- 血液ガス分析
- 髄液検査（腰椎穿刺）
- CT，MRI，EEG

検査（下段）：
- 血算，凝固系検査
- 肝機能，腎機能
- CRP，免疫抗体価
- 血液ガス分析
- CT，MRI，EEG

1 疾患の概念・定義

急性脳症は，突然の高熱，嘔吐，意識障害，けいれんなどの症状が現れ，中枢神経障害をきたす疾患である。髄液検査で細胞増加などの炎症所見がないものが急性脳症，炎症所見のあるものが急性脳炎である（表8-7-1）。

表8-7-1 急性脳炎と急性脳症の比較

		急性脳炎	急性脳症
髄液検査	細胞数	増多	正常範囲
	糖	正常範囲	正常
	蛋白	しばしば増加	正常ないし増加
髄膜刺激徴候	項部硬直	（＋）	（－）
	ケルニッヒ徴候	（＋）	（－）
中枢神経症状	意識障害	（＋）	（＋）
	けいれん	（＋）	（＋）
	頭痛，嘔吐	（＋）	（＋）

水口雅：小児科学第3版，1603-1612, 2008. より表作成

2 病態

乳幼児の感染症に続発して発症することが多い。年齢や免疫反応，感染，薬物などが関与し，なかでも感染の関与が大きく，インフルエンザ，突発性発疹，水痘などである。ウイルス感染に続発した全身の臓器障害では，炎症性サイトカインの過剰な産生・作用から血管内皮障害やミトコンドリア機能障害が生じ，脳の血管性浮腫やDIC，多臓器不全などをきたす[1]。

3 分類

1 インフルエンザ脳症

剖検脳に著明な脳浮腫を認めるものの，炎症細胞浸潤やインフルエンザウイルスが見られないため，インフルエンザ脳炎ではなく，「インフルエンザ脳症」とした[2]。

2 ライ症候群

水痘やインフルエンザに続発することが多く，アスピリン投与との関連が疑われている。肝機能不全と脳症が急激に重篤化する。

3 けいれん重積型急性脳症

発熱持続型けいれん重積で発症し，後遺症を残す。テオフィリンは治療域濃度でもけいれんの持続と脳血流低下をもたらし，関与している場合がある[3]。

4 検査と診断

1 髄液検査（表8-7-1）
細胞数は正常であり，炎症所見はない。脳浮腫に伴う脳脊髄圧の上昇がある。

2 脳波検査
広範性の高振幅徐波から，進行により低振幅徐波になり，平坦となる。

3 CTとMRI
脳室拡大や大脳白質の変化，脳浮腫，低酸素性脳症像などの所見がみられる。

4 血液検査
肝機能障害（GOT，LDH高値），腎機能障害［CreとNH_3（アンモニア）高値］，FDP（フィブリノゲン分解産物）高値などがみられる。

5 症状

主な症状は，①高熱，②意識障害，③けいれん，④精神症状である。脳浮腫に伴う頭蓋内圧亢進症状（頭痛と嘔吐）はあるが，髄膜刺激症状の所見はない。意識障害とけいれんは，一晩で急激に悪化し，呼吸不全が現れ，重症化する。けいれんは熱性けいれんと異なり，発熱時に限らず，持続時間が15〜20分以上と長く，けいれんが止まっても意識が戻らない特徴がある。

また，インフルエンザ脳症をはじめとしてみられる精神症状として，「おかしなことを言う」「窓から飛び出そうとする」「奇声を発する」など，幻視・幻聴による意味不明の行動が観察されている。発熱後と，発熱や意識障害の前に現れる場合もあり，注意が必要である。

6 合併症

死亡率と後遺症の残る割合の高い合併症は，①肝機能障害，②腎不全，③DICであり，多臓器不全になる。昏睡状態48時間以上は，予後不良のサインである。

7 治療

治療は時間的猶予を与えず，全身管理が必要である。原因菌が確定されないなかで開始する治療も多く，下記のインフルエンザ脳症ガイドライン改訂版[4]に準じた治療が基本となる。

1 支持療法
A. 心肺機能の評価と安定化（呼吸管理と循環管理）
B. 中枢神経（けいれん治療にミダゾラムの頬粘膜投与や鼻腔投与は適応外使用であるが有効で，血管確保が速やかに行われない状況ではその有用性は高い。ジアゼパム坐薬の直腸内投与も有効。経静脈的治療にもジアゼパム，ミダゾラムは有効である。

頭蓋内圧亢進にD-マンニトールを用いる。

2 特異的治療
A. 抗ウイルス薬
B. メチルプレドニゾロン・パルス療法
C. ガンマグロブリン大量療法

3 特殊治療
A. 脳低体温療法
B. 血漿好感療法
C. シクロスポリン療法
D. アンチトロンビンIII大量療法

8 疫学・予後

2005年11月，インフルエンザ脳症のガイドラインが公表され，約4年で日本国内で用いられ，無治療では約30％であった致命率が，この数年8～9％と改善した。しかし，後遺症を残す子どもは約25％と変化はなく，重篤な疾患であることには変わりはない。

9 看護

1 急性期（意識障害とけいれんが頻発）
①全身管理（呼吸・循環動態の維持）

モニタリング，気道確保と酸素療法，人工呼吸器の準備（必須），正確な与薬，体液量管理
②けいれん発作時の対処

抗けいれん薬の投与，気道確保と誤嚥による窒息予防，外傷予防

③高体温の対処

解熱剤の使用，広範囲の冷罨法
④褥瘡や関節拘縮の予防

体位変換，ポジショニング，除圧マット使用
⑤肺炎や二次感染の予防
⑥家族の不安の軽減

病状が急変しやすく，冷静さを失っていることが多いため，わかりやすく説明する。状態の変化に敏感になっているため，ナースコールや訴えが多くなるが，素早く対応し，意識レベルが低下している時だからこそ，ケアごとに患児に声かけをして，丁寧にケアを実施する。

2 回復期
①全身管理（呼吸・循環動態の維持）
②早期リハビリテーションの実施
③患児と家族の障害受容への援助

機能回復の期待が大きいとともに，後遺症も明らかになる時期である。プライマリーナースは定期的に患児と家族に別々に面接し，障害に対する思いを傾聴し，親子の関係性の調整を図る。

3 慢性期から在宅へ
①リハビリテーションの継続
②在宅に向けた社会資源の利用

医療器具や補装具は，MSWの調整により，自治体提供のサービスを最大限利用する。退院前に，何度か外出や外泊を行うようにする。
③緊急時受診先の確保

退院後は特に不安がある。
④リハビリテーション施設や教育機関との連携

■ 引用・参考文献
1) 水口雅：小児科学第3版，1603-1612，2008.
2) 山高志：インフルエンザ脳症の病態解析と治療戦略，山口医学，59（1），5-8，2010.
3) 塩見正司：脳炎，急性脳炎，脊髄炎，小児内科41増刊号，635-642，2009.
4) 厚生労働省インフルエンザ脳症研究班：インフルエンザ脳症ガイドライン改訂版，2009.

急性脳症の看護

●実践事例

●事例の要約

発熱後に意識障害と全身性けいれんを起こし、救急搬送され、意識レベルが一時改善した女児。入院3日に解熱とともに突発性発疹が出現し、入院4日に再度全身性けいれんが出現し、意識レベルの低下から精神運動機能障害が残る。家族は突然の発症と後遺症に不安が強くみられたが、リハビリテーションを早期に開始し、徐々に障害を受け入れ、入院3か月で退院となった。

●治療・看護の経過の記述

1 年齢、性別、診断名等

- 年齢：1歳1か月
- 性別：女児
- 診断名：急性脳症［HHV6（ヒトヘルペスウイルス6）］、薬剤性顆粒球減少症
- 家族：両親

2 発症から入院までの経過

発熱の翌日、突然、刺激に反応がなく、一点凝視、四肢の脱力を認めてH病院へ救急搬送。搬送中から全身性硬直性間代けいれんが出現し、ジアゼパム（ダイアップ）坐薬の挿肛、ジアゼパム（セルシン）・フェニトイン（アレビアチン）・ミダゾラム（ドルミカム）を静脈注射するも、消失しないまま入院となった。

3 入院時の状態

意識レベルIII-100、項部硬直なし、対光反射（+）、眼球正中位。入院後にけいれんは消失したが、時々両上肢のぴくつきがみられた。体温39.9℃、心拍158回/分、血圧71/57 mmHg、酸素吸入5l/分の下でSpO$_2$ = 100%であった。

4 入院から退院までの経過

ICU入室後、グリセリン（グリセオール）、ミダゾラム（ドルミカム）を使用し、上肢のぴくつきは解熱とともにおさまった。呼吸状態は安定し、酸素投与は中止となった。

入院1日：意識レベルII-30〜II-10、時々開眼、呼びかけに反応（+）

入院2日：経口摂取可となり、むせずに飲水ができる

入院3日：お座り、発語を認める

しかし、入院3日に解熱とともに全身に境界明瞭な紅斑を認め、突発性発疹と診断された。入院4日からけいれん群発を繰り返し、意識レベルII-30〜III-100に低下し、追視ができる程度で、寝返り・定頸もできなくなった。髄液細胞数15/3個、脳波検査やCT・MRI上も異常所見はなかった。けいれんのたびに家族が動揺するため、不安が強まらないように声をかけた。

入院2〜3週、明らかなけいれんはないが両手や頸部を動かす不随意運動（舞踏様運動）が多くなった。脳波に異常はなかったが、CT上で脳萎縮を認めた。その後、白血球3000/μL（顆粒球90/μL）と減少を認め、清潔隔離する。薬剤性を疑い、内服薬を変更し、改善した。この時期から、理学療法士（PT）によるリハビリテーションを開始した。

入院4〜5週、全身をぴくつかせて泣くミオクロニー発作が出現し、EEG上で両側前頭葉に優位な多棘徐波複合が頻発するようになった。不随意運動に伴い不機嫌で眠れず、けいれんの再発を心配する母親の希望もあり、催眠剤の注腸を行った。生活リズムを整えることで母親から「眠れると発作があっても機嫌がいい時間が長いようです」との言葉が聞かれた。

入院6〜8週、外泊を繰り返し、在宅療養に見通しがついた。経口哺乳・経口摂取も良好になり、入院3か月で退院が決定した。

⑤ 退院時の状況

定頸はほぼ安定し，寝返りも可能になったが発語はない。視線が合うようになり，家族はリハビリテーションを積極的に働きかけている。

この事例から学んだこと

意識レベル改善のため，早期から刺激を提供し，後遺症を最小限にすることができた。家族は患児の頑張る姿を目にして，少しの変化にも喜びや意味を見出し，現実を受け入れることができた。

● 実践事例の治療・看護の経過

		急性期			回復期		慢性期
		入院時〜24時間	24時間〜4日	4日〜1週	2〜4週	5〜8週	退院〜在宅
検査		血液ガス分析 採血（血算，凝固，生化学，CRP，感染症） 頭部CT 検尿 SpO₂・心拍呼吸モニター 検温（2時間ごと） 項部硬直（−） ケルニッヒ徴候（−）	頭部MRI（異常−） 髄液検査（腰椎穿刺） ウイルス分離（−） 細胞数 15/3個 検温（4時間ごと） 項部硬直（−） ケルニッヒ徴候（−）	採血（血算，凝固，生化学，CRP） 検温（2時間→8時間ごと） 項部硬直（−） ケルニッヒ徴候（−）	採血（血算，生化学） 頭部CT（脳萎縮） EEG（異常−） 髄液検査（腰椎穿刺） 細胞数 4/3個 HHV6抗体 　IgM 40倍 　IgG640倍 検温（8時間ごと）	EEG（多棘徐波） 検尿	検温（8時間ごと）
治療		持続点滴： ミダゾラム（ドルミカム）注 グリセリン（グリセオール）注 8〜12時間ごと 酸素投与 発熱時： 冷却 アセトアミノフェン（アルピニー）坐薬 けいれん時： ミダゾラム（ドルミカム）増量	持続点滴中止 フェノバルビタール（ワコビタール）坐薬 12時間ごと 内服： バルプロ酸ナトリウム（デパケン）	持続点滴再開： ミダゾラム（ドルミカム）注 フェニトイン（アレビアチン） 12時間ごと 内服： バルプロ酸ナトリウム（デパケン） フェニトイン（アレビアチン）	持続点滴中止 リハビリテーション 内服： クロナゼパム（リボトリール） けいれん時・不穏時：5％抱水クロラール注腸	内服： クロナゼパム（リボトリール） ゾニサミド（エクセグラン）	リハビリテーション（外来と療育センターで継続） 内服： ゾニサミド（エクセグラン） クロバザム（マイスタン）
日常生活	食事	禁食	ミルク可	食事可（離乳食）一時禁食	食事可（離乳食）		
	安静度	ベッド上		ベッド上		プレイルーム	
	排泄	おむつ					
	清潔	清拭		清拭・洗髪	清拭・シャワー浴		
教育			ミルクの与え方（誤嚥防止） 転落，打撲の予防	食事の与え方 声かけ，スキンシップ ポジショニング 関節可動域訓練	発作時の観察と対処法 声かけ，スキンシップ 定頸，寝返りの練習 けいれんの観察 感染予防（ガウン・マスク着用，手洗いの励行）	日常生活リズムをつける 声かけ，スキンシップ おもちゃ遊び お座りの練習 外泊時の発作時の観察と対処，緊急時の連絡方法	退院後の発作時の観察と対処，緊急時の連絡方法 内服の継続

●実践事例の看護上の問題点への対応

患者の経過	看護診断	観察・看護	結果
急性期	♯1 組織循環の変調:脳 ♯2 身体損傷のリスク状態 ♯3 不安（家族）	〈観察〉 ● 意識レベルの変化 「Ⅲ-100」→「Ⅱ-30〜Ⅲ-100」 ● けいれんや不随意運動の有無 ● 運動機能の変化 ● 発熱 〈看護〉 ● 呼吸管理，循環動態の維持，けいれんコントロールのための輸液管理 ● けいれんによる身体損傷の危険を予防するため，防護マットの使用や環境整備，口鼻腔の吸引など合併症による苦痛を防止した ● 突然の発症により動揺している家族に対し，傾聴するよう心がけ，思いの表出を助けた。医師と情報を共有し，患児の状況を説明した後の反応を確認しながら患児が頑張っていることを伝え，一貫した態度で接した	♯1 気道確保と酸素吸入・吸引を行い，酸素飽和度の一時的低下を早期に発見し，対処した ♯2 解熱とともにけいれん発作はおさまり，呼吸状態も安定した 　家族の協力もあり環境に配慮し，発作による合併症は回避できた ♯3 母親は子どもの手を握りながら，呼びかけ，見守るように接していた。母親に声をかけると，今の状況や今後のことなど心配していることを話してくれた
回復期	♯2 身体損傷のリスク状態 ♯3 不安（家族） ♯4 感染のリスク状態	●「けいれんって怖いですね。一瞬で赤ちゃんに戻っちゃった。これからこの子がどうなるか，長い付き合いです」と言い，患児に「頑張ろうね」と話しかけている 〈観察〉 ● 明らかなけいれんはない。時々不随意運動がある。注視，追視はできる。ミルクや薬は，むせなく飲めていた。咀嚼嚥下運動は緩慢 〈看護〉 ● 経口摂取の開始と誤嚥の防止 　摂取状況により離乳食の選択を行い，安定した栄養状態が保てるよう援助した。援助にあたって，誤嚥を起こさないよう体位や食事の与え方について指導した ● 清潔隔離の期間は，感染防御について家族に説明し協力を得た ● 運動機能低下による四肢の拘縮予防のため，リハビリテーションを開始した ● 外泊時，家での状況をメモしてもらう。発作時の対処や連絡方法などを説明した	♯2 ベッド内の危険物を排除し，防護マットもあるため外傷はない。姿勢・体位の安定をはかってリハビリテーションを進めることができた ♯3 口唇，嚥下の様子をみながら経口摂取を開始した。母親から食べることを忘れたようだと訴えがあり，離乳食を変更し，少しずつ与えるよう指導した。母親には，摂食行動もリハビリと考えることを伝え，焦らず患児のペースに合わせて援助にあたることができた 　母親は，症状が安定してきた頃，PTによる訓練もきっかけになり，前向きに今後のことを話すようになった 　外泊時の状態は安定しており，反応が良くなったと母親は喜んで帰院した。外泊を行うことで療育への自信がもてるようになった ♯4 白血球約3000/μL（顆粒球90/μL）で個室に収容し，スタンダードプリコーションの徹底で感染を予防した。
慢性期	♯5 自己健康管理促進準備状態	〈観察〉 ● 定頸はほぼ安定した 〈看護〉 ● 退院指導 　発作の状況，刺激に対する患児の反応などを観察し，日誌をつける 　内服の継続 　日常生活リズムをつける 　睡眠を十分にとる	♯5 症状が安定し，生活リズムもついてきた 　定期的に通院しリハビリテーションを行うことで家族の不安の軽減につながった

9章

内分泌・代謝性疾患

9-1　先天性甲状腺機能低下症
9-2　先天性副腎過形成症
9-3　1型糖尿病

9-1 先天性甲状腺機能低下症

9 内分泌・代謝性疾患

看護の基礎知識

● 病態関連図

先天性甲状腺機能低下症の病態関連図

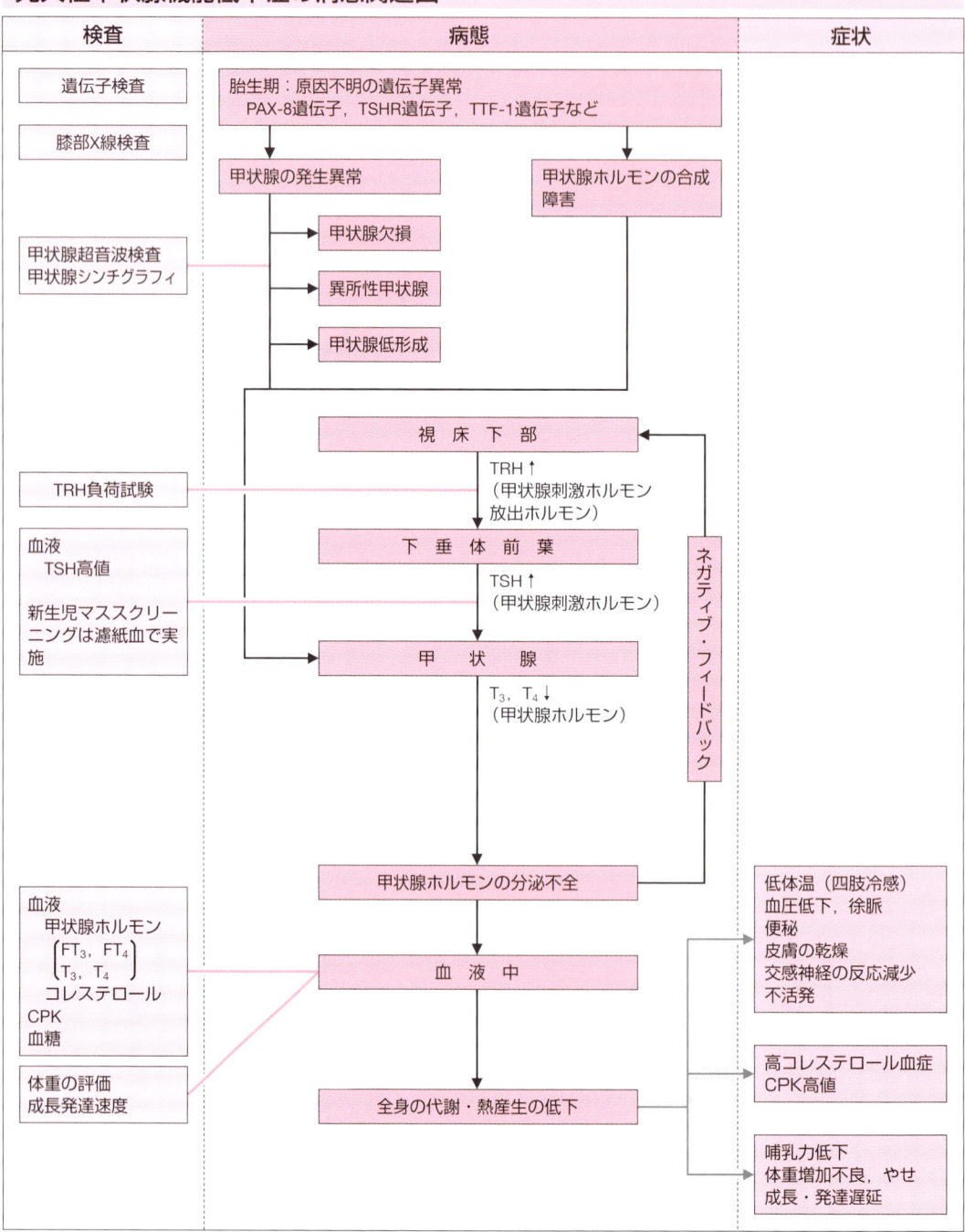

検査	病態	症状
遺伝子検査	胎生期：原因不明の遺伝子異常　PAX-8遺伝子，TSHR遺伝子，TTF-1遺伝子など	
膝部X線検査	↓　　　　　　　　　　　　　↓	
	甲状腺の発生異常　　　甲状腺ホルモンの合成障害	
甲状腺超音波検査　甲状腺シンチグラフィ	→ 甲状腺欠損　　　　　　　　　　　　　　　　　→ 異所性甲状腺　　　　　　　　　　　　　　　　　→ 甲状腺低形成	
	視床下部 ←	
TRH負荷試験	↓ TRH↑（甲状腺刺激ホルモン放出ホルモン）	
血液　TSH高値	下垂体前葉	ネガティブ・フィードバック
新生児マススクリーニングは濾紙血で実施	↓ TSH↑（甲状腺刺激ホルモン）　　　甲状腺　　　↓ T_3, T_4↓（甲状腺ホルモン）	
	甲状腺ホルモンの分泌不全	低体温（四肢冷感）血圧低下，徐脈便秘皮膚の乾燥交感神経の反応減少不活発
血液　甲状腺ホルモン　$\begin{pmatrix} FT_3, FT_4 \\ T_3, T_4 \end{pmatrix}$　コレステロール　CPK　血糖	血液中	高コレステロール血症CPK高値
体重の評価　成長発達速度	全身の代謝・熱産生の低下	哺乳力低下体重増加不良，やせ成長・発達遅延

1 疾患の概念・定義

先天性甲状腺機能低下症は、先天性病因による甲状腺ホルモン分泌不全の総称である。従来から「クレチン症」と呼ばれることが多いが、知能低下の意味合いを含む概念であり、使用すべきではない。

出生約5000～6000人に1人の頻度で生じる。放置されると、著しい発達障害と知能低下を招くため、早期発見と適切な治療を行う必要がある。わが国では1979年より新生児マススクリーニングの項目に採用され、知能予後が大きく改善された。

2 病態

甲状腺ホルモンは、生体の代謝の調節を行うホルモンであり、特に中枢神経の正常な発育や骨発育に必須である。したがって、胎児期から甲状腺ホルモンの欠乏状態にある本症は、治療開始の遅れによって小児期の成長・発達、特に精神神経的な発達に重大な障害を引き起こす。

3 分類

甲状腺の発生異常によるものと、甲状腺ホルモンの合成障害によるものとに大別される。

1 甲状腺の発生異常

近年、甲状腺の発生に関係する遺伝子（PAX-8遺伝子、TSHR遺伝子、TTF-1遺伝子など）が次々と発見され、これらの異常が甲状腺の発生異常をきたす。次の3つに細分される。
①甲状腺欠損：甲状腺が存在しないもの。
②異所性甲状腺：舌根部などに小さな甲状腺が存在するもの。
③甲状腺低形成：正所にあるが小さいもの。

2 甲状腺ホルモンの合成障害

甲状腺は正常に存在するが、その内部でうまくホルモンが合成できないタイプ。甲状腺腫を伴うことがある。常染色体劣性遺伝形式をとる場合が多く、TPO遺伝子、TG遺伝子、NIS遺伝子などの異常がこれにあたる。

3 一過性甲状腺機能低下症（もしくは一過性高TSH血症）

新生児マススクリーニング陽性の鑑別において重要である。母体のヨード摂取過剰や、母体の甲状腺疾患あるいは抗甲状腺剤内服などにより、一過性の甲状腺機能低下症が起こることがある。また、生後間もない新生児に消毒剤や造影剤などのヨード剤が使用された場合も同様のことが生じうる。遅くとも数か月で自然に甲状腺機能は回復するが、無治療の場合、知能障害を残すことがあるので、必要に応じて治療を行う。また、一旦甲状腺機能が正常化しても、その後再び高TSH血症をきたす場合があるため、定期的に成長・発達のチェックをすることが望ましい。

4 中枢性甲状腺機能低下症

神奈川県など一部地域では、新生児マススクリーニングの際に、TSHとFT_4の同時測定を行っており、TSHとFT_4がともに低値をとる場合に疑われる。

4 診断

新生児マススクリーニングとして、生後5日前後に新生児より濾紙血を採取し、血中の甲状腺刺激ホルモン（TSH）値を測定する。判定が陽性（TSHがおおむね15μU/mL以上の値）の場合、精査・治療目的で医療機関に紹介する。

診断は、後述の臨床症状の有無、母親の病歴聴取のほか、TRH負荷試験、甲状腺超音波検査、膝部X線検査などから、総合的に判断する。

5 症状

高度の機能低下があっても、新生児期に典型的な症状を呈さないことがあり、注意が必要である（表9-1-1）。
①活動性の低下：傾眠傾向、体動が少ない（不活発）、あまり泣かない、筋緊張の低下。
②泣き方：嗄声、声が小さい、泣き声が出るのに時間がかかる。
③哺乳：哺乳に時間がかかる、すぐ寝てしまう、哺乳がうまくできない（むせる、チアノーゼが出現するなど）。
④顔貌：額が狭い、前額部や鼻根部のしわ、鞍

鼻，巨舌．
⑤皮膚：乾燥，落屑，遷延する黄疸，少ない発汗，四肢冷感，浮腫．
⑥毛髪：乾燥，光沢低下，薄い．
⑦その他：喘鳴，鼻閉，心雑音，低体温，徐脈，腹部膨満，便秘，臍ヘルニア，小泉門の開大，体重増加不良．

表9-1-1 甲状腺機能低下症状のチェックリスト

黄疸遷延	巨舌
便秘	嗄声
臍ヘルニア	四肢冷感
体重増加不良	浮腫
皮膚乾燥・落屑	小泉門開大
不活発	甲状腺腫

厚生省心身障害研究班による

6 合併症

甲状腺腫性で治療が不十分だった場合，腺腫やがんの発生頻度が高くなるといわれている．

7 検査

1 TRH負荷試験

治療開始前に行い，診断を確実にする．ただし，検査を優先するあまり治療開始が遅れることは絶対に避けるべきである．甲状腺機能低下症であれば，TSHの過剰反応が認められる．

2 甲状腺超音波検査

甲状腺の位置，大きさ，性状を調べる．発生異常であれば甲状腺が小さいか見えず，ホルモン合成障害であれば甲状腺は腫大していることが多い．

3 膝部X線検査

大腿骨遠位骨端核の出現の有無および大きさをチェックする．満期産児で大腿骨遠位骨端核の出現がない，もしくは，非常に小さい場合，甲状腺機能低下症の可能性が高い．

4 一般採血

高コレステロール血症やCPK高値を呈する場合があるので確認する．

8 治療

甲状腺機能低下症が疑われる場合，甲状腺ホルモン剤［レボチロキシンナトリウム（チラージンS）］の内服（5〜10 μg/kg/日）を開始する．数日おきに血中TSH値をチェックし投与量を調整する．過剰投与は頻脈，発熱，発汗を生じるが，上記量で起こることはまれである．

9 予後

重症例であっても，終生の内服を必要とするとは限らない．少なくとも1年間は知能低下防止のため確実に内服させる．明らかな甲状腺機能低下症でも数年後にほぼ正常な検査結果を示す症例もあり，生後3〜6歳時に治療を中断し精検を行うことが望ましい．検査内容はTRH負荷試験，甲状腺超音波検査，甲状腺シンチグラフィ（およびヨード摂取率）である．近年，遺伝子検査による確定診断も可能になってきた．

10 看護

活動性の低下による哺乳困難への援助や体温維持，確実な与薬が看護のポイントとなる．与薬後に嘔吐した場合，直後であれば再与薬が基本であるが，医師の考えもあるので事前に確認をしておく．保護者が再投薬するかどうか悩まずによいように，レボチロキシンナトリウム（チラージンS）を分3で処方する場合もある．
また，新生児期の入院治療であり，家族，特に母親の身体的・精神的負担に配慮して看護指導にあたることが重要である．

■ 引用・参考文献

1) 田苗綾子他：専門医による小児内分泌疾患の治療（改訂第2版），診断と治療社，2003．
2) 山田幸宏編著：看護のための病態ハンドブック，医学芸術社，2005．
3) 神奈川県立こども医療センター：看護基準，病棟編（2東病棟）．
4) 神奈川県立こども医療センター：看護支援システム／標準看護計画．

先天性甲状腺機能低下症　　　　　　　　　　　●実践事例

●事例の要約

女児は新生児マススクリーニングで陽性判定となり，精査目的にて病院を紹介され受診し，治療が必要との判断で入院となった。検査後，内服を開始するが，すぐに眠ってしまい十分に哺乳ができず，一時的に経管栄養法を併用した。血中ホルモンの正常化に伴い哺乳状況が回復したため，与薬指導を開始した。症状の改善がみられたため退院となった。

●治療・看護の経過の記述

1　年齢，性別，診断名等

- 年齢：日齢15
- 性別：女児
- 診断名：先天性甲状腺機能低下症

2　発症から入院までの経過

在胎41週4日，自然分娩，体重3148g，身長49.5cm，アプガールスコア1分値10点，黄疸中程度。哺乳途中で眠ってしまい，泣き声弱く，四肢冷感あり。検診時，検査結果を産科医より告げられる。

3　入院時の状態

身長50cm，体重3232g，体温36.2℃，脈拍120回/分，呼吸32回/分。皮膚乾燥，落屑，黄疸あり。前額部・鼻根部のしわ，巨舌あり。泣き声はほとんど聞かれない。嗄声，心雑音，腹部膨満あり。哺乳に時間がかかり，哺乳中に鼻口囲のチアノーゼがみられる。体動が少ない。

血液データは，TSH620μU/mL，T_4<1.0μg/dL，総ビリルビン値8.9mg/dL。甲状腺超音波検査，膝部X線検査施行。

夕方より甲状腺ホルモン剤の内服を開始する。両親に主治医より疾患と内服の重要性が説明された。

4　入院から退院までの経過

1　確実な与薬

甲状腺ホルモン剤の内服を1日3回で開始する。哺乳前に空乳首で吸啜を確認後，少量の水で溶いた薬を内服させた。最初，空腹啼泣もなく吸啜力も弱く，薬は嫌がることなく，3～4回の吸啜で飲み切れた。母親に与薬指導を開始するが，薬包のなかで薬を溶くこと，空乳首を吸啜させながらスポイトで吸った薬を空乳首のなかに入れるなどの手技に戸惑いがみられた。しかし，指導を重ねることで，確実に習熟することができた。

2　哺乳への援助

哺乳量80mL×8回/日で開始する。面会中は直接授乳を勧め，それ以外は持参した冷凍母乳と，不足分は普通ミルクを追加した。哺乳時，最初の吸啜はよいが，5～6口吸うと緩慢になり，以降寝てしまった。30分以上かかって母乳20～30gの摂取がやっとであった。巨舌のため，乳首の形態を変え，再三温め直すなどの分割哺乳，スポイト哺乳も試みるが，吸啜自体が弱い上，嚥下もしないため，体重の維持が図れない状態を呈した。

家族に状況を説明し，了解を得て経管栄養法を併用した。哺乳できない分を注入し，必要量摂取を確保した。入院5日より哺乳量と注入量が逆転し，入院8日に全量哺乳でき，胃チューブを抜去し，1回哺乳量のアップも図れた。

3　両親への援助

母親は，患児の泣き声が小さい，哺乳力が弱い，手足が冷たいなどの症状を気にしていた。医師から疾患の説明があった後は泣き続けていたため，内服薬で症状が改善することを説明し，

励ました。また，検査結果は両親揃って聞くことや，父親の協力が必要なこと，日常ケアは看護師と一緒にやっていくことなどを話しながら，不安が少しでも軽減するように関わった。父親は疾患を理解し，与薬にも参加し，休日は沐浴するなど，協力する姿勢がみられた。

5 退院時の状況

甲状腺ホルモンの血中濃度の維持が図れ，症状も改善した。母乳のみで体重増加もみられたため，入院10日に退院となった。内服の重要性を再度医師より両親に説明をし，嘔吐や下痢，内服できない場合の対処についても確認した。退院後は，気負わず普通に育てることが大切であることを話した。

この事例から学んだこと

経管栄養法も併用せざるを得ない状況にはなったが，哺乳に関して毎回アセスメントしながら対処法を工夫していくことができた。母親の支えとして，父親の協力が欠かせないことを再認識した。

● 実践事例の治療・看護の経過

		急性期	回復期		退院時
		入院1日	入院4日	入院8日	入院10日
検査		TRH負荷試験 甲状腺超音波検査 膝部X線検査 一般採血	数日置きに採血 血中TSH値確認		→
治療		甲状腺ホルモン剤内服 （1日3回）			→
日常生活	食事	母乳または普通ミルク 経管栄養併用	→	自力哺乳確立	
	安静度 運動	制限なし			→
	排泄	おむつ			→
	清潔	沐浴可	家族のケア参加を図る		→
教育		病状説明 疾患の理解を促す 不安の軽減，対応	日常ケアの参加 内服指導開始		退院指導

●実践事例の看護上の問題点への対応

患者の経過	看護上の問題点	観察・看護	結果
急性期 （入院1〜3日）	＃1 哺乳力低下があり必要な栄養が摂取できず，成長・発達に影響を及ぼす可能性	〈観察〉 ●哺乳量，哺乳にかかる時間 　5〜6口吸啜するが，以後緩慢でほとんど吸啜せず，眠ってしまう ●哺乳状態：吸啜状況，哺乳中のチアノーゼの有無，むせ込み・嘔吐の有無 ●哺乳前空腹啼泣の有無 ●体重の減少がある ●腹部膨満の有無，腹部症状 〈看護〉 ●刺激して吸啜を促す ●休憩を入れ分割哺乳とする 　吸啜できない時は，スポイトにて哺乳を促す ●スワブ刺激で排ガス，排便を促し，腹部膨満の軽減を図る ●母親の不安への対処 ●必要時，経管栄養にて栄養を補う ●体重測定，検査データにより栄養状態を確認	＃1 内服により，症状が改善した。哺乳力も回復するが，その間十分な栄養が摂れず，体重の減少がみられた 　哺乳方法を工夫するが，経管栄養の必要があった 　母乳を飲んでくれないことで，母親の不安と焦燥があったが，疾患による症状であり，改善することを説明し，励ましやアドバイスで対応することができた
回復期 （入院4日〜退院）	＃1 内服だけではホルモンの血中濃度のコントロールができないことにより症状が悪化する可能性	〈観察〉 ●内服の様子 ●家族の理解，意欲 ●与薬時の状況 ●内服による症状の変化，データ ●甲状腺ホルモン剤の副作用 〈看護〉 ●与薬指導の実施（チェックリストに沿って施行） ●患児に合った内服の方法，工夫のアドバイス ●与薬の確認，評価 ●内服時間に合わせ，面会時間を調節する	＃1 最初の吸啜はよいため，哺乳前に内服することとした 　母親は，薬が微量のため，スポイトに全量を吸いきること，空乳首の吸啜を確認して薬を入れることなどの流れに緊張がみられた。しかし，回数をこなすことで慣れ，一つひとつ確認して行えるようになった。疑問はその場で質問でき，父親にも母親自身で教えるまでに至った

9-1 先天性甲状腺機能低下症

9-2 先天性副腎過形成症

看護の基礎知識

●病態関連図

先天性副腎過形成症の病態関連図

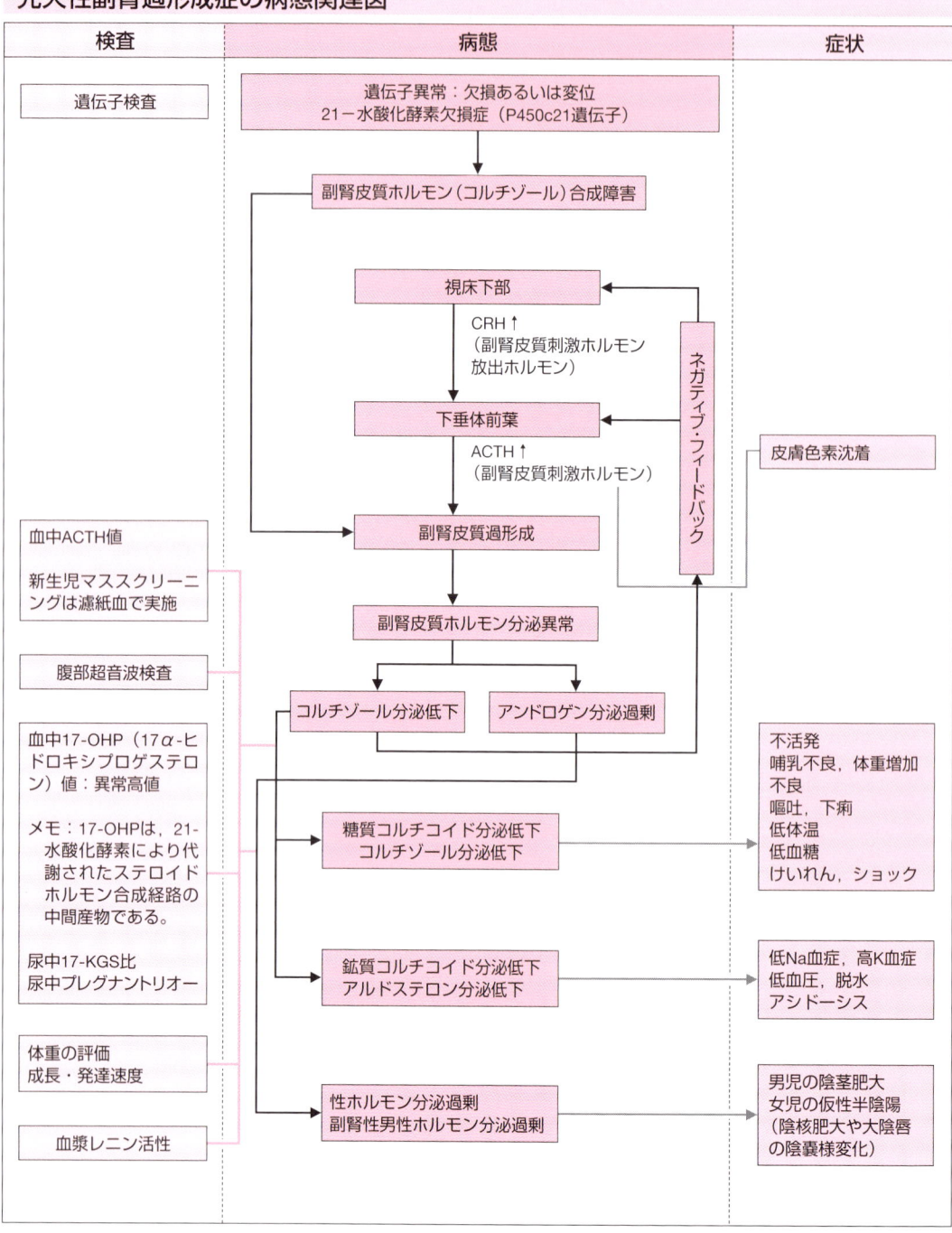

検査	病態	症状
遺伝子検査	遺伝子異常：欠損あるいは変位 21-水酸化酵素欠損症（P450c21遺伝子） ↓ 副腎皮質ホルモン（コルチゾール）合成障害 ↓ 視床下部 │ CRH↑（副腎皮質刺激ホルモン放出ホルモン） ↓ 下垂体前葉 │ ACTH↑（副腎皮質刺激ホルモン） ↓ 副腎皮質過形成 ↓ 副腎皮質ホルモン分泌異常 ↓ （ネガティブ・フィードバック）	皮膚色素沈着
血中ACTH値 新生児マススクリーニングは濾紙血で実施 腹部超音波検査	コルチゾール分泌低下 ／ アンドロゲン分泌過剰	
血中17-OHP（17α-ヒドロキシプロゲステロン）値：異常高値 メモ：17-OHPは、21-水酸化酵素により代謝されたステロイドホルモン合成経路の中間産物である。 尿中17-KGS比 尿中プレグナントリオール	糖質コルチコイド分泌低下 コルチゾール分泌低下	不活発 哺乳不良、体重増加不良 嘔吐、下痢 低体温 低血糖 けいれん、ショック
	鉱質コルチコイド分泌低下 アルドステロン分泌低下	低Na血症、高K血症 低血圧、脱水 アシドーシス
体重の評価 成長・発達速度 血漿レニン活性	性ホルモン分泌過剰 副腎性男性ホルモン分泌過剰	男児の陰茎肥大 女児の仮性半陰陽（陰核肥大や大陰唇の陰嚢様変化）

1 疾患の概念・定義

先天性副腎過形成症とは，先天性の副腎皮質ホルモン産生障害をきたす疾患の総称である。「副腎性器症候群」の呼称は，副腎由来アンドロゲン過剰産生による男性化を主徴とする疾患の総称であり，副腎皮質腫瘍も含まれること，語感も悪いことから，本疾患に対して使用すべきではない。先天性副腎過形成症の約90％が21-水酸化酵素欠損症である。よって本稿では，21-水酸化酵素欠損症のみを取り上げる。

無治療で放置された場合，重症例では新生児期に著しい脱水症状と副腎不全症状を呈し死亡する可能性もあるため，早期に発見し，適切な治療を行うことが重要である。また，女児例では外性器の男性化が起こるため，重症例では性の誤認が起こり得る。このため，わが国では，21-水酸化酵素欠損症を新生児マススクリーニングの対象に指定し，その結果，新生児期死亡例の減少や性誤認の回避に大きな成果があがった。

2 病態

1. 副腎皮質にある21-水酸化酵素活性が障害され，重要な副腎皮質ホルモンであるコルチゾールが十分産生できない。そのため，コルチゾール不足による症状（副腎不全症状）が出現する。
2. アルドステロンをはじめとする鉱質コルチコイドが十分産生できない場合，鉱質コルチコイド欠乏症状（塩喪失症状）が認められる。
3. ネガティブ・フィードバック機構により下垂体からACTHが過剰に分泌され，メラニン細胞を刺激する結果，全身皮膚の色素沈着が起こる。
4. ACTH過剰により，副腎皮質から過剰な副腎性アンドロゲン（副腎性男性ホルモン）が分泌され，女児における男性化徴候（陰核肥大，陰唇癒合，共通尿生殖洞など）を引き起こす。

3 分類

従来の分類では，「2 病態」の 1・2 が強く出るケースを塩喪失型とよび，1・2 が弱く 3・4 の症状のみのケースを単純男性化型とよんでいるが，本質的な分類ではなく，21-水酸化酵素活性の障害の程度を表しているに過ぎない。近年の遺伝子解析の結果，CYP21遺伝子変異の組み合わせ（本症は常染色体劣性遺伝形式をとるため，2つのCYP21遺伝子変異を有している）と病気の重症度がある程度相関することが示されている。

4 診断

わが国では，生後5日前後に濾紙血を採取し，血中の17α-ヒドロキシプロゲステロン（17-OHP）値を測定して21-水酸化酵素欠損症のマススクリーニングを行っている。陽性と判定されれば，検査センターから主治医に連絡がされ，主治医が患児家族に伝達する。患児家族はその後，しかるべき専門医を受診する。したがって，患児によっては，それまでは何事もなく元気であると思っていたのに，急に電話で専門病院に行くよう指示されるケースもあり，対応には配慮を要する。専門医では，診断の結果で21-水酸化酵素欠損症の疑いの強い場合，入院での検査・治療が必要となる。

1 臨床症状による診断

① 塩喪失状態のチェック（血清Na, K, Cl値）：低Na血症，高K血症は生後5〜7日以降に出現することが多い。
② 男性化症状：女児の仮性半陰陽（陰核肥大や大陰唇の陰嚢様変化），男児の陰茎肥大。
③ 皮膚色素沈着（特に腋窩や陰部に強く出る）：生後遅れて色素沈着が出現してくる場合も多いため注意が必要である。
④ 脱水症状の有無と程度

2 ホルモン測定による診断

血液検査，尿検査。

5 症状

1. コルチゾール欠乏症状：不活発,哺乳不良,

嘔吐，下痢，低体温，低血糖，けいれん，ショック。
2 鉱質コルチコイド欠乏症状：体重増加不良，るいそう，低血圧，低Na血症，けいれん，ショック。
3 ACTH過剰症状：全身の色素沈着（陰部や腋窩に目立つ）。
4 副腎性アンドロゲン過剰症状：女児の陰核肥大，大陰唇の陰嚢化，小陰唇の癒合（男児の場合，出生時の外性器はほぼ正常である）。
5 その他：脱水症状（大泉門の張り，皮膚ツルゴール，体重，血圧，脈拍，意識状態，哺乳状態，水分バランスなど）。

6 合併症

治療開始が遅れたり，コントロール不良が長期間持続すると，副腎性アンドロゲンが過剰分泌される。その結果，男児は性早熟や不妊，女児は男性化（陰核肥大，多毛など）や過少月経をきたす。このような場合，コントロールが改善された後に，男女とも二次的に中枢性思春期早発症をきたすことが知られている。

7 検査

1 採血：血液ガス分析，血清電解質濃度，腎機能検査，血糖値で，脱水・副腎不全の程度を確認する。21-水酸化酵素欠損症の確定のため，血中の17-OHP値，ACTH値，血漿レニン活性を測定する。また，外性器の形態から性別判定が難しい場合は，染色体分析も行う。
2 尿検査（可能であれば蓄尿）：尿中17-KGS比，尿中プレグナントリオールの測定
3 腹部超音波検査：遅くとも治療開始3～4日以内に行う。典型例では，両側の副腎が腫大している。

8 治療

治療の基本は，不足しているホルモンの補充と過剰分泌されているホルモンの抑制にある。

女児の外性器異常に対しては，陰核形成や腟形成などの手術がしばしば必要となる。これらの手術は，心理学的側面から1歳半頃までに完成されることが，望ましいとされている。

全身状態が不良な例や，哺乳力が低下している場合には，ただちに，輸液療法にて脱水および電解質異常の補正を行う。不足する水分および塩分の推定に基づいて，約48時間で補正できるように輸液内容，投与速度，哺乳量を決定する。バイタルサイン，血圧，尿量，体重，大泉門緊満度，皮膚ツルゴールなどで，経時的に評価していく。

輸液療法と並行して，副腎皮質ホルモン剤による治療が行われる。最初は，静注薬［コハク酸ヒドロコルチゾンナトリウム（ソル・コーテフ，サクシゾン），リン酸ヒドロコルチゾンナトリウム（水溶性ハイドロコートン）など］を用いることが多い。全身状態の改善後，経口薬のヒドロコルチゾン（コートリル）に変更する。初期大量療法とよばれる方式がよく用いられ，最初の1週間は20～40mg/日の大量投与をして肥大した副腎を抑制し，その後1週間ごとに減量していき，約3～4週間で維持量（10mg/日前後）とする。

ヒドロコルチゾン（コートリル）の減量に伴い，鉱質コルチコイドの作用が不足し，体重増加不良や電解質異常を呈することがある。そのような場合には，鉱質コルチコイド剤である酢酸フルドロコルチゾン（フロリネフ）の併用や食塩の補充を行う。

副腎皮質ホルモンは，生命の維持に不可欠なホルモンであるため，確実な与薬が必要である。与薬後に嘔吐した場合は，念のために再与薬するように指導する。生涯にわたる治療が必要なことも，保護者によく理解してもらう必要がある。また，副腎皮質ホルモンはストレスホルモンであり，生体はストレスに際しては，通常の数倍以上の副腎皮質ホルモンを分泌している。したがって，21-水酸化酵素欠損の患児が発熱・感染症・外傷・歯科処置・激しい運動などのストレス環境に陥る，もしくは陥る可能性が考えられる場合は，通常の約2～3倍の副腎皮質ホルモン［ヒドロコルチゾン（コートリル）］を内服する必要がある。内服が不可能な場合に

は，副腎皮質ホルモンの静注を行う。患児および家族にストレス時の対応をよく指導・教育しておくことが非常に重要である。

9 予後

発生頻度は約1.5〜2万出生に1人である。
適切に対応がなされれば，予後は良好である。

10 看護

高度脱水やショック症状を呈する入院もあるので，全身状態の観察や輸液，投与薬剤の管理を確実に行う。ストレスに対する抵抗力が低いので，原因となるストレス要因を少なくするよう心がける。

また，家族に対しては，疾患に対する理解が十分に得られるように説明や援助をしていく。退院に向け，家庭でのストレスを最小限に留める工夫や，患児の体調不良に対して早期に対応ができるように指導し，フォローしていくことが重要である。

■ 引用・参考文献
1) 田苗綾子：専門医による小児内分泌疾患の治療（改訂第2版），診断と治療社，2003.
2) 山田幸宏編著：看護のための病態ハンドブック，医学芸術社，2005.
3) 神奈川県立こども医療センター：看護基準，病棟編（2東病棟）．
4) 神奈川県立こども医療センター：看護支援システム／標準看護計画．

コラム　これからどうなるの？

　Uちゃんは腰部に髄膜瘤が突出しているので，いつも側臥位の赤ちゃんだった。そのときは触るのが怖かった。Uちゃんは手術をうけて退院していったが，いつも側臥位で泣き声も小さかったUちゃんの姿がときどき脳裏に浮かんだ。どうしているだろうか，どのように成長発達してゆくのかが気になった。
　その後，二分脊椎症で手術を受ける子どもがつづいた。そしてUちゃんが学齢期に近づいた頃に，Uちゃんを含めた二分脊椎症児の成長発達の状態や下肢麻痺や排泄障害の状況を子どもとお母さんに教えてもらおうと考えた。Uちゃんは後遺症をもつ子ども達のその後の成長発達の状況や経過，家族の対応を知ることの必要性を教えてくれた子どもであった。
　二分脊椎症児の会の集まりでは，子どもの両親や小さい兄弟，子どもたちの主治医が集まっていろいろな情報交換が行われた。集会は毎年開催した。
　後遺症による障害は成長発達の時期によって様相も対応も異なる。排尿障害は乳児期では，オムツを使用するため健常児とそれほど変わりはない子もいる。しかし，幼児期から学童期には自己導尿の器材の購入，手技の習得などが必要となる。排便は便性のコントロールと便臭の管理が容易でない。また，オムツの購入に助成制度を活用するにはどうするかなど情報交換の内容は多岐にわたった。
　親しくなったお母さんたちは日常的に電話でも情報を交換していた。学童期以降の進学問題や就職問題はナースが直接的に関わることはなかったが，両親は子どもを励まし支えた。車の特殊免許を取得して通勤する青年や二分脊椎の青年部会の話を生き生きと語る女性がまぶしかった。

（桑野タイ子）

先天性副腎過形成症の看護

●実践事例

●事例の要約

出生時より陰核肥大と色素沈着があり，マススクリーニングの結果，精査・治療目的で入院した女児。症状は落ち着いていたが，確実な与薬に困難が生じた。しかし，母親の積極的参加があり，家族とともに工夫し，内服を確立した。

●治療・看護の経過の記述

1 年齢，性別，診断名等

- 年齢：日齢25
- 性別：女児
- 診断名：先天性副腎過形成症

2 発症から入院までの経過

出生時より陰核肥大，色素沈着あり，マススクリーニングで17-OHP高値にて生後25日に受診し，緊急入院となった。

3 入院時の状態

身長51.8cm，体重3570g，頭囲36.5cm，胸囲33.8cm。栄養：母乳6～7回/日。検査：血中Na 126mEq/L，K 6.25mEq/L，Ca 100mEq/L。

4 入院から退院までの経過

諸検査後，入院2日よりヒドロコルチゾン，酢酸フルドロコルチゾン（フロリネフ），食塩が開始される。入院2日より家族への内服指導が開始される。血中ホルモンの値もコントロールでき，徐々に維持量まで減量した上で，約1か月後退院となる。

1 確実な与薬

食塩：0.7g分3で開始される。最初，白湯で溶解し，空乳首とスポイトで与薬を試みるが，吸啜はよいが激しくむせ込んでしまった。内服薬は，ミルクに混ぜるとミルク嫌いの原因となるため，ミルクには混ぜないのが原則であるが，食塩に限り，ミルク20～30mLに溶かす方法を選択した。この方法により，以降はむせることもなく，スムーズに与薬ができた。

ヒドロコルチゾン，酢酸フルドロコルチゾン（フロリネフ）：1日3回，ミルク前に空乳首とスポイトを用いた方法で内服を開始した。しかし，白湯では十分に溶けきらず乳首の先に薬だけ残ってしまい，スポイトだけでは飲み込まず，タラタラ出してしまうか嫌がり噴き出した。そのため，内服にかなりの時間がかかったり，啼泣を誘発する場面もみられた。内服指導を開始後も，家族と方法について検討した。試行錯誤し，1時間前から白湯に浸けておく方法が，薬を溶解することに有効であるとわかった。以後，内服方法を統一し，確実な内服ができるようになった。

2 両親への援助

家族は医師からの説明時に，全身の色素沈着や外性器の異常について多く質問し，疾患に対する不安が強いようだった。外性器は将来的に手術が必要になるが，内服が確実にできれば，全く普通の子と同じように育つことを説明した。内服時間に合わせた面会時間の緩和や沐浴などのケアへの参加，冷凍母乳の持参による母乳栄養の継続など，家族と患児との関わりを多くしていった。面会中も積極的に関わり，母親の思いに傾聴し，不安の表出がしやすい信頼関係が築けるように援助した。

5 退院時の状況

血中ホルモンのコントロールもでき，外来フォローが可能となり退院となった。退院後の内服困難やストレス増強時の対処について説明した。今後は成長を待って手術の予定である。

▶この事例から学んだこと

困難な事柄に対して，家族と一緒に考え対処していくことで，家族の意欲や一体感が得られ，また，固定観念にとらわれず，創意工夫することで患児に適した方法を実践できることを学んだ。

●実践事例の治療・看護の経過

	急性期		回復期〜慢性期	
	入院1日	入院2日	入院2週	入院1か月（退院）
検査	採血 　血清電解質 　血漿レニン活性 　17-OHP値など 尿検査 　尿中17-KGS比 　尿中プレグナントリオール 腹部超音波検査	数日置きに採血 　電解質 　血中ホルモン濃度測定 →		
治療		内服薬開始 　ヒドロコルチゾン（コートリル），酢酸フルドロコルチゾン（フロリネフ），食塩		
日常生活 食事	母乳または普通ミルク →			
日常生活 安静度	制限なし →			
日常生活 排泄	おむつ →			
日常生活 清潔	沐浴可	家族のケア参加を図る		
教育	病状説明 　疾患の理解を促す 　不安の軽減・対応	日常ケア参加 　内服指導開始	退院指導 試験外泊	

●実践事例の看護上の問題点への対応

患者の経過	看護上の問題点	観察・看護	結果
入院2日〜退院	#1 内服が確実にできないことによる重篤な症状を引き起こす可能性	〈観察〉 ●食塩内服時，吸啜力はよいが，むせ込みが激しい ●酢酸フルドロコルチゾン（フロリネフ）などが白湯では溶けきらない。乳首の先に薬だけ残ってしまう 〈看護〉 ●食塩は20〜30mLのミルクに混ぜ内服させる ●溶け残っても確実に内服できる方法を試みる（スポイト単独での内服，乳首の穴のサイズ，カット方法の試行，薬の含ませ方など） ●散薬が白湯に溶ける方法を家族と一緒に考え，内服方法を統一する	#1 食塩に関しては，ミルクに混ぜる方法でむせ込まず内服できた上，その後のミルクや母乳に関しても忌避はみられなかった 　酢酸フルドロコルチゾン（フロリネフ）などでは，内服の方法を試行錯誤するが，よい方法が見つけられず，内服を優先せざるを得ない状況が多くみられた。散薬を十分に溶かす方法を試行し，アイディアの提供と母親の実証で，1時間前から白湯に浸しておく方法が効果のあることを見つける。以後この方法を継続実践することで解決した
入院〜退院	#1 患児の病状・将来に関して，家族の不安がある	〈観察〉 ●面会時の表情，言動 ●不安の訴えの有無 〈看護〉 ●面会時，積極的に関わり，家族の思いを傾聴し，不安の表出しやすい関係を作る ●面会時間の緩和や日常ケアの参加で家族が患児と接する時間を多く持つ ●医師からの病状説明時は同席し，補足や医師との仲介をする	#1 面会は，休むことなく毎日来ている。母乳栄養を入院中も継続することができ，母親の励みになっていた。休日には父親の面会もあり，2人で沐浴させるなど協力して行えていた 　病状説明時，不安を医師に質問できていたが，将来手術が必要なこともあり，退院後もフォローが必要とされる

9-3 1型糖尿病

9 内分泌・代謝性疾患

看護の基礎知識

● 病態関連図

1型糖尿病の病態関連図

検査	病態	症状
採血，抗体検査（ICA，IAA，抗GAD抗体）	膵β細胞の破壊	
血中CPR グルカゴン負荷 空腹時 24時間尿中CPR	インスリン分泌の減少	
	インスリン作用不足	
	コルチゾール，グルカゴン，カテコラミンなどのインスリン拮抗ホルモンの増加 →	皮下脂肪，筋肉量の減少
	異化が亢進し，脂肪組織から遊離脂肪酸（FFA），筋肉からは各種アミノ酸が放出	
	標的臓器における糖の取り込みの減少	体重減少
血糖測定，HbA$_{1c}$	血中ブドウ糖の増加（高血糖）	
GA,フルクトサミン，1.5-AG	肝臓でグリセロールと糖原性アミノ酸からの糖新生が高まる	
	浸透圧利尿	多尿
	ケトン体産生	アセトン臭
尿中ケトン体 血中ケトン体 尿糖	脱水症，腎臓からのNa喪失	脱水，口渇，皮膚の乾燥，多飲，皮膚の緊張低下
	ケトーシス	嘔気，嘔吐，倦怠感，腹痛
血液ガス	ケトアシドーシス	
呼吸・心拍モニター SpO$_2$モニター	昏睡	意識消失 血圧低下 ショック状態 クスマウル呼吸

1 疾患の概念・定義

1型糖尿病は，免疫反応により膵臓のβ細胞が破壊されることにより生じる。

ランゲルハンス島細胞抗体（ICA），インスリン自己抗体（IAA），抗GAD抗体などの自己抗体が検出されることが多く，1型糖尿病発症初期の70％の例が陽性である。

2 病態

膵β細胞の破壊によりインスリン分泌がされず，体内でインスリンが絶対的に欠乏する。生命維持のためにインスリン治療が不可欠な状態になる。

3 分類

自己抗体が出現する自己免疫性（1A型）と自己免疫の関与が明らかでない特発性（1B型）に分類される。2型糖尿病との違いを表9-3-1に示す。小児では1型糖尿病が多く，成人では2型糖尿病が多い。近年，学校検尿によるスクリーニングで小学生，中学生の2型糖尿病が増えている。

4 診断

1. 口渇，多飲，多尿，体重減少などの糖尿病の特徴的な症状がある。
2. 空腹時血糖が126mg/dL以上，または随時血糖が200mg/dL以上である。
3. $HbA1_c$が6.5％以上である。
4. 糖尿病性ケトアシドーシスを起こしている。
5. ICA, IAA, 抗GAD抗体が陽性を呈している。
6. 自己分泌能（血中インスリン，血中C−ペプチド，尿中C−ペプチド）の低下・枯渇がみられる。

＊1型糖尿病の発症が疑われる場合には75gブドウ糖負荷試験（75gOGTT）は行わない。

5 症状

発症時は口渇，多飲，多尿，食欲低下を伴わない体重減少，倦怠感，腹痛，嘔気，嘔吐である。糖尿病性ケトアシドーシスが進行すると，意識消失，ショック症状を呈する。インスリン注射導入以後も，高血糖状態が続けば症状は出現する。

6 合併症

1 急性合併症

①低血糖

食事摂取量がインスリン注射量より少ない場合や運動量が多い場合に低血糖を呈する。症状の出現は個人差があることを考慮する（図9-3-1）。

乳幼児は低血糖の症状をうまく訴えることができないため，泣き叫んだり，不機嫌になる。また，聞き分けが悪くなったり，活発に遊んでいたのに急に静かになるなど，いつもと様子が違う時は血糖測定を行い，早めに対処する。

②糖尿病性ケトアシドーシス（DKA）

発症時や急激なインスリンの減量・中止をし

表9-3-1 糖尿病の病型分類

分類	1型糖尿病	2型糖尿病
発症機序	主に自己免疫を基礎にした膵β細胞の破壊。HLAなどの遺伝因子が加わり起こる	インスリン分泌の低下やインスリン抵抗性をきたす複数の遺伝因子に環境因子が加わり，インスリン作用不足が生じて発症する
家族歴	少ない	家系内血縁者に糖尿病を持つ人がいることが多い
発症年齢	小児から思春期に多いが，青年期，壮年期，老年期でも認められる	40歳以上に多いが，若年発症も増えている
肥満	肥満と関係はない	肥満または肥満の既往が多い
自己抗体	陽性率が高い	陰性
治療方法	インスリン療法が必須	食事療法，運動療法でコントロールできない場合，薬物療法を行う

図9-3-1 低血糖時の血糖値と症状

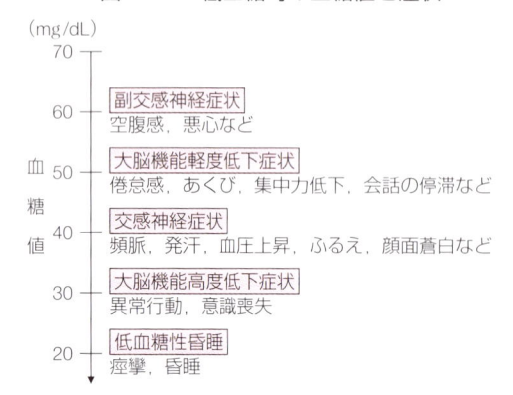

(mg/dL)
- 70
- 60 副交感神経症状　空腹感，悪心など
- 50 大脳機能軽度低下症状　倦怠感，あくび，集中力低下，会話の停滞など
- 40 交感神経症状　頻脈，発汗，血圧上昇，ふるえ，顔面蒼白など
- 30 大脳機能高度低下症状　異常行動，意識喪失
- 20 低血糖性昏睡　痙攣，昏睡

日本糖尿病学会編：小児・思春期糖尿病管理の手びき改訂第2版，95，南江堂，2007．

た時に，著しい高血糖（500mg/dL以上）からケトーシスに続き代謝性ケトアシドーシスが起きる。速効型インスリンの少量持続静脈内投与や輸液で補正を行う。

2 慢性合併症

3大合併症（糖尿病細小血管障害：糖尿病網膜症，糖尿病腎症，糖尿病神経障害）は罹病期間5～10年以上経過して発症するといわれ，小児期，特に思春期以降の血糖コントロールが重要である。

①糖尿病網膜症
- わが国の失明原因の第1位は糖尿病網膜症であるが，黄斑部に出血や剥離などが起きなければ視力障害は起きない。眼科受診（半年に1度）による早期発見と眼科治療（光凝固治療）が重要である。
- 糖尿病網膜症は，単純網膜症，前増殖網膜症，増殖網膜症の3期に分類される。

②糖尿病腎症
- 透析導入原疾患の第1位が糖尿病腎症である。
- 糖尿病腎症は，第1期（腎症前期）から第5期（透析導入期）に分類される。

③糖尿病神経障害
- 末梢神経障害：足先のしびれ，異常知覚，足の痛み，知覚神経麻痺，壊疽。
- 自律神経障害：起立性低血圧，無自覚性低血糖，胃無力症，性機能障害。
- 単神経障害：顔面神経麻痺，動眼神経麻痺，糖尿病筋萎縮症などがあるが予後はよい。

④その他の合併症
- 大血管障害：脳血管疾患，冠動脈疾患，末梢血管障害がある。

7 検査

1 血液検査

①血糖

血糖正常値と管理目標を表9-3-2に示す。

表9-3-2 小児1型糖尿病の管理目標

目標値	食前血糖値 (mg/dL)	食後血糖値 (mg/dL)	HbA1c (%)
正常値	＜110	＜126	＜6.0
幼児期	80～160	～250	7.5～8.5
学童期	80～150	～200	6.5～7.4
思春期	80～140	～180	6.5～7.4

日本糖尿病学会編：小児・思春期糖尿病管理の手びき改訂第2版，87，南江堂，2007．一部抜粋

②HbA1c（グリコヘモグロビン，表9-3-2）

過去1～2か月の平均血糖値を反映する指標である。

幼児期は，血糖管理が不安定で，頻回の低血糖は知的発達を障害するため，その危険を避けることが優先される。学童期，思春期は，学校生活を安全に楽しく，病気がない子どもたちと同様に生活することから6.5～7.4％が目標である。思春期以降は，合併症の発展阻止のために7％以下（目標は6.5％以下）のコントロールが望ましい。

③グリコアルブミン（GA）

過去約2週間から1か月の平均血糖値を反映する指標。正常値は11～16％である。

④フルクトサミン

過去約2週間から1か月の平均血糖値を反映する指標。正常値は210～290μmol/Lである。

⑤1.5-AG

血糖の平均値ではなく尿糖量を反映している。正常値は14μg/mLである。

⑥自己抗体（ICA，IAA，抗GAD抗体）

⑦血液ガス

⑧血中ケトン体

2 尿検査

①尿糖
　血糖値160〜180mg/dLを超えると排泄される。
②尿中ケトン体
　インスリン作用不足で糖がエネルギー源として利用できず，脂肪分解の亢進で生成される。

3 眼底検査
検査の間隔は糖尿病網膜症の病期により異なる。

4 心電図

5 神経伝導速度

8 治療

1 インスリン療法（表9-3-3）

①基礎インスリン：血糖値に関係なく一定のインスリン濃度を維持するものであり，中間型インスリンや持効型インスリンを注射して補う。
②追加インスリン：食事や間食などを摂取した時に分泌されるものであり，超速効型インスリンや速効型インスリンを注射して補い，食後の高血糖を抑制する。

表9-3-3　治療経過に伴うインスリン療法

急性期 (発症時，DKA時，手術前後)	速効型インスリンの少量持続静脈内投与により高血糖やアシドーシスの補正，輸液により脱水の補正を行う。	
寛解期 (ハネムーン・ピリオド)	初期インスリン治療による血糖の正常化で寛解期をもたらすことがある。一時的にインスリン必要量が減少するが，いずれは増加する。インスリン注射を中断することなく，続けることが大切である。	
慢性期	乳幼児期	哺乳量や食事摂取量が不安定で低血糖を起こしやすいので，摂取後にインスリン注射量を決める。1日2回の注射を行う。
	学童期	自己注射が行えれば，1日4回注射（インスリン強化療法）を行うほうが血糖コントロールは行いやすい。
	思春期	1日4回注射でHbA1c7%以下を目指す。成長・発達に伴い，インスリン拮抗ホルモンが増加し，インスリン必要量が増加する。

2 食事療法
　正常な成長・発達に必要なエネルギー量を摂取することが大切である。食事療法は制限ではなく，成長・発達に必要な栄養素をバランスよく摂取することが大切である。食べてはいけない物はないので，インスリン注射の工夫をしながら食事を楽しみつつ，過体重にならないように気をつけなければならない。誕生日やクリスマスなどの行事には積極的に参加し，食事摂取量やインスリン量を調整して，行事をほかの子どもと同様に楽しむことが大切である。

3 運動療法
　1型糖尿病は肥満がない限り，減量は必要ない。運動療法も必ず行わなければならないものではないが，運動を行うことでインスリンは効きやすくなる。行ってはいけない運動はないが，激しい運動前に血糖測定を行うことが望ましく，補食も必要になることもある。血糖値が250mg/dL以上，尿中ケトン体（2＋）以上は軽い運動に留め，ケトアシドーシスを防ぐ。
　遠足や体育，プールの時などは食事量を増やす，またはインスリン量を減らし低血糖を予防する。
　日中の激しい運動は，夜間低血糖になりやすい。

9 疫学・予後

1 発症率
　3：7の割合で女児に多い。冬から春にかけて発症することが多く，また，3〜5歳，10〜12歳頃の発症が多い。日本人の発症率は1.63人/10万人/年であり，世界的にみても低い発症率である。

2 予後
　アメリカの1型糖尿病の大規模研究（DCCT）の結果では，インスリン強化療法による血糖コントロールの改善により合併症の進展が抑制されることが明らかにされている。

10 看護

1 急性期：ケトアシドーシスによる苦痛へのケア，患児・家族への精神面のケア
①全身状態の観察

②低血糖症状，高血糖症状の観察
③処置を行う前に行う理由をきちんと説明する
④患児，家族へ声をかけ，話を聞く
⑤適切な輸液管理

2 回復期：血糖測定・インスリン自己注射の手技の獲得への援助，療養行動に必要な知識の提供

①患児，両親へ血糖測定，インスリン自己注射の手技の説明をする
②日常生活の注意点などを説明し，理解度の確認を行う
③学校との調整を図る
④患児，家族の不安を知り，安心して生活できるように一緒に考えていく

3 慢性期：セルフケアの継続への援助，年齢・発達段階に適した援助

①外来受診時には声をかけ，日常生活で困ったことなどについて話を聞く
②進級，進学，就職などに伴う不安を知り，援助していく
③サマーキャンプや患者会への参加を勧め，同じ病気の仲間とともに成長していけるようにする
④インスリン注射や血糖測定を続け，元気に生活していることを認める
⑤フットケアの必要性，手技について説明を行う
⑥年齢や発達段階に見合った疾患や合併症の説明を行っていく

■引用・参考文献

1) 日本糖尿病学会編：糖尿病治療ガイド2006－2007，文光堂，2006.
2) 日本糖尿病学会編：小児・思春期糖尿病管理の手びき，南江堂，2004.
3) 佐々木望：新小児糖尿病治療と生活，診断と治療社，2005.

参考資料 ○主なインスリン製剤の作用時の特徴

種類	作用発現時間	最大作用時間	作用持続時間	一般名	主な製品名
超速効型	10～20分	1～3時間	3～5時間	インスリンアスパルト	ノボラピット注
	15分以内	0.5～1.5時間	3～5時間	インスリンリスプロ	ヒューマログ注
速効型	約0.5時間	1～3時間	約8時間	生合成ヒト中性インスリン注射液	ノボリンR注，ペンフィルR注，イノレットR注
	0.5～1時間	1～3時間	5～7時間	ヒトインスリン注射液	ヒューマリンR注
中間型	0.5～1時間	2～6時間	18～24時間	中間型インスリンリスプロ	ヒューマログN注
	1.5時間	4～12時間	約24時間	生合成ヒトイソフェンインスリン水性懸濁注射液	ノボリンN注，ペンフィルN注，イノレットN注
混合製剤	10～20分	1～4時間	約24時間	インスリンアスパルト	ノボラピット30ミックス注
	約0.5時間	2～8時間	約24時間	生合成ヒト二相性ヒトイソフェンインスリン水性懸濁注射液	ノボリン30R注 ペンフィル30R注
持効型	1～2時間	明らかなピーク無し	約24時間	インスリングラルギン	ランタス注
	1.6時間	4～7時間	14～24	インスリンデテミル	レベミル注

○シックデイ対策

糖尿病以外の病気（sick）になった時の注意点
・風邪　・胃腸炎　・発熱　・嘔吐　・下痢　その他
食事が摂れなくてもストレスホルモン（コルチゾール，グルカゴン）の上昇により，糖新生が促進されたり，発熱でインスリン抵抗性が増すために高血糖傾向になる。また，脂肪分解も促進されケトーシスとなるため，インスリンを中断しない。

○シックデイ対策，患者教育の要点
1. インスリンを決して中断しない
2. 脱水を予防する（水分補強，少量・頻回）
3. 血糖・尿ケトン体の測定，症状の観察
4. 速効型インスリンの追加注射
5. 病院へ連絡，発病後初回の場合はまず連絡するのがよい（主治医，救急病院）

日本糖尿病学会編：小児・思春期糖尿病管理の手びき改訂第2版，99，南江堂，2007

1型糖尿病の看護

●実践事例

●事例の要約

多飲，多尿，倦怠感，体重減少を主訴に，初めての入院となった1型糖尿病の患児。点滴や自己注射，血糖測定の痛みに涙を流す場面が多い患児に，処置を行う理由を病態に合わせて説明した。自己注射や血糖測定の手技獲得は患児の精神面を考慮し，できることを日々一つずつ増やしていくことから始めた。また，病気を持ちながらも学校生活を安心して送れるように，患児，家族，学校側と話し合いの場を設けた。退院後，順調に療養行動が行えている。

●治療・看護の経過の記述

1 年齢，性別，診断名等

- 年齢：10歳
- 性別：女児
- 診断名：1型糖尿病

2 発症から入院までの経過

入院1か月ほど前から水分をよく摂るようになった。その頃より尿の回数も増えてきた。普段は夜間，尿意で目覚めることはないが，1晩に2～3回トイレに行くこともあった。食欲があり食事摂取はできていたが，疲労感を訴えることが増えた。この頃，母親が患児の体重の減少に気付き，近医の小児科を受診し，血糖値323mg/dL，尿糖3＋で紹介入院となる。今回が初回入院である。

3 入院時の状態

母親と独歩で入院する。倦怠感があり活気はあまりないが，受け答えはしっかりしており，意識レベルクリア。身長145cm，体重35kg，BMI 16.6kg/m^2。皮膚の乾燥軽度あり。体温36℃，脈拍110回/分，呼吸30回/分，血圧100/66 mmHg。血中ケトン体440mg/dL，HbA1c 9.2％，血糖値356mg/dL，自己抗体は強陽性。尿糖68g/dL，尿中ケトン体（2＋），アセトン臭あり。

上記検査データと臨床症状により1型糖尿病と診断される。

4 入院から退院までの経過

速効型インスリンの持続点滴が開始になった。1時間ごとに血糖測定を行い，排尿時には尿糖と尿中ケトン体のチェックを行った。患児には，インスリンというホルモンを作る膵臓が壊れてしまい，インスリンが作れなくなってしまったこと，そのためにインスリンを点滴から体内に入れていること，インスリンが作れなくなると体内のブドウ糖が増えてしまい，血糖値が高くなってしまうことを説明した。

血糖値に応じて，スライディングスケールでインスリン量の調節を行った。血糖測定時には痛みで泣いてしまうことがあり，泣いてしまっても血糖測定を頑張って行っていることを患児に伝え，励ました。翌日には血糖値が180～200mg/dL台になり，インスリンの持続点滴は毎食前にインスリンアスパルト（ノボラピッド）4－4.5－5単位，就寝前にインスリングラルギル（ランタス）8単位の皮下注射へ，血糖測定は毎食前，食後2時間，就寝前，夜間2時に変更になった。血糖値70mg/dL以下で1単位分の補食をすることになった。

主治医より自己血糖測定とインスリン自己注射を始めていくことを伝えられると，患児は泣いてしまった。実際にインスリン注入器や注射針を見せ，針は細いことを説明するが泣き止まないため，自己注射導入は急がず，看護師が注射を行い，時期をみて導入していくことにした。血糖測定への抵抗はなかったため，血糖測定の手技獲得から始めた。患児に低血糖症状を説明し，体がおかしいと思ったらすぐに看護師に教えてほしいことを伝えた。また，低血糖症状に

ついてまとめたポスターを，患児の了承を得てベッドサイドに貼った。

1日4回法のインスリン強化療法で血糖値は100mg/dL台に落ち着き，時々低血糖も出現した。低血糖時には患児に体調を確認し，低血糖症状であることを伝え，この症状を覚えておくと低血糖に気づきやすいことを伝えた。

「早く家に帰りたい」という訴えが増えてきたことやインスリン注射に慣れてきた様子であったため，患児，母親と相談し，外泊・退院を目標にして，自己注射導入を進めていくことにした。まずは，針の取り付けや単位設定の仕方，空打ちの仕方などを説明した。自分で注射をすることには恐怖心があったため，看護師が注射する手に患児の手を添えてもらうことから始めた。その後，患児がインスリン注射器を持つ手に看護師の手を添える形に変え，回数を重ねていくことで患児が一人で注射を行えるようにした。一人で注射ができた時にはとてもうれしそうにしており，頑張りを認めていった。その後も自分で注射することに躊躇することはあったが，上手に注射が行えていることを伝え，励まし，どうしてもできない時には無理をさせずに看護師が注射を行った。自己注射の手技獲得を進めていくとともに，医師から1型糖尿病やシックデイ・ルール，インスリン単位の調整方法の説明，栄養士から食事療法についての説明が行われた。

患児と両親に学校で1型糖尿病の説明をどのように行いたいかを確認し，一緒に説明方法を考えていった。また，学校でインスリン注射を行う場所や低血糖時の対処などを担任教諭，養護教諭と話し合う場を設定した。外泊を2回行い，低血糖の対処もできるようになり，患児，両親ともに自信をつけて退院となった。

5 退院時の状況・退院後の経過

患児は血糖測定，インスリン自己注射が行え，低血糖の時には補食をしなければならないことをしっかりと理解していた。クラスメイトへは，「膵臓からインスリンが作れない病気であり，注射をしてインスリンを体のなかに入れなければならない。インスリンが効きすぎてしまうと，具合が悪くなるが，糖分を摂ることで回復する」ことを担任教諭から伝えてもらうことになった。インスリン注射は保健室で行い，補食の予備を保健室に保管してもらえることになった。

退院後は外来受診時に，日常生活で工夫している点や判断に迷ったことなどについて話を聞き，よりよいコントロールができるように援助を行った。また，進級時にはクラスメイトへの

●実践事例の治療・看護の経過

	急性期	回復期	慢性期
検査	血液ガス，血糖値，血中ケトン体，HbA1c，自己抗体 尿中ケトン体，尿糖 体重測定	血糖値，HbA1c，血中CPR 尿中CPR，尿糖 眼底検査	血糖値，HbA1c 尿糖，微量アルブミン尿
治療	速効型インスリン持続点滴	インスリン自己注射 食事療法 （運動療法）	
日常生活	患児・家族の不安の理解と支援 検査や治療の必要性の説明 苦痛の緩和	自己血糖測定 インスリン自己注射の手技の獲得への援助 自己管理ノートの記載方法の説明 低血糖・高血糖症状と対処法の説明 医師・栄養士からの説明に対する理解度の確認 学校への説明方法の確認と調整 外来受診方法の説明	日常生活や学校での不安などの確認と援助 年齢・発達段階に伴った疾患や合併症の説明 フットケアの必要性，手技を説明（進級，進学，就職に伴う不安の軽減）

説明方法，インスリン注射や血糖測定を行う場所を再確認した。患児の意向を確認しながら，疾患や合併症について少しずつ説明し，神経障害については早期発見のために足の観察方法や爪の切り方を説明した。

この事例から学んだこと

血糖測定やインスリン注射は痛みを伴うが，一生続けていかなければならないことである。痛みや針を刺すことへの恐怖心が強い患児にとって，恐怖心の軽減ができるように看護していく必要があり，注射を受容することが1型糖尿病の受容の第一歩とも言える。

● 実践事例の看護上の問題点への対応

患者の経過	看護上の問題点	観察・看護	結果
急性期	#1 1型糖尿病発症により，患児・家族が不安状態にある #2 糖尿病性ケトアシドーシスであり，身体的苦痛がある	〈観察〉 ● バイタルサイン：異常なし ● 血糖値 356 mg/dL，血中ケトン体 440 mg/dL，HbA1c 9.2% ● 尿糖 68 g/dL，尿中ケトン体（2＋），アセトン臭あり ● 脱水の程度：軽度の脱水状態，皮膚の乾燥 ● 意識レベル：意識清明，倦怠感強い ● 体重（痩せ著明） ● 入院・治療の受け止め方：点滴開始時，恐怖と痛みで泣いてしまう 〈看護〉 ● 血糖測定と輸液，インスリン量の管理 ● 処置に関する必要性の説明 ● 患児・家族の不安の把握と軽減に努める	#1 処置の必要性を説明し，泣いてしまったが，抵抗することはなかった 　患児・家族は分からないことなどを看護師に質問をすることができていた #2 インスリン持続点滴により，血糖値は低下してきた
回復期	#1 インスリン自己注射をすることに恐怖感が強い #2 退院後の生活に戸惑いがある	〈観察〉 ● 血糖値：100～200 mg/dL 台を推移している ● 病気や治療の受け止め方：インスリン自己注射の説明がされると「自分で注射するのが怖い」と泣いてしまった ● 血糖測定は自分で行うことができた 〈看護〉 ● 低血糖症状と対処法の説明 ● インスリン自己注射は無理強いせず，インスリンの準備から少しずつ指導を行う ● 学校への説明方法を考え，学校との調整について患児，家族と話し合う ● 日常生活での注意点の説明	#1 針の取り付けや単位設定，空打ちを習得することができ，退院までに自己注射を行うことができた #2 学校への説明方法を決定することができた 　学校と話し合いをし，保健室で注射をすることが決定した 　低血糖について理解することができた
慢性期	#1 日常生活に合わせたインスリン単位の調整に不安がある	〈観察〉 ● 血糖値：概ね 100～200 mg/dL 台の血糖値で安定している ● 低血糖・高血糖の有無：時折出現している ●「高血糖の時はどうしたらいいのかわからなくて」と母親の発言あり 〈看護〉 ● 毎日血糖測定とインスリン注射を頑張っていることを患児に伝えた ● 学校生活の話を聞く ● 判断に困ることがあれば，病院に電話をしてよいことを伝えた ● 母親の発言内容を主治医に伝えた ● インスリン単位の調節に慣れてきた頃に，足の観察方法や爪の切り方を説明する	#1 母親は，血糖値が高い時のインスリン単位の調整方法を医師から説明され，「やってみます」と意欲的だった 　学校でのインスリン注射や補食で困っていることはなく，「友達が保健室まで一緒についてきてくれてうれしい」と，患児は笑顔で話してくれた

10章

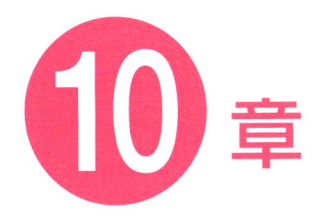

筋肉・骨疾患

- 10-1　筋ジストロフィー症
- 10-2　先天性多発性関節拘縮症
- 10-3　骨形成不全症
- 10-4　ペルテス病
- 10-5　脚長不等症
- 10-6　先天性股関節脱臼

10-1 筋ジストロフィー症

10 筋肉・骨疾患

看護の基礎知識

● 病態関連図

筋ジストロフィー症の病態関連図

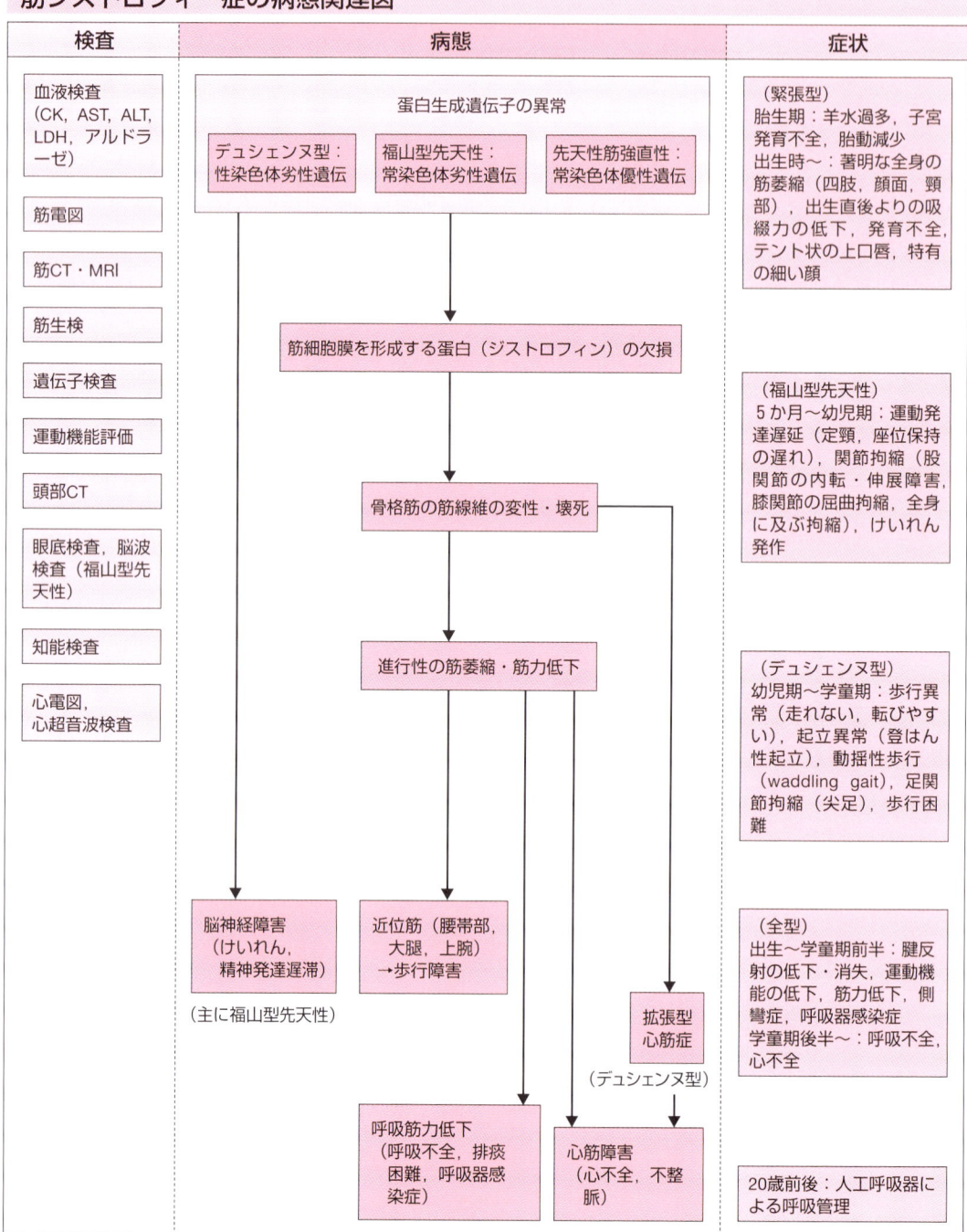

検査	病態	症状
血液検査（CK，AST，ALT，LDH，アルドラーゼ）	**蛋白生成遺伝子の異常** → デュシェンヌ型：性染色体劣性遺伝 / 福山型先天性：常染色体劣性遺伝 / 先天性筋強直性：常染色体優性遺伝	（緊張型） 胎生期：羊水過多，子宮発育不全，胎動減少 出生時〜：著明な全身の筋萎縮（四肢，顔面，頸部），出生直後よりの吸綴力の低下，発育不全，テント状の上口唇，特有の細い顔
筋電図		
筋CT・MRI		
筋生検	筋細胞膜を形成する蛋白（ジストロフィン）の欠損	（福山型先天性） 5か月〜幼児期：運動発達遅延（定頸，座位保持の遅れ），関節拘縮（股関節の内転・伸展障害，膝関節の屈曲拘縮，全身に及ぶ拘縮），けいれん発作
遺伝子検査		
運動機能評価		
頭部CT	骨格筋の筋線維の変性・壊死	
眼底検査，脳波検査（福山型先天性）		
知能検査	進行性の筋萎縮・筋力低下	（デュシェンヌ型） 幼児期〜学童期：歩行異常（走れない，転びやすい），起立異常（登はん性起立），動揺性歩行（waddling gait），足関節拘縮（尖足），歩行困難
心電図，心超音波検査		
	脳神経障害（けいれん，精神発達遅滞） （主に福山型先天性）	近位筋（腰帯部，大腿，上腕）→歩行障害	拡張型心筋症（デュシェンヌ型）	（全型） 出生〜学童期前半：腱反射の低下・消失，運動機能の低下，筋力低下，側弯症，呼吸器感染症 学童期後半〜：呼吸不全，心不全
	呼吸筋力低下（呼吸不全，排痰困難，呼吸器感染症）	心筋障害（心不全，不整脈）		20歳前後：人工呼吸器による呼吸管理

1 疾患の概念・定義

進行性筋ジストロフィー症とは，骨格筋の筋線維の変性・壊死を主病変とする進行性の筋力低下・筋萎縮をみる遺伝性疾患である。

2 病態

本症では，筋細胞膜を形成する蛋白（ジストロフィン）の欠損により，骨格筋の筋線維が変性に陥り，結合組織や脂肪に置換されることで筋力の低下をきたす。原因としては，蛋白（ジストロフィン）を生成する遺伝子の異常があげられている。

3 分類

遺伝形式や症状によって様々に分類されているが，主なものを以下にあげる。
1. 性染色体劣性遺伝（デュシェンヌ型，ベッカー型など）
2. 常染色体劣性遺伝（肢帯型，福山型先天性など）
3. 常染色体優性遺伝（先天性筋強直性，顔面肩甲上腕型，遠位型ミオパチー，肢帯型の一部）

4 診断・検査

発育歴，遺伝歴，血清中のCK・AST・ALT，筋生検（ジストロフィン染色など），筋電図，筋のCT・MRI，遺伝子検査などから診断する。そのほか，心電図，脳波検査，知能検査，呼吸機能検査，血液ガス分析など必要に応じて行う。
1. デュシェンヌ型では，血清CK・AST・ALTの著明な上昇がみられるが，肝炎と誤診され，経過観察されていることもある。筋病理ではジストロフィー様変化（筋線維の大小不同，結合組織の増加），筋電図では筋原性変化を認める。
2. 福山型先天性では，欠損する蛋白はフクチンと命名されているが，このフクチン遺伝子を調べることで筋生検を行わずに確定診断することが可能になった。血清CKは中等度〜高度の上昇を認めるが，学齢期以後徐々に低下する。筋電図では筋原性変化を認め，頭部CTで脳白質部に一致したX線低吸収域を認める。

5 症状

小児に関連する主な病型の症状を述べる。

1 デュシェンヌ型ジストロフィー

性染色体劣性遺伝によるため，通常は男児のみ発症する。筋ジストロフィーのなかでも最も発症頻度の高いタイプで，出生男児10万人あたり2.5〜3人に発症する。

初発症状としての歩行開始の遅れはまれであるが，徐々に，転倒，両足跳躍不能，運動時の下肢痛などで発症し，腓腹筋の仮性肥大も認められる。4〜5歳までは身体的成長が病気の進行を上回るが，以後は症状の進行が著明になる。学齢期より腰帯筋の筋力低下が進み，登はん性起立がみられるようになる。次に上肢帯がおかされ，股・膝関節の拘縮，側彎，他の骨格筋変性が進行し，学童期後半には車椅子の生活に移行する例が多い。拘束性肺機能障害による呼吸不全，心筋障害による心不全などにより，20歳前後で人工呼吸器（鼻マスクや気管切開による）や強心剤の服用を必要とする場合が多い。約3分の1の症例では軽度の知能障害を伴うが，知能正常例では大学に進学している例も多い。

2 福山型先天性筋ジストロフィー

常染色体劣性遺伝で，男女ともに発症する。わが国ではデュシェンヌ型に次いで多い。

出生時から乳児期早期にかけて筋緊張低下，筋力低下が認められ，診断されることが多い。乳児期には頬部筋の仮性肥大がみられるが，幼児期以降には萎縮が目立ってくる。運動機能の発達は5歳頃までがピークで，独歩は不可能な例が多い。その後，幼児期からの各関節の拘縮や側彎の進行がみられ，多くは思春期頃に寝たきりになる。中枢神経系の神経細胞にも異常がみられるため，ほとんどの例に中等度〜高度の知能障害，また半数にけいれんを認める。生命予後には個人差がある。

3 先天性筋強直性筋ジストロフィー

出生前に羊水過多，子宮発育不全，胎動減少などの異常がみられ，出生直後から吸啜力の低下を認める。乳児期では著明な全身の筋萎縮があり，特有の細い顔，テント状の上口唇を認める。母親が成人型の筋強直性筋ジストロフィーに罹患していると（無症状のこともある），約半数の児が先天性筋強直性筋ジストロフィーとして出生し，呼吸障害，筋力低下を伴う「フロッピーインファント（ぐにゃぐにゃ児）」の状態を呈する。出生当初はかなり重篤な症状を示す例でも，新生児期以降，症状は徐々に改善し，運動機能の発達もみられるようになる。しかし，知能発達の遅れは全例にみられ，成人期になれば，成人型の筋強直性筋ジストロフィーとしての経過をたどり，次第に機能障害が進行していく。

6 合併症

痰の喀出困難・誤嚥による呼吸器感染症，肺炎，気胸，呼吸不全，心不全（うっ血性心不全），不整脈，便秘，急性胃拡張，腸閉塞（イレウス），肥満，るいそうなどがある。

7 治療

基本的に関節拘縮予防のリハビリテーションのほか，ホルモン剤，ビタミン剤などの薬物療法を行うが，有効な治療法はまだ確立されておらず，対症療法が中心である。近年，ステロイドホルモンによる筋力改善に関する報告例がみられているが，効果・副作用をふまえた与薬方法については今後の検討が待たれている。また，筋移植，遺伝子治療などの治療法も開発されつつある。予防的視点からは，専門家による遺伝相談も大切である。

8 予後

デュシェンヌ型は20歳以後，全身の筋力，特に呼吸筋力の低下により，多くは人工呼吸器（鼻マスクや気管切開による）へと移行するが，人工換気療法の進歩によって従来よりも寿命は延長してきている。最近では，在宅人工呼吸療法などで社会生活を送っている例も多い。

予後を左右するのは，呼吸不全および心不全であるが，デュシェンヌ型の一部では拡張型心筋症を発症する例もある。

9 看護

徐々に筋萎縮・筋力低下による自立行動の制限が大きくなっていき，最終段階では臥床状態での人工呼吸器管理が必要になるが，身体的機能の低下をできるだけ遅らせ，ADLの維持，QOLの充実を図ることが基本的な看護目標となる。疾患のタイプによって，筋萎縮・筋力低下の経過が異なるため，予後を十分に予測した上での段階ごとの援助が必要となる。

1 運動機能の維持と進行を遅らせる援助

まずは筋力低下による運動機能の低下や関節拘縮，脊柱変形などをなるべく予防するための援助を行う。特に下肢の拘縮は立位や歩行に影響を及ぼすが，拘縮によって歩けなくなることが運動不足につながり，廃用性筋力低下や二次的心肺機能低下をも招く。よって，医師や理学療法士（PT），作業療法士（OT）との連携を図り，機能低下の程度に合わせたストレッチや関節可動域（ROM）の維持のための訓練などを日常生活のなかに取り入れながら促すことが重要である。

また，機能低下に応じた生活環境の工夫や装具・車椅子などの適切な利用によってまずは安全を確保するとともに，できる限り残存機能を生かした生活を長く続けられるように，家族とも協力して援助する。

2 合併症の予防

呼吸筋や咽頭筋の筋力低下に伴う排痰困難などが原因となって容易に呼吸器感染症を起こすため，その予防のための援助が重要である。口腔の清潔ケアや呼吸訓練，気管切開時・人工呼吸管理時の適切な吸引や吸入，肺の理学療法など，呼吸器合併症予防への援助を行う。同様に心筋障害による心不全徴候にも注意し，水分や塩分の管理，確実な与薬を心がける。

一方，自力運動が困難になることで，長時間の同一体位による皮膚障害のおそれもある。適

宜体位変換を行い，清潔を保持することによって合併症を予防する。

3 QOLの充実

発達段階や疾患レベル，患児自身の希望や興味などに合わせて，できる限りQOLの充実に努める。まずは生活環境を整え，食事（嚥下障害への援助など）・排泄（排便調整など）・清潔などの基本的な生活における個別ケアの提供と，発達段階に合わせた余暇時間の充実を図る。特に外出については，家族・学校の教員・ヘルパーなどとの調整を行い，安全・安楽に対する万全の準備のもと，外出による様々な体験の機会を確保できるように援助する。また，患児のコミュニケーション機能の低下に応じた表現手段を工夫し，意思の確認ができるようにする。

疾患や予後の告知については，理解力に応じて，いつ誰がどのように話すのか，どのようなフォロー体制をとっていくのかを，事前に家族や医療者，学校関係者など患児に関わるすべての人が話し合い，支えていく必要がある。特にデュシェンヌ型患児にとっての告知の適否はその後のQOLを大きく左右する。

4 家族への援助

疾患の受容は患児とともに家族にとっても重要である。残された時間を家族としてどのように過ごすのか，長期的な見通しをもって患児を支えていけるように，家族を援助することが大切である。特に学童期から思春期へと発達する過程では，予後を予測しながらも患児の行動拡大や社会的自立を認め，前向きに関わることが求められる。家族の心理的状況に関心を払い，家族がその役割を果たせるように援助していく。

近年では，呼吸管理が必要になっても在宅療養を望む事例が増えている。家族状況に関するアセスメントに基づいて具体的な指導を行うとともに，訪問医療スタッフなどのサポート体制を調整して，家族への過剰な負担を軽減できるように援助する。

進行性筋ジストロフィー症の看護 ●実践事例

●事例の要約

脱水と肺炎で入院した，19歳の福山型先天性筋ジストロフィーの患者。入院した翌日，突然意識レベルが低下し，呼吸不全となったため，挿管の上，人工呼吸器管理となった。状態の安定後，自宅療養の希望もあり，気管切開術施行，家族指導ののちに退院した。

●治療・看護の経過の記述

1 年齢，性別，診断名等

- 年齢：19歳
- 性別：女性
- 診断名：福山型先天性筋ジストロフィー
- 家族：父，母，兄，祖父母

2 発症から入院までの経過

出生時の異常はなかったが，生後5か月時に未定頸で，全身筋力低下，CK高値を指摘された。その後の精密検査では，頭部CT上で脳白質の低吸収域を認め，さらに筋生検，遺伝子検査において福山型先天性筋ジストロフィーと診断された。以後，筋力低下が著明になり，寝たきりの状態となっているが，自宅療養を続け，肺炎に罹患した時などに入院治療を行ってきた。今回，食欲不振，脱水症状がみられたため受診，肺炎の診断で入院となった。

知的発達は幼児期前半程度で，家族とのコミュニケーションにおいては，言語理解はほぼ可能と思われるが，自分からの意思表示は簡単な単語や啼泣による不快感情の表現にとどまっている。

3 入院時の状態

入院時は活気に乏しく，顔色・爪床色が不良で，肩呼吸・鼻翼呼吸がみられ，モニター上でもSpO₂ 85〜88％と低値を示したため，マスクによる酸素吸入1L/分が開始された。酸素吸入開始後はSpO₂ 92〜95％に上昇したが，体温38.7℃，脈拍150〜170回/分，呼吸48回/分，CK 2454IU/L，X線所見で両肺門部に陰影があり，肺炎と診断された。

患者自身は，口渇はあるが水分嚥下ができず，「イタイ，イタイ」と訴え不穏状態であった。

4 入院から退院までの経過

入院翌日の朝方，突然，SpO₂ 80％と低下した。吸引によって一時的に回復するもののすぐに下降する状況を繰り返し，意識レベルの低下もみられるようになった。体温38.9℃，血圧104/64mmHg，血液ガス分析PCO₂ 94.8mmHg，PO₂ 134.3mmHgと全身状態の悪化がみられたため，主治医より両親に，「呼吸筋力の低下によりCO₂が貯留して意識低下もみられる。このままでは心負荷がかかり，心停止のおそれもある」と説明があり，気管内挿管の後，人工呼吸器管理（酸素濃度35％，呼吸数20回/分）が開始された。人工呼吸器装着後は，吸引・体位変換などを積極的に行い，無気肺・気胸などの呼吸器合併症の予防に努めた。患児は人工呼吸器管理に慣れていないためか不快な表情で過ごすことが多く，不穏になることもあったため，可能な限り面会を依頼して情緒の安定を図った。

その後，換気が図られ，血液ガス分析値（PCO₂ 21.5mmHg，PO₂ 103.5mmHg）においても状態の安定が確認されたため，酸素・呼吸数の設定を徐々に下げていった。挿管から1週間，状態が安定した頃に，再度主治医より両親に「進行性の疾患であり，抜管後のリスクを考えると，気管切開し人工呼吸器管理をしながら在宅療養に移るのが望ましい」と説明された。両親は在宅人工呼吸器管理への不安はあったが，わが子と一緒に自宅で過ごしたいという思

いが強く，気管切開術を承諾された。気管切開術施行後，酸素流量を25％から21％に減少して経過観察したが，呼吸は安定しており，SpO$_2$ 98〜100％で維持されていた。

患者は，体調のよい時は，「ママ」「お茶」「痛い」など，声をよく出すようになってきたため，術後2週に在宅用人工呼吸器LーP6（＋）へ変更し，それに伴い，ICUから個室に移動した。

その後，全身状態は安定し，呼吸は浅表性ではあるが自発呼吸がしっかり認められたので，午前・午後各30分の呼吸訓練から開始し，除々に離脱の時間を延長していったところ，1〜2時間の離脱が可能となった。

精神面の安定を考えて家族に付き添いを依頼し，同時に，在宅療養に向けての家族指導も開始した。指導は，当院の指導マニュアルに沿って，日常生活援助の方法も含めて行った。

まず，呼吸に関しては訓練を一緒に行うなかで慣れてもらうことから始めたが，訓練前の吸引を確実に行い換気が行えるようにすること，訓練中の呼吸状態・モニター値・顔色・活気などの観察を十分に行うことなど，母親に観察ポイントを指導した。

また，経口摂取は，患者自身が看護師の勧めに全く応じることがなかったが，常時，母親がそばにいることの安心感が影響したのか，お茶やすりおろしたりんごなどを摂取できるようになった。在宅での経口摂取の確立のため，さらに嚥下訓練を導入して進めたところ，むせることなく摂取できることから，嚥下は確実にできると評価された。経口摂取ができることの確認は，母親には大きな喜びであり，様々な不安や迷いを吹き飛ばすきっかけとなって，在宅に向けての自信となった。

さらに，外泊・退院に向けて，臥床状態から除々にギャッチアップを進め，車椅子による移動へと行動範囲を拡大していった。同時に，情緒面への刺激を促すため，看護師からの働きかけを多くする一方，呼吸訓練時間と車椅子での時間を重ねてナースステーションで過ごしたり，院内・外に散歩に出かけたりするなど病室以外での活動を増やしていった。その結果，表情が明らかに変化し，気分の良い時は自分から声をかけてきたり，「うるさい」「イヤ」など看護師と言い合うことで会話を楽しむことができるようになった。

⑤ 退院時の状況

入院から3か月が経過した頃には母親への指導が終了し，家族からの希望もあり外泊を計画した。初回は2泊3日とし，看護師がリストアップした観察項目に沿って，全身の状態や人工呼吸器の管理についてチェックをしてもらった。初回の外泊は特に問題なく過ごすことができたことから，徐々に日数を延長していった。外泊後には毎回，自宅での困った事，心配事などについて家族と話し合い，そのつど主治医からもアドバイスを受けるなど一つずつ解決し，次の外泊につなげた。退院の見通しがついた頃，病院側（主治医，病棟看護師，理学療法士，外来看護師，ソーシャルワーカー）と，在宅支援側（訪問看護師，訪問理学療法士）と，家族で「在宅指導者会議」を開き，お互い情報提供・情報交換を行いサポート体制を確認した。入院から5か月後，家族が在宅人工呼吸器管理に自信をもち，「大丈夫です」という発言が聞かれるようになったところで退院の運びとなった。

この事例から学んだこと

進行性である疾患への家族の理解度を確認しながら，在宅介護を担う家族の思いを把握し，指導・援助を進めていくことの大切さ・難しさを学んだが，各職種との密な連携によって在宅への移行を実現できたことは看護者にとってもよい経験になった。

●実践事例の治療・看護の経過

		入院〜急性期（気管切開後14日間）	回復期〜退院時
検査（観察）		胸部X線検査	→
		心電図，喀痰培養，検尿	
		血液ガス分析，酸素飽和度，ETCO₂モニター，ECGモニター	→
		全身状態，呼吸状態（呼吸数，異常呼吸の有無，呼吸音，呼吸筋の動き，顔色など）の観察	呼吸状態の観察（呼吸数，呼吸筋の動き，分泌物の量・性状，顔色など）
		挿管・人工呼吸器の管理（呼吸状態，気管内チューブの固定，分泌物の量・性状，体位ドレナージ，水分出納）	呼吸訓練（呼吸状態，顔色，機嫌など）
		気管切開後の観察（呼吸状態，出血の有無，分泌物の量・性状，カニューレの位置，気切孔の状態，カフ圧チェックなど）	
		吸い込みテスト	採血（血液一般，CRP，生化学）
		気管支ファイバー	→
		採血（血液一般，CRP，生化学，CK）	検温（8時間ごと）
		検温（4時間ごと〜8時間ごと）	経口摂取訓練（嚥下状態，呼吸状態など）
治療		点滴：抗生剤，ファモチジン（ガスター）	内服：ファモチジン（ガスター），クエン酸モサプリド（ガスモチン），酢酸（コハク酸）トコフェロール（ユベラ），ユビデカレノン（ノイキノン）
		吸入：3回/日	
		人工呼吸器：SIMV	
		酸素濃度：35%→21%　呼吸回数：20回→13回	吸入：3回/日
		循環器科受診，肺理学療法	経口摂取訓練
日常生活	食事	挿管後7日間絶飲食 補液（ソリタ）50mL→半消化態栄養剤（ラコール）50mL注入開始：4回/日	半消化態栄養剤（ラコール）注入250mL：4回/日 経口水分：お茶，電解質飲料など 経口摂取：すりおろした果物など少々
	清潔	点滴中は清拭，酸素中止後は洗髪可	入浴または清拭
	排泄	膀胱留置カテーテル留置 水分出納チェック	おむつ
	安静度	ベッド上安静→室内安静	フリー
	環境	ICU→個室	個室
在宅療養指導・教育			カニューレ交換，ガーゼ交換，気管内吸引，気管内洗浄，バギング方法 在宅人工呼吸器の使用方法：日常点検，アラーム対応，回路交換，緊急時の対応など 在宅療養必要物品の準備，緊急時の対応 日常生活の方法：入浴手順など 帰宅後の訪問看護サービスについて 外来在宅看護相談室の利用・外来受診 人工呼吸器業者との連携・連絡方法 呼吸介助方法（理学療法士） 内服方法（薬剤師）

●実践事例の看護上の問題点への対応

患者の経過	看護上の問題点	観察・看護	結果
急性期	#1　原疾患および肺炎による呼吸不全状態 #2　ガス交換の障害に関連した感染症・合併症のリスク状態 #3　呼吸訓練に関連する呼吸状態悪化のリスク状態 #4　家族の在宅での人工呼吸器・日常生活援助における不安が強い	〈観察〉 ● 全身状態，呼吸状態（呼吸数，異常呼吸の有無，呼吸音，呼吸筋の動き，顔色など）の観察，挿管・人工呼吸器管理（呼吸状態，気管内チューブの固定，分泌物の量・性状，体位ドレナージ，水分出納） ● 血液ガス，SpO_2・$ETCO_2$モニタリング ● 気管切開後の観察（呼吸状態，出血の有無，分泌物の量・性状，カニューレの位置，気切孔の状態，カフ圧チェックなど） ● 家族の在宅介護力のアセスメント 〈看護〉 ● 酸素療法 ● 輸液管理および水分出納などの体液管理 ● 喀痰排出と換気援助のため，吸入とスクイージング施行 ● 安全に人工呼吸器管理が促せる，安楽なポジショニングの工夫 ● 在宅に向けての準備：早期からの付き添いの開始。観察ポイントの指導と，家族の悩み・不安の把握と除去に努める	#1　入院時より酸素を使用したが，意識レベル低下，SpO_2 80％と，下降を繰り返す。血液ガス分析値も低く，挿管・人工呼吸器管理となった #2　状態安定後，進行性の疾患であることや，抜管後のリスクから，家族に気管切開が勧められ，気管切開術が施行された 　気管切開，人工呼吸器管理により，症状および血液ガス分析値はほぼ改善し，酸素飽和度も安定した #3　人工呼吸器管理，呼吸訓練を家族に指導しながら行った。人工呼吸器管理は問題なく継続された #4　母親の付き添いの開始が患児に精神的な安心感を与え，早い時期からの呼吸訓練，経口訓練につながり，在宅への準備となった
回復期	#1　家族の在宅での人工呼吸器管理・日常生活援助における不安が強い	〈観察〉 ● 血液ガス，SpO_2，水分出納チェック ● 呼吸訓練時の状況，離脱時間 ● 母親の言動 〈看護〉 ● 在宅に向けての指導を開始する ● 指導は母親の理解のスピードに合わせて行う ● 母親の負担度も考え，父親にも指導する ● ギャッジアップ，車椅子乗車を進める	#1　SpO_2 98～100％で維持され，夜間もぐっすり入眠できるようになった 　呼吸訓練は午前・午後各30～90分行い，離脱の時間が延びた 　呼吸訓練中の呼吸も安定し，患児の表情も明るく，自分から声をかけてくるようになった。調子のよい時は院外散歩などに行き，行動範囲の拡大につなげた 　母親への指導も順調に進み，初めての外泊も問題なくできたことで，在宅介護への自信につながり退院となった

10-2 先天性多発性関節拘縮症

10 筋肉・骨疾患

看護の基礎知識

● 病態関連図

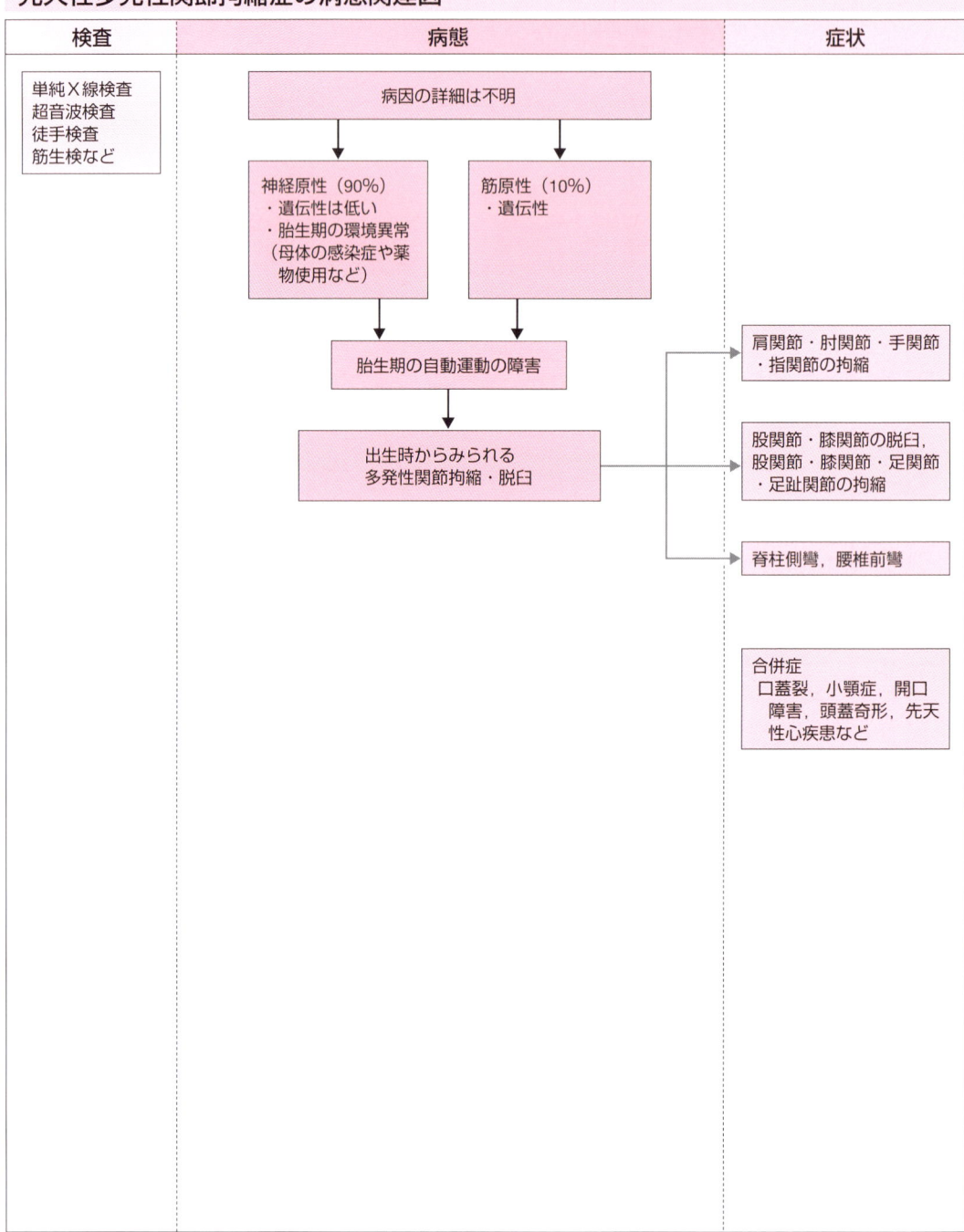

先天性多発性関節拘縮症の病態関連図

検査	病態	症状
単純X線検査 超音波検査 徒手検査 筋生検など	病因の詳細は不明 ↓ 神経原性（90％）　　筋原性（10％） ・遺伝性は低い　　　・遺伝性 ・胎生期の環境異常 　（母体の感染症や薬 　物使用など） ↓ 胎生期の自動運動の障害 ↓ 出生時からみられる 多発性関節拘縮・脱臼	肩関節・肘関節・手関節 ・指関節の拘縮 股関節・膝関節の脱臼， 股関節・膝関節・足関節 ・足趾関節の拘縮 脊柱側彎，腰椎前彎 合併症 口蓋裂，小顎症，開口 障害，頭蓋奇形，先天 性心疾患など

1 疾患の概念・定義

本症は，生まれた時から認められる，非進行性で多関節（2か所以上）の対称性の強い関節拘縮と周囲筋の萎縮を特徴とする症候群である。下記のとおり1）〜3）に分類[1]されるが，一般的には1）が先天性多発性関節拘縮症（arthrogryposis multiplex congenita；AMC）と同義に扱われている。

1) 四肢の関節拘縮を主体とするもの
   （ほかに合併症を有しない）
   狭義の先天性多発性関節拘縮症（AMC）
   筋形成不全症（classic arthrogryposis）
   遠位関節拘縮症（distal arthrogryposis）
2) 1）に奇形（内臓，頭蓋，顔面など）を合併するもの
3) 1）に中枢神経障害を合併するもの

2 病態

何らかの原因によって，胎生期の自動運動が障害されることによって発症すると考えられている。神経原性（脊髄前角細胞の障害）あるいは筋原性で，前者が90％を占めている。

AMCのなかでも頻度の高い筋形成不全症は神経原性であり，孤立性に起こる。病因の詳細は不明であるが，遺伝性は低いといわれ，胎生期の環境異常との関連では，感染症や母体の薬物使用による毒性などがあげられている。

遠位関節拘縮症は，家族性に発症し，常染色体優性遺伝の報告がある。

3 診断

出生時に多発性の関節拘縮や脱臼がみられる疾患（ラーセン症候群，先天性拘縮性くも指症，閉鎖性二分脊椎など）との鑑別が必要である。

4 症状

発生頻度の高い筋形成不全症について述べる。
出生時にすでに多関節の拘縮・脱臼が存在するため，一見して異常は明らかである。四肢は萎縮して，関節は皮膚に皺がなく，緊張し弾性を欠いていることが特徴的である。

関節拘縮は左右対称性であることが多く，また，脊髄髄節の障害範囲によりその状態は変わってくるが，上肢よりは下肢，近位よりは遠位にいくほど頻度が高い。

1 上肢
肩関節の内転内旋位，肘関節の伸展あるいは屈曲位，前腕の回内位，手関節の掌尺屈位・尺側偏位，指関節の屈曲位，母指の内転位など。指先は細く，先細りの印象を受ける。

2 下肢
股関節の屈曲外転外旋位，膝関節の屈曲位あるいはまれに過伸展位（脱臼も）。

股関節の脱臼がある場合には下肢は見かけ上，短縮する。足の変形は頻度が高く，内反尖足が多いが，高度の垂直距骨の時は外反足変形で，舟底足変形もみられる。

3 その他
骨盤位出産が多いため，出産時の骨折も多くみられる。

5 合併症

口蓋裂，小顎症，開口障害，頭蓋奇形，先天性心疾患，上肢の奇形，停留睾丸，鼠径ヘルニア，脊椎側彎症などを合併することが多い。生命予後を左右する疾患を合併していることもあるので，出生時には十分な検査が必要である。

6 検査

出生時の外観により診断は容易であるが，罹患関節や程度に個人差があるため，患児一人ひとりの病態の把握が必要である。特に下肢は将来の移動能力を左右するため早期に診断する必要がある。主な検査は，単純X線検査，筋生検のほか，CT，MRI，超音波検査，知覚検査，膀胱機能検査，筋電図，神経生検，染色体検査などである。

7 治療

本症の治療は拘縮部位の矯正であり，よって，乳幼児期からの徒手矯正，ギプス矯正などによ

る保存療法を進め，変形の程度や周囲筋の活動性などについて検討したうえで，観血的矯正を行っていく。特に，出生時にみられる拘縮は適切な可動域訓練により改善する可能性があるため，早期にリハビリテーションを開始する。

1 下肢

立位歩行時に足底接地が必要であることを考え，まず膝，足部の変形を出生直後よりギプスまたは手術療法にて矯正し，その後，股関節の治療を行い，幼児期までに移動能力を確立する。

2 上肢

上肢に拘縮のないタイプもみられるが，多くは肩，肘，手などに高度の拘縮があり，日常生活動作（ADL）に支障をきたすことが考えられる。患児個々の状況に合わせて，機能の獲得を重視した矯正方法を選択し，理学療法および作業療法との併用によってADLの確立に努める。

3 出生時の呼吸管理

出生時低体重や胸郭低形成の傾向があるため，新生児期は呼吸管理に注意する。

8 疫学・予後

発生頻度に定説はないが，筋形成不全症では約1万の出生に1人程度とみられている。男女差についても不明であるが，男児に多いとされるものもある。

重篤な合併症がない限り生命予後は比較的良好で，知能障害の合併もない。出生時の関節拘縮は非進行性であり，治療により改善された場合には，高い確率で自立した社会生活を送ることが可能である。成長に伴い，矯正した関節に変形・拘縮が再発する傾向があるため，成長期の間は繰り返し矯正することがしばしば必要となる。

9 看護

常にADLの確保と拡大を念頭に，その時点での運動機能発達レベルや疾患の状態，治療の段階に応じた援助を具体的に行う。必要以上の介助は患児のADL獲得の妨げとなることを念頭におきながら，状況に合わせた可能な目標を設定し，積極的に自立を促すことが重要である。

1 ギプス，装具装着などによる矯正治療中の看護

①循環障害，神経障害，スキントラブルの有無などの観察をする。
②ギプス破損，汚染の防止に努める（テープ補強，濡れた場合の乾燥など）。
③体動制限中の生活行動への援助を行う。
・清潔の保持，食事や衣服の工夫，事故の防止に努める
・発達状況に合わせ，体動が制限されていても可能な五感を刺激する遊びや遊具を選択し，提供する
④患児や家族がギプス，装具の装着などを受け入れられるように援助する。
⑤観血的矯正目的の手術時は，手術前後の援助を行う。

2 発達への援助

①理学療法・作業療法時の援助

新生児期から始まり，学童期以降も長期的にADL獲得のための矯正治療や訓練を受けることになる。機能の獲得状況に応じて，必要以上の介助を行うことなく，到達可能な目標設定により，患児自身が積極的に訓練を受け入れていけるような工夫や援助が必要である。

②遊び

日常生活においては，積極的に遊びの提供をしたり，家族や他の患児などと交流をもてるような配慮をしたりすることで，気分転換を図ることが重要である。

3 家族への指導と援助

出生時に外観上の異常が明らかであるため，家族のショックは大きく，疾患に対する適切かつ十分な説明が必要である。本症は非進行性で，適切な治療を行えば，社会生活での自立も可能であることを伝え，治療への積極的参加と協力を求めていく。日常的には，患児を支えながら治療や訓練を続ける一方で，子どもの成長や発達を楽しんでいけるように，家族を支援していくことが重要である。

■ 引用・参考文献

1) 服部義：先天性多発性関節拘縮症，小児内科，41，1039-1041，2009.

先天性多発性関節拘縮症の看護　　●実践事例

●事例の要約

切迫早産にて出生し，出生直後に先天性多発性関節拘縮症と診断された1歳7か月の男児。生後3か月で足部のギプス矯正を行ったが，今回は右内反足の手術のために入院。術後は早期から自宅でギプス装着のまま管理し，その後は下肢装具を装着して歩行訓練に移行していった事例である。

●治療・看護の経過の記述

1 年齢，性別，診断名等

- 年齢：1歳7か月
- 性別：男児
- 診断名：先天性多発性関節拘縮症，右内反凹尖足，尿道下裂
- 家族：両親と姉（4歳）

2 発症から入院までの経過

37週3日，切迫早産にて出生したが，一過性の多呼吸があり，同時に多発性の関節の変形や拘縮，尿道下裂などの症状がみられた。関節の変形や尿道下裂の精査・治療目的で転院となり，上記診断を受けた。その後，自宅で過ごしていたが，生後3か月で足部変形に対するギプス矯正のための1回目の入院治療を行った。今回は右内反足の矯正目的での入院となった。

3 入院時の状態

母親とともに機嫌よく来院。風邪症状などもみられず一般状態は良好であった。
つかまり立ちはできるが，移動は主にずり這いで行い，活発に動くことができる。そのほかの発達では特に遅れはみられず，「マンマ」など一語文を話している。

4 入院から退院までの状況

入院翌日に全身麻酔下で右足の手術を行い，右大腿から足先までのギプス巻きを行った。術後のバイタルサインや一般状態は安定していた。痛みについては，術後の持続点滴とともに使われていた鎮痛剤が終了後に機嫌が悪くなったため，2日間坐薬を使用した。術後4日には左足で立ったり，ずり這いができる状態となり，入院後1週間で退院となった。

5 退院後の経過

退院時には，患側での立位ができる状況で，ずり這いをするなど，運動が活発であったため，抜釘がすむまではギプス側の足に荷重をかけないこと，また，ギプスがずれて抜けてしまったり，破損したりすることがないように注意が必要なことを指導した。母親は2回目のギプス管理でもあるため，よく理解していたが，患児が自力で立位をとることができるため，前回よりも注意が必要であることについて，やや緊張した様子であった。

退院後は母親の適切な管理もあって順調に経過した。術後2週のギプス巻き直しと装具の採型を外来で行い，術後6週までギプスを使用し，その後は下肢装具を装着して歩行訓練を開始した。

この事例から学んだこと

乳幼児期早期から，患児の成長・発達や状況に合わせた計画的・長期的な治療と援助が必要とされ，その一つひとつについて家族の協力が求められる。家族や医療者がすべてを介助するのではなく，患児ができるだけ自立した生活が送れるよう，自立への援助方法を家族とともに考え，必要な指導やサポートを提供することが大切であると感じた。

●実践事例の治療・看護の経過

		入院・手術前日	手術当日	術後1日	2日	回復期
検査		手術前検査 ● 胸部X線検査 ● 採血（血液一般, 生化学）				採血 （血液一般, 生化学）
注射		手術前処置 ● 患部のマスキン洗浄 ● 浣腸	術前投薬 術後酸素吸入（2時間） 膀胱カテーテル留置 点滴： 細胞外液補充液＝等張液 （ソルアセト5% TZ） PCA* ⦅麻⦆クエン酸フェンタニル（フェンタネスト） セファゾリンナトリウム（セファメジン）	点滴： 維持液（ソルデム3A）	アセトアミノフェン（アンヒバ）坐薬 （2〜3日）	→ → →
		内服なし				
教育		麻酔科診察 手術オリエンテーション 手術の説明（主治医より）				退院指導
日常生活	清潔	入浴		清拭		→
	安静度	フリー	患肢：水平位〜挙上 ベッド上安静	ベッド上座位	→	車椅子可 プレールーム可
	食事	フリー	禁食 術後水分のみ可	フリー	→	
	排泄	フリー	膀胱留置カテーテル挿入	膀胱留置カテーテル抜去後床上排泄	→	トイレでの排泄可

＊ PCA: 患者調節鎮痛法（Patient-controlled analgesia）。本事例では看護師が操作。

●実践事例の看護上の問題点への対応

患者の経過	看護上の問題点	観察・看護	結果
入院〜手術前日	#1 風邪症状などにより,術前の検査・処置ができないおそれがある	〈観察〉 ●風邪症状など,一般状態の観察 ●小児感染症の有無の確認 〈看護〉 ●術前検査をスムーズに行う 　採血(血液一般,生化学,出血時間) 　X線検査(胸部),心電図 ●術前処置を確実に行う ●術野の清潔(マスキンシャワー) ●確実な絶飲食・浣腸 ●院内感染予防と環境整備を行う	#1 感染症のないことを確認。また,全身状態の把握をし,手術に備えることができた
手術当日	#1 全身麻酔による全身状態への影響,呼吸障害を起こすおそれがある	〈観察〉 ●帰室時,帰室後30分ごとのバイタルサインのチェック,酸素飽和度などのモニタリング ●痛みの有無と程度 ●クエン酸フェンタニル(フェンタネスト)使用時の副作用(嘔気,嘔吐) ●水分出納(特に尿量,尿性状) 〈看護〉 ●酸素吸入 ●安楽な体位の工夫 ●痛みに対する対応	#1 麻酔医の指示により術後は酸素吸入を実施。安定した状態で経過した 　痛みについては,鎮痛剤の持続点滴によってコントロールできた。手術当日は,水分のみ摂取が許可されたが,嘔吐はみられなかった
	#2 ギプス装着による循環障害や神経麻痺などを起こすおそれがある	〈観察〉 ●足指先の動き,色,冷感の有無 ●ギプスのずれ・破損の有無と程度 〈看護〉 ●良肢位を保つ(水平位からやや挙上)	#2 循環障害や神経麻痺の徴候なく経過した 　ギプス側の足は枕を利用して水平位を保ったが,確実に固定する目的で,足の位置がずれないように砂嚢を使用した
術後1日から回復期	#1 ギプス装着による循環障害や神経麻痺などを起こすおそれがある	〈観察〉 ●痛みの有無 ●足指先の動き,色,冷感の有無 ●ギプスのずれ・破損の有無と程度 〈看護〉 ●ギプス側の足に荷重をかけないように援助し,家族にも指導した	#1 鎮痛剤の投与が終了した術後2日と3日に,疼痛時の指示で処方されていた坐薬を使用した 　安静度は上半身から徐々にギャッジアップされ,ベッド上座位,側臥位可能となった
	#2 ギプスのズレや破損の可能性がある		#2 ギプス装着に関する問題はなかった

10-3 骨形成不全症

10 筋肉・骨疾患

看護の基礎知識

● 病態関連図

骨形成不全症の病態関連図

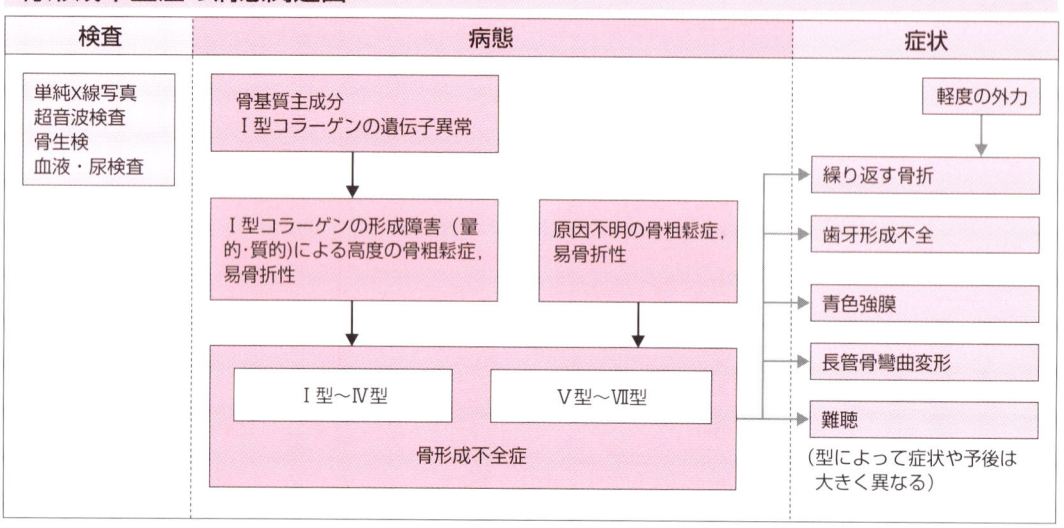

検査	病態		症状
単純X線写真 超音波検査 骨生検 血液・尿検査	骨基質主成分 Ⅰ型コラーゲンの遺伝子異常 ↓ Ⅰ型コラーゲンの形成障害（量的・質的）による高度の骨粗鬆症，易骨折性 ↓ Ⅰ型〜Ⅳ型	原因不明の骨粗鬆症，易骨折性 ↓ Ⅴ型〜Ⅶ型	軽度の外力 ↓ 繰り返す骨折 歯牙形成不全 青色強膜 長管骨彎曲変形 難聴 （型によって症状や予後は大きく異なる）
	骨形成不全症		

表10-3-1 骨形成不全症の分類

型		重症度	周産期死亡	青色強膜	歯牙形成不全	その他の特徴的症状	遺伝子異常
Ⅰ		軽症	−	+	+または−	低身長軽度，骨折頻度は様々，半数に難聴，学童期には大半が歩行可能	COL1A1またはCOL1A2
Ⅱ	A	重症	+	+	+	出生時より長管骨などの多発骨折，膜様頭蓋，狭胸郭，呼吸不全による周産期死亡	COL1A1またはCOL1A2
	B	重症	+	+	−	小頭囲症，浅眼窩による眼球脱出症，呼吸不全による周産期死亡	CRTAP
Ⅲ		重症	−	出産時＋↓正常	+	胎内骨折により出生時より骨変形，低身長，頻回の長管骨骨折・変形，前彎・側彎，独歩は1割程度	COL1A1またはCOL1A2
Ⅳ		中等症	−	−（10％は+）	+または−	骨変形は軽度〜中等度，低身長は中等度，難聴は半数以下，独歩は3割未満	COL1A1またはCOL1A2
Ⅴ		中等症〜重症	−	−	−	乳児期からの頻回の骨折，骨折時の仮骨の過成形，骨間膜の石炭化	不明
Ⅵ		中等症〜重症	−	−	−	乳幼児期からの頻回の骨折，椎体圧迫骨折，側彎，靱帯弛緩，内反股，類骨の蓄積	不明
Ⅶ		中等症〜重症	−	+極めて軽度	−	出生時からの頻回の骨折，四肢短縮，内反股，進行性四肢体幹変形	CRTAP
Ⅷ		中等症〜重症	−	−	−	重篤な骨粗鬆症，短小長管骨，樽状胸郭，長い指節骨	LEPRE1

廣島の分類を参考に作成
（廣島和夫：骨形成不全，小児内科，40，981-987，2009．）

1 疾患の概念・定義

本症は，Ⅰ型コラーゲンの遺伝子異常による骨粗鬆症，骨の脆弱性，易骨折性を特徴とし，軽度の外力により，長管骨あるいは椎骨などの骨折をきたす。脆弱性の程度は，胎児期からの多発骨折により出生直後に死亡してしまう例から，生涯一度も骨折を起こさない軽度な例まで様々である。近年，Ⅰ型コラーゲンの遺伝子異常は認められないが同様の症状を示す事例が報告されている[1), 2)]。

2 病態

本症のほとんどに遺伝子異常に起因するⅠ型コラーゲンの形成障害(量的・質的)が高度の骨粗鬆症，易骨折性を起こすといわれている。

3 分類

臨床病型の類型化では，遺伝様式と重症度によって分類されたシレンス分類が用いられてきたが，近年，非典型例が加えられたTypeⅠ～Ⅶ（表10-3-1）などが示されている[1)]。

4 診断

各病型，各々の特徴的所見はあるが，出生直後からの臨床所見と単純X線写真上の全身骨の骨粗鬆症・骨密度の低下により診断される。

5 症状

骨の脆弱性（骨粗鬆症）による繰り返す骨折，青色強膜，歯牙形成不全や難聴などを主徴とするが，病型によって重症度や特徴的な症状が異なっている（表10-3-1）。

6 合併症

繰り返す骨折による四肢の変形，頭蓋骨骨折に伴う頭蓋内出血，耳小骨硬化症による難聴。

7 検査

単純X線検査，超音波検査，血液所見(骨形成マーカー：PICP，骨吸収マーカー：ICTPなど)，尿生化学検査，骨生検など。

8 治療

1 薬物療法

ビスフォスホネート製剤による骨密度の改善が骨折回数の減少や骨痛の減少，身長の増加などに有用であり，近年，乳幼児期からの間欠的点滴治療などで使用される。長期間使用の安全性は今後の検討が必要といわれている。

2 整形外科的治療

骨折の頻度を減らし患児のQOLを高めるために，①長管骨への負荷をかけて骨強度を増加させる，②骨折予防のため変形を矯正する，③脆弱な骨関節を保護し運動性を高めるために筋力強化を図るの3点を主な目標に治療する。

①理学療法

●乳児期

この時期は，長管骨への軸圧負荷を目的に，日常のなかで患児が喜んで四肢の自動運動（ジタバタ運動，自動屈伸運動）をする運動刺激を与える。また，骨折予防は，養育者に骨折しやすい部位や骨組織の特徴（ひねりの外力に対する弱さ）をふまえた更衣・おむつ交換，抱き上げなど様々な養育場面の指導が必要である。また，上肢の支持機能は立位歩行の補助として重要であり，その障害は移動能力を大きく低下させる。この点においても，乳児期の養育上の指導は重要である。

●幼児期から学童期

下肢への荷重負荷を検討し，就学時期には独歩であれ，装具・松葉杖歩行であれ，立位歩行レベルになることを目的に訓練計画を立てる。

下肢長管骨の彎曲変形の程度に応じて，装具や起立台などを用いて立位にし，時間を徐々に増やす。歩行獲得までに1日4～5時間の立位が可能となる筋力・筋持久力と骨強度が必要であり，立位バギーや立位歩行器などで立位時間を確保していく。

● 骨折・運動時疼痛への配慮

運動痛のため患肢を動かさない場合がしばしばあり，安静で疼痛の軽減を待つ（5〜7日程度）。立位訓練中に骨折した場合，ギプス療法後，早期（骨折の疼痛の鎮静化後）に訓練を再開し，長期非荷重による下肢の高度の骨萎縮を避ける。早期に荷重できない状況が予測される場合は手術療法を考慮する。

②手術療法

幼児期の長管骨の安定化，骨折，変形，頻回な骨折への対応として，種々の手術が行われる。手術後は，疼痛が軽減した時点で患児をギプスのまま立位にさせ，二次的に生じる廃用性萎縮（骨組織，筋）を予防することが重要である。

9 疫学・予後

骨形成不全症の発生頻度は地域差および人種差はないとされているが，各病型すべてを合わせて約2万人に1人という報告が多い。特に軽症例は骨折をみないために診断されない場合もあり，発生患者数の全例把握は難しい。

型により予後は異なり，Ⅱ型は80％が生後1か月以内に死亡する。Ⅲ型はほぼ全例が車椅子で，生命予後も短い。Ⅳ型は独立歩行から装具を必要とする症例まで様々で，健常人同様の社会生活を送ることが可能であり，生命予後も健常人よりわずかに短い程度である。

10 看護

1 骨折予防と観察

骨の著しい脆弱性により，何気ない日常生活動作や，装具・ギプスなどの乱暴な取り扱いで容易に新たな骨折を起こす。また，骨折の自覚症状もないまま自然治癒を繰り返すこともあり，生活援助は慎重に行い，観察も十分に行う。

2 骨折による手術療法時の看護

①入院時

骨折部の疼痛や腫脹・内出血の有無，神経障害・四肢変形の程度や他骨折の有無などの観察を行う。

②急性期（術後床上期）

術後疼痛の程度の観察，肢位の保持，ギプス療法による合併症の予防を行う。

③回復期（離床期）

患部以外の骨折の有無や，ギプスの破損・ズレの有無を観察する。

④各期に応じた日常生活援助

術後経過に応じて安静度が拡大することで，他部位の骨折をきたさないように注意する。食事は可能な限り自分で摂取できるように工夫する。排泄は安静度に応じて，便器，トイレの使用を勧める。清潔は，安静度により清拭かシャワー浴を選択する。洗髪は床上安静で適宜実施する。安静臥床が長期にわたることから，患児の気分転換を図る。

⑤退院時

ギプス・ギプスシャーレ・装具の状況の観察や，家族指導（疾患理解を把握した上で退院指導，骨折予防を含めた安全対策指導）を行う。

3 家族への関わり

生涯にわたる疾患であるため，家族・患児ともに，日々の生活における不安や悩み，将来に対する不安が非常に大きいことを常に念頭において支援すること。家族に疾患の説明を十分に行い，理解を得た上で，治療の説明，患児の成長発達を視野に入れた日常生活における骨折予防などの安全対策指導を，成長・発達段階に応じて行う。しかし，一方では患児の健全な成長・発達に行動範囲の拡大は不可欠である。家族が骨折をおそれるあまり，行動を抑制してしまうこともあるので，発達に応じた具体的な生活指導が重要である。

■ 引用・参考文献

1) 北野元裕：骨形成不全症，小児内科，38，794-795，2006.
2) 山本威久ほか：骨形成不全症，小児内科，35，1011-1017，2003.

骨形成不全症の看護

● 実践事例

● 事例の要約

12歳の骨形成不全症の男児。これまでに頻回の骨折などが生じて，ギプス固定，スピードトラック牽引，手術（骨接合術，骨切り術など）による治療が行われてきた。4年前から薬物療法が開始され，今回が9回目の実施であり，入院は32回目である。理学療法は現在も続行されており，長下肢装具を使用しての訓練を今回の入院中に実施することになった。

● 治療・看護の経過の記述

1 年齢，性別，診断名等

- 年齢：12歳5か月
- 性別：男児
- 診断名：骨形成不全症，二次性骨粗鬆症
- 家族：共働きの両親と母方の祖母
  普段は同居の祖母が患児の世話をしている
- 車椅子乗車にて養護学校に通学している。普段の外出にも車椅子を利用することがほとんどで，自立歩行はできない。

2 発症から入院までの経過

1歳頃に上記診断を受け，以後，頻回の骨折を経験してきた。骨折の治療，薬物療法のため，これまでに31回の入院経験がある。今回9回目の薬物療法と理学療法（立位，歩行訓練）の目的で入院となった。

3 入院時の状態

患児は自立では起き上がることはできないが，援助があれば座位，立ち膝は可能で，自宅では四つ這いで移動している。車椅子移動も自力でできる。約半年前に右大腿骨骨折を生じたが，その後の骨折はない。さほど小柄ではないがやせている。入院当日は風邪症状もなく，WBC 4400/μL，Ca 9.8 mg/dL，Hb 13.8g/dLと一般状態も良好であった。ラテックスアレルギーと食物（栗，かぼちゃ）アレルギーがある。
明るい性格で，これまでの入院ではDVDでアニメを見たり，歌をうたったりして過ごすことが多かった。

4 入院から退院までの経過

＜薬物療法実施中＞

血液検査により一般状態に問題がないことを確認後，点滴用ルートを確保して，ビスフォスホネート製剤による治療が開始となった。薬物療法の副作用として白血球数が一時的に下がることがあるため個室管理とし，病室からの出入りを禁止して感染予防に努めた。

骨折の予防としては，治療を持続点滴で行う際の点滴部位はシーネ固定のみとして，できるだけ自由に手を動かせるようにした。また，それ以外の箇所も不必要な抑制は避け，無理な動きをして骨折を誘発させないように注意した。日常生活の介助についても祖母や母親が家庭で注意して行っているのと同様に実施できるよう，環境整備を心掛けた。

また，入院時より同居している祖母が付き添い，毎日母親が面会に来た。そのため，患児は精神的不安を生じることなく過ごすことができ，検査データ上でも問題はなく，予定通り4日間の薬物治療を終了し，個室管理は解除された。

＜理学訓練開始から退院まで＞

理学療法はこれまでも継続して行ってきたが，入院を機に長下肢装具による理学療法を開始した。最初は病室で装具を装着し，ベッドサイドでの立位訓練を行った。2回目からは理学療法訓練室で，平行棒での立位訓練を始めた。徐々に訓練を進めていったところ，最初は患児・家族とも不安が強くなかなか進まなかった

が，退院前日には20分間の立位ができるようになった。訓練には，必ず母親・祖母に参加してもらい，装具の装着方法や取り扱い方法を理学療法士が指導し，手を貸し過ぎないように家庭での訓練方法についても学んでもらった。次の課題として，重心移動，片足挙上など，歩行に向けての訓練が予定されていたが，入院の長期化を避けるために，退院後，プール訓練と合わせて外来で続行していくこととなった。

5 退院時の状況

今回の薬物療法は，予定通り終了することができたが，骨密度はまだ標準値に比してかなり低い値であった。理学療法については，引き続き外来で継続していくことになったが，患児・家族とも，あせらず継続していける姿勢がみられていた。

この事例から学んだこと

患児は付き添いのある入退院を何度も繰り返しているため，入院生活にも慣れ，医療スタッフともコミュニケーションがとれていたが，反面，生活の世話を祖母にまかせることでやや過保護になってしまう傾向も否めなかった。常に，患児の成長発達の状況を正しくアセスメントして，家族と一緒に子どもの自立を目指す姿勢を大切に，長期的目標を持って看護することの必要性を再確認した。

● 実践事例の治療・看護の経過

		入院1日目	2日目	3日目	4日目	5日目	8〜11日目	12日目（退院）
検査		採血：血液一般，生化学		血液一般，生化学		血液一般，生化学		骨密度
治療		持続点滴：ビスフォスホネート製剤					理学療法	
日常生活	食事	制限なし						
	安静度	個室管理				個室解除		
	排泄	排便時のみトイレ可				フリー		
	清潔		清拭		入浴可			
教育		個室管理（感染予防）				個室管理解除	装具装着方法 立位訓練方法	
		骨折予防						

●実践事例の看護上の問題点への対応

患者の経過	看護上の問題点	観察・看護	結果
入院から治療開始および治療終了まで	#1 薬剤による副作用の出現の可能性	〈観察〉 ●検査データ（白血球数の減少・電解質の変動に注意） ●発熱，バイタルサイン，風邪症状などの感染徴候 〈看護〉 ●個室管理とし感染予防に努める ●副作用症状であるショック，アナフィラキシー様症状（気管支喘息，呼吸困難，喘息など）への処置体制を整える	#1 入院時より1日おきに検査が施行されたが，検査データに問題はなく，予定通り治療終了となった
	#2 個室管理による精神的苦痛を感じる可能性	〈観察〉 ●個室での過ごし方や精神状態 〈看護〉 ●可能な限り家族に付き添いをしてもらう ●時間を設定して学習や気分転換活動を行う	#2 家族の希望で祖母が付き添い，母親は毎日面会に来たため，落ち着いて経過した
	#3 新たに骨折する可能性	〈観察〉 ●清拭時などに全身の観察を行い，生活上，痛みの訴えがないか確認する 〈看護〉 ●ビタミンD製剤の内服を確実に指導する ●日常生活援助（排泄介助，清拭，ベッド・車椅子の移動介助など）において無理のない動きをするよう注意する	#3 点滴中の抑制は，シーネ固定のみとし，不必要な抑制は控えた 入院中，新たな骨折を生じることはなく経過した
理学療法開始から退院まで	#1 訓練中における転倒，圧迫による二次的骨折の可能性	〈観察〉 ●立位訓練時および前後の動きや疼痛など 〈看護〉 ●理学療法士（PT）による個別訓練の開始に伴い，装具の装着や立位の保持の方法を，家族とともに実施できるよう，PTから指導を受けられるようにする ●訓練環境を整える（必ず付き添い，安全な場所を確保する）	#1 立位時，膝の痛みを訴えるが，膝ベルトを緩めると訴えがなくなり，5分間の立位保持ができた。2回目からは，理学療法訓練室で平行棒などを利用しゆっくりと進めたところ，順調に経過し，最終日には20分間の立位保持ができた
	#2 装具装着による皮膚異常の発生の可能性	〈観察〉 ●装具による皮膚圧迫部位の発赤や疼痛の有無と程度 〈看護〉 ●発赤部位の保護，マッサージを行う ●装具の修理・調整の依頼をする	#2 立位後，両踵部と左内果に発赤ができたが，マッサージなどにより徐々に解消した
	#3 家族の不適切な介助による自立訓練の進行阻害の可能性	〈観察〉 ●訓練時や日常生活における家族の介助の具体的方法と患児・家族の表情，行動など 〈看護〉 ●家族と患児の自立に向けて話し合い，目標を明確にして，患児の生活を調整する ●訓練方法や日常生活上の適切な介助の方法について理解・実施できるように援助する	#3 初めは訓練時の患児の様子から家族も不安を訴えたが，徐々に援助方法を体得した。また，日常生活上でも過保護にならないような援助方法について話し合い，再確認した

10-4 ペルテス病

10　筋肉・骨疾患

看護の基礎知識

◉病態関連図

ペルテス病の病態関連図

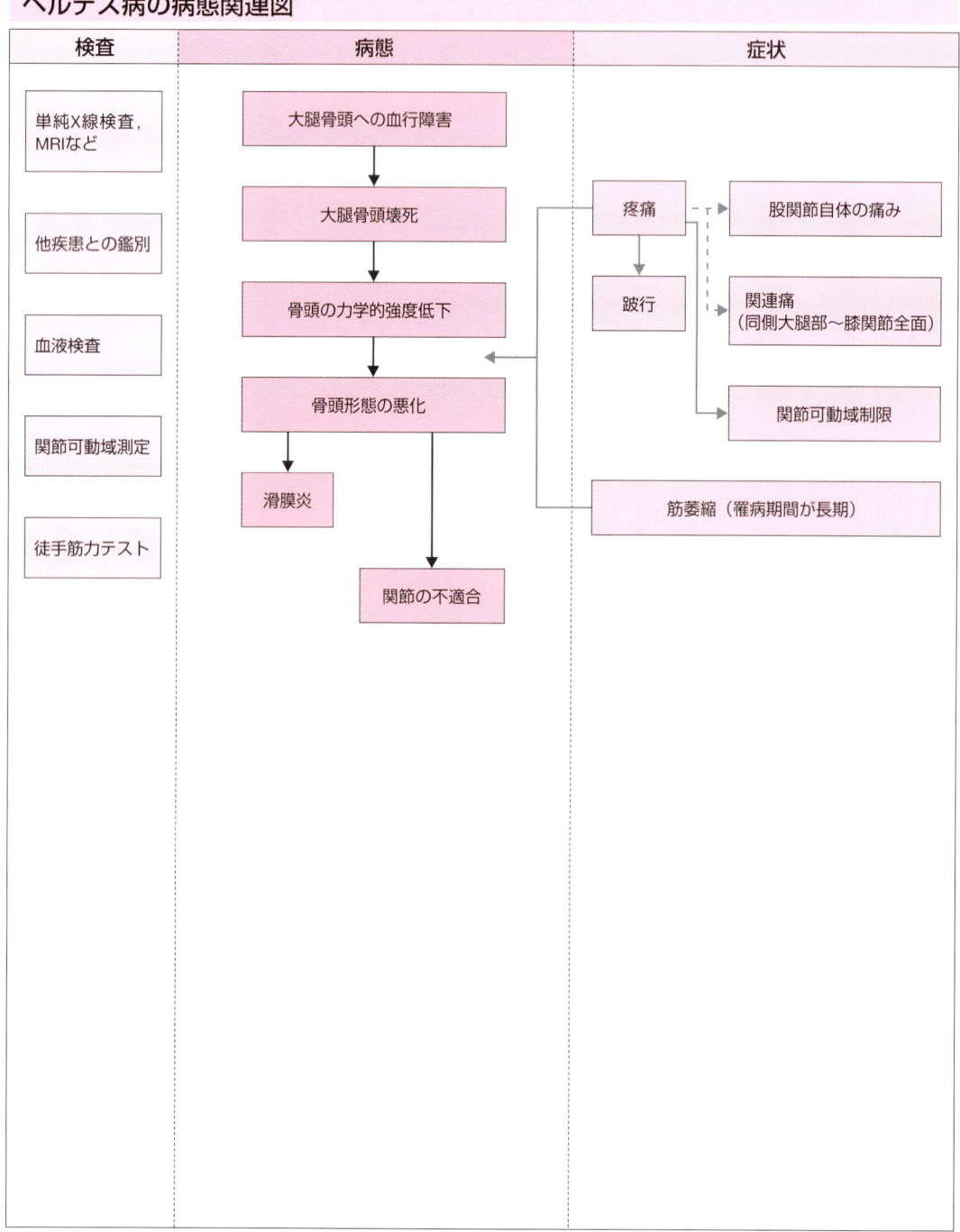

検査	病態	症状
単純X線検査，MRIなど	大腿骨頭への血行障害	
他疾患との鑑別	大腿骨頭壊死	疼痛 → 股関節自体の痛み
血液検査	骨頭の力学的強度低下	跛行 → 関連痛（同側大腿部〜膝関節全面）
関節可動域測定	骨頭形態の悪化	関節可動域制限
徒手筋力テスト	滑膜炎	筋萎縮（罹病期間が長期）
	関節の不適合	

1 疾患の概念・定義

なんらかの原因による，大腿骨近位骨端部の阻血性壊死を本態とする．股関節の疼痛，跛行，関節可動域制限を主症状として発症する，小児特有の骨端症の一つである．

2 病態

股関節の疼痛，跛行，関節可動域制限が，滑膜炎，大腿骨頭壊死による関節不適合により生ずる．大腿部，膝関節の疼痛を訴える場合もあり，時に膝の疾患と間違われるため，治療が遅れることも稀ではない．画像診断上，①初期（滑膜炎期），②壊死期（硬化期），③修復期（分節期），④遺残期，といった経過をたどり，最終的な治癒に至るまで3～4年間を要する．

3 分類

骨頭壊死範囲によってグループ1～4に分けた，Catterall分類が一般的に汎用される．
各グループの壊死領域は次のとおり．
　　グループ1　　25％以下
　　グループ2　　25～50％
　　グループ3　　50～75％
　　グループ4　　75～100％

4 診断

下記を総合的に判断する．
①股関節の疼痛，跛行（疼痛回避性跛行）があり，疼痛は軽度であることが多く，安静により改善する．
②股関節の可動域制限がみられ，特に内旋・外転が著明に制限される．
③大腿部（上部）・臀部の筋萎縮，患肢短縮（脚長差の出現）．
④大腿骨頭の壊死（単純X線検査，MRIなどの画像診断による）．

また，単純性股関節炎，化膿性股関節炎，大腿骨頭すべり症，成長痛，リウマチ熱，若年性関節リウマチなどの膠原病，心因性関節炎との鑑別が重要である．

5 症状

股関節の疼痛，跛行，関節可動域制限．ほかに大腿部痛，膝関節痛を訴える場合もある．

6 合併症

骨関節炎を発症することがある．

7 検査

単純X線検査，MRI，RI検査など．特にMRIは骨頭壊死の範囲が明確で，有用な診断法である．

8 治療

ペルテス病の治療の目的は，発症後，骨頭の力学的な強度が回復するまで，いかに骨頭変形を少なくし，将来的な変形性膝関節症を予防するかにある．治療は原則として，臼蓋により骨頭を包み込むcontainment療法（包み込み療法）であり，これは保存療法と手術療法に分類される．

1 保存療法

5歳以下で壊死範囲が骨頭前方の一部に限局している，Catterallグループ1で関節可動域が比較的保たれている場合は，経過観察のみでよい．外来診察時に疼痛を伴う関節可動域制限がみられる場合には，運動量の制限や自宅内で遊ぶように指導する．

①装具療法

通常，装具による外来治療を行う．股関節外転位にて装具を装着し，骨頭を臼蓋のなかに包み込ませる．発症後6～9か月（壊死期から修復期初期）では外転免荷装具を約6か月間装着し，その後に外転歩行装具を約6か月間装着する．装具の装着期間は経過によって異なるが，最低でも発症後1年間の装具装着が必要である．確実な装具管理をするには，長期入院を要することもある．

2 手術療法

壊死骨頭のcontainmentを目的とする大腿骨内反骨切り術と，骨盤骨切り術（Salter法）が

主流であるが，骨頭の変形していない部分を新たに関節として機能させる大腿骨頭回転骨切り術，大腿骨外反骨切り術の報告もある。

手術療法を行った場合には，自然の状態でも骨頭は臼蓋に深く覆われているので特別な肢位をとる必要がない。壊死部の修復までは松葉杖歩行が必要であるが，装具療法の場合よりも早く普通の生活に復帰することができる。

手術療法の最大の利点は治療期間の短縮であり，特に小学校入学以降では，早期に普通学校への生活復帰が可能となる。

①術前管理
● 股関節可動域の改善
　初期の関節可動域制限は，炎症性疼痛による反射性拘縮が原因となっていることが多い。関節可動域制限を残したままの手術治療の予後は不良のため，局所の安静を目的として牽引を行う。随時，可動域をチェックし，改善されない場合には腸腰筋，内転筋の解離も考慮する。
● 股関節周囲筋力の強化訓練
　牽引により急性期の刺激性疼痛が消失した時点で訓練を行う。術前後の免荷により筋萎縮が生じ，術後跛行の予防に効果的である。

②術後管理およびリハビリテーション
● 術直後〜3週まで
　術直後は，全身麻酔の一般的管理と，術後出血による循環動態の変動に注意する。7歳以上は介達牽引，6歳以下はSpica cast（腹部〜患肢足部までのギプス）により安静を図る。
● 4〜7週まで
　水治療を開始する。4週から車椅子を許可し，5週から松葉杖免荷歩行訓練を行う。
● 8〜11週まで
　部分荷重を開始する。退院は，階段昇降訓練などを行い，日常生活に支障がなくなってからとする。
● 12週以降
　全荷重を開始する（骨癒合経過による）。退院後，体育やスポーツは禁止し，骨頭形態の悪化や股関節可動域を経過観察する。荷重部の新生骨が再生した初期治癒以後は，成長終了まで関節の適合状態，脚長差に注意する。

9 疫学・予後

1. 大部分は片側性であり，両側性は10％前後と言われている。両側例の多くは1年以内に反対側に発症する。
2. わが国における発生率は0.007％前後と推定されている。
3. 行動活発な小柄な男児に多いとされ，発症年齢は2〜13歳と幅広く，好発年齢は6〜8歳である。
4. 本疾患の予後は，先天性股関節脱臼や化膿性股関節炎などと比べ比較的よい。
5. 予後影響因子としては，発症年齢と骨端部の壊死範囲が重要である。発症年齢では，若年になるほど予後は良好であり，壊死範囲では，広範囲であればあるほど予後は不良である。

10 看護

1 保存療法（装具療法）受け入れへの援助と装具管理

①股関節の安静のため介達牽引を行う（3〜4週）。腓骨神経麻痺，スキントラブルに注意する。
②疼痛，関節可動域の改善後に股関節外転免荷装具を装着する。家族，患児が装具装着を受け入れられるように援助する。
③毎日一定時間は装具を除去し，股関節可動域訓練を行う。装具による皮膚の圧迫，損傷がないか観察し，必要時，装具の修理を依頼する。
④家族，患児へ装具管理の必要性を説明する。退院の場合，定期的な外来受診と股関節可動域訓練の継続を説明する。

2 術前・術後管理とリハビリテーション継続への援助

①術前管理
1）股関節の安静のため介達牽引を行う（3〜4週）。腓骨神経麻痺，スキントラブルに注意する。
2）術後跛行の予防のため股関節周囲筋力強化訓練を行う。
3）プリパレーションにて術後の状態を受け入

れられるように援助する。
②術後管理およびリハビリテーション
1）術直後は，全身麻酔後の管理と，術後出血による循環動態の変動に注意する。
2）7歳以上は介達牽引，6歳以下はSpica castにより安静を図るため，腓骨神経麻痺などのギプス障害に注意する。
3）ギプス装着中は温度，湿度などの環境調整や発汗，掻痒感に対し清潔ケアを実施する。排泄物などによるギプスの汚染に注意する。
4）安静に伴う精神的ストレスを緩和できるように援助する。
5）松葉杖歩行訓練が開始されたら，転倒に注意する。介助者は，患児の後方または側方に位置し，安全確保に努める。
6）術後の経過，状態により安静度が変化するため，常に患児の安静度を確認しておく必要がある。また，家族，患児に安静度が守られるように説明し事故防止に努める。
7）退院時，定期的な外来受診と日常生活での注意点（体育，スポーツの禁止）を説明する。

■ 引用・参考文献
1）松井宣夫，平澤泰介，伊藤達男編：整形外科・術前術後のマネジメント，164-166，医学書院，1998．
2）北小路隆彦：ペルテス病，小児看護，29(13)，1744-1748，2006．
3）二見徹：小児疾患診療のための病態生理2，小児内科，41巻増刊，993-998，2009．

コラム　障害をもつ子をそのまま受け入れるお母さん

　低出生体重児で，退院1か月後に体重増加不良のために哺乳指導を目的に再入院した子どもの若いお母さん。長男，夫と3人暮らしだった。
　ピエール・ロバン症候群で小顎症，口蓋裂・舌根沈下があり，入院後しばらく哺乳困難がつづいた。6か月後にようやく体重が増加して退院した。翌年，口蓋裂の手術を受けてから離乳食を始めた。その後，精神的な発達遅滞を認めたが，身体はやせ気味であったが入院治療の必要はなく経過した。幼児期には市立障害児センターに通園し，学齢期には養護学校に通学した。
　お母さんの承諾を得て訪問したとき，離乳食を食べる弟と2人の子どもの世話をする母親は屈託ない笑顔で迎えてくれた。2人の子どもが動き回って部屋の襖や障子はあちこち破れていたが「元気がよい」と笑っていた。
　お母さんは明るく行動的で労を惜しまない人だった。子どもの状態をそのまま全部受け入れていて，子育ての苦労は一度も言わなかった。そのお母さんから，「看護師さんのなかには無理やり飲ませる人がいる」「できるだけ入院させないで過ごしたい」と聞いたことがあった。お母さんの自信と頑張りを意味する言葉だと思う。同じアパートの人々の目も気にしないで子どもを戸外で遊ばせ，オープンに明るく付き合っていた。お母さん手作りのセーターやケープを着た子ども達は可愛かった。
　通園施設の文集に子どもや家族のことを発表し，養護学校の父母の会では労を惜しまず，誠実に進んで学校側に協力し得がたい存在となっていた。お母さんはいつでもどこでも周りの人に認められた。
　お母さんは漢字が苦手で病院で貰うパンフレットは読まれないままだった。市の申請書などの記載も苦手で手伝ったことがある。しかし，卑下したり恥ずかしがったりしなかった。誠実で真面目なお母さんから今年も年賀状が届いた。

（桑野タイ子）

ペルテス病の看護

●実践事例

●事例の要約

突然の股関節痛，跛行によりペルテス病と診断され入院となった男児。母児ともに慣れない環境によるストレス，牽引および手術といった治療への不安のため，逃避・回避的対処行動がみられ，安静に過ごせないことが続いた。そのため，手術，術後のリハビリテーションを効果的に受けられるようプレパレーションを実施した。

●治療・看護の経過の記述

1 年齢，性別，診断名等

- 年齢：5歳
- 性別：男児
- 診断名：右ペルテス病
- 家族：両親，姉（7歳），祖父母（父方）

2 発症から入院までの経過

2～3日前から右下肢の疼痛，跛行が出現し，小児科を受診したが，明確な診断は告げられず，安静の指示と鎮痛剤の処方を受け様子観察となる。一時的に症状は軽快したが，再び疼痛，跛行を訴え，整形外科を受診した。ペルテス病を疑い，小児専門病院受診を勧められ，右ペルテス病の診断で入院する。

3 入院時の状態

祖父母，母親と車椅子で来棟。股関節痛のため跛行であるが，安静時の疼痛はない。「ここどこ？ ベッドに寝るの？」と不安そうな表情がみられた。母親からは「ちょっと検査しに行ってみようか，としか言っていないのです…」などの発言から，戸惑っている様子がうかがえた。

4 入院から退院までの経過

入院当日より両膝下からのスピードトラック牽引1kgが開始され，安静度は「トイレ，シャワー以外はベッド上安静，移乗時は右免荷」が指示された。病院という慣れない環境のうえ，母親からも入院とは聞かされていないため，患児は牽引されている状況が受け入れられない様子で，右足を着いて立ち上がったり，頻回にトイレに行くといった行動がみられた。しかし，同室児とも仲良くなり環境の変化に慣れていくにつれ，日に日に落ち着き，牽引のトラックバンドのずれによる巻き直しも減り，牽引を受け入れることができた。

MRIの結果，ペルテス病の確定診断がされ，医師より装具療法，手術療法の説明が両親に行われた。両親は手術療法を選択したが，患児への手術についての説明は曖昧なままであった。患児は「ぼく，手術するの？」と看護師に何回か尋ねていたが，母親から「あまりはっきりとは言わないでほしい」との希望が出されていた。しかし，患児へのインフォームド・コンセントが不十分だと術後不穏や治療に影響するおそれがあるため，母親と相談し，紙芝居とギプスをまいた人形を用いてプレパレーションを行った。プレパレーション中は母児ともに積極的に質問し反応は良好であった。

手術は予定どおり行われ，Spica castにより安静を図った。術後は麻酔覚醒後も混乱することはなく，手から点滴がされていることを確かめたり，検温や酸素マスクの着用も嫌がることなくできていた。背部掻痒感を訴えたため，清拭やクーリングで対応し，治まらない場合は，処方によりかゆみどめの薬剤を塗布した。また，「いつから歩けるの？ いつ退院できるの？」「ギプスはいつとれるの？」といった，安静や長期入院に伴うストレスの表出がみられるようになったことから，作成したパンフレットを用いて，ギプスの期間やリハビリテーションの開

始時期・方法を説明するとともに，状態により外泊も可能であることを説明した。カレンダーを用いて，具体的に今後のスケジュールを視覚的に理解できるようにもした。また，保育士にも適宜関わってもらい，ストレスの軽減に努めた。術後経過は良好で，ADLの拡大，リハビリテーションも順調に進んだ。

理学療法士によるリハビリテーション開始時には，膝，股関節と創部の痛みや動かすことへの不安を示したが，病棟でベッドサイド訓練を実施し不安や恐怖心を取り除いた。痛みや不安が軽減するにつれて，リハビリテーションを嫌がったり，ベッドサイド訓練をふざけて行うようになっていった。そのため，患児の好きなカードゲームやキャラクターを利用した遊びの工夫，約束事を決めるなど，リハビリテーションの意欲を保てるように関わった。

ADLが拡大するにつれ，自分で勝手に安静度を拡大しようとする場面がみられるようになり，安静度の変更がある時は，付き添い者にも説明し，ベッドサイドに明示した。

❺ 退院時の状況

当初ぎこちなかった全荷重松葉杖歩行も，退院時には安定して行えるようになった。軽度の跛行はみられたが股関節痛は訴えず，関節可動域もかなり改善され退院した。

この事例から学んだこと

術後ギプス，長期のリハビリテーションが行われる場合，そのストレスをどう軽減し患児のコンプライアンスを高め，リハビリテーションへの意欲を保てるかが課題であった。

●実践事例の治療・看護の経過

		安静期	術後〜ギプス期		リハビリテーション期		
		入院〜術前	術後〜1週	2〜3週	4〜7週	8〜11週	12週以降
検査		単純X線検査（股関節,手）股関節造影骨シンチグラフィMRI術前検査（胸部X線検査,心電図,採血,検尿）検温（適宜）	単純X線検査採血（手術翌日,術後5週）検温（術後2日まで3検、以降2検）		単純X線検査　→検温（適宜）		→
治療		スピードトラック牽引（両膝下）	点滴・術後3日まで抗生剤投与（12時間ごと）,ギプス固定		術後4週はギプスカット、創部チェック、終日ギプスシャーレ装着術後5週は夜間のみギプスシャーレ装着ハバード浴、関節可動域訓練,筋力強化訓練	部分荷重松葉杖歩行訓練	全荷重松葉杖歩行訓練・階段昇降訓練
日常生活	食事	制限なし					
	安静度	入院〜1週間は終日ベッド上安静（トイレ,シャワーバス時除く）2週目以降段階的に牽引除去時間を拡大	ベッド上,ギャッチアップ15度まで可	外泊可	車椅子	介助にて部分荷重松葉杖歩行可（病棟内）	介助にて全荷重松葉杖歩行可（病院内）
	排泄	トイレ可	ベッド上　→		トイレ可		
	清潔	シャワーバス可	清拭,術後3日から洗髪可	清拭,洗髪可	術後5週からシャワーバス可	シャワーバス可	入浴可
教育		牽引の必要性および牽引時の注意点術前オリエンテーション,プレパレーション	ギプスの取り扱いについて（付き添い者）		車椅子移乗時・乗車中の注意点患肢免荷の必要性	松葉杖歩行時の注意点松葉杖歩行介助時の注意点（付き添い者）	松葉杖の取り扱いについて

● 実践事例の看護上の問題点への対応

患者の経過	看護上の問題点	観察・看護	結果
安静期	＃1 牽引に起因する環境の変化に関連した「不安」 ＃2 牽引に起因する二次的障害に関連した「身体損傷のリスク状態」	〈観察〉 ●跛行あり。安静時，疼痛はなし。「ここどこ？ベッドに寝るの？」と不安表出あり。母親からは「ちょっと検査しに行ってみようか，としか言っていないのです…」などの発言が聞かれ，戸惑っている様子 ●車椅子への移乗時，右免荷が守れず ●すぐに牽引がずれてしまい，何回か巻き直しを行う ●牽引中，頻回にトイレに行く ●「ぼく，手術するの？」と看護師に何回か尋ねる。母親から，あまりはっきりとは言わないでほしいとのこと 〈看護〉 ●スピードトラック牽引1kg（両膝下） ●患肢の疼痛・関節可動域制限の有無，神経障害の有無，スキントラブルの有無の確認 ●トイレ，シャワー以外はベッド上安静 ●歩行禁止，車椅子にて移動可。移乗時は右免荷，左全荷重可という安静度が守られるように援助 ●術前に紙芝居とギプスを巻いた人形を用いてプレパレーション施行	＃1 同室児とも仲良くなり環境の変化にも慣れてくると，徐々に落ち着き始めた 　牽引もずれなくなり，安静が保たれるようになった ＃2 神経障害，スキントラブルは認められなかった 　プレパレーション施行後，母児ともに積極的に質問し反応は良好であった
術後〜ギプス期	＃2 ギプス固定に起因する二次的障害に関連した「身体損傷のリスク状態」 ＃3 ギプス固定に起因する身体活動の制限に関連した「気分転換活動不足」	〈観察〉 ●バイタルサインのチェック，足趾の自動運動の有無，知覚の有無，循環障害・疼痛の有無，ギプス辺縁によるスキントラブルの有無の確認 〈看護〉 ●掻痒には清拭，クーリングで対応した。おさまらない場合はかゆみ止めを処方（外用薬，内服薬）してもらった ●パンフレットを用いて今後のスケジュールを説明し，ベッドサイドにも明示した ●ストレスを軽減するため保育士にも適宜関わってもらい，気分転換を図った	＃2 手術が終了し麻酔覚醒後も混乱することはなかった 　手から点滴がされていることを確かめたり，検温や酸素マスクの着用も嫌がることなくできていた 　ギプス障害なし。ギプス辺縁によるスキントラブルは認められず。背部掻痒感もコントロールできた ＃3 今後の予定を示すことにより治療の受け入れと目標が明確になった 　保育士の介入により安静に伴うストレスが緩和された
リハビリテーション期	＃4 長期臥床，ギプス固定に起因する患肢の関節拘縮や筋萎縮に関連した「身体可動性障害」 ＃5 活動的な年齢に起因するADLの拡大に関連した「転倒リスク状態」	〈観察〉 ●膝痛股関節や創部の痛みの有無 ●動かすことへの不安の程度 ●ADL拡大に伴う安静度拡大の有無（自己判断による） 〈看護〉 ●カフパンピング，パテラセッティング，SLRなどをベッドサイド訓練として病棟で実施 ●安静度の変更がある時は付き添い者にも説明し，ベッドサイドに明示した ●約束事を決めるなど，リハビリテーションへの意欲が保てるように関わった	＃4 当初ぎこちなかった全荷重松葉杖歩行も安定して行えるようになった 　軽度跛行はみられたが股関節痛は訴えず，可動域もかなり改善された ＃5 安静度も次第に守れるようになった

10-5 脚長不等症

10 筋肉・骨疾患

看護の基礎知識

● 病態関連図

脚長不等症の病態関連図

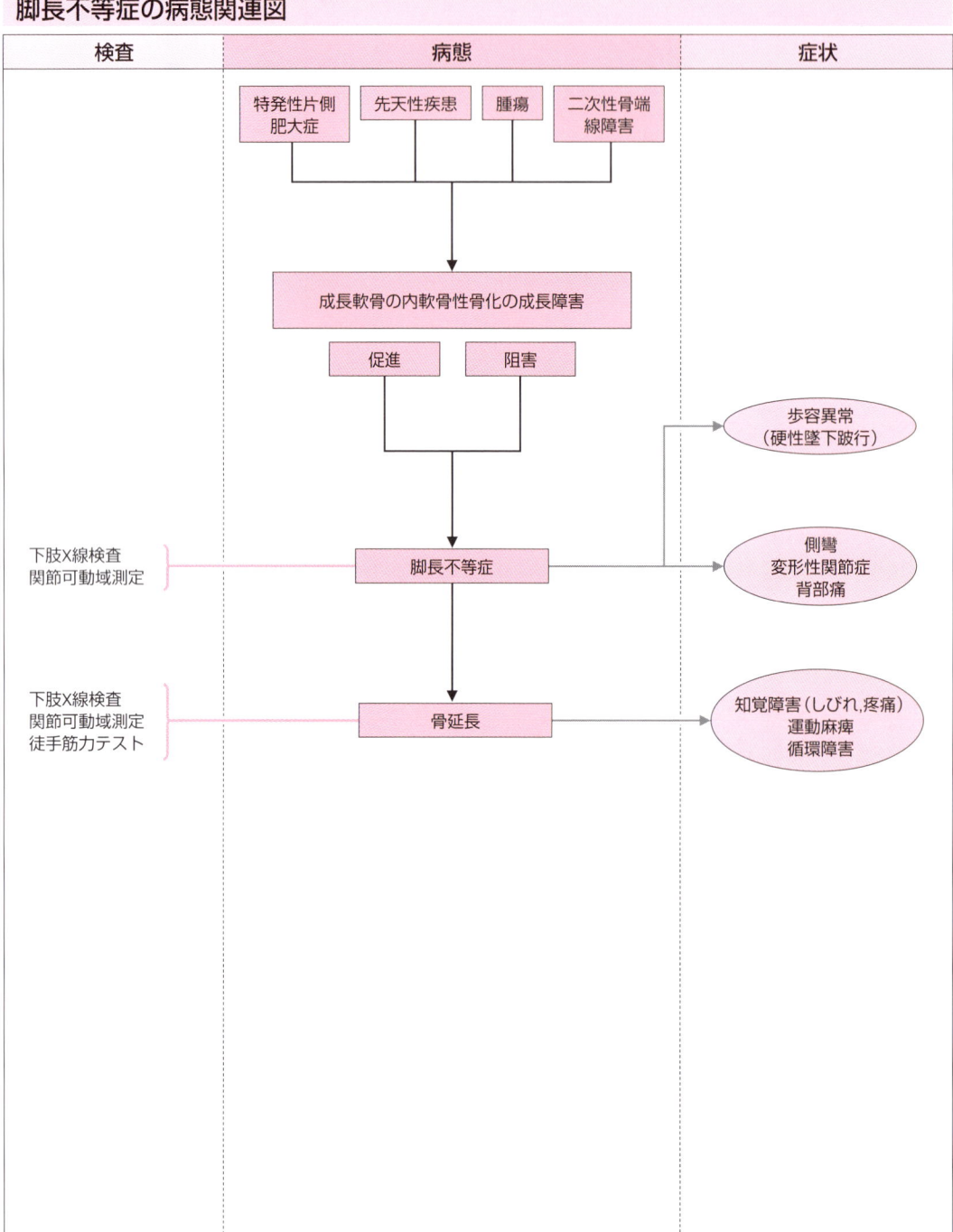

検査	病態	症状
	特発性片側肥大症／先天性疾患／腫瘍／二次性骨端線障害	
	↓	
	成長軟骨の内軟骨性骨化の成長障害	
	促進／阻害	
	↓	歩容異常（硬性墜下跛行）
下肢X線検査 関節可動域測定	脚長不等症	側彎 変形性関節症 背部痛
下肢X線検査 関節可動域測定 徒手筋力テスト	骨延長	知覚障害（しびれ,疼痛） 運動麻痺 循環障害

1 疾患の概念・定義

脚長不等症とは疾患名ではなく,「片側の上肢または下肢が健側よりも長いかまたは短い」状態をさす症候名であるが,ここでは創外固定器による骨延長治療の対象となる主な症候として下肢の脚長不等症について述べる。

2 病態

大腿骨や脛骨など長管骨の両端に存在する骨端線(成長軟骨板)が片側のみ障害されることにより,患側骨の成長阻害または促進が起こり,脚長差が生じる。

3 分類

一次性(先天性)と二次性(後天性)に分けられる。原因疾患としては,一次性(先天性)には①特発性片側肥大症,②無肢症や半肢症などの先天性四肢形成不全症,③先天性股関節脱臼などが含まれ,二次性(後天性)には①腫瘍性(血管腫やウィルムス腫瘍などによる),②麻痺性(ポリオ,脊髄髄膜瘤などによる),③骨端線障害(外傷,感染,腫瘍などによる)がある。

4 診断

股関節や膝関節の屈曲拘縮や脱臼により,実際の脚長自体に差はないが立位時の姿勢や歩き方から一見して脚長差があるように見える,いわゆる「見せかけの脚長不等」との鑑別診断が必要である。足底部より前上腸骨棘までの長さや足部の接地面より剣状突起までの長さ,および大腿周囲,下腿周囲を計測し,脚長差を正確に測定する。また,立位X線像より大腿骨長,脛骨長および差を測定する。

最終脚長差が3cm以上ある場合,または関節変形,機能軸偏位を伴うもの(変形矯正を主とするもの)は,脚長差がわずかであっても骨延長の治療適応となる例が多いが,治療方法の選択・決定のためには診断時の最終的な成長予測が重要である。

5 症状

下肢不均等の程度が大きい場合,跛行などのように歩容や歩行状態に異常をきたす。また,背部痛を起こしたり,側彎を生じた場合には腰痛の原因にもなる。

6 検査

1 一般検査(血液,尿,胸部X線検査,心電図)
2 X線撮影
①両下肢立位長尺像(正面,側面)
②両大腿骨(下腿骨)
③必要時,股・膝・足関節撮影
④両手正面像(最終脚長の予測のための骨年齢の評価)

7 治療

骨延長法には,以下の2つの方法があるが,現在は 2 が行われることが多い。

1 一期的延長

骨切りを行って間隙を広げ,その間に骨移植を行う方法である。血管・神経を含む周囲の軟部組織に与える影響が大きいことから,安全に延長できるのは大腿骨で4cm,脛骨で3cmまでとされている。

2 創外固定器を用いた仮骨延長法

創外固定器(片側式とリング式の2種類がある)を装着したうえで骨切りを行い,徐々に間隙を広げていく方法である。間隙には延長仮骨が形成され,やがて成熟した骨となるため,大量の延長が可能である。1mm/日(0.5mm×2回/日)の速度で行い,予定延長量まで行う。
①延長開始に伴う症状:疼痛,しびれ,皮膚トラブル(発赤,湿疹,水疱),循環障害(チアノーゼ,冷感,患肢の緊満感)など。
②主な合併症:神経損傷,神経麻痺,ピン刺入部の感染,ピンの損傷,成長軟骨の損傷,部分的あるいは完全な成長骨軟骨閉鎖,関節拘縮,関節の亜脱臼・脱臼,新生骨あるいは他の部位の骨折,骨関節変形の不十分な矯正,新たに生じる変形など。

8 看護

創外固定器を用いた骨延長治療時の看護について述べる。

1 骨切り・創外固定器の装着手術前
①不安の軽減：術後長期間，創外固定器を装着したままの生活となるため，患児の意思が確認できる年齢で行うことが望ましい。入院後も手術や骨延長に対する心配事や訴えがあれば傾聴し，不安の軽減に努める。
②家族への援助：家族が落ち着いて患児と接することができるように援助し，治療中に着用する改良衣服について説明し，準備を依頼する。

2 骨切り・創外固定器の装着手術後〜骨延長開始までの待機期間
①異常の早期発見と予防：術後は，患肢を挙上し浮腫を予防するとともに，装着部分の観察を十分に行い，循環障害や神経障害などの異常の早期発見と予防に努める。車椅子乗車中も患肢を挙上する。
②疼痛ケア：待機期間はADL拡大に伴う疼痛の増強の可能性があるため，疼痛時は，鎮痛剤を使用してコントロールに努める。
③転倒の予防：疼痛がなければ車椅子移乗可となるため，転倒などの事故に注意する。
④リハビリテーションの開始：足関節拘縮予防のため，ベッドサイドリハビリテーション（2〜3回/日）を実施する。看護師または家族が同席して，実施状況を確認しながら行うが，疼痛が強い場合は無理に進めないようにする。
⑤自己管理の準備：ピンの洗浄方法について患児・家族に説明し，必要物品の準備を依頼する。

3 骨延長期間
①患肢の観察：特に延長前・中・後での疼痛の有無について確認する。洗浄時には，洗浄前後でピン刺入部の観察をし，刺入部の感染徴候や洗浄状態をチェックする。
②自己管理教育：延長の手順・手技について，パンフレットを用いて説明する。初回は，医師から患児に説明しながら延長を実施するが，その後は看護師と患児で実施し，患児自身で実施できるように，手順に沿って指導する。延長は2回/日行う。
　ピンの洗浄についても実際に行いながら患児および家族に説明し，正確な手技・手順で実施できるよう援助する。患児や家族が洗浄できるようになるまでは1回/日指導する。
③延長の評価：延長器の測定を1回/週行い，過延長や延長不足がないか評価する。予定とのずれがある場合には，医師に報告する。
④杖歩行の介助：患肢にできるだけ荷重をかけるため松葉杖歩行とし，仮骨に負荷を与える。理学療法士（PT）による評価後，病棟内でも車椅子から杖歩行へ移行する。杖歩行時は，転倒に注意する。

4 中和期間〜軸圧負荷期間〜創外固定器の除去
①中和期間の転倒予防：延長終了後は，延長部の新生骨の十分な形成を待つため，患肢に荷重した歩行を進めるが，歩行に慣れてくる時期でもあり，転倒には十分に注意する。
②軸圧負荷期間の骨折予防：延長仮骨に負荷をかける軸圧負荷期間では骨折に注意する。疼痛の増強などがあれば，すぐ医師に報告する。
③創外固定器の除去・抜釘後の異常の早期発見：仮骨形成を確認した上で創外固定器の除去・抜釘を行うが，骨折の可能性があるため，歩行状態（跛行の有無・程度）の観察をする。患肢に違和感や疼痛があれば，退院後もすぐに受診するように指導する。
④ストレスの軽減：入院も長期化するため，ストレスの軽減に努める。

脚長不等症の看護

●実践事例

●事例の要約

化膿性股関節炎後の大腿骨頭消失による脚長差が著しく，時期的に下肢延長の適用となった男児。しかし，治療に対しての受け入れが十分ではなく，骨延長に対する疼痛の訴えや処置を拒否するなどの発言が聞かれた。また，入院の長期化に伴ってリハビリテーションに対する意欲の低下などがみられた。これに対し，患児の精神的安定を図り，患児自身が自己の行動を決定しセルフケアに移れるように関わることで患児のモチベーションアップを図った。

●治療・看護の経過の記述

1 年齢，性別，診断名等

- 年齢：11歳
- 性別：男児
- 診断名：右化膿性股関節炎後骨頭消失，右下肢短縮
- 家族：父，母，長兄（高2），次兄（高1）

2 発症から入院までの経過

乳児期に右股関節脱臼の治療を受けたが，股関節炎後のものと思われる骨頭消失が確認され，3歳の時に転子部関節形成術，内反骨切り術を受けた。大腿骨の内旋変形，脛骨の外旋変形が進んだため，8歳の時に大腿骨外旋骨切り術を受けたが，脚長差が3cmに及んでいた。下腿の自然矯正（外旋変形の矯正）を待ち，大腿骨延長の目的で入院となった。

3 入院時の状態

独歩で入院。著明な跛行はないものの，若干，歩行時に右肩の下降が認められる。

手術に対する不安よりも，以前の膀胱留置カテーテルの疼痛の印象が強かった。入院時，身長139.6cm，体重34.7kg，体温36.8℃，脈拍72回/分，呼吸30回/分，血圧112/57mmHg。感冒症状はなかった。

4 入院から退院までの経過

入院翌日，全身麻酔下で右骨長調整手術が施行された。麻酔からの覚醒は問題なく経過し，術前から気にしていた膀胱留置カテーテルは翌日抜去となった。また，鎮痛目的で硬膜外カテーテルが留置されていたが，カテーテル抜去後の疼痛は鎮痛剤の内服でのコントロールが可能であった。患肢は保護されブラウン架台で挙上，安静を保持した。

術後7日より骨延長開始，術後14日より創外固定器洗浄開始となる。最初は「器械を見るのが怖い…。こんな風になっているとは思わなかった」とボディイメージの変化や治療・処置に対する拒否が強かったが，患児がやる気になるまで待ち，看護師が見守り指導していくなかで徐々に克服し，ボディイメージの変化に対する訴えもなくなった。同時にピン刺入部の観察を行い感染徴候の早期発見に努め，抜釘するまでの間，数回の刺入部の感染はあったものの抗生剤の内服と消毒で改善した。

創外固定器装着や骨延長に伴い，関節拘縮や筋力低下を予防するために，早期より理学療法を開始し，ベッドサイドリハビリテーションも2～3回/日で実施した。この間，疼痛の出現がなかったため，早期より全荷重での松葉杖歩行も開始となった。しかし，自覚症状や治療・処置がなく骨形成を待つ時期（中和期間）になると，「もうリハビリなんて面倒くさい」など，ストレスの蓄積を示す発言がたびたび聞かれるようになった。そこで，患児に強制せず，前もってリハビリテーションの時間を約束することや，家族の協力を得ることで，患児自身が自分の行動を決定できるように関わり，モチベーションのアップを図った。

定期的なX線検査では仮骨の形成は良好であったため，術後3か月でダイナマイゼーションを開始し，術後4か月に創外固定器除去・抜釘となった。

5 退院時の状況

抜釘後2日より全荷重歩行可となる。膝関節の拘縮は軽度残ったものの著明な跛行はなく，疼痛の訴えもなかった。抜釘後5日で，骨折することなく無事退院となった。

この事例から学んだこと

骨延長治療は，入院が長期化する。特に，骨延長を終了した後の中和期間に，いかに患児にストレスを与えず，モチベーションを持続させるかが鍵となる。強制ではなく自主的に治療やリハビリテーションに参加させるための患児を尊重した関わりが重要であった。

● 実践事例の治療・看護の経過

		術前	術後～待機期間	骨延長期間	中和期間～創外固定器除去
		入院～術前	手術当日～術後1週	術後2～4週	術後5週以降
検査		術前検査： X線検査（胸部，下肢） 血液一般検査 尿検査 心電図 検温：適宜	X線検査（胸部，下肢）：術後1日 血液一般検査：術後1日，術後5日 検温： 術後3日まで3検 術後4日～2検	血液一般検査：適宜 検温：1検	X線検査（胸部，下肢）：1回/月
治療・処置		術前評価： 関節可動域 運動能力 ADLの評価	術後1日：ガーゼ交換 術後4日まで：抗生剤投与（12時間ごと） 術後6日～：リハビリテーション依頼（全荷重立位，膝関節ROM，歩行可）	術後7日： 骨切り部抜糸 骨延長開始［1mm/回を2回/日（8時，20時）］ 固定器測定（1回/週） 術後14日～：創外固定器洗浄開始	創部の感染徴候ある時は適宜，抗生剤内服 術後3か月：ダイナマイゼーション 術後4か月：創外固定器除去・抜釘
日常生活	食事	制限なし			
	安静度	制限なし	手術当日： ベッド上安静 ギャッジアップ15度まで可 術後1日： ギャッジアップフリー 患肢挙上で座位可 術後2日～： 患肢挙上で車椅子可 術後5日～： 端座位可 ベッドサイドにて立位可	術後7日～：車椅子にて隣接する養護学校への通学開始 術後14日～：理学療法にて杖歩行開始	術後1か月～：病棟内杖歩行可（全荷重） 術後2か月～：院内杖歩行可 術後3か月～：通学時杖歩行可
	排泄	トイレ可	術後1日まで：ベッド上 術後2日～：トイレ可		
	清潔	入浴	術後1日～：清拭・洗髪可	術後14日～：シャワー浴	
教育		改良衣服の説明・準備	車椅子移乗時・乗車中の注意点	骨延長の手順・手技について 創外固定器の洗浄について	松葉杖歩行時の注意点

●実践事例の看護上の問題点への対応

患者の経過	看護上の問題点	観察・看護	結果
術前〜待機期間	#1 安楽の変調：疼痛	〈観察〉 ●バイタルサイン，足趾の自動運動の程度，創部からの出血の有無，循環障害，知覚，疼痛，同一体位の保持に伴う褥瘡発生の有無 〈看護〉 ●術後の疼痛に関しては状況に応じ，鎮痛剤の使用で対応する ●患肢を動かす際は患児に説明し協力を得たり，患児自身が自覚症状に合わせて動かすことで疼痛の軽減に努める	#1 患肢挙上中，循環障害などの異常徴候はなし 「痛いからやめてー。触らないで」と創部の疼痛や自動運動への不安の表出があったため，疼痛増強時は鎮痛剤を使用し，処置時はあらかじめ患児に説明し自己で可能なことは協力を得ることで疼痛コントロールを図ることができた
	#2 ボディイメージの混乱	〈観察〉 ●ボディイメージの変化に対する不安や恐怖心の表出の観察 〈看護〉 ●ボディイメージの変化を受け入れられるように不安や恐怖心の訴えを傾聴する	#2 「器械を見るのが怖い。こんな風になっているとは思わなかった」と泣きながら母親に訴えた。これに対しては，術後1週間は処置時以外はカバーを装着し，患児の訴えを傾聴したことで徐々に受け入れられていった
骨延長期間	#1 処置への恐怖によるセルフケアの不足のおそれ	〈観察〉 ●術後7日より骨延長開始：患児の手技の確認 1mm/回の延長を2回/日（8時，20時） ●抜糸後より創外固定器洗浄開始：患児の手技の確認 〈看護〉 ●骨延長時，延長の手順・手技について説明し，できるだけ恐怖心を除くようにする	#1 骨延長の実施前や開始直後は「痛いからもうやりたくない」との拒否的な発言が聞かれたが，実施時には必ず看護師が付き添い見守ることで徐々に受け入れられるようになった 創外固定器洗浄時には，実施前は「絶対いやだ！ 怖い」との発言があったが，実施後は「なんだ，痛くないじゃん。俺一人でもできるかも…」と，前向きな発言が聞かれるようになった 自己管理ができることで外泊につながり，頑張る意欲がわいてきた
	#2 感染のリスク状態	〈観察〉 ●疼痛，ピン刺入部の発赤・腫脹・熱感，浸出液の有無や性状，発熱，倦怠感の有無 〈看護〉 ●器械洗浄の必要性についてパンフレットを用いて患児および家族に説明し，またピンの刺入部の観察についても説明する ●実際の洗浄場面を家族にも見学してもらい，指導する	#2 時折ピン刺入部付近の発赤など感染徴候がみられたが，一時的な抗生剤の内服，消毒にて改善した 創外固定器洗浄時の恐怖感が除かれたことで患児自身が前向きになった。家族は説明を受けた上で見学し，自己管理が可能になった
中和期間〜創外固定器除去	#1 ストレスによる療養行動への不適応のおそれ #2 身体損傷のリスク状態：骨折	〈観察〉 ●リハビリテーションへの意欲（ストレス状況も含む）と実施状況，歩行状況（松葉杖歩行時の患肢への荷重），疼痛，疲労度など 〈看護〉 ●リハビリテーションへの意欲を維持するために，日常生活のストレスを軽減する ●カフパンピング，大腿四頭筋訓練，膝の屈伸運動などのベッドサイドリハビリテーションを早期より開始する ●仮骨の形成不全の予防のために，疼痛コントロールができれば，早期より松葉杖にて全荷重歩行開始とする	#1 リハビリテーションに関しては「やりたくないよー。面倒くさい」と後ろ向きな言動や態度もみられたが，あらかじめ患児と時間を約束することや家族の協力を得ることで強制することなく，自主的な行動を促すことができた #2 松葉杖歩行も安定し，積極的に歩行することで仮骨の形成がなされ，骨折を予防できた 早期のリハビリテーション開始により膝の関節拘縮もある程度予防できた

脚長不等症 10-5

10-6 先天性股関節脱臼

10 筋肉・骨疾患

看護の基礎知識

◉病態関連図

先天性股関節脱臼の病態関連図

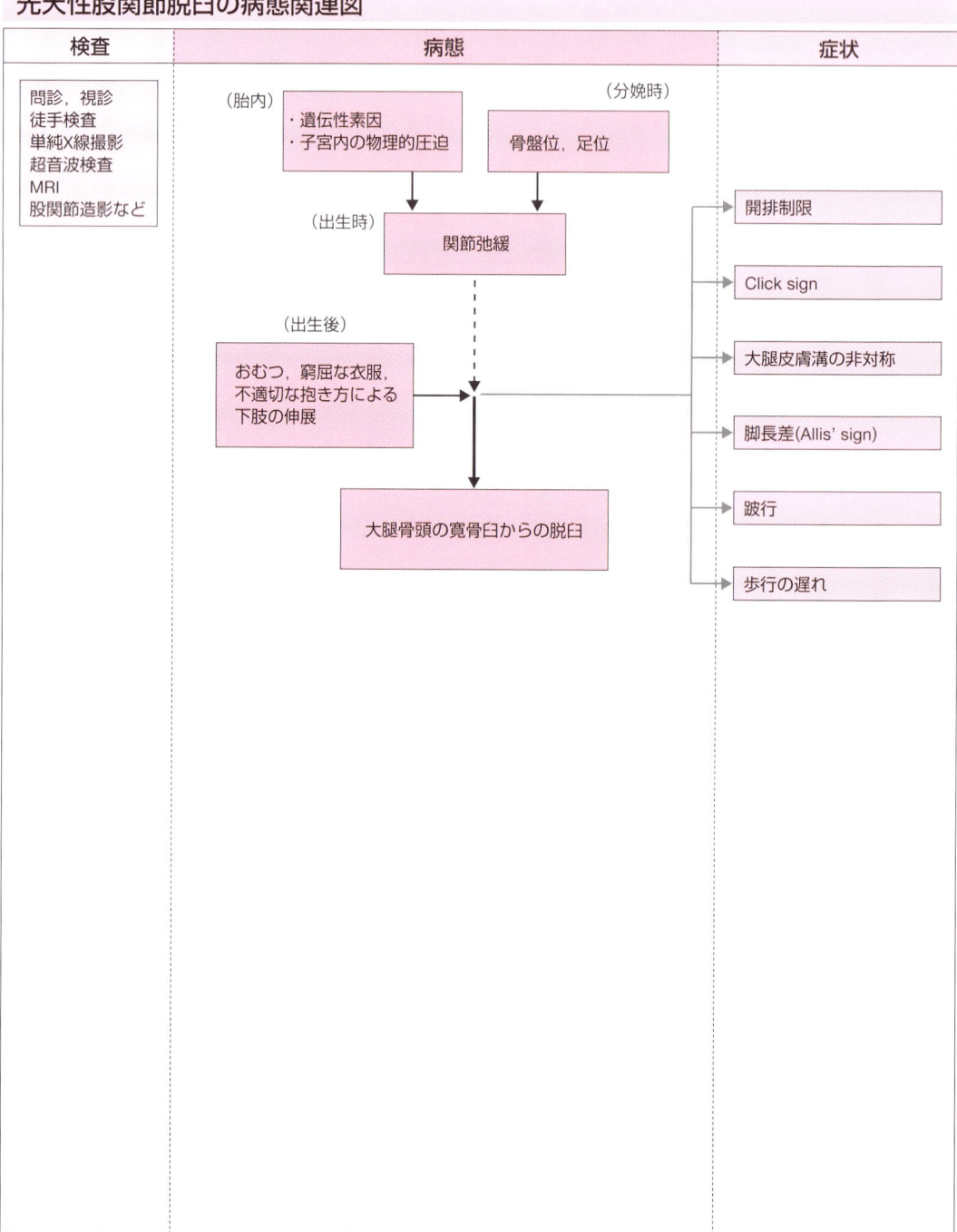

検査	病態	症状
問診，視診 徒手検査 単純X線撮影 超音波検査 MRI 股関節造影など	（胎内） ・遺伝性素因 ・子宮内の物理的圧迫 （分娩時） 骨盤位，足位 （出生時） 関節弛緩 （出生後） おむつ，窮屈な衣服，不適切な抱き方による下肢の伸展 大腿骨頭の寛骨臼からの脱臼	開排制限 Click sign 大腿皮膚溝の非対称 脚長差(Allis' sign) 跛行 歩行の遅れ

1 疾患の概念・定義

先天性股関節脱臼（Congenital Dislocation of the Hip：CDH）とは，「出生前および出生後（出生時も含む）に，大腿骨頭が関節包におおわれたままで臼蓋の外に外れた状態（関節包内脱臼）」とされ，亜脱臼や臼蓋形成不全をも含めた総称である。

発症原因は，母親や祖母が先天性股関節脱臼である場合も多く，一次因子として遺伝的素因があげられているが，そこに出生前～周産期の要因（子宮内の胎位：多胎などによる子宮内の物理的な圧迫，骨盤位や足位など分娩時の体位など）が加わって，関節弛緩・臼蓋形成不全の状態で出生し，さらに出生後の環境因子（出生後の育児習慣：おむつの種類や当て方，抱き方，窮屈な着衣など）による下肢の伸展によって成立することが多いと言われている。このような発症経過をふまえて近年では，発達性股関節脱臼（Developmental Dislocation of the Hip: DDH）と呼ばれるようになっている。

2 病態

疾患の概念・定義に述べたとおりであるが，本疾患は関節包内脱臼であり，同時に骨盤の臼蓋形成不全を伴っている点が，「外傷性脱臼：関節包が損傷されて大腿骨頭が関節包の外側に逸脱しているが臼蓋の形態は正常」とは異なっている。出生時から完全な脱臼を認める場合は，先天性多発性関節拘縮症やラーセン症候群などほかの疾患を合併していることも多い。

3 分類

先天性股関節脱臼は，大腿骨頭と寛骨臼の状態から，①完全脱臼，②亜脱臼，③臼蓋形成不全の3つに分類される。

4 診断

月齢により診断の主眼点が異なるが，徒手検査によって，新生児期や乳児期にみられる開排制限，click sign，脚長差（Allis' sign）などから診断される。また，幼児期では，歩行遅延，跛行などによって診断されることもある。画像診断では，X線検査，超音波検査，MRIなどが用いられる。

5 症状

1 新生児期～乳児期
①開排制限：新生児期は股関節の開排に左右差がみられ，一般的に脱臼側では開きが硬い。生後2～3か月に顕著になる。
②大腿皮膚溝の非対称：脱臼側の大腿・臀部に左右非対称の皺が多く認められる。
③click sign：新生児期にみられることが多い。
④脚長差（Allis' sign）：乳児期に，仰臥位で両膝を最大屈曲しながら股関節を屈曲した時に左右の膝の高さが異なり，脱臼側の下肢が低くなる。

2 幼児期（1歳以降）
乳児期の症状に加え以下の症状が出現する。
①跛行：歩行するようになるまで脱臼が放置されると，片側脱臼であれば跛行を認める。
②トレンデレンブルグ徴候：患側の一側下肢で起立すると骨盤は反対側に傾斜する。
③歩行開始の遅れ

6 合併症

大腿骨頭の壊死性変化（ペルテス様変化），臼蓋形成不全の遺残性亜脱臼，整復による骨頭障害。

7 検査

問診，視診，徒手検査，画像診断（単純X線撮影，超音波検査，MRI，股関節造影など）。

8 治療

1 保存療法
①出生直後～生後2か月

生後1か月までは自然治癒することもあり，おむつの当て方，抱き方に注意し経過観察する。

②生後3か月～6か月

リーメンビューゲル法の適用は，近年，脱臼，亜脱臼に用いるのが一般的で，股関節の伸展を制限しながらも，他の運動は自由に行いながら整復へ導く機能的療法である。通常，2週間以内に整復されることが多いが，その後も患側下肢の自動運動が十分に可能になるまで装着する。全体の装着期間は約6～8週間程度で，完全脱臼では70～80％が整復される。1回目の装着で整復されない時は，3～4週間装着をはずした後，再装着を行うが，整復がみられない場合は次の治療ステップに移る必要がある。

同治療の合併症である骨頭障害（ペルテス様変化）は，程度の軽いものを含めると5～10％生ずるといわれている。特に整復されていない状態での装着の継続は骨頭障害を起こす可能性が高いので，注意を要する。

③生後6か月以降

リーメンビューゲル法で整復されない時，また生後7か月以降に診断された場合は，牽引療法による整復を行う。水平牽引4週間，オーバーヘッド牽引を2週間行う。その後，下記の観血的整復術を施行してギプス固定する。

2 手術療法

上記保存療法過程を経た後，生後10か月以降に適用する。

臼蓋形成不全に対しては，整復後の改善を期待して5歳頃までは経過観察をする。5～6歳にて基準値を満たさず，将来的に問題が残ると考えられる患児に対しては，ソルター骨切り術などにより臼蓋の被覆を促進し，正常の股関節になるようにする。

9 疫学・予後

1. 発症頻度は，完全脱臼は0.1％，亜脱臼と臼蓋形成不全を加えても0.3％程度といわれる。
2. 先天性股関節脱臼の男女差は女児に圧倒的に多く（男女比は1：5～1：7），左側の股関節に多くみられる。
3. 予後は，正しく治療される限りにおいては良好であるが，リーメンビューゲル法などの保存的治療の合併症として，大腿骨頭の血行障害や変形（ペルテス様変化）を生じた場合には，将来，変形性関節症に進行することが多い。

10 看護

1 疾患の早期発見

新生児期からの早期発見に努めるが，新生児期のスクリーニングで疑われた場合は，専門医の受診を進めるとともに，おむつの当て方や抱き方など日常生活上の注意事項を指導する。

2 治療時の看護

①リーメンビューゲル装着時の看護

自宅での装着が多いため，家族に対し，装着時の注意事項（バンドの位置や長さ，皮膚障害の有無，機嫌，開排位，下肢の動きなど），おむつ交換の方法や清潔介助について指導を行う。また，治療に対して家族の不安など傾聴し，よき相談相手となる。

②牽引時の看護

- 観察事項：牽引が適切に行われていることをまずは確認するとともに，循環障害・神経障害・スキントラブルの有無，苦痛の程度などの観察を行う。
- スピードトラックバンドの固定の包帯の巻き方：包帯はきつすぎず，緩み過ぎないように巻く。定期的に包帯の巻き直しを行い，同一部位の圧迫や，バンドのずれによる部分的な圧迫を予防する。また，継続治療が必要なため，積極的に母親や家族にも看護に参加してもらい，包帯の巻き直しも母親とともに行う。
- 清潔：水平牽引時は入浴（牽引を一時解除）を行い，オーバーヘッド牽引時は清拭を行う。おむつ交換時には，臀部に片手を挿入し支えながら交換する。また，母親にも方法を指導する。
- 食事：体動制限や不自然な体位により，食欲低下をきたしやすい。できるだけ患児自身に臥床したままでも摂取できるように援助するが，誤嚥や腹部症状に注意し，食事時間を十分とるようにする。また，便秘の予防のため水分摂取を促すが，家族にも説明・指導する。
- 遊び：抑制状態での長期臥床を強いられるた

め，身体的・心理的な苦痛を伴う。発達状況に合わせ五感を刺激する遊びや遊具を選択して気分転換を図り，母親に患児とのスキンシップを促す。

- 家族の疾患に対する受け入れ：家族の疾患に対する受け入れ状態を把握する。治療方法を明確にし，家族の不安や疑問を傾聴し，よき相談相手となるように心がける。
- 付き添い者（母親）の体調管理：牽引開始に伴い患児がストレスフルな状態となり，母親が患児のそばから離れられないといった状況が予測される。母親の疲労や食事，睡眠状況などに十分配慮し，ほかの患児や同疾患を持つ患児の母親などとの交流の機会を設ける。

③ギプス固定時の看護
- 観察事項：ギプスの状態，創部の痛み（機嫌），感染徴候，および循環障害，神経障害，スキントラブルなどの合併症症状の観察を行う。
- ギプスの管理：辺縁の破損があればテープで補強し，スキントラブルの予防に努める。濡れた場合は，直ちに乾燥させる。ギプス内におもちゃなどを入れないように注意する。
- 日常生活の工夫：清潔の保持や食事の工夫，衣服の工夫，便秘の予防，事故防止に努める。
- 遊び：ギプスが乾燥すれば抱介は許可されるが，患児自身の動きはギプスによって大きく抑制されるため，発達状況に合わせ五感を刺激する遊びや気分転換のための遊具を選択して提供する。

④退院指導
主としてギプス装着のままでの在宅管理となるため，家族に対して上記の点を含めた退院指導を行う。
- 合併症の予防と早期発見のための観察項目について指導する。
- 事故を予防するために，自宅での生活環境を把握して指導する。特に，移動については，移動手段に合わせて，自動車への乗車時，ベビーカー使用時などの安全な体位の工夫について指導する。
- 清潔保持の方法や食事の工夫，ギプスの取り扱いなどについて指導する。
- 定期受診について説明・確認する。

■コラム　home traction（自宅牽引）

　先天性股関節脱臼に対する牽引治療の入院期間の短縮を目的として，オリジナルな組み立て式のポータブル牽引装置を作成し，水平牽引の大部分を自宅で行う home traction（自宅牽引）の報告[1]がある。それによれば，まずオリエンテーションのための数日間の入院において水平牽引を開始し，そこで牽引装置の取り扱いやトラックバンドの巻き直しの方法，注意事項を家族に習得してもらい，約20日間の水平牽引を自宅で行うものである。その後，入院管理下で開排牽引へと移行していくが，報告された10例においては水平牽引の効果は十分に確認され，また合併症もみられなかった。

　当センターにおいても2008年より本格導入し，同疾患以外にもペルテス病などの牽引にも試みられ効果を上げている。最大の利点は入院期間の短縮であり，それによって患児自身や家族の精神的・身体的・社会的な負担軽減に役立つとともに医療費の削減にもつながっている。しかし一方では，確実な牽引の実施が可能かについての懸念や，それを行う家族の不安への対応が必要である。その意味でオリエンテーション入院での指導は不可欠であり，また，home traction（自宅牽引）が可能か否かの評価は看護者の重要な役割である。必要な看護システムを確立し，今後も普及に努めていきたい。

（あいち小児保健医療総合センター　大島祐美）

■引用・参考文献
1) 北小路隆彦ほか：先天性股関節脱臼に対する overhead traction 法における home traction の導入．臨整外，36(9)，1069-1073，2001．
2) 藤井敏男，和田晃房：先天性股関節脱臼．小児整形外科テキスト，37-61，2004．
3) 本田恵：先天性股関節脱臼．最新整形外科学大系24，138-155，2008．

先天性股関節脱臼の看護　●実践事例

●事例の要約

　出生直後よりクリックサインを認めたものの経過観察の上，生後3か月からリーメンビューゲル療法を受けたが改善がみられなかったことから，オーバーヘッド牽引療法目的で入院となった9か月の女児である。牽引療法開始に伴って，患児・母親ともにストレスが生じたため，早期から治療の進行をカレンダーにまとめベッドサイドに表記した。病棟内で同じ治療を行っている患児の母親とのコミュニケーションを促すことにより，治療に対する母親・患児のストレスの緩和と，治療のモチベーション維持につながったと考える。牽引療法を確実に行うことを心がけ，牽引時に発生しやすい皮膚障害に対しては，早期から予防に努めた。

●治療・看護の経過の記述

1　年齢，性別，診断名等

- 年齢：9か月
- 性別：女児
- 診断名：左先天性股関節脱臼
- 家族：父（会社員），母（主婦）

2　発症から入院までの経過

　生後5日に左股関節にクリックサインを認めたがそのまま経過観察していた。生後3か月の時に，近医で単純X線写真上での左股関節脱臼像と股関節開排制限を指摘され，リーメンビューゲル療法を1か月間行ったが，改善が認められなかったため，今回，オーバーヘッド牽引療法目的で入院となった。

3　入院時の状態

　母親に抱かれ，両親に付き添われて入院となる。左股関節の開排制限があり，右下肢に比べて自動運動も少ない。感冒症状はなく機嫌はよい。身長65.0cm，体重7655g，体温36.8℃。

4　入院から退院までの経過

　入院当日より，左右重錘0.5kgによる水平牽引が開始となる。牽引当日は，慣れないため啼泣が激しく，下肢の動きも活発で，1日に6～7回の巻き直しを行っていた。

　入院2日より，重錘を1.0kgに変更し水平牽引を施行したが，やはり頻回にずれが生じ，左大腿部に発赤が出現した。そこで，入院3日より，母親へも牽引療法時の注意や包帯がずれた場合の巻き方を指導し，同時に，皮膚保護用包帯（チュビファースト）を用いて両下肢を巻き，牽引を続行した。

　入院5日に就寝時の啼泣がピークに達し，母親の疲労もみられたため，昼間の1時間だけの牽引解除時間を利用して，同じ疾患の患児の母親とのコミュニケーションを促し，患児に対してはベッドサイドでの保育士による遊びを取り入れた。また，入院7日に母親とともに治療カレンダーを作成してベッドサイドに貼り，治療の進行状況を明確にした。患児は入院8日頃より徐々に慣れてきて，生活のリズム（昼夜）ができてきたため，就寝時の啼泣は軽減していった。

　5週目に入り単純X線撮影により左骨頭の下降が確認されたため，オーバーヘッド牽引に変更となり，1日20度ずつの開排が進められた。牽引時は，体幹を抑制ジャケットで固定し，骨盤には骨盤帯を使用して，適切な安静体位の保持に努め，包帯の巻き直しも慎重に行った。

　6週目に入り開排全開位となり，大腿牽引へ変更となった。母親には7週目以降に予定されているギプス固定について，注意点と自宅での育児についての指導を行った。6週間の牽引を

行ったが，皮膚保護用包帯（チュビファースト）の効果もあって，皮膚障害を防ぐことができた。

5 退院時の状況

牽引開始6週間後にギプス固定となった。母親へギプス固定時の安全な移動や抱き方についての注意事項，自宅での保清など生活上の工夫について具体的に指導し，入院7週間で退院となった。

この事例から学んだこと

牽引療法により，患児は特に入院当初の身体的拘束による不穏状態が続き，母親もそれに伴って疲労感が強くなっていった。これに対して母親に治療の予定や目標を具体的に示したこと，牽引をはずす時間を気分転換のために有効活用できたことが，両者のストレス緩和に役立ったと思われる。

●実践事例の治療・看護の経過

		水平牽引療法期	オーバーヘッド牽引療法期	ギプス固定期
		入院当日〜4週	5〜6週	7週以降
検査		単純X線撮影（下肢：入院時，2週目） 超音波検査（股関節：入院時） 検温（適宜）1検	単純X線撮影（6週目） 超音波検査（6週目）	心電図，採血（全身麻酔施行前） 検温 　42日目（ギプス固定）3検，43日目より適宜
治療・処置		骨頭位置，骨端線の位置確認 重錘評価 皮膚保護用包帯（チュビファースト）による両下肢の皮膚保護	5週目より1日20度ずつの開排を進め，6週目より大腿牽引	42日目に全身麻酔下関節造影後ギプス固定
日常生活	食事	制限なし		
	安静度	ベッド上安静 昼間1時間牽引解除	終日ベッド上安静	43日目より抱っこ可，プレイルーム可
	排泄	終日おむつ		
	清潔	入浴（牽引解除時間）	清拭，洗髪	
	指導	牽引時の注意事項，巻き直し方法 治療内容のカレンダー作成	オーバーヘッド牽引療法による注意事項	ギプス固定時の生活上の注意事項 自宅での育児方法

●実践事例の看護上の問題点への対応

	看護診断	観察・看護	結果
牽引療法期	#1 身体損傷のリスク状態	〈観察〉 ●牽引状態(疼痛の有無,トラックバンドや包帯のずれ,下肢の動き,重錘の位置など) ●合併症症状(皮膚障害,神経障害,循環障害など) 〈看護〉 ●包帯,トラックバンドによる皮膚障害の予防のため,両下肢に皮膚保護用包帯(チュビファースト)を使用して牽引を実施 ●牽引を除去した時間に入浴し,巻き直し時には皮膚状態に応じてマッサージなどを行い末梢循環を促進する ●牽引の観察事項や巻き直し方法を母親に指導し,治療への参加を促す	#1 牽引開始3日で両大腿部に発赤が発生 　発赤が出現した時期に早期から皮膚保護用包帯(チュビファースト)を使用することで,重錘により生じる包帯とトラックバンドの摩擦を防ぎ,皮膚障害を防ぐことができた 　母親も徐々に慣れて,水平牽引時の包帯がずれた時には,自分で巻き直しを行うことができるようになった
	#2 非効果的家族治療計画管理	〈観察〉 ●患児の表情や機嫌(啼泣),活動,および付き添いの母親の言動や表情 〈看護〉 ●治療計画内容をもとに母親とカレンダーを作成し,ベッドサイドに貼った ●同疾患患児の母親とのコミュニケーションを促す ●保育士とともにベッド上でできる遊びを提供して患児の気分転換を図り,一方,母親にはその時間を利用した休憩を促す	#2 入院当初は,患児が牽引のための抑制に慣れなかったため,ぐずることが多く,特に就寝時の啼泣が強かったことから母親も対応ができず,精神的な疲労がみられた 　治療経過を視覚的に表示することで,治療目標が明確となり,治療継続へのモチベーションへとつながった 　母子ともにベッド上安静でのストレスが生じていたため,保育士や看護師が患児との遊びの工夫をすることで気分転換につながった。また,母親はその間,ベッドサイドを離れて休憩することができ,ストレスの緩和へとつながった
ギプス固定期	#1 身体損傷のリスク状態	〈観察〉 ●ギプス固定による合併症症状[感染徴候,皮膚障害,神経障害,循環障害(疼痛の有無,下肢先端の皮膚色や温度・動きなど)] ●ギプスの状態(ギプスの破損やヒビなど) 〈看護〉 ●ギプス辺縁を保護し,皮膚との接触による皮膚障害を予防する ●ギプスの観察事項や,安全な抱き方・移動のさせ方,日常生活の注意(便秘予防,補正方法など)などを母親に指導する	#1 術後のギプス固定によるトラブルや症状はみられなかった 　母親はギプスによる重心の変化を理解して,慎重に患児を抱くなど,安全に関わることができていた
	#2 非効果的家族治療計画管理	〈観察〉 ●患児の表情や機嫌(啼泣),活動,および付き添いの母親の言動や表情 〈看護〉 ●患児自身は体動を抑制されているためストレスを生じやすいことを母親に説明し,発達状況に合わせた遊びや気分転換活動を促す ●ギプス固定時の日常生活の注意(便秘予防,清潔や食事の方法など)を母親に指導する	#2 ギプス固定後は抱っこやプレイルームへの移動も許可になったことで,患児のストレスはあまり強くみられなかったことから,母親も順調に退院に向けた準備を進めることができた

11章

膠原病，免疫アレルギー疾患

- 11-1 若年性特発性関節炎
- 11-2 血管性紫斑病
- 11-3 重症複合免疫不全症
- 11-4 気管支喘息
- 11-5 食物アレルギー
- 11-6 川崎病
- 11-7 アトピー性皮膚炎

11-1 若年性特発性関節炎

11 膠原病，免疫アレルギー疾患

看護の基礎知識

●病態関連図

若年性特発性関節炎の病態関連図

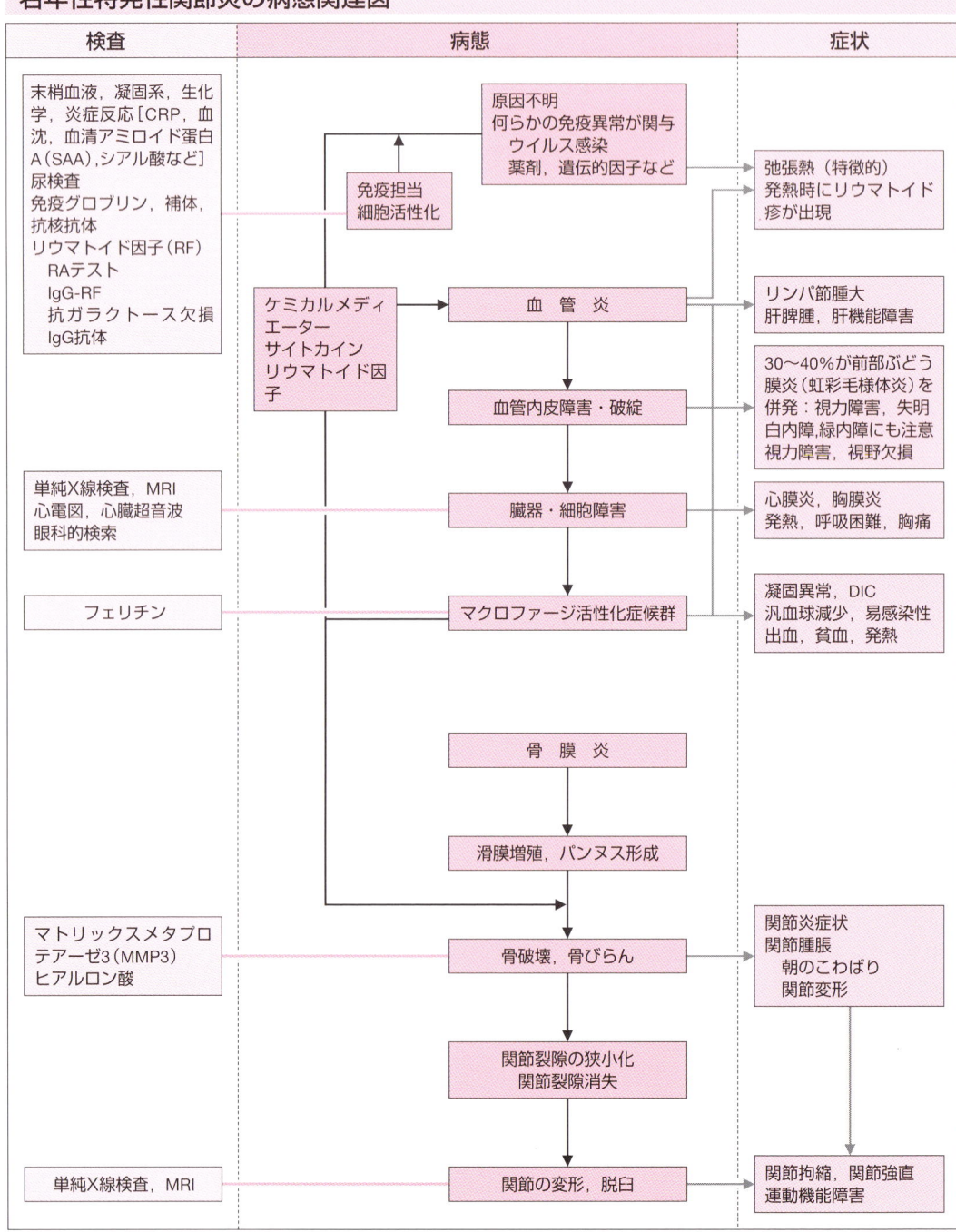

検査	病態	症状
末梢血液，凝固系，生化学，炎症反応［CRP，血沈，血清アミロイド蛋白A（SAA），シアル酸など］ 尿検査 免疫グロブリン，補体，抗核抗体 リウマトイド因子（RF） 　RAテスト 　IgG-RF 　抗ガラクトース欠損IgG抗体	原因不明 何らかの免疫異常が関与 ウイルス感染 薬剤，遺伝的因子など ↓ 免疫担当細胞活性化 ↓ ケミカルメディエーター サイトカイン リウマトイド因子 ↓ 血管炎 ↓ 血管内皮障害・破綻	弛張熱（特徴的） 発熱時にリウマトイド疹が出現 リンパ節腫大 肝脾腫，肝機能障害 30〜40％が前部ぶどう膜炎（虹彩毛様体炎）を併発：視力障害，失明 白内障，緑内障にも注意 視力障害，視野欠損
単純X線検査，MRI 心電図，心臓超音波 眼科的検索	臓器・細胞障害	心膜炎，胸膜炎 発熱，呼吸困難，胸痛
フェリチン	マクロファージ活性化症候群	凝固異常，DIC 汎血球減少，易感染性 出血，貧血，発熱
	骨膜炎 ↓ 滑膜増殖，パンヌス形成	
マトリックスメタプロテアーゼ3（MMP3） ヒアルロン酸	骨破壊，骨びらん ↓ 関節裂隙の狭小化 関節裂隙消失	関節炎症状 関節腫脹 　朝のこわばり 　関節変形
単純X線検査，MRI	関節の変形，脱臼	関節拘縮，関節強直 運動機能障害

1 疾患の概念・定義

若年性特発性関節炎（JIA）は，16歳以前に発症して持続する関節の炎症を特徴とする慢性疾患である。わが国では若年性関節リウマチ（JRA）と呼んでいたが，国際リウマチ学会（ILAR）とWHOの小児リウマチ委員会で若年性特発性関節炎（JIA）に名称を統一した。国際共同研究の推進に名称の統一は不可欠であり，わが国も採用した。

原因は不明であるが，複数の遺伝的因子を基盤に，感染因子をはじめとした刺激に過剰な免疫応答が関節を主な反応場所として誘発され，それが持続すると考えられている[1]。

2 病態

1. 関節を覆う滑膜が非常に厚くなり，炎症細胞で満たされ滑液が多量に増え，これが腫脹，疼痛，可動域制限の原因となる。関節の炎症症状の特徴として，関節が硬く動かしにくい状態となる「こわばり」があり，長時間の安静後に起こる。特に朝にみられる「朝のこわばり」が生じる。
2. 滑膜（滑膜パンヌス）の炎症・肥厚と関節の腫脹が加わり，ケミカルメディエーターやサイトカインなどの物質が放出される。ケミカルメディエーターやサイトカインなどは，その受容体と結合して免疫複合体を形成し，各組織に沈着して全身症状を示す。血管透過性亢進，血管拡張，白血球の遊走・浸潤，組織破壊などが引き起こされ，関節・軟骨・骨が浸食されて関節症状が出現する。
3. 小児では，痛みを和らげようと関節を屈曲位と伸展位の中間で保とうとする鎮痛位をとることがある。痛みの少ない格好をとることは痛みの持続的な軽減に有効であるとされているが，鎮痛位を維持してしまうと，筋の萎縮，筋の軟部組織の過伸展・退縮，柔軟性の低下などが引き起こされる。

3 分類と診断

国際リウマチ学会による若年性特発性関節炎（JIA）の診断分類基準（表11-1-1）があり，全身性関節炎の項目を参考に診断を進める。

4 症状

1 全身型

弛張熱，関節炎，発疹，心膜炎，肝脾腫など全身症状が前面に出る。多数箇所に関節炎が進行し，関節機能障害を起こす。

症状は，まず弛張熱がみられ，発熱時にピンク〜赤色の発疹（リウマトイド疹）が出現する。関節炎は同時か遅れて発症する。膝，肘など大関節に炎症を起こす。弛張熱が2〜3週続き，炎症が高度に進行すると，心膜炎，心囊液の貯留，肝脾腫がみられる。

2 少関節型

関節症状は，比較的大きな関節に非対称性に起こる。抗核抗体陽性例は，前部ぶどう膜炎（虹彩毛様体炎）が併発する。

3 多関節型

関節症状は，手や足の小関節に対称性にみられる。また，微熱，食欲低下などの全身症状を伴うことが多い。

5 合併症

1 疾患自体がもたらすもの

①関節の腫脹，疼痛および機能障害
②骨粗鬆症，圧迫骨折
③成長障害
④マクロファージ活性化症候群
⑤前部ぶどう膜炎（虹彩毛様体炎）
⑥長期臥床による筋萎縮と関節拘縮
⑦長期入院による精神的苦痛

2 治療薬として用いられる薬剤によるもの

①非ステロイド性抗炎症薬：胃腸障害，腎障害，凝固異常，ライ症候群，アレルギー反応。
②免疫抑制剤：嘔気，肝機能障害，易感染性，呼吸障害，汎血球減少。
③ステロイド剤
・軽症：座瘡性発疹，多毛症，満月様顔貌（ムーンフェイス），中心性肥満，皮膚線条など。
・重症：感染症の誘発・増悪，消化性潰瘍，骨粗鬆症・骨折，精神障害，耐糖能低下・糖尿

表 11-1-1 若年性特発性関節炎（JIA）の ILAR 分類基準（二次改定）

分類	定義	除外項目
全身性関節炎 (systemic arthritis)	2週間以上持続あるいは先行する発熱、またこの発熱は3日以上続く弛張熱であり、次項の一つ以上を満たす関節炎 1. 一過性（非固定性）の紅斑 2. 全身のリンパ節腫脹 3. 肝肥大または脾肥大 4. 漿膜炎	a, b, c, d
少関節炎 (oligoarthritis)	発症6カ月以内に1〜4関節に限局する関節炎。 次の2型がある 1. 持続性少関節炎（persistent oligoarthritis）：全経過を通じて4関節以下に限局 2. 進展性少関節炎（extended oligoarthritis）：発症6カ月以後に5関節以上に炎症が見られる	a, b, c, d, e
RF 陰性多関節炎 (RF negative polyarthritis)	発症6カ月以内に5関節以上に関節炎がみられる。RFは陰性	a, b, c, d, e
RF 陽性多関節炎 (RF positive polyarthritis)	発症6カ月以内に5関節以上に関節炎がみられ、この期間に3カ月以上の間隔で測定したRFが2回以上陽性	a, b, c, e
乾癬性関節炎 (psoratic arthritis)	乾癬を伴った関節炎、あるいは次の2項目以上を伴う関節炎 1. 指関節炎 2. 爪の変形（点状凹窩、爪甲剥離症） 3. 1親等の乾癬患者	b, c, d, e
腱付着部炎関連関節炎 (enthesitis related arthritis)	関節炎と付着部炎、または少なくとも次の2項目以上が陽性の関節炎あるいは付着部炎 1. 仙腸関節の圧痛または炎症性の腰仙関節痛 2. HLA-B27陽性 3. 6歳以上で関節炎が発症した男児 4. 急性（徴候性）前部ぶどう膜炎 5. 1親等に強直性脊椎炎、腱付着部炎関連関節炎、炎症性腸疾患に伴う仙腸関節炎 Reiter症候群、急性前部ぶどう膜炎の家族歴	a, d, e
分類不能関節炎 (undifferentiated arthritis)	上記の分類基準を満たさない、あるいは二つ以上の分類基準をみたすもの	
JIA の定義：16歳未満で発症し、6週間以上持続する原因不明の関節炎。他の病因によるものは除外する		

除外項目 a：患児や1親等での乾癬罹患や乾癬既往歴
　　　　 b：6歳以降に発症したHLA-B27陽性関節炎
　　　　 c：強直性脊椎炎、腱付着部炎関連関節炎、炎症性腸疾患に伴う仙腸関節炎、Reiter症候群、急性前部ぶどう膜炎、または1親等でこれら疾患の家族歴
　　　　 d：3カ月以上期間をおいて少なくとも2回以上のIgMリウマトイド因子陽性
　　　　 e：全身型JIA

Petty RE et al.:JRheumatol31:390-392, 2004.
今中啓之：若年性特発性関節炎、小児科診療、73巻増刊、279、2010.

病、高血圧、脂質異常症、動脈硬化、心電図異常、副腎機能不全、無菌性骨壊死、白内障・緑内障、血栓症、筋力低下、筋萎縮。
④生物学的製剤：感染症の誘発・増悪、DIV投与中の頭痛や発疹、皮下注射部位の発赤・腫脹。

6 検査

全身型は疾患特異的な検査項目はない。
感染症、白血病など悪性腫瘍、ほかの発熱性疾患（不明熱）を除外する。

1 基本的検査

①末梢血液：WBC 1万/μL以上（しばしば3〜4万/μL）特に好中球が80〜90％を占める。
②炎症反応：CRP、血沈、血清アミロイド蛋白A（SAA）、シアル酸など。滑膜炎や軟骨破壊の指標となる。
③その他：凝固系、生化学、免疫グロブリン、補体、尿検査。

2 特異的な検査

①抗核抗体、リウマトイド因子（RF）：最初に行われる検査である。ほかの膠原病や健康者でもまれに陽性となる。

②IgG-RF：血管炎の有無や重症度判定に適する。
③抗ガラクトース欠損IgG抗体：陽性例は骨破壊や活動性が高いことが報告されている。
④マトリックスメタプロテアーゼ3（MMP3）：関節滑膜細胞で産生される蛋白分解酵素。炎症性マーカーと相関し，また，6か月後の関節破壊とも相関する。
⑤ヒアルロン酸：関節破壊により血液中に検出される。
⑥フェリチン：JIAに合併するマクロファージ活性化症候群では異常高値をとる。
⑦炎症性サイトカイン（IL-6）
⑧関節液の検査：JIAの診断に行われることは少ない。感染症による関節炎との鑑別に用いられる。
⑨滑膜炎では白血球が増加する

3 X線検査

①単純X線検査：軟部組織の腫脹，骨萎縮，骨びらん，関節裂隙の狭小化がみられ，長期にわたると骨の破壊，関節の変形，脱臼を認める。
②MRI：炎症性滑膜炎は，T_1強調では関節液に近い低信号，T_2強調では高信号を呈するが，線維化が進行すると低信号となる。カドリニウムでより強調される。滑膜炎によって生じる二次的変化である骨髄浮腫は関節破壊を予見させる。
③QCT：疾患自体からくる病態とステロイド剤内服前後の検索のために行われる。

4 眼科的検索

前部ぶどう膜炎（虹彩毛様体炎）は，特に少関節型に合併しやすい。
副腎皮質ホルモンによる副作用の白内障，緑内障にも注意する。

7 治療

日本リウマチ学会小児リウマチ委員会は2007年「初期診療の手引き」を発表し，最近のリウマチ学の進歩に鑑みて，早期診断法および早期治療法を一般に供することで関節炎の早期解消を目指し，炎症関節の予後の改善を図ろうとしている。特に「生物学的製剤」が小児にも用いられ，治療の目標が関節の疼痛・腫脹の軽減から，寛解や治癒を視野に置くようになった。しかし，本疾患は多様性に富む複雑な疾患で，診断・治療が困難な症例も多く，一般の小児科医は小児リウマチ専門医との連携が重要であると強調している。

また，関節機能を維持し変形を予防するために，早期からのリハビリテーションは重要である。

1 全身型若年性特発性関節炎の治療（図11-1-1）

発病初期にはさまざまな鑑別診断が必要になる。非ステロイド性抗炎症薬のみでは，50％近くが寛解にいたらず，これまで非ステロイド薬の効果に依存する以外になかった。トシリズマブ（アクテムラ）の登場により難治性の患児への治療が大きく改善した。しかし，トシリズマブ（アクテムラ）は予期しない副作用の発現も危惧されるため，日本小児リウマチ学会で手引きを発表した（図11-1-1）。

2 多関節型若年性特発性関節炎の治療

非ステロイド性抗炎症薬を投与し，無効な場合にMTX少量パルス療法を行う。さらに無効な場合は，小児リウマチ専門医に生物学的製剤の適応について相談する。

3 生物学的製剤

トシリズマブ（アクテムラ），インフリキシマブ（レミケード），エタネルセプト（エンブレル）などがある。治療中にプレドニンを減量できない症例，症状の再燃を繰り返す症例で全身型，多関節型に対して，現在，トシリヅマブが治療選択されている。

8 疫学・予後

小児の膠原病のなかで最も多い。女児に多くみられる。全体では70～75％が寛解に至る[2]。しかし，RF陽性多関節型と全身型発症の多関節型移行例の寛解率は低く，治療法の躍進が期待される。

9 看護

1 **急性期**：弛張熱と関節痛に対して，安静の保持と疼痛の緩和を図る。

図 11-1-1　全身型若年性特発性関節炎の治療アルゴリズム

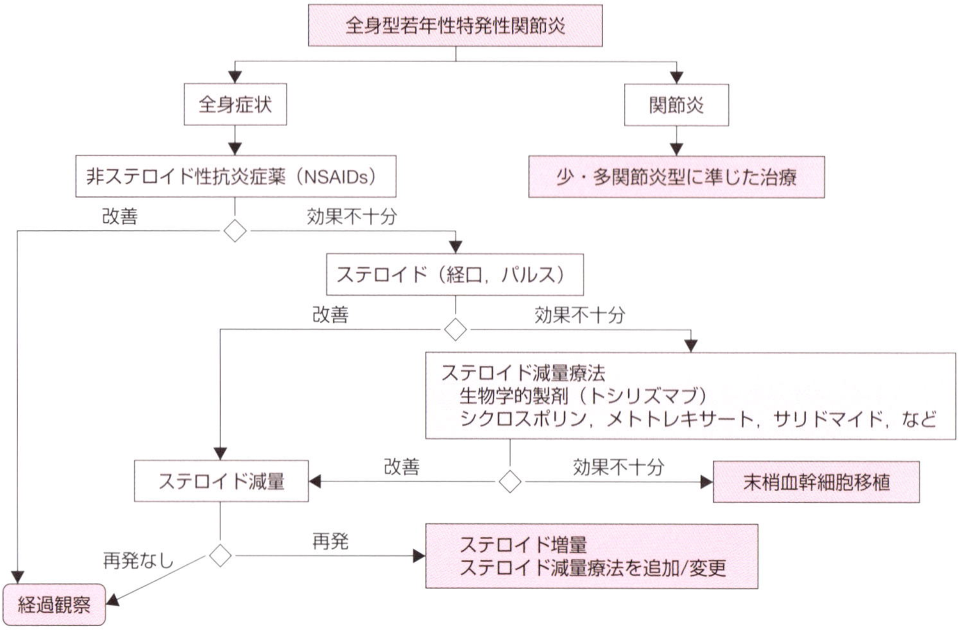

```
全身型若年性特発性関節炎
   ├─ 全身症状
   │   └─ 非ステロイド性抗炎症薬（NSAIDs）
   │       ├─改善→ 経過観察
   │       └─効果不十分→ ステロイド（経口，パルス）
   │           ├─改善→ ステロイド減量
   │           │         ├─再発なし→ 経過観察
   │           │         └─再発→ ステロイド増量／ステロイド減量療法を追加／変更
   │           └─効果不十分→ ステロイド減量療法
   │                          生物学的製剤（トシリズマブ）
   │                          シクロスポリン，メトトレキサート，サリドマイド，など
   │                          ├─改善→ ステロイド減量
   │                          └─効果不十分→ 末梢血幹細胞移植
   └─ 関節炎 → 少・多関節炎型に準じた治療
```

今中啓之：若年性特発性関節炎，小児科診療，73巻増刊，280，2010.

①症状の観察：疼痛の部位・程度，腫脹，こわばり感，可動性の観察。
②痛みの緩和：保温，クーリング，疼痛時の指示薬の使用。
③安静の保持：疼痛部位の安静を保つ，遊びの工夫，身の回りの世話，排泄介助（ベッドサイドポータブルトイレ使用）。
④ストレスや不安の表出：訪室，声かけ。

2 回復期：症状に合わせた日常生活と運動，生活リズムを保つ。内服が確実に継続できる。

①合併症の症状の観察
②感染予防：風邪症状の有無の観察，手洗い・ポビドンヨード（イソジン）含嗽など予防方法の指導。
③日常生活動作・運動の援助：症状に留意し，日常生活の拡大を図る。必要時，リハビリテーションの実施。
④生活リズム：規則的な生活，学籍の移動・院内学級への参加，他の患児との交流，生活リズムを保つ。
⑤薬の自己管理：薬の怠薬は症状の再燃・悪化が予測されるため内服指導を行う。
⑥精神的な援助：薬の必要性を患児にあった方法で説明し，理解を得る。

■ 引用・参考文献

1) 相原雄幸：若年性特発性関節炎，ナースのための病態生理事典，283 – 289，へるす出版，2009．
2) 日本リウマチ学会小児リウマチ委員会，日本小児リウマチ学会：若年性特発性関節炎　初期診療の手引き(2007 年)．
3) 若年性関節リウマチの最新の知見とケアの実際，小児看護，27（8），2004．
4) 今中啓之：若年性特発性関節炎，小児科診療，73巻増刊，2010．

若年性特発性関節炎

●実践事例

●事例の要約

弛張熱，左膝関節痛を主訴とした全身型若年性特発性関節炎の診断を受け，アスピリンの内服を開始したが，肝機能障害を起こし転院してきた患児。入院後，アスピリンを中止し，肝機能障害が改善した後に内服薬を変更した。その後，弛張熱，関節痛が軽減し退院となった。退院後も内服薬の継続で症状のコントロールを図っている。

●治療・看護の経過の記述

1 年齢，性別，診断名等

- 年齢：小学校低学年
- 性別：女児
- 診断名：若年性特発性関節炎（全身型）
- 家族：父，母，兄

2 発症から入院までの経過

発熱と左膝関節痛で近医を受診したが，弛張熱が続いたため他院を受診した。炎症反応が高いので抗生剤を使用したが効果がなく，JIAの疑いでアスピリンを服用した。しかし，その後も発熱，関節痛を繰り返し，家族の希望で当院に紹介されて入院した。

3 入院時の状態

アスピリンの副作用として，肝機能障害による眼球黄染が軽度あった。また，急性胃粘膜病変・胃潰瘍による嘔吐や腹痛があり，黒色便がみられた。アスピリン中止後，肝機能データは改善し，ほかの症状も落ち着いた。

4 入院から退院までの経過

入院当初，左膝の腫脹，熱感が軽度あり，時折，膝や股関節の痛みが出現した。歩行は支障なく，走り回る姿もみせた。痛みは膝の屈伸や低姿勢からの立ち上がりの際に出現すると話していた。

39℃の発熱が時折あり，悪寒・倦怠感による苦痛を訴えた。悪寒に対しては保温を行った。その後，クーリングをすると，解熱とともに苦痛は緩和できた。ステロイド治療開始後，発熱も痛みもなく経過した。

ステロイド剤による易感染のリスクに対して，手洗い・含嗽・病棟外でのマスク着用の必要性を患児に説明した。また，ステロイド治療によりムーンフェイスが出現したが，事前に副作用の説明をしており，程度も軽かったためボディイメージに対する訴えはなかった。体重は増加し，食欲が増進し，病院食だけでは満腹感がなかった。空腹感に低カロリーのゼリーや飲料の補食で対応した。ステロイド剤の副作用である頭痛・高血圧の出現はなく，消化器症状もなかった。

その後，ステロイド剤減量に伴う再燃を防止するため，MTX，ナプロキセン（ナイキサン）の内服が開始となった。患児が「どうしてお薬飲まないといけないの？」と疑問をもったため，「また痛くならないようにする薬で，きちんと飲むことが大事」と説明した。苦い薬は飲みづらいが，薬用ゼリーで包み，励ましながら服用を勧めた。

5 退院時の状況

関節の腫脹・痛みはなく，歩行はスムーズで，ムーンフェイスは続いているが感染症状はなかった。退院後もプレドニゾロン（プレドニン），MTX，ナプロキセン（ナイキサン）の内服は継続するので，内服薬の必要性を再び説明し，理解しているか確認した。また，感染予防の必要性と具体的方法を再確認した。体重増加に対しては，空腹時の補食の取り方についての母親

の相談に対し，具体的な内容を説明した。退院後の家庭や学校での過ごし方で不安な部分としてあげられた，風邪や痛みの増強時の受診方法，体育の授業参加については，外来受診時にその時々に相談していくことを確認して，外来部門に引き継いだ。プレドニンを減らせない場合や再燃を繰り返す場合，トシリズマブを治療として行うことがある。

この事例から学んだこと

入院中に服薬治療で症状は改善していた。入院中は症状や副作用の観察だけでなく，患児にわかる言葉で説明し，治療への参加と協力を得ることが必要となる。

●実践事例の治療・看護の経過

		急性期	回復期	慢性期（退院）
検査		採血 　WBC，CRP，血沈，凝固系，RF，MMP3，SAA，抗核抗体，シアル酸，フェリチン，IL-6 便・尿検査 心臓超音波 膝部X線検査	採血 尿検査 QCT 眼科受診	胸部X線検査 胸部CT （MTX内服前に検査）	
治療		点滴： 　補液（ソルデム1→ソルデム3A） 内服薬： 　アスピリン中止	内服薬： 　ナプロキセン（ナイサン）開始 　クリノリル開始	内服薬： 　ナプロキセン（ナイサン），スリンダク（クリノリル）中止 　プレドニゾロン（プレドニン）開始	内服薬： 　プレドニゾロン（プレドニン）減量 　MTX開始 　ナプロキセン（ナイサン）開始
日常生活	食事	発熱や痛みがある場合はベッド上			
	安静度運動	床上安静	病棟内フリー →		
	排泄	ベッドサイドポータブル	トイレ →		
	清潔	清拭	シャワー浴 入浴		
	教育		確実な内服（患児がわかる言葉で説明） 疾患・治療に対する質問に患児がわかるように答えていく	プレドニゾロン（プレドニン）内服に伴う空腹感，体重増加に対して，食べ物の工夫・調整 感染予防	体重増加に対しての栄養指導・相談 内服の継続

●実践事例の看護上の問題点への対応

患者の経過	看護上の問題点	観察・看護	結果
急性期	#1 弛張熱により苦痛がある #2 関節痛により心身の苦痛が蓄積するおそれ	〈観察〉 ● 弛張熱あり。悪寒，倦怠感あり。ベッド上臥位でぐったりしている ● 左膝関節の腫脹，熱感軽度あり。屈伸時や立ち上がろうとした時に痛みが出現 ● 朝のこわばりもあった 〈看護〉 ● 体温コントロール，安静の保持 ● 輸液管理，体位の工夫，日常生活の援助，患児の訴えに耳を傾ける ● 朝のこわばりや痛みのある時は温罨法を施行する	#1 解熱とともに苦痛も緩和された #2 左膝関節痛や朝のこわばりは時々訴えるが，温罨法で軽減することもあった ベッド上での遊びを工夫し安静が保てた 慣れると会話が多くなるが，面会終了時泣いたり，夜間眠れないと訴えてくることもあった
回復期	#1 運動制限，関節変形，関節拘縮，筋力低下により転倒の危険がある #2 ステロイド剤使用による副作用が出現するおそれ	〈観察〉 ● 発熱なし。左膝関節の腫脹軽度，痛みなし ● 運動制限なし，筋力低下なし ● 病気の理解と行動 「何でお薬飲まないといけないの？」 ● 血圧の上昇，頭痛なし ● ステロイド剤の副作用：ムーンフェイスの出現，空腹感あり，食欲増進 〈看護〉 ● 歩行介助（付き添う），環境の整備 ● 確実な薬の投与，内服指導 ● 感染予防：マスク着用，手洗い，含嗽 ● 食欲増進に対して食事の工夫 ● 必要時，栄養指導 ● 適度な運動を促す	#1 ステロイド剤内服後，発熱や左膝関節の腫脹・痛みは軽減していった 歩行時の痛みはなく，歩行はスムーズで，転倒する危険性はなかった #2 患児の疑問に対し，「また痛くならないように飲むことが大切」と伝え，理解が得られた ステロイド剤が苦くて飲みづらいと言っていたが，内服方法の工夫により飲めていた 感染症状はなかった 空腹感を訴えるが，低カロリーの補食で我慢できた
慢性期（退院）	#1 非ステロイド性抗炎症薬や免疫調整薬などの使用により副作用が出現するおそれ	〈観察〉 ● 左膝関節痛・腫脹なし ● 発熱なし ● 感染症状なし 〈看護〉 ● 正確な与薬，内服指導 ● 感染予防の継続	#1 副作用症状の出現はなかった 退院へ向けて内服や感染予防の必要性を再確認し，生活指導していった

11-2 血管性紫斑病

11 膠原病，免疫アレルギー疾患

看護の基礎知識

● 病態関連図

血管性紫斑病の病態関連図

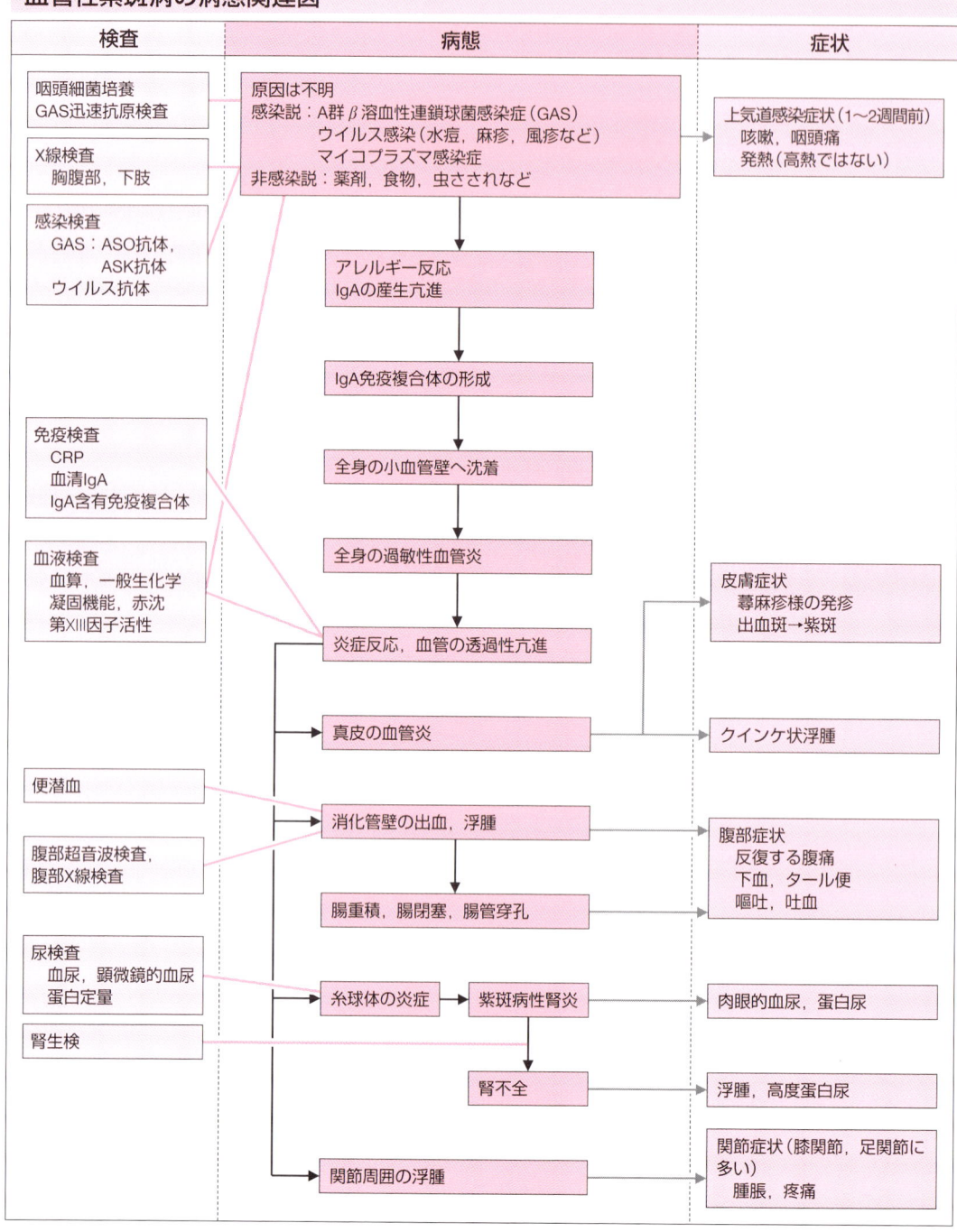

検査	病態	症状
咽頭細菌培養 GAS迅速抗原検査	原因は不明 感染説：A群β溶血性連鎖球菌感染症（GAS） 　　　　ウイルス感染（水痘，麻疹，風疹など） 　　　　マイコプラズマ感染症 非感染説：薬剤，食物，虫さされなど	上気道感染症状（1〜2週間前） 　咳嗽，咽頭痛 　発熱（高熱ではない）
X線検査 　胸腹部，下肢		
感染検査 　GAS：ASO抗体， 　　　　ASK抗体 　ウイルス抗体	↓ アレルギー反応 IgAの産生亢進 ↓ IgA免疫複合体の形成 ↓	
免疫検査 　CRP 　血清IgA 　IgA含有免疫複合体	全身の小血管壁へ沈着 ↓ 全身の過敏性血管炎 ↓	
血液検査 　血算，一般生化学 　凝固機能，赤沈 　第XIII因子活性	炎症反応，血管の透過性亢進	皮膚症状 　蕁麻疹様の発疹 　出血斑→紫斑
	真皮の血管炎	クインケ状浮腫
便潜血	↓ 消化管壁の出血，浮腫	腹部症状 　反復する腹痛 　下血，タール便 　嘔吐，吐血
腹部超音波検査， 腹部X線検査	腸重積，腸閉塞，腸管穿孔	
尿検査 　血尿，顕微鏡的血尿 　蛋白定量	糸球体の炎症 → 紫斑病性腎炎	肉眼的血尿，蛋白尿
腎生検	↓ 腎不全	浮腫，高度蛋白尿
	関節周囲の浮腫	関節症状（膝関節，足関節に多い） 　腫脹，疼痛

1 疾患の概念・定義

血管性紫斑病は，ヘノッホ・シェーンライン紫斑病（Henoch-Schönlein purpura：HSP），アレルギー性紫斑病，アナフィラクトイド紫斑病とも呼ばれる。原因は不明であるが，扁桃炎や上気道感染後に発症する事例が多く，細菌やウイルスによる感染の関与が考えられている。また，薬剤や食物のアレルギーなどの関与も考えられている。

主な症状は，皮膚症状（紫斑）がほぼ全例にみられ，関節症状，腹部症状，腎障害の出現率が高い疾患である。多くは1か月以内に治癒するが，再発を繰り返す事例もある。

2 病態

何らかの抗原曝露により，抗原抗体反応の結果，IgA産生が亢進し，IgA免疫複合体が形成される。その免疫複合体が全身の小血管壁へ沈着し，局所での血管透過性の亢進や炎症反応が引き起こされ，症状が現れると考えられている。現在，はっきりした抗原は不明である。

3 診断

下肢の紫斑，関節痛，腹痛など特徴的な症状がそろえば診断しやすいが，紫斑が遅れて出現する場合は難しい。血小板減少は示さない。幼児後期頃に好発し，乳児や成人はまれである。

4 症状

1 皮膚症状

ほぼ全例にみられるが，腹部症状が先行する場合もあるなど，出現の順序は決まっていない。
①紫斑：好発部位は下腿で，四肢から臀部に生じることが多いが，耳介などにも認めることがある。軽いかゆみを伴うやや隆起した点状出血斑ではじまり，次第に紫色に変化し，退色する。病態が悪化すると，新たな点状出血斑が出現する。
②クインケ状浮腫：血管神経性浮腫。組織の深部で蕁麻疹が起きているような状態。眼瞼，口唇などにみられる限局性浮腫。

2 関節症状

主に腫脹と疼痛が生じる。膝関節，足関節に多い。

3 腹部症状

①腹痛は反復する強い痛みで，しばしば嘔吐を伴う。入院適応を決めるうえで重要である。
②下血，タール便，嘔吐，吐血もしばしばみられる。

5 合併症

1 紫斑病性腎炎（HSPN）

血管性紫斑病を発症後数日から4週以内に血尿，蛋白尿またはその両方として発症し，20〜50％にみられる合併症である。時に肉眼的血尿やネフローゼ症候群を呈する症例があり，高度蛋白尿が持続する症例や急速進行性腎炎像を呈する症例では，しばしば末期腎不全に進行する。小児慢性腎不全の原疾患の約5％を占め，HSPNとその程度が血管性紫斑病の長期予後を左右する[1]。

2 腸重積，腸閉塞，腸管穿孔などを合併する重篤な症例もある。

3 外陰部症状，神経症状（けいれんなど），呼吸器症状などがみられることがある。

6 検査

診断を確定する特異的な検査所見はないが，鑑別診断に用いられる。

1 血液検査：白血球軽度増加，CRP上昇，赤沈値亢進などを認める。血小板数の減少はなく，プロトロンビン時間や部分トロンボプラスチン時間も正常である。凝固ⅩⅢ因子活性の低下がみられることがある。

2 便潜血，血尿（顕微鏡的血尿），蛋白尿

3 免疫検査：急性期に血清IgA高値，IgA含有免疫複合体の存在，A群β溶血性連鎖球菌感染後のASO抗体・ASK抗体，ウイルス抗体など。

4 腎生検：腎障害の程度により行われる。

7 治療

1 安静と対症療法

腹部症状が強い時は禁食とし，輸液を行う。溶連菌感染が明らかであればペニシリン製剤などで除菌するなど，原因がわかっていれば原因に対する治療が行われる。関節痛に対しては非ステロイド抗炎症剤を使用する。関節症状・腹部症状が強い時は，ステロイド剤を使用する。第XIII因子活性が低下している時の補充療法は，腹部症状に有効といわれている。

2 紫斑病性腎炎

治療法が確立されてはいないが，軽度の蛋白尿だけならジピリダモール（ペルサンチン）の内服薬を用い，重症はステロイドパルス療法を行うなど，重症度に応じた治療が行われる。

8 疫学・予後

秋冬（10〜1月）に多い。3〜10歳以下に好発し，乳児や成人はまれである[2]。男女比は2：1で男児に多い[3]。

再発を繰り返す症例や合併症によっては致死的転帰をとることがあるが，一般に予後は良好である。

9 看護

1 症状の観察

腸重積，腸管穿孔，腎炎などの合併症を起こさないか，あるいは早期に発見され対処されるように，合併症の出現に注意する。

①バイタルサインの変動，一般状態，検査データ
②皮膚症状の観察（紫斑の増強など）
③腹痛・関節痛などの疼痛の有無・部位・程度・持続時間・訴え，表情，活気，機嫌
④食欲，睡眠状態，血便，下血，嘔吐，関節の腫脹，日常生活動作の状態
⑤蛋白尿・血尿の有無，水分出納，浮腫
⑥ステロイド剤使用の際は副作用に注意し，感染予防について指導する。

　副作用：感染症，高血圧，肥満，白内障，緑内障，胃潰瘍，十二指腸潰瘍，骨粗鬆症，精神異常，続発性副腎皮質機能不全など。

2 安静を保つ

安静の必要性が理解でき，必要な安静が保てるように援助する。

①患児に合った方法，言葉で安静の必要性を説明する。
②家族にも安静の必要性を説明し，理解を得る。
③急性期はベッド上安静で，回復に伴い安静度が拡大されていく。安静度に沿った生活ができるように患児・家族と一緒に考え，環境の調整や遊びの工夫を行う。

3 関節痛や腹痛などの疼痛の緩和

①患部の安静を保ち，安楽な体位の工夫をする。できるだけ患児のそばにいる。
②関節痛に対しては，指示により湿布薬を使用する。
③痛みをアセスメントし，指示により鎮痛剤の使用を行う。
④強い腹痛がある場合，禁食，点滴管理となるが，禁食や点滴，与薬に関して患児・家族に説明をし，理解を得る。

4 患児・家族の不安の緩和

表情や言動を観察し，適宜疾患や病状について主治医から説明を受けられるようにしていく。

5 退院指導

再発や腎障害について医師から説明をし，定期的な検尿の必要性について理解が得られるようにする。腎障害が出現した場合，その程度により運動制限などがあるため，必要な説明をし，理解が得られるようにする。

■ 引用・参考文献

1) 池住洋平：小児慢性疾患診療マニュアル，113-115，診断と治療社，2006．
2) 柴田留美子：小児科学第3版，954-955，医学書院，2008．
3) 前掲書1）に同じ．

血管性紫斑病の看護　　　　　　　　●実践事例

●事例の要約

上気道炎症状から発症した血管性紫斑病の6歳女児。皮膚のかゆみ，腹痛と下肢の痛みによる歩行困難と蛋白尿があり，安静と薬物療法を行う。初めて体験した環境の変化と行動制限による苦痛に対して，患児の理解度に合わせた説明と遊びの工夫を行い，苦痛の軽減を図った。

●治療・看護の経過の記述

1 年齢，性別，診断名等

- 年齢：6歳
- 性別：女児
- 診断名：血管性紫斑病，紫斑病性腎炎
- 家族：両親，妹の4人家族

2 発症から入院までの経過

38℃の発熱と頭痛を認め，上気道炎と診断され，抗生物質を処方された。翌日解熱したが，下腿に紫斑が現れ徐々に広がった。腹痛はなかったが，血管性紫斑病の疑いで安静と経過観察のため入院となった。

3 入院時の状態

ブツブツが治れば帰れるから頑張ろうとの説明に納得し，母親と手をつないで歩いて入院した。活気があり笑顔もみられた。

下腿を中心に下肢，上肢，顔面に，中央がやや隆起した直径3cm前後の紫斑を多数認める。

身長113cm，体重22kg。体温35.4℃，脈拍114回/分，呼吸28回/分，血圧100/58mmHg。

血液検査では，白血球 5700/μL，CRP 1.92 mg/dL，血小板 34.3万/μL，IgA 204mg/dL，出血・凝固・プロトロンビン時間は正常，第XIII因子は低下。

4 入院から退院までの経過

フマル酸ケトチフェン（ザジテン）の内服と，かゆみにはジフェンヒドラミン（レスタミン軟膏）を塗布し，トイレ歩行以外はベッド上で安静を保つことで経過を観察した。

紫斑は下肢を中心に増強し，入院4日に左足甲に血管原性浮腫が出現し，関節の痛みを訴えた。疼痛時はアセトアミノフェンを屯用で使用し，歩行困難な時は車椅子で移動した。

入院6日に腹痛が出現し，コハク酸プレドニゾロンナトリウム（プレドニン）30mg/日の静脈内投与を開始した。CRPが上昇し，溶連菌検査が陽性で，アモキシシリン（パセトシン）の内服を開始した。ステロイド剤の使用で腹痛は消失し，関節痛も改善した。その後，紫斑は増減を繰り返しながらも消退傾向を示した。ステロイド剤の減量では，腹痛，関節痛もなく中止でき，眼科検査も副作用による問題はなく退院となった。

経過中，尿潜血は陰性であったが，尿蛋白が陽性のことがあり，退院前日からジピリダモール（アンギナール）の内服を開始した。

入院当初は「静かにしているとブツブツが早く良くなる」という説明に「わかった」といったが，かゆみや痛みがあり，不安も強く「お家に帰りたい，お母さんに会いたい」と泣くことが多かった。症状が軽減すると安静にしていることが苦痛となり，「お友達と遊びたい」「寂しい」「退屈」とナースコールが多くなった。看護師はできるだけそばにいて話をしたり，ごっこ遊びやゲームを取り入れ心身の安静を図った。どの程度動いていいか説明してプレイルームで遊べるようにした。患児は「走っちゃいけないんだね」といい楽しく過ごせるようになった。

家族は，初めてひとりで入院させることや病状の変化に不安を示したので，面会時には，日々の様子や病状を伝えて不安の軽減を図った。面会は，妹がいるため短時間であったが，

寂しがっている患児を励まし，寝かしつけてから帰る家族の思いを尊重した。

5 退院時の状況と退院後の経過

紫斑が薄くなり，腹痛や関節痛も治まり，ステロイド剤の副作用もなく苦痛は消失した。しかし，尿蛋白検査陽性のため，安静とジピリダモール（アンギナール）の服用と尿検査で経過を観察することとなった。

両親には，腎症状のチェックのため外来受診時に尿検査を行うこと，日常生活で外遊びを控えること，手洗い・うがいの励行など感染予防行動の大切さを説明した。再発や腎症状の悪化の可能性に不安はあったが，患児の状態が落ち着いていることで安心していた。

退院後の，尿蛋白は陽性と陰性を繰り返しているが，症状の悪化はみられてない。

この事例から学んだこと

突然の入院で，患児は身体的苦痛に加え心理的苦痛が大きかった。病状の安定に伴い，患児の発達段階に適した説明や遊びを取り入れていくことで精神的安楽を保つことができた。

● 実践事例の治療・看護の経過

		急性期		回復期		慢性期
		入院時	24時間〜1W	1W〜2W	2W〜3W	退院〜在宅
検査		採血（血小板，白血球，凝固機能，CRP，赤沈，溶連菌に対する抗体） 検尿（潜血，蛋白）	胸部X線検査	便潜血 蓄尿	眼科受診（ステロイド剤の副作用チェックのため）	
治療		フマル酸ケトチフェン（ザジテン）内服 ジフェンヒドラミン（レスタミン軟膏）	入院7日：輸液療法開始 コハク酸プレドニゾロンナトリウム（プレドニン）30mg/日 アモキシシリン（パセトシン）内服 耐性乳酸菌（エンテロノン）内服 インドメタシン（カトレップ）湿布 吉草酸ベタメタゾン（リンデロン軟膏） アセトアミノフェン（カロナール）内服（疼痛時）	輸液療法 コハク酸プレドニゾロンナトリウム（プレドニン）20mg/日 アモキシシリン（パセトシン）中止	フマル酸ケトチフェン（ザジテン）中止 輸液療法 コハク酸プレドニゾロンナトリウム（プレドニン）10mg/日 （入院17日輸液中止）	ジピリダモール（アンギナール）内服
日常生活	食事	普通食				
	安静度	ベッド上	抱っこ・車椅子移動 食事時食堂可	安静にしてプレイルーム可	歩行可	外遊び控える
	排泄	トイレのみ歩行可	トイレまで車椅子で移動	トイレのみ歩行可		
	清潔		清拭		シャワー浴	
教育		ベッド上安静の説明	薬の副作用の説明	安静度に応じた遊び方の工夫	安静拡大後の行動制限の説明	内服指導 定期的外来受診（早朝尿持参）：退院1週間後，以降2週間ごと

●実践事例の看護上の問題点への対応

患者の経過	看護上の問題点	観察・看護	結果
急性期	＃1 症状の悪化，合併症（腎炎，腸重積など）の出現，薬の副作用の出現の可能性 ＃2 入院による環境の変化，行動制限，症状（掻痒感，疼痛），治療，検査，処置に関連した不安や苦痛 ＃3 病気のことや児がひとりで入院することに関連した家族の不安	〈観察〉 ● 37℃から38℃の発熱 ● 尿潜血反応なし，尿蛋白（＋〜−） ● 紫斑の増強によるかゆみ・皮膚のびらん，腹痛・関節痛の出現 ● 患児は「足が痛いから歩けない」「お腹が痛い」「おうちに帰りたい」「寂しくて眠れない」と訴える ● ステロイド剤による消化器症状なし 〈看護〉 ● 医師に指示された鎮痛剤・湿布・軟膏の使用，腹痛・下肢痛時はさするなどして苦痛，不安の軽減を図る ● 安静度の説明と保持するための遊びの工夫，面会時の家族との関わりで精神的苦痛を軽減する ● 患児の日常生活，病状の説明の際に家族とのコミュニケーションを図る	＃1 症状の増悪があり，ステロイド剤使用開始となった。疼痛には左記の看護を実施し，軽減を図った ＃2 退屈，寂しいと話すことがあったが，ままごと遊びなどで安静を守りながら楽しく遊ぶことができた ＃3 家族の不安は，説明を受けたり，スタッフとコミュニケーションをとることで軽減していった
回復期	＃1 症状の再燃，合併症・薬の副作用の出現の可能性 ＃2 症状が軽快しても自由に動き回れないことに対する苦痛がある	〈観察〉 ● 腹痛は消失し，関節痛も改善した ● 尿蛋白（＋〜−） ● 空腹感と食欲亢進がみられる ●「走ってはいけないの？」と行動制限に不満 〈看護〉 ● 紫斑の軽減，痛みなどの症状が落ち着いていることで，治療の継続を励まして精神的安定を図る ● 食欲亢進による食べすぎがないよう指導する ● 安静度に応じた行動の拡大を図りながらも，激しい動きにつながらないよう説明し，注意する ● 長期間の入院によるストレスの軽減を図る	＃1 ステロイド剤による治療で痛みは消失し，紫斑は軽減した。ステロイド剤の副作用で食欲亢進などがみられたが，食事摂取が必要以上となることはなかった ＃2 トイレ以外でも歩行可能となるが，走るなどの激しい行動はなく，ほかの患児とも遊べていた
慢性期	＃1 再発，腎炎の悪化の可能性	〈観察〉 ● 紫斑はほぼ消失 ● 尿蛋白（＋〜−）は続いている 〈看護〉 ● 内服治療の継続の必要性を指導する ● 安静度に応じた日常生活指導を行う ● 外来の定期受診の必要性を伝える	＃1 退院1週間後に外来受診，以後2週間ごとに受診しているが，尿蛋白（＋〜−）で悪化はなく，退院5か月後にジピリダモール（アンギナール）の内服が中止となった

11-3 重症複合免疫不全症

11 膠原病，免疫アレルギー疾患

看護の基礎知識

● 病態関連図

重症複合免疫不全症の病態関連図

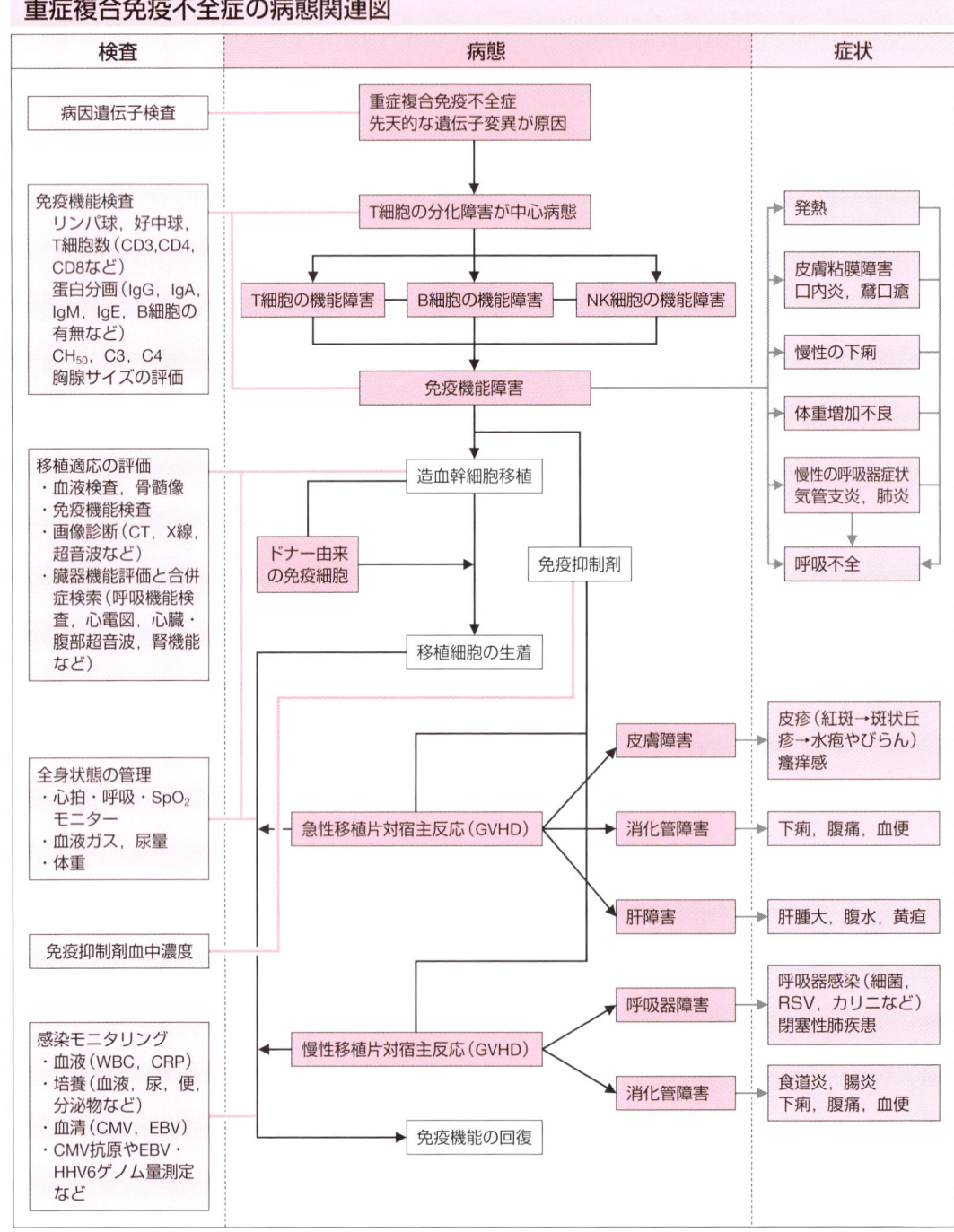

検査	病態	症状
病因遺伝子検査	重症複合免疫不全症 先天的な遺伝子変異が原因	
免疫機能検査 ・リンパ球，好中球，T細胞数（CD3, CD4, CD8など） ・蛋白分画（IgG, IgA, IgM, IgE, B細胞の有無など） ・CH_{50}, C3, C4 ・胸腺サイズの評価	T細胞の分化障害が中心病態 ↓ T細胞の機能障害／B細胞の機能障害／NK細胞の機能障害 ↓ 免疫機能障害	発熱 皮膚粘膜障害 口内炎，鵞口瘡 慢性の下痢 体重増加不良 慢性の呼吸器症状 気管支炎，肺炎 呼吸不全
移植適応の評価 ・血液検査，骨髄像 ・免疫機能検査 ・画像診断（CT, X線，超音波など） ・臓器機能評価と合併症検索（呼吸機能検査，心電図，心臓・腹部超音波，腎機能など）	造血幹細胞移植 ↓ ドナー由来の免疫細胞／免疫抑制剤 ↓ 移植細胞の生着	
全身状態の管理 ・心拍・呼吸・SpO_2モニター ・血液ガス，尿量 ・体重	急性移植片対宿主反応（GVHD） →皮膚障害 →消化管障害 →肝障害	皮疹（紅斑→斑状丘疹→水疱やびらん）瘙痒感 下痢，腹痛，血便 肝腫大，腹水，黄疸
免疫抑制剤血中濃度		
感染モニタリング ・血液（WBC, CRP） ・培養（血液，尿，便，分泌物など） ・血清（CMV, EBV） ・CMV抗原やEBV・HHV6ゲノム量測定など	慢性移植片対宿主反応（GVHD） →呼吸器障害 →消化管障害 ↓ 免疫機能の回復	呼吸器感染（細菌，RSV，カリニなど）閉塞性肺疾患 食道炎，腸炎 下痢，腹痛，血便

1 疾患の概念・定義

重症複合免疫不全症（severe combined immunodeficiency：SCID）は，100以上の疾患を含む原発性免疫不全症の一つである。小児慢性特定疾患に指定され，平成18年度登録者数は原発性免疫不全症のなかで4番目に多く，生後1年以内に発症し，治癒困難な疾患である（表11-3-1）。

SCIDは，先天的な遺伝子変異が原因で起こるT細胞の分化障害が中心病態であり，B細胞やNK細胞にも様々な程度の異常を伴う[1]。先天的に細胞性，液性の両免疫機能が高度に障害され，重症感染症が反復する疾患である。

＊免疫細胞の働き
① T細胞：リンパ球の一種で細胞免疫を担い，免疫応答を調節し，B細胞の抗体産生も誘導する。
② B細胞：主に液性免疫に関与し，抗体を産生する。また病原体を長く記憶し，侵入に備える。
③ NK細胞（ナチュラルキラー細胞）：大型顆粒性リンパ球で細胞傷害性を持つ。抗原認識を経ずに細胞傷害ができるため，感染に素早く対応する。

2 病態

SCIDは，T細胞の分化が障害され，成熟T細胞を欠くために正常な免疫反応が起こらない。その結果，T細胞数の減少と，免疫グロブリン産生不全を特徴とし，日和見感染を含む様々な病原体による重症感染症を発症する。

3 分類

免疫学的特徴により分類される（表11-3-2）。T細胞とNK細胞が欠損し，B細胞は正常または増加しているにもかかわらず機能不全の状態にあり，抗体が産生できないX連鎖型SCIDが約半数を占める[2]。

4 診断

臨床的な特徴と検査所見の特徴を組み合わせ，総合的な診断をする。リンパ球とIgGが低下すると疑いが強くなる。しかし，X連鎖型SCIDはリンパ球数自体が正常範囲のことも多く，母親由来のT細胞が存在し，リンパ球減少を示さない症例もある。また，母親由来のIgGが残る乳児早期は，IgGの減少が認められない。

5 症状

ほとんどの患児は，生後3か月頃までに肺炎，鵞口瘡，下痢などを発症する。感染症は難治性で反復し，乳児は体重増加不良など発育障害に陥る。重症の感染症を起こすこともあり，適切な治療をしなければ2歳までに死亡する。

表11-3-1　平成18年度小児慢性特定疾患登録者数

	人数	発病時の年齢（3歳まで）			当該年度の登録前の経過（注）					
		0歳	1歳	2歳	治癒	寛解	改善	不変	悪化	死亡
原発性免疫不全症（以下，再掲）	371	206	47	15	5	40	104	154	4	0
先天性無γグロブリン血症	91	41	12	7	3	9	29	38	1	0
慢性肉芽腫症	47	31	7	1	1	6	12	22	0	0
免疫グロブリン欠損症	33	10	9	1	1	5	9	11	0	0
重症複合免疫不全症	29	25	不明4			2	13	8	0	0
ウィスコット・アルドリッチ症候群	29	27	0	1	0	7	5	13	0	0
分類不能型免疫不全症	28	14	1	0	0	0	9	17	0	0

（注）当該事業登録者の直近の経過であり，対象疾患を発症した者の長期経過ではない。再燃・判定不能・無記入省略

国立成育医療研究センターホームページ「平成18年度小児慢性特定疾患治療研究事業の全登録人数」より作成

表11-3-2 重症複合免疫不全症の分類

免疫学的特徴	病名の一部
T細胞・NK細胞欠損型	X連鎖型SCID（X-SCID） Jak3欠損症
T細胞・B細胞欠損型	Rag-1/-2欠損症 Artemis欠損症
T細胞欠損型	IL-7Rα欠損症 CD3δ欠損症
T細胞・B細胞・NK細胞欠損型	アデノシンデアミネース（ADA）欠損症

久間木悟：重症複合免疫不全症，小児内科，40巻増刊，1297，2008を参考に作成

BCGやポリオなどの生ワクチンも，致死的全身感染の原因となる。

感染以外では，輸血あるいは経胎盤移行した母親由来のT細胞によりGVHDが発症する場合がある。紅皮症，下痢，肝障害，好酸球増多が認められる。

6 合併症

症状がすべて合併症である。

7 検査

病型により異なるが，次の異常がみられる。
① T細胞数減少
② リンパ球増殖反応の低下
③ 免疫グロブリン値低下
④ 遺伝子解析

8 治療

1 造血幹細胞移植

最良の治療方法は，骨髄や臍帯血からの造血幹細胞移植である。

診断後，移植病室へ入室し，感染を予防する（予防的隔離）。感染症の治療は，抗生剤，抗ウイルス剤，抗真菌剤を投与する。免疫グロブリンの補充療法を行う。造血幹細胞移植まで，状態を維持する対症療法を行う。

造血幹細胞移植後の合併症予防に，ステロイド剤や免疫抑制剤を投与する。

2 酵素補充療法：ADA欠損症に適応。
3 遺伝子治療

1999年から海外で開始され，免疫再構成の効果がみられた。しかし，X-SCID患児10例に5人のT細胞性白血病が発症し，夢の遺伝子治療の成功ははかなくも崩れ去った[3]。

9 疫学，予後

平成18年度小児慢性特定疾患に登録されたSCID患児29人の登録時の年齢は，0歳6人，1歳3人，2歳5人，3歳4人，4歳3人，6歳以降は8人である。無治療は生存困難であるが，表11-3-1のデータからも，寛解と改善を合わせると約50％を占める。

10 看護

1 入院～造血幹細胞移植後までの観察ポイント
① 感染症状（バイタルサイン，呼吸状態，全身皮膚粘膜状態，消化器症状，活気，機嫌，血液データ）の有無
② 食欲の有無と摂取量，水分出納，体重測定
③ 予防的隔離（逆隔離）によるストレス反応
④ 発育，発達状況
⑤ 家族の病気や治療の受け止め（反応，言動）

2 造血幹細胞移植後～回復までの観察ポイント
① 感染症状の有無
② 造血幹細胞移植後による合併症の観察（バイタルサイン，全身皮膚症状，消化器症状，血液データ，体重測定）
③ ステロイド剤や免疫抑制剤による副作用
④ 環境，生活などの適応状況
⑤ 発育，発達状況
⑥ 家族への支援的関わり

3 看護ケア
① 安静

急性期は心身の安静を図り，体力の消耗を防ぐ。回復期は患児の状態に合わせて，日常生活，行動の拡大を図る。

② 栄養

患児の月齢により，食事の形態を考える。難治性下痢や口内炎が続くため，消化しやすい，口あたりのよい食べ物を栄養士に依頼する。経

口摂取困難な場合，経管栄養やIVHにより確実に栄養を与える。造血幹細胞移植中の食事は，ガイドラインに沿った食事内容にする。

③排泄

疾患に由来する難治性下痢，造血幹細胞移植に伴う粘膜症状や急性移植片対宿主反応（GVHD）症状（水様性下痢，特に血性の下痢，嘔気，嘔吐，腹痛，腸閉塞症状）の観察とケアが必要となる。腎機能低下の早期発見のため，尿量の観察が重要となる。

④清潔

皮膚からの感染防止のため，毎日沐浴を行い，清潔保持に努める。

下痢によるおむつかぶれ防止のため，頻回におむつを交換し，陰部や臀部の保清に努める。必要時は軟膏処置を行い，発赤やびらんを防止する。排便ごとに微温湯で洗浄を行う。消毒剤は刺激になるので使用しないこともある。

口腔内の保清を歯ブラシまたは綿棒で行う。

⑤環境

免疫機能が回復するまで，移植病室への入室とする。月齢に合ったおもちゃを選択し，滅菌消毒の必要はないが，水拭きができる埃のたたないものにする。絵本などは新品を用意する。

⑥感染予防

外部からの感染源を持ち込まないように，手洗いを十分に行う。必要により，マスクやガウンを使用する。患児が使用する物品は滅菌する必要はない。

また，家族や職員は感染源とならないように，健康管理には十分留意する。

⑦成長・発達

成長・発達の著しい時期に長期入院や予防的隔離（逆隔離）をされ，外界からの刺激が乏しくなるので，発達の遅れが予測される。声かけや抱っこなどのスキンシップを心がけ，ベッド周囲や室内を飾りつけ，聴覚や視覚からの外的な刺激を多く与える。保育士による，計画的な月齢に合った遊びを取り入れる。

また，家族との面会の機会を多く持てるように工夫する。予防的行為がとれれば，感染症の確認をして同胞の面会も可能になる。

4 看護のポイント

①何らかの感染を主訴に入院してくるが，異常な経過をとったり重症化しやすいので，全身状態の綿密な観察，的確な判断とケアを速やかに行う。

②患者は乳児であり，自ら苦痛を訴えることが困難である。表情による反応，活気，機嫌，食欲，睡眠などの観察は重要である。

③患児の低栄養状態は免疫機能の低下を助長する。患児に適した栄養方法を選択する。

④成長・発達の著しい時期の長期入院，隔離状態の生活となる。身体的な苦痛・行動の制約に加え，馴染まない環境などから，情緒的な障害など成長・発達に何らかの影響を及ぼすことがある。好ましい感覚刺激を多くし，生活のリズムを整え，家族と面会を多くする。

⑤造血幹細胞移植前に，移植に関わる他職種とカンファレンスを行い，患児・家族のケアを統一する。

⑥造血幹細胞移植後のGVHD，免疫抑制剤やステロイド剤の副作用の出現に留意する。

⑦家族は，若年齢で発症したわが子の生命予後の危機感や，ドナーの問題を抱えている。患児の状態に一喜一憂し，精神的にも身体的にも負担が大きい。常に患児同様に家族とのコミュニケーションを密にし，家族の不安を表出できるようにする。患児の状態を正確に伝え，それを家族がどのように受け止め理解しているのかを確認する。医療ソーシャルワーカーや他職種とともに，チーム医療で支援的に関わる。

■ 引用・参考文献

1) 久間木悟：重症複合免疫不全症，小児内科，40巻増刊号，1297-1303，2008．
2) 前掲書1）に同じ．
3) 土屋滋：重症免疫不全症，小児科診療，2010年増刊，219-221，2010．
4) 柏植郁哉，蒲池吉朗：重症複合免疫不全症，小児内科，33増刊号，234-235，2001．
5) 河野文夫，岡野千代美：造血幹細胞移植の看護，南江堂，2004．
6) 造血幹細胞移植後早期の感染管理に関するガイドライン．

重症複合免疫不全症の看護　　●実践事例

●事例の要約

　生後2か月から感染症を繰り返し，5か月で呼吸不全に陥り，重症複合免疫不全症と診断された男児。母親がドナーとなり造血幹細胞移植を受け，急性GVHD2度，サイトメガロウイルス（CMV）抗原血症とCMV肺炎の合併を経て，移植後100日頃よりリンパ球数の上昇がみられた。129日にAランク個室管理から出て，外泊を経て，240日に退院できた。

●治療・看護の経過の記述

1 年齢，性別，診断名等

- 年齢：5か月（在胎39週1日出生）
- 性別：男児
- 診断名：重症複合免疫不全症（T-B-type）
- 家族：父，母，姉（3歳）の4人家族
- 発育：出生時体重3390g，入院時体重6800g，定頸4か月
- 予防接種：DPT1期のみ

2 発症から入院までの経過

　生後2か月頃より鵞口瘡と咳嗽に対する治療を開始。生後5か月に増悪し近医入院。肺の間質陰影が改善せず，紹介入院となった。

3 入院時の状態

　白血球数6200/μL（リンパ球数60/μL），CRP感度以下，IgG，IgA，IgM，IgE，IgD感度以下。湿性ラ音と口唇周囲チアノーゼがある。肺CTでは両側間質陰影増強，一部無気肺。胸腺，肺門リンパ節は不明。扁桃無形成，頸部・腋窩・鼠径リンパ節は触知せず。肝腫大2cm，脾腫大6cm触知。

4 入院から退院までの経過

1 入院から診断確定まで

　SpO₂ 80～85%で鼻孔カニューレO₂投与，肺炎に抗生剤，抗真菌剤，抗ウイルス剤，ガンマグロブリンと顆粒球コロニー刺激因子（G-CSF）を投与した。

2 診断確定から造血幹細胞移植まで

　母親とAlocusの1座不適合で骨髄移植を行う。移植は前処置なしで，採取後一旦凍結保存後投与した。GVHD予防に，シクロスポリンとメトトレキサート（MTX）の投与を開始した。

3 造血幹細胞移植後（Aランク個室管理）

　移植後7日より下痢が悪化。10日より発熱と皮疹がみられGVHD1度。2週よりプレドニゾロン（PSL）を併用したがGVHD2度。3週にステロイドパルス療法を試み，間質性肺炎を発症。同時にCMV抗原血症とCMV肺炎を合併し，ガンマグロブリンや輸血，抗CMVヒトモノクローナル抗体を1週間行ったが改善せず，連日40mg大量投与後3～4日で呼吸状態が改善し，CMV抗原血症が低下した。

4 Bランクの個室管理から退院まで

　CMV抗原血症は16週頃消失したが，軽度の間質性肺炎と皮疹は反復持続した。14週（約100日）頃よりCD3陽性リンパ球数の上昇。18週にはPHAによるリンパ球幼若化反応も12000と上昇し，20週よりIgM，21週よりIgAが出現した。しかし，同時に急激な汎血球減少進行と皮疹増悪がみられ，PSL増量とMTX投与で症状軽快したが，以降IgMとIgAは消失した。PSL減量でCD3陽性リンパ球数は安定したが，CD4/8比は低値が持続した。DR陽性リンパ球とCD20リンパ球も100日頃に上昇した。

　129日にBランク個室管理になり，下痢は改善し，食欲も出て，135日に高カロリー輸液は中止した。205日に初回外泊。その後，外泊を繰り返し，定期的にガンマグロブリンを補充し，240日に退院した。

❺ 看護経過

■1 診断確定から造血幹細胞移植までの看護

【呼吸ケア】 鼻孔カニューレでSpO_2が下がる場合には，酸素テントも併用した．1日6回の吸入を実施．吸入後は分泌物が増え，適宜，鼻口腔吸引を行った．吸入・吸引後も副雑音は残ったが，肺のエア入りは深まり，SpO_2値は上昇した．また経口哺乳時にもむせやすく，途中排気と無理せず行い，誤嚥を予防した．

【重症感染予防】 Aランク個室管理のため，入室時はガウンを着用し，手洗い後，ベンザルコニウム塩化物（ウェルパス）で消毒した．家族にも指導し，実施してもらった．食器や乳首，吸入用ネブ球は本人専用とし，消毒して使用した．滅菌できないものは消毒剤で拭き，病室清掃には消毒剤を用いた．毎食後，滅菌蒸留水で薄めたポビドンヨード（イソジンガーグル）で口腔ケアを行い，全身清拭や下半身浴，臀部浴，手浴，足浴，排便ごとの陰部洗浄を行った．

【栄養状態の改善】 体重は毎日，水分出納は定期的に測定した．

■2 造血幹細胞移植後の看護

【感染予防】 Aランク個室管理を継続した．唾液が飲み込めず，よだれかけを適宜交換した．毎日，GVHDによる皮疹や全身状態をみながら，全身清拭や下半身浴，臀部浴，手浴，足浴を行った．皮疹がグレード2になると搔痒感や疼痛も伴い，クーリングや軟膏塗布を行った．さらに陰部・臀部に軟膏を塗布し，かぶれやびらんを予防した．おむつは頻回に交換した．ベッド内に落屑した皮膚を適宜掃除し，環境整備に努めた．CMV肺炎を合併し，吸入・吸引は続行した．CVカテーテルは週2回包交した．

■3 回復期の看護

【経口摂取への援助】 口腔粘膜の疼痛で乳首を受け付けず，水分はスポイトで与えた．しかし，スポイトでは水分摂取不足になりやすく，ストローの練習をした．母親に協力を求め，その後，水分摂取が十分でき輸液を中止した．食欲は旺盛で，体重増加は順調であった．

【成長・発達への援助】 造血幹細胞移植後130日より，赤ちゃん体操やはいはいの練習を開始した．家族と理学療法士や作業療法士にも関わってもらい，プログラムに沿いリハビリテーションを行った．個室管理中にお座り，はいはい，つかまり立ちができた．個室内を歩行器で自由に移動できるようになった．面会時間外に看護師がそばにいられない時は，ビデオやカセットで音楽を聴かせたりするが，できるだけ声かけを多くし，スキンシップを図り，遊んで関わった．

退院時は体重9260g，身長77cmとなる．

【外泊時・退院時の援助】 150日にエンベラケアを中止し，病室のドアを開放した．環境の変化で体調が崩れ，感染が起こる可能性があるため，家族に対する十分な指導が必要となり，外泊に向けての取り組みが開始された．205日，初めての外泊を試みた．

外泊結果は1，2回目は，発熱，感冒症状，下痢などの感染徴候はみられなかった．3回目の外泊時に発熱があり，免疫グロブリン値の低下がみられ，乾燥スルホ化人免疫グロブリン（ベニロン）を投与して，血液データは回復した．定期的なガンマグロブリンの補充療法は必要であったが，外泊を繰り返したことで家族にも自信がつき，退院となった．

退院後は，外来で2週間に1回フォローしていくことになった．

この事例から学んだこと

患児の状態把握に努め，合併症の早期発見とその対応を図ることで，悪化を予防できた．慢性・致死的な病気と闘っている家族に精神的な支援をすることで，長期の闘病を支え，協力して患児の成長・発達の促進を図ることができた．

※本事例は，13年前の実践事例であり，看護ケアや個室管理については今と異なっている点がある．

●実践事例の治療・看護の経過

		診断確定〜骨髄移植	骨髄移植後	回復期〜退院
検査		採血 血液ガス EKG, 超音波 X線検査, CT		
観察		全身の皮膚粘膜 （特に口腔・咽頭粘膜） 体重測定（毎日）,IN/OUT測定 心拍・呼吸・SpO₂モニタリング 尿量,便,潜血など	GVHD1度→2度へ悪化 下痢（7日）→発熱と皮疹（10日） 間質性肺炎（3W） CMV肺炎（3W）	
血球数の変化		白血球数 6200/μL リンパ球数 60/μL CRP 感度以下 IgG, IgA, IgM, IgE, IgD 感度以下 CD3 と CD20 低値	汎血球減少 血球貪食症候群 CMV血症（3W）	CD3陽性リンパ球数↑ [14W（100日頃）] リンパ球幼若化反応 12000（18W） IgM（20W）, IgA（21W）出現 DR陽性リンパ球,CD20リンパ球↑（100日） 消失（16W）
治療		中心静脈カテーテル 高カロリー輸液 酸素鼻腔カニューレ シクロスポリン, MTX 抗生剤,抗ウイルス剤 乾燥スルホ化人免疫グロブリン（ベニロン）, ベェノIH G-CFS 吸入1日6回[硫酸サルブタモール（ベネトリン）,塩酸ブロムヘキシン（ビソルボン）,イセチオン酸ペンタミジン（ベナンバック）]	酸素テント併用 PSL（2W〜） ステロイドパルス療法（3W） GCV・CMV高力価ガンマグロブリン 抗CMVヒトモノクローラル抗体 輸血　G-CFS 内服 ST合剤（バクタ），プレドニゾロン（プレドニン），シクロスポリン（サンディミュン），アムホテリシンB（ファンギゾン） 吸入 （ベネトン） 利尿剤注射,ニフェジピン（セパミット）内服	CVカテーテル抜去（204日） 中止（135日） 中止 免疫抑制剤,PSL減量 定期的にガンマグロブリン補充 リハビリテーション（PT, OT）
無菌度		Aランク（個室） クリーンウォール		Bランク（個室）,エンベラケア（129日） エンベラケア中止,病室ドア開放（150日） 外泊1泊（205日） 退院（240日）
日常生活	食事	ミルク		
	排泄	おむつ		
	清潔	全身清拭,下半身浴,臀部浴,手浴,足浴 ペニスは薄めたポビドンヨード（イソジンガーグル）に3分間浸し拭く 排便ごとに陰部洗浄を行う		
教育		無菌室オリエンテーション 感染予防		成長・発達を促進するケア 外泊・退院指導 ①内服薬の投与：免疫抑制剤,抗菌剤,抗真菌剤の必要性,投与時間,正確な量,飲ませ方,保管方法,嘔吐時の再与薬の判断,②清潔ケア,③生活リズム

●実践事例の看護上の問題点への対応

患者の経過	看護上の問題点	観察・看護	結果
診断確定〜造血幹細胞移植	#1 免疫不全と免疫抑制剤使用により感染しやすい #2 患児の状態と造血幹細胞移植に対する親の不安	〈観察〉 ● 呼吸器感染症（発熱，呼吸数，努力呼吸の有無，肺のエア入り，咳嗽の有無），顔色，口唇色，チアノーゼの有無，SpO₂モニター ● 口腔・咽頭粘膜，陰部や肛門周囲の粘膜の状態 〈看護〉 ● 酸素鼻孔カニューレを使用する ● 入室時はガウンテクニック，手洗い後，ベンザルコニウム塩化物（ウェルパス）施行。家族にも入室方法を指導する ● 食器や乳首，吸入用ネブ球などは本人専用とし，消毒後に使用した ● 滅菌できないものは消毒剤で拭き，病室清掃には消毒剤を用いた ● ポビドンヨード（イソジンガーグル）による口腔ケア ● 全身清拭や下半身浴，臀部浴，手浴，足浴 ● ペニスは薄めたポビドンヨード（イソジンガーグル）に3分間浸し拭く ● 排便ごとに陰部洗浄を行う ● 家族の話を聞き，必要時，医師からI.C. ● 指導相談室の保健師からのフォロー	#1 SpO₂アラームで異常の早期発見に努めた。ルームエアでSpO₂低く，酸素鼻孔カニューレを使用した。検査や清潔ケアは素早く行い，SpO₂値の低下を防ぎ，効率的に酸素投与をした #2 家族の思いを聞き，必要時，医師からI.C.を行った。指導相談室の保健師からも，精神的フォローおよび社会的資源の活用などの紹介をしてもらった 　同胞がまだ幼く，面会中も一人では待たせられず，父母が交替で面会していた
造血幹細胞移植後	#1 免疫不全と免疫抑制剤使用により感染しやすい #2 皮膚粘膜障害により，水分・栄養摂取が不足する #3 患児の状態と造血幹細胞移植に対する親の不安	〈観察〉 ● 呼吸器症状は上記に同じ ● GVHD症状（皮膚症状，消化器症状，肝障害） ● 感染症状（発熱，呼吸状態，咳嗽，全身皮膚粘膜） ● 免疫抑制剤，ステロイド剤の副作用 〈看護〉 ● SpO₂値低下時は酸素テントを併用 ● 1日6回の吸入と吸引 ● 皮膚掻痒時や疼痛時はクーリングや軟膏塗布 ● 水分摂取の方法を乳首からスポイトに変更し，さらにストローの練習をする ● 経口哺乳は，途中排気をしながら無理せず行い，嘔吐による誤嚥の予防に努める ● 慢性・致死的な病気と闘っている家族に精神的な支援をする	#1 酸素カニューレと酸素テントを併用し，SpO₂値の安定を図った 　吸入後，分泌物が増え，適宜，鼻口腔の吸引を行った。SpO₂値は上昇した #2 皮疹（グレード2）の掻痒感や疼痛に対し，クーリングや軟膏で苦痛を緩和した。清潔ケアは移植前と同様に行い，陰部・臀部に軟膏を塗布し，かぶれやびらんを予防した #3 家族へ状態の変化を詳しく説明し，疑問や質問に答えた。精神的に支える姿勢で関わり，思いが表出された
回復期〜退院	#1 長期間の隔離と活動制限による成長・発達遅延の危険がある #2 外泊・退院後の子育てに不安がある	〈観察〉 ● GVHD症状と感染症状は上記に同じ ● 体温測定，便の性状，食欲，活気，機嫌など 〈看護〉 ● 赤ちゃん体操の実施。家族にも参加してもらう ● できるだけスキンシップを図り，一緒に遊ぶ ● PTやOTによるプログラムに沿ったリハビリテーションの実施 ● ビデオを見せたり，カセットで音楽を聴かせる ● 外泊・退院指導 　感染予防：自宅到着まではマスク着用。外出禁止。毎食後，口腔ケアを行い，家族もうがいと手洗いを行う 　清潔：入浴は一番風呂，清潔ケアの方法，軟膏の塗り方 　患児の生活リズムを守る	#1 個室管理中にお座り，はいはい，つかまり立ちができ，歩行器で自由に移動できるようになった。面会時間外に看護師がそばにいられない時は，ビデオを見せたりカセットで音楽を聴かせたりすることもあったが，できるだけ声かけを多くした #2 3回目の外泊時に発熱があり，定期的にガンマグロブリンの補充療法を行っていくことになった。指導と外泊を繰り返したことで，家族にも自信がつき，造血幹細胞移植後240日に退院できた

11-4 気管支喘息

11 膠原病，免疫アレルギー疾患

看護の基礎知識

● 病態関連図

気管支喘息の病態関連図

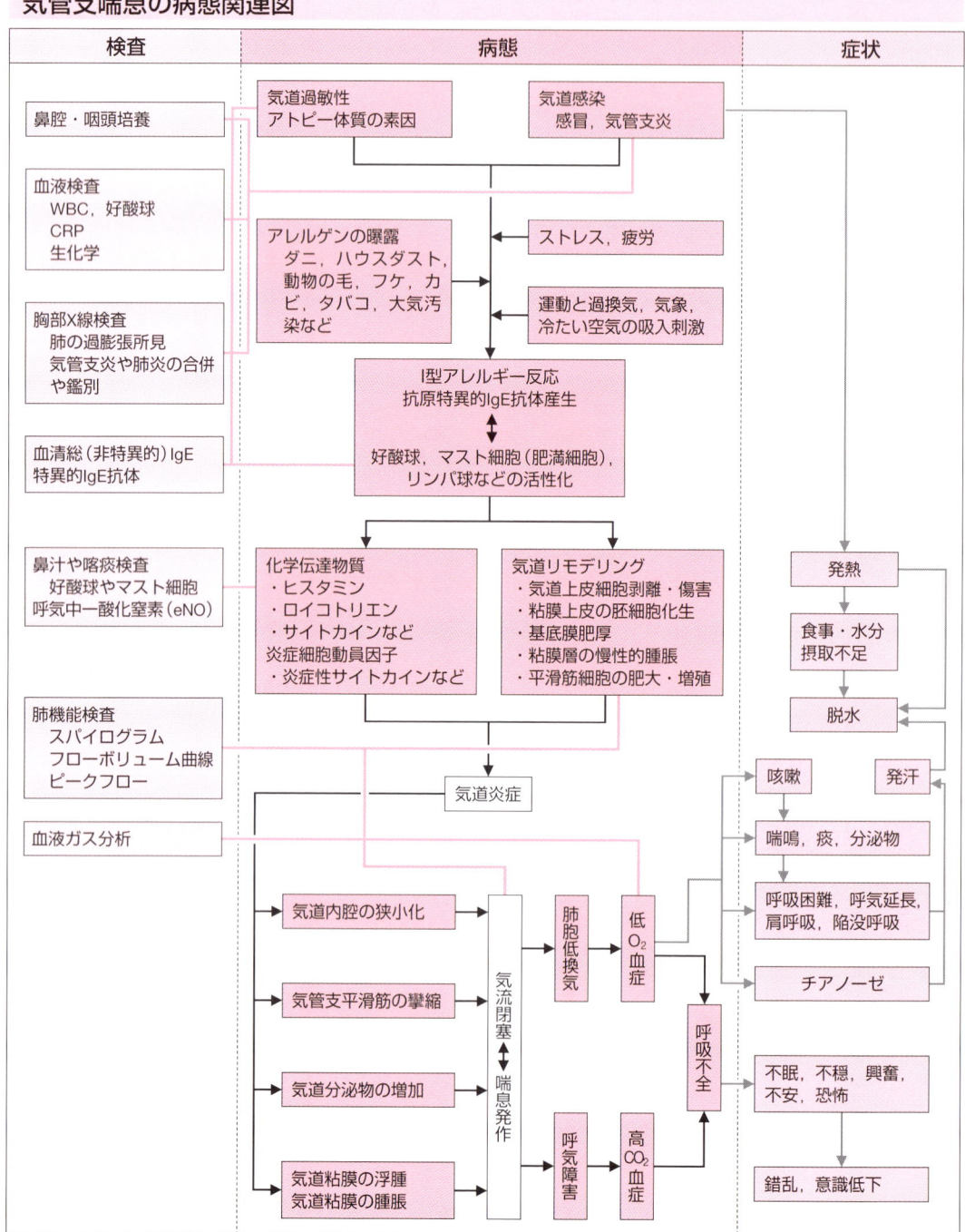

検査	病態	症状

検査
- 鼻腔・咽頭培養
- 血液検査
  - WBC，好酸球
  - CRP
  - 生化学
- 胸部X線検査
  - 肺の過膨張所見
  - 気管支炎や肺炎の合併や鑑別
- 血清総（非特異的）IgE
  特異的IgE抗体
- 鼻汁や喀痰検査
  好酸球やマスト細胞
  呼気中一酸化窒素（eNO）
- 肺機能検査
  スパイログラム
  フローボリューム曲線
  ピークフロー
- 血液ガス分析

病態
- 気道過敏性　アトピー体質の素因
- 気道感染　感冒，気管支炎
- アレルゲンの曝露　ダニ，ハウスダスト，動物の毛，フケ，カビ，タバコ，大気汚染など
- ストレス，疲労
- 運動と過換気，気象，冷たい空気の吸入刺激
- I型アレルギー反応　抗原特異的IgE抗体産生
- 好酸球，マスト細胞（肥満細胞），リンパ球などの活性化
- 化学伝達物質
  ・ヒスタミン
  ・ロイコトリエン
  ・サイトカインなど
  炎症細胞動員因子
  ・炎症性サイトカインなど
- 気道リモデリング
  ・気道上皮細胞剥離・傷害
  ・粘膜上皮の杯細胞化生
  ・基底膜肥厚
  ・粘膜層の慢性的腫脹
  ・平滑筋細胞の肥大・増殖
- 気道炎症
- 気道内腔の狭小化
- 気管支平滑筋の攣縮
- 気道分泌物の増加
- 気道粘膜の浮腫
  気道粘膜の腫脹
- 気流閉塞 ⇔ 喘息発作
- 肺胞低換気
- 低O_2血症
- 呼気障害
- 高CO_2血症
- 呼吸不全

症状
- 発熱
- 食事・水分摂取不足
- 脱水
- 咳嗽
- 発汗
- 喘鳴，痰，分泌物
- 呼吸困難，呼気延長，肩呼吸，陥没呼吸
- チアノーゼ
- 不眠，不穏，興奮，不安，恐怖
- 錯乱，意識低下

1 疾患の概念・定義

小児気管支喘息治療・管理ガイドライン2008[1]によると，以下のような特徴がある。
① 小児気管支喘息は，発作性に喘鳴を伴う呼吸困難を繰り返す疾患であり，発生した呼吸困難は自然ないし治療により軽快，治癒するが，ごくまれに致死的である。
② 組織学的には気道炎症が特徴で，小児も気道リモデリングが認められる。
③ 小児喘息はアトピー型が多く，ヒョウダニに対するIgE抗体が高率に認められる。
④ 小児喘息は慢性炎症性疾患である。

2 病態

1 非発作時

慢性的に，気道リモデリングの組織変化（気道上皮細胞傷害，粘膜上皮の胚細胞化生，基底膜の肥厚，粘膜層の慢性的腫脹，平滑筋の肥大など）がある。小児の気道リモデリングは気道炎症の繰り返しで生じるのか，また抗炎症治療で進行を阻止できるのか，改善が可能かなど，まだ明らかでない段階である[2]。

2 発作時

気道感染症が誘因になることが多い。気道過敏性の気管支が，アレルゲンの曝露によりⅠ型アレルギー反応を起こし，気管支粘膜のマスト細胞（肥満細胞），好酸球，好中球，リンパ球を刺激して，化学伝達物質や炎症細胞動員因子を遊離する。それらが気管支平滑筋を収縮させ，粘液分泌を刺激して鼻汁や喀痰を多量に分泌させ，湿性咳嗽が連続して起こる。

さらに，気管支粘膜の腫脹で気道内腔が広範囲に狭窄し，吸気より呼気障害が強く現れ，呼気性喘鳴が著明に聴取される。

3 分類

病型はアトピー型と非アトピー型がある。アトピー型は外来抗原に特異的なIgE抗体が証明され，非アトピー型は証明できない。

4 診断・検査

反復する喘鳴と表11-4-1の症状で診断する。
① 胸部X線検査で肺の過膨張所見
② 肺機能検査：スパイログラム，フローボリューム曲線，ピークフロー
③ 気道炎症所見：鼻汁や喀痰中の好酸球，マスト細胞，呼気中一酸化窒素（eNO）
④ 血清総（非特異的）IgE，特異的IgE抗体
⑤ 既往歴やアレルギー疾患の家族歴

5 症状

症状は表11-4-1に示すように，発作強度で異なる。乳児*は自ら呼吸困難を訴えることができないので，下記の重症化に注意する。
① 咳嗽が激しい（嘔吐することがある）
② 喘鳴が著明（時に減弱）
③ 胸骨上窩，鎖骨上窩，肋骨の陥没など
* 小児気管支喘息治療・管理ガイドラインでは，乳児を2歳未満と定義している。

6 合併症

① アレルギー性疾患：アレルギー性鼻炎，アトピー性皮膚炎，食物アレルギー
② 副鼻腔炎，胃食道逆流症，胸郭変形
③ 発作時の縦隔気腫，皮下気腫，無気肺

7 治療

治療の基本は，気道の炎症を抑制し，無発作状態をできるだけ長期に維持することである。

1 非発作時の治療

非発作時の長期管理薬は抗炎症作用を期待し，吸入ステロイド薬と抗アレルギー薬がある（表11-4-3）。ステロイドの副作用は，吸入ステロイド使用で発作をコントロールしたほうが，使用せずに発作を起こして使用するステロイドの量と比較し，より安全とされている。

発作頻度や症状により，2歳未満と2歳以上で吸入ステロイド薬やテオフィリン徐放製剤の使用が異なる。コントロール不十分な場合は，追加治療が行われる。

表11-4-1 発生強度の判定基準

		小発作	中発作	大発作	呼吸不全
呼吸の状態	喘鳴	軽度	明らか	著明	減少または消失
	陥没呼吸	なし～軽度	明らか	著明	著明
	呼気延長	なし	あり	明らか	著明
	起坐呼吸	横になれる	座位を好む	前かがみになる	
	チアノーゼ	なし	なし	可能性あり	あり
	呼吸数	軽度増加	増加	増加	不定
覚醒時における小児の正常呼吸数の目安		＜2か月　＜60/分　　　2～12か月　＜50/分　　　1～5歳＜40/分　　　6～8歳　＜30/分			
呼吸困難感	安静時	なし	あり	著明	著明
	歩行時	急ぐと苦しい	歩行時著明	歩行困難	歩行不能
生活の状態	話し方	一文区切り	句で区切る	一語区切り	不能
	食事の仕方	ほぼ普通	やや困難	困難	不能
	睡眠	眠れる	時々目を覚ます	障害される	
意識状態	興奮状態	正	やや興奮	興奮	錯乱
	意識低下	なし	なし	ややあり	あり
PEF	（吸入前）	＞60%	30～60%	＞30%	測定不能
	（吸入後）	＞80%	50～80%	＞50%	測定不能
SpO_2	（大気中）	≧96%	92～95%	≦91%	＜91%
$PaCO_2$		＜41 mmHg	＜41 mmHg	41～60 mmHg	＞60 mmHg

西牟田敏之，西間三馨，森川昭廣監，日本小児アレルギー学会：小児気管支喘息治療・管理ガイドライン2008，15，協和企画，2008．

2 発作時の治療

治療の基本は，発作の重症度を評価し，発作の程度に応じた治療の選択である（表11-4-4・5）。

小発作の初期治療は，年齢に関係なくβ_2刺激薬を吸入し，3回まで反復可能である。

中発作以上の治療は，2歳未満と2歳以上で異なる。アミノフィリンはけいれん誘発の副作用があり，2歳未満は慎重投与される（表11-4-2）。2～5歳と6～15歳の治療プランは基本的に同じであるが，2～5歳は小児喘息の専門医の管理下で治療されることが望ましい。

表11-4-2 アミノフィリンの血中濃度と副作用

治療域：2歳未満5～10μg/mL，2歳以上8～15μg/mL
副作用：嘔吐，腹痛，頭痛，動悸，頻脈，不整脈，手のふるえ，興奮，不眠，けいれん，意識障害，急性脳症など。 2歳未満や発熱時は，治療域でも副作用が出現しやすい。
注意点：注入速度や投与量の医療ミスが生じやすい。 注入速度や注入量は3～4時間ごとにチェックする。また，内服と注射の間で投与方法が切り替る時に，二重に投与されるトラブルが生じやすいので注意する

8 疫学・予後

小児喘息の発症年齢のピークは1～2歳であり，2歳までに60％が，3歳までに80％が発症し，発症年齢は低下する傾向にある[3]。

予後は，自然経過で成人に達するまでに64～67％程度は寛解し，発作が頻発したまま成人喘息に移行するものは5％で，25～30％程度が寛解と再発を繰り返しながら中年に至ると推定できる[4]。

喘息死亡数は年々減少しているが，2003～2007年（5年間）の死亡数は0～4歳70人，5～9歳16人，10～14歳15人，15～19歳42人である[5]。

9 看護

1 非発作時の看護

①発作の予防行動獲得に向けた指導
- アレルゲンの除去（室内の環境調整。特にダニアレルゲンを室内から排除する）。
- 治療薬（内服，吸入，貼付）の確実な使用

表11-4-3 小児気管支喘息の長期管理の基本治療の薬物療法

	ステップ1	ステップ2	ステップ3	ステップ4
2歳未満	なし（発作の強度に応じた薬物療法）	●ロイコトリエン受容体拮抗薬 and/or ●DSCG	吸入ステロイド薬（FP or BDP, BIS）	吸入ステロイド薬 以下の1つまたは両者の併用 ●ロイコトリエン受容体拮抗薬 ●DSCG 吸入
2～5歳	発作の強度に応じた薬物療法	●ロイコトリエン受容体拮抗薬 and/or ●DSCG あるいは 吸入ステロイド薬（考慮）	吸入ステロイド薬（FP or BDP, BIS）	吸入ステロイド薬 以下の1つまたは複数の併用 ●ロイコトリエン受容体拮抗薬 ●DSCG ●テオフィリン徐放製剤 ●長時間作用性β_2刺激薬（吸入/貼付/経口） *
6～15歳	発作の強度に応じた薬物療法	吸入ステロイド薬 あるいは ●ロイコトリエン受容体拮抗薬 and/or ●DSCG	吸入ステロイド薬（FP or BDP, BIS）	*あるいはSFC

主な薬剤
● ロイコトリエン受容体拮抗薬（オノン，シングレア，キプレス）
● DSCG（吸入インタール/イーヘラーやスピンヘラーでインタールカプセルのパウダーを吸入）
● FP（フルチゾンプロピオン酸エステル：フルタイド），BDP（ベクロメタゾンプロピオン酸エステル：キュバール），BIS（ブテソニド吸入懸濁液：パルミコート吸入液。BISの適応は6か月から5歳未満）
● テオフィリン徐放製剤（テオドール，テオロング）
● 長時間作用性β_2刺激薬＝12時間以上作用（吸入セレベント/貼付ホクナリン/経口メプチンやスピロペント）
● SFC＝吸入ステロイド薬/長時間作用性β_2刺激薬合剤（セレベント，フルタイド，アドエア）

西牟田敏之，西間三馨，森川昭廣監，日本小児アレルギー学会：小児気管支喘息治療・管理ガイドライン2008，103，104，139，協和企画，2008．より作成

［吸入方法の指導と確認。特に定量吸入器やスペーサーの使用は練習が必要。ステロイド吸入後の含嗽（乳児はスワブ）］。
● 呼吸状態のモニタリング（喘息日誌。5歳を目安にピークフローメーター使用）。
● 上気道感染症の予防，副鼻腔炎の治療。
● 規則的な生活と適度な運動と活動。

②発作時の対処方法の獲得
● 安楽な体位（座位やファウラー位，抱っこ）。
● 呼吸リズムを整える（不安から過呼吸になるため，背部をさすり，深呼吸をさせる）。
● 水分摂取
● 排痰を促す（有効な咳を促す。咳嗽時背部をさすり，痰を吐き出すタイミングを促す）。

③ストレスのコントロール
● 本人が療養管理に参加できる環境の整備。
● 学校行事やスポーツに参加し，活動制限を最小限にする（保育園や学校の協力を得る）。

2 発作時の看護

①呼吸困難の緩和
● 「**1** 非発作時の看護②発作時の対処方法の獲得」を実施。

● 治療薬の吸入や酸素吸入の実施。
● 気道分泌物の吸引，体位ドレナージ，スクイージング。

②不安の緩和
● 患児を一人にしない，家族の不安に対応する。
● 治療処置の理解を促すプリパレーション。
● 不穏時は鎮静を考慮する。

③疲労・倦怠感の緩和
● 治療処置の時間調整による睡眠や安静の確保。
● 安楽な体位の工夫，低めの室温，静かな環境。

■ 引用・参考文献
1) 西牟田敏之，西間三馨，森川昭廣監：小児気管支喘息治療・管理ガイドライン2008，10-24，協和企画，2008．
2) 前掲書1)に同じ
3) 吉原重美：気管支喘息，小児内科40増刊号，1374，2008．
4) 松井猛彦：思春期の喘息治療における注意点，小児内科，41（10），1447，2009．
5) 前掲書1)に同じ，242-253．

表 11-4-4　医療機関での小児気管支喘息発作に対する薬物療法プラン（2歳未満）

	小発作	中発作	大発作	呼吸不全
初期治療	β₂刺激薬吸入	β₂刺激薬吸入（反復可*¹） 酸素投与（SpO₂ < 95%）	入院 　β₂刺激薬吸入反復*¹ 　酸素投与，輸液 　ステロイド薬静注*²	入院 　イソプロテレノール持続吸入*³ 　酸素投与，輸液 　ステロイド薬静注反復*⁴
追加治療	β₂刺激薬吸入反復*¹	（基本的に入院） ステロイド薬投与*²（静注・経口） 輸液 アミノフィリン持続点滴（考慮）*⁵*⁶	イソプロテレノール持続吸入*³ ステロイド薬静注反復*⁴ アミノフィリン持続点滴（考慮）*⁵*⁶	気管内挿管 人工呼吸管理 アミノフィリン持続点滴（考慮）*⁵*⁶ 麻酔薬（考慮）

長期管理で治療ステップ3以上の治療を受けている患者の発作に対しては，1ランク上の治療を考慮する。
[注意事項]
*1　β₂刺激薬吸入は15～30分後に効果判定をし，20～30分間隔で3回まで反復可能である。大発作以上では必要に応じ随時吸入する。
*2　ステロイド薬は，注射薬を10分程度かけて静注または30分程度かけて点滴静注するか，内服薬を経口投与する。
　　乳児では基本的に入院して行う治療である。全身性ステロイド薬の安易な投与は推奨されない。その使用は，1か月に3日間程度，1年に数回程度とする。これを超える場合は小児アレルギー専門医を紹介する。
*3　イソプロテレノールを持続的に吸入する。この治療が不可能な施設では，β₂刺激薬吸入を反復する。
*4　症状に応じ，ヒドロコルチゾンは5 mg/kgを6～8時間ごと，またはプレドニゾロンやメチルプレドニゾロンは0.5～1 mg/kgを6～12時間ごとに使用。
*5　過剰投与にならないように注意。けいれん性疾患のある乳児への投与は原則として推奨されない。
　　発熱時の使用は適応の有無を慎重に考慮する。
*6　本治療は小児喘息の治療に精通した医師の下で行われることが望ましい。

西牟田敏之，西間三馨，森川昭廣監，日本小児アレルギー学会：小児気管支喘息治療・管理ガイドライン2008，126，協和企画，2008．

表 11-4-5　医療機関での小児気管支喘息発作に対する薬物療法プラン（2～15歳未満）

	小発作	中発作	大発作	呼吸不全
初期治療	β₂刺激薬吸入	β₂刺激薬吸入反復*¹ 酸素吸入（SpO₂ < 95%で考慮）	入院 　β₂刺激薬吸入反復*¹ 　酸素吸入，輸液 　ステロイド薬静注*² 　アミノフィリン持続点滴*³	入院 　イソプロテレノール持続吸入*⁴ 　酸素吸入，輸液 　ステロイド薬静注反復*² 　アミノフィリン持続点滴*³
追加治療	β₂刺激薬吸入反復*¹	（基本的に入院） ステロイド薬投与（静注・経口）*² and/or アミノフィリン点滴静注・持続点滴*³ （2～5歳は小児喘息の治療に精通した医師の下で行われることが望ましい） 外来で上記治療に対する反応を観察し，反応不十分な場合は入院治療を考慮	イソプロテレノール持続吸入*⁴ ステロイド薬静注反復*²	イソプロテレノール持続吸入（イソプロテレノール増量考慮）*⁴ アシドーシス補正 気管内挿管 人工呼吸管理 麻酔薬（考慮）

● 発作を反復している症例では，発作の原因を検討し適切な生活指導を行い，長期管理薬の再検討を行う。
● ステロイド薬の頻回あるいは持続的な全身投与は副作用が出現するおそれがある。短期間で中止すべきであり，漫然とは使用しないことが大切である。必要ならば，小児アレルギー専門医に紹介する。

*1　β₂刺激薬吸入は15～30分後に効果判定をし，20～30分間隔で3回まで反復可能である。
*2　全身性ステロイド薬投与：
　　　静注：ヒドロコルチゾン5～7 mg/kg，6時間ごと。またはプレドニゾロン初回1～1.5 mg/kg，以後，0.5 mg/kg，6時間ごと。
　　　　　　またはメチルプレドニゾロン1～1.5 mg/kgを4～6時間ごと。10分程度かけて静注または30分程度かけて点滴静注する。
　　　内服：プレドニゾロン0.5～1 mg/kg/日（分3）。プレドニゾロンの内服が困難な場合は，ベタメタゾンシロップあるいはデキサメタゾンエリキシル0.05 mg/kg/日（分2）。
*3　アミノフィリン点滴静注：30分以上かける。アミノフィリン持続点滴：テオフィリン血中濃度8～15 μg/mL。
*4　イソプロテレノール持続吸入療法：アスプール0.5% 2～5 mLまたはプロタノールL 10～25 mL＋生理食塩水500 mL。
　　無効の場合や呼吸不全では増量も可（例えば，アスプール0.5% 10 mL＋生理食塩水500 mLから開始）

西牟田敏之，西間三馨，森川昭廣監，日本小児アレルギー学会：小児気管支喘息治療・管理ガイドライン2008，77，協和企画，2008．より作成

気管支喘息の看護 ………………………………… ●実践事例

●事例の要約

初回発作，初回入院の1歳10か月の男児。開業医受診時の中発作レベルから，救急外来受診時は大発作に変化した。呼吸困難に加え，医療処置が続き，恐怖心や不安を抱く患児と家族を支援した。患児は短期間で回復し，退院後の療養生活指導を行った。

●治療・看護の経過の記述

1　年齢，性別，診断名等

- 年齢：1歳10か月
- 性別：男児
- 診断名：気管支喘息，アトピー性皮膚炎
- 家族：父（小児喘息），母，姉の4人暮らし

2　発症から入院までの経過

入院前日から鼻汁と咳嗽が出現し，夕方になり次第に喘鳴が強まり，開業医を受診する。体温37.9℃，SpO_2 93〜95％，喘息発作の診断でS病院に紹介された。

3　入院時の状態

夜間救急外来受診時，体温38.0℃，心拍174回/分，呼吸44回/分，SpO_2 88〜92％，喘鳴著明，陥没呼吸がみられた。酸素マスク50％（インスピロンネブライザー，生食）と輸液を開始。吸入［硫酸オルシプレナリン（アロテック）0.1mL，クロモグリク酸ナトリウム（インタール）1mL］とコハク酸プレドニゾロンナトリウム（水溶性プレドニン）10mgを点滴静注した。胸部X線では異常所見なし。母親が付き添うが，激しく啼泣した。

4　入院から退院までの経過

入院初日の体温38.1℃（最高），心拍110〜130回/分，呼吸30〜35回/分，血圧90〜62mmHg，酸素吸入下SpO_2 96〜99％に改善する。夜間は咳嗽で時々目覚め，眠りが浅い。

プレドニゾロン10mgを2回点滴静注し，吸入を4回実施。吸入後に黄色・粘稠な分泌物を多量に吸引する。内服薬は，モンテルカストナトリウム（シングレア）を就寝前に，塩酸ブロムヘキシン（ビソルボン）や硫酸オルシプレナリン（アロテック）などを毎食後内服した。

入院2日にSpO_2 98％以上をキープし，酸素を40％に減量した。酸素マスクも嫌がり，SpO_2が下がる時は口元に当て，それ以外はマスクを胸元に固定した。

入院3日の朝方，咳嗽と喘鳴がみられ，予定の吸入を速めて実施し，落ち着いた。点滴固定用テープ周囲が発赤してかゆがり，毎日テープ交換時に軟膏を塗り替え，悪化を予防した。

入院4日の午前中に，SpO_2 100％でプレドニゾロンと酸素吸入を中止し，SpO_2 98％，体温37.5℃，心拍90〜100回/分，呼吸30回前後/分に安定した。医療者が近付くと泣くが，離れるとすぐに泣きやんだ。

入院5日に体温36.5℃まで下がり，咳嗽，喘鳴は消失し，プレイルームで遊ぶことを許可された。活発に動き，時々咳き込むため，遊び時間を短く設定した。6日に点滴を中止した。

この事例から学んだこと

乳児喘息（2歳未満）は急激に重症化しやすく，激しい啼泣で呼吸困難がさらに悪化する。安心感を持たせ，効果的な酸素吸入や薬剤吸入，吸引で呼吸を楽にすることが，状態の安定化につながる。

●実践事例の治療・看護の経過

		急性期 入院〜3日	回復期 4〜6日	慢性期（退院） 7日
検査		採血 　血算 WBC4370/μL 　CRP 0.39 mg/dL 　生化学 　血液ガス（静脈血） 　アレルギー検査 　　血清総 IgE 429 IU/mL 　　特異的 IgE（RAST） 　　ダニ 46.6 UA/mL（4クラス） 　　卵白 42.2 UA/mL（4クラス） 　　大豆 0.62 UA/mL（1クラス） 胸部 X 線モニター 検尿，尿量測定 検温（4検） 心拍・呼吸モニター SpO₂モニター	→（5病日）	→ →
治療		酸素吸入 50%（マスク）：→ 40% インスピロンネブライザー，生食 持続点滴： 　維持液（ソルデム 3A） コハク酸プレドニゾロンナトリウム（水溶性プレドニン）10 mg×2（iv） 吸入（1日4回）： 　硫酸オルシプレナリン（アロテック）0.1 mL, 　クロモグリク酸ナトリウム（インタール）1 mL 内服： 　モンテルカストナトリウム（シングレア） 　（就寝前 1 回） 　塩酸ブロムヘキシン（ビソルボン），臭化水素酸フェノテロール（ベロテック）など	→（4病日） →（3日間）	→
日常生活	食事	小児食（卵禁食）		→
	安静度	ベッド上安静	ベッド上安静→プレイルーム許可	病棟内フリー
	排泄	おむつ		
	清潔	清拭	清拭，洗髪 ⇒ シャワー浴	シャワー浴
教育		入院生活 　入院時オリエンテーション 　検査・治療について 　吸入と吸引	喘息指導 　喘息とは 　　発作の程度の見分け方 　発作時の対処と受診時期 　　治療と検査 　　薬について 　　日常生活上の留意点	喘息指導 　退院後の生活について具体的な方法を話し合う 　発作の程度の見分け方と受診時期

●実践事例の看護上の問題点への対応

患者の経過	看護上の問題点	観察・看護	結果
急性期	#1 非効果的気道浄化 #2 不安 #3 不眠	〈観察〉 ● バイタルサイン（体温，心拍，脈拍，血圧，SpO_2） ● 呼吸状態（喘鳴，咳嗽，陥没呼吸，呼気延長，起坐呼吸，チアノーゼ） ● 呼吸困難の有無と程度，活動との関係 ● 分泌物の量，色，性状 ● 機嫌，活気，不安な言動と表情，啼泣の程度 ● 睡眠状態と疲労の様子 〈看護〉 ● モニタリング（心拍・呼吸モニターとSpO_2） ● 酸素マスクを口元近くに当てる（SpO_2低下時はマスクを持ち，直接当てない） ● 抱っこや安楽枕で半座位にし，背部や胸をさする ● 吸引は吸入後や喘鳴の強い時に行う ● 治療処置は準備を整え，待たせずに行う ● 治療処置時は母親が抱っこをするか，または母親が同席する ● 吸入や内服は患児の機嫌のよい時に行う ● 夜間の観察やおむつ交換などで母子を起こさない ● 日中の処置もまとめて行い，カーテンで暗くし，日中の睡眠を邪魔しない	#1 救急外来受診時は大発作の状態であり，酸素吸入や点滴，吸入や吸引でSpO_2 88～92%から96～99%に改善した。喘鳴が著明で黄色・粘稠な分泌物が多量に吸引された。吸引後に泣くと，すぐに喘鳴が強まるため，SpO_2の値を監視し，吸入後に吸引し，気道分泌物貯留による呼吸困難を予防した #2 母親に治療処置やモニターのアラーム音について説明した。母親に抱かれて処置を受け，終了後は早く泣き止んだ #3 睡眠中は処置を行わず，静かな環境を保ったことで，3～4時間ずつ母親も一緒に眠れた。夜間のおむつ交換は看護師が行い，輸液アラームで目覚めないようにした
回復期	#1 非効果的気道浄化 #2 不安 #4 自己健康管理促進準備状態	〈観察〉 #1と#2は急性期に同じ #4 母親の喘息に関する知識や健康管理の意欲，患児の理解力，内服や痰を出す行為の参加姿勢 〈看護〉 #1，#2は急性期に同じ #4 喘息指導 　医師：喘息の特徴と治療・検査について，受診時期と受診方法 　看護師：症状の観察は観察時に一緒に行う 　　　　発作時の対処方法（体位，水分摂取，安心させる），与薬方法 　　　　アレルゲンを減らす生活管理 　　　　鼻をかみ，痰を出させる方法	#1 吸引物は白色・水溶性で，量は多い時と少ない時があり，朝と就寝前に吸引し，日中は鼻をかむだけで喘鳴は軽減した #2 吸入は，機嫌のよい時に音の出る絵本やビデオを見ながら行ったところ，泣かなくなった。吸引は泣くが，すぐに機嫌が戻った #4 母親は大発作になったことを心配しているが，今後の成長に期待する発言も聞かれた。学習意欲があり，パンフレットを読んで多くの質問をしてきた
慢性期（退院）	#1 非効果的気道浄化 #4 自己健康管理促進準備状態	〈観察〉 #1は急性期に同じ #4 回復期に同じ ● 食物アレルギーやアトピー性皮膚炎の管理方法と負担感 〈看護〉 #1 ● 吸入や咳嗽のある時に背部をさする ● 鼻汁を頻回に拭く。または吸引する ● 水分の経口摂取を促す #4 ● 退院後の生活について具体的な方法を話し合う ● 発作の程度の見分け方と受診時期	#1 早朝に湿性咳嗽があり，常に鼻汁が持続する状態。鼻をかむ，痰を出す行為は，非発作時の練習が上手になる秘訣であることを理解してもらった #4 紹介先の開業医で治療の継続が決定し，治療継続の必要性を理解した。アレルゲン検査でダニも判明し，掃除や寝具の手入れ方法を具体的に考えることができた。また，今回の経過中に，母親が確認した症状が大発作や中発作のものであることを説明し，発作の程度を見わけ，対処方法と受診時期を理解できた

11-5 食物アレルギー

11 膠原病，免疫アレルギー疾患

看護の基礎知識

●病態関連図

食物アレルギーの病態関連図

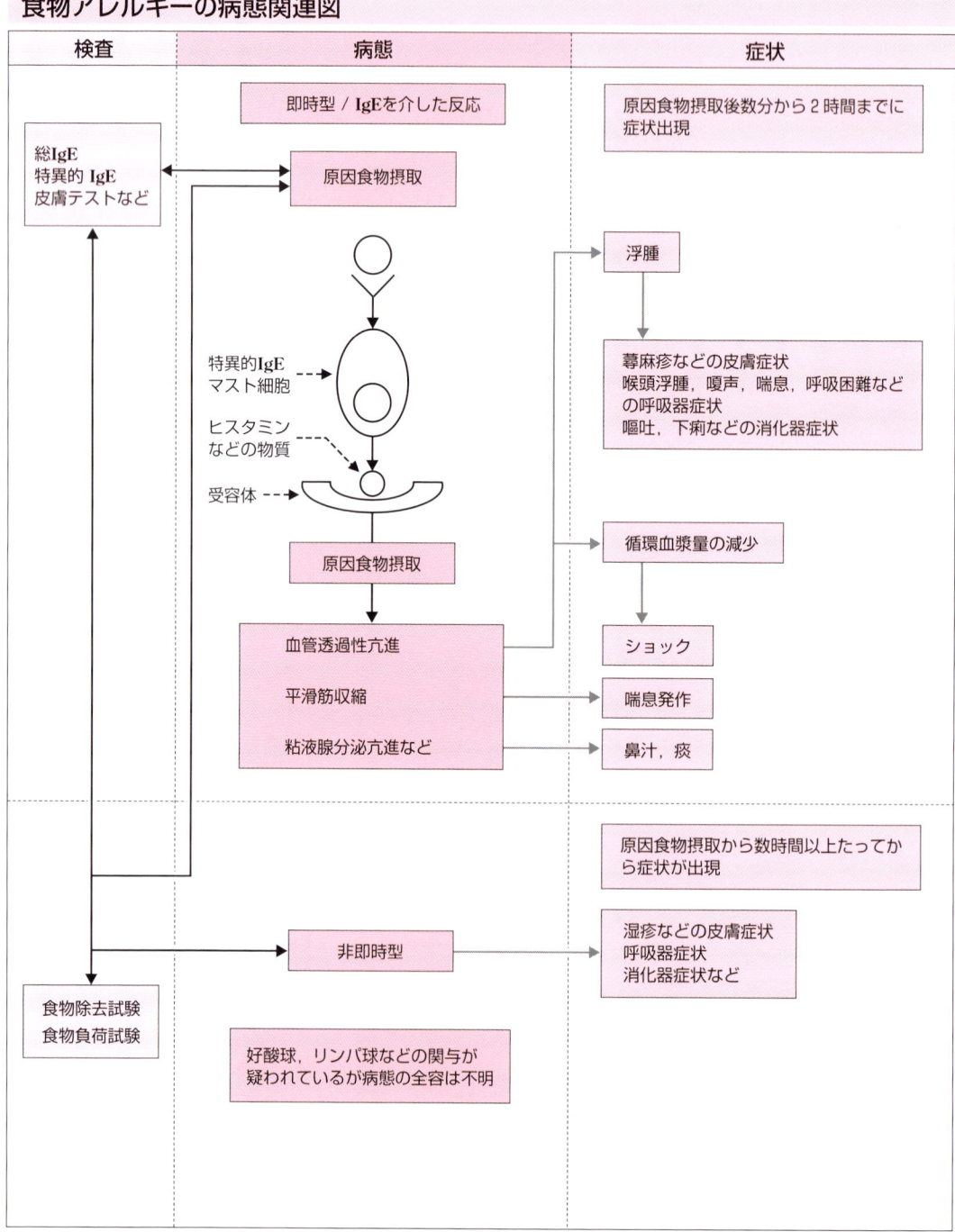

検査	病態	症状
	即時型／IgEを介した反応	
総IgE 特異的IgE 皮膚テストなど	原因食物摂取	原因食物摂取後数分から2時間までに症状出現
	特異的IgE マスト細胞 ヒスタミンなどの物質 受容体	浮腫 蕁麻疹などの皮膚症状 喉頭浮腫，嗄声，喘息，呼吸困難などの呼吸器症状 嘔吐，下痢などの消化器症状
	原因食物摂取	循環血漿量の減少
	血管透過性亢進 平滑筋収縮 粘液腺分泌亢進など	ショック 喘息発作 鼻汁，痰
食物除去試験 食物負荷試験	非即時型	原因食物摂取から数時間以上たってから症状が出現 湿疹などの皮膚症状 呼吸器症状 消化器症状など
	好酸球，リンパ球などの関与が疑われているが病態の全容は不明	

1 疾患の概念・定義

原因食物を摂取した後に免疫学的機序を介して生体にとって不利益な症状（皮膚，粘膜，消化器，呼吸器，アナフィラキシー反応など）が惹起される現象をいう[1]。

2 病態

臨床的に，食物アレルギーは食物摂取から症状発現までの時間により，即時型，非即時型に大別される[1]。即時型の症状は，食物摂取後1〜2時間までに出現し，原因食物が特異的IgE抗体と結合すると，IgEを表面にもつマスト細胞からヒスタミンなどの物質が脱顆粒を起こし，皮膚，粘膜に浮腫を生じることがわかっている。これに対し，非即時型反応の病態は，好酸球，リンパ球の関与が疑われているが不明な点が多い。

3 分類

臨床型分類を表11-5-1に示す。

4 検査・診断

食物アレルギーは，どの医師が診察しても同じように確実に信頼できる診断を下す方法が現時点ではない。

1 抗原診断の手順（ある特定の食物を摂取してから，どれくらいの時間でどのような症状が発現したか，詳しく問診して原因の候補を立てる。）

2 免疫学的検査
① 血清総IgE値
② 抗原同定のための免疫学的検査：特異的IgE抗体，ヒスタミン遊離試験，皮膚テスト（ス

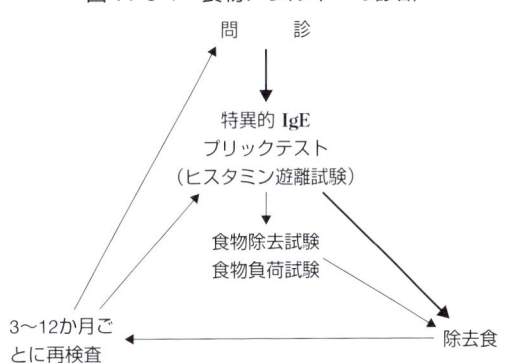

図11-5-1 食物アレルギーの診断

問診
↓
特異的IgE
プリックテスト
（ヒスタミン遊離試験）
↓
食物除去試験
食物負荷試験
→ 除去食
↑
3〜12か月ごとに再検査

表11-5-1 臨床型分類

臨床型		発症年齢	頻度の高い食品	耐性の獲得（寛解）	アナフィラキシーショックの可能性	食物アレルギーの機序
新生児消化器症状		新生児期	牛乳（育児用粉乳）	（＋）	（±）	主にIgE非依存型
食物アレルギーの関与する乳児アトピー性皮膚炎*		乳児期	鶏卵，牛乳，小麦，大豆など	多くは（＋）	（＋）	主にIgE依存型
即時型症状（じんましん，アナフィラキシーなど）		乳児期〜成人期	乳児〜幼児：鶏卵，牛乳，小麦，そば，魚類など 学童〜成人：甲殻類，魚類，小麦，果物類，そば，ピーナッツなど	鶏卵，牛乳，小麦，大豆など（＋）その他の多く（±）	（＋＋）	IgE依存型
特殊型	食物依存性運動誘発アナフィラキシー（FEIAn/FDEIA）	学童期〜成人期	小麦，エビ，イカなど	（±）	（＋＋＋）	IgE依存型
	口腔アレルギー症候群（OAS）	幼児期〜成人期	果物・野菜など	（±）	（＋）	IgE依存型

*慢性の下痢などの消化器症状，低タンパク血症を合併する例もある。全ての乳児アトピー性皮膚炎に食物が関与しているわけではない。
厚生労働科学研究班：食物アレルギーの診療の手引き，2008.

クラッチまたはプリックテスト，パッチテスト)．
③好酸球数

3 食物除去試験

問診，免疫学的検査より原因と推定された食物を除去し，臨床症状が消失するか観察する．

4 食物負荷試験

除去試験と免疫学的検査の結果から，原因と考えられる食物抗原について食物負荷試験を行う．原因と推定された食物を摂取させ，臨床症状が出現するか観察する．

アナフィラキシーの出現する可能性がある場合は慎重に行う．

5 症状

食物アレルギーによって起こる症状は多彩である（表11-5-2）．圧倒的に多い症状は皮膚症状である．搔痒を伴う蕁麻疹が，短時間のうちに出たり消えたり変化するのが特徴である．あるいは，皮膚が広範囲にはれあがったり，赤くなったりする．さらには，半日たってから湿疹が出現したりする場合や，アトピー性皮膚炎の皮膚症状が悪化することもある．

消化器症状としては，食物アレルゲンを摂取後数分から2時間で悪心，嘔吐，腹痛，下痢をきたす．乳児においては，間欠的嘔吐，体重増加不良があげられる．特殊なアレルギーの状態では，血便が主症状として現れることもある．

呼吸器症状では，上気道症状として鼻汁，鼻閉，くしゃみなどのアレルギー性鼻炎症状がみられる．下気道症状である喉頭浮腫，気道狭窄症状，気管支喘息症状などの出現により，一気に呼吸困難へ進むことがあり，時には全身性のショック状態に陥り広範囲の症状を呈する．

6 合併症

慢性の下痢などの消化器症状，低蛋白血症を合併する例もある．

乳児アトピー性皮膚炎もあるが，すべて食物アレルギーに関与しているわけではない．

7 治療

現段階では特効的治療法はない．診断がついたら症状を起こす原因となるものを食べない（除去する）こと，そして，耐性の獲得を待つことが基本である（表11-5-3）．

小児の食物アレルギーは，成長とともに軽快・治癒する可能性が高いので，必要に応じて負荷試験を実施し，可能な限り早期に原因食物除去を中止・終了することを目指す．

表11-5-3　基本的な治療

①原因食物を食べない（原因食物除去） 　　耐性獲得を待つ ②アレルギー症状を誘発しないように加工する 　　原因物質（アレルゲン）の除去 　　加水分解，加熱，発酵 ③薬物療法（部分的効果） 　　食物アレルギーの症状出現を一定程度予防しうるが，完全に抑えられるものではない 　　合併する症状は積極的に適切な治療をする ④経口免疫寛容の誘導 　　食べられるものを探して食べておく

表11-5-2　食物アレルギーにより引き起こされる症状

①皮膚・粘膜症状	皮膚症状：搔痒，灼熱感，蕁麻疹，浮腫，発赤，紅斑，湿疹 眼症状：結膜充血・浮腫，搔痒感，流涙，眼瞼浮腫 口腔咽喉頭症状：口腔・口唇・舌の違和感・腫脹，喉頭絞扼感，喉頭浮腫，嗄声，喉のかゆみ・イガイガ感
②消化器症状	口腔違和感，口唇浮腫，吐き気，嘔吐，腹痛，下痢，便秘，血便，体重減少の有無
③呼吸器症状	くしゃみ，鼻汁，鼻閉，咳嗽，喘鳴，呼吸困難，胸部圧迫感
④泌尿器症状	血尿，蛋白尿，夜尿
⑤全身症状	頭痛，眠気，顔色不良，チアノーゼの有無，ショック症状（血圧低下，頻脈，脱力，意識障害）

8 予後

小児，特に乳幼児の食物アレルギーは，成長とともに治癒することが多い．

食物アレルギーの予後は，乳幼児にみられる卵・牛乳アレルギーでは，3歳で5，6割，6歳で7，8割，9歳では8，9割で食べられる

ようになったという報告がある。一方，年長児に多いそば，ピーナツ，魚，シーフード類の場合は，食べられる可能性が低いといわれている。特にアナフィラキシーのように強い反応がみられたことのある場合には，食べられるようになる確率はより低くなる。

9 看護

1 急性期：アナフィラキシーへの対応とケア

初めは単一の症状であっても，全身性の症状へ進む可能性を念頭においた対応が必要である。症状の進行は早く，迅速な対応が要求される。

①アナフィラキシーショック時は，薬物療法，酸素吸入を必要とし，医師の指示に従い介助する。

②皮膚，呼吸器，消化器，循環器，神経系の症状の観察をし，重症度評価につなげる。

③広範囲に蕁麻疹がみられている時は要注意であり，それ以外の場所（呼吸器，消化器など）でも反応が起きていないか観察を密にする。患児の訴えは慎重に受け止め，異常の早期発見に努める。

④急激な症状の出現は，患児の身体的・精神的苦痛が強く，また家族の不安もより一層強くなるため，見守っていく。

⑤運動誘発性アナフィラキシーがある場合，食物摂取後2時間（可能なら4時間）は運動を控える。

⑥負荷試験は，救急カートなどをあらかじめ用意して万全な態勢で行う。

2 安定期：症状悪化の予防と生活管理教育

成長・発達とともに，家族のケアから患児自身の管理に移行するが，幼少期から日常管理や治療を自分のこととして受け止められるよう，患児の理解度に合わせた説明をしていくことが大切である。

①除去食を中心とした食事療法に対する患児および家族の理解を深める。除去食中の幼児期から学童期においては，つまみ食い，隠れ食い，買い食いで発作が出現することがある。また，学校給食と症状の出現や，心理的影響と症状の変化などの関連性も考慮して経過をみていく。

②正しい除去食と適切な栄養補給の維持のため，栄養士が栄養指導を行う。除去食が多いと料理も単調になるため，制限する食品と同じ栄養のある代替食品を献立に組み込む。離乳開始時期にある児に対しては，離乳を遅らせる必要はなく，一般と同様に生後5か月以降，体重約7kgを目安とする。

③外来受診時は，身体発育値（身長，体重）をチェックし，過度な食事療法になっていないか評価する。成長曲線をつけると評価しやすい。必要時は，再度栄養士による栄養指導を行う。

④食物除去による精神的な負担を理解し，保育園，幼稚園，学校生活における給食への対応について協力を得ることや，手作り弁当などで食事の時間が苦痛にならないよう配慮する。

⑤医療機関以外での食物アレルギー症状出現時の対応方法を指導しておく（図11-5-2，416ページ）。

⑥食物負荷試験で陰性を確認したら，徐々に摂取量を増加し，定期的（3〜12か月ごと）な外来受診をして悪化がないことを確認する。また，除去解除後，特異的IgE抗体の再上昇がみられたら，症状の悪化に注意し，経過を観察していくよう指導する。

⑦気管支喘息の存在は，アナフィラキシーショックの重篤化の危険因子となるので十分コントロールしておく。

⑧食物アレルギーに関与するアトピー性皮膚炎がある場合には，スキンケアを医師の指導のもとしっかりと行う（「11-5 アトピー性皮膚炎」参照）。

■ 引用・参考文献

1) 向山徳子，西間三馨監：食物アレルギー診療ガイドライン2005，6-13，協和企画，2005．
2) 高増哲也：食物アレルギーとは，こども医療センター医学誌，35(1)，10-11，2006．
3) 栗原和幸：市民のための食物アレルギー講座記録集 講演「よくわかる食物アレルギー」，5-27，2005．
4) 西角一恵：食物アレルギーの関与したアトピー性皮膚炎の看護：小児看護，29(4)，456-463，2006．

食物アレルギーの看護　　　　　　　　　　実践事例

●事例の要約

食物アレルギー（FA），アトピー性皮膚炎（AD），気管支喘息（BA）を合併している患児。幼児後期に食物相談のため当センターを紹介受診したが，皮膚状態の悪化があり，ADの治療を優先した。小学校低学年となり，皮膚の改善と喘息のコントロールがつき，血液検査で今まで禁止していた食物のなかで解除できるものもあると考えられ，食物負荷試験目的で入院した。

●治療・看護の経過の記述

1 年齢，性別，診断名等

- 年齢：小学校低学年
- 性別：女児
- 診断名：食物アレルギー

2 発症から入院までの経過

乳児期より顔面に湿疹が出現し，やがて全身に広がった。血液検査で牛乳のIgEがクラス2となり牛乳を控えるよう指導され，牛肉は自己判断で控えた。一時的に湿疹は改善したが，乳児後期より皮膚症状が悪化し，血液検査結果で卵（鶏肉含む），大豆がさらに禁止となった。また，そばやピーナッツ，ナッツ類も自主的に控えた。

幼児前期からAD，BA，FAで内服薬の処方，軟膏処置，食物制限を受けていた。幼児後期に，食物相談のため，当センターのアレルギー科を紹介受診。しかし，ADがひどく，皮膚の治療を優先した。外来フォロー中，市販ジュースを飲み，全身に発疹が出現し，当院救急外来に搬送。来院時，意識レベルの低下がみられたが，外来処置のみで帰宅。ジュース内の微量牛乳によるアナフィラキシーと判明した。

その後も制限食を続け，小学校低学年となり皮膚症状が改善したため，食物負荷試験目的で入院する。

3 入院時の状態

入院時，全身状態良好で，喘息は1日2回の吸入と内服薬でコントロールできていた。顔面の皮膚は比較的きれいで，四肢・体幹は掻破痕および苔癬化と乾燥がみられた。膝関節，肘関節は明らかな紅斑があった。入院時は家庭で制限していた食物を禁止食とした。

性格は，おとなしく人見知りがあり，入院当初は口数も少なく，食物制限に対する不満などは聞かれず病室で食事を摂ることが多かった。

4 入院から退院までの経過

食物負荷試験により大豆，鶏肉，牛肉，そば，ピーナッツはアレルギー反応の出現なく終了。食事制限解除後の病院食を不安から食が進まなくならないように患児と確認し合い，楽しく摂取できるよう促した。

鶏卵の負荷試験開始後30分で右口角に発疹が出現し，その後増強することなく消失した。摂取後1時間で腹痛を伴う排便がみられ，約2時間後に前額部が発赤し，膨隆疹が出現した。熱感とかゆみを訴えたが，抗ヒスタミン薬を内服して，1時間後に皮膚症状は軽減した。しかし，腹痛と下痢はしばらく続いた。排便時は，腹鳴と痛みを伴い，灼熱感を訴え，「どうなっちゃうの！」と泣きながら母親に怒りをぶつけていた。排便が終わると平常心に戻り，母親と和やかに過ごしていた。その後，皮膚の悪化や喘息発作も起こすことなく退院となった。

5 退院時の状況

食物負荷試験の結果から大豆，鶏肉，牛肉，そば，ピーナッツ，ナッツ類は解除となった。鶏卵は引き続き摂取禁止とし，牛乳同様，耐性

獲得を待つことを医師より説明された。看護師は，入院当初から栄養士とコンタクトを取り合い，負荷試験結果後は家族が速やかに栄養指導を受けられるよう手配し，栄養指導を受けての退院となった。

この事例から学んだこと

成長・発達期の小児にとって，アレルゲンとなる食品は，栄養価の高いものが多い。自己判断による除去や負荷は危険を伴う。正しい診断のもと，幼少期から治療や日常管理を自分のこととして受け止められるよう支援していくことが課題である。

● 実践事例の治療・看護の経過

病日		安定期				
		入院時	2日目	3日目	4日目	5日目
検査	負荷物	食物負荷試験 大豆 （湯豆腐）	食物負荷試験 鶏肉 （鶏そぼろ）	食物負荷試験 牛肉 （牛そぼろ）	食物負荷試験 そば	食物負荷試験 ピーナッツ
	摂取量	1gから開始 計31g摂取	1gから開始 計62g摂取	1gから開始 計54g摂取	1gから開始 計80g （乾麺50g）	砕いたもの1 かけらから1個 摂取
	所要時間	1時間15分	1時間30分	1時間10分	45分	1時間45分
	症状	食後40分で排便あるが腹痛は無い	「体が熱い」と訴えるがすぐ消失	変化なし	変化なし	変化なし
	結果	大豆陰性	鶏肉陰性	牛肉陰性	そば陰性	ピーナッツ・ナッツ類陰性
治療		内服：抗アレルギー薬［ロイコトリエン拮抗薬（オノン2回/日），ヒスタミンH₁拮抗薬（サジデン2回/日），メディエーター遊離抑制薬（インタール4回/日）］ 吸入用ステロイド薬（フルタイド） 点鼻用抗アレルギー薬（フルナーゼ，インタール） 軟膏処置（2回/日）［ステロイド外用薬（プロペト，プロパデルム，ロコイド），亜鉛華単軟膏］				
日常生活	食事	アレルギー食 卵，牛乳，大豆，牛肉，鶏肉，そば，ピーナッツ，ナッツ類禁止	アレルギー食 大豆解除食	アレルギー食 鶏肉解除食	アレルギー食 牛肉解除食	アレルギー食 そば解除食
	安静度	制限なし				
	排泄	トイレ（自立）				
	清潔	入浴一部介助				
教育		負荷試験中の異常（表11-5-2 ①〜③，⑤）を自覚したら早めに知らせるように説明する 家族に入院中の献立をみて食材の工夫や調理方法を学んでもらい，退院後の献立の参考にするよう説明する 患児および家族に解除食摂取後の変化も従来通り観察していくことを説明する				

病日	6日目（外泊）	7日目（外泊）	急性期 8日目
検査 負荷物	外泊中の食生活		食物負荷試験 鶏卵入り豚肉ハンバーグ
摂取量	豆腐の味噌汁 牛そぼろ かぼちゃと鶏肉の煮物 油揚げの味噌汁 牛肉入りチャーハンなど		1gから開始 計55g摂取（全卵10分の1相当）
所要時間			1時間10分
症状	牛そぼろを摂取した2時間後に腹痛があった。30分くらいで消失した。		開始後30分（9g）で右口角に発疹出現するが、その後25分で消失する。摂取後1時間で腹痛を伴う硬い便の排泄があり。負荷試験終了後2時間くらいで前額部に発赤、膨隆疹が出現して「体が熱い」「かゆい」と訴える。抗ヒスタミン薬を内服して症状は緩和する。6時間後、腹鳴を伴う下痢、腹痛が出現し、パニック状態で苦痛を訴える。
結果			鶏卵陽性
治療	内服・吸入・点鼻・軟膏処置は、入院時と同様		
日常生活 食事	アレルギー食 ピーナッツ、ナッツ類解除食		アレルギー食 鶏卵、牛乳除去食
日常生活 安静度	制限なし		
日常生活 排泄	トイレ（自立）		
日常生活 清潔	入浴一部介助		
教育	外泊中も解除食を取り入れた献立提供ができるようにする 症状の悪化に注意し、経過を観察していくよう指導する 鶏卵負荷開始から身体的変化がみられているため、通常と違う感覚や変だと思ったらいつでも申し出るように再度説明しておく 負荷試験の結果、大豆、鶏肉、牛肉、そば、ピーナッツ、ナッツ類が解除となったこと、鶏卵と牛乳は引き続き禁止することを患児の理解に合わせ説明する		

図11-5-2 食物アレルゲンを誤って摂取した時、あるいは触った時の対応

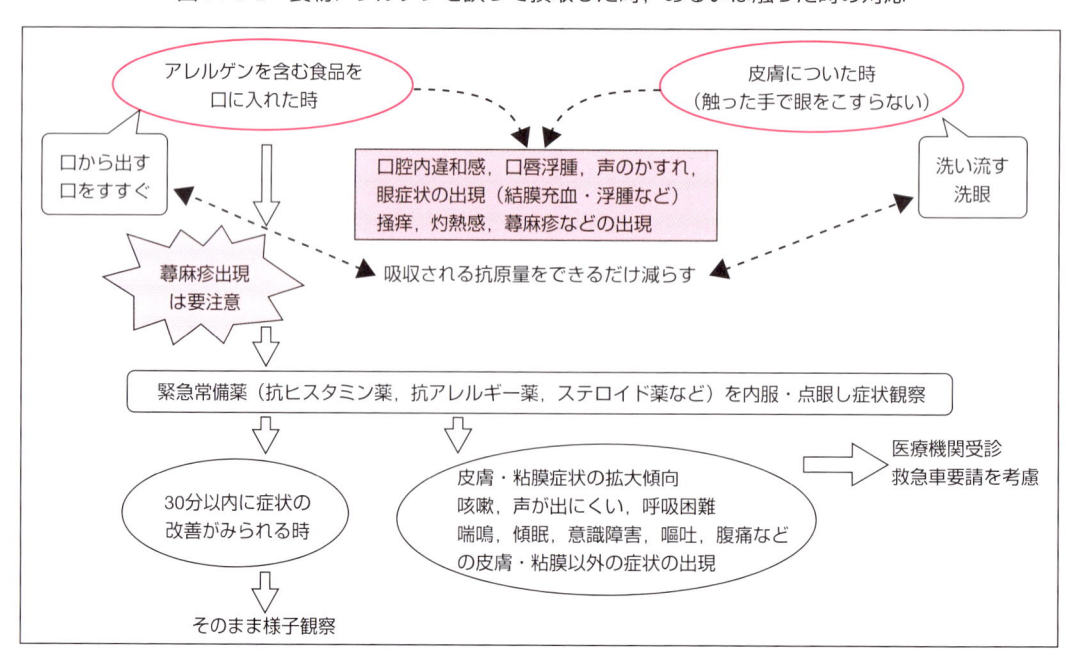

●実践事例の看護上の問題点への対応

患者の経過	看護上の問題点	観察・看護	結果
急性期	#1 食物負荷に起因してアナフィラキシーの出現やショックに陥ることに関連した生命の危機 #2 アナフィラキシーに起因して急激な症状の変化に関連した不安	〈観察〉 ●バイタルサイン，血圧，SpO_2 ●皮膚・粘膜症状（搔痒，灼熱感，蕁麻疹，浮腫，発赤，紅斑，湿疹など） ●消化器症状（嘔吐，腹痛，下痢など） ●全身症状（顔色不良，チアノーゼ，ショック症状など） ●鶏卵入り豚肉ハンバーグの負荷試験では，摂取後1時間で腹痛を伴う排便があり，約2時間後に前額部が発赤し膨隆疹が出現する ●「体が熱い」「かゆい」と訴え，その後，腹鳴を伴う下痢便がみられ，「お腹が痛い」と何度かトイレに行く。「熱いよ」「どうなっちゃうの！」と訴える 〈看護〉 ●負荷試験時は，アナフィラキシーショックへの対応が速やかにできるよう，パルスオキシメーターや救急カートなどを準備し安全の保証をする ●不安軽減のため，検査中は家族の協力を得て必ず誰かが付き添っていることを保証する ●皮疹，腹痛，下痢以外のアナフィラキシー症状の出現はないか観察する ●搔痒や灼熱感を軽減するため氷枕を使用。腹痛に対しては安楽な体位をとり腹部を温め，症状の緩和を図る	#1 喘息のコントロールがついていることもあって発作の出現もなく，アナフィラキシーショックまでには至らず経過した #2 不安の言動に対しては，その都度対応にあたった。トイレではパニック状態であったが，付き添い，排便しきれば治まることを伝えながら家族と一緒に励ました。症状の改善とともに冷静さを取り戻すことができた
回復期	#1 食物解除に起因した食物摂取による症状の再出現に関連した苦痛	〈観察〉 ●不安や理解度，意欲 ●「これ食べてもいいの？」「大丈夫？」と患児から確認の言葉が聞かれる ●入院時から肘関節，膝関節の発赤があり，時々かいている 〈看護〉 ●食事の時間に家族が付き添えない場合は，看護師の目の届く範囲で食事ができるようにして安全を保証する ●患児，家族に，解除食摂取後も観察をして変化があれば報告し，適切な判断と対処ができるよう教育する	#1 患児が自覚を持って食生活が送れていたこともあって，ほかの人の物を食べたりすることはなく，解除後出される病院食に対しても確認をして摂取できていた。解除後の皮膚症状の悪化はみられなかった 家族は外泊中も解除食を含めた献立を取り入れ，変化があれば記録に残すなど対応ができていた

11-6 川崎病

看護の基礎知識

● 病態関連図

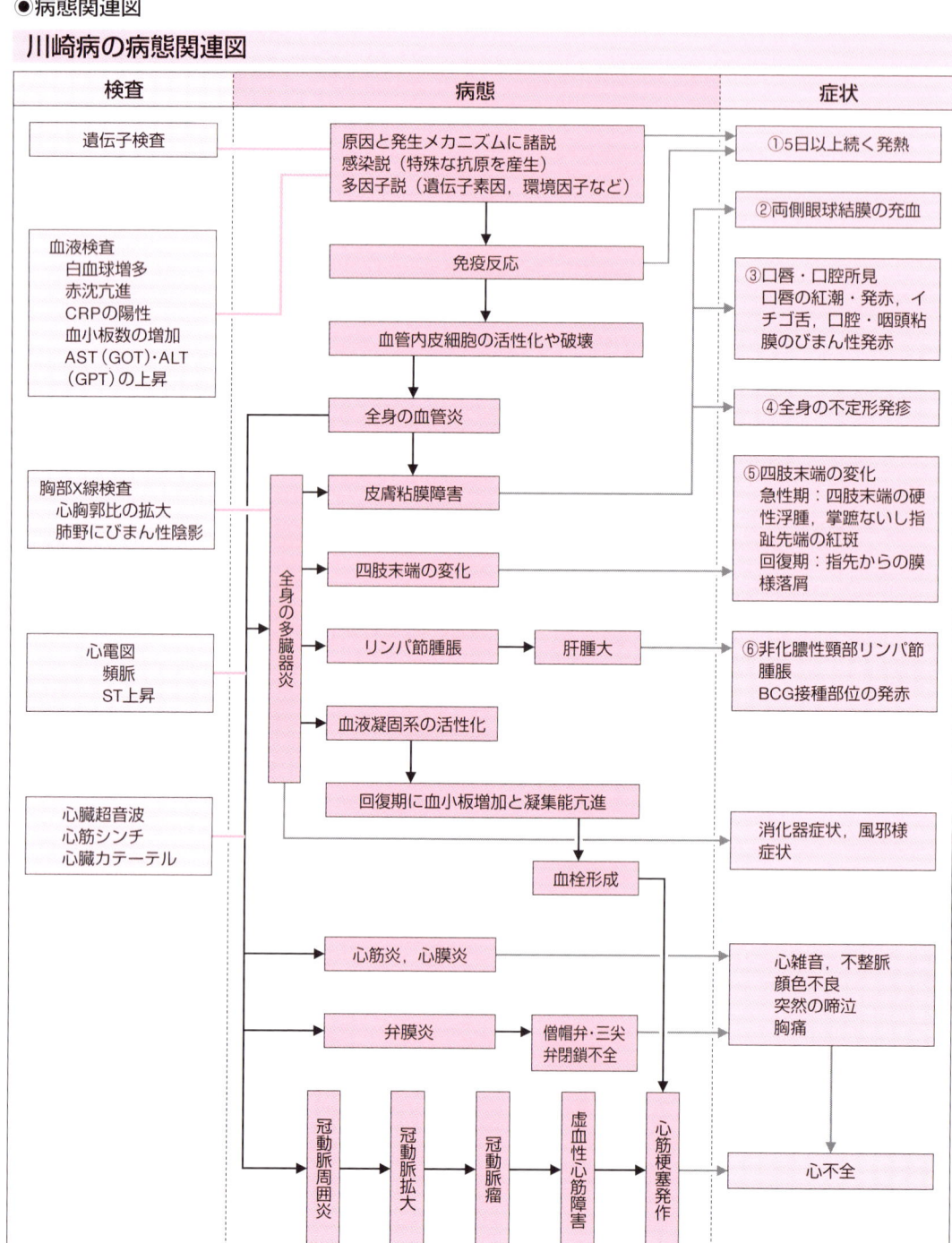

川崎病の病態関連図

検査	病態	症状
遺伝子検査	原因と発生メカニズムに諸説 感染説（特殊な抗原を産生） 多因子説（遺伝子素因，環境因子など） ↓ 免疫反応 ↓ 血管内皮細胞の活性化や破壊 ↓ 全身の血管炎 → 皮膚粘膜障害	①5日以上続く発熱 ②両側眼球結膜の充血 ③口唇・口腔所見 　口唇の紅潮・発赤，イチゴ舌，口腔・咽頭粘膜のびまん性発赤 ④全身の不定形発疹
血液検査 　白血球増多 　赤沈亢進 　CRPの陽性 　血小板数の増加 　AST(GOT)・ALT(GPT)の上昇		
胸部X線検査 　心胸郭比の拡大 　肺野にびまん性陰影	全身の多臓器炎 → 四肢末端の変化 → リンパ節腫脹 → 肝腫大 → 血液凝固系の活性化 ↓ 回復期に血小板増加と凝集能亢進 ↓ 血栓形成	⑤四肢末端の変化 　急性期：四肢末端の硬性浮腫，掌蹠ないし指趾先端の紅斑 　回復期：指先からの膜様落屑 ⑥非化膿性頸部リンパ節腫脹 　BCG接種部位の発赤 消化器症状，風邪様症状
心電図 　頻脈 　ST上昇		
心臓超音波 心筋シンチ 心臓カテーテル	心筋炎，心膜炎 弁膜炎 → 僧帽弁・三尖弁閉鎖不全 冠動脈周囲炎 → 冠動脈拡大 → 冠動脈瘤 → 虚血性心筋障害 → 心筋梗塞発作	心雑音，不整脈 顔色不良 突然の啼泣 胸痛 心不全

1 疾患の概念・定義

川崎病は，原因不明の急性かつ全身に起こる血管炎である。主に1歳前後をピークに，4歳以下の乳幼児に好発し，男子が多い。

1〜2％に1年を経過しても冠動脈病変が残っている。冠動脈病変がなければ1か月ほどで炎症は治まり，予後は良い。

2 病態

病因は不明だが，上気道感染後に発症することから，EBウイルス，ブドウ球菌ならびにスーパー抗原やグラム陰性菌由来のエンドトキシンなどの感染説がある。多因子説は個人の遺伝的要因が発症背景にあり，川崎病惹起物質に曝露して血管炎が誘発されるという説である[1]。

全身性の血管炎を主体とした炎症性疾患であり，多彩な臨床症状を呈する。特に，血管炎に続発した後遺症が問題となる。一般的に，冠動脈変化は，発熱後7病日前後より冠動脈拡大が始まり，10〜14病日頃最大で，その後次第に正常化へ向かう。血管の拡大に加え，血小板の増加と機能亢進により血栓が形成されやすい。冠動脈瘤の血栓性閉塞は急性死につながるが，2005年以降の死亡数は1万人に1〜4人程度である[2]。ほかの全身臓器の病変は一過性である。

3 分類

1. 完全型：主要症状6つのうち5つ以上の例。
2. 不全型：容疑例および主要症状4つ以下。

表 11-6-1　川崎病診断の手引き

主要症状
1. 5日以上続く発熱（ただし，治療により5日未満で解熱した場合も含む）
2. 両側眼球結膜の充血
3. 口唇，口腔所見：口唇の紅潮，イチゴ舌，口腔・咽頭粘膜のびまん性発赤
4. 不定形発疹
5. 四肢末端の変化： （急性期）手足の硬性浮腫，掌蹠ないしは四肢先端の紅斑 （回復期）指先からの膜様落屑
6. 急性期における非化膿性頸部リンパ節腫脹

厚生労働省川崎病研究班作成改訂5版，2002年2月

4 診断

「川崎病診断の手引き」（表11-6-1）による，主要症状6つのうち5つ以上を伴うものを本症とする。ただし，4つの症状しか認められなくても，経過中に断層心超音波検査もしくは心血管造影法で，冠動脈瘤（いわゆる拡大を含む）が確認され，他の疾患が除外されれば本症とする。

5 症状

1. 主要症状は表11-6-1に示す。
2. その他は，BCG接種部位の発赤（接種後1年くらいまでの乳幼児），消化器系症状（下痢，嘔吐，腹痛，麻痺性イレウス，胆嚢腫大，肝障害），風邪様症状，関節の腫脹・疼痛，けいれん，意識障害など。
3. 急性期症状は7〜10日頃から軽減してくるが，回復期は心血管系障害が起こりやすい時期で，心雑音，心音微弱，ギャロップリズムなどに注意する。
4. 乳幼児は心筋梗塞症状がわかりにくいため不機嫌，突然の啼泣，顔色不良，呼吸困難，嘔吐，胸痛などに注意する。

6 合併症

川崎病の最大の合併症は，冠動脈病変による心筋梗塞であり，早期発見が重要である。

7 検査

治療経過および心血管系合併症の判定と経過観察のため，以下の検査は繰り返し行われる。

1. **血液検査**：好中球増多を伴う白血球増多，赤沈の亢進，CRP陽性，AST（GOT）・ALT（GPT）の上昇，第2病週を中心に血小板数の増加など。
2. **胸部X線検査**：心胸郭比の拡大，肺野にびまん性陰影。
3. **心電図**：頻脈，ST上昇，不整脈。
4. **断層心超音波検査**：冠動脈の拡大，冠動脈瘤の形成，心機能（心筋障害），心外膜炎。
5. **心臓カテーテル検査**

8 治療・管理

1 急性期は，抗炎症・抗血栓作用を目的としたアスピリン療法，および併発する冠動脈障害の発生予防としてのガンマグロブリン療法の併用が主となる。

ガンマグロブリンは診断がつき次第なるべく早く，発症7日以内の使用が望まれ，2 g/kgを1日あるいは2日間で大量投与する方法が主流となっている。

アスピリンは30〜50mg/kg/dayとし，肝障害（AST（GOT）200IU/L以上）が認められたら中止，またはほかの薬剤に変更する。解熱後は，抗血栓作用を期待して3〜5mg/kg/dayの少量投与とする。

2 ガンマグロブリン療法でも解熱しないガンマグロブリン不応例（10〜20％）に対しては，ステロイドパルス療法や免疫グロブリン追加投与が有用との報告もある。また2009年，山城雄一郎らの，ブドウ球菌や桿菌を抑えるST合剤を投与した患者7人のうち6人が回復したという報告もある。

3 遠隔期は主要症状が消失した後の治療管理であり，冠動脈病変の程度により異なる。冠動脈病変がない場合，年1回くらいの定期検査で経過観察を行う。冠動脈病変のある場合は，抗血栓剤の与薬と副作用チェックのための血液検査，心臓超音波検査，心電図，胸部X線検査などを定期的に行い経過観察する。

冠動脈の狭窄・閉塞病変があり負荷核医学検査で虚血が存在すれば外科手術の適応になる。石灰化による狭窄例では，高速回転式動脈硬化切除術（ロタブレーター）による治療を行うこともある[1]。

9 疫学・予後

本症は世界各地で報告され，日本人や日系人に多い疫学的特性がある。患者数は年間1万2000人弱である。

罹患児に中年以降の動脈硬化が起こりやすいのか否かは不明であるが，動脈硬化のリスクがあることを伝え，生活習慣病としての危険因子（喫煙，脂質異常症，高血圧，肥満）に注意するように指導する。

10 看護

1 急性期：急な入院や母子分離，処置，疾患による全身症状などから生じる精神的・身体的苦痛へのケア

①入院，母子分離，検査・処置，症状による苦痛の増強・不安要因を観察し対応する。
②ガンマグロブリン大量投与による副作用を早期に発見し対応する。
③治療・安静の必要性を説明し，患児家族の協力を得る。

2 回復期：症状の変化を経過観察し，冠動脈合併症を早期に発見し対応する。

①ECGモニタリングを継続し，患児の状態に応じた安静を保持する。
②抗血栓剤を患児にあった内服方法で，確実に投与する。

3 遠隔期：冠動脈合併症の程度により，入院期間，外来間隔，内服期間が異なるため，治療に応じて生活指導をする。

①患児にあった内服方法や抗血栓剤の副作用について指導し，確実に投与できるようにする。
②生活・運動制限，外来受診，検査間隔などについて指導する。

■ 引用・参考文献

1) 寺井勝：川崎病，小児内科40増刊号，1445—1448，2008.
2) 日本川崎病センター川崎病全国調査担当チーム：第20回全国調査成績．http://www.jskd.jp/

川崎病の看護

●実践事例

●事例の要約

　生後3か月時に川崎病と診断され，入院の既往のある患児。今回，再発し入院となった。アスピリンの内服，ガンマグロブリン大量投与により改善し，冠動脈病変，心電図に異常がみられず退院となった。入院中は症状による身体的・精神的苦痛が強く，また幼児期であり家族と離れて入院する精神的苦痛が強いため，それらに対する援助を行った。また再発であることから家族の不安の軽減にも努めた。

●治療・看護の経過の記述

1 年齢，性別，診断名等

- 年齢：3歳
- 性別：男児
- 診断名：川崎病再発
- 家族：両親

2 発症から入院までの経過

　39℃の発熱がみられ，抗生物質が処方されるが解熱せず。ほかの症状からも川崎病を疑われ入院する。

3 入院時の状態

　体温39.6℃，眼球結膜充血軽度，頸部リンパ節腫脹あり。硬性浮腫軽度，手指先端発赤あり。両親に付き添われて入院するが，「おうちに帰りたい」と泣いている。バイタルサイン測定などは嫌だといい，拒む行動がみられた。

4 入院から退院までの経過

　入院2日（病日5日），体幹に紅斑が出現し，眼球結膜の充血がはっきりしてきたため川崎病と診断され，アスピリン内服とガンマグロブリン大量投与を行った。
　ガンマグロブリン投与中は，バイタルサインチェック，ECGモニタリング，機嫌，活気，蕁麻疹・発赤疹・膨隆疹の有無，意識レベル，ショック症状について観察した。アスピリン内服による出血傾向を全身の観察で確かめ，ベッド上を整備して出血を予防し，点滴の管理に努めた。
　発熱に対してはクーリング，室温・掛け物の調節を行い対応した。発熱による発汗に加え，下痢もみられていたため，ベッド上で清拭，更衣を行い，肛門周囲には軟膏を塗布して皮膚のトラブルを予防した。
　川崎病の症状としてイチゴ舌，口唇の亀裂，手指先端部発赤がみられていたため，感染源とならないように口腔内のケア，口唇への軟膏塗布，全身の清潔ケアを行った。その後，感染を起こさず経過することができた。
　また発熱，下痢を認めたので水分出納バランスをチェックした。下痢に対し食事は全粥食に変更したが，もともと粥は好きでないこともあり，ほとんど食べなかった。リンゴジュースや麦茶は好んで飲んだので，食事は無理強いしないで少量ずつ食べるのを見守った。病日8日から常食となり食事が進んだ。
　冠動脈拡張病変による血栓や心筋梗塞を起こすリスクに対し，心音，バイタルサイン測定，ECGモニタリング，心臓超音波検査の結果などから異常の早期発見に努めた。
　入院時はベッド上安静であり，家族と離れて病院で生活するという環境の変化と，何をされるのかという恐怖でストレスが強かった。「おうちに帰りたい」と泣き，処置時は激しく嫌がった。夜間の眠りが浅く目覚めてしまう時は，看護師がそばに付き添い肩や腹部をトントンとやさしく叩いたり，抱っこをすれば眠りについた。また，患児は電車が好きだったので電車の話をし，一緒におもちゃで遊ぶと笑顔をみせる

ことがあった。保育士とともにベッド上でできる遊びを行い，制限があるなかで，できる限りストレスが緩和できる方法を考え行った。家族には安静の必要性を指導していった。

両親は，家族と離れて入院している患児を心配し，また再発ということで今後についての不安をもっていた。面会時には患児の様子を伝えながら，家族の気持ちを確認していった。治療方針など不明な点がある場合には医師との面接の場を設定した。

5 退院時の状況

退院時には症状は軽快しており，冠動脈拡張病変も認めない状態で退院となった。アスピリンは減量中であり，家族には服薬，日常生活の注意点，外来受診について説明した。

この事例から学んだこと

ベッド上安静を必要とする幼児には家族の協力と遊びを取り入れた援助が重要だった。家族の不安に対しては，面会時間以外の患児の様子を伝えながら，家族の思いを確認していくことが大切な援助であることを改めて認識した。

● 実践事例の治療・看護の経過

			急性期	回復期	遠隔期
検査			採血 胸部X線検査 ECG 心臓超音波		冠動脈障害がない場合 ⇒年1回程度の定期検査で経過観察
			検温 機嫌，活気，出血傾向 ガンマグロブリン投与時の副作用 症状の観察 ECGモニタリング 皮膚・粘膜の状態 　口唇の紅潮・発赤，イチゴ舌 　口腔・咽頭粘膜の発赤 　四肢末端の硬性浮腫 　掌蹠ないし指趾の紅斑	心雑音，心音微弱 ギャロップリズム 心筋梗塞症状 　不機嫌，突然の啼泣，顔色不良， 　呼吸困難，嘔吐，胸痛 皮膚・粘膜の状態 　指先からの膜様落屑	
治療			アスピリン療法 ガンマグロブリン療法		冠動脈障害がなく，アスピリン減量中
日常生活	食事		全粥食	病日8日〜：常食	
	安静度		ベッド上	病日11日〜： 　短時間プレイルーム可 　走ることは禁止	
	排泄		ベッド上	ベッド上，トイレ （トレーニング中）	
	清潔		全身清拭	病日11日〜：シャワー浴可	
	教育		安静の必要性	安静度拡大に伴う注意点	服薬指導（アスピリン） 日常生活の注意点

●実践事例の看護上の問題点への対応

患者の経過	看護上の問題点	観察・看護	結果
急性期	#1 急な入院や母子分離，処置，疾患による全身症状などから生じる精神的・身体的苦痛	〈観察〉 ●入院前から39℃台の発熱あり ●体幹に紅斑が出現し，眼球結膜充血，頸部リンパ節腫脹，硬性浮腫軽度，手指先端部発赤あり ●入院時は「おうちに帰りたい」と泣いていた 〈看護〉 ●ガンマグロブリン投与中の副作用症状の観察 ●熱型の観察 ●輸液管理，水分出納のチェック ●ベッド上での遊びの援助 ●全身の清潔ケアによる感染予防	#1 ガンマグロブリン投与中，副作用症状みられず終了する 　病日6日には解熱し，二次感染症状みられず，皮膚の悪化なく経過できた 　ベッド上での遊びを取り入れることにより啼泣することが少なくなった
回復期	#1 冠動脈合併症の危険	〈観察〉 ●発熱は落ち着き36〜37℃台となり，ECGモニター上，異常はみられていなかった ●心音異常もなく，リズムの不整もみられなかった ●胸痛を訴えることはなかった ●家族がいないと泣いてしまうことはあったが，興味のある電車の話などをすると機嫌良く過ごすことができていた ●各主要症状は改善し，手指の先端の膜様落屑がみられた 〈看護〉 ●冠動脈拡張病変による合併症の観察，ベッド上生活のストレス緩和への援助 ●感染予防のため保清に努める ●家族の面会時に，患児がどのように過ごしていたのか伝え，家族の思いも聴いていく	#1 冠動脈合併症状はみられずに経過した 　さらに症状の改善がみられ，笑顔で過ごす時間が増えた
遠隔期	#1 家族の退院後の生活に対する不安	〈観察〉 ●退院後の生活に対する家族の不安 〈看護〉 ●内服の説明 ●生活指導 ●外来受診の間隔についての説明	#1 家族の不安は軽減したが継続して支える

11-7 アトピー性皮膚炎

11 膠原病，免疫アレルギー疾患

看護の基礎知識

● 病態関連図

アトピー性皮膚炎の病態関連図

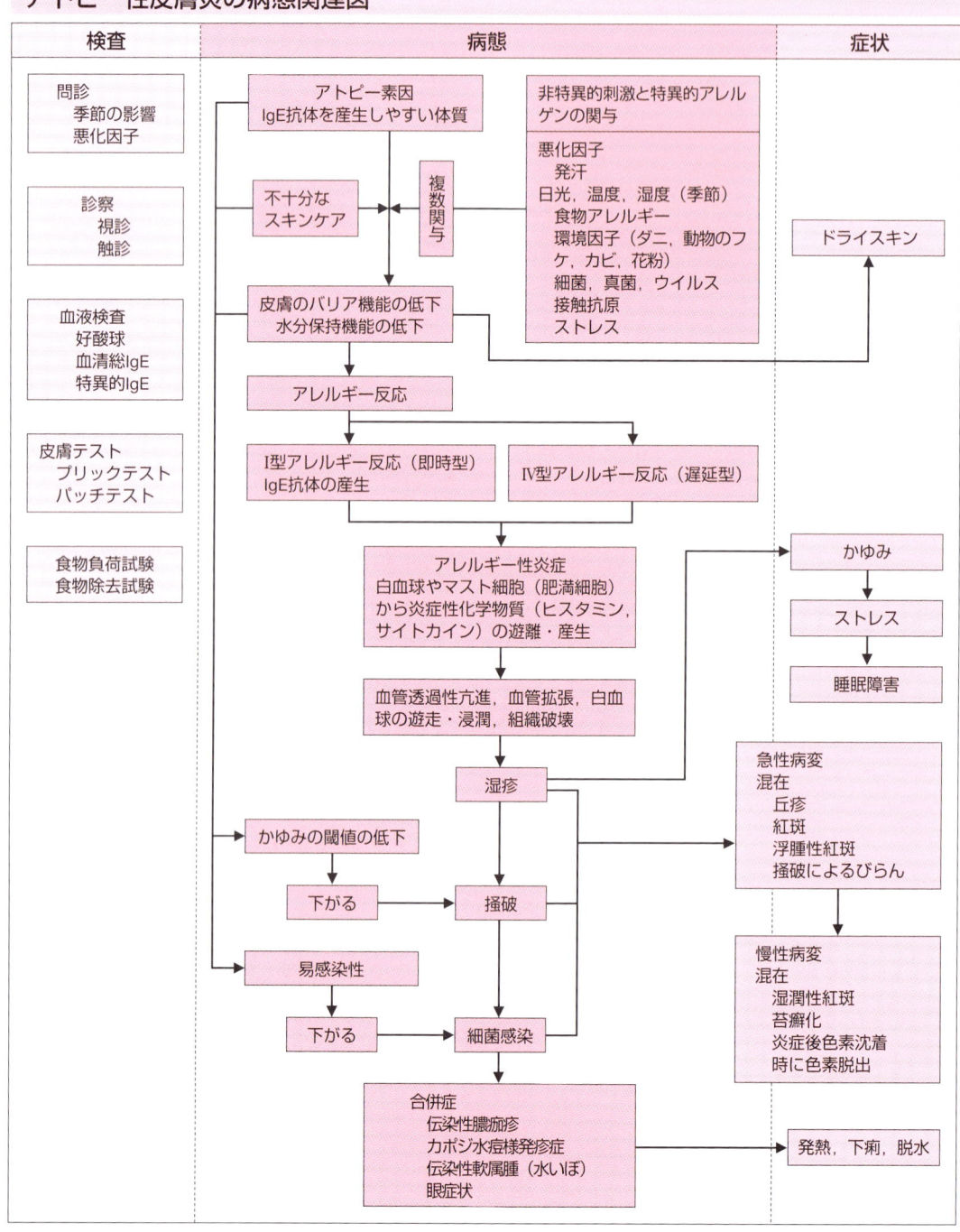

検査	病態	症状
問診 　季節の影響 　悪化因子	アトピー素因 IgE抗体を産生しやすい体質　←→　非特異的刺激と特異的アレルゲンの関与 　悪化因子 　　発汗 　　日光，温度，湿度（季節） 　　食物アレルギー 　　環境因子（ダニ，動物のフケ，カビ，花粉） 　　細菌，真菌，ウイルス 　　接触抗原 　　ストレス	
診察 　視診 　触診	不十分な スキンケア　→　複数関与	ドライスキン
血液検査 　好酸球 　血清総IgE 　特異的IgE	皮膚のバリア機能の低下 水分保持機能の低下	
	アレルギー反応	
皮膚テスト 　プリックテスト 　パッチテスト	I型アレルギー反応（即時型） IgE抗体の産生　　　IV型アレルギー反応（遅延型）	
食物負荷試験 食物除去試験	アレルギー性炎症 白血球やマスト細胞（肥満細胞）から炎症性化学物質（ヒスタミン，サイトカイン）の遊離・産生	かゆみ ↓ ストレス ↓ 睡眠障害
	血管透過性亢進，血管拡張，白血球の遊走・浸潤，組織破壊	
	湿疹	急性病変 混在 　丘疹 　紅斑 　浮腫性紅斑 　掻破によるびらん
	かゆみの閾値の低下　→　下がる　→　掻破	
	易感染性　→　下がる　→　細菌感染	慢性病変 混在 　湿潤性紅斑 　苔癬化 　炎症後色素沈着 　時に色素脱出
	合併症 　伝染性膿痂疹 　カポジ水痘様発疹症 　伝染性軟属腫（水いぼ） 　眼症状	発熱，下痢，脱水

1 疾患の概念・定義

日本皮膚科学会の定義では，アトピー性皮膚炎は，増悪・寛解を繰り返す，搔痒のある湿疹を病変とする疾患であり，患者の多くはアトピー素因を持つとされている。

アトピー素因とは，①家族歴・既往歴（気管支喘息，アレルギー性鼻炎・結膜炎，アトピー性皮膚炎のうちのいずれか，あるいは複数の疾患）があること，または②IgE抗体を産生しやすい素因をいう。

2 病態

1 皮膚機能異常

アトピー性皮膚炎の病変部は，角層の機能障害が起こる。皮膚の水分保持は，角質の皮脂，角質細胞の天然保湿因子，角質細胞脂質（セラミド）により行われ，これら（特にセラミド）が炎症や体質により不足するのがアトピー性皮膚炎の特徴である。表皮からの水分喪失が多く，細胞間結合が弱まり，バリア機能の低下が生じる。そのため，皮膚の乾燥，アレルゲンの侵入，易感染性，かゆみ閾値の低下を招き，皮疹の悪化に関与する。また，健常者に比べ黄色ブドウ球菌が高率に検出され，正常な常在細菌叢の障害が指摘されている。

2 アレルギー性炎症

皮膚病変部には，リンパ球や好酸球，マスト細胞（肥満細胞）などが浸潤してきて湿疹病変を形成する。また，皮膚に存在する抗原提示細胞であるランゲルハンス細胞やマスト細胞は，IgEに対する高親和性受容体を発現していて，アレルゲン特異的IgE抗体を結合することによってヒスタミン，サイトカインなどを放出し，炎症反応に関わると考えられている。

3 かゆみ

皮膚のバリア機能の低下によりかゆみの閾値が低下する。かゆみは睡眠を障害し，日常生活の大きな悩みとなり，成長・発達にも影響を及ぼす。

3 診断

アトピー性皮膚炎の診断基準を表11-7-1に示す。

4 症状

1 搔痒

最も大切な臨床症状は搔痒である。かゆみは発作的に激烈になることが多く，かゆみによる搔破で皮疹はさらに悪化し，かゆみが増し，また搔破するという悪循環を繰り返すことが多い。

2 皮疹

皮疹は湿疹病変で，急性病変と慢性病変が混在する。急性期は丘疹・紅斑・浮腫性紅斑と搔

表11-7-1 アトピー性皮膚炎の診断基準

1. 搔痒
2. 特徴的皮疹と分布
    ①皮疹は湿疹病変
    - 急性病変：紅斑，浸潤性紅斑，丘疹，漿液性丘疹，鱗屑，痂皮
    - 慢性病変：浸潤性紅斑，苔癬化病変，痒疹，鱗屑，痂皮
    ②分布
    - 左右対側性
      好発部位：前額，眼囲，口囲・口唇，耳介周囲，頸部，四肢関節部，体幹
    - 参考となる年齢による特徴
      乳児期：頭，顔にはじまりしばしば体幹，四肢に下降
      幼小児期：頸部，四肢屈曲部の病変
      思春期・成人期：上半身（顔，頸，胸，背）に皮疹が強い傾向
3. 慢性・反復性経過（しばしば新旧の皮疹が混在する）
    乳児では2か月以上，その他では6か月以上を慢性とする
    上記1，2および3の項目を満たすものを，症状の軽重を問わずアトピー性皮膚炎と診断する。
    そのほかは急性あるいは慢性の湿疹とし，経過を参考にして診断する。

日本皮膚科学会：アトピー性皮膚炎の定義・診断基準，日皮会誌，104:1210，1994．より抜粋

破によるびらんが混在し，慢性病変は湿潤性紅斑・苔癬化，炎症後色素沈着，時に色素脱出が混在する。

5 合併症

1 伝染性膿痂疹
主に黄色ブドウ球菌による皮膚感染症である。夏期に好発し，保育園，幼稚園，家庭内の兄弟間などで感染する。紅斑から小水疱，大型の水疱を生じ，破れてびらんになる。

2 カポジ水痘様発疹症
単純ヘルペス感染症であり，顔面や上半身に紅斑を伴う水疱が多発し，融合してびらん，痂皮をきたす。発熱やリンパ節腫脹を伴うことも多い。アトピー性皮膚炎の湿疹病変内に水疱が多発拡大していくことが多い。

3 伝染性軟属腫（水いぼ）
原因ウイルスはポックスウイルスの一種である伝染性軟属腫ウイルスである。半球状，エンドウ豆大までの丘疹で光沢があり，柔らかく中心臍窩を有する。掻破により多発・増加することが多い。

4 眼症状
掻破に伴って，眼球が機械的に圧迫されるために起こる。特に顔面皮疹の重症例にみられる。白内障，網膜剥離，眼瞼炎，角結膜炎，円錐角膜などがある。予防には，眼周囲の皮疹やアレルギー性角結膜炎を早期から治療することが重要である。

6 検査
① 血液一般検査（白血球数，好酸球数など）
② IgE
③ アレルゲン特異的IgE
④ 皮膚テスト（プリックテスト，パッチテストなど）

7 治療
診断，皮膚症状の評価に基づき，個々の患児にスキンケア，薬物療法，原因・悪化因子の検索と対策を適切に組み合わせて行う。

1 スキンケア
① 皮膚の清潔を保つ
毎日の入浴・シャワーが基本で，汗や汚れは速やかに落とす。石鹸・シャンプーを十分に泡立て，汗や汚れのたまりやすい場所のしわをのばして，強くこすらないで落とし，十分にすすぐ。

② 皮膚の保湿や保護をする
入浴・シャワー後は必要に応じ，患児ごとに選択した保湿・保護の外用薬を塗布し，乾燥を防止する。軽微な皮膚炎は，保湿・保護の外用薬のみで改善することがある。

③ その他
室内を清潔にし，適温・適湿を保つ。新しい肌着は使用前に水洗いする。爪を短く切り，手袋の着用や包帯による保護は掻破を防ぐ。

2 薬物療法
① ステロイド外用薬の強度（表11-7-2），剤型

表11-7-2 主なステロイド外用薬の臨床効果分類の一例

薬効	代表的な一般名（商品名）
I群 ストロンゲスト	プロピオン酸クロベタゾール（デルモベート） 酢酸ジフロラゾン（ジフラール，ダイアコート）
II群 ベリーストロング	フラカルボン酸モメタゾン（フルメタ） 酪酸プロピオン酸ベタメタゾン（アンテベート） フルオシノニド（トプシム，シマロン） ジプロピオン酸ベタメタゾン（リンデロンDP） ジフルプレドナート（マイザー） ブデソニド（ブテソン） アムシノニド（ビスダーム） 吉草酸ジフルコルトロン（ネリゾナ，テクスメテン） 酪酸プロピオン酸ヒドロコルチゾン（パンデル）
III群 ストロング	プロピオン酸デプロドン（エクラー） プロピオン酸デキサメタゾン（メサデルム） 吉草酸デキサメタゾン（ボアラ，ザルックス） ハルシノニド（アドコルチン） 吉草酸ベタメタゾン（リンデロンV，ベトネベート） プロピオン酸ベクロメタゾン（プロパデルム） フルオシノロンアセトニド（フルコート）
IV群 マイルド	吉草酸プレドニゾロン（リドメックス） トリアムシノロンアセトニド（レダコート，ケナコルトA） プロピオン酸アルクロメタゾン（アルメタ） 酪酸クロベタゾン（キンダベート） 酪酸ヒドロコルチゾン（ロコイド）
V群 ウィーク	プレドニゾロン（プレドニゾロン）

は重症度に加え，個々の皮疹の部位と性状および年齢に応じて選択する。次の点に留意する。
- 使用により十分な効果が得られる強さ・量を選択する。ランクが低いと効果が不十分となる。
- 強度と使用量をモニターする習慣をつける。
- 急性増悪した場合は，ステロイド外用薬を必要かつ十分に短期間使用する。
- 長期使用後に突然中止すると皮疹が急に増悪することがあるので，中止あるいは変更は医師の指示に従うよう指導する。
- 顔面にはステロイド外用薬はなるべく使用しない。ただし必要な場合，Ⅳ～Ⅴ群を用いる。
- ステロイド外用薬による毛細血管拡張や皮膚萎縮などの副作用は，使用期間が長くなるにつれて起こりやすい。

② 症状の程度に応じて，適宜ステロイドを含まない外用薬を使用する（表11-7-3）。
③ 免疫抑制外用薬のタクロリムス外用薬（プロトピック軟膏）が開発され，特に顔面・頸部の皮疹に効果がある。ステロイド外用薬等の既存の治療では効果が不十分または副作用により投与ができないなどの場合に使用する。
④ 必要に応じて，抗ヒスタミン薬，抗アレルギー薬を使用する。

表11-7-3 保湿・保護を目的とする主な外用薬

一般名	代表的な製品名	特徴
ヘパリン類似物質製剤	ヒルドイドソフト ヒルドイドローション	保湿効果に優れている
尿素含有製剤	ウレパール パスタロン ケラチナミン	保湿と角質を溶かす作用もあり。傷にしみるので使用不可。
抗ヒスタミン含有製剤	レスタミン（オイラックス）	
非ステロイド系抗炎症薬	アズノール アンダーム	
油脂性基剤	白色ワセリン プロペト	
亜鉛華単軟膏		重層塗布療法に使用
その他	ザーネ，ユベラ	ビタミン配合

⑤ 1～2週間をめどに重症度の評価を行い，治療薬の変更を検討する。

3 原因・悪化因子の検索と対策（図11-7-1）

詳細な問診が重要である。原因・悪化因子は，患児，年齢，環境や生活スタイルにより異なるので，個々の患児の置かれている情況を把握して対策をとる。

図11-7-1 アトピー性皮膚炎の発症・悪化因子

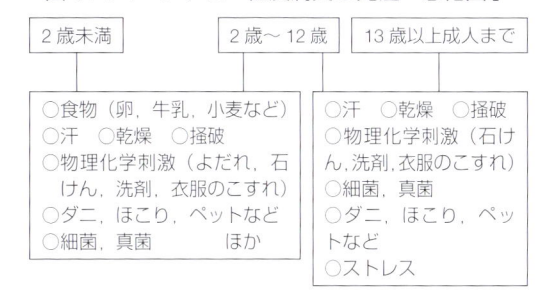

2歳未満	2歳～12歳	13歳以上成人まで
○食物（卵，牛乳，小麦など） ○汗 ○乾燥 ○掻破 ○物理化学刺激（よだれ，石けん，洗剤，衣服のこすれ） ○ダニ，ほこり，ペットなど ○細菌，真菌　　ほか	○汗 ○乾燥 ○掻破 ○物理化学刺激（石けん，洗剤，衣服のこすれ） ○細菌，真菌 ○ダニ，ほこり，ペットなど	○汗 ○乾燥 ○掻破 ○物理化学刺激（石けん，洗剤，衣服のこすれ） ○細菌，真菌 ○ダニ，ほこり，ペットなど ○ストレス

厚生労働科学研究・アトピー性皮膚炎治療ガイドライン 2008

8 疫学

平成12～14年度厚生省労働科学研究の全国規模健診の結果，有症率は全国平均で，4か月児12.8％，1歳6か月児9.8％，3歳児13.2％，小学1年生11.8％，小学6年生10.6％，大学生8.2％となっている。全体的に加齢とともに有症率は減少傾向である。

9 看護

1 急性期：全身症状改善と症状の苦痛へのケア

① 医師処方の軟膏を確実に塗布する。リント布使用時，確実に固定されているか注意する
② 皮膚を清潔に保つ：入浴やシャワーを行う。弱酸性で無添加の低刺激の石鹸をよく泡立てて，強くこすらずに丁寧に洗う。
③ 汗をかいたらすぐにシャワーで流して更衣する。おむつ使用時はおむつ交換をこまめに行う。
④ 皮膚の保湿・保護に努める：入浴・シャワー後，体を拭いたらすぐに軟膏を塗布する。そのほか，皮膚の乾燥時に医師の指示薬を塗布する。

⑤皮膚への刺激を避ける：通気性・吸湿性の良い衣類を使用する。かゆみで皮膚を掻破してしまうことを防ぐために，爪を短く切り，必要時手袋や肘関節帯を使用する。
⑥衰弱が強く栄養障害がある場合は栄養状態の改善を図る。重傷例では下痢や体重減少，電解質異常などをきたし，生命の危機を生じていることもあるため注意を要する。
⑦皮膚の状態を観察して日々の変化をとらえ，悪化がみられたら医師へ報告し，指示軟膏を使用する。
⑧環境調整：季節に応じて室内の温度（湿度）を調節する。
⑨かゆみに対するケア：かゆみ時の軟膏を使用する。かゆみで不眠になりやすいため，クーリングをしたり，睡眠導入剤使用を医師と検討する。日中はできるだけ患児の好む遊びなどを取り入れ，気分転換を図る。
⑩食物アレルギーを合併している場合は，原因食物を確実に除去する。
⑪患児および保護者へ，症状と治療について説明する。特にステロイド外用薬については，使用過多による副作用への不安を抱いていることも多いため，病気に対する患児・家族の思いを把握したうえで治療目標や方法が共有される必要がある。

2 回復期：症状の悪化防止と患児・家族指導
①抗アレルギー薬の内服を必要に応じて行う。
②アトピー体質の患児では，ほかのアレルギー性疾患の出現も考えられるため，症状の出現に注意する。食物アレルギーのある場合には，食事と皮膚状態との関連を観察する。また，家庭での環境整備と取り組みが重要であるため，入院中から栄養士による栄養指導なども取り入れる。
③軟膏塗布や清潔ケアは患児・家族と一緒に行いケアに慣れるようにする。その際，どのようにして，何をどこに塗るか確認しながら指導し，家庭でも確実に治療が続けられるようにする。
④皮膚の清潔や軟膏塗布の必要性，かゆみの対処方法を指導する。
⑤急性期同様，原因の除去に努める。身の回りの環境整備も行う。
⑥入院が長期になる場合，学童以上は院内学級やベッドサイド授業を活用し，学習環境を整えたり，友人関係の配慮をする。乳幼児期にも，かゆみから気をそらすような遊びを多く取り入れるなど成長・発達や精神面への援助が必要である。
⑦難治例では，増悪因子や原因の検索のための検査・対策がとられることがある。

3 慢性期：日常生活管理
①ステロイド外用薬は，症状が十分に落ち着いていないのに中止すると増悪することがあるので，中止や変更は医師の指示のもとで行うように指導する。必要に応じて，抗ヒスタミン薬や抗アレルギー薬を内服することもあり，定期的な外来受診をしていくよう伝える。
②日々の皮膚状態・体調の変化をみて自己（子ども）の傾向を把握することで，皮膚状態悪化の早期発見・対処ができ，皮膚状態を良好に保つことにつながることを説明する。
③症状が悪化しやすい場合，治療の妨げとなっているものは何かを患児・家族と話し合い，実践可能な方法を検討し，家庭でセルフケアができるようにする（表11-7-4）。

表11-7-4　症状が悪化しやすい状況の例と対処

疲れると皮膚状態が悪化する傾向がある	疲れをためない。疲れたらすぐ休む。
薬を飲み忘れてしまう	生活のなかでの内服時間を見直す。薬の表を作成する。
軟膏処置を嫌がる	おもちゃや絵本，音楽など，患児の好きなこと（物）を取り入れながら処置を行う。
冬に皮膚状態の悪化がみられる	軟膏の種類や外来受診頻度の見直し。皮膚の保湿をしっかり行う。

④原因・増悪因子が判明していれば，可能な限り避けるように指導する。

■引用・参考文献
1) 日本皮膚科学会：アトピー性皮膚炎の定義・診断基準，日皮会誌，104:1210，1994．
2) 高増哲也：アトピー性皮膚炎の重症難治例から得られる教訓，小児内科，35(4)，701-706，2003．

アトピー性皮膚炎の看護　　　実践事例

●事例の要約

皮膚状態の悪化，搔痒感の増強により入院治療を要した幼児期アトピー性皮膚炎患児。入院により，二次感染は回避され，その後のスキンケア，軟膏処置により軽快した。母親への軟膏処置の再教育により，自己管理が可能となり，退院をむかえた。幼児期の自立心を尊重することで軟膏処置が容易にできるようになった。

●治療・看護の経過の記述

1 年齢，性別，診断名等

- 年齢：5歳
- 性別：女児
- 診断名：アトピー性皮膚炎，食物アレルギー，気管支喘息
- 家族：両親

2 発症から入院までの経過

生後2か月より発症。2歳半から3歳頃が最も悪化していた。皮膚科外来通院中で，酪酸ヒドロコルチゾン（ロコイド軟膏）中心の外用薬を使用。今回は全身の発赤・搔痒感が著しく，両膝の苔癬化があり，外来受診でステロイド外用薬に対する抵抗感から使用量が不足していることを指摘され，入院となった。気管支喘息にて2回の入院歴がある。

3 入院時の状態

全身の皮膚に発赤がみられ，特に四肢屈曲部位・頸部・腰部に皮疹，両膝に苔癬化を認めた。搔痒感の訴えがあり，一部掻破痕がみられた。夜間は搔痒感により中途覚醒することもあると母親から話があった。

食物アレルギーがあるため，卵，小麦除去のアレルギー食を継続した。また，気管支喘息に対し，プランルカスト水和物（オノン），フマル酸ケトチフェン（ザジテン）などの抗アレルギー薬，プロピオン酸フルチカゾン（フルタイドエアー）吸入が処方された。

①計測：身長109cm，体重16kg
②検査所見
- 血算：WBC 10900/μL，Hb 11.8 g/dL，Plt 42.1×10^4/μL
- 生化学：TP 7.3g/dL，Alb 4.5g/dL，GOT 26IU/L，GPT 17IU/L，LDH 380IU/L
- アレルギー検査
　血清総IgE：8890 IU/mL［基準値173 IU/mL以下］
　特異的IgE：ヤケヒョウヒダニ（1160UA/mL），スギ（390UA/mL），卵白（25.7UA/mL），オボムコイド（10.3UA/mL），小麦（11.1UA/mL），大豆（5.29UA/mL），カンジダ（7.69UA/mL），犬のフケ（2.36UA/mL）［基準値0.34UA/mL以下］

4 入院から退院までの経過

入院初日は午後に入浴を行い，軟膏処置を実施した。軟膏処置は，尿素含有製剤（パスタロンソフト）を全身に塗布し，顔にタクロリムス外用薬（プロトピック），上腕・腹部にプロピオン酸ベクロメタゾン（プロパデルム），膝・腰部・頸部にジフルプレドナート（マイザー）を塗布した。さらに，アクリノール亜鉛華単軟膏による重層療法を顔以外の全身に行った。軟膏処置が在宅でも継続できるように，母親にも見学してもらった。また，伝染性膿痂疹の既往があるため，手洗いを励行した。

入院2日より1日2回のシャワー浴と軟膏処置を母親と一緒に実施した。患児はリント布をはずしたとたんに「かゆい，かゆい」と訴え，右側腹部を搔いてしまうことがあった。アクリノール亜鉛華単軟膏は，オリーブ油を含ませた

カット綿を用いて,こすらないように落とした。洗浄は,よく泡立てた石鹸を手で塗りつけるようにして行った。入浴時,前胸部から腹部にかけて発赤疹が出やすいが,時間とともに軽減した。夜間は,氷枕などで掻痒感に対応すると,掻破行動はなく,途中覚醒することもなかった。

入院3日には皮疹はさらに改善し,皮膚も軟らかくなった。そのため,外用薬を変更し,頸部・四肢など発赤の強い部分にジフルプレドナート(マイザー),ほかはプロピオン酸ベクロメタゾン(プロパデルム)を塗布した。顔は引き続きタクロリムス外用薬(プロトピック)を塗布した。日中は遊びに夢中になっていることが多く,掻破行動はなかった。しかし,入浴時に下肢の掻破があったため,身体が温まると掻痒感が増強することから掻破予防として湯温はぬるめとし,患児への声かけを行いながら手早く実施した。

入院4日には顔は改善したため,タクロリムス外用薬(プロトピック)の塗布は終了した。顔以外にはプロピオン酸ベクロメタゾン(プロパデルム)を塗布し,ジフルプレドナート(マイザー)は終了した。また,入浴と重層療法は1日1回となった。前胸部・膝関節部・下肢に発赤疹が散在してみられた。掻痒感の訴えはないが,リント布をはずすと前腕や肘関節を掻破してしまうことは続いた。そのため,顔以外の重層療法は継続された。軟膏処置以外は,入院生活にも慣れ,表情がよくなり,母親の面会中以外はプレイルームで遊んで過ごせた。

入院5日,膝・足首・右肩から背部(右上方)・腹部・腋窩の発赤の強い部分にプロピオン酸ベクロメタゾン(プロパデルム)を塗布し,ほかは尿素含有製剤(パスタロンソフト)のみ塗布した。重層療法は,体幹と膝,足首のみとなった。また,皮膚は改善傾向があるため,退院に向けて2泊3日の外泊を行い,在宅で入浴,軟膏処置,重層療法を行うことになった。

入院7日,外泊より帰院。母親から外泊中も体幹・膝・足首に重層療法を継続していたことを聞いた。外見上皮膚の赤みはなく,頭部から左額部に汗疹のような発赤疹があった。外泊中も気になったところはその部分のみとのことだ

った。明らかな乾燥や発赤はなく,顔もしっとりしていた。

軟膏除去から入浴,軟膏塗布,重層療法までの一連のケアには60〜90分を要した。時間が長く途中で眠くなってしまったり,落ち着きがなくなったり,機嫌が悪くなることがあった。そのため,お気に入りの人形遊びや看護師さんごっこを取り入れた。また,軟膏処置により皮膚が改善していることを伝え,患児の頑張りを褒めるようにした。

食物アレルギーについては,小麦が解除になったが皮膚状態の悪化はなかった。

❺ 退院時の状況

ステロイド外用薬とアクリノール亜鉛華単軟膏の重層療法により,皮疹は著明に改善したため,入院12日に退院となる。腹部,臀部,腸骨部,膝裏に皮疹は残っており,プロピオン酸ベクロメタゾン(プロパデルム)を部分的に塗布し,その部分に重層療法を行った。入浴や軟膏処置時に掻破行動が一時的にみられることがあったが,日中は表情よく遊んで過ごすことができ,夜間もよく眠ることができていた。また,軟膏処置時には,軟膏の塗布やテープ切り,包帯を巻くなど,自分で積極的に関わろうとする姿がみられた。患児が自分でできるケアを提案することで,母親と一緒に軟膏処置ができるようになった。

自宅でも軟膏処置を継続し,外来で経過観察中,皮疹の増減はあるものの入院には至らなかった。保育園にも通園している。

この事例から学んだこと

家族指導を要する幼児期の患児の場合,適切な治療を継続するためには,家族の抱える問題を明らかにして継続可能なケアを指導することの大切さを学んだ。

● 実践事例の治療・看護の経過

		急性期（増悪期）				回復期～慢性期	
		入院初日	入院2日	入院3日	入院4日	入院5日～2週間	退院・在宅
検査		検温（3回/日） 呼吸状態，皮膚症状 胸部X線検査，計測 採血（血算，生化学，CRP，アレルギー）				→	
治療	内服吸入	プランルカスト水和物（オノン），フマル酸ケトチフェン（ザジテン）2×				→	
		プロピオン酸フルチカゾン（フルタイドエアー）1push 2回/日				→	
	主な軟膏	全身：尿素含有製剤（パスタロンソフト） 顔：タクロリムス外用薬（プロトピック） 上腕・腹部：プロピオン酸ベクロメタゾン（プロパデルム） 膝・腰部・頸部：ジフルプレドナート（マイザー） 顔以外の全身：アクリノール亜鉛華単軟膏による重層療法	顔：タクロリムス外用薬（プロトピック） 頸部・四肢など発赤の強い部分：ジフルプレドナート（マイザー） その他：プロピオン酸ベクロメタゾン（プロパデルム）	顔以外：プロピオン酸ベクロメタゾン（プロパデルム）	発赤強い部分：プロピオン酸ベクロメタゾン（プロパデルム）を塗布 その他：尿素含有製剤（パスタロンソフト）のみ 体幹と膝，足首のみ：重層療法継続	腹部，臀部，腸骨部，膝裏：プロピオン酸ベクロメタゾン（プロパデルム）を部分的に塗布。さらにその部分に重層療法
日常生活	食事	アレルギー食 （卵，小麦除去）				（小麦解除）	→
	安静度	病棟内散歩					
	清潔	入浴2回/日					
教育		手洗い励行	家族にスキンケア・軟膏処置指導	外泊時の日常生活指導			定期受診

11-7 アトピー性皮膚炎

●実践事例の看護上の問題点への対応

患者の経過	看護上の問題点	観察・看護	結果
急性期（増悪期）	#1 強いかゆみから搔破による二次感染の可能性 #2 かゆみによる精神的・身体的苦痛がある	〈観察〉 ●皮膚粘膜の状態と搔痒感の程度 　全身に発赤，四肢屈曲部位・頸部・腰部に皮疹，両膝に苔癬化があり．一部搔破した跡があり． ●睡眠の状態とイライラ 　入院前から夜間のかゆみにより中途覚醒あり． 　不潔な手で搔破し，伝染性膿痂疹になったことがある． 　入院時「かゆい」と訴える．リント布をはずしたとたんに皮膚を掻く．軟膏処置を嫌がる． 〈看護〉 ●皮膚の状態，搔破部位の有無の確認 ●トイレ後や皮膚汚染時の手洗いの励行 ●1日2回のスキンケアと軟膏処置を確実に行う．特に処置時は搔破行動に注意する ●遊びによる気分転換を図る．夜間，氷枕の使用 ●確実な内服	#1 皮膚状態は改善傾向がみられ，二次感染は起こさなかった #2 遊んでいる時は，皮膚搔破はみられなかった 　夜間，かゆみによる明らかな不眠はなかった
回復期	#1 日常生活管理ができないことにより皮膚状態が悪化する可能性	〈観察〉 ●搔破，搔痒感なし．皮膚の発赤は改善し，悪化はない ●スキンケア，軟膏処置に対して母親は主体的に行い，患児も協力的である ●2泊3日の外泊中，家族からの連絡・質問はなし ●おやつは楽しみにしている ●アレルギー食による食事制限については，小麦を解除した 〈看護〉 ●1日1回スキンケアと軟膏処置を行う ●入浴・軟膏処置は医師，看護師，母親とで実施し指導する ●外泊前後に皮膚症状を母親とともに確認し，スキンケアの再教育を行う ●アレルギー食の解除に伴う皮膚状態の変化，患児の様子，解除食の確認を行う	#1 外泊中，母親が中心となり皮膚状態をチェックし，スキンケア・軟膏処置が継続され，皮膚状態の悪化はみられなかった．ステロイド外用薬の必要性は理解できた
慢性期	#1 入院生活や処置に伴うストレス	〈観察〉 ●活気が増し，遊びたい気持ちが強く，軟膏処置は嫌々行う．処置をはじめると，自分で軟膏を塗り包帯を巻こうとする．できる範囲で（テープを切るなど）参加を勧める ●行動は落ち着かず，処置には時間がかかる．処置時に眠ってしまうことがある 〈看護〉 ●スキンケアと軟膏処置，母親への指導は継続して実施する ●患児のスキンケア，軟膏処置への興味や積極性は支持し，飽きないように役割を決め一緒に行う	#1 スキンケア，軟膏処置の重要性，継続の必要性は母子ともに理解され継続できた

12章

感染症

12-1　百日咳
12-2　麻疹
12-3　水痘
12-4　感染性胃腸炎

12-1 百日咳

12 感染症

看護の基礎知識

● 病態関連図

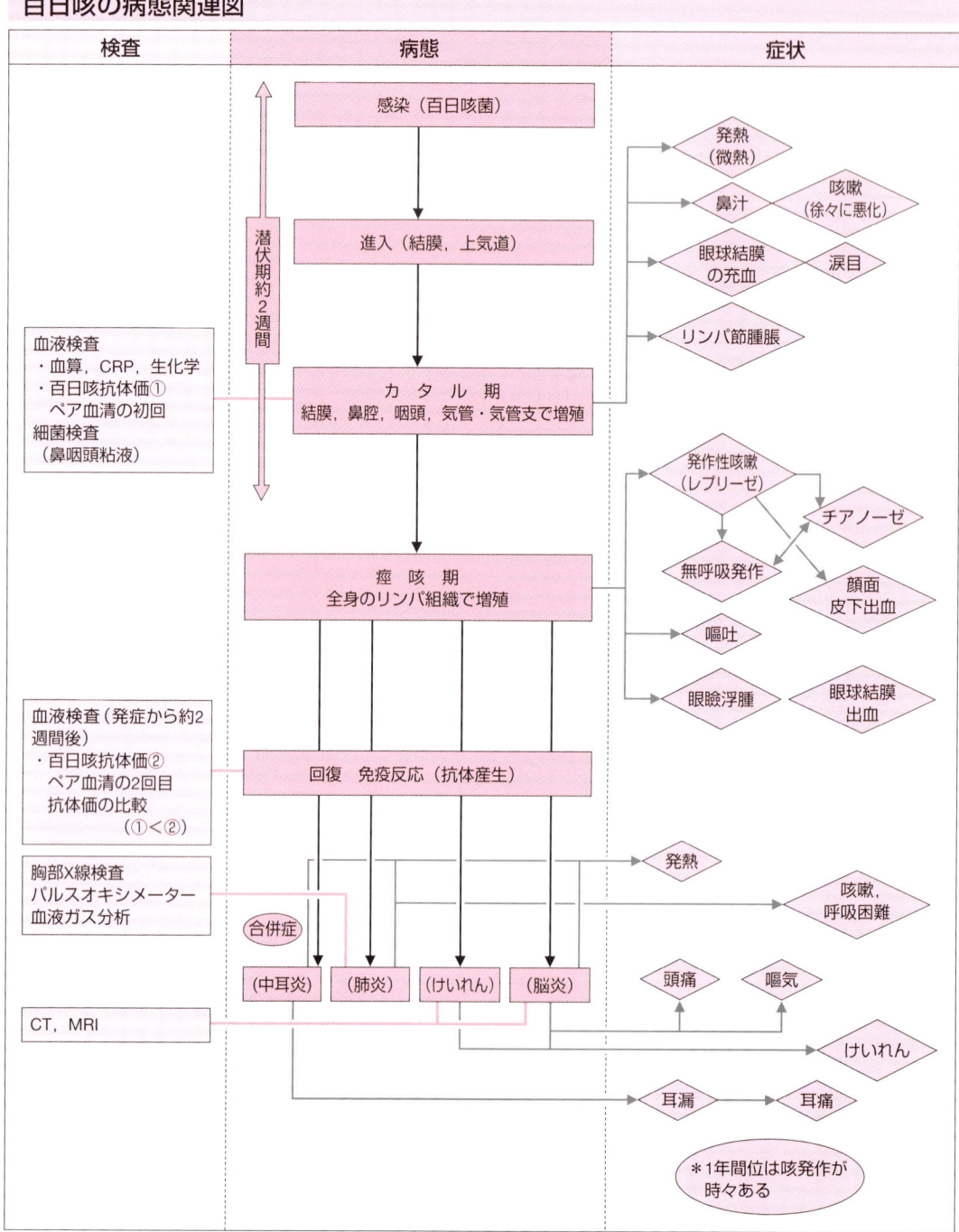

百日咳の病態関連図

検査	病態	症状
	感染（百日咳菌）	発熱（微熱）
血液検査 ・血算，CRP，生化学 ・百日咳抗体価① 　ペア血清の初回 細菌検査 （鼻咽頭粘液）	進入（結膜，上気道） ↕ 潜伏期約2週間 カタル期 結膜，鼻腔，咽頭，気管・気管支で増殖	鼻汁／咳嗽（徐々に悪化） 眼球結膜の充血／涙目 リンパ節腫脹
血液検査（発症から約2週間後） ・百日咳抗体価② 　ペア血清の2回目 　抗体価の比較 （①＜②）	痙咳期 全身のリンパ組織で増殖 ↓ 回復 免疫反応（抗体産生）	発作性咳嗽（レプリーゼ）／チアノーゼ 無呼吸発作／顔面皮下出血 嘔吐 眼瞼浮腫／眼球結膜出血
胸部X線検査 パルスオキシメーター 血液ガス分析 CT，MRI	合併症 （中耳炎）（肺炎）（けいれん）（脳炎）	発熱 咳嗽，呼吸困難 頭痛／嘔気 けいれん 耳漏→耳痛 ＊1年間位は咳発作が時々ある

1 疾患の概念・定義

百日咳は百日咳菌による急性気道感染症である。百日咳ワクチンの予防接種率の高い日本では，パラ百日咳菌が原因のパラ百日咳も少なくないと推測される[1]。

感染力は強く，原因菌を含む気道分泌物の飛沫および接触を介して気道から侵入する。

通常，患者からの菌の排出は咳の開始から約3週間持続するが，抗菌薬の服用開始から5日後には菌の分離はほぼ陰性となる[2]。

2 病態

百日咳菌はグラム陰性桿菌の一つで，鼻腔や咽頭，気管・気管支に付着して炎症を起こす。さらに菌が増殖して百日咳毒素を作り，気道の線毛の活動を麻痺させるため，気道の菌排除機能が失われ，気管支炎や肺炎を起こしやすくなる。

3 症状

潜伏期は約2週間であり，経過はカタル期，痙咳期，回復期の3つに分かれる（表12-1-1）。

表12-1-1　百日咳の主な症状とその経過

	カタル期 (1～2週間)	痙咳期 (2～4週間)	回復期 (2～3週間)
発熱	←感染力有り→		
鼻汁・涙目			
嘔吐			
咳 レプリーゼ			

＊潜伏期は7～10日

1 カタル期（1～2週間）

咳嗽やくしゃみ，鼻汁が1～2週間続き，咳が次第に悪化していく。伝染力が最も強い時期にもかかわらず，風邪と間違われやすく，発見が遅れる場合がある。発熱は，微熱程度である。

2 痙咳期（2～4週間）

短い咳が連続的に起こり（スタッカート），息を吸う暇がないほど続くため，息が苦しくなり，息を深く吸う時に笛声様のヒューという吸気音（whoop）がする。痙咳期は，この咳嗽発作が連続して起こり，これをレプリーゼといい，夜間に多くみられる。レプリーゼが続くと，顔面に浮腫や点状出血斑，眼球結膜出血，鼻出血が現れる。息を止めて咳き込むことから顔面の静脈圧が上昇するためである。また，咳とともに，嘔吐も生じる。

乳児，特に6か月未満の場合，無呼吸発作を起こし，チアノーゼ，けいれん，呼吸停止に移行する危険があり，注意が必要である。発熱は，肺炎などの合併症がなければ微熱程度である。

3 回復期（2～3週間）

咳嗽は徐々に程度が軽くなり回数が減るが，その後も時々発作性の咳が出る。回復に約3か月間かかる。

4 検査・診断

特徴的な咳，白血球増加とリンパ球優位の所見から診断される（表12-1-2）。

表12-1-2　百日咳の検査

①白血球	1.5～5万/μLに上昇 リンパ球が70%以上
②CRP	正常範囲か，軽度上昇
③百日咳菌の同定	鼻咽頭粘液 培養は3～5日間
④抗体価 ELISA法	陰性（−）の基準値 抗PT抗体 IgG10.0 EU/mL未満 抗FHA抗体 IgG10.0 EU/mL未満
凝集素抗体価	東浜株，山口株　10倍未満

＊白血球数は，年長児や百日咳ワクチンを接種した人は，増加しないこともある。

中村元：百日咳，小児臨床検査ガイド（五十嵐隆他編），339-341，文光堂，2009.を参考に作成

5 合併症

表12-1-3に百日咳の主な合併症と症状を示す。

表12-1-3　百日咳の主な合併症と症状

①中耳炎	耳痛，耳漏，発熱
②肺炎	発熱，嗽咳，呼吸困難
③けいれん	（無酸素発作によるものと考えられる）
④脳炎	発熱，けいれん，頭痛，嘔吐

6 治療

1. 抗菌薬の内服はエリスロマイシン14日間投与が原則である。クラリスロマイシン7日間投与やアジスロマイシン3日間投与もある。内服できない時はピペラシリンの静注を7日間使用する[3]。
2. 鎮咳去痰剤を使用し，咳が激しい時はリン酸コデインを投与する。
3. 重症な場合は，ガンマグロブリン大量投与を行う。
4. 無呼吸発作に対応できる体制（酸素吸入，気管内挿管，人工呼吸器の準備など）も必要である。

7 予防 （予防接種はp498を参照）

予防接種の対象は生後3か月からであり，できるだけ早期に行う。母親から移行した抗体に予防効果がないため，生まれた直後から百日咳にかかる危険性がある。

1. ワクチンの免疫獲得率は95％以上。
2. 百日咳患者と接触した場合の予防：エリスロマイシン，クラリスロマイシンなどを，経口で10〜14日間予防投与する。特に，予防接種していない乳幼児が対象である。

8 疫学・予後

感染後は終生免疫が得られる。DPT（ジフテリア，百日咳，破傷風）ワクチン接種が行われている現在，大規模な流行はない。年間発生者数1万〜1万5千人の多くは乳幼児である。

予後は，一般に良好であるが，新生児や6か月未満の乳児は重症化し，死に至る危険がある。

9 看護

1 咳嗽発作に伴う呼吸困難
①刺激を避け，泣く機会を最小限にする
- 低温，乾燥した空気・ほこりやダニなどが刺激となる。
- 吸引操作は必要最小限にする。

②呼吸困難の緩和
- 気道を確保し，安楽な体位をとる。
- 気道分泌物の喀出を図る（吸入，内服，加湿，吸引）。
- 無呼吸発作時は酸素吸入を行う（酸素ボックスやテント，マスク，保育器）。

③誤嚥防止
- 咳嗽発作時は側臥位をとらせたり抱っこをし，顔を横に向ける。
- 嘔吐後は呼吸音の聴取と必要時吸引を行う。

2 体力の消耗を最小限にする
①安静，保温，水分補給
②睡眠の確保（処置時間の調整，鎮静剤の使用）

3 合併症の予防
①表12-1-3の症状の観察
②正確な与薬，副作用の観察

4 院内感染の予防
①個室隔離
②院内感染予防マニュアルの遵守

5 隔離や治療処置に伴う患児の混乱と親の不安
①母児同室または面会時間の制限緩和
②病状や治療処置，入院生活についての十分な説明

■ 引用・参考文献

1) 小太刀康夫：百日咳・パラ百日咳，小児内科，40巻増刊，1017，2008．
2) 国立感染症研究所感染症情報センター
3) 前掲書1) 1019ページ

百日咳の看護

●実践事例

●事例の要約

　男児は，咳と鼻水が続き，開業医の治療を受けていたが，顔を真っ赤にして咳き込み，息を止めた後に顔面蒼白になる状態を繰り返したため，夜間急患センターで百日咳と診断され，緊急入院した。経口マクロライド系抗菌薬使用によりレプリーゼは短期に消失したが，咳嗽が継続し，3週間入院した。両親は無呼吸発作を起こす度に不安を抱いていたが，吸入や悪化時の対処方法の説明により，不安が軽減した。

●治療・看護の経過の記述

1　年齢，性別，診断名等

- 年齢：5か月
- 性別：男児
- 診断名：百日咳
- 家族：両親との3人家族

2　発症から入院までの経過

　2週間前から鼻水と咳の症状を繰り返し，1週間前より咳が増強し，開業医でロキタマイシン，鎮咳剤の使用を開始した。その後，顔を真っ赤にして咳き込み，息を止めた後に顔面蒼白になる状態を繰り返すため，開業医を再受診した。百日咳の疑いでエリスロマイシンへ変更し，ツロブテロール貼付剤（ホクナリンテープ）などを処方された。その後も症状が続き，夜間咳き込みが激しくなるため，急患センターを受診後，当院を紹介され緊急入院する。

3　入院時の状態

　個室に隔離して，入院する。
　入院時，身長64cm，体重7700g，体温36.6℃，心拍数105回/分，呼吸数36回/分である。時々咳発作があり，発作時SpO_2値95％前後に下降するが，回復は早い。

4　入院から退院までの経過

　入院後，維持液の輸液を開始し，抗生剤［経口クラリスロマイシン（クラリシッド），ピペラシリンナトリウム（ペントシリン）の静脈注射］を使用した。鎮咳剤と抗アレルギー剤の内服は併用した。大泉門は軽度陥凹していた。
　SpO_2モニターは非発作時は100％だった。しかし，咳発作が1回出るとなかなか止まらず，無呼吸発作を引き起こすため，吸入［塩酸ブロムヘキシン（ビソルボン）］と吸引を行ったところ，酸素吸入をしなくても回復した。そのため，呼吸状態やバイタルサイン，意識レベルをモニタリングした。SpO_2値が下がり，苦しそうな患児の様子を見ている両親は不安な表情をみせた。
　患児は第1子でもあり，母親は咳発作が止まらない時や無呼吸発作の時，なかなか哺乳が進まない時に不安が強くみられた。そのため，母親への助言を行い，訪室を頻回に行った。百日咳の症状とSpO_2の数値の関係，常時モニタリングしていること，急変時も小児科医がいる診療体制などについて説明することで安心が得られた。
　入院4日頃より呼吸状態が徐々に落ち着き，咳はたまに出たが咳き込むことはなくなり，哺乳も増えてきた。鼻閉音が聴かれ，必要時吸引を行った。SpO_2値も安定したため，入院13日でモニタリングも中止となった。患児の状態が落ち着いてきたため，母親の不安の言葉もほとんど聞かれなくなり，落ち着いて患児と向き合っている様子がみられるようになった。

5　退院時の状況

　夜間の咳発作はしばらく続くことを医師が説

明し，開業医へ継続治療を依頼し，退院した。哺乳量は確保され，睡眠も十分取れるようになった。

退院後，百日咳にかかっていない，または予防接種をしていない乳幼児との接触を避けることを説明した。

この事例から学んだこと

夜間のレプリーゼや無呼吸発作に素早く対処することは，合併症の予防と母親の不安軽減に有効である。

●実践事例の治療・看護の経過

		急性期（痙咳期） 入院時〜入院3日	回復期 入院4〜21日	慢性期 退院〜在宅
検査		入院時採血 　WBC　26,800/μL（リンパ球81%） 　CRP　0.05 mg/dL 　静脈血ガス　pH 7.4　PCO₂ 43.6 　　　　　　　PO₂ 44.6　HCO₃ 24.6 　　　　　　　B.E. −0.8　SO₂ 84.3% 　生化学 検便 胸部X線検査　異常なし 百日咳抗体　外来（−） 検尿（蛋白1+） 咽頭培養　病原性細菌（−） SpO₂モニター　発作時90%前後 　　　　　　　非発作時98〜100% 検温（4時間→6時間ごと）	入院6日 　採血　WBC 24,200/μL 入院13日 　静脈血ガス 　　pH 7.359　PCO₂ 44.4 　　B.E. −1.1　SO₂ 91.3% 　生化学 　胸部X線検査　異常なし 入院11日 　百日咳抗体（ペア血清） 　　東浜株10倍（−） 　　山口株20倍（+） SpO₂モニター　98〜100% 検温（6時間ごと）	検温
		呼吸状態の観察 ────────────────────────→		
		哺乳量の観察 ────────────────────────→		
治療		点滴静脈注射：維持液（ソルデム3A）──→ 抗生剤：ピペラシリンナトリウム（ペントシリン）250 mg×3 内服： 　クラリスロマイシン（クラリシッド）DS80 mg 　鎮咳剤　塩酸プロカテロール（メプチン）ほか 　抗アレルギー剤	入院6日：抗生剤中止 入院16日：クラリスロマイシン（クラリシッド）中止 鎮咳剤持続 抗アレルギー剤持続	DIV中止 退院時処方 　鎮咳剤 　抗アレルギー剤
		咳発作時： 　吸入［塩酸ブロムヘキシン（ビソルボン）］		
		必要時，吸引		
日常生活	食事	母乳，ミルク可 ──────────────────────→		
	安静度	室内安静 ────────────────────────────→		
	排泄	おむつ使用 ──────────────────────────→		
	清潔	清拭	清拭，洗髪，臀部浴 ⇒　シャワー浴，沐浴	入浴
教育		スタンダードプリコーションと百日咳に関する感染防止対策 内服薬の説明 哺乳量記載の説明	感染防止対策の確認 内服薬（確認） 哺乳量（確認）	次回受診 緊急時の受診 内服薬の継続 隔離の必要性 今後の予防接種について

●実践事例の看護上の問題点への対応

患者の経過	看護診断	観察・看護	結果
急性期 （痙咳期）	♯1 非効果的気道浄化 ♯2 不安（両親）	<観察> ●1回咳が出ると，非常に苦しい表情となる 　発作時はSpO₂95%に低下する ●夜間に無呼吸発作がある ●哺乳時に咳発作が多い ●哺乳量が少なく，大泉門はやや陥凹 ●母親は咳がなかなか止まらない時，SpO₂値が低値の時，ミルクを上手に飲まない時に不安の表出がみられた <看護> ●呼吸状態のモニタリング ●正確な与薬，水分 in out チェック ●安楽な呼吸の体位，適宜吸入と吸引 ●睡眠中の処置を避け，睡眠時間の確保 ●母親に傾聴的姿勢で接し，不安を表出した時に，そのつど対応する	♯1 夜間に咳き込み，無呼吸発作を起すため，目覚めていることが多かった。吸入と吸引を行い，長い時間SpO₂低下の状態を作らず回復をはかった。呼吸状態が重症化するまで至らなかった ♯2 母親の不安にはそのつど対応したため，パニックになることはなかった
回復期	♯1 非効果的気道浄化 ♯2 不安（両親）	<観察> ●咳の回数は減るが，夜間の咳き込みは持続 ●無呼吸になることはない ●哺乳時の咳き込みと嘔吐は減り，哺乳量は増えた <看護> ●呼吸状態のモニタリング ●哺乳状態の観察 ●安楽な呼吸の体位，適宜吸引 ●入眠状態の観察 ●母親への育児指導と疾患の理解を促す	♯1 呼吸状態は徐々に落ち着いた 　哺乳量は入院時に比べ増えた 　夜間の睡眠時間が入院時より長くなった ♯2 疾患についての理解を得ることができ，母親も落ち着いて患児と接するようになった 　患児の状態が落ち着いてきたため，また患児の状態を理解できるようになったため，不安の訴えはほとんどなくなった
慢性期 （退院後）	♯1 非効果的気道浄化 ♯3 自己健康管理促進準備状態	<観察> 　咳き込むことも減り，哺乳量もほぼ入院前と同じくらい飲めるようになった。母子ともによく眠れているようだった <看護> ●退院後の日常生活についての注意点を説明する（緊急時の受診，内服薬の継続，隔離の必要性など） ●予防接種について 　今後の予防接種の時期は咳の様子を観察して決定する（ポリオについても同様） 　＊百日咳罹患者は，DPTワクチンではなくDTワクチンを接種する	♯1 退院後も薬を指示通り内服することができ，症状も悪化することはなかった ♯3 咳は出なくなり，呼吸状態も落ち着いているため，外出の許可が出る

12-2 麻疹

12 感染症

看護の基礎知識

● 病態関連図

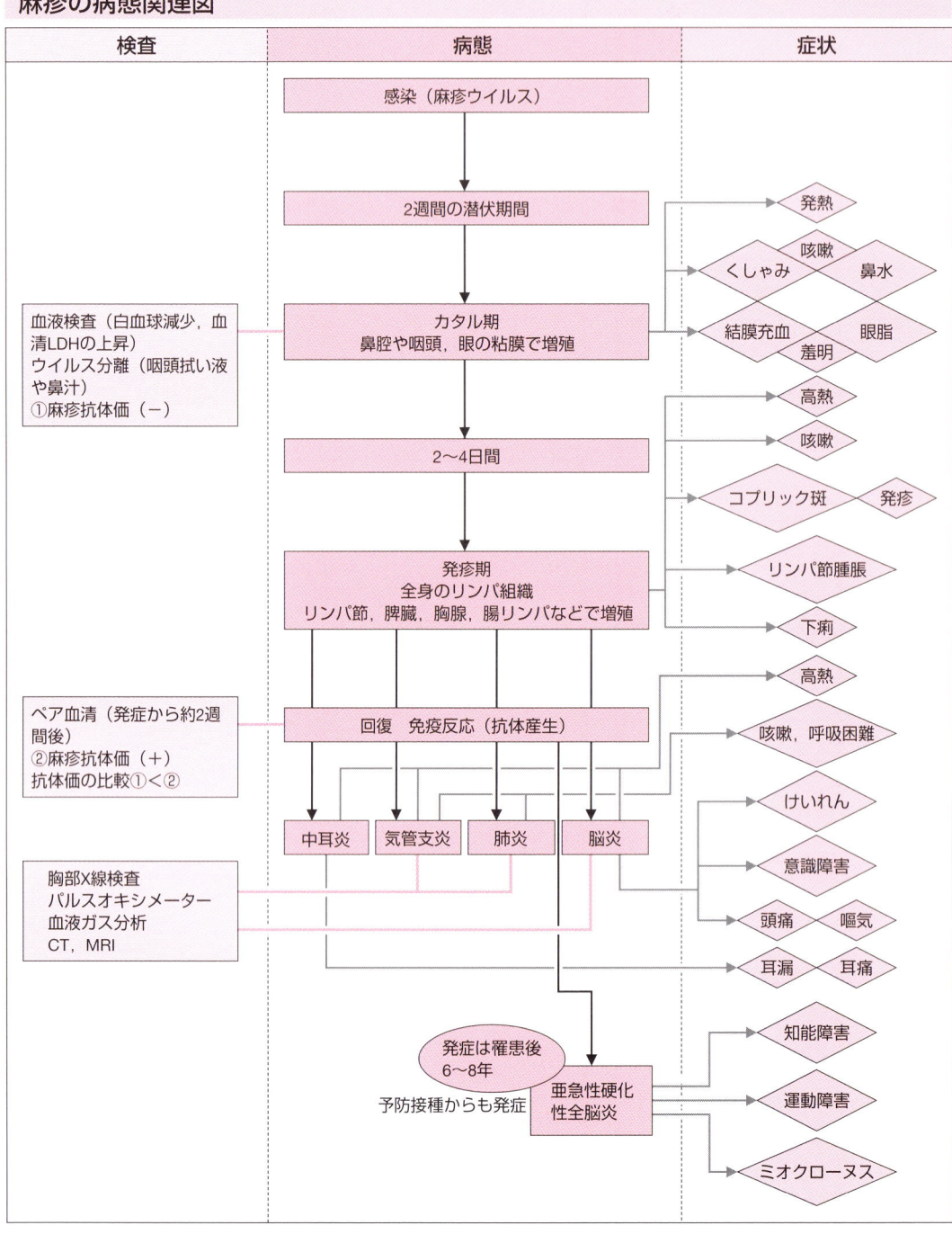

麻疹の病態関連図

検査	病態	症状
	感染（麻疹ウイルス）	
	↓	
	2週間の潜伏期間	→ 発熱
血液検査（白血球減少，血清LDHの上昇）ウイルス分離（咽頭拭い液や鼻汁）①麻疹抗体価（－）	カタル期 鼻腔や咽頭，眼の粘膜で増殖	→ 咳嗽／くしゃみ／鼻水／結膜充血／眼脂／羞明
	2〜4日間	→ 高熱／咳嗽／コプリック斑／発疹
	発疹期 全身のリンパ組織 リンパ節，脾臓，胸腺，腸リンパなどで増殖	→ リンパ節腫脹／下痢
ペア血清（発症から約2週間後）②麻疹抗体価（＋）抗体価の比較①＜②	回復　免疫反応（抗体産生）	→ 高熱／咳嗽，呼吸困難
	中耳炎／気管支炎／肺炎／脳炎	→ けいれん／意識障害／頭痛／嘔気／耳漏／耳痛
胸部X線検査 パルスオキシメーター 血液ガス分析 CT, MRI		
	発症は罹患後6〜8年 予防接種からも発症 → 亜急性硬化性全脳炎	→ 知能障害／運動障害／ミオクローヌス

1 疾患の概念・定義

麻疹は麻疹ウイルスによる全身性ウイルス感染症である。麻疹は主として接触感染、飛沫感染で感染し、ときに空気感染する。ヒトヒト感染するウイルス感染症の中で最も感染力が強く、20分間同じ病室にいると感染する[1]。

感染する期間は、発疹出現の3〜5日前から発疹出現後4〜5日目くらいまでで、学校は解熱後3日を経過するまで出席停止である[2]。

2 病態

麻疹ウイルスが鼻腔や咽頭、眼の粘膜で増え、粘膜から侵入すると、発熱・咳嗽・くしゃみ・鼻水・眼脂などが出る。その後ウイルスは、リンパ節、脾臓、胸腺など全身のリンパ組織で増殖し、高熱と発疹が続いた後に回復する。

3 症状

病期は、カタル期、発疹期、回復期に分類される。コプリック斑は麻疹特有の症状であり、約2日間で消える（図12-2-1）。発熱は、発疹出現前に一度37℃台に下がり、その後40℃前後の高熱となるのが特徴であり、倦怠感も強い（図12-2-2）。

4 検査・診断

発熱、カタル症状、コプリック斑、発疹の所見で診断が可能である。

確定診断は、ウイルス分離や麻疹抗体価の上昇で行われる。発症初期と回復期のペア血清の麻疹抗体価を比較し、初期より回復期に上昇していれば、感染が確認される［例：初期HI法8倍→32倍や64倍］。

5 合併症

麻疹に感染すると免疫力が非常に低下し、ほかの細菌やウイルスに感染しやすくなる。入院するケースの約半数に合併症があり、中耳炎や肺炎など、複数の合併も多い（表12-2-1）。2大死因の肺炎と脳炎は急激に発症し、乳幼児は重症化しやすく、特に乳児が危険である。

図12-2-1 麻疹の発疹

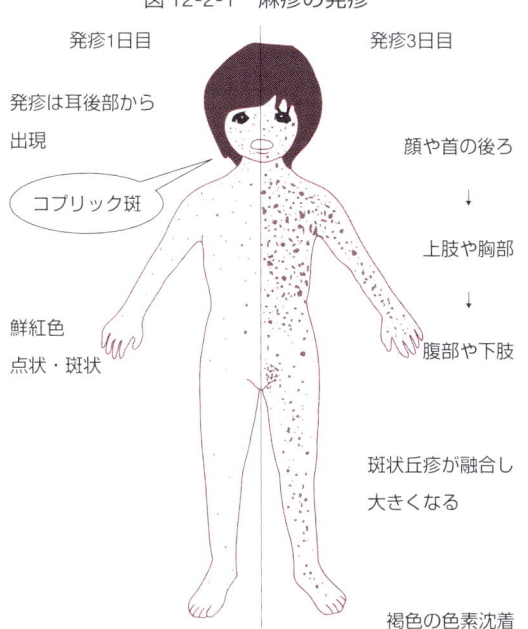

発疹1日目
発疹は耳後部から出現
コプリック斑
鮮紅色
点状・斑状

発疹3日目
顔や首の後ろ
↓
上肢や胸部
↓
腹部や下肢

斑状丘疹が融合し大きくなる

褐色の色素沈着

図12-2-2 麻疹の主な症状とその経過

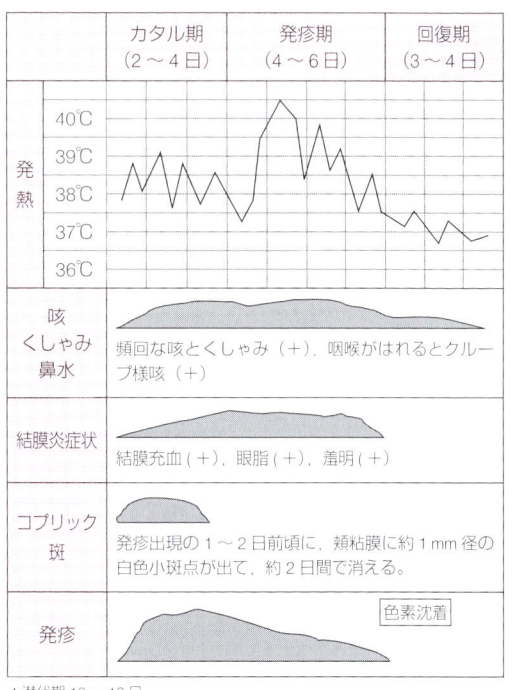

	カタル期(2〜4日)	発疹期(4〜6日)	回復期(3〜4日)
発熱	40℃〜36℃の変動		
咳 くしゃみ 鼻水	頻回な咳とくしゃみ（＋）、咽喉がはれるとクループ様咳（＋）		
結膜炎症状	結膜充血（＋）、眼脂（＋）、羞明（＋）		
コプリック斑	発疹出現の1〜2日前頃に、頬粘膜に約1mm径の白色小斑点が出て、約2日間で消える。		
発疹			色素沈着

＊潜伏期10〜12日

6 治療

麻疹ウイルスに効果のある薬はなく，対症療法が中心である。肺炎や中耳炎など細菌性感染した場合は抗菌薬を使用する。

1. **対症療法**：輸液，解熱剤，鎮咳去痰薬，点眼薬など。
2. **ビタミンA療法**：重症例や肺炎に有効とされているが，有効性は確立されていない。

7 予防（予防接種は p.498 参照）

麻疹対策で最も重要なのは予防接種である。

1. ワクチンの免疫獲得率は95％以上である。
2. 麻疹患者と接触後48時間以内はワクチン緊急接種，もう一つの方法は5日以内に筋注用ガンマグロブリンを注射すると，軽症化または発症が予防できる。特に乳児や免疫不全状態の場合，必須である。

8 疫学・予後

肺炎と脳炎を合併しなければ，一般に予後は良好である。しかし，合併症の発生頻度は高く，死亡や後遺症が残る場合もあり，麻疹は怖い感染症の最たるものである。2006年から麻疹風疹混合ワクチン（MR）を1歳と6歳の2回接種に変更し，撲滅作戦が開始された。

9 看護

1. **発熱**：安静，解熱剤，冷罨法，衣類や室温調整
2. **カタル症状**
   ①眼脂：点眼，生食拭き綿や温めた生理食塩水で眼洗浄
   ②結膜炎による羞明感：室内の明るさを調節
   ③鼻粘膜，口腔粘膜の保護
   ④下痢：消化吸収のよい食品の摂取，止痢剤の与薬
3. **スキンケア**：清拭，解熱時に入浴やシャワー浴
4. **合併症の予防**
   ①症状の観察とモニタリング
   ②正確な与薬
5. **院内感染の予防**
   ①個室隔離
   ②院内感染予防マニュアルの遵守（マスク，ガウンなど）
6. **隔離，治療処置に伴う患児の混乱と親の不安**
   ①母児同室または面会時間の調整
   ②病状，治療処置，検査，入院生活についての十分な説明

■ 引用文献

1) 庵原俊昭：麻疹，小児内科，40巻増刊，1110, 2008.
2) 国立感染症研究所感染症情報センター

表12-2-1 麻疹の主な合併症

合併症	症状	発生頻度・予後
中耳炎	耳痛，耳漏	7～10/100
下痢	腹痛	5～8/100
肺炎 ①麻疹ウイルス ②細菌性	・咳嗽 ・呼吸困難 ・チアノーゼ	4～7/100
気管支炎	・クループ様咳（犬吠様咳嗽・嗄声）	
けいれん	・けいれん	0.5～1/100
脳炎 【発生時期】 発疹出現後 2～6日頃	・頭痛 ・嘔吐 ・発熱 ・けいれん ・意識障害	1/1,000～2,000 【予後】 ①致死率約15％ ②後遺症20～50％ （精神発達遅滞，けいれん，麻痺など）
亜急性硬化性全脳炎（SSPE） 【発生時期】 罹患後6～8年	・知能障害 ・運動障害 ・ミオクローヌスなど	麻疹罹患者 1/10万 ワクチン接種者 1/100万 【予後】死の転帰をとる

鴨下重彦他編：実践小児診療，189-191，日本医師会，2003.を参考に作成

麻疹の看護

●実践事例

●事例の要約

麻疹に肺炎が合併した女児。入院翌日呼吸状態が悪化して酸素テントに収容し，ステロイド剤とガンマグロブリン製剤，ビタミンA大量投与した。入院3日に解熱，6日に酸素が中止され，2週間で軽快退院した。治療処置を恐がる患児と，重症化の危険を伝えられた家族の不安に対応した。

●治療・看護の経過の記述

1 年齢，性別，診断名等

- 年齢：2歳
- 性別：女児
- 診断名：麻疹，間質性肺炎
- 家族：両親，祖母，姉，兄

2 発症から入院までの経過

入院10日前より風邪症状が始まり，入院6日前に39.8℃まで発熱し，A病院を受診。風邪の診断で，内服薬を飲み始めた。入院1日前に耳の後ろに発赤疹（＋），食欲低下（＋）。翌日，全身に小さな紅斑がみられ，咳嗽と喘鳴が強く，再度A病院より，麻疹と肺炎の疑いでB病院に紹介された。

3 入院時の状態

母親が付き添い，個室に収容した。

身長92cm，体重13.1kg，体温37.1℃，心拍141回/分，呼吸42回/分，SpO₂ 94〜96％。くしゃみ，結膜炎と眼脂，咳嗽，湿性ラ音がある。

4 入院から退院までの経過

入院時より，維持液輸液とアミノフィリン，抗菌薬（硫酸セフピロム），人免疫グロブリン製剤を開始。入院1日の夜間に40.2℃で，アセトアミノフェン坐薬を入れても39.7℃までしか下降せず，入院2日は最高40.6℃まで上がった。呼吸50回/分，肩呼吸がみられ苦しそうになり，SpO₂ 88〜93％，血液ガスPO₂ 55.8mmHg，胸部X線検査で間質性肺炎の悪化が確認され，酸素テント30％に収容する。注射は，コハク酸メチルプレドニゾロンナトリウムとビタミンAも追加された。動脈採血やX線検査に続き，酸素テント収容を嫌がり，激しく泣き，母親に抱かれてテントに入る。医師から家族に，呼吸状態が悪化した場合，人工呼吸器使用，または高次医療機関への転院の可能性を説明された。母親は不安を隠せず，予防接種をしていなかったことを悔やむ発言も聞かれ，最も呼吸状態の悪い入院2日の夜は，寝ないでベッドサイドで付き添った。

入院3日にはSpO₂ 96〜99％，PO₂ 90.3mmHgに改善し，熱も37℃台に下がり，その後上昇しなかった。患児は医療者に恐怖心を抱き，診察中は泣き続けた。入院4日から呼吸状態が安定したため酸素を減量し，入院6日で中止した。コハク酸メチルプレドニゾロンナトリウムは入院4日に中止し，経口プレドニゾロンとビタミンAは減量後に中止した。

発疹は，顔面と体幹の発疹が増強し融合し始め，入院6日から褐色化し，乾燥した。皮膚トラブルは，口腔内と陰部，臀部に発赤がみられ，清潔を保持することで改善した。

5 退院時の状況

入院10日より隔離を解除。食欲も出始め，回復は早く，入院17日で退院となった。母親の予防接種に関する知識不足もあり，他の兄弟も含め，今後の予防接種スケジュールを指導した。

> **この事例から学んだこと**

肺炎の合併は，呼吸不全が急激に悪化し，酸素投与や与薬を緊急で実施しなければならない。急変を予測したスタッフ，医療機器の備えが必要ある。

●実践事例の治療・看護の経過

		急性期 入院時〜入院3日	回復期 入院4〜13日	慢性期 退院〜在宅
検査		入院時採血 　WBC　12,400/μL　PLT　40.8万/μL 　CRP　3.2 mg/dL ⇒入院3日　6.5 mg/dL 動脈血ガス 　　　　　入院2日　　入院3日 　pH　　　7.505　　　7.395 　PCO₂　　35.9　　　 53.7 　PO₂　　 55.8　　　 90.3 生化学，検尿，検便 胸部X線検査　間質性肺炎 咽頭培養　病原性細菌（−） 心拍モニター SpO₂モニター　90〜93%（入院2日） 検温（4時間ごと） 呼吸状態の観察 発疹の観察 結膜，口腔，陰部，肛門の粘膜の観察 脱水，けいれんの観察	入院6日採血 　WBC　4,580/μL 　CRP　0.5 mg/dL 　生化学 入院6日 　胸部X線検査　陰影軽減 入院8日 　心拍モニター中止 SpO₂モニター　96〜99%（入院3日） 検温（8時間ごと）──────→ 皮膚，粘膜の観察 ──────→ ステロイド剤による感染徴候	
治療		酸素マスク→酸素テント（30%）──→(25%) 6日中止 点滴静脈注射 　維持液＋ネオフィリン ──────→ 14日中止 　抗生剤　硫酸セフピロム　250mg×3 ──→ 10日中止 　免疫グロブリン　1.5g　3日間 　ビタミン剤（チョコラA10万単位）──→ 減量後10日中止 　メチルプレドニゾロンナトリウム　250mg→150mg → 4日中止 　　　　　　　　　　　　　　　　　　内服ステロイド　15mg開始 ──→ 減量後17日中止 吸入（β₂刺激薬，鎮咳剤）───────→ 17日中止		
日常生活	食事	幼児食（全粥）	幼児食（全粥） 14日から米飯，パンや麺類	幼児食
	安静度	ベッド上安静	室内安静→フリー ──────→	
	排泄	オムツ使用	オムツ使用	オムツ使用
	清拭	清拭	清拭，洗髪，臀部浴 ⇒　シャワー浴	入浴
教育		スタンダードプリコーションと麻疹に関する感染防止対策	感染防止対策の確認 内服薬（確認） 食事量，水分摂取量（確認）	内服について 今後の予防接種スケジュールについて

●実践事例の看護上の問題点への対応

患者の経過	看護診断	観察・看護	結果
急性期	＃1 高体温 ＃2 非効果的気道浄化 ＃3 恐怖（患児） ＃4 不安（両親） ＃5 感染リスク状態	<観察> ●バイタルサイン，発熱と熱型，感染徴候 ●カタル症状（くしゃみ，鼻水，結膜充血，羞明） ●呼吸状態，咳嗽，チアノーゼ，SpO_2 ●皮膚粘膜（発疹，口腔粘膜，結膜，陰部） ●水分出納（DIV，食事・水分摂取量，尿量） ●睡眠，機嫌や活気，表情 ●母親の不安，疲労，睡眠 <看護> ●解熱剤投与，安楽な体位，適宜吸入と吸引 ●酸素テント内の環境調整 ●睡眠中の処置をさけ，睡眠時間の確保 ●処置中は母親に抱っこや側にいてもらう ●母親の不安に傾聴的姿勢で接し，検査・治療内容を繰り返し説明する ●モニターの数値やアラームの意味を説明する ●皮膚，粘膜の清潔の保持（退院まで） ●スタンダードプリコーションを守る（退院まで） ●空気感染防止対策の実施（退院まで）	＃1 解熱剤使用後も40℃台から39℃台に下がるのみ。室温や酸素テント内温度を低く保ち，冷罨法を続けた。3日に37℃台に下がった ＃2 鼻汁を適宜拭き取り，喘鳴が強い時は吸引で分泌物を除去した ＃3 酸素マスクを嫌がり，酸素テントに入れるのがそれも嫌がる。母親に抱かれてテントに入る。睡眠中の呼吸が最も安定し，吸入は睡眠中に行う ＃4 母親の訴えや要望を聞き，高熱や咳が止まらない時は落ち着くまで一緒にいて励ました。モニターの数値の意味を説明し，アラーム時は素早く対処し，納得してもらいすすめた ＃5 感染仲介に対し個室隔離，マスク，ガウンを使用した。ステロイド剤使用に伴う感染予防に，スタンダードプリコーションを家族と一緒に実施した
回復期	＃2 非効果的気道浄化 ＃3 恐怖（患児） ＃4 不安（両親） ＃5 感染リスク状態	<観察> 急性期に同じ <看護> ●安楽な呼吸の体位，適宜吸引 ●皮膚，粘膜の清潔の保持 ●歯磨き・うがい・手洗いの実施 ●食事の嗜好を取り入れ摂取量のアップ ●プリパレーション 　医療機器のおもちゃ使用で慣れさせる 　処置時に絵本やシールの利用 　処置時の母親参加	＃2 呼吸状態が徐々に落ち着いた 　吸入は昼寝や睡眠中に行い，吸引はせず，鼻汁を頻回に拭き取った ＃3 患児は医療者が病室に入るだけでもおびえて泣き，母親同席で検査処置をまとめて行い，気をそらした。処置後の啼泣が短くなり，バイタル測定や清拭は慣れ，笑顔も見せるようになった ＃4 家族は危険な時期を脱したことを子どもの状態から理解でき，安心した。予防接種をしなかったことを反省した ＃5 新たな感染は生じなかった。発疹跡にヒルドイドソフト軟膏を塗り，爪を短く切り，皮膚粘膜を保護した
退院時	＃6 知識不足	<観察> ●バイタルサイン，咳嗽，感染徴候 ●発疹と皮膚粘膜の状態 <看護> ●退院後の日常生活の注意点を説明 　うがい・手洗いの継続，外出時はマスク使用 ●予防接種について	＃6 ステロイド内服による感染の危険を説明し，理解が得られた 　患児，並びに兄弟の予防接種状況を把握し，予防接種のスケジュールを立てた。免疫グロブリン製剤使用したため，3か月後から接種開始する

12-3 水痘

12 感染症

看護の基礎知識

●病態関連図

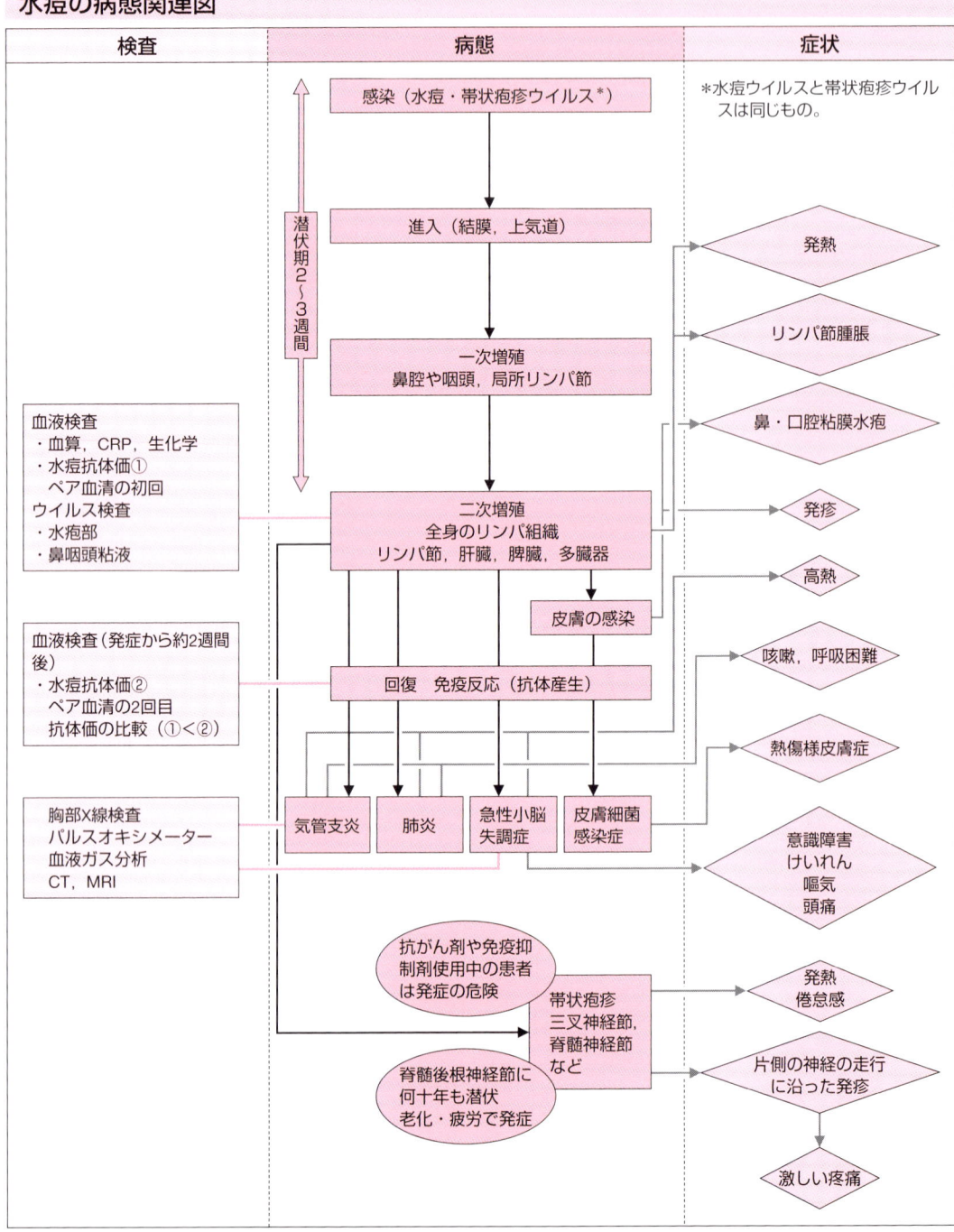

水痘の病態関連図

検査	病態	症状
	感染（水痘・帯状疱疹ウイルス*）	*水痘ウイルスと帯状疱疹ウイルスは同じもの。
	↓ 潜伏期2～3週間	
	進入（結膜，上気道）	発熱
	↓	リンパ節腫脹
	一次増殖 鼻腔や咽頭，局所リンパ節	
血液検査 ・血算，CRP，生化学 ・水痘抗体価① 　ペア血清の初回 ウイルス検査 ・水疱部 ・鼻咽頭粘液	↓	鼻・口腔粘膜水疱
	二次増殖 全身のリンパ組織 リンパ節，肝臓，脾臓，多臓器	発疹
	↓	高熱
	皮膚の感染	
血液検査（発症から約2週間後） ・水痘抗体価② 　ペア血清の2回目 　抗体価の比較（①＜②）	回復　免疫反応（抗体産生）	咳嗽，呼吸困難
		熱傷様皮膚症
胸部X線検査 パルスオキシメーター 血液ガス分析 CT，MRI	気管支炎　肺炎　急性小脳失調症　皮膚細菌感染症	意識障害 けいれん 嘔気 頭痛
	抗がん剤や免疫抑制剤使用中の患者は発症の危険 → 帯状疱疹 三叉神経節，脊髄神経節など	発熱 倦怠感
	脊髄後根神経節に何十年も潜伏 老化・疲労で発症	片側の神経の走行に沿った発疹
		激しい疼痛

1 疾患の概念・定義

水痘は水痘帯状疱疹ウイルス（VZV）に初めて感染した人が罹患する疾患である。帯状疱疹は，水痘治癒後，脊髄後根神経節に潜伏感染したVZVが宿主の免疫が低下した場合などに再活性化してひき起こす疾患である[1]。

感染経路は飛沫感染ないし空気感染が主で，水疱内容物への接触によっても感染する。発疹出現の1～2日前から出現後4～5日，あるいは痂皮化するまで伝染力がある[2]。また，母体からの胎盤移行免疫がないため，新生児期から罹患する[3]。

2 病態

通常，水痘・帯状疱疹ウイルスは気道粘膜から侵入し，鼻咽頭の侵入部位と所属リンパ節で増殖し，その後，他の器官，肝臓，脾臓などに広がり，皮膚に水疱を形成する。

3 症状

初発症状は発疹がほとんどであり，38℃前後の発熱が2～3日続き，1週間ほどで症状が治まる（図12-3-1）。

4 検査

1. 血液検査：白血球減少
2. ウイルス分離や水痘皮内抗原テスト
3. ウイルス抗体価測定

5 診断

頭髪部と体幹の典型的な発疹と発熱により診断できる（図12-3-2）。確定診断は，水疱部からのウイルス分離や水痘皮内抗原テストによる迅速診断が可能で，ハイリスクの場合に利用される。また，手足口病や単純ヘルペス感染症など水痘との鑑別診断が必要な場合，ELISA法で水痘IgMが基準値以上で確定する。

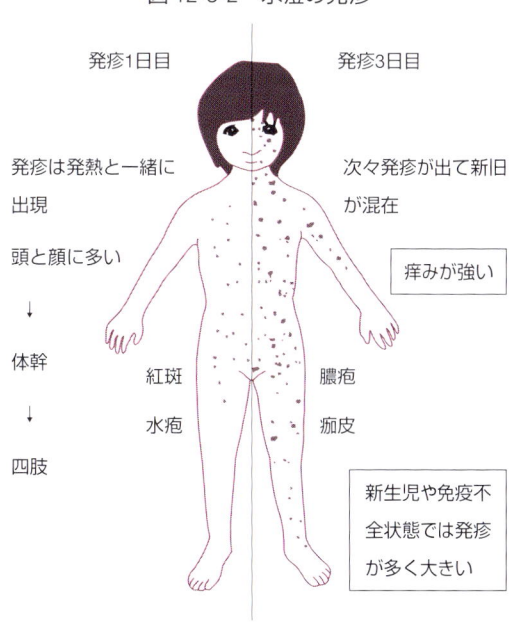

図12-3-1 水痘の主な症状とその経過

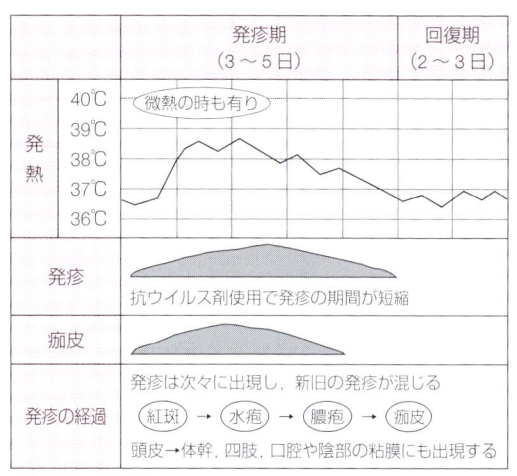

＊潜伏期2～3週間

6 合併症

健康な小児は一般に軽症であるが，1～4％に二次性細菌感染が合併し，急性小脳失調症の危険がある。免疫不全状態の悪性腫瘍やネフローゼ症候群，移植を受けた患児らは，合併症が致命的となる危険ある（表12-3-1）。

図12-3-2 水痘の発疹

表12-3-1 水痘の合併症

合併症	症状	予後
①肺炎・気管支炎 ウイルス性 細菌性	・咳嗽 ・呼吸困難 ・チアノーゼ	免疫不全状態の患者と成人は重症化する
②急性小脳失調症 （小脳炎）	・歩行障害 ・振戦 ・言語障害	発生頻度は1/4000＊ 予後良好な場合と重症化の場合がある
③ライ症候群 急性脳症と肝不全	・嘔吐 ・意識障害 ・けいれん	予後不良 助かった場合も重度の後遺症が残る
④皮膚細菌感染症	・発熱 ・水疱，びらん	ブドウ球菌が主体 SSSS（ブドウ球菌性熱傷様皮膚症候群）の危険がある

＊予防接種に関する検討会中間報告書 17年3月
http://www.mhlw.go.jp/houdou

7 治療

普通は特別の治療をしないでも，自然治癒する。アトピー性皮膚炎などの皮膚疾患がある児では水痘が重症化する恐れがあるので，病初期から抗VZV剤（アシクロビルまたはバラシクロビル）を内服させたほうがよい。また，基礎疾患のない児でも病初期に抗剤VZVを内服することにより重症化を予防できる[4]。

免疫不全状態や二次感染した場合は，抗VZV剤の注射投与，水痘抗体高力価グロブリンの注射が行われる。

8 予防　スケジュールはp.498参照

1 ワクチンの免疫獲得率は90％以上である。水痘ワクチンを接種しても，10～20％は感染するが，発疹も少なく，軽症で経過する。自然感染すれば，その後に感染することはない。

2 水痘患者と接触した場合，2つの予防法がある（表12-3-2）。

表12-3-2 水痘患者と接触した場合の2つの予防法

接触後の与薬時期	薬	効果
① 12・13日目〜1週間	アシクロビル内服	発症せずに抗体（＋）
② 72時間以内	水痘ワクチン接種	発症防止，または軽症

9 疫学・予後

わが国の水痘患者数は年間25万人であり，ほとんどが乳幼児である。一般に予後は良好である。

10 看護

1 発熱：安静臥床，解熱剤，冷罨法など。

2 スキンケア

①発疹部も含め柔らかいタオルで清拭し，発疹部に石炭酸亜鉛化リニメント（カチリ）を1日数回塗布する。解熱している間にシャワー浴を積極的に行い，頭皮も清潔にする。

②搔破により感染した部位は，ポビドンヨード（イソジン）消毒後に抗生剤軟膏を塗る。

③搔破予防に爪を短く，室温を低く設定する。

3 合併症の予防

①表12-3-3の症状の観察とモニタリング

②正確な与薬，副作用の観察

4 院内感染予防

①個室隔離（すべての発疹が痂皮になるまで）

②院内感染予防マニュアルの遵守（マスク，ガウンの着用など）

5 隔離，治療処置に伴う患児の混乱と親の不安

①母児同室または面会時間の調整

②病状，治療処置，入院生活についての十分な説明

■引用・参考文献

1) 高山直秀：水痘・帯状疱疹，小児内科，40巻増刊，1136-1139，2008.
2) 国立感染症研究所感染症情報センター
3) 中村元：小児臨床検査ガイド，340，文光堂，2009.
4) 前掲書1)

水痘の看護

●実践事例

●事例の要約

姉が水痘になり，約2週間後に発症した3か月の女児。39～40℃の発熱と発疹，哺乳力の低下などがみられ，水痘の診断で入院する。アシクロビル（ゾビラックス）の内服と輸液療法，水痘部に石炭酸亜鉛化リニメント（カチリ）の塗布により，合併症の発症もなく，5日間で退院した。

●治療・看護の経過の記述

1 年齢，性別，診断名等

- 年齢：3か月
- 性別：女児
- 診断名：水痘
- 家族：両親，姉

2 発症から入院までの経過

姉の水痘は軽く，外来受診で回復。約2週間後に患児に39～40℃の発熱，発疹が出始め，活気がなく，哺乳力が低下し，開業医から紹介入院する。

3 入院時の状態

体温39.5℃，呼吸40回/分，心拍46回/分。発疹は顔，頭など，全身水疱様である。大泉門は平坦で，哺乳量は少ない。身長56cm，体重6200g。

4 入院から退院までの経過

入院後は個室に隔離した。持続点滴と，アシクロビル（ゾビラックス）の内服を開始した。水疱部に石炭酸亜鉛化リニメント（カチリ）塗布を行い，発疹は紅斑→丘疹→水疱→膿疱→痂皮と変化した。

発熱時，アセトアミノフェン（アルピニー）坐薬を使用し，38.5℃以上の状態が続かないようにした。室温を低くし，クーリングを行い，入院4日に解熱した。患児がかゆがり，水疱部に手を持っていくため，搔破しないように爪を短く切り，手袋を着用した。柔らかいタオルで清拭し，陰部と臀部は洗浄し，二次感染を予防した。

水痘は個室へ隔離入院するため，患児と家族は戸惑う。今回は3か月児のため，両親に『みずぼうそう（水痘）で入院されたお子様とご家族の皆様へ』のリーフレットを用いて，感染予防対策を説明した。特に，分泌物の付着した物の処理や手袋の脱ぎ方などは一緒に行い，理解してもらった。

5 退院時の状況

ほぼ全身に痂皮が形成され，搔痒感は続いている。活気は出てきて，哺乳量も増えた。

この事例から学んだこと

乳児早期は感染症が重症化しやすく，皮膚粘膜も薄く弱いので，搔破による細菌感染を予防することが大切である。

みずぼうそうで入院されたお子様とご家族の皆様へ（例）

みずぼうそう（水痘）は，次のように伝染します。
・飛沫感染（咳やくしゃみ，近い距離の会話など）
・接触感染（体に触れる，みずぼうそうの水に触れた時）

入院中の他の皆様に伝染しないように，以下のことに，ご協力お願い申し上げます。
①お部屋を隔離させていただきます（ドアは閉めたまま）。
②トイレ，洗面，手洗いは，お部屋でお願いします。
③水疱やくしゃみ，鼻水に触る時は，手袋をします。
④水疱の水や鼻水，血液のついたテッシュは，赤いゴミ箱に捨ててください。その後は，必ず，手洗いをします。
⑤医師や看護師は，ガウンやエプロン，マスク，手袋をつけて処置をさせていただきます。
⑥お部屋に出入りする時，必ず消毒剤で手を消毒します。
・消毒効果が高いので，よく手をこすり合わせてください
⑦ご家族以外の面会はご遠慮願います。特にお子様は面会できません。ご家族の方は，他の病室や洗面所などに出入りしないよう，ご協力をお願いします。
⑧医師の許可の後，お部屋から出て遊ぶことができます。
⑨ご家庭で洗濯する場合，お子様とご家族の物は別々に洗ってください。

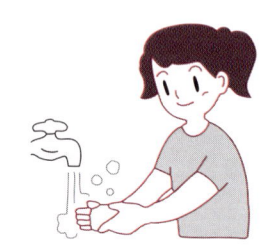

『〇〇』はバイ菌をいっぱい減らします
石けんで15秒以上洗いましょう

● 実践事例の治療・看護の経過

		急性期 入院時〜24時間	回復期 入院2〜4日	退院〜在宅
検査		採血（血算，生化学，CRP） →		
		検尿		
		検温（4時間ごと）→	検温（6時間ごと）→	検温
		皮膚の観察		
		二次感染の有無（気管支炎，皮膚細菌感染）		
治療		持続点滴 →		点滴中止
		内服：アシクロビル（ゾビラックス）4回/日		
		水疱部に石炭酸亜鉛化リニメント（カチリ）塗布 数回/日		
日常生活	食事	哺乳可		
	安静度	室内安静		
	排泄	おむつ使用		
	清潔	清拭	清拭，陰部・臀部洗浄	シャワー浴，入浴
	教育	スタンダードプリコーションと水痘の感染予防策の説明（感染防止） 皮膚ケアの説明 内服薬の説明	感染予防策の継続 皮膚ケア	次回受診 緊急時の受診 内服薬の継続 皮膚の観察 隔離の必要性

●実践事例の看護上の問題点への対応

患者の経過	看護診断	観察・看護	結果
急性期	＃1 高体温 ＃2 皮膚統合性の障害のリスク状態	＜観察＞ ●39℃台の発熱が続き，解熱剤で一時下がるが再上昇する ●全身に水疱様の発疹が増える ●哺乳量は少ないが，大泉門は平坦 ＜看護＞ ●発熱時，冷却に努める ●皮膚の観察を行い，1日数回，石炭酸亜鉛化リニメント（カチリ）を塗布する ●皮膚の清潔保持に努める ●感染予防策の実施	＃1 解熱剤，冷罨法により一時的に下がるため，プランを継続する ＃2 皮膚の状態は進行していったが，損傷や悪化することはなかった
回復期	＃1 高体温 ＃2 皮膚統合性の障害のリスク状態	＜観察＞ ●入院4日に発熱は38℃台から下がる ●機嫌よく過ごすこともあり，哺乳量も増える ●皮膚は水疱や痂皮形成されたものが散在 ●掻痒感が強い時は手足をバタつかせることもある ＜看護＞ ●皮膚の観察を行い，1日数回，石炭酸亜鉛化リニメント（カチリ）を塗布する ●掻痒感があり手を持っていこうとするため，爪切り後に手袋を使用する ●皮膚の清潔保持に努める ●感染予防策の実施	＃1 冷罨法や衣類・寝具で体温の調節を図り，高体温はない ＃2 皮膚の状態は進行していき，水疱が破れた部位からの細菌感染が起きやすいため，皮膚，衣類，リネンの清潔を維持する
退院〜在宅	＃2 皮膚統合性の障害のリスク状態 ＃3 自己健康管理促進準備状態	＜観察＞ ●発熱することはなくなった ●ほぼ全身痂皮形成され，掻痒感は続いた ●哺乳量も増え，機嫌よく過ごす ＜看護＞ ●退院後の日常生活についての注意点 　内服薬の継続 　石炭酸亜鉛化リニメント（カチリ）は痂皮形成するまでは塗布する 　外出は許可が出るまでしない 　緊急時の受診の方法 　水痘にかかっていない乳幼児の訪問は禁止	外来受診 ＃2 退院後も薬は指示通り内服することができ，症状は改善した ＃3 新しい水疱はなく，全身痂皮形成されたため，外出，水痘にかかっていない乳幼児の訪問も許可された

12-4 感染性胃腸炎

看護の基礎知識

●病態関連図

感染性胃腸炎の病態関連図

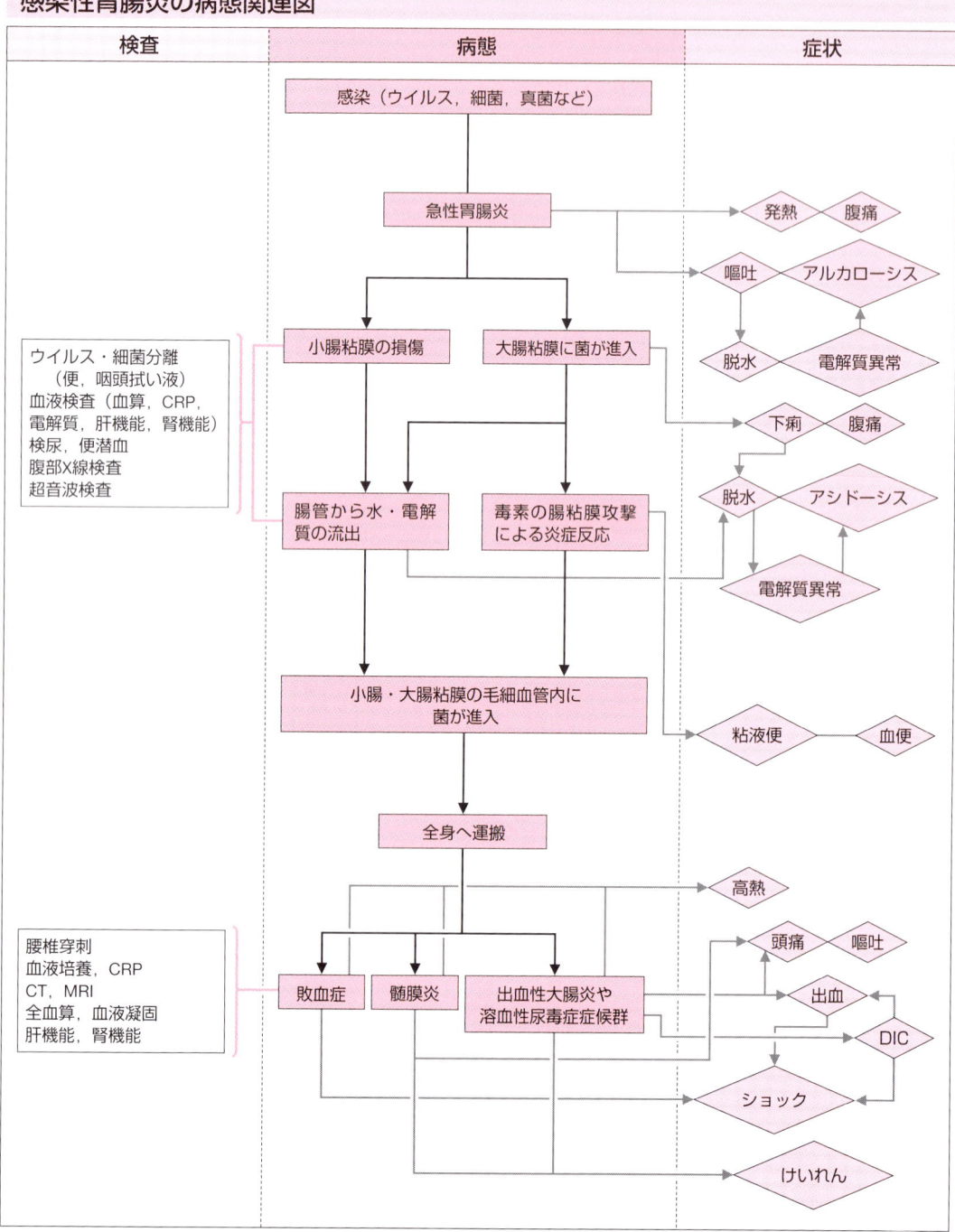

検査	病態	症状
ウイルス・細菌分離（便，咽頭拭い液） 血液検査（血算，CRP，電解質，肝機能，腎機能） 検尿，便潜血 腹部X線検査 超音波検査	感染（ウイルス，細菌，真菌など） ↓ 急性胃腸炎 ↓ 小腸粘膜の損傷／大腸粘膜に菌が進入 ↓ 腸管から水・電解質の流出／毒素の腸粘膜攻撃による炎症反応	発熱　腹痛 嘔吐　アルカローシス 脱水　電解質異常 下痢　腹痛 脱水　アシドーシス 電解質異常
腰椎穿刺 血液培養，CRP CT，MRI 全血算，血液凝固 肝機能，腎機能	小腸・大腸粘膜の毛細血管内に菌が進入 ↓ 全身へ運搬 ↓ 敗血症／髄膜炎／出血性大腸炎や溶血性尿毒症症候群	粘液便　血便 高熱 頭痛　嘔吐 出血 DIC ショック けいれん

1 疾患の概念・定義

感染性胃腸炎は，ウイルスまたは細菌による胃腸炎を総称したもので，単独の病名ではない。腹痛，嘔吐，下痢の症状を示し，小児，特に乳幼児に多い病気である（表12-4-1）。

表12-4-1　乳幼児下痢症の原因

①感染性胃腸炎	ウイルス感染症，細菌感染症真菌感染症，寄生虫感染症など
②他の炎症からのもの	感冒，肺炎，肝炎など
③アレルギー性下痢症	牛乳，卵，大豆など
④消化酵素の欠損	乳糖分解酵素欠損症など
⑤その他	免疫不全症候群，短腸症候群など

2 病態

感染は，感染者の便や吐物，汚染された水や食品，家畜やペットから起こる。

ウイルス性で多いロタウイルスは，小腸粘膜を損傷し，腸管の吸収能力を低下させる。損傷した粘膜から水・電解質が流出するため，大量の下痢が生じる。

また細菌性では，大腸粘膜に菌が浸潤し，毒素が腸管を攻撃して炎症反応を起こし，粘血便が生じる。さらに粘膜の毛細血管内に菌が入ると，全身にめぐり，敗血症や髄膜炎を引き起こすことがある。

3 分類

感染性胃腸炎はウイルス性胃腸炎が多くを占め，そのなかでも半数以上はロタウイルスが原因である。一般にウイルス性胃腸炎は軽症で経過し，細菌性胃腸炎のほうが症状は重い。しかし，乳幼児はどちらも脱水を起こしやすく，注意が必要である。

食中毒の原因は細菌性80％，ウイルス性10％，残りは自然毒や不明で，サルモネラ菌が一番多い。サルモネラ菌は卵や爬虫類のペットから検出されており，感染力も強いため，感染者数の多い細菌である（表12-4-2）。

4 症状

症状は病原体により異なるが，多くは発熱に続いて嘔吐，腹痛，下痢が現れる。成人や年長な小児は無症状のこともあるが，乳幼児や抵抗力のない人は症状が強く現れ，入院治療の対象となりやすい。特に，乳児の嘔吐と下痢は，重症の脱水と代謝性アシドーシスになりやすい。症状が急激に進行し，意識障害やけいれんを起こし，重篤となることがある。

5 検査・診断

症状に加え，家族や施設内発生，地域の流行，外食や旅行，ペットなどの情報から診断される。

表12-4-2　感染性胃腸炎の感染経路と主な症状

	病原体	感染源と経路	流行	潜伏期間	下痢とその他の症状	一般的な経過
①ウイルス性	ロタウイルス	便，吐物 食品（特に二枚貝） *プール，保菌者	冬・春期	48～72時間	発熱，嘔吐，*白色～単黄色便	約1週間（発熱，嘔吐2～3日）
	ノロウイルス		冬期	24～48時間	発熱，嘔吐，腹痛，水様便	約1～4日
	*アデノウイルス		年間	3～10日間	微熱，嘔吐，腹痛	約1～3日
②細菌性	サルモネラ	卵，食肉，ペット	年間	8～48時間 3～4日間も	発熱，腹痛，血便，緑色便	約1週間位（発熱，嘔吐3～4日）
	カンピロバクター	鶏肉，牛生レバー	夏期	2～5日間	発熱，腹痛，血便	約2～5日
	腸炎ビブリオ	魚介類，海水	夏期	6～12時間	発熱，激しい腹痛，血便	約2～3日
	*腸管病原性大腸菌	食品，貝類	夏期	12～24時間	微熱，嘔吐，粘液便，血便	約1週間

*白色便の特徴から，仮性小児コレラ，白痢とも呼ばれる
*アデノウイルスは「かぜ」の主要な病原体であり，プール熱（咽頭結膜熱）の原因菌でもある
*病原性大腸菌は5種類あり，腸管病原性大腸菌（EPEC）は小児下痢症に多いタイプである。腸管出血性大腸菌（O157）もその1種で，出血性大腸炎や溶血性尿毒症症候群を生じる危険がある

1 **病原体の検出**：便や吐物。食中毒の場合は食品。
2 **迅速診断キット**：ロタウイルスとアデノウイルス用があり，15分ほどで判定が出る。
3 **血液検査**：一般に，白血球数とCRP値は，細菌性の場合は上昇し，ウイルス性の場合は低値となる。
4 **X線検査や超音波検査**：腸重積や急性胃腸炎の鑑別に行われる。

6 合併症

脱水，アシドーシス，けいれん，意識障害の危険がある。細菌性は，まれに敗血症や髄膜炎を引き起こす。

7 治療

1 水分補給

軽症では自然に回復する。経口摂取可能ならば水分と電解質を補給する。症状が激しく，経口摂取できない場合は絶食とし，補液を行う。

2 対症療法

腹痛と嘔吐に対しては整腸剤や制吐剤を用いる。ただし，止痢薬は除菌を遅らせ，麻痺性イレウスを起こすため，強力なものは用いない。

3 抗菌薬

ウイルス性胃腸炎に有効な抗ウイルス薬はない。細菌性胃腸炎の場合，感受性のある抗菌薬を用いるが，必要最少限にする。抗菌薬は腸内細菌叢を撹乱させ，除菌を遅らせ，正常な細菌が機能しなくなる。

8 疫学

流行は，ノロウイルスが11～12月頃から流行し，その後ロタウイルスが増え始め，4月頃にも再度流行する。細菌性胃腸炎は食中毒による発生が多く，6月頃から増え，夏期に多いが，通年の発生がある。

9 看護

1 水分・電解質の補給

嘔吐を誘発しないよう，水分は少量ずつ，頻回に与える。嘔吐と下痢による水分と電解質の喪失から生じる脱水の場合，白湯や番茶だけの水分補給はさらに電解質異常を悪化させるため，水分・電解質・糖分の補給をする。スポーツドリンクも電解質不足となる（表12-4-3・4）。

表12-4-3　下痢になった時の水分補給

飲ませてよい飲料	注意の必要な飲料
ソリタ顆粒T2，T3	白湯，番茶
乳児用イオン飲料	スポーツドリンク
薄いスープや味噌汁	炭酸飲料
果汁	濃いジュース
母乳（そのまま与えてよい）	粉ミルク（2/3や1/2に薄める）

表12-4-4　各種飲料水の電解質比較

	Na (mEq/L)	K (mEq/L)	Cl (mEq/L)	浸透圧 (mOsm/L)
ソリタ顆粒T2	60	20	80	205
乳児用イオン飲料	21～30	20	25	290
スポーツドリンクA	23	5	18.5	370
スポーツドリンクB	9.5	0.5	0	307
番茶，白湯	0	5/0	0	0

また，食事が開始されたら，粥食や消化の良いものを与え，アイスクリームやヨーグルト，脂肪分の多いものは避ける。

2 皮膚粘膜の清潔の保持

発熱を伴い，栄養状態不良から抵抗力も低下し，口内炎や上気道感染が生じやすい。嘔吐の後は口腔内を洗浄したり，うがいをさせる。下痢便は腸液が多く含まれ，陰部と臀部の粘膜を刺激するため，おむつ交換と洗浄を行う。びらんした場合は軟膏を使用する。

3 感染予防対策

①個室隔離，または同じ感染症対応の部屋とし，室外に出ないようにする
②手洗いと擦式アルコール製剤の併用
③手袋装着で入室し，便や吐物，創部に触った場合は取り替える
④ディスポーザブルタイプのガウン，手袋，マスクの使用
⑤家族への指導

感染性胃腸炎の看護

●実践事例

●事例の要約

発熱と1日10回程度の白色水様便，嘔吐があり受診した8か月の男児。双子の弟も同じ症状と経過をたどり，2人とも入院となった。兄は脱水が強く中等度であったが，輸液療法と絶食療法により回復も早く，弟とともに5日間で退院した。感染予防対策により，感染は広がらなかった。

●治療・看護の経過の記述

1 年齢，性別，診断名等

- 年齢：8か月
- 性別：男児
- 診断名：ウイルス性胃腸炎（ロタウイルス）

2 発症から入院までの経過

入院2日前より，発熱と1日10回程度の白色水様便，嘔吐があり，外来受診する。低出生体重児（1060gで出生）のフォローで10日前に受診した時は異常はなかった。

3 入院時の状態

- 身長60cm，体重5408g（発症10日前の体重は5810g）
- 体温37.2℃，呼吸42回/分，心拍数136回/分
- ロタウイルスの迅速診断　陽性（+）
- 中等度脱水　体重減少 − 6.9％
- 等張性脱水　Na 142mEq/L，K 5.2mEq/L，Cl 112mEq/L

大泉門陥凹，咽頭発赤（−），口腔内乾燥（+），ラ音（+），腹部平坦で軟らかい，腸蠕動音亢進，強度の皮膚の乾燥がみられた。ミルクを飲んでは吐いて活気がない。

4 入院から退院までの経過

弟と一緒に2床室に収容し，隔離した。
入院後，急速初期輸液（ソルデム1）を45mL/hで開始した。輸液スピードが速いため，バイタルサインの変化に注意した。最終排尿は，朝から確認できなかったが，輸液開始5時間後に排尿確認後，維持輸液（ソルデム3 A）15mL/hに変更した。脱水は徐々に改善し，入院3日に大泉門陥凹も平坦になった。

抗菌薬のアンピシリン［ABPC（ビクシリン）］は3日間で中止し，耐性乳酸菌（エンテロノン）の内服は続けた。入院当日は下痢3回，入院2日は水様便6回であったが，入院3日より2〜4回に減り，軟便と泥状便に改善した。

発熱は，入院初日に38.3℃まで上昇し，アセトアミノフェン（アルピニー）坐薬の使用と冷罨法を行い，解熱した。嘔吐も初日のみで，その後消失した。入院時より絶食にしたが，空腹で泣くことはなく，不活発で眠る時間が長かった。ミルクは入院2日より，半分に薄めたものを1回50mLから開始し，下痢の悪化や嘔吐のないことを確認しながら，徐々に量と濃さを元に戻した。離乳食は退院後に開始することにし，入院中はミルクのみとした。

母親の協力を得て，感染に注意しておむつ交換をした。2人とも，臀部と陰部の皮膚が発赤し，臀部浴や洗浄後に軟膏を塗り，悪化を予防した。ロタウイルス感染が流行している時期であったが，他の患児に広がることはなかった。

5 退院後の経過

体重は5722gまで回復し，便は1日2〜3回（軟便），ミルクの哺乳量も回復した。2人一緒に退院できた。

この事例から学んだこと

乳幼児の感染性胃腸炎は，下痢と嘔吐により，短期間に脱水の重症度が進行する危険がある。

●実践事例の治療・看護の経過

		急性期	回復期	慢性期
		入院時〜24時間	2〜3日	5日〜在宅
検査		採血（血算，生化学，感染症，CRP） 検尿　アセトン（−） 腹部X線検査　――――――――――――――――→ 便　ロタウイルス（＋） 便細菌培養（−） 検温（4時間ごと）――→　6時間ごと　――→　検温 腹部の状態 便の性状，回数 嘔気，嘔吐　――――――――――――――――――→ 皮膚の状態　――――――――――――――→	採血（血算，生化学）	採血（血算，生化学，CRP） 検尿
治療		持続点滴： 　急速初期輸液（ソルデム 1）　45 mL/h 　排尿後，維持輸液（ソルデム 3A）に変更 　量↓ 内服： 　耐性乳酸菌（エンテロノン）――――――――→ 発熱時： 　冷却 　38.5℃以上ではアセトアミノフェン（アルピニー）坐薬	持続点滴： 　維持輸液（ソルデム 3A）減量 発熱時： 　冷却 　必要時，坐薬使用	点滴中止
日常生活	食事	禁飲食	水分→1/2濃度のミルクから徐々に普通の濃さのミルクへ	ミルク
	安静度	ベッド上　――――――――――――――――→		フリー
	排泄	おむつ　――――――――――――――――――→		
	清潔	排便後臀部清拭	清拭 排便後臀部浴，洗浄	入浴 洗浄
教育		スタンダードプリコーションとロタウイルスの感染防止 排便後の臀部のケアの説明（清潔保持）	水分やミルクの与え方 臀部のケア，軟膏塗布 内服薬の説明 下痢・脱水の観察と対処方法	退院後の日常生活について 次回受診 緊急時の受診 離乳食開始時の注意点 内服の継続

●実践事例の看護上の問題点への対応

患者の経過	看護診断	観察・看護	結果
急性期	#1 体液量の不足 #2 皮膚統合性の障害のリスク状態	＜観察＞ ●尿量減少，大泉門陥凹，皮膚の乾燥（＋） ●体重7％減少で，活気がない ●白色水様便（10回/日），腸蠕動音（亢進） ●臀部と陰部の発赤（＋） ＜看護＞ ●急速初期輸液とその後の維持輸液の実施 ●水分出納・体重のチェック ●絶食療法の実施 ●排便後の皮膚の清潔保持 ●スタンダードプリコーションとロタウイルスの感染防止の実施	#1 急速初期輸液中は安全に経過した 　輸液はスムーズに実施された 　絶食療法は嘔吐を誘発せず，脱水の悪化を予防した 　大泉門陥凹，尿量減少は続き，プラン継続 #2 臀部の発赤は悪化の傾向があり，清潔保持と皮膚粘膜を保護する必要がある
回復期	#1 体液量の不足 #2 皮膚統合性の障害のリスク状態 #3 効果的治療計画管理	＜観察＞ ●尿量の減少が正常になる，大泉門平坦 ●体重も増加傾向 ●水様便から泥状便や軟便になる ●便回数は，入院2日6回，入院3日2～4回 ●嘔吐もない ●臀部と陰部の発赤（＋）は変化なし ＜看護＞ ●ミルクは半分に薄め，少量から開始し，徐々に濃度と量をアップした ●排便後は陰部・臀部を洗浄し，1日1回は臀部浴を実施し，軟膏を塗布した ●内服薬について薬剤師からの服薬指導 ●下痢と脱水の時の対処方法の指導（水分補給，ミルク・離乳食の与え方，受診が必要な脱水のサイン）	#1 ミルクを飲んでも嘔吐や下痢は悪化せず，入院3日に脱水は改善した 　電解質バランスもよい 　下痢の時のミルクや水分の取り方について，家族の理解を得ることができた #2 陰部・臀部の皮膚は悪化しなかった #3 服薬指導により，薬の必要性，内服の仕方など知識を持つことができた 　下痢になりやすい乳児（特に体重の少ない場合）の対処方法は，今後の育児に必要なものとして，興味を示した
退院～在宅	#2 皮膚統合性の障害のリスク状態 #3 自己健康管理促進準備状態	＜観察＞ ●便は軟便になり，ミルクの濃さは普通に戻る ●陰部と臀部の発赤は持続 ＜看護＞ ●退院後の日常生活についての注意点を説明する（緊急時の受診，内服薬の継続，臀部の手当て，外出について）	#2 陰部と臀部の発赤は持続している 　プラン続行 #3 外来受診 　退院後も薬は指示通り内服し，症状も悪化することはなく，離乳食も再開することができた

13章

事故

13-1　気管内異物
13-2　熱傷
13-3　溺水
13-4　児童虐待

13-1 気管内異物

13 事故

看護の基礎知識

● 病態関連図

気管内異物の病態関連図

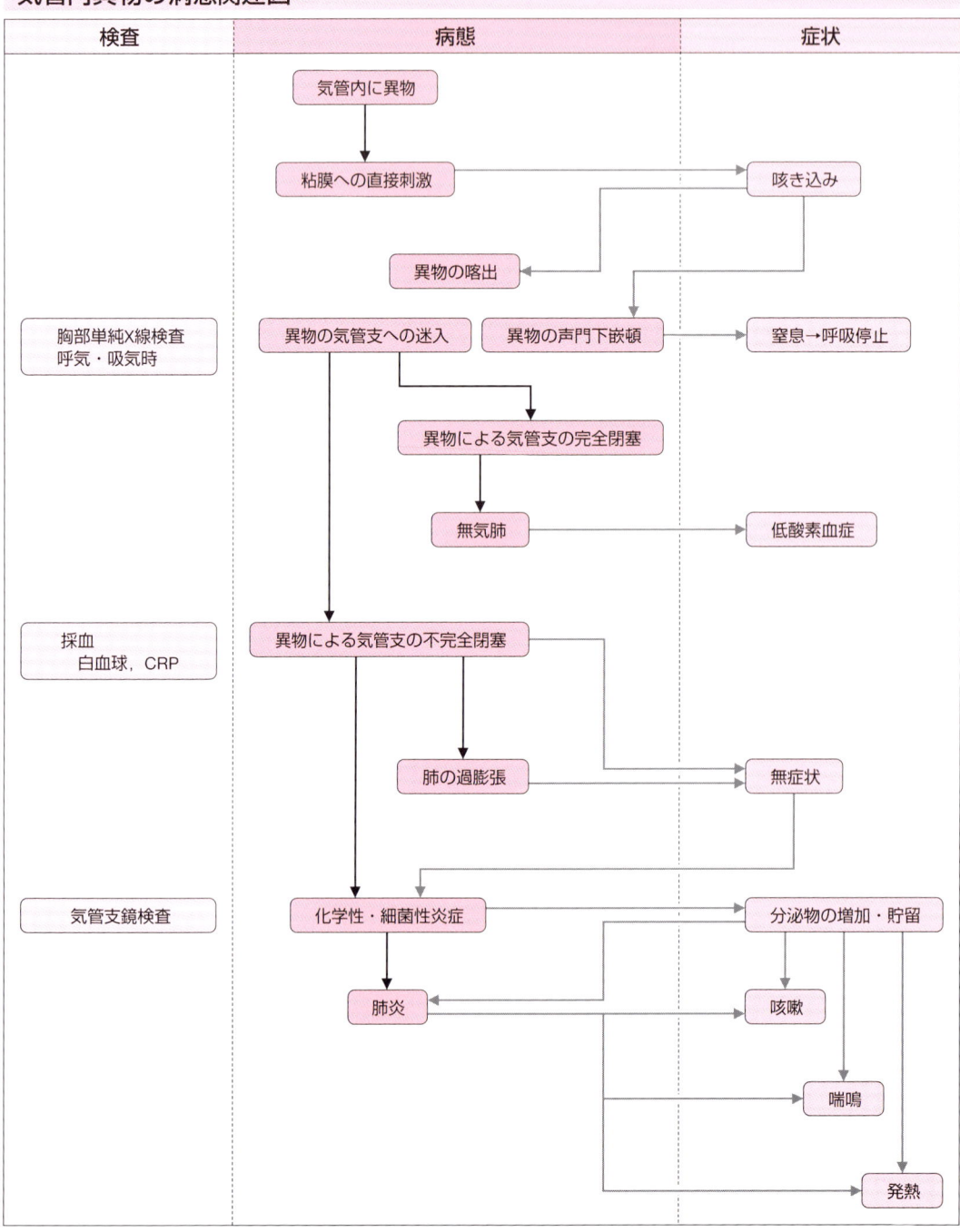

検査	病態	症状
	気管内に異物	
	↓	
	粘膜への直接刺激 →	咳き込み
	異物の喀出 ←	
胸部単純X線検査 呼気・吸気時	異物の気管支への迷入　異物の声門下嵌頓 →	窒息→呼吸停止
	↓	
	異物による気管支の完全閉塞	
	↓	
	無気肺 →	低酸素血症
採血 　白血球，CRP	異物による気管支の不完全閉塞	
	↓	
	肺の過膨張 →	無症状
気管支鏡検査	化学性・細菌性炎症 →	分泌物の増加・貯留
	肺炎	咳嗽
		喘鳴
		発熱

1 疾患の概念・定義

気管内異物とは，気管内に誤って異物が迷入した状態をいう。歩行ができるようになり，何でも口に入れ，呼吸と固形物の咀嚼や嚥下の調節が未発達で，さらに転びやすい1歳から3歳の年齢で最も多い。8割は食品が原因で，大部分はピーナッツやアーモンドなどの豆類である。しかし，玩具やクリップ，まち針（図13-1-1）など口に入るすべての物が異物となりうる。

図13-1-1　気管内異物
（1歳，女児，まち針を誤嚥）

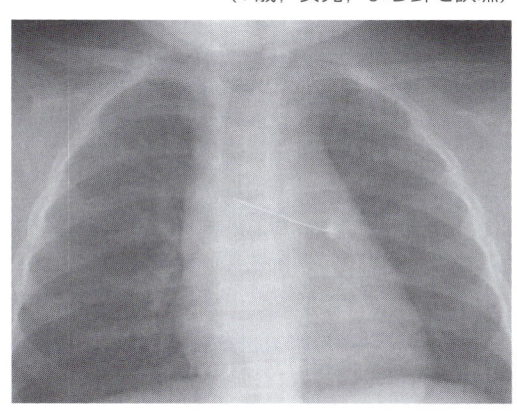

2 病態

口腔内に物がある状態で，転倒，泣く，驚く，背中を叩かれる，咳き込むなど一瞬の吸気時に気管内に異物が吸引され発症する。

気管の完全閉塞は，窒息を招く。

気管支の完全閉塞を起こすと，領域肺野の空気が吸収され，数日後に無気肺をきたす。気管支の部分閉塞を起こすと，"チェックバルブ"効果による患側肺野での空気の貯留（air-trapping）をきたし，過膨張を起こす。

異物による局所の刺激が，気管支粘膜に炎症性反応を招く。

3 分類

異物の存在部位により分類される（図13-1-2）。

図13-1-2　異物の存在部位による分類

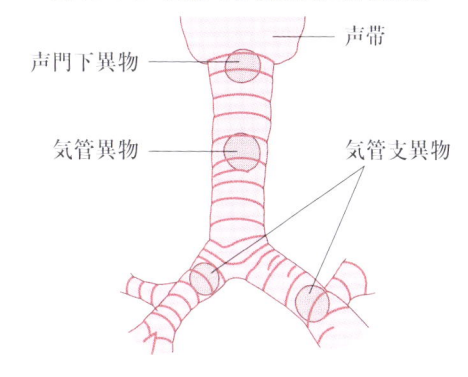

4 診断

気管内異物の確定診断は，気管支鏡検査以外に方法がない。そのため，病歴や臨床所見，胸部単純X線検査などにより，気管内異物が疑われたら，気管支鏡検査を行う。一般的な診断のアルゴリズムを図13-1-3に示す。

1 病歴聴取

診断には，来院時までの症状や症状発生時の状況を丁寧に問診する。90％以上は異物誤嚥のエピソードが把握できる。

2 臨床所見

臨床症状にあわせ，片肺の呼吸運動の低下，片肺の呼吸音の減弱，喘鳴などの理学所見から気管内異物を疑う。

3 胸部単純X線検査

①呼気および吸気時の胸部単純X線検査により，呼気時に健側へ縦隔が偏位するとともに，患

図13-1-3　一般的な気管内異物の診断アルゴリズム

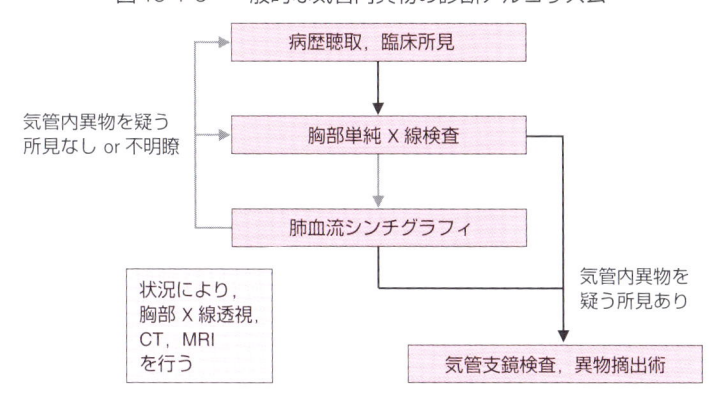

側肺に"air-trapping"による過膨張がみられる（図13-1-4）。
② 持続する無気肺を認める。
③ 持続する肺炎を認める。
④ 異物がX線不透過性の場合，異物の介在部位が特定できる。

4 肺血流シンチグラフィ

胸部単純X線検査で所見が不明瞭な場合に実施し，換気が低下した肺の血流低下を確認する。しかし，特異性は低い。

5 気管支鏡検査

前述したが，少しでも気管内異物が疑われる場合は，気管支鏡検査が必須である。

6 その他

状況により胸部X線透視，CT，MRIを行う。

5 症状

異物が停滞している部位や経過時間によって異なる。

1 **気管異物**：激しい咳き込みが生じ，異物が声門下に逆嵌頓すると，急激かつ重篤な呼吸困難から呼吸停止をきたす。あるいは，気管支へと異物が移動し，咳き込みは減少する（無症状期）。

2 **気管支異物**：異物が停留することで化学性・細菌性炎症を起こすため，局所の腫脹や分泌物の増加から，咳嗽，喘鳴，発熱がみられる。異物が長期に残存すると，症状が持続あるいは反復する。

6 合併症

1 肺炎
2 無気肺
3 呼吸停止

7 検査

1 **胸部単純X線検査**：呼気・吸気時を撮影する。所見は肺気腫，縦隔の偏位，無気肺，肺炎，異物陰影などがあげられる。

2 **肺血流シンチグラフィ**：患側肺は低換気のため低酸素が生じ，局所的な血管れん縮が起こり，血流が健側にシフトするため，患側の肺血流が低下する。

3 **採血**：炎症により白血球，CRPが上昇。

4 **胸部X線透視**：胸部単純X線検査で呼気・吸気時の撮影が困難な時，透視下撮影で縦隔の偏位や横隔膜の動きを観察する。

5 **CT**：原因不明の過膨張や無気肺の診断に有用である。

6 **MRI**：異物がピーナッツの場合，脂肪成分に富むため，T_1強調画像で高信号に抽出される。

7 **気管支鏡検査**：異物の存在を確認する。

図13-1-4　1歳4か月の女児，左気管支異物（アーモンド）の胸部単純X線写真
　　　　　左肺の過膨張と縦隔の偏位が認められた。

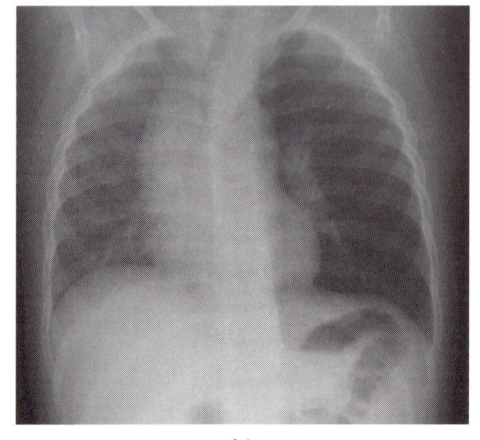

呼気 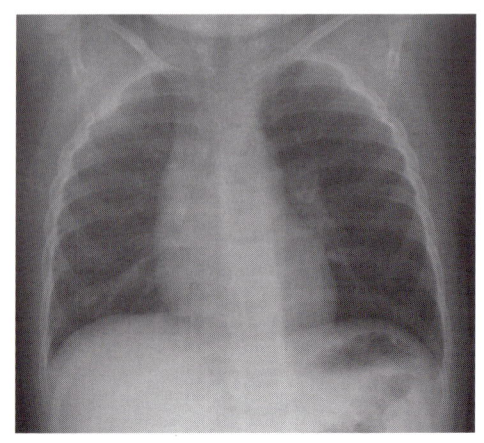　　　　　　　　　　　　　吸気

8 治療

診断がついたら，速やかに全身麻酔下で気管支鏡による異物摘出術を施行する。

呼吸停止状態では，救急救命処置が必須となるが，異物を除去しない限り緊急事態は解除されない。そのため，救急救命処置（ハイムリッヒ法，背部殴打法，気管内挿管など）を施行しながら，異物摘出術の準備を速やかに行う必要がある。摘出後は十分に気道内を洗浄する。

術後は肺合併症予防のため，吸入療法，肺理学療法を行い，気道粘膜に炎症がある場合は抗生剤の投与を行う。

9 疫学・予後

気管内異物症例のうち，2歳未満の乳幼児が約70％を占める。性別では男児に多い。

異物の嵌入部位は，成人では気管支の解剖学的特長から右側に多いといわれているが，小児では気管支の分岐する角度は左右対称であるため，異物嵌入部位は左右差がないか，むしろ左側が多いとの報告がある。

予後は，速やかに異物が摘出されれば，一般的に良好である。

10 看護

1 異物摘出前

異物摘出術が施行されるまでは，異物の移動・嵌頓により急激な呼吸状態悪化の可能性がある。そのためモニタリングを行い，喘鳴・咳嗽・チアノーゼの有無や呼吸音を経時的に観察する。また，安静を保つために啼泣させないケアが重要である。過剰な刺激を避け，保護者に可能な限り側にいてもらえる環境を調整し保護者の協力を得る。

保護者は自分の不注意により起きた事態に自責の念を抱えていることが多い。自責の念は，保護者として責任を感じている表れであり，その責任から事故再発防止の対策を考えることができれば，保護者にとってネガティブな感情ではないと考えられる。保護者の思いを傾聴し，常に受容的態度で接することが重要である。

2 異物摘出後

異物摘出前と同様に，呼吸状態を経時的に観察するとともに，体位調整や肺理学療法，口鼻腔吸引などにより肺合併症予防に努めることが重要である。

また，退院に向け保護者の心理状況を査定しながら，事故再発防止指導を行う。保護者から「家に帰ったらどんなことに注意したらいいですか」「注意をしているけど，正直どうしたらよいかわからない」など，事故再発防止対策について質問が聞かれたときが，適切な指導の時期である。また，「同じようなことで来る人は多いですか」「子どもって怖いですよね」などの言動も，起こった出来事に対して客観的にみることができるようになっているため，適切な指導の時期であると考えられる。指導内容は，保護者のニーズと医療者のニーズ「気道内異物の予防策について（表13-1-1），生命に危機に直結する不慮の事故の予防策についてなど」をすり合わせ，必要なことを具体的に保護者とともに考えてけるように指導していく。

表13-1-1　気道内異物事故の予防策

- 5歳まではピーナッツなどの豆類を与えないようにする
- 食事は遊びながら摂らないようにする
- 児の周りには口のなかに入る小さなものを置かないようにする
- 無理に食事を与えない

■ 引用・参考文献

1) 高見澤滋，畑田智子，横井暁子ほか：気道食道異物の診断と治療―小児外科医からの提言，小児外科，37（8），881-884，2005．
2) 我那覇仁：気管・気管支異物，小児科臨床，53（12），2245-2250，2000．
3) 高見澤滋，西島栄治：気道異物・食道異物，小児看護，26（9），1251-1254，2003．
4) 西島栄治：気道異物，小児看護，29（3），317-321，2006．
5) 上田康晴：気道の異常，呼吸器ケア，4（7），74-79，2006．

気管内異物の看護

●実践事例

●事例の要約

繰り返す発作性の咳嗽を主訴に救急外来を受診した右気管支異物の女児。気管支鏡下異物摘出術の目的のため入院となった。異物の移動による窒息のおそれがあることを念頭においた術前の看護，および術後肺合併症の予防に焦点をあてた看護を提供することで，良好な経過をたどった。また，母親の心理状況を把握し，適切な時期に事故再発防止指導を行うことができた。

●治療・看護の経過の記述

1 年齢，性別，診断名等

- 年齢：1歳7か月
- 性別：女児
- 診断名：右気管支異物（ピーナッツ）
- 家族：児と両親

2 発症から入院までの経過

患児がピーナッツを食べた後，発作性の咳嗽が出現した。しばらくして落ち着いたが，その後もしばしば咳嗽がみられた。3日後の19時頃に再び発作性の咳嗽が出現したから翌日近医を受診し，ピーナッツの誤嚥が疑われ，当院を紹介された。同日，当院救急外来を受診し，右気管支異物の診断で治療目的のため入院となった。

3 入院時の状態

意識は清明で啼泣がみられた。呼吸50回/分で，軽度の頻呼吸を認めた。経皮的酸素飽和度は91～92％であり，簡易酸素マスク2L/分の投与により99～100％に改善した。右肺野で呼吸音の減弱を認め，胸部単純X線検査では右肺上葉無気肺，右肺中下葉過膨張が認められた。吸気と呼気では，右肺の容量にほとんど変化が認められず，縦隔陰影の左側への偏位を認めた。

患児は母親の姿が見えなくなると啼泣し，母親も患児を抱きながら，「甘えん坊なので心配です」と涙ぐむ姿がみられた。

4 入院から退院までの経過

気管支鏡下異物摘出術施行まで，呼吸困難に対し，簡易酸素マスクによる2L/分の投与が継続された。血液検査では，炎症所見（CRP・WBC値の上昇）が認められたため，抗生剤の投与が開始された。異物の移動に伴う呼吸状態の悪化の可能性を常に念頭におき，心拍・呼吸モニター，経皮的酸素飽和度モニターによる継続的なモニタリング，および呼吸状態，全身状態の観察を行った。また，患児の啼泣による異物の移動を最小にするため，家族が患児のそばにいられるように環境の調整を行った。

呼吸状態の変化はなく，受診6時間後に手術室で全身麻酔による気管支鏡下異物摘出術が施行された。気管内カテーテルが挿入され，その内腔を通して気管支鏡が挿入された。気道内の観察により，右主気管支入口部を閉塞する異物が認められ，バスケット鉗子で除去された。異物は大きさ13mm×7mm×5mmのピーナッツ片1個であった。摘出直後の胸部単純X線検査では，右肺上葉の含気改善，右肺中下葉の過膨張の改善が認められた。異物除去後は気管内の洗浄・吸引が十分に行われ，左右の呼吸音の差がほぼ消失したことが確認され，手術が終了した。

手術後は，酸素濃度40％の酸素ボックスに収容し，1日に4回の吸入，生理食塩液による持続的な加湿，ステロイド剤と抗生剤の投与が行われた。観察が十分に行えるICUに収容し，手術前に引き続きモニタリングを行い，呼吸，全身状態の観察および把握に努めた。帰室時，体温36.7℃，心拍154回/分，呼吸32回/分，経皮的酸素飽和度は酸素濃度40％の酸素ボッ

クス収容下で96〜98％であった。聴診では喘鳴が聴取されるものの、呼吸音には左右差はみられなかった。気道浄化を促進することで肺の合併症を予防するため、十分な加湿と確実な吸入を施行し、2時間ごとの体位変換・口鼻腔吸引を行った。口鼻腔吸引では、白色の粘稠物が多量に吸引された。吸引物は徐々に減少し、術後2日には、体温36.6℃、心拍122回/分、呼吸34回/分、室内空気で経皮的酸素飽和度は99％を保てるようになり、ICUを退室した。連日、胸部単純X線検査、血液検査により、肺合併症の有無の確認がされた。その後、肺合併症はなく経過した。

患児は、母親と一緒の時は笑顔をみせていたが、母親の姿が見えなくなると「ママー」と呼びながら啼泣し暴れる様子がみられた。そのため、母親の不在時には、バギーに乗せて気分転換を図ったり、抱っこでスキンシップをとるよう努めたところ、患児は機嫌よく過ごすことができた。

術後の患児の様子を見た母親から、「肺炎になることはあるのですか？」「肺炎のほかに問題となることは何ですか？」と質問があった。「呼吸は落ち着いていますよ」「食事が食べられるようになり、点滴がなくなり、炎症反応が下がれば帰ることができますよ。もうすぐですよ」と、現状と今後の見通しを伝えることで、母親の安心されている様子がうかがえた。食事が開始され、酸素や点滴が中止となるにつれ、母親は「事故って怖いですね」「帰ってから注意することは何ですか」と、今後の事故防止に対する前向きな質問が聞かれるようになった。事故再発防止指導を行う良い機会と考え、誤嚥について、さらに不慮の事故のうち、生命の危機に直結する溺水の予防について説明した。母親は、事故防止の話を真剣な表情で、時々うなずきながら聞いていた。

❺ 転機・退院時の状況

術後4日に、血液検査で炎症所見が改善し、退院となった。母親からは「家に帰ってから、こんな思いをしないよう気をつけます」との言葉が聞かれた。

この事例から学んだこと

不慮の事故により入院した患児に対し、適切な医療の提供により、患児の命を守るとともに、治療のなかで患児の安楽を保つことができるように援助することが重要である。また、突然の発症や事故への罪の意識により、家族は精神的な苦痛を生じていることを理解し、家族の心理状況を査定したうえで、効果的な事故再発防止指導を行う必要がある。

●実践事例の治療・看護の経過

	受診時(12時25分)	入院(14時00分)	手術(18時15分〜19時50分)	帰室後	術後1日	術後2日	術後3日	術後4日(退院当日)
検査	胸部X線検査 採血 心電図 出血時間				胸部X線検査 → 採血 →			→
治療	点滴： 補液（ソリタT1号）50 mL/時 セフメタゾールナトリウム（セフメタゾン）0.3 g デキサメタゾン（デカドロン）4 mg 酸素：マスク2L/分		全身麻酔・気管支鏡下異物摘出術	点滴： 補液（ソリタT1号）60 mL/時 セフメタゾールナトリウム（セフメタゾン）0.3 g デキサメタゾン（デカドロン）4 mg 酸素：ボックス40% 吸入,加湿 →	点滴： 補液（ソリタT3号）30 mL/時 セフメタゾールナトリウム（セフメタゾン）0.3 g（3回/日） 酸素：口元30% →	点滴： 補液（ソリタT3号）15 mL/h 中止 中止	中止 中止	
看護目標	1. 呼吸状態が悪化せず,異物摘出術が受けられる 2. 患児とその家族の不安が軽減する			1. 肺合併症を起こさず全身状態が安定する 2. 患児とその家族の不安が軽減する			1. 患児の両親が事故予防対策の重要性や,その実施方法が理解できる	
看護	病歴・生活歴聴取 バイタルサイン測定 → 全身状態の観察 → 呼吸状態の観察 → 今後の予定について説明		術前準備	肺合併症の予防			事故予防指導	
安静度	ベッド上安静 →	→		→	フリー			
食事	禁飲食 →	→		→	夕食から全粥軟菜開始			
清潔					清拭 →		入浴	

●実践事例の看護上の問題点への対応

患児の経過	看護上の問題点	観察・看護	結果
異物摘出前	#1 気管内の異物の存在に関連した「窒息のハイリスク状態」 #2 呼吸窮迫,母子分離に関連した「安楽の変調」 #3 状況の不確実性,罪の意識に関連した「不安(親)」	〈観察〉 ●呼吸 50 回 / 分,室内空気で経皮的酸素飽和度 91～92%,右肺野で呼吸音の減弱 ●母親の姿が見えなくなると啼泣あり ●母親は患児を抱きながら「甘えん坊なので心配です」と涙ぐむ姿あり 〈看護〉 ●心拍・呼吸モニター,経皮的酸素飽和度モニターによる継続的なモニタリング ●呼吸状態・全身状態の観察 ●安静を保つための環境の調整 ●母親に患児の抱っこを促す ●確実な酸素投与 ●確実な抗生剤の投与 ●輸液管理	#1 患児の安静を保持することができ,呼吸状態の悪化は認められず,受診 6 時間後に全身麻酔による気管支鏡下異物摘出術が施行された
異物摘出後	#1 全身麻酔,手術に関連した「無効な気道クリアランス」 #2 母子分離,活動の制限に関連した「安楽の変調」 #3 不慮の事故の予防策についての知識不足に関連した「無効な治療計画管理のハイリスク状態」	〈観察〉 ●呼吸 32 回 / 分,経皮的酸素飽和度 96～98%(酸素濃度 40%のボックス),聴診で喘鳴聴取,呼吸音の左右差なし ●母親の姿が見えなくなると啼泣し暴れる様子あり ●母親から「肺炎になることはあるのですか?」「肺炎のほかに問題となることは何ですか?」と質問あり ●患児の状態が改善してくると,母親から「帰ってから注意することは何ですか?」「事故って怖いですね」と質問あり 〈看護〉 ●心拍・呼吸モニター,経皮的酸素飽和度モニターによる継続的なモニタリング ●呼吸状態,全身状態の観察 ●確実な薬剤の投与 ●十分な加湿と肺理学療法および口鼻腔吸引 ●バギーに乗せての気分転換 ●抱っこによるスキンシップ ●母親に対し,現状と今後の見通しについての説明 ●事故再発予防指導	#1 口鼻腔吸引での,白色の粘稠な分泌物は経過とともに減少した。術後肺合併症を起こすことなく,術後 2 日には,室内空気下で経皮的酸素飽和度が 99%を保つことができるようになり,酸素は中止された #2 バギー乗車や抱っこをすることで,患児は機嫌よく過ごすことができた #3 母親は,事故に対して前向きに考えられるようになり,「家に帰ってから,こんな思いをしないように気をつけます」という言葉が聞かれた

13-2 熱傷

13 事故

看護の基礎知識

● 病態関連図

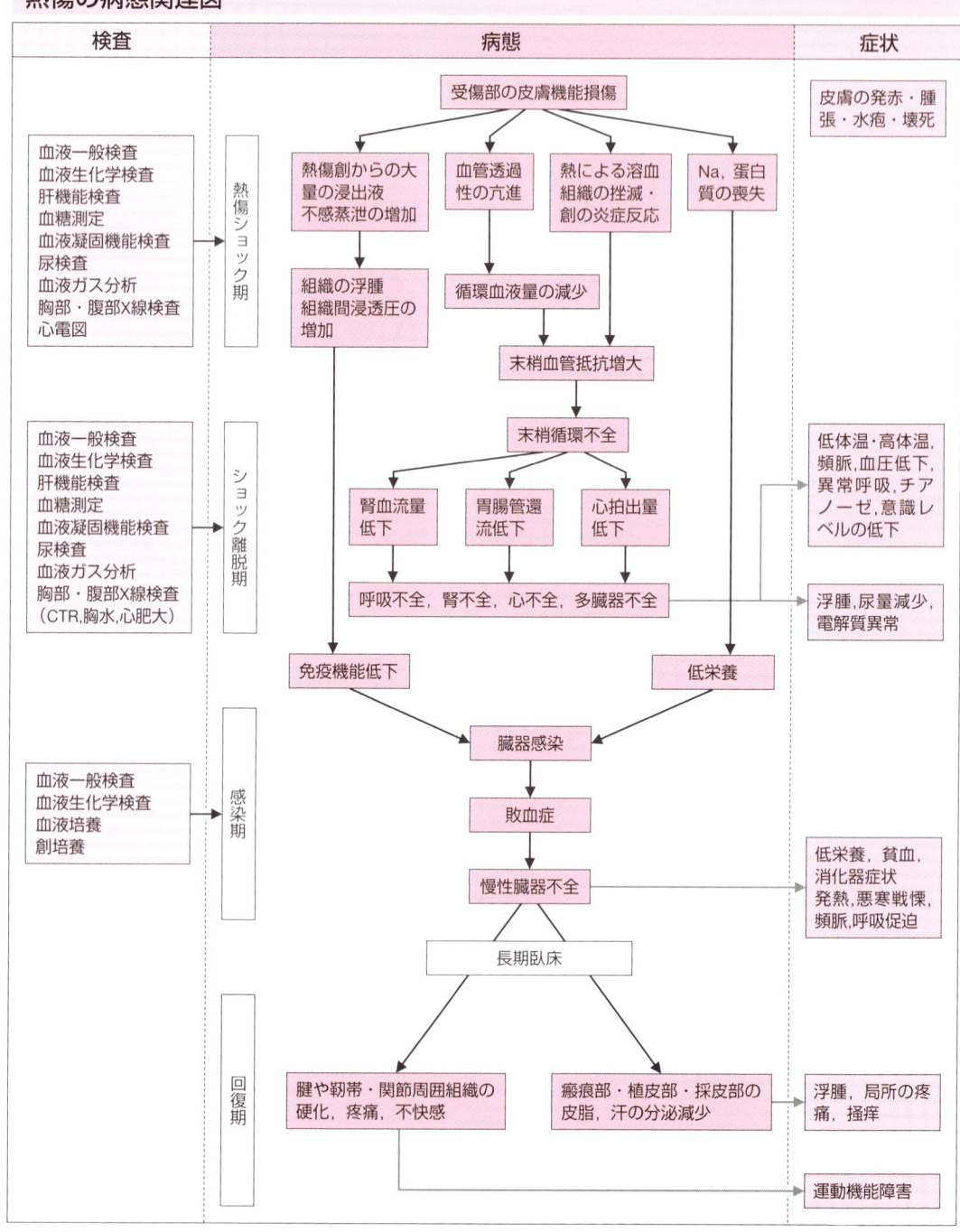

熱傷の病態関連図

検査		病態	症状
血液一般検査 血液生化学検査 肝機能検査 血糖測定 血液凝固機能検査 尿検査 血液ガス分析 胸部・腹部X線検査 心電図	熱傷ショック期	受傷部の皮膚機能損傷 → 熱傷創からの大量の浸出液 不感蒸泄の増加 / 血管透過性の亢進 / 熱による溶血 組織の挫滅・創の炎症反応 / Na, 蛋白質の喪失 → 組織の浮腫 組織間浸透圧の増加 / 循環血液量の減少 → 末梢血管抵抗増大	皮膚の発赤・腫張・水疱・壊死
血液一般検査 血液生化学検査 肝機能検査 血糖測定 血液凝固機能検査 尿検査 血液ガス分析 胸部・腹部X線検査 （CTR,胸水,心肥大）	ショック離脱期	末梢循環不全 → 腎血流量低下 / 胃腸管還流低下 / 心拍出量低下 → 呼吸不全, 腎不全, 心不全, 多臓器不全 → 免疫機能低下 / 低栄養	低体温・高体温, 頻脈, 血圧低下, 異常呼吸, チアノーゼ, 意識レベルの低下 浮腫, 尿量減少, 電解質異常
血液一般検査 血液生化学検査 血液培養 創培養	感染期	臓器感染 → 敗血症 → 慢性臓器不全 → 長期臥床	低栄養, 貧血, 消化器症状 発熱, 悪寒戦慄, 頻脈, 呼吸促迫
	回復期	腱や靱帯・関節周囲組織の硬化, 疼痛, 不快感 / 瘢痕部・植皮部・採皮部の皮脂, 汗の分泌減少	浮腫, 局所の疼痛, 掻痒 運動機能障害

1 疾患の概念・定義

熱傷とは，高熱の気体・液体・固体に触れて生じる皮膚および粘膜の組織破壊をいう。低温熱源でも長時間接触することで障害されることもある。

小児の熱傷は5歳以下に多い。原因別では，熱湯をかぶったり，こぼしたりが半数を占め，そのほかに浴槽への転落やストーブ，アイロンなどの接触によるものがあげられ，虐待に関連した事例の報告も増えている。

2 病態

受傷により血管の透過性が亢進し，血漿成分が血管外へ漏出することにより血液が濃縮状態となり，低循環血液性ショックに陥いる。ほかに，感染防御機能，体温調節機能，感覚機能などが障害される。

小児は，皮膚が薄いため熱傷深度が深くなりやすく，免疫機能が未熟なことから重篤な感染症になりやすい。また，体重あたりの細胞外液の占める割合が多く，腎機能が未熟なため，容易にショックに陥りやすい。

3 分類・診断

熱傷の深度分類を表13-2-1に示す。

熱傷の重症度は，通常Ⅰ度熱傷は加えない（表13-2-2）。受傷面積の換算は，図13-2-1・2を参照。

4 症状

1 熱傷ショック期（受傷〜48時間）

受傷直後は，意識やバイタルサインは正常である。広範囲熱傷の急性期は，血管透過性が著明に亢進するため，血漿成分が血管外に大量に漏出し，浮腫が生じる。同時に，創部からの体液の喪失により，循環血液量の減少による熱傷ショックに陥る。

表13-2-1 熱傷の深度分類と症状の分類

皮膚の断面図	熱傷深度	組織障害	他覚症状	自覚症状	治癒期間	瘢痕
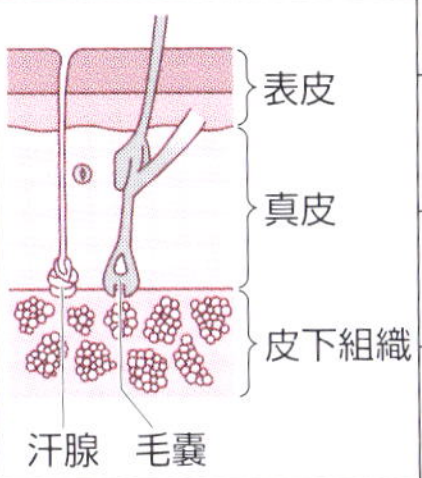	Ⅰ度（EB）	表皮（角質層）	発赤，紅斑	疼痛，熱感	数日	残らない
	浅達性Ⅱ度（SDB）	真皮（有棘層，基底層）	水疱形成，浮腫 色調：赤色	強い疼痛，灼熱感	約10日間	ほぼ残らない
	深達性Ⅱ度（DDB）	真皮（乳頭層，乳頭下層）	水疱形成，びらん 色調：赤色〜乳白色	強い疼痛，灼熱感 知覚鈍麻	3週間〜1か月	残りやすい
	Ⅲ度（DB）	真皮全層 皮下組織	壊死，焼痂 色調：白色，羊皮様	無痛性 知覚なし	自然治癒しない	残る 瘢痕拘縮

表13-2-2 熱傷の重症度分類（Artzの基準）

	Ⅱ度の熱傷	Ⅲ度の熱傷
軽症	10%以下	2%以下
中等度	10〜20%	10%以下
重症	20%以上 ○顔面・手・足・会陰の熱傷　○気道の熱傷 ○軟部組織の損傷・骨折の合併	10%以上

図13-2-1 受傷面積

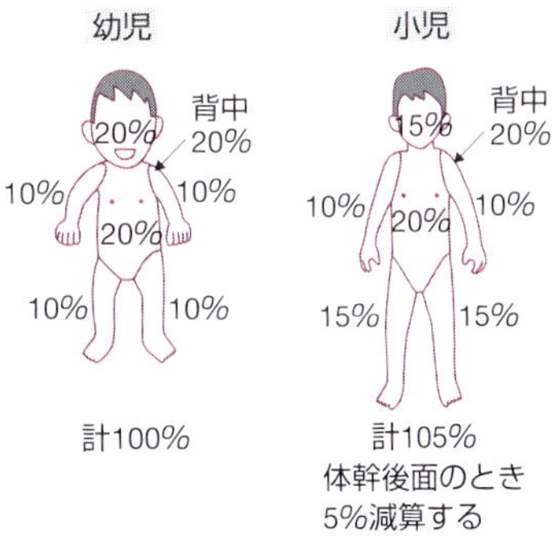

幼児
背中 20%
20%
10%　10%
20%
10%　10%
計100%

小児
背中 20%
15%
10%　10%
20%
15%　15%
計105%
体幹後面のとき5%減算する
5の法則（Blocker）

図13-2-2 ランド-ブラウダーの法則
－熱傷面積（％）の計算方法

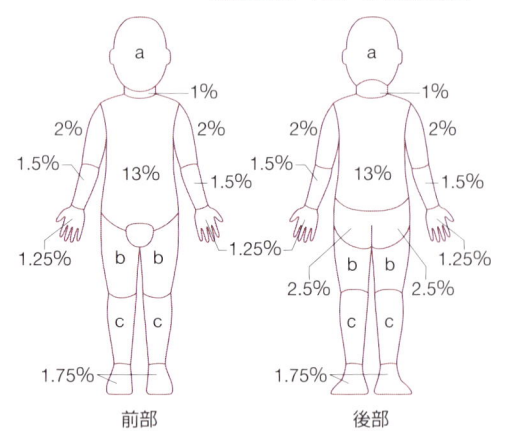

年齢 体の部分	0歳	1歳	5歳	10歳	15歳	成人
a：頭部の1/2	9.5%	8.5%	6.5%	5.5%	4.5%	3.5%
b：大腿部の1/2	2.75%	3.25%	4%	4.25%	4.5%	4.75%
c：下腿部の1/2	2.5%	2.5%	2.75%	3%	3.25%	3.5%

韮澤融司：熱傷，標準小児外科学第5版，262，医学書院，2007. を参考に作成

呼吸障害，急性腎不全，創部感染，ストレスによる胃や十二指腸の潰瘍が発症しやすい。

2 ショック離脱期（利尿期）

血管透過性の亢進はおよそ48時間で回復し，浮腫が消退する。回復すると間質に漏れ出た水分が血管内に再吸収されるため，循環血液量が増えて尿量が増加する。この時期は，大量の輸液によって蓄えられた細胞外液が血管内に再吸収するため，急激な循環血液量増加があり，肺水腫や心不全を起こしやすい。

3 感染期（受傷から1週間）

局所皮膚の循環不全や壊死組織の形成，浸出液の漏出によって，皮膚の防御機能が喪失する。また，低蛋白や貧血などにより感染防御機能が低下しているため，感染を起こしやすい。細菌感染を起こすと敗血症，DIC，多臓器不全を起こしやすい。

4 回復期（リハビリテーション）

創面の瘢痕拘縮，関節拘縮，筋萎縮により身体機能障害が起こる可能性があり，リハビリテーションが重要となる。リハビリテーションによる疼痛とケロイドによるかゆみが続く。

5 合併症

熱傷深度と受傷面積により，脱水，感染症，瘢痕，拘縮などを起こしやすい。

6 検査

1 血液一般検査
白血球・Ht・血小板など

2 血液生化学検査
Na・K・Cl・BUN・Cr・血清蛋白など

3 肝機能検査
AST（GOT）・ALT（GPT）・LDH など

4 血糖測定

5 血液凝固検査

6 血液ガス分析
pH・PaO_2, $PaCO_2$ など

7 尿検査
尿比重・ケトン体・潜血・糖・蛋白・Na・K・Cl など

8 胸部・腹部X線検査

9 心電図検査

7 治療

1 初期治療
患部を速やかに流水で冷却する。

2 局所療法

熱傷深度別の局所療法を表13-2-3に示す。

軟膏は，感染がなければワセリン基材の抗生物質含有軟膏が適している。受傷初期の小範囲で疼痛が強い場合には，ステロイド含有軟膏や消炎剤含有軟膏が有効である。

創傷被覆材は，真皮までの欠損に適応するものと，皮膚全層に適応するものが使い分けられている。

小児の植皮手術では，従来両親などがドナーの場合，採取皮膚量の制限やドナーに瘢痕を残す犠牲があった。しかし，日本スキンバンクネットワークからの提供で，必要量を植皮できるようになった（表13-2-4）。

8 疫学・予後

広範囲熱傷は高度な侵襲が生体に加わる結果，過剰な全身炎症反応により臓器障害が引き起こされる。深達性Ⅱ度やⅢ度熱傷は肥厚性瘢痕を残し，皮膚や関節の拘縮をきたすことも多く，これらが成長障害を起こし，身体のほか，精神的傷跡を残すことも多い。

重症熱傷患者の救命治療として皮膚移植は欠かせない。1994（平成6）年3月に日本スキンバンクネットワーク設立後，広範囲重症熱傷患者の生存率が30％から2倍近い62％に上がった[1]。

表13-2-3 熱傷深度別局所療法

熱傷深度	治療法
Ⅰ度	初期の冷却後，必要により軟膏の塗布
浅達性Ⅱ度	軟膏の塗布，創傷被覆材による保護
深達性Ⅱ度	軟膏の塗布，創傷被覆材による保護 受傷1週間後洗浄で創面の洗浄と血流を増加し創傷治癒を促進 受傷状況によって手術の必要性を考慮
Ⅲ度	洗浄後，創傷被覆材による保護を行い，早期に植皮手術を行う

仲沢弘明：熱傷治療の実際，局所療法，臨床看護，34（6），839-847，2008.を参考に作成

表13-2-4 植皮方法

植皮の種類	植皮方法
シート上分層植皮術	薄く採取した皮膚をシート状に移植する
網状植皮術	採皮した薄い皮膚を，専用の器具で細かく網目を入れて広げて移植する
Patch skin graft	皮膚片を約2×2cm大の大きさに細分して熱傷創面に植皮する
凍結保存同種皮膚移植	日本スキンバンクネットワークから皮膚の提供を受けて植皮する
混合植皮	広範囲熱傷で採皮部分が少ない場合，同種植皮と併用する

仲沢弘明：熱傷治療の実際，局所療法，臨床看護，34（6），839-847，2008.を参考に作成

9 看護

1 熱傷ショック期（受傷～48時間）
①救急救命処置の介助
②適切な輸液管理と全身状態の観察
③創部の無菌的な被覆処置
④疼痛緩和と鎮静する場合の全身管理
⑤家族の混乱，自責の念に対する援助

2 ショック離脱期（利尿期）
①肺水腫，心不全の徴候を見逃さず，電解質バランスを保つ
②疼痛緩和と処置への恐怖心に対する援助
③体動制限から起こる苦痛への援助

3 感染期（受傷から1週間）
①排泄，食事，遊びによる創部汚染の防止
②創部の治癒促進のための積極的な栄養状態の改善
③早期離床，ADLの拡大
④心理的ストレスの緩和

4 回復期（リハビリテーション）
①リハビリテーションによる疼痛とケロイドによるかゆみの軽減を図りながらADLの拡大
②遊びや学習援助などの成長・発達支援
③ボディイメージに障害をきたさないよう，他職種との連携
④退院・療養指導（創傷ケア，長期的なフォローの必要性，熱傷再発予防など）

■引用・参考文献
1) http://www.jsbn.jp/resultb.html
2) 仲沢弘明：熱傷治療の実際，局所療法，臨床看護，34（6），839-847，2008.

熱傷の看護

● 実践事例

● 事例の要約

熱湯を浴び，両下肢にⅡ度SDB，DDBの混在した熱傷（22.5％）を受傷した乳児。広範囲熱傷によりICUに入院。水分・栄養管理と受傷部位のガーゼ交換を行い，入院9日に一般病棟に移る。入院時，虐待の疑いもあったため，医療ソーシャルワーカー（MSW），児童相談所にも介入してもらい，母親へのケアを同時に行った。

●治療・看護の経過の記述

1 年齢，性別，診断名等

- 年齢：11か月
- 性別：男児
- 診断名：両下肢広範囲熱傷（Ⅱ度，22.5％）
- 既往歴：腸重積症（8か月）
　　　　　たばこ誤飲，頭部打撲（11か月）
- 家族：父（35歳），母（21歳）の3人家族

2 受傷から入院までの経過

母親の友人宅で，患児が電気ポットをいじり，電気ポットが倒れ，熱湯が両下肢にかかり受傷。救急車で救急外来に搬送される。

3 入院時の状態

両下肢全体にSDB，DDBの混在したⅡ度熱傷。ランド-ブラウダーの法則で受傷面積は22.5％。両下肢以外に熱傷はなく，打撲痕なども認められなかった。

体重10.3kg，体温36.3℃，血圧108mmHg（触診），心拍160～180台/分，SpO_2 99％。啼泣しており活気はあった。

受傷部位は，剥がれた表皮を除去し，消炎剤含有軟膏（アズノール軟膏）を塗布し，シリコンガーゼ（トレックスガーゼ）で保護した。また，必要水分量を計算し，細胞外液の持続輸液投与を開始した。なお，患児は事故による入院が3度目であり，虐待の可能性も視野に入れ，院内MSW，児童相談所への連絡を行い，母親と祖母との面談を行った。

4 入院からICU退室までの経過

入院後，2時間ごとのバイタルサインの確認と1時間ごとの尿量測定をし，尿量と尿浸透圧の値に合わせて末梢ラインからの持続点滴の流量調節を行った。創部は毎日ガーゼ交換を行い，ヒト線維芽細胞増殖因子製剤（フィブラストスプレー），消炎剤含有軟膏（アズノール軟膏），吸収性ドレッシング（メロリン）で処置を行った。ガーゼ交換時は激しく泣き，心拍が200回/分以上に上昇するなどしたため，ケタミン塩酸塩（ケタラール）を使用し疼痛コントロールを図った。翌日夕方より39℃以上の発熱がみられ，CRP3.6mg/dLまで上昇したため，クーリングおよび抗生剤の投与を開始した。

栄養に関しては，1200kcal/日（harris-benedictの公式より）を目標に日常生活と合わせ，離乳食後期とミルクで始めたが，離乳食の摂取量が少なく，入院3日にEDチューブを挿入し濃厚流動食（メディエフ）の持続経腸栄養を開始した。初回は300mL/日から投与し，徐々に増量した。Alb1.6g/dLと低く，経管栄養と合わせ，点滴でアルブミン製剤も投与し，2.7g/dLまで改善した。また，院内栄養サポートチーム（NST）も介入し，継続的な栄養管理を行った。

患児は疼痛のためか昼夜とも機嫌が悪く，ぐずっていることが多かった。そのため，ケタミン塩酸塩（ケタラール）を投与し，疼痛コントロールと安静を図った。投与後は30分から1時間程度うとうとしていた。体動は活発であり，上肢をばたつかせ，末梢ラインやEDチューブをひっかけて事故抜去の危険が考えられたため，両上肢をライン抜去防止具（円筒）でカバーし安全に努めた。母親には付き添いをお願い

し，付き添いを行うにあたり個室を用意して，他の患児への配慮と母親が付き添いやすい環境整備を行った。また，患児の発達段階を考慮し，高柵ベッドを使用することで安全な療養環境を整えた。疼痛や寂しさからか泣いていることが多かった患児だが，母親が付き添うことで穏やかな表情がみられるようになった。

入院5日頃より36℃台まで解熱，食欲も増えてきたため，経口摂取が進められるよう母親に本人が好むお菓子や飲み物などを用意してもらった。経腸栄養やミルクのほかに患児の欲しがるものを与え，摂取量のカロリー計算を行い，低栄養状態の改善を目指した。

連日のガーゼ交換により壊死組織の除去と皮膚の上皮化が進み，創部感染の徴候もみられなかったため，抗生剤を点滴から内服へ変更した。

一方，当初懸念された虐待に関しては，可能性は低いとの児童相談所の回答であった。

その後は全身状態も安定し，入院9日に小児科病棟へ退室となった。

5 退室後～退院までの経過

一般病棟へ退室後も感染徴候もなく，NST介入により栄養状態改善を図ることで順調に創部の回復もみられ，入院40日に無事に退院となった。

この事例から学んだこと

熱傷創部の回復は順調に進んだ。しかし，生後11か月で事故による3回の入退院を繰り返している事例であり，生活環境や母親の子育て支援に関する援助が必要と思われたが，十分な社会資源の活用には至らなかった。医療従事者，MSW，児童相談所との連携や情報の共有が早期に必要であった。

● 実践事例の治療・看護の経過

		急性期			回復期
		熱傷ショック期（〜2日）	ショック離脱期（〜3日）	感染期（〜9日）	（9日〜退院まで）
検査		胸部X線検査 ──────────────────────────→ 心電図検査 血液ガス，血糖測定 血液検査（血算，生化学，凝固） 検尿 バイタルサイン測定（2時間ごと） 機嫌，表情，睡眠状態，脈拍，血圧，呼吸回数，体温，酸素飽和度 尿量測定（1時間ごと） 尿浸透圧測定 in out バランス（8時間ごと）	バイタルサイン測定（4時間ごと） 尿量測定（2時間ごと）	抗菌薬血中濃度測定 培養（血液，尿，咽頭，創部，便） 創部培養 ─────→ バイタルサイン測定（8時間ごと） ──→	活気，睡眠状態，脈拍，体温 尿量測定（24時間）
治療		末梢ライン確保，持続点滴 ────────────────→ 抗生剤投与（タイペラシン，バンコマイシン） 抗潰瘍剤投与（ラニチジン） 鎮痛剤投与 疼痛時，ガーゼ交換時，ケタミン塩酸塩（ケタラール） ガーゼ交換（来院時） 消炎剤含有軟膏（アズノール軟膏）		変更 セファゾリンナトリウム（ラセナジリン） 内服に変更 ファモチジン（ガスター散） γグロブリン投与 ATⅢ投与 アルブミン製剤投与 整腸剤投与 鉄剤投与 ガーゼ交換（1回/日） ヒト線維芽細胞増殖因子製剤（フィブラストスプレー） 消炎剤含有軟膏（アズノール軟膏） 吸収性ドレッシング EDチューブ挿入留置，経腸栄養開始	内服に変更 コハク酸ヒドロコルチゾンナトリウム（サクシゾン） ─→ 中止 ─→ 中止 疼痛時，アセトアミノフェン（アルピニー坐薬） 入浴後，ガーゼ交換 軟膏をポビドンヨード（イソジンゲル）に変更 中止	中止 水分摂取減少時，輸液
日常生活	食事	飲水フリー，離乳食 ──→ ミルク	経腸栄養に変更 ───────────────→		離乳食後期
	安静度	フリー 高柵ベッド使用，末梢ライン挿入部の保護（円筒使用）による事故防止			
	排泄	バルンカテーテル挿入留置 ──────────────→ おむつ使用			抜去
	清潔	全身清拭，陰部洗浄 口腔ケア（3回/日）			入浴（1回/日）
教育指導		ベッドからの転落防止について 感染予防対策 創部の安静，保護 ミルクなどの摂取状況の確認			退院指導 創傷処置 定期的外来受診 入浴指導
家族看護		ICUオリエンテーション 近親者以外の面会制限 付き添いができるよう個室を準備 MSW介入	傾聴的な態度で接する 情報提供 休息がとれるよう配慮 ───────────────→		

●実践事例の看護上の問題点への対応

患者の経過	看護上の問題点	看護介入（観察・看護）	結果
熱傷ショック期	＃1 循環動態の変調 ＃2 多量な浸出液による蛋白喪失 ＃3 水分バランスの変調に伴う電解質異常 ＃4 呼吸状態の悪化 ＃5 受傷や環境変化に伴う疼痛，不安	〈観察〉 ●バイタルサイン，尿量と尿性状 ●活気，表情，機嫌，睡眠状態 ●血液データ ●創部の状態，浸出液の性状・量 ●体重 ●食事・ミルクの摂取状況 〈看護〉 ●1時間ごとの尿量チェック，2時間ごとのバイタルサインチェック ●毎日の熱傷処置 ●創傷の段階に応じた薬剤の選択 ●輸液ポンプ，シリンジポンプによる精密輸液管理 ●急変に備えた小児救急カートの点検と整備 ●患児が好むおもちゃの持ち込みや日常生活に近づけた環境整備	＃1～3 細かな全身状態の観察と精密な水分バランスの調節で重症化することなく経過した ＃4 入院によりRA（ルームエア）で呼吸は特に問題なく経過 ＃5 患児のストレスに関しては母親，祖母などの誰かが常に付き添いをし，孤独にしないようにした。また，ベッド周辺を家庭と同じような環境にすることで療養生活を整えるよう努めた
ショック離脱期	＃1 感染防御機構低下に関連した易感染 ＃2 創部痛による不機嫌，食欲不振	〈観察〉 ●バイタルサイン（発熱の有無），尿量 ●活気，表情，機嫌，睡眠状態 ●血液データ（WBC，CRPなど） ●創部の状態，浸出液の性状・量 ●食事・ミルクの摂取状況 〈看護〉 ●疼痛の緩和 ●患児の嗜好に合わせた食事の工夫 ●患児の処置に関わる看護師は，専用のスタッフとした	＃1 熱傷処置に関しては，特に感染予防に重点を置いた。交差感染や院内感染の発症はなかった ＃2 処置時および痛みによる苦痛と判断した時には，事前に鎮痛剤を投与することで痛みの軽減を図れた
感染期	＃1 重篤な合併症出現のおそれ ＃2 長期入院に伴う患児のストレス ＃3 長期入院に伴う母親のストレス	〈観察〉 ●バイタルサイン（発熱の有無），尿量 ●活気，表情，機嫌，睡眠状態 ●血液データ（WBC，CRPなど） ●創部の状態，浸出液の性状・量 ●食事・ミルクの摂取状況 ●母親の精神状態 〈看護〉 ●処置時の感染予防の徹底 ●感染予防の必要性を母親に説明 ●排便後は必ず陰部の洗浄 ●母親の付き添いを軽減するため，周囲の協力を得られるよう祖母などの家族とも話し合う ●男性看護師になついており，できる限り男性看護師の受け持ちを考慮した	＃1 発熱があったが，早期の処置，ケア，対応が功を奏し重篤には至らなかった ＃2 不機嫌な時もあったが，患児の好む男性看護師を中心に受け持ちをすることで，機嫌がよくなった ＃3 母親に対しては，ほかの家族の協力も得て，適宜休憩できるよう配慮したことで，不満やストレスの訴えはなかった
回復期	＃1 掻痒感があり，精神的安静が保たれにくい ＃2 真性皮膚は損傷を受けやすい ＃3 ボディイメージの変化に伴う家族の精神的ストレス	〈観察〉 ●掻痒感の部位，程度，持続時間，種類 ●睡眠状態 ●皮膚の状態，色調，再生の程度 ●損傷の有無と程度 ●機嫌の有無と程度 〈看護〉 ●環境整備をし，皮膚の保護を行う ●衣類の工夫 ●かゆみに対しては指示により抗ヒスタミン剤の塗布 ●傷の保護は指示の皮膚用剤ヒルドイドソフト軟膏を使用 ●必要に応じてガーゼ交換 ●直射日光，外気をできるだけ避けるよう指導 ●情報提供などによる家族援助 ●おもちゃなどで患児の気を紛らわす	＃1～2 毎日入浴，ガーゼ交換を行い皮膚の清潔と保護に努めたが，掻痒感は残っていた 　早めの鎮痛剤使用が功を奏し，不機嫌になることは最小限にとどめることができた 　弾性包帯をしっかり巻き，ネットで保護することで傷の安静が図れた 　掻痒感に対しては，包帯を外そうとする行動がみられたが，おもちゃの遊びで気分を紛らわすことができた

13-3 溺水

看護の基礎知識

● 病態関連図

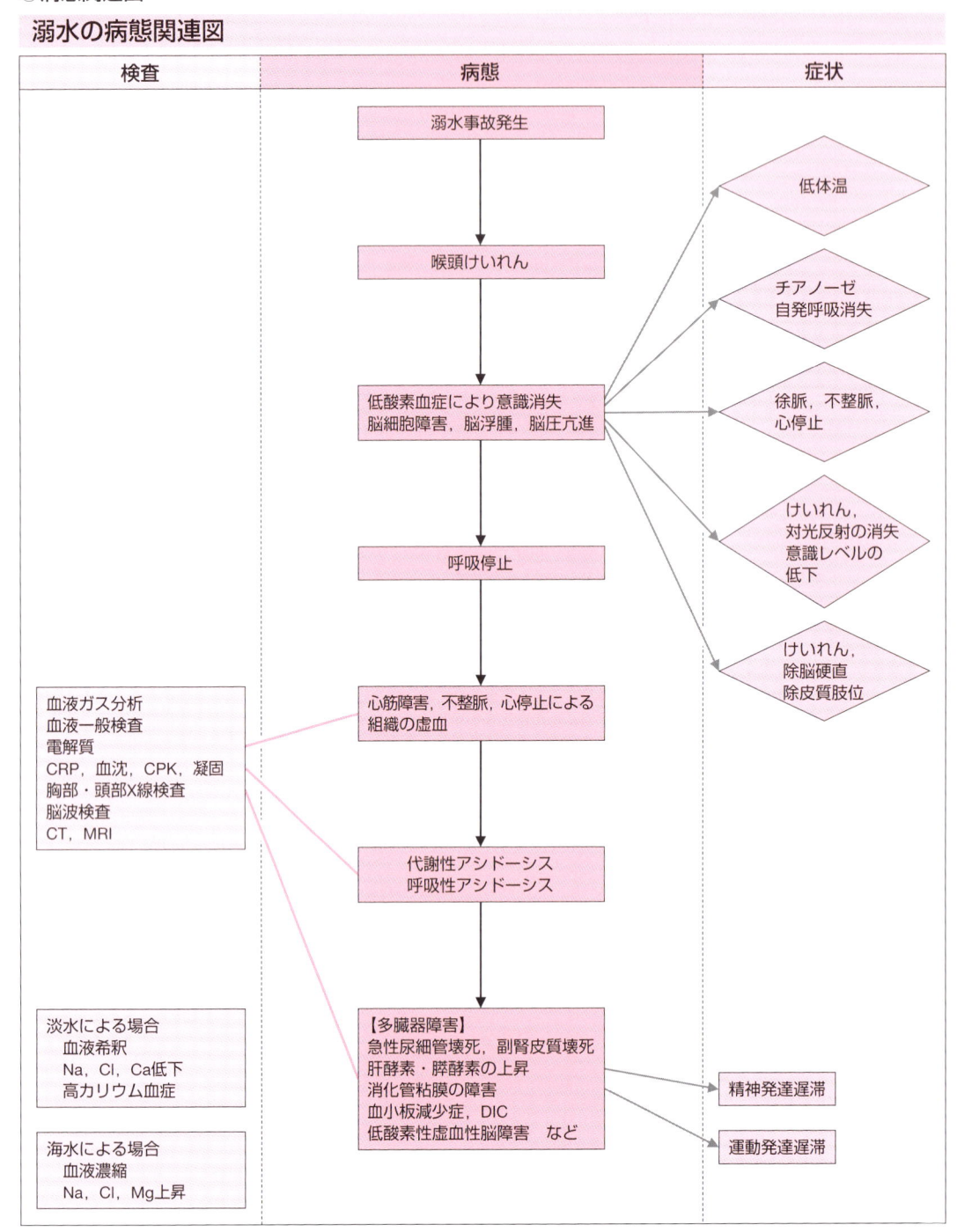

溺水の病態関連図

検査	病態	症状
	溺水事故発生	低体温
	↓	
	喉頭けいれん	チアノーゼ 自発呼吸消失
	↓	
	低酸素血症により意識消失 脳細胞障害，脳浮腫，脳圧亢進	徐脈，不整脈，心停止
	↓	けいれん，対光反射の消失 意識レベルの低下
	呼吸停止	
	↓	けいれん，除脳硬直 除皮質肢位
血液ガス分析 血液一般検査 電解質 CRP，血沈，CPK，凝固 胸部・頭部X線検査 脳波検査 CT，MRI	心筋障害，不整脈，心停止による組織の虚血	
	↓	
	代謝性アシドーシス 呼吸性アシドーシス	
	↓	
淡水による場合 　血液希釈 　Na，Cl，Ca低下 　高カリウム血症 海水による場合 　血液濃縮 　Na，Cl，Mg上昇	【多臓器障害】 急性尿細管壊死，副腎皮質壊死 肝酵素・膵酵素の上昇 消化管粘膜の障害 血小板減少症，DIC 低酸素性虚血性脳障害　など	精神発達遅滞 運動発達遅滞

1 疾患の概念・定義

溺水とは，淡水や海水などに水没して窒息した状態をいう．小児の不慮の事故のなかで2番目に多い．年齢的には1歳代が多く，場所は家庭内の浴槽が最も多い．

2 病態

1 淡水による溺水

淡水は血液より浸透圧が低いため，肺胞から血管内へ体液が移動し，肺のサーファクタントの喪失により，肺胞の虚脱，循環血液量の増加，溶血，高カリウム血症が起こり，心室細動を起こす．

2 海水による溺水

海水は血液より浸透圧が高いため，血管から肺胞に体液が移動することにより，肺水腫，循環血液量の低下，高ナトリウム血症が起こり，心停止をきたす．

3 分類

1 湿性溺水

溺水の80～90％を占める．低酸素状態の際に起こる喘ぎ呼吸のために肺胞内に水を吸入する．

2 乾性溺水

溺水の10～20％を占める．口腔内，咽頭に入った水により咽頭けいれんが起こり，肺に水が入らず窒息状態となる．

3 液浸症候群

冷水接触で副交感神経反射により心停止を起こす．

4 二次溺水

発症直後は軽症であるが，遅発性の肺水腫や呼吸器感染症により呼吸不全をきたす．

4 症状

1. **低酸素血症**：PO_2，pHの低下，PCO_2の上昇
2. **呼吸障害**：低酸素による血管内皮の障害により，肺水腫，急性呼吸障害を起こし，呼吸停止をきたす．誤嚥による肺炎を合併する．
3. **低体温**
4. **電解質異常**：代謝性アシドーシスとなる．
5. **中枢神経の障害**：低酸素血症により直接脳細胞が障害され，中枢神経機能停止が起こる．脳組織内では脳浮腫が生じる．脳浮腫により頭蓋内圧亢進が起こると，脳血流はさらに低下し，中枢神経の障害がさらに悪化する．
6. **不整脈**：低酸素血症，アシドーシス，循環血液量の変化，電解質の変化などが心筋に直接的・間接的に作用し，不整脈が生じる．

5 診断・治療

図13-3-1に示したように診断を進め治療方針を決定する．

溺水の治療は，発見した時点から有効な心肺蘇生と十分な呼吸管理を早期から開始することが重要である．溺水状況，救助状況などを把握しバイタルサインをチェックする．心肺停止時には心臓マッサージと気道確保を行う．血管確保しエピネフリンを投与，心電図上心室細動があれば除細動を行う．同時に血液ガス分析，直腸温測定をする．蘇生後，頭部外傷の有無・程度を確認しICUで治療を継続する．

溺水時，意識障害がなく，バイタルサイン・血中酸素濃度，胸部X線検査が正常で，理学的所見に異常がない場合は一般病棟で経過観察をする．

6 合併症

低酸素血症による脳障害により，精神発達遅滞，運動発達遅滞を起こす．

7 検査

1 血液一般検査

白血球・Ht・血小板など

2 血液生化学検査

Na・K・Cl・BUN・Cr・血清蛋白など

3 血液ガス分析
　pH・PaO$_2$・PaCO$_2$など
4 炎症反応検査
　血沈・CRPなど
5 血液凝固検査
6 胸部・頭部X線およびCT・MRI検査
7 心電図検査
8 脳波検査

8 疫学・予後

重症度は，浸水していた時間と密接に関連している。中枢神経は，低酸素，虚血によるダメージを受けやすい。また，中枢神経の障害は，死亡と重篤な後遺症に密接に関連する。後遺症のない完全治癒は7～8割程度であり，浸水時間が5分以上の場合は予後不良である。

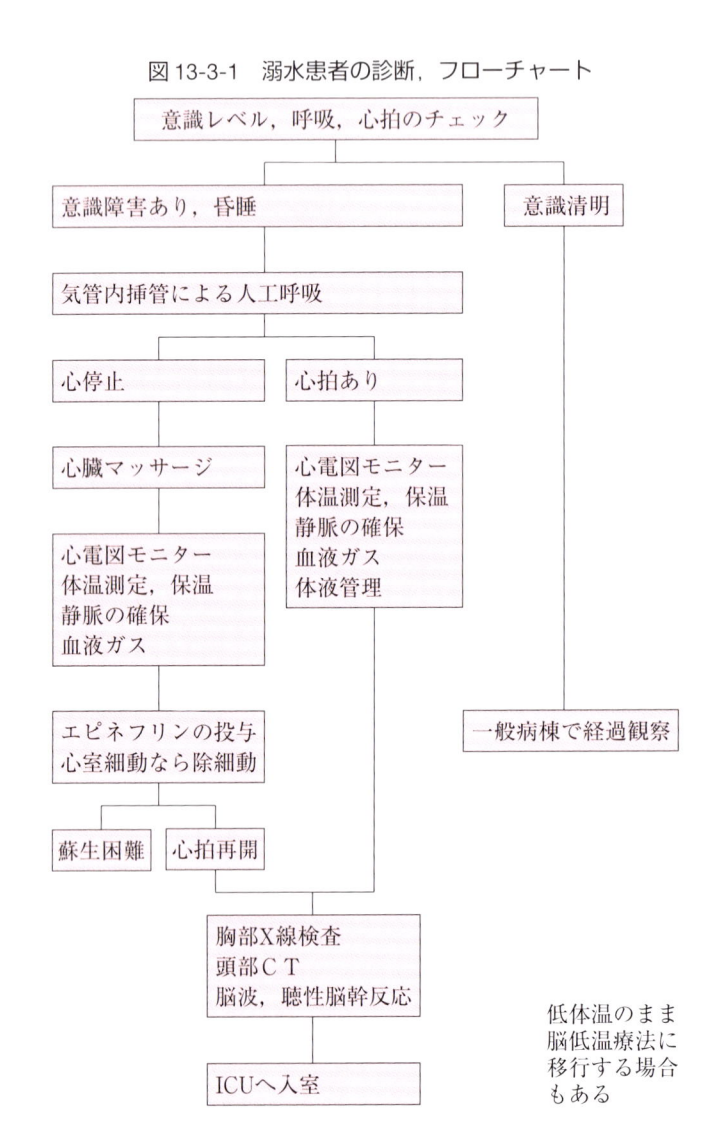

図13-3-1　溺水患者の診断，フローチャート

```
               意識レベル，呼吸，心拍のチェック
                      │
        ┌─────────────┴─────────────┐
     意識障害あり，昏睡              意識清明
        │                              │
   気管内挿管による人工呼吸             │
        │                              │
    ┌───┴───┐                         │
   心停止  心拍あり                    │
    │        │                         │
 心臓マッサージ 心電図モニター         │
    │        体温測定，保温            │
 心電図モニター 静脈の確保             │
 体温測定，保温 血液ガス               │
 静脈の確保   体液管理                 │
 血液ガス                              │
    │                                  │
 エピネフリンの投与                    │
 心室細動なら除細動                    │
    │                                  │
 ┌──┴──┐                              │
蘇生困難 心拍再開                  一般病棟で経過観察
          │
     胸部X線検査
     頭部CT
     脳波，聴性脳幹反応
          │
       ICUへ入室
```

低体温のまま脳低温療法に移行する場合もある

漆原真樹ほか：溺水，小児内科，31巻増刊，735，1999．より一部改変．

9 看護

救助後一時的に回復したようにみえても二次溺水（呼吸不全）を起こす場合があるため，24時間は観察が重要である。また，蘇生に時間を要した患児に対しては，予後を考慮して早期からのリハビリテーションを行う。

1 呼吸管理

水中での窒息による低酸素状態のため，早期に酸素投与を行う。自発呼吸がある場合は，呼吸状態の異常の変化に注意して観察する。自発呼吸がない場合は，気管挿管で気道を確保し，人工呼吸を行う。

気管内分泌物の貯留を予防するため，ネブライザーによる気道の加湿や吸引を行い，気道の浄化を図る。

汚染された水による溺水は，肺炎を起こす可能性があるため，呼吸状態の観察や体位変換，肺理学療法を行い，感染を予防する。

2 循環管理

昇圧剤，抗不整脈剤，利尿剤などが投与される。血圧，時間尿，心電図モニター，中心静脈圧などを定期的に観察する。

3 体温管理

不整脈などの合併症を予防するため，保温・加湿を行う。輸液は加温，酸素は加湿・加温して投与する。

低体温療法を開始する場合は指示体温を保つ。体温を低体温から上昇させる場合は，急速に体温を上昇させると代謝活動に悪影響を及ぼすため，直腸温30.0℃までは速やかに温めるが，30.0℃以上は1時間に1℃ずつゆっくり温める。

4 輸液管理

初期の段階では代謝性アシドーシス傾向を示し，呼吸性アルカローシスで代償していることが多い。溺水の時間が長くなると，代謝性にも呼吸性にもアシドーシスとなり，補正が必要となるため，血液ガス分析のデータにより治療が行われる。

5 全身緊張の解除

脳障害の程度を判断するためには，意識レベル，対光反射，けいれんの有無や状態，肢位の状態を観察する。徐脳硬直や徐皮質肢位などの場合は，酸素投与と鎮静や弛緩作用のある薬剤を使用する。けいれんに対しては，抗けいれん剤を使用して中枢レベルの興奮を緩和する。

6 精神的援助

溺水は保護者の不注意によるものが多いため，両親は混乱し，精神的ショックとともに自責の念にかられる。共感的態度で接し，精神的安定を図るようにする。

特に障害が残る場合は，患児のその後の状態に対する不安が大きいため，患児を受容し養育できるよう支援をする。

■ 引用・参考文献

1) 漆原真樹, 宮崎雅仁, 黒田泰弘：溺水, 小児内科, 31巻増刊, 735, 1999.

溺水の看護 ●実践事例

●事例の要約

氷の張った溜池の上で遊んでいたところ氷が割れ，溺水による CPA（心肺停止）をきたした男児。救出した父親により CPR（心肺蘇生）が実施され，ドクターヘリにて搬送。PICU 入室後，頭蓋内圧モニター（以後，ICP モニター）による24時間監視，脳低温療法と高浸透圧療法を開始。その後，軽快し，後遺症を残すことなく退院した。

●治療・看護の経過の記述

① 年齢，性別，診断名等

- 年齢：3歳6か月
- 性別：男児
- 診断名：溺水，心肺停止
- 妊娠・分娩：特記すべき事柄なし。
- 発達・発育：問題なし。アレルギーなし。
- 家族：父，母。第一子，兄弟なし。

② 発症から入院までの経過

正月，母親の実家に帰省中，溜池の上で遊んでいたところ氷が割れ，溺水による CPA をきたした。父親が救出し CPR を施行した。CPR 開始まで10～40分を要した。救急隊員到着後，自発呼吸・自己心拍再開，瞳孔3/3，対光反射±/±，JCS300。ドクターヘリにて搬送後，PICU 入室となる。

③ 入院時の状態

PICU 入室時，GCS 7点（E1, V2, M4），心拍120回台/分，脈拍30回/分，血圧127/92mmHg，瞳孔3mm，瞳孔不同なし，対光反射緩慢。体温（直腸）28℃。対光反射を認めたため，脳低温療法の適応と考え治療を開始した。

自発呼吸はあるが，溜池の水を大量に誤嚥しているため気管内挿管し，人工呼吸器管理を施行した。気管より池の水と思われる混入物が多量に引けた。pH 7.167，PaO_2 26.6mmHg，$PaCO_2$ 48.2mmHg と酸素化不良であった。心停止後であったが，超音波上，心収縮良好にて循環作動薬は使用しなかった。

溺水，CPA にて神経学的予後は予測不可能であった。二次的な脳障害を回避するため，脳保護療法［①脳低温療法，②高浸透圧療法，③ICP（頭蓋内圧）モニター挿入］を施行した。ICP 3～4，CPP（脳灌流圧）60～70，頭部 CT 上で脳浮腫なし。ネックカラーを使用し頸椎保護，全身のX線検査にて骨折の有無の確認，超音波検査にて腹腔内出血と心タンポナーデの否定の確認を行った。

12誘導心電図を施行。培養検査一式提出。

自宅は県外遠方であり，両親は非常に動揺した状態であった。適宜医師からの説明を実施し，院内の宿泊施設利用の手続きを行うなど，両親への精神的サポートを行った。

④ 入院から退院までの経過

受傷8～24時間後，人工呼吸器管理にて PaO_2 101.2mmHg, $PaCO_2$ 45.8mmHg, SpO_2 100％と改善傾向だが，気管内吸引物黄色，X線検査にて浸潤陰影が認められた。肺炎や ARDS（急性呼吸窮迫症候群）に陥る危険があり，喀痰排出のため吸入，吸引，体位変換，肺理学療法を施行した。循環動態は，低体温による心機能抑制のため血圧70/38mmHg と低下し，カテコラミン（循環作動薬）の使用を開始した。不整脈はなく，循環作動薬使用後は CPP 50～60と低値ながら保っていた。神経学的所見としては ICP 7～10と正常範囲内で経過し，瞳孔2mm，左右差なし，対光反射ありであった。呼吸，循環動態，神経学的所見，低体温による副作用を観察し，ICP, CPP, バイタルサイン，水分出納（脳幹障害を起こしていれば尿崩症に陥るおそ

れあり），血液データなどのモニタリングを実施。脳低温療法中であるうえ，ネックカラー使用や多数のカテーテル類やモニターを装着している状況では褥瘡を形成しやすいため，皮膚の観察を行い，除圧や皮膚の清潔保持・保護に努めた。また，両親に対してメンタルサポートを行った。

受傷3日目，頭部CT上で脳浮腫は認められなかった。復温（低体温から上昇させていくこと）を開始し，リバウンドに注意しながら＋0.5℃/半日程度で管理し，3日かけて36℃へ復温した。依然として気管分泌物多量であったが，酸素化，換気機能の問題はなかった。循環動態が安定し，循環作動薬を減量した。復温とともに鎮静剤を減量し，覚醒レベルの上昇を確認をした。四肢の動きあり，開眼はあるが追視はなし。体動が激しいため，適宜鎮静剤を投与した。

受傷5日目，復温が完了し，ICPモニターを抜去。気管内チューブも抜去し，酸素マスク5L/分にて呼吸状態安定。年齢をたずねたところ「3歳」と答えられるが，指示への反応や発語は乏しかった。受傷6日目，GCS13点（E4，V4，M5）となり，経口水分摂取開始。受傷7日目より食事開始となり，摂取良好。発語も増え，四肢麻痺はみられなかった。覚醒し抜管後は，患児への精神的なケアとリハビリテーションを兼ねてベッド上でできる遊びを工夫した。また，両親が患児のそばにいられるよう面会制限を緩和し，環境作りを心がけ，患児が安心して療養できるよう配慮した。

受傷10日目，一般病棟へ転棟。GCS15点，MRI問題なし。神経学的所見の観察を引き続き行った。会話は問題なく，事故以前の患児と同様に歌を歌ったり，笑顔が多くみられるようになった。両親の表情から不安が軽減した様子がみられた。呼吸状態は，咳嗽，喀痰がみられ，鼻カニューレで酸素0.5～1L/分の投与が必要であった。呼吸状態の観察を行い，肺理学療法と吸入を継続した。その後改善し，酸素中止となった。一般病棟では，患児の動きは増してきており，転倒や転落などの事故を起こさないよう留意した。身体的・精神的なリハビリテーションにより，患児は入院前と同じ状況へ回復した。

受傷19日目に退院となった。

この事例から学んだこと

急性期には，生命危機に対しての迅速な介入・治療が予後を大きく左右する。回復期には，患者への身体面・精神面へのリハビリテーションが必要である。全体を通して，事故による生命危機に瀕する児を持つ両親に対する精神的なサポートが必要である。

●実践事例の治療・看護の経過

	受傷当日〜2日目	3日目	4日目	5日目	6〜10日目	19日目
気道・呼吸《誤嚥に関連する肺炎》	〈治療〉挿管，人工呼吸器管理 〈看護〉 OP：バイタルサイン　CP：気管内吸引 SpO₂, ETCO₂　　　抗生剤の投与 （呼気終末二酸化炭素） 血液ガス値， 血液データ X線所見 努力呼吸の有無，エア入り 分泌物の性状 （培養結果）	CP：体位ドレナージ 肺理学療法 ネブライザー	→	抜管：呼吸器離脱 酸素投与，ネブライザー使用 OP：呼吸状態の観察 分泌物の性状 血液ガス，SpO₂値の観察 CP：定期的な吸引・体位変換	・食事開始 OP：食事時の観察むせ込みの有無，脈拍・呼吸数の変化 OP：食べやすく飲み込みやすい形態の検討 ・安静度の緩和 CP：酸素投与を続けられる工夫	酸素，抗生剤終了
循環《CPA後，脳低温療法中の心機能抑制》	〈治療〉時間ごとのFAST確認（胸腹部超音波） 心電図，脳波測定 中心静脈・動脈ラインの確保 体液バランスのコントロール 〈看護〉 OP：バイタルサイン　CP：循環作動薬の ・CVP，脈圧，脈　　　確実投与 拍　　　　　　　・褥瘡への配慮 ・心電図波形の　　・末梢循環不全 変化　　　　　　　状態の確認	→		循環作動薬中止 OP：中止後の循環動態の観察 ・血圧，CVP，尿量の変化	中心静脈カテーテル抜去（感染源の排除）	
神経症状《脳圧亢進への対応》	〈治療〉脳低温療法（中枢温度33℃台） 高浸透圧療法 ICPモニター挿入 CT/MRI検査 〈看護〉 OP：意識レベル　CP：脳低温療法中 の確認（JCS/　　　の体温管理 GCS)　　　　　　　（腋窩温/食道 ・瞳孔（大きさ，　　温) 偏位，不同，　　・体温調節マッ 対光反射）　　　　ト，環境温の ・不整脈の有無　　　調節 ・ICP/CPP値の　　・ICPモニター 確認　　　　　　　挿入部の観察 　　　　　　　　・褥瘡好発部位 　　　　　　　　　への配慮 　　　　　　　　・良肢位の保持	復温開始＋0.5℃/12時間（34℃台）リバウンドに注意しコントロール	35℃台 CT（前回CTとの比較） 脳浮腫の推移受傷後72h以降の評価 OP：体温上昇速度 血圧，ICP/CPP値の観察	36℃台（復温完了） ICPモニター抜去 鎮静剤終了 OP：意識レベルの確認 コミュニケーション 運動制限の有無 ICP抜去部の観察 CP：体温管理 クーリング，環境温の調節	MRI検査 安静度の緩和 OP：意識レベルの確認 コミュニケーション 運動制限の有無 ICP抜去部の観察 CP：転倒・転落防止策の検討 ベッド選び 不要なルートの整理	MRI検査
日常生活	〈清潔〉清拭 〈排泄〉膀胱留置カテーテル，おむつ 〈安静〉ベッド上絶対安静（ヘッドアップ） 〈食事〉絶飲食 家族看護 精神面への介入 インフォームドコンセント，オリエンテーション 家族宿泊室への入室 時間外面会の許可 OP：家族の言動　CP：医師との調整 患児への関わ　　　面会時間の介り方の観察　　　入			ベッド上安静 身体機能へのリハビリテーション介入 視線，会話でコミュニケーションが取れる	入浴 バルーン抜去（おむつ，床上排泄） 病棟内フリー 食事開始 抱っこができる EP：事故防止について適宜説明 プレイルームで遊べる 一般病棟へ（母子同室入院）	外来は地元医療機関へ CP：地域連携介入再発防止 継続看護

●実践事例の看護上の問題点への対応

患者の経過	看護上の問題点	看護介入(観察・看護)	結果
急性期	#1 溺水による低酸素血症に関連して脳障害を起こす可能性がある	〈観察〉 ● 意識レベル(JCS, GCS) ● 瞳孔の大きさ,瞳孔不同,瞳孔の偏位,対光反射の有無 ● 神経学的症状(けいれん,振戦の有無) ● ICP,CPPモニター値 ● 四肢の動き,麻痺の有無 ● バイタルサイン ● 頭部CT,MRIのデータ ● 血液データ(Na, CPK, $PaCO_2$) ● 尿量 〈看護〉 ● 体温管理 ● 薬剤の確実投与 ● 注意バイタル逸脱時には医師へ報告 ● 患児の精神面へのケア(遊びを通してリハビリテーション施行)	#1 神経学的な後遺症を残すことなく回復した 急性期のICPモニター装着,脳低温療法,高浸透圧療法では確実な管理を行うことができた 脳低温療法による副作用なし 回復期には笑顔がさかんにみられ,事故のトラウマによるパニックや不眠などはみられなかった
回復期	#1 誤嚥に関連した肺感染症により呼吸状態が不安定である	〈観察〉 ● バイタルサイン ● SpO_2値 ● 血液ガス値(pH, PaO_2, $PaCO_2$) ● $ETCO_2$ ● 肺音(左右差,肺雑音,喘鳴,狭窄音の有無) ● 努力呼吸の有無 ● チアノーゼの有無 ● 咳嗽の有無 ● 分泌物の量,性状,色 ● 胸部X線検査 ● 血液データ(WBC, CRP, 喀痰培養) 〈看護〉 ● 患児の呼吸が楽な体位をとらせる(肺音が左＜右であったため,右シムス位をとるよう理学療法士の指示あり) ● 吸入・吸引施行 ● 安静 ● 患児が嫌がらないような酸素投与方法を工夫する	#1 急性期には気管内より溜池の水と思われる汚い痰が多量にみられ酸素化不良であったが,酸素化・換気ともに改善し抜管することができた 退院直前まで酸素を必要としたが,患児が嫌がることなく鼻カニューレを装着することができた 吸入・肺理学療法などにより酸素化が改善し,酸素を中止することができた
急性期から回復期を通して	#1 生命の危機的状態にある児を持つ両親への精神的なサポートが必要である	〈観察〉 ● 両親の表情,発言 ● 患児への関わり方 〈看護〉 ● 必要時には,医師からの説明を聞くことができるよう調整を図る ● 理解しやすい言葉で説明をする ● 面会時には患児に触れることができるように介入する ● 患児の身体的な清潔を図り,清潔で安全な療養環境を整える ● 両親の話を傾聴する	#1 急性期には,両親ともに非常に動揺していたが,状態説明をわかりやすい言葉で適宜行ったところ,質問が多く聞かれるようになった。また,面会時には患児に触れることができるよう介入し,患児が頑張っている姿を実感することで両親の精神的なサポートにつながった 回復期には,患児の状態回復により,両親の精神面も非常に安定してきた。一般病棟では母子同室の部屋とし,そばにいることで両親と患児が互いに安心する環境を作ることができた

13-4 児童虐待

13 事故

看護の基礎知識

児童虐待の関連要因

看護場面	ポイント	検査・治療	関連職種・機関
外来・救急室	皮膚表面の外傷 頭部外傷 体重増加不良 骨折，熱傷 生殖器の外傷	問診，視診，触診 採血 X線検査（全身骨含む），CT，MRI 超音波検査 脳波	担当医師 検査技師 放射線科医師 MSW 児童相談所 警察
急性期〜回復期	全身状態の推移 児の言動 親子関係 家庭環境	手術療法 薬物療法 食事療法 PT OT カウンセリング	担当医師 MSW 栄養士 理学療法士 作業療法士 精神科医師 臨床心理士 保育士
回復期〜退院時	児の様子 親子関係 家族関係 地域支援体制の確認	問診，視診，触診 全身計測（身長，体重，頭囲，胸囲） その他，個別に応じる	外来看護師 MSW 外来担当医師 保育士，教師 児童相談所 保健師 市区町村福祉課

1 疾患の概念・定義

1961年,アメリカの小児科医ケンプ(Kempe. C)らが初めて「被虐待児症候群」と称し,「骨折,硬膜下血腫,軟部組織の破壊,栄養不良,皮膚の打撲などで構成され,時には突然死として運びこまれて来る場合もあり,生き残った場合も永久的な障害を残す」と定義した。わが国では,2000年11月に「児童虐待の防止等に関する法律」が施行され,2004年10月には同法の改正が加えられた。

桃井は『「虐待」は,子どもへの不適切な養育(maltreatment)である』[1]と述べている。「虐待」とは守られるべきはずの子どもが,適切な養育を受けられず,健やかな成長を脅かされる状況のすべてを指す。子どもの人権を著しく侵害することはすべて「虐待」とみなされる。

2 虐待の現状

2000年,2001年に全国調査として行われ2002年にまとめられた厚生労働省研究班の「児童虐待の実態調査」の結果からみた虐待の現状は,以下のとおりである[2]。

1. 社会的介入を必要とする虐待を受けた子どもは5000人であり,児童人口1000人に対して約1.45人の割合になる。
2. 虐待者は,実母57.1%,実父18.3%,実両親11.1%,両親いずれかの継親9.4%,その他4.2%であった。
3. 虐待の分類(「4 分類」参照)からみると,身体的虐待42.3%,ネグレクト37.6%であり,重度の虐待であることを示す身体的虐待とネグレクトの重複しているものは8.3%であった。そのほか,心理的虐待7.9%,性的虐待4.0%であった。
4. 虐待を受けていることが把握された時の子どもの年齢は,約半数が乳幼児期であった(別の団体の調査結果では,6割以上が乳幼児との報告がある)。

3 病態

虐待は,4型に分類することができる(「4 分類」参照)。しかし,単独で起きるというよりは,それぞれの要素を含んだ複雑な状況を呈することが多い。

また,虐待は特異的な生活状況のなかで生じる。定型的な疾患とは違い,個別性,意外性,密室化された環境のなかで虐待は起きるという事実を念頭におき,子どもや保護者らと向き合う姿勢が医療者には不可欠である。

4 分類

児童虐待の防止等に関する法律では,虐待を以下の4つに分類している。

1. **身体的虐待**:児童の身体に外傷が生じ,または生じるおそれのある暴行を加えること。
2. **性的虐待**:児童にわいせつな行為をすることまたは児童をしてわいせつな行為をさせること。
3. **ネグレクト**:児童の心身の正常な発達を妨げるような著しい減食または長時間の放置,保護者以外の同居人による身体的・性的・心理的虐待と同様の行為の放置その他の保護者としての監護を著しく怠ること。
4. **心理的虐待**:児童に対する著しい暴言または著しく拒絶的な対応,児童が同居する家庭における配偶者に対する暴力その他の児童に著しい心理的外傷を与える言動を行うこと。

5 診断

被虐待児を見逃さないためのキーポイントは,以下のとおりである。

1. 虐待は,疑わなければ見つけられない
   ⇒子どもの権利を守るという意識を持つ
2. 虐待には不自然な状況,説明のつかない状況が存在する
   ⇒子どもと親の間にある「不自然さ」をとらえる感性を養う
3. 虐待は,健やかな家庭のなかでは起こらない
   ⇒親子の愛着関係や家庭環境など,日常の診察のなかでは目につきにくい分野にも目を配る

④虐待を受けた子どもは，心にも傷を残す
⇒身体面だけでなく，心の傷にも目を向ける

6 症状

1 身体的虐待
①発育不良：平均年齢値の−2SD 未満，成長曲線速度の低下など。
②頭部・顔面の外傷：頭蓋骨骨折，急性あるいは慢性硬膜下血腫など。
③外表面の外傷：道具の形と合致する挫傷，新旧混在する挫傷など
④消化管・泌尿生殖器の外傷：性器・肛門の裂傷・出血，胆汁性の嘔吐など。
⑤骨折：多発性の骨折，1 歳未満の子どもの大腿骨骨折，受傷機転のない肋骨骨折など。
⑥熱傷：道具の形と合致する熱傷，露出していない部位の熱傷など。
⑦検査値の異常：使用することのない薬物・毒物反応など。
⑧その他：眼底出血，鼓膜穿孔，歯科外傷など。

2 性的虐待
①性器や肛門の裂傷・出血：幼児期から思春期前の年齢層に多い。
②性器の感染症状：帯下や掻痒感など。
③膀胱炎，尿道炎：繰り返す泌尿器感染症では，性的虐待の可能性を疑う。
④性感染症：性交によって感染するもの。思春期前期の性感染症では虐待を疑う。
⑤妊娠：特に相手が不明な妊娠。診察に付き添ってきた保護者の態度にも注意。
⑥その他：不定愁訴，自慰行為，年齢不相応な性的行動，外傷後ストレス障害など。

3 ネグレクト
①発育不良，栄養不良：身体的虐待の①に準ずる。
②不衛生：衣服の汚れ，身体の汚れ，ひどいおむつかぶれや凍傷，気候に合わない服装，ひどい歯など。
③予防接種や地域の定期健診を受けていない：母子健康手帳の記載内容を確認する。
④医療機関への受診が遅い：発症して症状が重くなっているにもかかわらず，病院を受診するまでに日数がかかっている。
⑤無選択的な愛着行動：相手を選ばず誰にでも，べったりとしがみつく。
⑥その他：あやしても笑わない，表情が乏しい，食べ物に対する異常な執着，年齢相応の集団生活を体験していないなど。

4 心理的虐待
心理的虐待の影響は子どもの心身に及ぶ。症状は子どもの年齢によって異なる。
①乳幼児：指しゃぶり，かみつき，睡眠リズムが不安定。
②学童期：低い自己評価・自己イメージ，不安，抑うつ，ひきこもり，攻撃的，自傷，自殺企図など。

7 合併症

身体的虐待による外傷は短期間で解決する可能性があるが，長期的にみると，子どもの心には傷が残る。虐待が子どもの発達・行動・心理面に与える影響は大きい。発達の遅れやうつ，反社会的行動など，虐待に由来する精神行動の問題は，見落とされることがあってはならない。専門家による早期の関わりが必要である。

また，虐待に対して初期予防・早期発見・早期介入がなされることが，上記の病態を予防することにつながる。

8 検査

1 急性期
①血液検査：血算，PT，出血時間，肝機能，膵アミラーゼ，電解質など。
②尿検査：腎臓や膀胱の外傷の検索に有効。
③単純 X 線検査：局所および全身骨の撮影。
④頭部 CT，MRI 検査：急性あるいは慢性硬膜下血腫，頭蓋内出血の検索。
⑤腹部超音波検査：腹部臓器損傷の検索。
⑥眼底検査：眼底出血は頭蓋内に外力が作用したことを示す。
⑦外傷の写真撮影：あわせて言葉による記録，描画による記録を残す。

2 慢性期
子どもの身体症状に応じて，フォローアップの検査を行う。定期的な身長・体重の計測，知

能検査，心理検査なども加えて行う。

9 治療

各病態に対する治療を行う。対症療法のような内科的治療や手術などの外科的治療にまで及ぶことから，関わる看護師には虐待対応の幅広い知識が求められる。

また，身体的な病状が安定したら，機能回復のための理学療法や心理カウンセリングの実施を検討する。

虐待の治療は，定型的な疾患の治療に社会的側面を加えた個別性の高いものといえる。

10 看護

1 看護職の役割

児童虐待に対する看護職の役割は，以下に大別できる。

①虐待の発生を予防する

周産期からの健やかな愛着形成の促進が，虐待の予防につながるといわれている。また，虐待が繰り返されないよう，予防活動に取り組む。

②虐待されている子どもまたは虐待が疑われる子どもを早期に発見する

小児科領域の看護職には，日頃から知識を深め，その意識をもって子どもとその保護者に関わることが求められる。

③虐待を受けている子どもとその親への治療的関わり・ケア

虐待の対応は個人で行うものではない。その子どもや保護者を取り巻く関連職種や外部機関と連携をとりながら，自分の立場で行える看護を実践することが大切である。子どもを扱う医療機関には，専門のチームが組織されていることが望ましい。

2 看護援助

病状の経過時期により，看護援助のポイントは以下に要約できる（図13-4-1）。

①外来受診時～急性期　⇒　**安全の確保**

子どもの生命の維持や健康の回復に対する援助が主となるが，保護者への精神的援助も平行して行う。また，子どもが家庭に戻ることを想定し，家族支援に必要な社会資源の検討を開始する。

②回復期　⇒　**安心の提供**

十分な食事や安楽な睡眠，一定の保育者（受け持ち看護師，病棟保育士）などを通して，規則正しく子どもが安心できる環境を提供する。これは子どもの機能の回復や精神・心理面への援助にもつながる。

③退院時（在宅準備期）⇒　**未来の保障**

退院に向けて，院内援助から地域支援への移行準備を行う。利用できる社会資源を最大限に活用し，家族の再統合，虐待の再発予防に取り組む。

いずれの時期においても，子どもや保護者からの情報は関係職種内での共有が大切である。また，複数のスタッフでアセスメントを行い，状況に応じて適宜，計画を修正する必要がある。

看護職には，子どもや保護者と信頼関係を築くよう努力する姿勢が必要である。決して虐待の真相を追究したり，批判したりする態度をとってはならない。

図13-4-1　看護援助のポイント

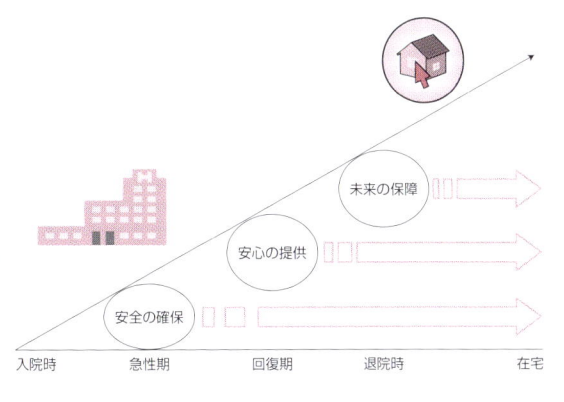

■引用・参考文献
1) 桃井真里子：子ども虐待とは，小児虐待　医学的対応マニュアル　医療現場で子どもを守るために，14，真興交易医書出版部，2006．
2) 日本看護協会編：看護職のための子どもの虐待予防＆ケアハンドブック，19-21，日本看護協会出版会，2003．

児童虐待の看護 ●実践事例

●事例の要約

低体重を主訴に来院した男児。3歳で8kgの体重しかなく無表情。また，発語は単語のみであった。地域保健師が危機感を抱き，病院に相談して受診に至った。母親は児の体重や発達に問題意識をもっておらず，年齢や活動量に見合った十分な食事を与えていなかった。病院側は「ネグレクト」と判断し，児童相談所に通告した。入院中から関連機関が児と家族を支援する体制を作り自宅に退院した。

●治療・看護の経過の記述

1 年齢，性別，診断名等

- 年齢：3歳
- 性別：男児
- 診断名：児童虐待（ネグレクト）
- 家族：父親（40歳），母親（25歳）の3人家族。
  両親とも健康状態は良好。
  児が1歳の時にA県に転入している。
  父親は夜間就労のあるシフト制の業務に従事，母親は専業主婦。
  父方両親は他界，母親は両親の離婚で幼少時より施設で過ごす。
- 既往歴：出生時より問題となる疾患はなし。
  母子手帳の記載から4か月健診は受けているが，それ以降の健診は未受診。
  予防接種は集団接種のポリオのみ終了している。

2 治療経過

◇発見までの経過

市区町村で行う3歳児健診に母親が児を連れて来所。体重が8kgと標準より明らかに小さく活気もなかった。保健師らの言葉かけに対する反応も乏しく，発語は単語のみであった。
心配した保健師がB病院の地域医療連携室看護師に相談し，受診に至った。

◇来院時の状態

児は母親と保健師に付き添われて来院し，小児内科医師と前述の看護師が対応した。身長76.0cm，体重8.2kg。バイタルサインは安定していた。
保健師の指摘どおり，児には成長障害と言語面および精神面の発達に遅れが認められた。

◇初期診療計画

家庭での育児に何らかの問題があると予測した医師は，院内の関連職種で構成されている「虐待対応チーム」と協議の上，「ネグレクト」と判断。実質上の保護を目的とした検査入院を勧めた。母親は児の状態について問題意識をもっておらず，入院にも否定的な態度であったが，医師の説得にしぶしぶ合意した。

◇入院時～急性期

血液検査，尿検査，全身骨のX線検査で低栄養状態は指摘されたが，ほかの疾患あるいは過去の身体的虐待を疑うべき所見はなかった。児に関しては積極的な医療の必要性がないとのことで，追加検査と体重の推移の観察，日常生活リズムの確立が治療計画の柱となった。
「ネグレクト」と判断した病院から虐待通告を受けた児童相談所は，家族と面接し事実確認を行った。やはり母親の認識は薄く，虐待を疑われたことに憤慨する場面もあった。面接調査が終了し，児童相談所からの処遇方針が出るまで，保護の意味もあり，児の入院は継続することになった。

◇急性期～回復期

栄養状態は徐々に改善し，体重増加も順調であった。食事に異常な執着をみせ，毎回の

食事と2回の間食を全量摂取した。入院当初は病棟保育士からの誘いにのれず、他児が遊んでいる場面を見ているだけであったが、入院環境に慣れてくると表情も和らぎ、自発的な発語も少しずつ聞かれ始めた。

児童相談所の継続調査で、母親自身も実母から身体的虐待を受けていたことが判明した。面談のなかで、母親は「誰にも相談できず、どのように子育てをしたらよいかわからなかった」と心情を打ち明け始めた。

◇回復期～退院時

体重増加は順調であったが、食事に関しては遊び食べが始まり、摂取量は少なくなった。受け持ち看護師や保育士に甘えるしぐさがみられるようになったが独占欲も強く、離れると泣き叫ぶことも増えた。

母親への面接調査は終了した。家庭に児を帰すにあたり、母親には第三者からの育児支援が必要との方針が児童相談所から出された。

❸ 看護経過

◇入院時～急性期の看護

看護目標
 #1 必要な治療や検査を受けることができる。
 #2 虐待の原因となる家族問題に関する情報を収集し、関連職種と共有することができる。

・受け持ち看護師を中心として看護を展開した。児、母親の話を傾聴し、家族の不安を抽出した。児の様子、情緒不安定な母親の言動、面会状況などは看護記録に記載し、母子関係の有様や変化を詳細に記録した。
・院内の「虐待対応チーム」が主催する児童相談所を招いての処遇会議に参加した。

◇急性期～回復期の看護

看護目標
 #1 心理・社会面において、年齢相当の成長・発達が促される。
 #2 児と母親の間に健やかな愛着の再形成ができる。

・児の体調は安定したが、言葉の乱暴さが目立ち始めた。心理カウンセリングの結果を看護計画に取り入れ、母親にも日々の児の様子を伝えるように心がけた。

◇回復期～退院時の看護

看護目標
 #1 退院後の家族支援体制が入院中にでき、継続支援の計画が立てられる。

・児は保護施設に入所し、家族はそこで育児指導を受けたうえで、家庭に戻ることになった。退院前に保護施設の担当職員を交えたカンファレンスを開催し、情報提供を行った。
・退院後は保護施設から外来へ通院することとなり、地域医療連携室を経由して、外来での継続看護を依頼した。

◇入所後の状況

・当初の方針どおり、母親は時に父親を連れ立って育児指導を受けに施設を訪れた。母子の愛着形成も良好で、6か月の指導期間修了後、児は家庭に戻ることができた。母親の育児不安を解消するため、保健師が定期的に家庭訪問を行い、また負担を軽減させるため、児は保育園に入ることとなった。母親の育児にはまだ不安定なところもあるが、相談しながら前向きに取り組んでいる。

この事例から学んだこと

関係機関が各々の機能を発揮して、育児支援をしながら家族の再統合がなされたケースである。「祖母から母、母から子ども」という虐待の世代間連鎖を発見し、重症化する前に介入することができた。虐待の再発予防をするために、チームによる継続的な関わりが今後の課題である。

●実践事例の看護上の問題点への対応

患児の経過	看護上の問題点	観察・看護	結果
急性期	#1 年齢水準を大きく下回る低体重であり，生命の維持に危険がある	〈観察〉 ●意識は清明だが活気がない ●点滴を試行し尿量は確保されているが皮膚は乾燥傾向で，重症の便秘もみられた 〈看護〉 ●全身状態の観察と輸液の管理 ●腹部症状に留意しながら，食事内容を検討した。便秘に関しては，緩下剤を使用しつつ，規則的な生活リズムをつくるため，毎朝トイレ誘導の声がけをした ●体重測定は，連日同時刻に条件を揃えて行った	#1 日を追うごとに活気が戻った 　食事には執着が強く，好き嫌いなく全量を摂取した 　体重増加は良好で，1週間で1kgを上回るペースだった 　食事量の増加に伴い，便秘は改善傾向だったが，リズムがつくには至らなかった
回復期	#1 虐待により心理・社会面の成長・発達が障害される可能性がある #2 母親に子育てをしていくうえでの不安がある	〈観察〉 ●入院生活に慣れてくるにつれ，発語が増える一方で「ばか」「きらい」といった言葉が聞かれ始めた 〈看護〉 ●心理療法士のカウンセリング結果より，今の環境が自分にとって安全で許される場であることを認識しているからこその自己主張であろうとのアドバイス ●基本的には受け止める姿勢をとったが，しつけとして必要な働きかけは行った。母親にも児の言葉の意味する背景を細かく伝えた	#1 徐々にではあるが反抗的な言葉は減っていった 　面会中も母子ともに穏やかな表情で時間を過ごせるようになっていった #2 母親は，看護師にも家庭で子育てをする不安を表出するようになった
退院時	#1 家庭に戻るにあたり，母親の育児知識が不十分なことにより，ネグレクト再発の可能性がある	〈観察〉 ●そばを離れると泣き叫ぶことが増え，その様子を見た母親の不安も増強し，表情が硬くなることが多くなった 〈看護〉 ●関係機関のカンファレンスで母子の様子を伝え，長期的な支援の必要性を伝えた	#1 家族同意のうえで，児は保護施設に入所し，母親は育児指導を受けることになった

資料

表1 子どもの成長発達の目安

		新生児 生後4週間	乳児 12か月	幼児 1歳～6歳	学童 6歳～12歳	思春期 12歳～
形態的成長	体型	新生児	1才	2歳児	9歳児	12歳児
	身長	出生時 50 cm	12か月 74 cm（1.5倍）	4歳 100 cm（2倍）	9歳 130 cm	12歳 150 cm（3倍）
	体重	出生時 3.0 kg	3か月（2倍）12か月（3倍）	4歳 14 kg（4倍）	9歳 30 kg	12歳 40 kg
	頭囲	出生時 33 cm	12か月 46 cm	4歳 50 cm		
	胸囲	出生時 32 cm	12か月 46 cm	4歳 53 cm		
	脳重量	出生時 380 g	12か月 1100 g（3倍）	4歳 1300 g	10歳 1400 g	12歳 1500 g（4倍） 大人 1300～1400 g
			大泉門閉鎖（12～18か月）			
	歯		乳歯萌出（6～8か月）	乳歯20本（2～3歳）	永久歯萌出（6～7歳）	永久歯28本（13歳頃）
反射		モロー反射 → 通常4か月で消失 緊張性頸反射 → 通常4～6か月で消失 体幹の立ち直り反射（6～7か月頃出現） パラシュート反射（6～7か月頃出現）			緊張性頸反射 屈曲／伸展	
個人社会		一人笑い（1か月） 注視（1か月）	あやすと笑う（2か月） 人見知り（8～10か月）	自我の目覚め（2歳） →第1次反抗期 容易に母親から離れる（3歳）	自己中心性の解消	第2次反抗期（12歳～）
粗大運動			首のすわり（4か月） 寝返り（6か月）・お座り（8か月）・はいはい・つかまり立ち（10か月）	ひとり歩き（1歳2か月）・走る・階段をのぼる（2歳）・三輪車をこぐ（3歳）		
微細運動			手を伸ばしてつかむ（5か月）・つまむ（12か月）	2個の積木積む（1歳6か月）・丸を真似て描く・はさみ（3歳）		
ことば			喃語（2～3か月） ちょうだい，バイバイ（12か月）	意味ある単語（1歳6か月）・2語文（2歳），日常会話（3歳）	左右がわかる（6歳）	
生活習慣の自立	食事	コップで飲む（1歳3か月）→スプーンを使う（1歳6か月）→はしを使う（3歳）→自立（3歳6か月）				
	排泄	便意を知らせる（1歳6か月）→誘導で排泄・尿意を知らせる（2歳過ぎ）→排尿自立（3歳）→排便自立（4歳）→排便完全自立（紙でふける，4歳半）				
	着衣	上着を脱ぐ（2歳）→靴をはく（2歳6か月）→ボタンのない服を着る（3歳）→ボタンもOK（4歳）→自立（5歳）				
	清潔	手を洗う（2歳6か月）→歯磨き，うがい，はなをかむ，顔を洗う（4歳）				

表2 小児・成人の呼吸数と脈拍数および血圧

	呼吸数	脈拍数	＊頻脈	＊除脈	血圧（mmHg） 収縮期血圧	拡張期血圧
新生児	40～50/分	120～140/分	200/分以上	70/分以下	60 - 80	60
乳児	30～40	110～130	150以上	60以下	80 - 90	60
幼児	20～30	90～120	120以上	50以下	90 - 100	60 - 65
学童	20～18	80～90			100 - 110	60 - 70
成人	16～18	60～80			110 - 130	60 - 80

小沢直子他編：標準看護講座29巻，小児看護学，金原出版，44，2002．
佐地勉：数値から見る小児の成長と発達，小児科，46巻別冊，28，2005．より作成

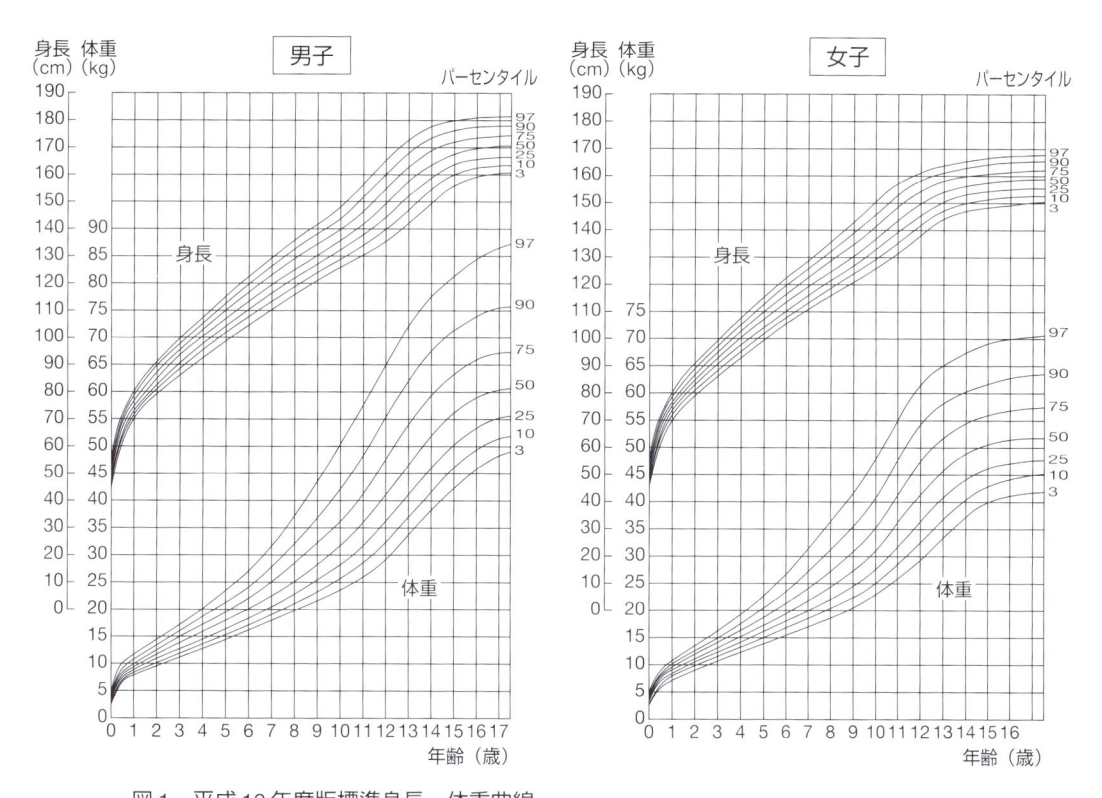

図1 平成12年度版標準身長・体重曲線

表3-① パーセンタイル法による発育評価

	評価
3パーセンタイル未満，97パーセンタイル超	要精密検査
10パーセンタイル未満，90パーセンタイル超	要経過観察
10パーセンタイルから90パーセンタイルまで	発育上問題ない

表3-② カウプ指数による栄養評価

		標準の目安	肥満の目安
$\dfrac{体重(g)}{身長(cm)^2} \times 10$	乳児（3か月以後）	16〜18	20以上
	幼児（満1歳）	15.5〜17.5	19.5以上
	幼児（満1歳6か月, 2歳）	15〜17	19以上
	幼児（満3歳, 4歳, 5歳）	14.5〜16.5	18以上

BMI＝体重(kg)／身長(m)^2 と同じ比率であるが，成人(標準22)と評価が異なる

表3-③ ローレル指数による身体発育の評価

	評価	
$\dfrac{体重(kg)}{身長(m)^3} \times 10$	160以上	太りすぎ
	145〜159	太りぎみ
	116〜144	標準
	101〜115	やせぎみ
	100以下	やせすぎ

※年齢や身長により変動がある

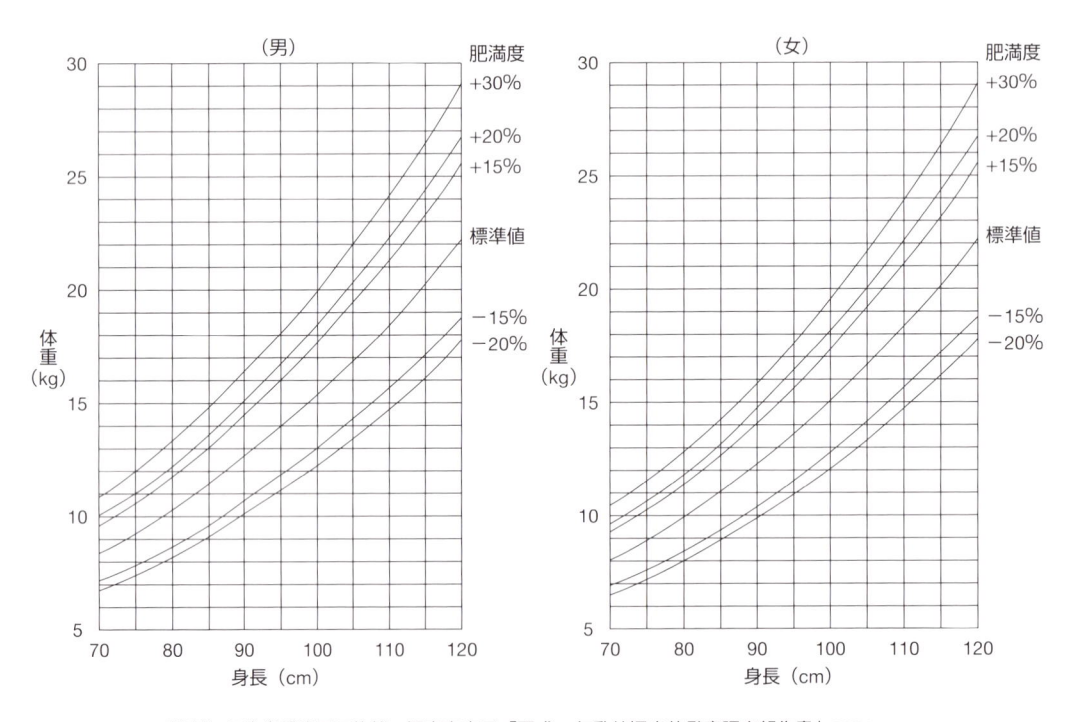

〔資料〕厚生労働省雇用均等・児童家庭局「平成12年乳幼児身体発育調査報告書」2001

図2　幼児の身長体重曲線

表3-④　肥満度（％）

	評価	
実測体重－標準体重（身長相当）／標準体重（身長相当）	＋30%以上～	太りすぎ
	＋20%以上～＋30%未満	やや太り
	＋15%以上～＋20%未満	太りぎみ
	－15%超～＋15%未満	ふつう
	－20%超～＋15%以下	やせ
	－20%以下	やせすぎ

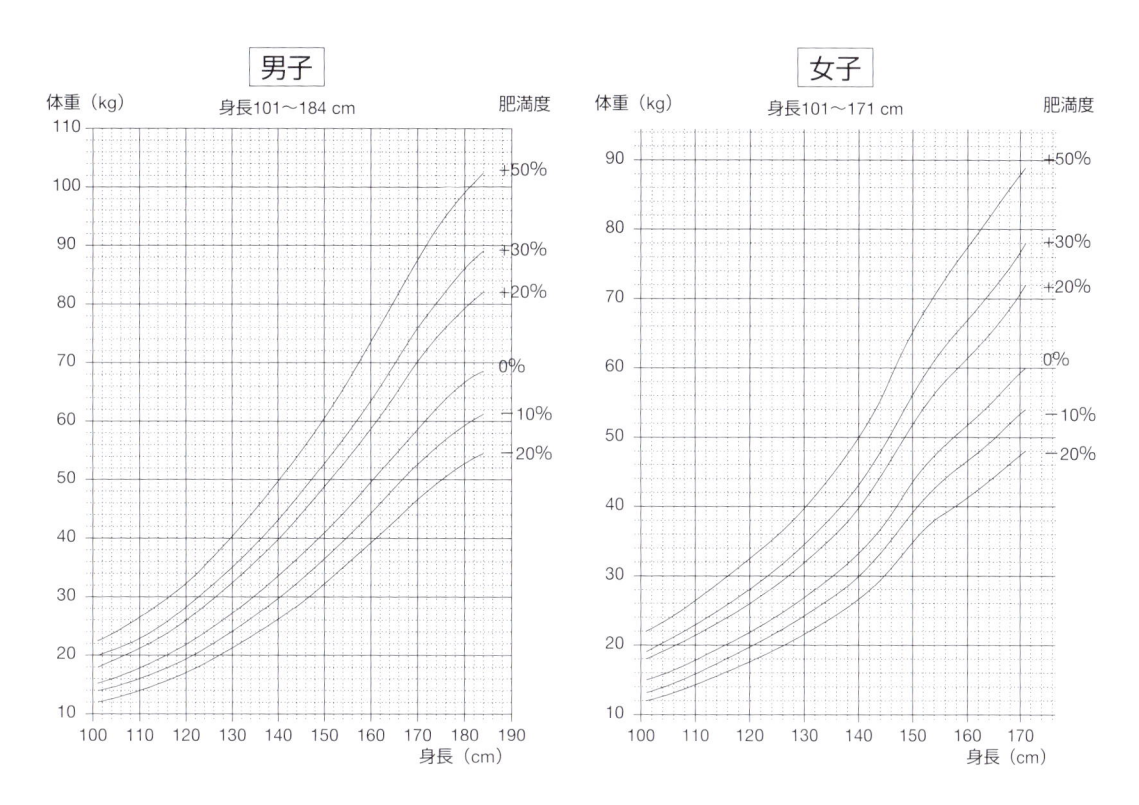

図3　肥満度判定曲線（平成12年度学校保健統計調査報告書より作成

表4 基準体位とエネルギーの食事摂取基準：推定エネルギー必要量

年齢	基準体位(基準身長, 基準体重)				エネルギー：推定エネルギー必要量(kcal/日)						たんぱく質(g/日)	
	男性		女性		男性			女性			男性	女性
	基準身長(cm)	基準体重(kg)	基準身長(cm)	基準体重(kg)	身体活動レベル			身体活動レベル			推奨量	推奨量
					低い(Ⅰ)	ふつう(Ⅱ)	高い(Ⅲ)	低い(Ⅰ)	ふつう(Ⅱ)	高い(Ⅲ)		
0～5（月）	61.5	6.4	60.0	5.9	—	550	—	—	500	—	目安量 10	目安量 10
6～11（月）	71.5	8.8	69.9	8.2	—	—	—	—	—	—	—	—
6～8（月）	69.7	8.5	68.1	7.8	—	650	—	—	600	—	15	15
9～11（月）	73.2	9.1	71.6	8.5	—	700	—	—	650	—	25	25
1～2（歳）	85.0	11.7	84.0	11.0	—	1,000	—	—	900	—	20	20
3～5（歳）	103.4	16.2	103.2	16.2	—	1,300	—	—	1,250	—	25	25
6～7（歳）	120.0	22.0	118.6	22.0	1,350	1,550	1,700	1,250	1,450	1,650	30	30
8～9（歳）	130.0	27.5	130.2	27.2	1,600	1,800	2,050	1,500	1,700	1,900	40	40
10～11（歳）	142.9	35.5	141.4	34.5	1,950	2,250	2,500	1,750	2,000	2,250	45	45
12～14（歳）	159.6	48.0	155.0	46.0	2,200	2,500	2,750	2,000	2,250	2,550	60	55
15～17（歳）	170.0	58.4	157.0	50.6	2,450	2,750	3,100	2,000	2,250	2,500	60	55
18～29（歳）	171.4	63.0	158.0	50.6	2,250	2,650	3,000	1,700	1,950	2,250	60	50

日本人の食事摂取基準（2010年版）より作成

表5 離乳食の進め方の目安

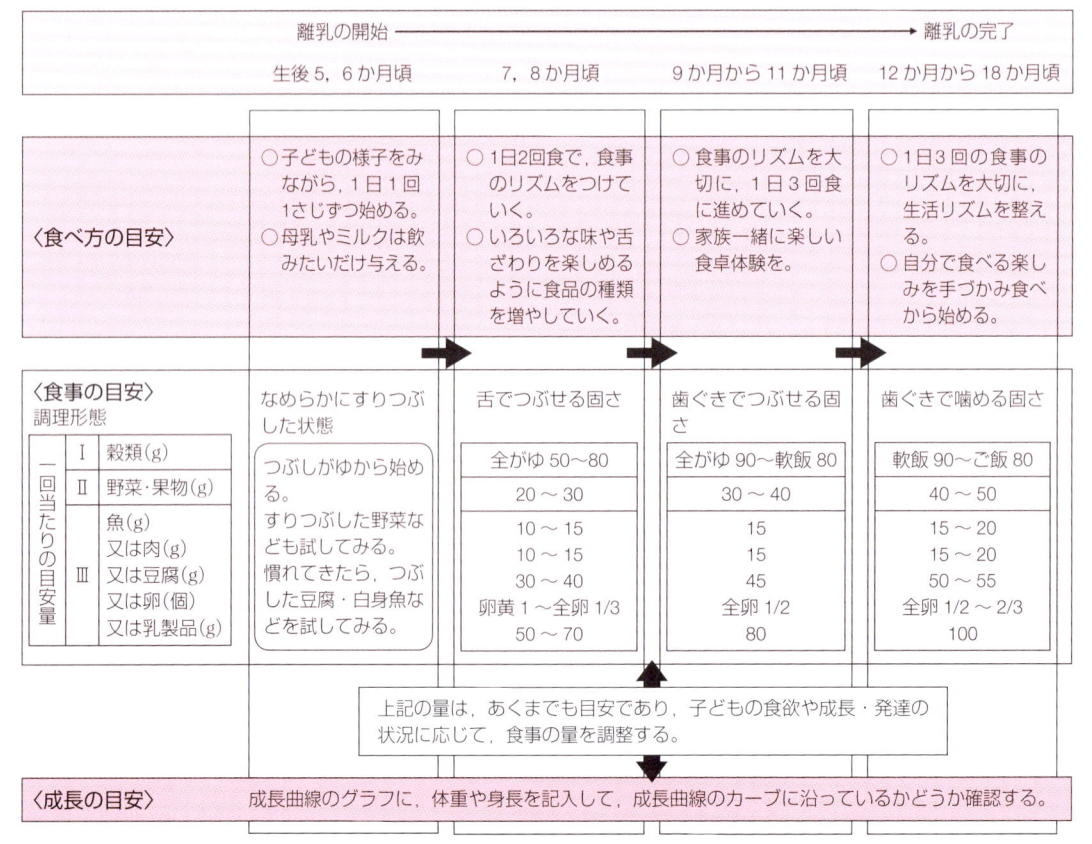

離乳の開始 ──────────────────────────────────→ 離乳の完了

	生後5,6か月頃	7,8か月頃	9か月から11か月頃	12か月から18か月頃
〈食べ方の目安〉	○子どもの様子をみながら、1日1回1さじずつ始める。 ○母乳やミルクは飲みたいだけ与える。	○1日2回食で、食事のリズムをつけていく。 ○いろいろな味や舌ざわりを楽しめるように食品の種類を増やしていく。	○食事のリズムを大切に、1日3回食に進めていく。 ○家族一緒に楽しい食卓体験を。	○1日3回の食事のリズムを大切に、生活リズムを整える。 ○自分で食べる楽しみを手づかみ食べから始める。
〈食事の目安〉調理形態	なめらかにすりつぶした状態	舌でつぶせる固さ	歯ぐきでつぶせる固さ	歯ぐきで噛める固さ
一回当たりの目安量 Ⅰ 穀類(g)	つぶしがゆから始める。すりつぶした野菜なども試してみる。慣れてきたら、つぶした豆腐・白身魚などを試してみる。	全がゆ50～80	全がゆ90～軟飯80	軟飯90～ご飯80
Ⅱ 野菜・果物(g)		20～30	30～40	40～50
Ⅲ 魚(g)		10～15	15	15～20
又は肉(g)		10～15	15	15～20
又は豆腐(g)		30～40	45	50～55
又は卵(個)		卵黄1～全卵1/3	全卵1/2	全卵1/2～2/3
又は乳製品(g)		50～70	80	100

上記の量は、あくまでも目安であり、子どもの食欲や成長・発達の状況に応じて、食事の量を調整する。

〈成長の目安〉 成長曲線のグラフに、体重や身長を記入して、成長曲線のカーブに沿っているかどうか確認する。

厚生労働省：授乳・離乳の支援ガイド、2007

表6-① 不感蒸泄量・尿量・1日の水生理的必要量（ml/kg/day）

	新生児	乳児	幼児	学童	成人
不感蒸泄量	30	50	40	30	20
尿量	20～70	70～90	40～50	30～40	20～30
必要水分量	60～100	120～150	80～90	60～70	30～40

松岡真里：水分・電解質異常，小児看護学［1］第11版，330，医学書院，2010．但し必要水分量の算出方法は除く

表6-② 小児の必要熱量、必要水分量

体重	必要熱量	必要熱量の算出方法	＊必要水分量
～10 kg	100 Kcal/kg	5 kgの場合　100×5＝500 Kcal	500 mL
10～20 kg	50 Kcal/kg	15 kgの場合（100×10）＋（50×5）＝1250 Kcal	1250 mL
20 kg～	20 Kcal/kg	25 kgの場合（100×10）＋（50×10）＋（20×5）＝1600 Kcal	1600 mL

＊必要水分量の計算方法（その2）：熱量100 Kcalに対し維持水分量は100 mLである

表6-③ 体重あたりの時間尿量の目安（ml/kg/時間）

	乳児	幼児	学童	成人
尿量の目安	3～4	2～(3)	1～2	1
乏尿の目安	1 mL以下	0.5 mL以下		1日400 mL以下

表6-④ in outバランスの算出方法

① in ＝ 食事中の水分 ＋ 飲水量 ＋ 代謝水（12 mL/100kcal）
② out ＝ 不感蒸泄量 ＋ 尿量 ＋ 便中水分（＋発汗）

表7 髄液成分正常値

	新生児	乳児	幼児	学童	成人
細胞数（/mm³）	0～15	0～5			
糖（mg/dL）	30～70	40～90			50～80
蛋白（mg/dL）	45～100	15～40			
髄圧（mmH₂O）	15～80	40～100		60～180	

表8-① 予防接種のスケジュール（15歳まで）

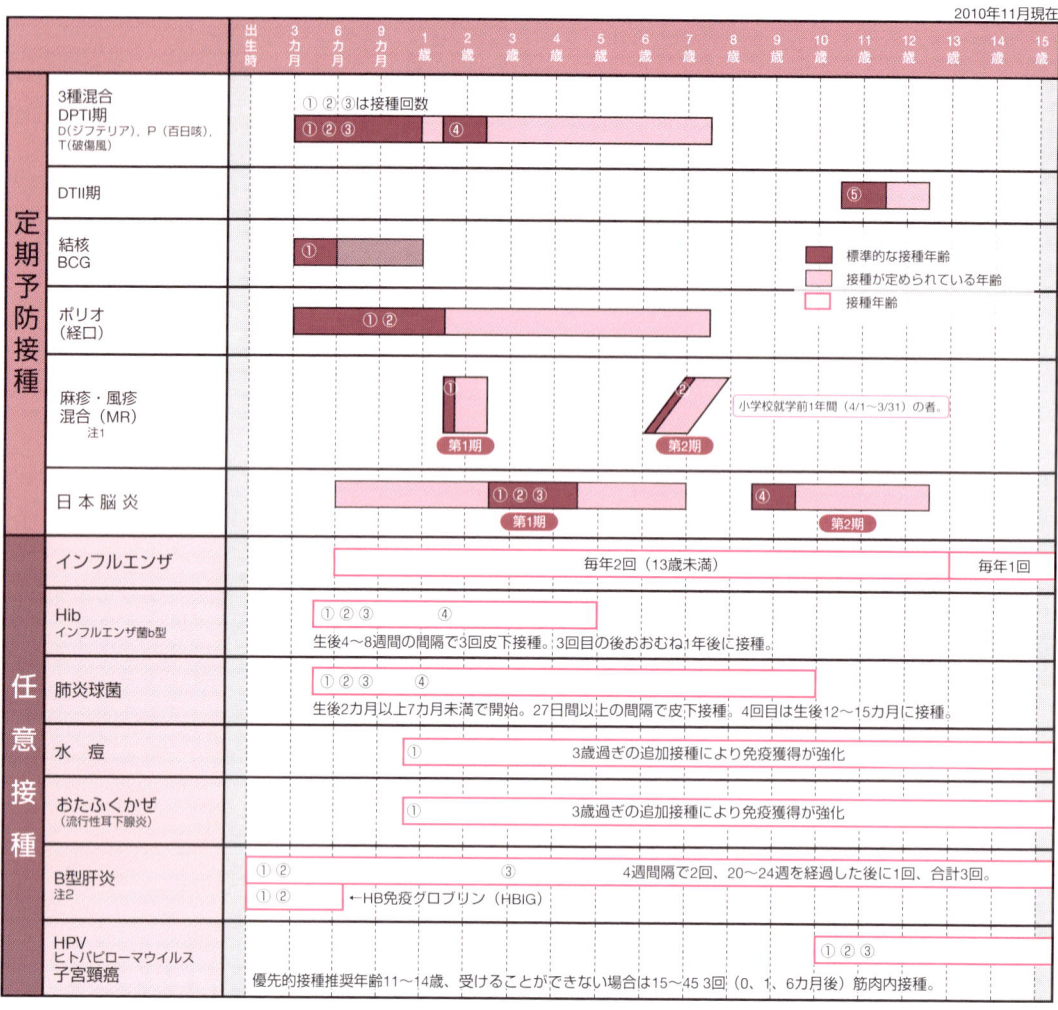

2010年11月現在

		出生時	3カ月	6カ月	9カ月	1歳	2歳	3歳	4歳	5歳	6歳	7歳	8歳	9歳	10歳	11歳	12歳	13歳	14歳	15歳
定期予防接種	3種混合 DPTI期 D（ジフテリア），P（百日咳），T（破傷風）		①②③は接種回数 ①②③			④														
	DTII期															⑤				
	結核 BCG		①																	
	ポリオ（経口）		①②																	
	麻疹・風疹 混合（MR）注1					① 第1期					② 第2期	小学校就学前1年間（4/1～3/31）の者。								
	日本脳炎							①②③ 第1期				④ 第2期								
任意接種	インフルエンザ							毎年2回（13歳未満）										毎年1回		
	Hib インフルエンザ菌b型		①②③ ④ 生後4～8週間の間隔で3回皮下接種。3回目の後おおむね1年後に接種。																	
	肺炎球菌		①②③ ④ 生後2カ月以上7カ月未満で開始。27日間以上の間隔で皮下接種。4回目は生後12～15カ月に接種。																	
	水痘					①		3歳過ぎの追加接種により免疫獲得が強化												
	おたふくかぜ（流行性耳下腺炎）					①		3歳過ぎの追加接種により免疫獲得が強化												
	B型肝炎 注2		①② ①② ←HB免疫グロブリン（HBIG）			③		4週間隔で2回、20～24週を経過した後に1回、合計3回。												
	HPV ヒトパピローマウイルス 子宮頸癌		優先的接種推奨年齢11～14歳、受けることができない場合は15～45 3回（0、1、6カ月後）筋肉内接種。														①②③			

凡例：標準的な接種年齢／接種が定められている年齢／接種年齢

注1：平成25年3月までは、中学校1年生と高校3年生に相当する者に、3期と4期に麻疹・風疹ワクチンの接種を勧奨。
注2：2HBs抗原陽性（Hbe抗原陽性、陰性の両方とも）の母親からの出生児は、出生後できるだけ早くと生後2カ月にHBIGの接種。

インフルエンザワクチン

例年の冬の流行前の10月に推奨ワクチンを厚生労働省が発表する。
国内外の流行時、臨時の推奨が出される。

効果は接種後2週～5カ月間程度である。

Hibワクチン（インフルエンザ菌b型）

インフルエンザ菌b型は、細菌性髄膜炎の約6割の減員菌である。
ウイルスではなく、細菌の1つである。

髄膜炎は後遺症を残す危険が高く、生後早くの予防接種が推奨。

肺炎球菌ワクチン

肺炎球菌は、中耳炎、副鼻腔炎、気管支炎の原因菌。
インフルエンザ菌より病原性が強い。

細菌性髄膜炎と敗血症の原因菌として多い。

乳幼児期にかかりやすく、生後早くの予防接種が推奨。

ロタウイルスワクチン

乳児期に2回、経口投与。
世界100カ国以上承認。
日本は親が望めば可能。

同時接種の基本

①BCGやポリオ、MRワクチン接種から4週間以上間隔を空ける。
②注射は混ぜない。
③各々異なる部位に注射する。

予防接種の同時接種を推進する理由

日本の予防接種率は、先進諸国に比べて低い。予防接種を受けない理由として、予定していた時期に子どもの体調が悪く延期したり、母親の就業率のアップにより接種機会が得にくいなどの状況がある。

また、定期予防接種の他にインフルエンザ菌b型や肺炎球菌のワクチンなど、子どもが罹患すると重症になる病気を予防できるワクチンの有効性も明らかになり、日本でも接種が複数認可された。不活化ワクチンは接種回数が多く、同時接種を導入しないと非常に煩雑である（下記　図表b参照）。

そこで、親が希望すれば医師の判断で必要と認めた場合、同時接種が可能である。

同時接種の基本

①注射時期
ポリオワクチン、麻しん風しん混合ワクチン、麻しんワクチン、風しんワクチン、BCGワクチンを接種した後は、27日以上間隔を空けて実施。

②条件
二種類以上の予防接種を同時に同一の接種対象者に対して行う同時接種（混合ワクチンを使用する場合を除く。）は、医師が特に必要と認めた場合に行うことができること。

同時接種の組み合わせ

①定期予防接種どうし(希)
・BCG ＋ 3種混合（DPT）

②定期と任意予防接種
・3種混合 + Hib + 肺炎球菌
・麻疹風疹 + インフルエンザ

③任意予防接種どうし
水痘　＋　おたふくかぜ
Hib　＋　肺炎球菌

その他の組み合わせもあり、医師に相談する。
海外は6種類同時接種もある。

同時接種の注射方法

①薬液の準備
各々異なる注射器を使用

②注射部位
2種類：左右の腕にする
3種類：注射部位を腕以外にする。又は同じ腕の時は部位をずらす。

同時接種による副作用

副反応の出方は、単独接種と差のない報告が多い。

図表a　ワクチンの同時接種を組み合わせた1歳半までのスケジュール

	出生時	2カ月	3カ月	4カ月	5カ月	6カ月	7カ月	8カ月	9カ月	10カ月	11カ月	12カ月	13カ月	14カ月	15カ月	16カ月	17カ月	18カ月
BCG			①															
3種混合（DPT）				① ② ③											④			
Hib				① ② ③											④			
肺炎球菌				① ② ③											④			
ポリオ（経口）							①	②										
インフルエンザ										①	②	毎年秋2回（10月11月頃が推奨）						
MR（麻疹・風疹）															① 誕生日後早急に接種			
水痘															①			
おたふくかぜ															①			

太字：定期予防接種
黒字：任意予防接種

同時接種例　　接種可能な期間

表8-②　罹患者と接触後の緊急の接種または投与[1]

疾患	投与薬品	接触後の投与が有効な期間	健康保険適応
麻疹	麻疹ワクチン	72時間以内	なし[2]
	ガンマグロブリン	6日以内	有
水痘	水痘ワクチン	72時間以内	なし
	ガンマグロブリン	96時間以内	
	ゾビラックス内服	発症直前[3]	
A型肝炎	ガンマグロブリン	14日以内	有
ポリオ	ガンマグロブリン		

1) 本表に記載されている疾患以外に関しては，有効性の確認された接触後接種・投与による予防法はない．
2) 勧奨接種の年齢（1歳～90か月）であれば，勧奨接種としての接種は可能である．
3) （投与法の一例）20 mg/kg/日を分4で接触後10日目より開始し，続けて3日間内服する．
1) 渡辺博：予防接種：New Bedside Memo　小児科　改訂2版（松尾宣武監），56, 南山堂, 2006.

表8-③　学校保健安全法による出席停止の期間の基準

	感染症の種類	出席停止の期間の基準
第一種	エボラ出血熱 クリミア・コンゴ出血熱 重症急性呼吸器症候群（病原体がSARSコロナウイルスであるものに限る） 痘そう 南米出血熱 ペスト マールブルグ病 ラッサ熱 急性灰白髄炎 ジフテリア 鳥インフルエンザ（H5N1）	治癒するまで
第二種	インフルエンザ（鳥インフルエンザ（H5N1）を除く） 百日咳 麻疹 流行性耳下腺炎 風疹 水痘 咽頭結膜熱 結核	○インフルエンザ（鳥インフルエンザ（H5N1）および新型インフルエンザ等感染症を除く）：解熱した後2日を経過するまで ○百日咳：特有の咳が消失するまで ○麻疹：解熱した後3日を経過するまで ○流行性耳下腺炎：耳下腺の腫脹が消失するまで ○風疹：発疹が消失するまで ○水痘：すべての発疹が痂皮化するまで ○咽頭結膜熱：主要症状が消退した後2日を経過するまで ○結核：病状により学校医その他の医師において伝染のおそれがないと認めるまで
第三種	コレラ 細菌性赤痢 腸管出血性大腸菌感染症 腸チフス パラチフス 流行性角結膜炎 急性出血性結膜炎 その他の伝染病	病状により学校医その他の医師において伝染のおそれがないと認めるまで

注　新型インフルエンザ等感染症，指定感染症および新感染症は，第一種の感染症とみなす．

■子どもの看護技術のポイント

表9-① 経管栄養

	カテーテルの太さ	挿入の長さ	注入のスピードの目安	位置確認のエア
未熟児	3～5 Fr	耳介から鼻尖を通って剣状突起まで	母乳・ミルク 0.5～1 mL/分	0.5～1 mL
乳児	6～8 Fr		栄養剤により決められるが，実際の医療的ケアの現場では30分～1時間が多い[1]	1～2 mL 又は 5 mL 以下
幼児	8～10 Fr			
学童	8～14 Fr			
成人	10～15 Fr		嘔吐や下痢の場合は長時間	10 mL 以下

文献1) 足立昌夫：小児在宅医療支援マニュアル第2版，メディカ出版，48，2010.

表9-② 口鼻腔吸引

＊換算　1 kPa（キロパスカル）＝ 100 hPa（ヘクトパスカル）＝ 7.5 mmHg

	カテーテルの太さ[2]	吸引圧（kPa）	吸引圧（mmHg）[3]	その他の目安
未熟児	5～7 Fr	10 kPa 前後	60～80 mmHg	・吸引時間
新生児	7 Fr	10 kPa 前後	60～80 mmHg	5～7秒が目安（10秒以下）
小児	7～10 Fr	15 kPa 前後	80～120 mmHg	・挿入の長さ（咽頭まで）
学童	10～12 Fr	15 kPa 前後	80～120 mmHg	口角～耳朶までとほぼ同じ
成人	10～15 Fr	25 kPa 前後	100～200 mmHg	

文献2) 吉武香代子監：子どもの看護技術，へるす出版，194，1999.
文献3) 土居悟：小児呼吸器の看護マニュアル，メディカ出版，212，2006.

表9-③ 気管内吸引

挿管チューブ	吸引カテーテルの太さ[4][5]
内径　3.0・3.5 mm	6 Fr
4.0・4.5	8 Fr
5.0・5.5	8～10 Fr
6.0・6.5	9 Fr
7.0・7.5	9～10 Fr
8.0・8.5	10～12 Fr

ポイント
① 小児の吸引圧
　報告により10～40 kPa まで差が大きい。
　吸引圧が低いと粘膜の損傷の危険は減る。
　痰の粘稠性により吸引効果が不十分の場合，圧を高くし，吸引回数を減らすことが苦痛を減らす場合がある。子どもの状態を観察しながら吸引圧を調整する。
② 気管内吸引のカテーテル挿入の長さ
　頻回の吸引刺激による気管内に肉芽組織を作らないために，挿管チューブの長さから＋1 cm を基本とする。また，強い力が加わらないように注意する[6]。
　出血した場合，出血が消失するまで挿管チューブの長さまでにする。

文献4) 杉本徹監：最新NICUマニュアル改訂第2版，診断と治療社，45，2002.
文献5) 川西千恵美：ここまでわかった！　気管内吸引のエビデンス，エキスパートナース，18（15），45，2002.
文献6) 望月広美：看護のコツと落とし穴5 小児看護，中山書店，45，2000.

表9-④ 浣腸

	カテーテルの太さ	挿入の長さ	浣腸液の温度	その他のポイント
未熟児	4～6 Fr	1～2 cm	37℃	・適切な体位
乳児	7～12 Fr	3～4 cm	37℃～（40℃）小児は熱いと不快感が増すため，直腸温程度にする	乳児：仰臥位か左臥位　幼児以降：左臥位
幼児	10～14 Fr	3～4 cm		・挿入の長さ　短めでも漏れは少ない
学童	12～15 Fr	5～6 cm		
成人	12～15 Fr	5～6 cm	38～40℃	

索　引

【数・欧】

1型糖尿病	328
21トリソミー	9
ACTH療法	279
ALL	191
AMC	347
APD	231
AVSD	157
A群β型溶血性連鎖球菌	247
caliber change	117, 120
CD34陽性細胞移植	213
CDH	373
CLD	32
CPA	480
CPR	480
DCM	165
DDH	373
ECD	157
EHEC	241
GVHD	214
H2受容体拮抗剤	105
HbA1c	330
HMS-1	32
HSP	389
HSPN	389
HUS	241
IgA腎症	234
ITP	179
IUGR	31
JIA	381
JRA	381
LOS	159
NEC	33
O157	241
PDA	32
PVL	33
RDS	32
RF陰性多関節炎	382
RF陽性多関節炎	382
ROP	33
SCID	395
TMA	214
VATER連合	93
VOD	214
VSD	142
X短腕部分モノソミー	17

【あ】

アイゼンメンジャー症候群	144
朝のこわばり	381
遊び	6
アトピー型	403
アトピー性皮膚炎	412, 424, 448
アナフィラキシー反応	411
アナフィラキシーへの対応	413
アナフィラクトイド紫斑病	389
アルブミン療法	46
アレルギー性紫斑病	389
アンバウンドビリルビン	45
胃・十二指腸潰瘍	104
移植片対宿主反応	214
移植片対宿主病効果	213
一過性甲状腺機能低下症	317
インスリン自己注射	333
インスリン療法	331
インヒビター治療法	186
インフルエンザ脳症	309
ウィルムス腫瘍	206
ウエスト症候群	274
右室肥大	149
右室流出路狭窄	149
運動障害	291
壊死性腸炎	33
オーバーヘッド牽引療法	376
オリーブ状腫瘤	99
オンディーヌの呪い	73

【か】

カークリンの分類	143
外水頭症	303
咳嗽	67
回復期	4
化学療法	200
核黄疸	46
拡張型心筋症	164
学童期	3
隔離	193
家族	3
血友病	185
下部尿路感染症	253
カポジ水痘様発疹症	426
川崎病	418
寛解導入療法	192
間接性高ビリルビン血症	45
関節内出血	185
肝線維化	132
感染性胃腸炎	452
乾癬性関節炎	382
感染予防	193
間代性発作	52
肝中心静脈閉塞症	214
ガンマグロブリン大量療法	46, 48
ガンマグロブリン療法	420
気管支異物	462

気管支鏡下異物摘出術　464
気管支喘息　402
気管食道瘻閉鎖術　93
気管切開中の看護　74
気管内異物　460
気管軟化症　78
ギプス　348
ギプス矯正　349
ギプス固定時の看護　375
虐待　485
脚長不等症　366
急性期　3
急性骨髄性白血病　191
急性糸球体腎炎　225
急性腎不全　222
急性脳炎　309
急性脳症　308
急性白血病　190
急性リンパ性白血病　191
強直性発作　52
筋形成不全症　347
筋ジストロフィー　338
筋肉収縮　149
筋肉内出血　185
グリコヘモグロビン　330
クレチン症　317
痙咳期　345
経静脈免疫グロブリン療法　181
けいれん重積型急性脳症　309
けいれん発作　283
血管性紫斑病　388
欠伸発作　275
血栓性微小血管症　214
血友病性関節症　185
牽引時の看護　374
犬吠様咳嗽　79
腱付着部炎関連関節炎　382
コイルアップ　93
高CO_2血症　73
口蓋裂　21　87
交換輸血　47
口唇・口蓋裂　87
口唇列　87
光線療法　46
交通性水頭症　303
高ビリルビン血症　33
股関節の疼痛　359
呼吸窮迫症候群　32
呼吸困難　67
呼吸障害　21
告知　10
骨形成不全症　352

骨髄移植　212, 213
骨髄低形成　173
骨盤骨切り術　359
コプリック斑　441
こわばり　381

【さ】

細菌性髄膜炎　297
再生不良性貧血　172
臍帯血幹細胞移植　213
臍帯ヘルニア　124
在宅看護　74
サイロバック縫着術　127
鎖肛　110
左右短絡　143　157
サルモネラ菌　453
志賀毒素　240
子宮内発育遅延　31
自己注射　186, 333
思春期　3
自宅療養　342
失立発作　276
児童虐待　484
児童相談所　488
自動腹膜透析　231
紫斑病性腎炎　389
若年性関節リウマチ　381
若年性特発性関節炎　380
シャント感染　304
シャント機能不全　304
シャント手術　304
重症複合免疫不全症　394
終末期　5
術後のリハビリテーション　362
上衣腫　267
小顎症　21
少関節炎　382
小児看護の対象　2
小児気管支喘息　403
小児気管支喘息治療・管理ガイドライン2008　403
小児慢性特定疾患　395
上部尿路感染症　253
食道端端吻合術　93
食道閉鎖症　92
食物アレルギー　410
女性ホルモン療法　18
腎芽腫　206
神経芽(細胞)腫　198
神経行動学的発達援助　34
人工換気療法中の看護　74
進行性筋ジストロフィー　339

人工呼吸管理	342	ダイビング反射	31
心室中隔欠損症	142, 149	ダウン症	8, 191
腎生検	235	ダウン症候群	157
新生児けいれん	51	脱力発作	276
新生児高ビリルビン血症	44	胆汁性肝硬変	131
新生児マススクリーニング	317	単純性尿路感染症	253
心臓移植	167	男性化徴候	323
身体的虐待	485	胆道閉鎖症	130
心内膜床欠損症	156	チアノーゼ	73, 149, 152
心肺蘇生	480	窒息	477
心肺停止	480	中枢性甲状腺機能低下症	317
心理的虐待	485	中枢性思春期早発症	324
髄芽腫	267, 270	腸管出血性大腸菌	241
水痘	446	腸重積症	136
水頭症	267, 270, 302	直腸肛門奇形	110
水痘帯状疱疹ウイルス	447	低O_2血症	73
髄膜炎	296	低アルブミン血症	259
スウェンソン法	118	低グロブリン血症	259
スキンケア	426	低血糖	329
スタッカート	345	低出生体重児	30
スパスム	149	低心拍出量症候群	159
星状細胞性腫瘍	267	ディストラクション	194
成長・発達の観察	2	低蛋白血症	259
成長ホルモン療法	18	ディブロップメンタルケア	34
性的虐待	485	溺水	476
性の誤認	323	デュアメル法	118
生物学的製剤	383	デュシェンヌ型筋ジストロフィー	339
生理的黄疸	45	てんかん	274
舌根沈下	21	転座型	9
遷延性黄疸	45	点状出血	179
染色体検査	17	伝染性膿痂疹	426
全身性関節炎	382	伝染性軟属腫	426
先天性筋強直性筋ジストロフィー	340	点頭てんかん	274
先天性甲状腺機能低下症	316	頭蓋咽頭腫	267
先天性股関節脱臼	372	頭蓋内圧亢進症状	268
先天性多発性関節拘縮症	346	頭蓋内出血	185
先天性中枢性低換気症候群	72	頭蓋内照射	192
先天性副腎過形成症	322	透析療法	224, 230
全般性強直間代発作	275	糖尿病	329
創外固定器を用いた仮骨延長法	367	糖尿病神経障害	330
装具	348	糖尿病腎症	330
装具管理	360	糖尿病性ケトアシドーシス	329
装具療法	359	糖尿病網膜症	330
造血幹細胞移植	174, 192, 212, 396	動脈管開存症	32
造血幹細胞移植の看護	399	特発性嘔吐症	58
早発黄疸	45	特発性血小板減少性紫斑病	178
ソーブ法	118	特発性心筋症	165
		ドナーリンパ球輸注	213
		トレンデレンブルグ徴候	373

【た】

ターナー症候群	16
大腿骨内反骨切り術	359
大動脈騎乗	149

【な】

内水頭症	303

難聴　87
乳児期　3
尿路感染症　252
ネグレクト　485
熱傷　468
熱傷面積の計算方法　470
熱性けいれん　282
ネフローゼ症候群　248, 258
脳幹部神経膠腫　267
脳室周囲白質軟化症　33
脳室内出血　32
脳腫瘍　266
脳性麻痺　290
脳低温療法　55, 480
ノロウイルス　453

【は】

肺炎　66
肺高血圧症状　160
肺高血圧発作　144
胚細胞腫瘍　267
肺動脈狭窄　149
跛行　359, 373
ばち状指　149
発達性股関節脱臼　373
発熱　67
発熱時間間欠投与　284
汎血球減少　173
ピークフローメーター　405
ピエール・ロバン症候群　20
被虐待児症候群　34, 485
肥厚性幽門狭窄症　99
非交通性水頭症　303
微細発作　52
百日咳　434
病的黄疸　45
ヒルシュスプルング病　116
ファロー四徴症　148
ファンコニー貧血　191
複雑性尿路感染症　253
副作用の説明　385
副腎性器症候群　323
腹壁破裂　124
腹膜透析　231
福山型先天性筋ジストロフィー　339
不正咬合　87
不適応症状　6
ブラロック-タウシグ手術　150
プレパレーション　174　194
フロッピーインファント　340
プロトンポンプ阻害剤　105
噴水様嘔吐　99

ヘノッホ・シェーンライン紫斑病　389
ヘリコバクター・ピロリ菌除去療法　106
ペルテス病　358
ベロ毒素　240
房室中隔欠損　156
歩行訓練　349
哺乳障害　87
哺乳の援助　319
ホルネル症候群　199

【ま】

麻疹　440
末梢血幹細胞移植　213
慢性糸球体腎炎　235
慢性腎不全　228
慢性肺疾患　32
ミオクローヌス発作　52
ミオクロニー発作　275
右左短絡　144
未熟児網膜症　33
見せかけの脚長不等　367
ミニ移植　213
無菌性髄膜炎　297
無呼吸　73
無神経節腸管　117
ムンプス髄膜炎　299
免疫抑制療法　174
モザイク型　9
モノソミー　17

【や・ら】

遊離ビリルビン　45
溶血性尿毒症症候群　240
幼児期　3
腰椎穿刺　299
ライ症候群　309
ラムステッド術　100
ランド-ブラウダーの法則　470
リーメンビューゲル法　374
リウマトイド疹　381
理学療法　353
リハビリテーション期　5
レプリーゼ　345
ロタウイルス　453

執筆者紹介

監修　桑野タイ子　元新潟青陵大学看護福祉心理学部教授
編集　本間　昭子　新潟青陵大学看護福祉心理学部教授

■執筆者（執筆順）

伊藤　綾野	静岡県立こども病院／1章1-1	藤井　弘子	元神戸常盤短期大学看護学科／6章6-1
岡部　静香	元静岡県立こども病院／1章1-1	大久保明子	新潟県立看護大学講師／6章6-1, 6-2, 6-3
上岡谷和美	静岡県立こども病院／1章1-2	森　ウメ子	太成学院大学看護学部／6章6-2, 6-3
小澤　久美	静岡県立こども病院／1章1-2	本間　昭子	編集／6章6-4, 6-5, 6-6, 6-7　8章8-1, 8-5, 8-7　11章11-4　12章12-1, 12-2, 12-3, 12-4　資料
大貫　真紀	静岡県立こども病院／1章1-3		
内田　慶子	神奈川県立こども医療センター／2章2-1		
豊島万希子	神奈川県立こども医療センター／2章2-1, 2-3, 2-4, 2-5	川島　幸	千葉県こども病院／6章6-4
平林いずみ	神奈川県立こども医療センター／2章2-2	石井　麻紀	神戸常盤大学保健科学部／6章6-5, 6-6
山本　直子	元神奈川県立こども医療センター／2章2-2	中山千栄子	元奈良県立医科大学附属病院／6章6-7
高嶺　直子	神奈川県立こども医療センター／2章2-4	佐藤　和代	千葉県こども病院／6章6-7
金田　享子	神奈川県立こども医療センター／2章2-5	菅沼富士子	埼玉県立がんセンター／7章7-1, 7-3
山口　桂子	愛知県立大学看護学部教授／3章, 8章, 10章	後藤美津代	埼玉県立小児医療センター／7章7-2, 7-7
高桑津賀子	名古屋第一赤十字病院／3章3-1	細渕　宏美	埼玉県立小児医療センター／7章7-4
服部　淳子	愛知県立大学看護学部准教授／3章3-1, 3-2	西村　文絵	埼玉県立小児医療センター／7章7-4
鈴木　恵子	愛知県心身障害者コロニー中央病院／3章3-2	小宮亜裕美	埼玉県立小児医療センター／7章7-5, 7-6
佐久本　毅	愛知県心身障害者コロニー中央病院／3章3-3	大友　義之	順天堂大学練馬病院小児科准教授／7章
野口　明美	元愛知県立大学看護学部／3章3-3　10章10-1, 10-5	藤永周一郎	埼玉県立小児医療センター　腎臓科／7章7-2, 7-4, 7-5, 7-6, 7-7
千葉千亜希	埼玉県立がんセンター／4章4-1, 4-4	平野　大志	埼玉県立小児医療センター　腎臓科／7章7-2, 7-4, 7-5, 7-6, 7-7
工藤　幸代	埼玉県立小児医療センター／4章4-2, 4-3	深澤　恵里	新潟大学医歯学総合病院／8章8-1
大里　則子	埼玉県立小児医療センター／4章4-5, 4-6	水野　芳子	愛知県心身障害者コロニー中央病院／8章8-2, 8-4
小櫃　典子	埼玉県立小児医療センター／4章4-7, 4-9	福岡　恵里	元あいち小児保健医療総合センター／8章8-3
清田　路恵	埼玉県立小児医療センター／4章4-8		
鈴木　裕美	静岡県立こども病院／5章5-1, 5-2, 5-3, 5-4	平　美佐子	愛知県心身障害者コロニー中央病院／8章8-6
丸谷　順子	元静岡県立こども病院／5章5-1	齊藤　真弓	新潟市民病院／8章8-7
林　久美子	静岡県立こども病院／5章5-2, 5-3	小林久仁子	神奈川県立こども医療センター／9章9-1, 9-2
和田　光代	静岡県立こども病院／5章5-4		
江上　芳子	神戸常盤大学保健科学部教授／6章6-1, 6-5, 6-6		

春日千賀子	神奈川県立こども医療センター／9章9-3	福原　美穂	神奈川県立こども医療センター／11章11-5
伊藤　一美	愛知県心身障害者コロニー中央病院／10章10-1	青錆　恵子	元神奈川県立こども医療センター／11章11-6
上田みゆき	愛知県心身障害者コロニー中央病院／10章10-2, 10-3	前田美樹子	神奈川県立平塚看護専門学校／11章11-6
岡本　明美	元愛知県立大学看護学部／10章10-2, 10-3, 10-4, 10-6	川上みゆき	新潟市民病院／12章12-1
大島　祐美	あいち小児保健医療総合センター／10章10-6	齊藤美佳子	新潟市民病院／12章12-3, 12-4
中島　正義	あいち小児保健医療総合センター／10章10-4	細井　千晴	埼玉県立小児医療センター／13章13-1
小川真理子	あいち小児保健医療総合センター／10章10-5	小林　正子	新潟青陵大学看護福祉心理学部助教／13章13-2, 13-3
神谷　好美	神奈川県立こども医療センター／11章11-1	杉村みどり	前橋赤十字病院／13章13-2
丹治　友子	神奈川県立がんセンター／11章11-1	小沼　睦代	静岡県立こども病院／13章13-3
板井　英子	元神奈川県立こども医療センター／11章11-2	鈴木千亜紀	元埼玉県立小児医療センター／13章13-4
木下　紀子	元神奈川県立こども医療センター／11章11-2		
中村　恒子	神奈川県立こども医療センター／11章11-3		
村上菜穂子	神奈川県立こども医療センター／11章11-3		
古宮　友絵	元神奈川県立こども医療センター／11章11-7		
佐藤　陽子	元神奈川県立こども医療センター／11章11-7		
木村　佳代	元神奈川県立こども医療センター／11章11-7		
山口　直子	神奈川県立こども医療センター／11章11-7		
飯島　一君	神奈川県立こども医療センター／11章11-5		

シリーズ　ナーシング・ロードマップ

疾患別小児看護
基礎知識・関連図と実践事例

- 初　版　発　行　2011年3月20日
- 初版第9刷発行　2021年6月25日
- 監　修　桑野タイ子
- 編　集　本間昭子
- 発行者　荘村明彦
- 発行所　中央法規出版株式会社
  〒110-0016　東京都台東区台東3-29-1 中央法規ビル
  営　　　業　TEL 03-3834-5817　FAX 03-3837-8037
  取次・書店担当　TEL 03-3834-5815　FAX 03-3837-8035
  https://www.chuohoki.co.jp/
- 印刷・製本　新日本印刷株式会社
- 装幀デザイン　スタジオ・ビィータ
- 装幀イラスト　櫻井通史
- 本文デザイン　株式会社大知

ISBN978-4-8058-3451-0

落丁本・乱丁本はお取り替えいたします。
定価はカバーに表示してあります。

本書のコピー、スキャン、デジタル化等の無断複製は、著作権法上での例外を除き禁じられています。
また、本書を代行業者等の第三者に依頼してコピー、スキャン、デジタル化することは、たとえ個人や家庭内での利用であっても著作権法違反です。
本書の内容に関するご質問については、下記URLから「お問い合わせフォーム」にご入力いただきますようお願いいたします。
https://www.chuohoki.co.jp/contact/